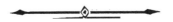

ISBN 978-0-331-24238-6
PIBN 11040589

ARCHIVES GÉNÉRALES

DE

MÉDECINE

PUBLIÉES PAR LE DOCTEUR

Simon DUPLAY

Professeur de clinique chirurgicale à la Faculté de médecine,
Chirurgien de l'Hôtel-Dieu,
Membre de l'Académie de médecine.

AVEC LE CONCOURS DES DOCTEURS

V. HANOT
Agrégé de la Faculté,
Médecin de l'hôpital St-Antoine.

A. BLUM
Agrégé de la Faculté,
Chirurgien de l'hôpital St-Antoine.

1894. — VOLUME I

(VIIIe SÉRIE, TOME I)
173e VOLUME DE LA COLLECTION.

PARIS

ASSELIN ET HOUZEAU

LIBRAIRES DE LA FACULTÉ DE MÉDECINE
Place de l'École-de-Médecine.

—

1894

ARCHIVES GÉNÉRALES
DE MÉDECINE

JANVIER 1894

MEMOIRES ORIGINAUX

DE L'ABOUCHEMENT DES URETÈRES DANS L'INTESTIN,
Par M. le Dr CHAPUT.

L'abouchement des uretères dans l'intestin n'a rien en soi d'irrationnel ; on sait, en effet, que chez les oiseaux pendant toute la vie l'urine tombe dans le cloaque qui reçoit en même temps les matières fécales ; de même chez le fœtus pendant les premières semaines, la sécrétion du rein tombe dans un cloaque jusqu'à ce que la vessie soit complètement séparée du rectum par suite des progrès du développement.

On conçoit les services que peut rendre aux chirurgiens l'abouchement artificiel des uretères dans l'intestin, lorsqu'une vessie atteinte de cancer ou de tuberculose commande la résection totale ou seulement celle du bas-fond vésical. De même en cas d'exstrophie il deviendrait possible, après avoir abouché les deux uretères dans le tube digestif, de pratiquer l'extirpation de cette muqueuse boursouflée et saignante qu'étale à l'hypogastre la paroi vésicale postérieure.

La dérivation intestinale des urines rendrait encore de signalés services pour certaines fistules vaginales inopérables, pour les plaies, ruptures et calculs de l'uretère, car on ne peut guère compter sur la suture d'un conduit aussi étroit.

Les premières tentatives d'abouchement des uretères dans l'intestin ont été faites sur l'homme pour des exstrophies de la vessie.

Simon, en 1851 (*The London Lancet*, 1852), passe un fil en

73184

anse à travers les parois de l'uretère et du rectum, dans un cas d'exstrophie, puis noue fortement les deux chefs de son fil. Les tissus étreints se sphacèlent et la communication se trouve établie entre les deux organes. Malheureusement l'urine après s'être écoulée par l'anus reparut à l'orifice cutané quoique la fistule eût persisté (à la vérité la fistule était rétrécie mais encore perméable à l'autopsie) ; le malade mourut de pyélo-néphrite.

Lloyd (*The London Lancet*, 1851) et Holmes (*Thérapeutique des maladies chirurgicales des enfants*, traduction par Larcher, 1870) essayèrent ensuite de faire communiquer non plus l'uretère mais la vessie elle-même avec le rectum ; nous ne nous appesantirons pas sur ces opérations qui diffèrent essentiellement des abouchements urétéraux.

En 1879, *Thomas Smith* (St. Barthol. hosp. rep., 1879) chez un enfant de 7 ans abouche successivement les deux uretères dans les côlons par une incision lombaire. La deuxième opération provoque une mort rapide et l'on constate à l'autopsie que du côté gauche (opéré le 1er) l'embouchure de l'uretère est oblitérée, d'où hydronéphrose, tandis qu'à droite existent des lésions d'urétérite et pyélo-néphrite aiguë septique.

Ces tentatives infructueuses trouvèrent peu d'imitateurs et la question paraissait enterrée lorsqu'après de longues années elle fut reprise au point de vue expérimental.

Gluck et Zeller en 1881 (*Berlin. Klin. Wochenschrift*, 1881) pratiquèrent sur le chien des extirpations totales de la vessie à la suite desquelles ils abouchèrent l'uretère soit à la peau, soit dans le rectum, mais ils n'eurent que des insuccès avec cette dernière pratique.

Vers la même époque *Bardenheuer* put conserver des chiens auxquels il avait abouché un seul uretère dans l'intestin ; mais tous ces animaux présentaient à l'autopsie de l'hydronéphrose liée au rétrécissement de l'orifice.

Novaro rapporte à la Société italienne de chirurgie, en 1887, qu'il avait abouché les deux uretères dans le rectum de trois chiens. Deux de ces animaux étaient morts ; le troisième qui avait survécu rendait ses urines volontairement et à des intervalles assez éloignés par l'anus.

Paoli et *Busachi* (Congrès médical de Pavie, 1888) ont abouché les uretères non pas dans l'intestin, mais dans un point
anormal de la vessie. Ces faits sont très intéressants à cause de
la fréquence du rétrécissement de l'orifice uretéral qu'on observe dans ces cas de même que dans les abouchements dans
l'intestin. Quatre expériences ont été faites; les deux premiers
animaux sont morts, l'un de pyélo-néphrite, l'autre d'infiltration d'urine. — Un troisième présentait une dilatation de
l'intestin avec anémie du rein correspondant, faits qui s'expliquent par les expériences si intéressantes d'Albarran qui
a montré que l'hydronéphrose est fonction du rétrécissement
de l'uretère, l'atrophie du rein succédant au contraire à l'oblitération complète et brusque de ce conduit. Sur un quatrième animal le résultat paraît bon d'après l'auteur.— *Rasid-
mowski*, *Poggi*, cités par ces auteurs ont observé comme eux
dans les mêmes circonstances un rétrécissement terminal de
l'uretère.

Tizzoni et *Poggi* (*La Reforma medica*, 1888) ont fait une
expérience très complète mais qui sort un peu du cadre des
précédents. En effet, ils commencent par isoler une anse intestinale d'après la méthode de Thiry ; dans un second temps
ils pratiquent l'ablation de toute la vessie, abouchent les uretères dans l'anse séquestrée et suturent cette dernière au col
vésical. C'est bien, au sens littéral, un abouchement dans l'intestin, mais les conditions sont tellement différentes qu'il ne
s'agit que d'analogies et non de faits identiques puisque l'élimination de l'urine par l'intestin fait défaut et que le contenu
intestinal virulent ne menace plus le rein de pyélo-néphrite
septique.

Tuffier (*Annales des maladies des organes génito-urinaires*,
1888) a essayé deux fois d'aboucher l'uretère au rectum; ses
deux animaux ont succombé à la pyélo-néphrite.

Nous arrivons à deux mémoires considérables par le nombre
des expériences ; le premier est d'Harvey Reed (*Annales of Surgery*, septembre 1892). L'auteur conclut de ses recherches que

l'implantation unilatérale de l'uretère dans l'intestin est facile et bénigne, mais que l'implantation bilatérale est dangereuse ; on s'explique mal pourquoi deux opérations bénignes en elles-mêmes sur des chiens différents deviennent graves sur le même animal.

Sur 6 implantations bilatérales, il y eut 6 morts de péritonite ou d'hydronéphrose aiguë.

Quant aux 3 implantations unilatérales qui ont guéri, dans un cas la pièce a été perdue ; dans un second cas on a trouvé de la néphrite aiguë manifeste ; il resterait un troisième cas parfaitement guéri, sans néphrite ni dilatation de l'uretère. Ce fait est intéressant et doit être retenu ; il prouve la possibilité de faire des abouchements intestinaux avec succès, quand l'expérience se fait dans de bonnes conditions.

Morestin (*Société anatomique*, 1892, p. 796) a fait 10 abouchements des deux uretères dans le rectum avec 10 morts par péritonite, pyélo-néphrite, ou hydronéphrose.

Sur 6 *abouchements unilatéraux*, il compte 3 morts de péritonite et 3 d'hydronéphrose.

Il change alors les conditions de l'expérience, fait une ligature préalable de l'uretère pour le dilater (normalement l'uretère du chien est très petit) et quelques jours après il l'abouche dans l'intestin.

Sur 6 expériences d'abouchement unilatéral après ligature préalable il obtient 4 hydronéphroses et 2 pyélo-néphrites.

Un des animaux précédents qui présentait de l'hydronéphrose est réopéré, Morestin fait une fente longitudinale à l'uretère et l'abouche de nouveau dans l'intestin ; l'animal guérit et le rein redevient normal.

A la suite de cette communication *Tuffier* publie une série de réflexions très ingénieuses, mais sans rapporter d'expériences nouvelles ; il montre que l'uretère se défend contre l'infection par son sphincter et par l'éjaculation, la projection intermittente du liquide qui en balaie la surface ; cette éjaculation n'existe que dans les deux tiers inférieurs de l'uretère, et manque au tiers supérieur, d'où les dangers d'infection quand on opère sur la moitié supérieure de l'uretère.

Tuffier part de là pour expliquer les insuccès expérimentaux, car de deux choses l'une, ou bien les sutures intestinales seront insuffisantes et il y aura une péritonite, ou bien elles sont suffisantes et l'animal survit, mais dans ce cas encore le rein est menacé, car si l'orifice uretéral se rétrécit, il se fait de l'hydronéphrose, et s'il reste perméable il s'y produit de la pyélo-néphrite septique.

Les théories de Tuffier sont vraies sans doute en thèse générale, mais elles ne sont pas applicables à tous les cas puisque Novaro, Reed, Morestin ont eu des guérisons sans hydronéphrose et sans pyélo-néphrite; ma première observation qu'on trouvera plus loin montre aussi qu'on peut éviter ce dilemme: ou rétrécissement ou infection.

J'ai répété, moi aussi, les expériences sur le chien; je les ai variées à l'infini, mais je n'ai pu obtenir des résultats meilleurs que mes devanciers; j'attribue la rareté des réussites chez le chien, à la rigidité des parois intestinales qui occasionne la section des tissus par les sutures. Quand les sutures ne coupent pas, la rigidité en question exige que les sutures soient très serrées et alors l'uretère du chien qui est très petit et très mince se trouve comprimé et étranglé entre les lèvres de la plaie intestinale par les sutures d'abord, et par le tissu cicatriciel qui s'organise ensuite.

Quand l'animal a échappé à la péritonite et à l'hydronéphrose, il reste exposé à la pyélo-néphrite septique très fréquente chez le chien à cause de la virulence très considérable du contenu de son intestin, virulence sur laquelle j'ai bien souvent appelé l'attention dans mes publications sur la chirurgie intestinale.

Le degré de virulence est dans l'espèce autrement important que l'éjaculation de l'uretère signalée par Tuffier.

Dans mon observation humaine qui a guéri, l'uretère dilaté ne présentait pas cette éjaculation et cependant ma malade n'a pas présenté d'infection.

Il faudrait, pour réussir des séries expérimentales, opérer sur un animal beaucoup plus volumineux que le chien, mais

cela comporte des difficultés pratiques et économiques devant
lesquelles j'ai reculé.

L'abouchement de l'uretère dans l'intestin a été repris
récemment au point de vue clinique. La première observation
est de Küster, il s'agit d'une ablation totale de la vessie pour
un cancer de la prostate ; les uretères furent abouchés au rectum ; le malade mourut de péritonite.[1]

J'ai fait trois fois cette opération.

Dans ma première observation, il s'agissait d'une fistule
uretéro-vaginale inopérable que j'ai guérie en abouchant
l'uretère dans l'S iliaque.

Dans le second cas la malade était atteinte de cystite tuberculeuse rebelle au traitement médical et non soulagée par la
taille hypogastrique ; je fis d'abord l'abouchement de l'uretère
gauche dans l'S iliaque. La malade guérit parfaitement de
cette première intervention, trois mois après je fis l'abouchement de l'uretère droit mais elle mourut d'anurie. Le cas était
d'ailleurs très mauvais, la malade étant atteinte d'uretérite et
de pyélo-néphrite.

Voici l'observation de Küster :

OBSERVATION I. — *Cystectomie totale pour cancer de la prostate.
Abouchement des uretères dans le rectum. Mort de péritonite*, par le
professeur Küster. — (*Langenbeck's Archiv*, 1891.) — Cette observation est rapportée dans le travail d'Albarran sur les tumeurs de la
vessie.

Il s'agissait d'un homme atteint de cancer de la prostate, qui faisait saillie dans le ventre, sous la forme d'un gros champignon, que
le cystoscope permettait de bien voir. Küster fit l'extirpation complète de la vessie et de la prostate.

Le malade étant placé dans la position de Trendelenburg et la
vessie étant remplie, Küster pratiqua sur la ligne médiane une incision de 12 centim., enleva à la manière d'Helferich le bord supérieur
de la symphyse du pubis et incisa la vessie. On constata sur le
trigone et la partie droite de la vessie, une tumeur plus grosse
qu'une noix, incrustée de phosphates et infiltrée dans la paroi
vésicale.

La vessie fut alors refermée et de nouveau remplie de liquide pour
faciliter son énucléation ; pendant qu'on essayait de le décoller, le

péritoine se déchira en deux endroits, qui furent immédiatement suturés.

La table fut alors renversée, on enleva la valve fessière et, le périnée étant ainsi à découvert, on fit sur la ligne médiane une incision de 8 centim. On sectionna alors en travers l'urèthre membraneux, et avec le doigt et le bistouri on se mit en devoir d'isoler la prostate : on la sépara d'abord des aponévroses latérales et, en coupant ensuite les ligaments antérieurs de la vessie, on réussit à faire se rejoindre la main abdominale et la main périnéale. La vessie ne tenait plus à ce moment que par les uretères : la table fut de nouveau remise dans la position du début et on essaya de trouver ces conduits par la plaie hypogastrique ; après des difficultés considérables, on réussit à sectionner les uretères obliquement, d'arrière en avant et de bas en haut, de manière à ce que leur surface oblique pût être facilement adaptée à la paroi antérieure du rectum. La prostate et la vessie étant enlevées, il restait derrière la symphyse une énorme cavité ; mais l'hémorrhagie qui s'y produisit n'eut aucune importance. On procéda alors à la fixation des uretères au rectum : avec une sonde métallique introduite par l'anus, on fit saillir la paroi antérieure du rectum qu'on incisa ; on sutura ensuite la muqueuse rectale à la muqueuse de l'uretère par des fils de catgut qui étaient noués du côté du rectum ; extérieurement la suture était renforcée par plusieurs points à la soie. La même conduite fut tenue vis-à-vis de l'autre uretère et la plaie fut tamponnée avec de la gaze iodoformée et de l'ouate stérilisée. Ce malade mourut le cinquième jour après l'opération : à l'autopsie on trouva une péritonite purulente et des lésions non douteuses d'infection rénale abondante. Les uretères n'étaient pas dilatés, mais leur suture au rectum n'avait pas tenu. On mentionne encore dans l'autopsie la dégénérescence cancéreuse des ganglions rétro-péritonéaux.

OBSERVATION II. — *Fistule urétéro-vaginale guérie par l'abouchement de l'uretère dans le côlon iliaque. Guérison,* par le Dr Chaput, chirurgien des hôpitaux. — Il s'agit d'une malade de 29 ans qui, atteinte de salpingite, fut opérée en ville en octobre 1891, par un chirurgien qui exécuta une hystérectomie vaginale incomplète, pour une salpingite purulente. Malheureusement, à la suite de l'opération, il s'établit une fistule urinaire pour laquelle elle entra à l'hôpital Broussais, le 1er septembre 1891, dans le service de M. Reclus, que j'avais alors l'honneur de suppléer.

En examinant la malade au spéculum, je constate qu'au fond du vagin étroit et très profond, existe une dépression située à gauche, au milieu de bourgeons charnus et de cicatrices, dépression au niveau de laquelle s'éçhappe l'urine. Le cathétérisme de la fistule est impossible.

La malade m'ayant déclaré que malgré sa perte imminente d'urine par le vagin, elle urinait cependant en outre par l'urèthre, je conclus de ce renseignement à une fistule uretéro-vaginale. De fait, tous les signes physiques confirmèrent ce diagnostic.

En effet : 1° Le cathétérisme de la vessie me permit de retirer une centaine de grammes d'urine ;

2° Une injection colorée faite dans la vessie ne ressortait pas par le vagin ;

3° Il me fut impossible de faire arriver en contact une sonde vésicale et un stylet introduit par le vagin dans l'orifice de la fistule.

La fistule étant située très haut, au milieu de tissus indurés et loin de la vessie, je dus renoncer à l'idée de l'oblitérer par un des procédés classiques (Bandl, Simon, Landau, Pozzi), à cause de l'impossibilité d'établir une ouverture faisant communiquer l'uretère avec la vessie.

La seule opération qui restait, d'après les données classiques, était la néphrectomie, que j'adoptai tout d'abord. Sur ces entrefaites, je pris connaissance de la communication du Dr Harry Reed (*Bulletin médical, septembre* 1892), qui déclarait avoir fait avec succès, chez le chien, l'abouchement de l'uretère dans l'intestin. Après quelques essais sur le cadavre, j'exécutai l'opération en question, le 13 *septembre* 1892, avec le concours de MM. Morestin et Glantenay, internes du service, en présence de M. Gallet-Duplessis, interne des hôpitaux.

La malade ayant été pansée deux jours de suite, l'avant-veille et la veille de l'opération, et n'ayant pris que du lait depuis vingt-quatre heures, je fis dans la fosse iliaque gauche, sur le prolongement de l'épine iliaque, une longue incision cutanée verticale se recourbant en bas jusqu'à la ligne médiane. Après avoir ouvert largement le péritoine, je reconnus le gros intestin que je fis refouler en dedans avec tout le paquet intestinal. J'incisai alors le péritoine pariétal recouvrant la fosse iliaque, sur une hauteur de 8 à 10 centimètres, et parallèlement à l'insertion du mésentère du gros intestin. Je décollai le péritoine jusqu'à la colonne vertébrale et me mis alors à la recherche de l'uretère. Le premier organe auquel je trouvai le plus de ressemblance avec l'uretère, n'était qu'une veine, comme me le prouva l'incision que j'en fis.

Je fus alors sérieusement embarrassé, car je ne trouvais pas l'organe que je cherchais.

J'avisai alors un gros conduit que j'avais pris d'abord pour une veine iliaque, et l'explorant sous les doigts, je lui trouvai une épaisseur considérable. C'en fut assez pour me faire conclure que c'était l'uretère dilaté. — Comme renseignement complémentaire; j'y fis une ponction au bistouri et j'en vis sortir un liquide clair.

Je coupai alors l'uretère entre deux pinces à crémaillère et je procédai à l'abouchement dans le côlon iliaque. Je mis en contact l'orifice de l'uretère et la face postérieure et gauche du côlon iliaque, les deux organes se rencontrant à angle aigu à sommet inférieur. Je fis d'abord une rangée de sutures séro-séreuses entre la demi-circonférence postérieure de l'uretère et l'intestin intact. J'incisai alors l'intestin dans une étendue et une direction correspondant à celles de l'orifice uretéral, et j'exécutai un second plan de sutures muco-muqueuses pour la demi-circonférence des lèvres postérieures des deux orifices. Chaque plan de sutures se composait de 3 à 5 points ; le diamètre intérieur de l'uretère ne dépassait pas 6 à 8 millimètres.

J'exécutai enfin deux rangées de sutures sur les lèvres antérieures, d'abord le plan muco-muqueux, puis le plan séro-séreux.

Avant de fermer le ventre, je plaçai une grosse soie sur le bout périphérique de l'uretère, et je mis une mèche de gaze au salol pour drainer la région décollée. Je suturai enfin la paroi au crin de Florence, sur un seul étage, suivant en cela l'excellente pratique de mon maître Terrillon.

Les suites de l'opération furent absolument apyrétiques et la malade guérit sans aucune complication.

L'écoulement d'urine par la vulve cessa aussitôt et s'établit par le rectum sans qu'il en résultât le moindre ennui pour la malade; elle en est quitte pour évacuer trois ou quatre fois par jour des selles de consistance liquide composées d'urine mélangée aux matières fécales; actuellement sa santé est parfaite et elle est enchantée de son état.

Plusieurs points peuvent prêter à discussion dans cette observation; d'abord l'incision cutanée. Une simple émission verticale sur le trajet de l'uretère ne m'aurait pas donné assez de jour; le prolongement curviligne jusqu'à la ligne médiane remédiait à cet inconvénient.

Le volume considérable de l'uretère ne peut s'expliquer que par l'étroitesse de l'orifice vaginal; les difficultés d'excrétion ont provoqué l'hypertrophie fonctionnelle de l'uretère. Si ce volume anormal m'a gêné pour reconnaître l'uretère, il a été au contraire très favorable pour l'exécution des sutures.

Si j'étais tombé sur un uretère de volume normal je me serais contenté de le fixer dans une boutonnière intestinale par 4 points perforants, et j'aurais ensuite enterré l'uretère sur un trajet de 2 centimètres, au fond d'une dépression intestinale fermée par une série de sutures séro-séreuses.

On m'objectera sans doute aussi la possibilité d'accidents de néphrite ascendante ; rien de pareil ne s'est produit, depuis plus d'une année.

Je pense que ces accidents ne se produiront pas ; voici pour quelles raisons :

L'uretérite ascendante infectieuse a lieu par deux mécanismes bien distincts : dans l'un c'est l'urine qui sert de véhicule aux microbes lorsqu'une rétention ralentit le courant dans l'uretère. Dans l'autre cas, l'infection a lieu par propagation directe soit par les lymphatiques soit de proche en proche dans l'épaisseur des tissus.

Ces deux mécanismes ne me paraissent pas pouvoir se réaliser ici ; en effet la stagnation n'existe pas dans l'uretère qui s'ouvre largement dans l'intestin ; quant à l'infection par les tissus, il faudrait, pour qu'elle eût lieu, que la muqueuse intestinale fût infectée dans son épaisseur.

Or, au moment de l'opération, la muqueuse intestinale était saine. L'inflammation ne pourrait donc survenir que sous l'influence irritante de l'urine déversée dans le côlon, mais les expériences de Harvey Reed ont prouvé l'innocuité de cette dérivation et l'anatomie comparée nous montre chez les oiseaux les urines se déversant sans inconvénient dans le cloaque ; ajoutons que dans plusieurs observations humaines, des fistules vésico-rectales ont été très bien tolérées par la muqueuse rectale. Pour toutes ces raisons j'ai le droit de penser que l'infection ascendante de l'uretère et du rein n'a que peu de chances de se produire.

D'ailleurs si cette infection devenait dangereuse pour la vie, la néphrectomie nous resterait comme une dernière et précieuse ressource.

Actuellement, après plus d'un an, la malade est en excellente santé ; elle est femme de journée à l'hôpital Broussais et comme elle habite Bicêtre, elle se lève tous les jours à 4 heures du matin pour aller à son dur travail. J'ai recueilli en octobre 1893 les matières émises par le rectum en vingt-quatre heures, et, dans un autre récipient les urines vésicales...

Le volume des urines vésicales est de 1.250 centimètres cubes. Elles contiennent 24 grammes d'urée par litre, soit 30 grammes d'urée pour la totalité.

Les matières liquides éliminées par le rectum ont un volume de 270 c.c. qui contiennent 4 gr. 5 d'urée par litre, soit 1 gr. 21 d'urée pour les 270 grammes.

La recherche de l'urine a été faite par l'hypobromite de soude, par les soins de M. Berthon interne en pharmacie du service de la Salpêtrière.

La malade a tous les jours trois selles liquides qui tiennent en suspension des matières solides. Ces selles sont très facilement retenues aussi la malade n'est-elle nullement incommodée. Le rein gauche n'est pas tuméfié, d'ailleurs l'analyse des matières prouve l'excrétion d'une urine assez abondante. On peut expliquer la diminution d'urée de ce rein, par les lésions consécutives au rétrécissement de l'orifice urétéral ouvert dans le vagin. On se souvient en effet que nous avons constaté l'imperméabilité de l'orifice d'une part et la dilatation de l'uretère d'autre part.

Dans la séance du 8 mai 1893 de la Société de chirurgie, M. Bazy, chargé de faire un rapport sur l'observation, a formulé les objections suivantes que je reproduis textuellement :

Il m'est difficile de dire d'une manière catégorique si l'abouchement était le seul qui fût possible, attendu que M. Chaput ne nous dit pas dans quel point de l'uretère existait sa fistule. Il nous dit que la fistule était loin de la vessie, mais il ne nous dit pas les raisons qui le lui font admettre.

Je pense, au contraire, qu'elle ne devait pas être loin. En effet si j'en juge par les conditions dans lesquelles s'est produite cette fistule, c'est-à-dire au cours d'une hystérectomie vaginale incomplète, je pense qu'elle siégeait soit dans la portion intra-pariétale de l'uretère, soit au voisinage immédiat de la vessie. Il suffit, pour en être convaincu de se rappeler les rapports de l'uretère avec le col de l'utérus.

Il me semble que dans ces conditions M. Chaput eut pu songer à un abouchement plus physiologique, si je puis m'exprimer ainsi, et qu'il eût pu se demander s'il n'eût pas été possible de faire ouvrir cet uretère dans la vessie. Alors deux procédés étaient en présence:

a) Ouvrir la vessie par la taille hypogastrique, faire le cathétérisme de l'uretère où siège la fistule, l'inciser à partir de son orifice vésical. Si cet uretère n'est pas complètement oblitéré, n'est que rétréci, un fin stylet introduit dans l'intérieur servira de conducteur pour arriver dans la portion supra-stricturale de l'uretère; on l'incise et on suture les bords de l'incision urétérale aux bords de l'incision de la muqueuse vésicale, afin de prévenir tout rétrécissement.

Si, au contraire, l'uretère est oblitéré, inciser dans la direction connue de l'uretère et on ne doit pas manquer de le trouver, car il doit être dilaté au-dessus de l'orifice fistuleux.

b) Si par extraordinaire on ne le trouve pas, on peut employer le même procédé, c'est-à-dire ouvrir le péritoine au-dessus de la vessie, aller à la recherche de l'uretère et, après section immédiatement au-dessus de l'orifice fistuleux, le suturer à la vessie sectionnée dans un point voisin.

Ceci n'est pas une vue de l'esprit et sans chercher à déflorer une belle observation que publiera mon maître et ami M. Peyrot, comme il m'a fait l'honneur de me demander mon avis et mon concours à propos d'une opération où le premier de ces deux procédés a été mis en usage avec succès dans un cas analogue à celui de M. Chaput, il m'est permis de dire que l'opération est passée dans la pratique et mérite, je crois, d'y rester.

Pas plus dans ce cas que dans d'autres analogues, on n'aura, je crois, à craindre le rétrécissement de l'orifice urétéral, si l'on prend la précaution de suturer les bords de l'orifice à la muqueuse vésicale.

Ainsi donc, dans les cas analogues à ceux de M. Chaput, il sera tout indiqué de faire l'abouchement vésical au lieu de faire l'abouchement intestinal.

Et ceci m'amène à m'occuper du troisième point, à savoir : les avantages et les inconvénients de cet abouchement et l'avance qu'il peut avoir soit dans ces cas, soit dans d'autres analogues.

L'avantage qu'il a est assurément assez considérable. Supprimer une infirmité aussi pénible que l'écoulement constant et involontaire de l'urine est assurément réaliser un grand progrès; mais il ne faut pas oublier que cette infirmité est remplacée par la nécessité d'aller trois ou quatre fois par jour à la garde-robe et que peut-être cette nécessité est impérieuse, que trois ou quatre selles constituent peut-être un minimum et que d'autres seront obligées et sont obligées (car d'autres opérations ont été faites par M. Chaput) d'y aller sept ou huit fois.

Mais ceci n'est rien. Il y a le danger de l'infection de l'uretère s'ouvrant dans un milieu que M. Chaput nous a dit n'être pas infecté, mais qui l'est si facilement qu'on peut et qu'on doit tout craindre.

Il est juste toutefois d'ajouter que les faits parlent et plaident haut pour notre collègue, car il a pu nous dire que la crainte de l'infection était, du moins pour sa malade, chimérique, parce qu'elle ne paraissait pas le moins du monde infectée quatre mois et plus après son opération ; aujourd'hui, 3 mai, elle va encore très bien. Les faits, répéterai-je, parlent et doivent parler plus haut que toutes les théories, et comme le mécanisme des infections de l'appareil urinaire est, quoi qu'en pensent certains expérimentateurs un peu pressés de conclure, loin d'être élucidé, nous devons tenir le plus grand compte de ce fait de M. Chaput et attendre les événements avant de porter un jugement définitif sur cette opération.

Ce que l'on peut dire, c'est que si l'abouchement de l'uretère dans l'intestin se maintient large, c'est là une condition très favorable pour empêcher les infections ascendantes, parce qu'à aucun moment l'urine ne peut stagner dans l'uretère.

Si je repousse d'une manière générale l'abouchement de l'uretère dans le gros intestin et si je le crois inférieur à d'autres procédés que j'ai appelés plus physiologiques, je l'admets très bien dans d'autres circonstances où la dérivation des urines me paraîtrait indiquée et dans les cas où, par exemple, la fistule urétérale siégerait trop haut.

Dans ces conditions, nous devons l'accepter comme une opération d'attente sur laquelle le jugement doit être réservé. Je veux dire par là qu'il ne faut pas, par crainte de l'infection possible, la condamner à priori, car elle a l'incontestable mérite de conserver un rein assurément un peu dilaté, un peu sclérosé, mais néanmoins un peu utile. Or, on sait qu'il ne faut sacrifier un organe qu'à la dernière extrémité ; s'il était démontré que l'infection de ce rein est inévitable, qu'il constitue par conséquent une source de danger, il est certain qu'il vaudrait mieux le sacrifier immédiatement. Mais cette démonstration n'est pas faite.

Je ne m'arrêterai pas longtemps à répondre aux objections relatives à la fréquence des selles et aux dangers d'infection. M. Bazy formule des craintes hypothétiques auxquelles je puis répondre par une première observation dans laquelle les selles sont rares et l'infection absente. Je n'ai rien à ajouter à cette constatation.

Mon distingué collègue pense encore qu'il eût été plus physiologique d'aboucher l'uretère dans la vessie, soit par la taille hypogastrique, soit par la laparotomie.

Par la taille hypogastrique, dit-il, on fait le cathétérisme de l'uretère. Si sa partie inférieure est perméable, on l'incise et on le suture à la muqueuse vésicale ; si l'imperméabilité existe, il faut inciser dans la direction de l'uretère qu'on trouvera en le cherchant bien.

Si on ne le trouve pas, ouvrir le péritoine, isoler l'uretère et l'aboucher à la partie voisine de la vessie.

Je ferai remarquer à M. Bazy que les procédés inédits qu'il expose pour la première fois dans son rapport ne pouvaient m'être connus au moment où j'ai vu ma malade ; à la vérité, j'y avais songé, mais je les avais rejetés pour les raisons suivantes : en premier lieu, le cathétérisme de l'uretère malade est presque constamment impossible dans les cas comme le mien, le bout inférieur s'oblitérant rapidement comme tous les canaux qui ne fonctionnent plus.

M. Bazy nous annonce, il est vrai, dans son rapport, qu'il a exécuté, avec M. Peyrot, cette opération avec succès. Il est probable que l'opération était trop récente, puisque quelques jours après l'urine reparaissait par le vagin. Il est, en effet, très difficile d'exécuter des sutures correctes au fond du puits vésical ; d'autre part, l'épaisseur des parois vésicale et uretérale rend presque impossible le contact intime des muqueuses. De là, l'atrésie observée par M. Bazy.

D'ailleurs, dans mon observation, l'uretère était tellement éloigné de la vessie que j'affirme qu'on n'aurait jamais pu l'atteindre par la taille hypogastrique. Enfin, supposons qu'on puisse atteindre l'uretère à travers la vessie, la difficulté de placer les sutures rendrait l'atrésie presque inévitable comme dans l'observation de Peyrot et Bazy.

M. Bazy me conseillerait encore d'aller chercher l'uretère par la laparotomie pour l'aboucher dans la vessie, mais chez ma malade on n'avait fait qu'une hystérectomie vaginale incomplète; le corps de l'utérus, les ligaments larges et les annexes malades restaient en place et on conçoit l'impossibilité d'exécuter ce plan opératoire.

Au reste, même chez une femme saine, il serait imprudent d'aller chercher l'uretère jusque sur les parties inférieures et latérales du bassin, à travers les nombreux vaisseaux du ligament large; on devrait l'atteindre au détroit supérieur, le suivre de haut en bas, le décoller le plus bas possible et le faire passer par dessus le bord supérieur du ligament large pour l'aboucher à la vessie. On aurait encore à craindre : 1° le sphacèle de l'uretère dénudé sur une grande hauteur et 2° la désunion des sutures uretéro-vésicales à cause du tiraillement occasionné par l'évacuation complète de la vessie (1).

En résumé, mon observation prouve d'une manière indubitable que l'implantation de l'uretère dans l'intestin est possible et qu'elle ne paraît avoir aucun inconvénient ni pour le rein ni pour l'intestin. Le rein, en effet, n'a pas présenté d'hydronéphrose, sans doute parce que les sutures ont été correctement exécutées; il ne s'est pas non plus produit de pyélonéphrite, le rein étant protégé par le courant descendant de l'uretère. Je rappelle, à ce propos, que les infections de ce conduit se produisent surtout lorsque la rétention d'urine a forcé les sphincters uretéraux, introduit, injecté pour ainsi dire de l'urine septique dans les canaux et rendu stagnante l'urine qui s'y trouve contenue.

A la vérité, l'urée sécrétée par le rein du côté opéré est moindre que du côté sain, mais ce phénomène s'explique par la distension de l'uretère (et du bassinet) constatée pendant l'opération, distension qui s'est sans doute accompagnée d'une sclérose avec atrophie de la substance rénale.

_____

(1) Depuis la rédaction de ce travail, M. Bazy a communiqué à l'Académie de médecine l'observation de la malade dont j'ai parlé plus haut (observation de Peyrot et Bazy); la première opération ayant échoué, M. Bazy fit la laparotomie, isola l'uretère et l'aboucha dans la vessie ; le résultat a été excellent. Cette opération n'est pratique que dans les cas d'hystérectomie vaginale complète comme c'était le cas dans l'observation de Bazy; il n'en était pas de même dans mon observation.

Du côté de l'intestin, rien d'anormal, seulement trois selles par jour, selles liquides, peu odorantes, contenant en suspension des scybales moulées. Il n'existe pas d'entérite, pas de diarrhée à proprement parler. Nous savons d'ailleurs que les fistules vésico-rectales sont bien tolérées par l'intestin quand le passage se fait seulement de la vessie vers l'intestin et non réciproquement. Tuffier, dans son mémoire des *Annales génito-urinaires*, cite des cas de malades opérés de la taille par la méthode de Sanson qui conservaient, sans en être incommodés, une fistule vésico-rectale. L'opération de Rose, qui consiste à oblitérer le vagin après l'avoir mis en communication avec le rectum, afin de remédier aux fistules vésico-vaginales inopérables, cette opération, dis-je, a été très bien tolérée chez plusieurs sujets et le rectum n'a nullement souffert du passage de l'urine.

J'ai rappelé plus haut l'exemple des oiseaux et de l'embryon.

Harvey Reed prétend même que dans l'intestin il se fait une résorption partielle de l'eau de l'urine, les sels restant dans l'intestin; je n'ai pas jusqu'ici d'arguments pour soutenir ou infirmer cette opinion.

Ma malade, avec un abouchement unilatéral dans le côlon descendant, avait trois selles par jour; on peut se demander si l'abouchement des deux uretères ne serait pas plus désagréable. Je ne le pense pas, car l'uretère droit abouché au côlon ascendant aurait un réservoir encore plus étendu et plus étanche pour ainsi dire sous la forme du cæcum et du côlon ascendant, que l'uretère gauche abouché dans le côlon descendant, dont le sphincter anal constitue seul l'obstacle à l'écoulement de l'urine.

D'ailleurs, à supposer que le nombre des selles devienne double (6 environ), il ne sera jamais qu'à peu près équivalent à celui des mictions d'un homme sain en vingt-quatre heures; ce seront des mictions anales, beaucoup moins embarrassantes à la vérité chez la femme que chez l'homme.

OBSERVATION III. — *Cystite tuberculeuse. Taille hypogastrique, persistance des douleurs. Abouchement de l'uretère gauche dans le côlon iliaque. Trois mois après abouchement de l'uretère droit dans*

le cæcum. Mort d'anurie, par le Dr Chaput. — La malade, âgée de
45 ans, entre le 4 février 1892 à la Salpêtrière dans le service de
M. Terrillon. Elle est pâle et maigre et se plaint d'éprouver depuis
trois mois des envies fréquentes d'uriner, du ténesme vésical et de
violentes douleurs dans la vessie ; elle a de fréquentes hématuries
peu abondantes d'ailleurs...

L'urine est trouble et contient du muco-pus ; le cathétérisme n'indique rien d'anormal. La malade rend par jour environ 2 litres
d'urines troubles dans toute leur hauteur, avec un dépôt de pus de
quelques millimètres au fond du bocal. Au toucher vaginal le col est
mobile, porté un peu en avant. Dans le cul-de-sac postérieur on
trouve le corps utérin en rétroflexion.

La palpation des reins révèle une augmentation de volume du rein
droit. La malade est atteinte d'une ankylose de la hanche qui paraît
avoir débuté au moment de sa première grossesse à 25 ans.

A l'auscultation on trouve de la respiration rude et des craquements humides aux sommets.

La mère de la malade est morte à 35 ans d'une fluxion de poitrine.
Pas d'antécédents collatéraux sauf un frère mort en bas âge ; cinq
autres frères et sœurs sont encore vivants.

La malade a eu deux enfants non vivants ; c'est pendant sa première grossesse qu'elle a eu une affection articulaire de la hanche terminée par ankylose.

Il y a quatre ans la malade a eu des métrorrhagies très abondantes revenant tous les deux ou trois mois ; à plusieurs reprises on
dut faire le tamponnement vaginal. Elle éprouvait aussi des douleurs
hypogastriques violentes exagérées par la menstruation.

Depuis deux ans les métrorrhagies ont presque disparu, les règles
sont devenues régulières, mais les douleurs persistent, très vives
expulsives.

Enfin il y a trois mois, comme nous l'avons rappelé plus haut, ont
apparu les troubles de la miction.

Aussitôt entrée dans le service, on fit subir à la malade les traitements les plus variés. :

D'abord des lavages boriqués ; puis des injections vésicales au nitrate d'argent ou 1/1000 et au 1/500.

On administre à l'intérieur de la térébenthine et du borate de
soude.

On mit pendant plusieurs semaines la sonde de Pezzer à demeure.

On fit la dilatation uréthrale avec le dilatateur de Sims ; il y eut de l'incontinence d'urine pendant trois jours, et les douleurs reparurent ensuite plus intenses.

La malade prit alors des bains qui lui donnèrent quelques soulagement.

En juin, les hématuries augmentent de fréquence et d'abondance et les douleurs deviennent plus vives.

L'échec des méthodes précédentes me conduisit au diagnostic de cystite tuberculeuse et me décida à tenter une intervention ; je rejetai la cystotomie vaginale en raison de l'infirmité qu'elle comporte (écoulement incessant des urines) et je me décidai à pratiquer la taille hypogastrique.

Cette opération fut exécutée le 5 juillet 1892.

Le vagin bien désinfecté ayant été bourré de gaze iodoformée, une injection boriquée fut faite dans la vessie intolérante et le liquide fut maintenu par la compression exercée sur l'urèthre par le doigt d'un aide...

Je fis alors l'incision médiane, arrivai sur la vessie, je la dénudai avec les doigts. J'en saisis les parois avec deux pinces érignes et incisai sur une longueur de 2 cm. l'organe dont les parois mesuraient 1 cm. d'épaisseur.

Toute la surface muqueuse était irrégulière, de consistance inégale et parsemée d'ulcérations profondes.

Je fixai la vessie à la peau par six points de suture et j'y introduisis un long tube de caoutchouc faisant siphon qui débouchait dans un bocal rempli d'eau boriquée. — Le lendemain, je remplaçai le tube unique par les tubes Périer-Guyon. La malade continuant à être mouillée j'essayai la sonde de Pezzer qui nous donna satisfaction pendant quelque temps.

Les suites opératoires furent apyrétiques, la malade souffrit bientôt beaucoup moins et son état général ne tarda pas à s'améliorer.

En *novembre* 1892 l'amélioration est sérieuse, quant aux douleurs spontanées, mais la malade se plaint d'être constamment mouillée par la fistule abdominale. On ne peut songer à fermer la fistule car la vessie s'est tellement rétractée qu'elle n'a plus que les dimensions d'un trajet fistuleux à parois très épaisses ; d'autre part les quelques gouttes d'urine que la malade émet par intervalles par l'urèthre, occasionnent encore de vives douleurs.

En présence de cette douloureuse situation, encouragé par le succès de ma première observation d'abouchement de l'uretère, je formai le

dessein d'enlever toute la vessie après avoir au préalable abouché
les deux uretères dans l'intestin.|

Le 25 *novembre* 1892 j'exécute l'abouchement de l'uretère gauche
dans le côlon iliaque.

Au préalable la malade est purgée deux jours de suite et mise
au lait.

Je pratique une longue incision verticale sur le bord externe du
muscle droit. Cette incision en bas se recourbe en dedans jusqu'au
voisinage de la ligne médiane. Après avoir ouvert le péritoine, je
reconnais l'S iliaque ; je le récline en dedans avec tout l'intestin grêle
à l'aide d'une compresse stérilisée. J'incise aux ciseaux le péritoine
pariétal postérieur de la fosse iliaque, parallèlement et en dehors de
l'S iliaque, je décolle avec les doigts la lèvre interne du péritoine
jusqu'à la colonne vertébrale. Toute la région se trouve disséquée et
je découvre immédiatement l'uretère gauche au milieu d'un plexus
veineux abondant.

J'isole l'uretère, je le coupe entre deux pinces à crémaillère. Je lie
immédiatement le bout inférieur et je procède à l'abouchement du
bout supérieur dans le côlon.

Remarquons en passant que l'uretère est d'un fort calibre (petit
doigt), ses parois sont épaisses, sa muqueuse est épaissie et enflammée.

Je fais d'abord trois points de suture séro-séreux réunissant la
1/2 circonférence postérieure de l'uretère à la face postéro-externe
du côlon iliaque encore intact.

Je fais alors une incision de 1 cm. environ dans le côlon en regard
de l'orifice urétéral, et à 3 ou 4 mm. de la première rangée de sutures.

J'exécute la suture muco-muqueuse des lèvres postérieures des
deux orifices, puis la suture muco-muqueuse des lèvres antérieures,
et enfin la suture séro-séreuse des lèvres antérieures. La pince à
crémaillère placée sur le bout supérieur de l'uretère est enlevée. Je
place un drain de gaze au salol dans la région décollée, et je suture
la paroi. — Il y eut consécutivement un abcès de la paroi lié à
l'élimination de la ligature du bout inférieur de l'uretère infecté, mais
la guérison se fit rapidement.

A la suite de cette intervention la malade eut 7 ou 8 selles en
diarrhée en vingt-quatre heures ; à certaines périodes la diarrhée
était moins fréquente, mais elles étaient de courte durée. Comme on
peut le penser la fistule hypogastrique et les douleurs vésicales ne

furent pas sensiblement modifiées par cette opération préliminaire.

Trois mois après, la malade présentait un état général assez bon et ses selles étaient moins fréquentes, elle n'en avait plus que 4 à 5 par jour. Je me décidai à pratiquer l'abouchement de l'uretère droit au cœcum.

L'opération eut lieu le 1er mars 1893.

Elle fut conduite identiquement comme la première. L'uretère présentait le volume du pouce, sa muqueuse était épaissie et congestionnée et ses autres tuniques présentaient plusieurs millimètres d'épaisseur... La malade resta constamment apyrétique mais elle tomba dans le coma. La diarrhée si fréquente auparavant fut complètement arrêtée : on peut donc affirmer qu'il y eut de l'anurie puisque l'abouchement du second uretère n'aurait pu qu'augmenter la diarrhée préexistante. La malade mourut le 1er mars 1893, l'autopsie ne put être faite.

Réflexions. — Je noterai tout spécialement le peu de succès de la taille hypogastrique qui ne donna qu'un soulagement relatif largement compensé par les ennuis d'un écoulement d'urine incessant. La malade continua d'uriner par l'urèthre et de souffrir pendant les mictions. Je n'eus même pas la ressource de refermer la fistule hypogastrique tellement la vessie était rétractée avec des parois extrêmement épaisses.

Lorsque je me décidai à aboucher les uretères dans l'intestin, dans le but d'en arriver à l'extirpation totale de la vessie, je fus retenu par la pensée que les urines troubles et l'abondance du pus rendu chaque jour indiquaient des lésions rénales. Mais dans l'impossibilité où j'étais de décider si ces lésions étaient ou non tuberculeuses, je pensai que les lésions en question étaient entretenues par celles de la vessie et que l'abouchement dans l'intestin, en facilitant l'écoulement de l'urine, ne pourrait qu'améliorer les voies supérieures...

Malgré l'uretérite, malgré le chloroforme le rein gauche supporta pendant trois mois l'abouchement dans l'intestin et ne cessa de fonctionner...

Nous pouvons, de cette observation, conclure en faveur de l'abouchement intestinal de l'uretère puisque malgré les conditions très mauvaises cette opération a réussi en elle-même et n'a été suivie d'aucun accident ni du côté du rein ni du côté de l'intestin. La fréquence des selles, qui s'était atténuée vers la fin, doit être attribuée à la polyurie d'un rein déjà malade. Il est à présumer qu'à la longue l'intestin se serait suffisamment dilaté pour jouer le rôle de réservoir et que les selles seraient devenues beaucoup plus rares.

Manuel opératoire de l'abouchement de l'uretère dans l'intestin.

L'uretère peut être abouché dans le tube digestif au niveau du rectum, du côlon ascendant ou descendant, ou enfin dans l'intestin grêle. On peut encore à l'exemple de Tizzoni et Poggi faire déboucher les uretères dans une anse intestinale isolée s'ouvrant à la peau, dans l'urèthre, ou dans une autre portion d'intestin.

L'abouchement au niveau du rectum me paraît mauvais et contre-indiqué parce que les uretères sont assez éloignés du rectum et qu'on est obligé de les dénuder sur une longueur assez considérable; en outre il est très difficile d'exécuter des sutures convenables au fond du bassin à cause de la profondeur et de l'étroitesse de cette cavité qui gêne les manœuvres. L'insuccès de Küster paraît venir à l'appui de mon opinion puisque les sutures étaient insuffisantes et que le malade mourut de péritonite.

L'abouchement dans l'intestin grêle ne présente aucun avantage, il peut même gêner la digestion et l'absorption.

C'est donc surtout dans les côlons ascendant et descendant qu'on pratiquera l'implantation des uretères.

Abouchement dans les côlons ascendant et descendant.

Je recommande d'utiliser l'incision suivante que j'ai employée dans mes trois opérations : Elle commence en haut au niveau du rebord costal, à 8 centimètres environ de la ligne médiane, descend jusqu'à la hauteur de l'épine iliaque antérosupérieure, et se recourbe en dedans jusqu'à un ou deux travers de doigt de la ligne médiane.

L'incision est conduite couche par couche et l'on arrive enfin dans le péritoine.

On reconnaît le côlon descendant et on le fait récliner en même temps que toute la masse de l'intestin grêle par une compresse soutenue par la main d'un aide.

On incise alors en dehors du côlon le péritoine pariétal postérieur de la région iliaque sur une hauteur de 8 à 10 centimètres. La lèvre péritonéale interne est saisie dans des pinces hémostatiques, et avec les doigts il est facile de décoller le péritoine jusqu'à la colonne vertébrale. Toute la région se trouve alors disséquée et il devient facile de reconnaître l'uretère. Cet organe est saisi et coupé entre deux pinces à crémaillère. Le bout inférieur est aussitôt lié et réduit.

On amène alors le bout supérieur au contact de la face postéro-interne du côlon descendant et on procède à l'établissement des sutures.

On commence par fixer, à l'aide de trois ou quatre points musculo-musculeux la lèvre postérieure de l'orifice de l'uretère à l'intestin encore intact (fig. 1).

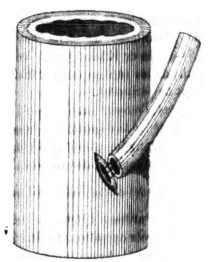

Fig. 1. — Abouchement de l'uretère dans l'intestin. Sutures musculo-musculeuses des lèvres postérieures.

On incise alors l'intestin dans l'étendue de 1 centimètre environ, à quelques millimètres au-dessous des sutures précédentes.

On exécute ensuite la suture muco-muqueuse des lèvres
postérieures des deux orifices; puis la suture séro-séreuse

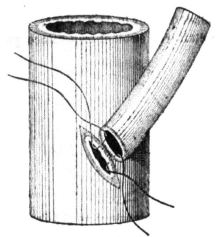

FIG. 2. — Sutures muco-muqueuses des lèvres postérieures (fils longs).

ou plutôt musculo-musculeuse de ces mêmes lèvres antérieures (fig. 2.)

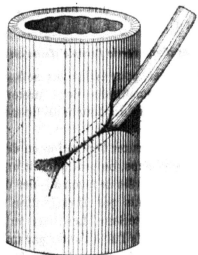

FIG. 3. — Uretère de petit calibre enterré au fond d'un pli d'intestin.

On place encore quelques points complémentaires aux
extrémités de l'orifice intestinal qui bâille un peu : il ne reste

plus qu'à drainer la région décollée avec une mèche de gaze
et à suturer la paroi abdominale.

L'abouchement s'exécute exactement de la même façon sur
le côlon ascendant que sur le descendant.

Si l'uretère était trop étroit et trop mince pour porter deux

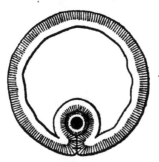

Fig. 4.— Uretère de petit calibre enterré au fond d'un pli d'intestin (coupe).

étages de sùtures, je conseillerais de le fixer à l'orifice intestinal par trois sutures perforantes muco-muqueuses.

Je l'enterrerais ensuite au fond d'un fossé intestinal par
deux étages de sutures séro-séreuses, de telle sorte qu'il serait
complètement engainé sur une hauteur d'environ 2 centimètres (fig. 3 et 4).

Création d'une vessie formée d'une anse grêle.

On pourrait essayer, pour éviter les selles fréquentes qui
résultent de l'abouchement des deux uretères, de les faire
aboutir dans une anse grêle débouchant elle-même dans le côlon
iliaque.

Je conseillerais d'exécuter l'opération en deux temps.

Dans un premier temps, on pratiquerait une double section
sur la fin de l'intestin grêle de façon à isoler une anse dont on
oblitérerait les deux bouts par invagination après en avoir
soigneusement lavé l'intérieur. Les deux autres bouts utiles
d'intestin seraient réunis l'un à l'autre par un procédé d'entérorraphie convenable. Au bout de dix à quinze jours on
ouvrirait de nouveau le ventre, on trouverait l'anse séquestrée
très distendue par le suc intestinal.

On aboucherait alors les deux uretères aux deux extrémités

de l'anse isolée d'après la technique indiquée plus haut, et on aboucherait en outre la partie moyenne de l'anse dans le côlon iliaque par un orifice de 1 centimètre environ.

J'ai fait sur le chien plusieurs de ces expériences qui n'ont pas réussi pour les raisons développées plus haut, mais cela m'a suffi pour étudier ce manuel opératoire et pour affirmer qu'on pourrait facilement l'appliquer chez l'homme.

Il me paraît plus facile et moins dangereux de faire cet abouchement de l'anse séquestrée dans l'intestin que dans l'urèthre. L'abouchement à la peau occasionnerait une véritable infirmité par l'écoulement constant d'urine qui en serait la conséquence. Je n'ai signalé ce procédé qu'à titre de curiosité car il n'a jamais été étudié cliniquement, et comporte un grand nombre d'interventions difficiles et graves. Avant d'en arriver là, il faudrait au préalable être fixé sur les résultats de l'abouchement bilatéral dans l'intestin, et ne recourir à la création d'une vessie intestinale que s'il était démontré que l'abouchement dans le côlon comporte nécessairement des selles très fréquentes, ce qui n'est nullement démontré.

Je pense, au contraire que les selles ne seraient pas plus fréquentes que dans l'abouchement unilatéral, en raison des dimensions considérables du gros intestin qui se trouvent ainsi utilisées en totalité.

Indications de l'abouchement intestinal de l'uretère.

L'abouchement des uretères dans l'intestin ne doit pas être une opération de choix, mais une opération de nécessité ; elle n'est applicable que lorsque les autres méthodes compatibles avec la conservation des reins sont impossibles ou contre-indiquées.

Dans les cas de fistules urétéro-vaginales on essaiera d'abord les procédés de réparation classiques de Simon Bandl, Schede, Pozzi. Quand leur siège est peu élevé on peut essayer d'aboucher l'uretère dans la vessie par la taille hypogastrique transvésicale, mais si la fistule siège en un point inaccessible, je considère l'abouchement dans l'intestin comme plus facile et plus bénin que l'implantation dans la vessie par la laparotomie recommandée par Bazy. L'abouchement intestinal n'est-il pas cent fois préférable à la néphrectomie qui prive le malade d'un organe si important pour l'existence.

L'abouchement unilatéral est encore indiqué dans les plaies haut situées de l'uretère au cours de la laparotomie, dans les ruptures par coup de pied de cheval.

Après l'extirpation de calculs urétéraux, si les deux bouts du conduit sont en mauvais état ou ne peuvent être rapprochés, l'abouchement intestinal trouvera encore son utilité.

Dans le cancer de la vessie, la résection du bas fond empiétant sur l'embouchure de l'un des uretères comporte habituellement l'abouchement dans un autre point de la vessie, mais si la résection totale de la vessie est indiquée, il ne reste plus que l'abouchement dans les deux côlons.

Il en est de même pour les cas graves de tuberculose nécessitant la résection vésicale totale quoique, fort souvent, les lésions rénales exposeront à de cruels mécomptes.

Dans l'exstrophie, Pousson a conseillé et Tuffier a exécuté l'anastomose cysto-rectale ; mais l'opéré de Tuffier présente encore une fistule cutanée probablement définitive. Il n'en serait pas de même avec l'abouchement intestinal des uretères qui supprimerait à coup sûr cet inconvénient et donnerait des résultats certainement plus satisfaisants que tous les procédés antérieurement connus y compris le procédé pourtant si élégant et si ingénieux de P. Segond.

CONCLUSIONS.

1º L'abouchement des uretères dans l'intestin est une opération facile et bénigne. Elle ne comporte nécessairement ni l'hydronéphrose par rétrécissement de l'orifice, — ni la pyélonéphrite par infection ascendante, comme le prouvent mes observations.

2º L'abouchement bilatéral réalisé par Novaro chez le chien peut certainement être exécuté chez l'homme avec succès.

3º Le passage de l'urine dans l'intestin n'a aucun inconvénient, ne gêne pas la digestion, n'irrite pas la muqueuse ; il provoque seulement des selles assez fréquentes mais pas plus que ne le sont les mictions normales.

4° Cette opération est une ressource précieuse dans certains cas où les interventions plus simples ne sont pas applicables.

Elle est particulièrement indiquée dans la résection complète de la vessie (cancer, tuberculose, exstrophie), dans les fistules de l'uretère, dans les plaies et ruptures de cet organe et dans certains cas de calculs enclavés.

DE L'ÉRYSIPÈLE DE LA FACE, A TYPE PÉTÉCHIAL—COUPEROSIQUE

PAR

MM. JUHEL-RENOY, Médecin de l'hôpital d'Aubervilliers,
et BOLOGNESI, Interne des hôpitaux.

Dans un précédent article, nous avons décrit l'érysipèle atténué (*Archiv. gén. de méd.*, juill., 1893) et montré combien l'infection érysipélateuse pouvait être bénigne, réduite pour ainsi dire à un mal local. Aujourd'hui nous désirons appeler l'attention sur une forme qui, elle, au contraire, est *constamment* grave, souvent mortelle, et qui peut être opposée par conséquent à l'érysipèle atténué. Ce sont les deux pôles d'une même maladie, mais tandis que lorsque l'érysipèle s'attaque à un sujet sain, il revêt souvent l'allure bénigne qui faisait l'objet de notre précédent travail, quand au contraire l'érysipèle atteint un individu dont le parenchyme rénal, le système circulatoire sont compromis, il est toujours sérieux et nous le répétons, c'est dans ces conditions seulement qu'il fournit une mortalité assez élevée.

Ainsi s'explique la bénignité de l'érysipèle dans l'armée où la maladie frappe des sujets forts et vigoureux, bénignité telle qu'un de nos collègues du Val-de-Grâce, nous affirmait qu'en six années il n'avait pas vu succomber un seul malade. Ce préambule destiné à montrer la légitimité et l'intérêt de notre description, il nous reste à dire au lecteur pourquoi nous avons réédité cette appellation surannée de pétéchie, à propos de la forme que nous décrivons. La pétéchie dans le sens que lui donnaient les vieux médecins, était une hémorrhagie cutanée de petite dimension, arrondie, punctiforme. Cette minuscule hémorrhagie est souvent notée dans nos observations, c'est pourquoi nous avons accolé à l'épithète de couperose, connue de tous, celle de pétéchie malgré son air démodé. Tous nos malades ont en effet présenté concurremment ces deux formes d'une même lésion. Tantôt l'hémorrhagie cutanée était déposée en fines gouttelettes sur la face (paupières, pommettes, sourcils), tantôt, et c'était la règle, l'hémorrhagie simulait absolument la couperose : fin lacis vasculaire visible à l'œil nu, présentant à la loupe toutes ses fines arborescences, siégeant au lieu d'élection (face avec prédominance au nez et aux pommettes), rappelant la forme du papillon couperosique si habituelle ; tout donc nous autorisait à donner cette double épithète à la variété que nous allons décrire.

Plus d'un lecteur se demandera pourquoi nous venons après Gosselin et Verneuil, rappeler l'attention sur une si mince particularité. En effet, si notre description n'avait pour but que de signaler le fait de la concomitance d'un état variqueux du réseau capillaire sous-papillaire elle n'aurait qu'un très faible intérêt et peu de nouveauté ; mais nous pensons démontrer que cette manifestation locale est l'indice certain d'une altération de la santé générale, qu'elle ne survient que dans des conditions déterminées d'âge, de déchéance nutritive, d'intoxications anciennes, qu'en conséquence elle est un facteur très important pour l'établissement du pronostic, et commande une thérapeutique aussi énergique qu'active. Ainsi s'explique l'effort que nous tentons pour vulgariser la notion de cet érysipèle assez fréquent et non décrit en tant que manifestation de l'érysipèle dit *médical*, car il n'y a nul doute pour nous qu'il a dû être fréquemment observé par tous ceux qui ont eu affaire aux érysipèles graves ; seulement cette couperose faciale, ces pétéchies, perdues dans la rougeur vineuse de l'érysipèle, sont négligées par l'œil, on ne les voit pas, parce qu'on ne les recherche pas ; l'attention du médecin est tout entière fixée sur la gravité du mal qui s'impose et ainsi échappe cette altération cutanée. Nous pensons en avoir assez dit, pour prouver que notre description n'est pas œuvre de cliniciens à l'affût de raretés, mais celle de médecins soucieux d'appeler l'attention sur un symptôme révélateur d'une affection grave et qui le devient d'autant plus qu'on ne s'attaque pas à elle de suite.

Nous venons de dire que l'érysipèle couperosique ou pétéchial — car nous emploierons les deux termes indifféremment quoiqu'ils ne soient pas synonymes — n'était décrit nulle part, chacun pourra s'en convaincre : ni les pathologistes, ni les dermatologistes n'ont signalé cette altération cutanée. Nous-mêmes qui observons depuis une année et qui avons vu plus de deux mille érysipèles, n'avons recherché cette forme que depuis quelques mois, prouvant ainsi durant un long temps qu'on peut avoir « des yeux pour ne point voir ».

Ce serait un déni de justice d'ailleurs, d'oublier, ainsi que nous le rappelions, les noms des deux éminents chirurgiens, Gosselin et Verneuil, qui tous les deux ont décrit, le premier, l'érysipèle ecchymotique, le second, l'érysipèle hémorrhagique; mais tandis que Gosselin dit que « l'érysipèle ecchymotique n'a encore aucune signification étiologique, ou pronostique », Verneuil avec un grand sens clinique, dit « que cette complication a une étiologie à peu près déterminée et un pronostic grave. »

Nous ne sommes donc pas les premiers à « voir » cette forme de l'érysipèle, mais nous pensons pouvoir revendiquer cette priorité à d'autres points de vue. D'abord, nous répétons que les médecins paraissent n'avoir pas observé l'érysipèle pétéchial couperosique — leur silence paraît plaider en ce sens, — et, d'autre part, la description fournie par les chirurgiens précités et leurs élèves, Blaise (*Thèse de Paris*, 1885) Revouy (*Thèse de Paris*, 1876) ne s'adresse qu'à l'érysipèle, complication chirurgicale et non point à l'entité morbide primitive que nous allons décrire.

Le terme d'érysipèle hémorrhagique doit être repoussé, parce qu'il entraîne dans l'esprit du médecin, l'idée d'hémorrhagies par les muqueuses (bouche, organes génitaux, intes-

tin, rein) comme on en observe dans les formes hautement infectieuses des maladies générales causées par l'introduction
d'un parasite. Or, l'érysipèle dit hémorrhagique *ne l'est pas*.
Le terme d'ecchymotique ne vaut pas mieux, car l'ecchymose emporte avec elle l'idée d'une plaque plus ou moins étendue, de coloration foncée, bleuâtre, ce serait faire revivre ainsi
l'érysipèle veineux de Sanson à juste titre oublié. Notre appellation peu euphonique, dit les choses qu'on voit, à savoir : des
pétéchies et des varices couperosiques.

Verneuil qui s'est fait le défenseur à nouveau du nom
d'érysipèle hémorrhagique, a été entraîné à la même erreur,
en comparant la maladie à ce qui s'observe dans la variole
hémorrhagique. Nous sommes sur un terrain, où la comparaison nous est facile, et nous n'hésitons pas à dire que rien
ne ressemble moins *au point de vue local*, à la variole hémorrhagique, quant à ses déterminations cutanées, que l'érysipèle
pétéchial. Dans la variole hémorrhagique c'est bien l'ecchymose bleue ardoisée, noirâtre qu'on voit ; dans l'érysipèle
couperosique, rien de semblable.

Nous justifions donc notre nouvelle dénomination, et du
même coup nous espérons démontrer que l'érysipèle pétéchial n'est pas une « complication » ainsi que l'a écrit Verneuil à propos des érysipèles chirurgicaux observés par lui,
mais bien une forme, dont l'autonomie est légitime, aussi bien
que celle de la variole hémorrhagique dont nous parlions, il y
a un instant.

Spilmann et ses collaborateurs — dans leur compendieux
article du Dictionnaires des Sciences médicales, — n'ont pas
échappé aux critiques que nous formulions : outre qu'ils ont
adopté les dénominations fausses, que nous disions, ils n'ont
fourni, comme leurs devanciers, aucune description clinique
de cette forme ; cependant, ils ont prouvé en quelques lignes
que nous rapportons, combien les noms d'Hémorrhagique et
d'Ecchymotique sont défectueux et justifié, d'autre part, le
nom que nous proposons. « L'érysipèle hémorrhagique, disent-ils, est caractérisé par des suffillations sanguines autour
des vaisseaux qui apparaissent dilatés, par de véritables rup-

tures vasculaires intra-dermiques, se produisant au niveau
des zones rouges de l'érysipèle. D'autres fois ce sont des manifestations purpuriques sous forme de légères hémorrhagies
sur les parties malades et de taches brunes sur les autres
parties du corps». (*Loc. citat.*, p. 511.)

On nous concédera que, pour qui sait lire, cette description
signifie dermatologiquement parlant, couperose et pétéchie.
Pour la pathogénie, Verneuil et ceux qui ont écrit après lui
s'accordent à dire « que ce sont les lésions des organes, du
foie, des reins qui prédisposent surtout aux hémorrhagies
pendant le cours des affections septicémiques, et Revouy a
dit avec raison que l'alcoolisme favorisait cette tendance à
l'hémorrhagie, ainsi qu'il l'entend.

Les observations et la description qu'on va lire montreront
que ces observateurs n'avaient vu qu'une partie de la vérité,
et nous nous plaisons à répéter que précédés dans la voie de
l'observation clinique, nous venons apporter notre appui à
cette doctrine ; mais il est toute une catégorie d'affections que
ces auteurs ont négligées — on ne saurait le leur reprocher
dès l'instant qu'ils sont chirurgiens, — c'est le lien de causalité qui réunit ces faits; c'est, pour le dire en un mot, la certitude des altérations vasculaires ou cardiaques rencontrées
chez tous les individus atteints d'érysipèle pétéchial couperosique.

Description. — Cet érysipèle ne diffère de l'érysipèle facial,
car c'est à la face *surtout* qu'on l'observe, que par la concomitance d'hémorrhagies sous-cutanées, discrètes ou abondantes,
petites ou étendues. Pour tout le reste, l'éruption se comporte
localement absolument de même.C'est dire que depuis la plus
petite vésicule jusqu'à l'énorme bulle, toutes les altérations de
la couche cornée de l'épiderme s'observent et souvent, même,
ce n'est qu'après l'affaissement de ces vésicules ou de ces
phlyctènes qu'on s'aperçoit que le plancher de ces bulles est
formé d'un semis de pétéchies, ou d'un vaste lacis couperosique, Il faut donc rechercher ces hémorrhagies. Nous répétons
en effet, que, perdues au milieu de l'œdème qui déforme les
traits, éteintes par la rubescence de l'érysipèle en marche,ces

couperoses locales ont chance de n'être pas vues si l'œil n'inspecte pas de près la région, voire même s'il ne s'arme pas d'une loupe.

Siége. — Où faut-il chercher ces pétéchies ? D'abord aux pommettes, ensuite aux joues, puis vient le nez, l'arcade sourcilière, le front, plus rarement le menton, les oreilles. On peut les voir exceptionnellement sur le corps, quand l'érysipèle se localise à un membre ou revêt la forme ambulatoire.

En général, ces taches purpuriques sont séparées par des intervalles de peau saine. Quelquefois elles arrivent à se toucher et donnent ainsi à la partie atteinte l'aspect d'une ecchymose plus ou moins vaste (obs. II) aussi avions-nous songé à la désignation d'érysipèle ecchymotique *pour ces cas*, mais, nous l'avons dit dans notre préambule, il est exceptionnel de voir les hémorrhagies sous-cutanées prendre une aussi grande extension : dans la règle elles sont toujours ponctuées.

Coloration. — Elle est en général, rose, lilas clair, carminée. Quant aux colorations bleues-noires, nous ne les avons jamais rencontrées, et nous pensons que, si elles ont été vues, elles appartiennent à ces formes de sphacèle local qui s'observent dans certains cas. Or, et ce n'est pas un fait qui puisse être dédaigné, l'érysipèle pétéchial ne se termine pas par gangrène, contrairement à ce qui se passerait, s'il faut en croire Révouy, qui dit que, chez les alcooliques, « ce genre d'infection a tendance à revêtir la forme hémorrhagique *ou* la forme gangréneuse. » Nous sommes certains que ce sont là choses différentes. Souvent nous observons ces sphacèles épidermiques, superficiels, sans gravité pronostique et jamais ils ne se présentent chez les individus atteints de l'érysipèle que nous décrivons.

Étiologie. — Les conditions étiologiques de cette forme d'érysipèle sont simples en apparence, et nous allons les exposer brièvement.

Age. — C'est l'érysipèle des gens âgés, ou mieux des séniles prématurés. C'est entre 40 et 50 ans qu'il s'observe, et, si exceptionnellement on le rencontre chez les jeunes (obs. VII, 26 ans), on peut être assuré que ces jeunes ne le sont que sur le papier et qu'ils portent en eux, aussi bien que sur leur visage, les traces d'une vieillesse au début.

Sexe. — Les hommes nous ont fourni un appoint plus considérable et nous n'hésitons pas à rapporter cette fréquence à ce que l'alcoolisme est plus fréquent chez nos malades masculins, et aussi à ce que les altérations rénales et cardiaques, compagnes ordinaires de l'artério-sclérose, sont observées chez eux avec une fréquence également plus grande.

Influence des atteintes antérieures. — La plupart de nos malades étaient atteints pour la première fois, et ne pouvaient ainsi bénéficier de la prétendue immunité admise en général.

L'un d'eux même (obs. I) est venu montrer que cette atténuation antécédente pouvait ne pas exister, car la deuxième attaque qui le conduisait dans nos salles était grave et réclamait la médication par le bain froid montrant ainsi que c'est avec raison que l'un de nous écrivait récemment (voyez Juhel-Rénoy, *Méd. moderne*, nov. 1893), que l'atténuation conférée par une ou plusieurs atteintes antérieures, n'est nullement un fait établi, et que la bénignité de l'érysipèle doit être toute entière cherchée dans l'observation du terrain sur lequel il évolue.

Lésions cardiaques. — Chez tous nos malades, l'appareil circulatoire nous a paru devoir être incriminé, soit que des phénomènes grossiers, tangibles, permissent l'affirmation de lésion cardiaque, soit qu'une analyse minutieuse nous montrât que les altérations du rythme, du timbre, étaient causées par une affection cardiaque jusque-là tolérée. Ce dernier membre de phrase résoudra, pour le lecteur, notre manière de voir. Nos malades étaient des cardiaques, avant leur érysipèle, cardiaques latents assez souvent à la vérité, et c'est parce que leur circulation était défectueuse que l'érysipèle a revêtu chez eux cette forme. En un mot, il est avéré pour nous que, dans les cas que nous étudions, ce n'est pas l'érysipèle qui est la cause des troubles cardiaques ou circulatoires relevés

par nous. On nous objectéra qu'il est cependant des cardiaques, qui deviennent érysipélateux et ne font pas ce type de
l'érysipèle couperosique pétéchial, cela est certain. Nous
avons vu souvent des cardiaques authentiques, des mitraux en
particulier, venir dans nos salles pour leur affection cardiaque et cependant leur affection évoluait avec la bénignité
habituelle.

D'où viennent ces différences ? Nous pensons qu'il ne suffit
pas d'avoir une *lésion* cardiaque pour faire fatalement un érysipèle pétéchial ; nous croyons, au contraire, qu'il faut avoir
une maladie cardio-artérielle avec ses déterminations multiples et habituelles (foie, reins, myocarde) pour être candidat
à l'érysipèle couperosique.

La lecture des observations annexées à ce travail imposera,
nous le pensons, cette idée au lecteur. C'est dire que les myo-
carditiques-chroniques, les hépatiques, les rénaux, les sclé-
rosés, les artériels, les athéromateux et, du même coup, les
séniles, les alcooliques, les intoxiqués, les cachectiques, les
cancéreux sont le milieu de culture ou se complaira notre
entité morbide. Voilà ce qu'il importe de mettre en lumière,
car, sur la constatation visuelle de l'érysipèle pétéchial couperosique, le clinicien sera fondé en droit à fouiller l'étiologie précitée.

OBSERVATION I. — *Deuxième atteinte d'érysipèle plus grave que la
première chez un artério-scléreux, avec taches purpuriques confluentes du visage.* — Le nommé Leb... (Albert) âgé de 42 ans entre le
12 septembre à l'hôpital d'Aubervilliers pour un érysipèle de la face.

. Le 6 septembre dernier il est pris de violents frissons, céphalée
vive et courbature généralisée.

Cet état persiste le lendemain et, le 8 septembre, apparaît une tuméfaction à l'angle interne de l'œil gauche.

L'exanthème continue à s'étendre les jours suivants et, le 12 septembre, le malade est envoyé à l'hôpital.

L'examen du malade fait reconnaître un érysipèle facial couvrant
tout le visage et les oreilles.

La tuméfaction est considérable surtout au niveau du front.

Le bourrelet ne fait pas défaut.

L'examen des organes donne :

Pour *le tube digestif* : un état saburral avec langue sèche, anorexie et constipation.

L'*appareil respiratoire* présente les symptômes habituels de l'emphysème.

Cœur. — A la palpation de la région précordiale, on remarque que la pointe est difficile à circonscrire, à l'auscultation on note une esquisse de bruit de galop et un bruit clangoreux correspondant au claquement des sigmoïdes de l'aorte. Les artères sont dures et sinueuses.

Le pouls est à 105.

Le thermomètre marque 40°.

Rein. — L'examen des urines donne :

Emission 500 grammes.

Albumine 75 centigrammes.

Foie. — Urobiline au spectroscope.

Pas de sucre.

Urée : 28 grammes.

Le malade est mis aux bains froids à 18° toutes les trois heures.

Sous l'influence des bains froids, la courbe urinaire augmente ; le malade urine deux litres le 18 septembre et fait sa crise urinaire le 22 avec 3 litres.

L'albumine et l'urobiline disparaissent.

Le 15 la température tombe à 38°, les bains sont supprimés (23 bains).

L'apyrexie complète se montre le 20 septembre.

Le malade passe aux convalescents.

Cette première partie de l'observation montre qu'on a eu affaire à un érysipèle intense chez un sujet dont le système circulatoire présente les symptômes de l'artério-sclérose, avec retentissement sur le rein et le foie puisqu'on constate la présence de l'albumine en notable quantité et de l'urobiline.

En un mot, c'est la description banale d'un érysipèle intense chez un individu atteint de sénilité précoce.

Pétéchies. — Six jours après le début de l'exanthème apparaît à la face un nouveau symptôme : sur la face dorsale du nez et à la partie supérieure de la joue droite se montrent deux taches, de forme ovalaire, de la grosseur d'une lentille, de couleur nettement purpurique, constituées par une agglomération de points rouges, de la grosseur d'une tête d'épingle, ne s'effaçant pas à la pression.

Le lendemain 15 septembre, les taches sont au nombre de hui

elles siégent sur la partie droite de la face et sur le dos du nez.

Les unes sont isolées et séparées par des intervalles de peau saine, quelques-unes se touchent, se confondent et donnent à la simple inspection l'aspect d'une tache ecchymotique ; mais, quand on les examine attentivement, on remarque qu'elles sont constituées par l'agglomération des points purpuriques que nous avons signalés dans la constitution des premières.

Les jours suivants, on ne remarque aucune nouvelle poussée, les premières taches tendent à disparaître, en passant par la gamme variée de coloration de l'ecchymose ordinaire.

Le 24 septembre, le malade sort guéri, les taches ont disparu.

Obs. II. — *Deuxième atteinte d'érysipèle ayant présenté la forme ambulante et ecchymotique chez un homme de 38 ans atteint d'athérome, de myocardite scléreuse et de tuberculose. Autopsie.* — Le nommé Bev..., Joseph, 38 ans, journalier soigné à l'hôpital d'Aubervilliers pour une première atteinte d'érysipèle grave, à forme typhoïde, avec notable quantité d'albumine dans les urines ; traitement par les bains froids ; cet érysipèle remonte au 28 avril 1893.

Le 25 mai seulement, après une longue convalescence, le malade sort guéri.

Le 24 août, le malade est pris à nouveau de violents frissons, céphalée intense avec vomissements et courbature généralisée. Le soir même débute au niveau de l'aile du nez un exanthème érysipélateux qui envahit bientôt toute la face. Le 26 août, le {malade revient à l'hôpital d'Aubervilliers pour cette deuxième atteinte et à l'examen, en outre de l'érysipèle facial, on constate les symptômes suivants :

Appareil digestif. — Etat saburral avec langue sèche, anorexie et diarrhée.

Appareil circulatoire. — Hypertrophie cardiaque avec souffle systolique de la pointe et esquisse de bruit de galop. La systole semble se faire en deux fois.

Deuxième bruit fortement claqué, clangoreux.

Appareil pulmonaire. Symptômes de la tuberculose à la troisième période aux deux sommets. Expectoration purulente.

Appareil urinaire. — Urines rares contenant 50 centigrammes d'albumine dont 15 centigrammes de globuline.

Pas de sucre. *Urobiline.* — *Urée 24 grammes.*

Température élevée. *État typhoïde.* Cet état persiste pendant quelques jours.

Puis la température décroit pour arriver à la normale le 31 août. L'exanthème parait s'éteindre.

Le malade urine 700 grammes, on constate encore un léger nuage d'albumine dans les urines.

Mais l'état général reste grave, le malade est toujours adynamique.

Le 11 septembre, apparaissent au niveau de la région supérieure du dos, des taches ecchymotiques, tout d'abord constituées par l'agglomération de taches punctiformes purpuriques, puis sous la forme d'ecchymoses variant comme dimension de la largeur d'une pièce de 50 centimes à celle de la paume de la main.

Ces taches reposent sur une large tuméfaction douloureuse.

La température est remontée à 39°.

Les urines sont redevenues rares et contiennent 75 centigrammes d'albumine.

Les jours suivants, malgré une barrière de traumaticine à l'ichthyol, la tuméfaction s'est étendue progressivement en même temps que les taches ecchymotiques se sont multipliées et ont envahi les régions dorsale et lombaire.

Le 17 septembre, la tuméfaction a gagné l'abdomen.

On remarque à ce niveau des taches ecchymotiques de dimensions variées, dont l'une, présentant la largeur de la paume de la main, siège au niveau de la région hépatique.

L'exanthème érysipélateux est reparu à la face et a envahi le cuir chevelu.

La température est toujours très élevée.

Le malade est plongé dans la stupeur et l'adynamie.

Il est pris, tout à coup, dans la nuit, de phénomènes asphyxiques avec cyanose généralisée et il ne tarde pas à succomber.

Autopsie. — *Appareil circulatoire.* Aorte. A l'ouverture du vaisseau, on constate à son origine, l'existence de plaques rouges, tranchant par leur coloration foncée, sur la coloration produite par l'imbibition générale du vaisseau.

Sur une longue étendue de l'aorte, on remarque des points blancs sous l'endartère qui est épaissi à ce niveau. Par places, des plaques graisseuses.

Les valvules sigmoïdes présentent également des foyers d'athérome. Elles ne sont pas insuffisantes.

Ouverture du cœur. — On remarque sous l'endocarde des plaques blanches ressemblant aux plaques laiteuses de la péricardite.

Le myocarde est dur et crie sous le scalpel.

Sur les surfaces tranchées, on voit à l'œil nu des *îlots blancs nacrés de sclérose*, surtout au niveau des piliers et de la base du ventricule gauche.

Le microscope permet de constater l'existence d'une hyperplasie musculaire généralisée.

La coupe a un aspect vitreux.

Au niveau des vaisseaux, il y a de la *périartérite* simple par place avec îlot de sclérose, exactement limité à la périphérie de l'artère; en d'autres endroits, partent des îlots, des tractus scléreux peu volumineux et peu étendus, divergeant à la manière d'une étoile et allant dissocier le myocarde.

Quelques rares vaisseaux présentent les lésions de la périartérite et de l'endartérite oblitérante.

Rate. — Dure, scléreuse avec périsplénite.

Foie. — Tuberculeux. Noyaux de tuberculose sous la capsule de Glénon.

Reins. — Petits, rouges, granuleux, présentant à la coupe l'aspect du rein atteint de *néphrite interstitielle.*

Poumons. — Aux deux sommets, cavernes et tubercules avec prédominance à gauche.

Obs. III. — *Erysipèle pétéchial chez un artério-scléreux de 50 ans.* — Le nommé Ca... (Eugène), âgé de 50 ans, est pris, le 7 novembre, de frissons, céphalée, état gastrique avec nausées, en même temps qu'apparaît à la racine du nez une tuméfaction douloureuse qui s'étend de proche en proche, envahit tout le visage, gagne les oreilles et le cuir chevelu, le 14 novembre.

Le lendemain, le malade est envoyé à l'hôpital d'Aubervilliers.

A l'examen, on constate la présence d'un érysipèle de la face, phlycténulaire au niveau de la partie postérieure de la joue droite et au niveau de l'arcade sourcilière du même côté.

L'examen des organes donne :

Appareil digestif. — Etat saburral avec anorexie, langue sèche.

Appareil respiratoire: — Emphysème.

Appareil circulatoire. — Pas de choc précordial à la palpation.

Impossibilité de circonscrire la pointe.

Systole prolongée, hésitante, semblant se faire en deux fois.

Deuxième bruit assourdi.

Pouls petit, légèrement rétrocédant.

Artères dures, sinueuses.

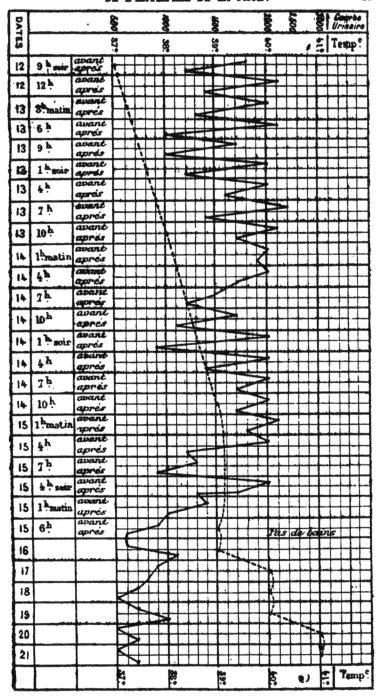

Appareil urinaire.— Urines rares (500 grammes).

Présence d'un nuage d'albumine.

Foie. — Volume normal.

L'examen au spectroscope décèle la présence de l'urobiline dans les urines.

Il n'y a pas de sucre dans les urines, ni par les réactifs habituels, ni par la glycosurie expérimentale.

Urée, 21 grammes par vingt-quatre heures.

Température élevée, 40°.

Le malade est mis au traitement par les bains froids et au régime lacté.

Sous cette influence, la température descend peu à peu pour arriver à 37°, le 21 novembre.

La courbe urinaire s'élève (1.500 gr.) en même temps que l'albumine et l'urobiline disparaissent.

Les bains froids sont supprimés (34 bains). Mais, le 17 novembre, on constate au niveau de la commissure latérale droite de la région postérieure de la joue du même côté, de l'arcade sourcilière droite, une traînée de taches rouges, constituées par l'agglomération de pétéchies donnant à la tache une forme ovalaire et représentant assez bien la disposition d'une plaque de Peyer avec ses points noirs dans la fièvre typhoïde; mais, ici, les points sont purpuriques; ces taches varient comme dimensions de la largeur d'une lentille à celle d'un haricot.

Bientôt de nouvelles apparaissent à la partie moyenne du front.

Malgré l'apyrexie, le malade a conservé un mauvais état général avec anorexie persistante.

Actuellement, 14 décembre, le malade est encore à l'hôpital, presque rétabli, il est vrai. Ce n'est que depuis trois jours que les taches ont complètement disparu après avoir passé par toutes les teintes des ecchymoses.

Obs. IV. — *Erysipèle facial à forme pétéchiale chez un éthylique atteint de cirrhose du foie et du mal de Bright.* — Le nommé Fl... (Marie), âgé de 53 ans, est un franc alcoolique.

Il a commencé à boire en 1870, et a eu, en 1872, des accidents hépatiques pour lesquels il est allé faire une cure à Vichy.

Le 7 novembre, il est pris des prodromes habituels de l'érysipèle.

Il est entré à l'hôpital, le 12 novembre, avec un exanthème couvrant toute la face, phlycténulaire à gauche, à la partie inférieure de la face. A l'examen des organes, on constate :

Cœur. — Impossibilité de sentir la pointe.

Assourdissement des deux bruits du cœur.

Esquisse de bruits de galop.

Artères dures, sinueuses.

Rein. — Urines rares, 500 grammes.

Culot d'albumine, 3 grammes.

Pas de sucre.

Traces d'urobiline

Urée, 23 grammes.

Appareil digestif. — Langue sèche. Anorexie. Température élevée 40°.

Le malade est mis aux bains froids jusqu'au 23 novembre et n'a pas pris moins de 110 bains.

Malgré le traitement par les bains froids, le malade fait plusieurs poussées d'érysipèle. Il arrive à uriner d'avantage, mais il continue à avoir des flots d'albumine.

Le 17 novembre, sont apparues, au niveau des deux commissures labiales et au niveau du sillon naso-génien à droite, des [traînées de taches purpuriques, constituées par le pointillé hémorrhagique habituel de l'érysipèle pétéchial. En outre de ces taches, le malade présente de la couperose accentuée au niveau des pommettes. Le malade a un érysipèle des plus graves. Malgré un traitement énergique, il continue à uriner peu et a présenté de l'albuminurie. Il est encore actuellement, 14 décembre, au pavillon d'érysipélateux et présente des symptômes de l'urémie gastro-intestinale avec vomissement, diarrhée, etc.

Il a considérablement maigri.

Il urine peu, ses urines sont toujours très albumineuses. ·

Les taches purpuriques ont disparu depuis quelques jours, et on ne constate plus, au visage, que la présence de la couperose antérieure.

Le 20 décembre, cet homme succombe à l'urémie rapide et l'autopsie vient confirmer le diagnostic.

Obs. V. — *Érysipèle pétéchial chez un alçoolique syphilitique. Première atteinte. Forme franche,* — Le nommé C... (Arthur), âgé de 48 ans, syphilitique et éthylique, entre à l'hôpital d'Aubervillers pour un érysipèle de la face.

C'est une première atteinte.

L'érysipèle a débuté le 20 octobre par les prodromes habituels.

L'exanthème est apparu le 22 sur la racine du nez. Il couvre toute la face et l'oreille droite à son entrée, le 23.

Cœur. — L'*examen du cœur* fait noter de l'arythmie cardiaque et un son clangoreux du claquement aortique.

Reins. — Les *urines* sont rares et contiennent beaucoup d'albumine.

La température des trois premiers jours varie entre 38° et 38,6 ; le 27, le thermomètre marque 37°, ainsi que les jours suivants.

A signaler, la présence des taches purpuro-ecchymotiques à la partie inférieure des deux joues, dans le voisinage des commissures labiales.

Le malade passe aux convalescents le 28, et ne sort que le 15 novembre.

Les taches hémorrhagiques ont disparu, en partie, quelques-unes présentent encore une coloration jambonnée.

Obs. VI. — *Érysipèle pétéchial chez une artério-scléreuse.* — La nommée L... (Marie), âgée de 54 ans, blanchisseuse, est prise, sans prodromes précurseurs, d'une douleur au niveau de la région occipitale et s'aperçoit, le 19 octobre, que cette douleur est due à une tuméfaction qui, bientôt, envahit l'oreille et la joue du côté gauche, puis passe du côté droit, quelques jours après.

Elle entre à l'hôpital le 25, et on constate que toute la partie droite du visage est le siège d'un exanthème érysipélateux intense.

Le côté opposé paraît être en voie de régression.

L'examen des organes fait noter :

Tube digestif. — Du côté du *tube digestif*, un état saburral avec anorexie et constipation.

Cœur. — Du côté de l'*appareil circulatoire*, la palpation ne permet pas de circonscrire la pointe.

Le premier bruit est sourd et prolongé.

Le deuxième bruit est éclatant.

Le pouls, fortement frappé, est à 84.

Reins. — L'examen des urines fait constater la présence d'un léger nuage d'*albumine*.

Le thermomètre marque 39,8 et la température n'atteint la normale que le 31.

L'exanthème est intense et phlycténulaire.

Dans les premiers jours de novembre, l'érysipèle est en voie de régression, les phlyctènes se sont affaissées, mais on constate, au lieu et place des phlyctènes (six à gauche, trois à droite), l'existence de taches rouge foncé, formées par l'agglomération de pétéchies, accolées les unes aux autres et donnant aux taches une forme ovalaire

Ces taches pourprées ne s'effacent pas à la pression.

Leur coloration persiste pendant très longtemps, puisque, le 22 novembre, on voit encore des taches franchement purpuriques alternant avec d'autres taches de coloration violacée et jambonnée.

La malade est actuellement convalescente (22 nov.) et ne présente plus, à l'examen, que les taches que nous avons signalées et les symptômes fournis par l'appareil cardiaque.

Obs. VII. — *Érysipèle ambulant à forme pétéchiale au visage. Deuxième atteinte plus grave que la première chez une femme de 26 ans.* — La nommée C... (Pierrine), âgée de 26 ans, a déjà eu une première atteinte, bénigne, d'érysipèle en avril dernier.

Elle entre, le 25 octobre, à l'hôpital avec un exanthème érysipélateux occupant toute la partie droite de la face et une partie du cuir chevelu.

La tuméfaction et la douleur sont intenses.

La malade est plongée dans la stupeur et présente un état typhoïde avec langue très sèche.

L'*examen du cœur* permet de constater un souffle systolique à la pointe et un dédoublement du premier bruit. Le cœur est hypertrophié.

Le pouls est à 104.

Les urines sont albumineuses.

La malade urine 1 litre par vingt-quatre heures.

Le thermomètre marque 40°, le soir.

La malade est soumise au traitement par les bains froids.

Son état général reste stationnaire jusqu'au 31.

Le thermomètre marque encore 39° le soir.

L'exanthème a envahi toute la face et le cuir chevelu.

Il est phlycténulaire à la partie moyenne des joues.

Le 2 et le 3, l'érysipèle est en voie de régression sur le visage, mais il s'est étendu au cou et à la partie supérieure du dos. On l'arrête par une barrière de traumaticine à l'ichthyol.

L'état général est meilleur.

La température se rapproche de la normale.

La malade urine 1.800 grammes.

On note encore un peu d'albumine dans les urines.

A la place des phlyctènes, on remarque la présence des taches couperosiques constituées par de nombreuses pétéchies.

Malgré l'apyrexie, la malade a une convalescence très longue et ne quitte l'hôpital que le 20 novembre.

Les taches ecchymotiques ont disparu.

Obs. VIII. — *Première atteinte d'érysipèle facial chez une rhumatisante, révélant le type ecchymotique.* — La nommée G... (Louise), âgée de 44 ans, est une rhumatisante. Elle a déjà eu deux attaques de rhumatisme articulaire aigu, l'une, il y a dix ans, l'autre, il y a trois ans.

Elle n'avait jamais eu d'érysipèle.

Souffrante depuis quelques jours, elle voit apparaître, le 2 octobre, au niveau du pavillon de l'oreille gauche, une tuméfaction douloureuse qui, bientôt, gagne le côté gauche du visage.

Elle entre à l'hôpital le 7, avec un érysipèle couvrant toute la face.

Elle présente un état gastrique très prononcé avec vomissements verdâtres.

L'examen des viscères permet de constater :

Au cœur, des bruits sourds avec un souffle systolique à la pointe.

Du côté du rein, des urines rares (500 gr.), contenant de l'*albumine*.

Le thermomètre marque 40°.

La malade est soumise aux bains froids.

État stationnaire jusqu'au 10.

La température est de 37,5.

La malade urine 1 litre.

Les bains sont supprimés.

L'exanthème du visage est en voie de régression, mais de nombreuses taches ecchymotiques, formées elles-mêmes de taches punctiformes, pétéchiales, apparaissent sur les joues et la face dorsale du nez.

Il y en a également sur le front.

La malade est prise, deux jours après, de douleurs articulaires, et reste, pour cette cause, jusqu'au 15 novembre à l'hôpital.

On a pu constater l'évolution des taches qui ont disparu en présentant toutes les teintes habituelles de l'ecchymose.

OBS. IX. — *Première atteinte d'érysipèle facial, chez une femme de 40 ans, cirrhotique, présentant la forme couperosique.* — La nommée N... (Françoise), cuisinière, âgée de 40 ans, n'avait jamais eu d'érysipèle.

Elle a eu la jaunisse à l'âge de 8 ans.

L'année dernière, elle a eu de l'ascite et on lui a fait une ponction qui a donné 15 litres de liquide.

La malade était mal entrain depuis deux jours, quand, le 2 octobre, apparaît, à la racine du nez, une tuméfaction douloureuse qui envahit bientôt toute la face.

Elle entre à l'hôpital le 5 et présente, en effet, un exanthème érysipélateux couvrant toute la face, un peu plus étendu à droite.

L'examen de ses viscères donne :

Appareil circulatoire, systole sourde prolongée, presque soufflante. Deuxième bruit éclatant.

Pouls presque bondissant.

Reins. — Urines, 500 grammes. *Nuage d'albumine,* pas d'urobiline, pas de sucre.

Température, 40°. La malade est soumise aux bains froids.

Le 10, apparaissent, à la racine du nez et sur les deux joues, aux arcades orbitaires et au front, de petites taches rouge foncé, constituées par un pointillé purpurique, sur un fond rosé, entremêlées de varicosités. Ces taches persistent pendant très longtemps et ne s'effacent qu'après être passées par les teintes graduées de l'ecchymose.

Actuellement, 1er décembre, la malade, encore en traitement à l'hôpital pour une poussée aiguë congestive du foie avec ictère, et pour des abcès du cuir chevelu, ne présente plus trace de ces taches signalées plus haut.

OBS. X. — *Érysipèle du bras chez une femme de 63 ans ayant eu un cancer du sein, opérée depuis un an. Nombreuses pétéchies.* — La nommée Fanny Ch..., âgée de 63 ans, n'a jamais eu d'érysipèle. Elle a été opérée, il y a un an, pour un cancer du sein droit avec ganglions axillaires.

Le 14 novembre, elle se fait, à la main droite, une piqûre avec un instrument malpropre. Au niveau de la piqûre apparaît, le lendemain, une tuméfaction douloureuse qui envahit bientôt l'avant-bras.

En même temps apparaissent les phénomènes généraux de l'érysipèle.

La malade entre à l'hôpital d'Aubervilliers le 16 novembre, et on constate qu'elle est atteinte d'un érysipèle du bras droit, remontant jusqu'à la naissance de l'épaule et circonscrit par le bourrelet classique.

L'examen des organes ne présente rien de particulier.

La malade a la teinte jaune paille des cancéreuses.

Au niveau de la cicatrice opératoire, on remarque quelques noyaux cancéreux.

État général mauvais.

Les jours suivants, l'érysipèle s'éteint dans les parties inférieures, main et avant-bras, mais fait tache d'huile à la partie supérieure et gagne l'épaule et la région scapulaire droite. Il est phlycténulaire à l'aisselle.

On remarque par places, sur l'exanthème, des taches purpuriques, notamment à la partie moyenne de la région postéro-externe de l'avant-bras, taches purpuriques constituées par de nombreuses pétéchies de 1 millimètre de diamètre. A la partie supérieure de la face antérieure de l'avant-bras se trouvent deux taches purpuriques rouges vineuses de 1/2 centimètre de diamètre.

Quelques jours après, l'érysipèle ayant été arrêté par une bande de traumaticine à l'ichthyol, on remarque également, sur la limite de la région axillaire et de la région dorsale, de nombreuses pétéchies, nettement purpuriques, le 30 novembre, alors que celles de l'avant-bras sont de coloration jaune paille et en voie d'effacement.

Marche, durée, terminaison. — La marche de l'érysipèle pétéchial couperosique est continue ; *jamais* dans cette forme, on n'observe le type abortif, le type spontanément atténué que nous avons décrit dans ce journal. L'érysipèle une fois lancé, ne s'arrête guère, et ici le traitement par la traumaticine à l'ichthyol imaginé par l'un de nous compte de trop nombreux insuccès ; cependant l'observation montre que même alors qu'il siège aux membres, l'érysipèle pétéchial peut-être arrêté par ce moyen. La durée est longue, toujours, si on la compare à celle relativement courte des érysipèles francs. Quoique nous soyions très éloignés de tenir pour avérées les descriptions des classiques, et que la défervescence brusque au bout de 7 ou 9 jours de l'érysipèle ne nous paraisse pas la règle, il n'en est pas moins certain que l'érysipèle pétéchial est un érysipèle *prolongé*, si on le compare à l'autre.

Presque tous nos malades ont séjourné des semaines dans le pavillon. Non seulement la durée totale de la maladie est longue, trois semaines, un mois, et plus, mais la convalescence elle-même a une grande durée.

Les malades restent longtemps anémiés, fatigués et ce n'est que progressivement qu'ils récupèrent leurs forces.

Quant à la durée des taches, elle est variable, suivant les sujets. Chez les uns, les taches pétéchiales disparaissent au bout de quinze jours, chez d'autres, ce n'est qu'au bout d'un mois qu'elles se sont complètement effacées.

Quand la durée est courte c'est que la mort est venue terminer la maladie. C'est une éventualité avec laquelle il faut savoir compter et qui ne nous paraît pas inférieure au dixième des érysipèles couperosiques.

Cette mortalité se rapproche donc de celle que l'un de nous signalait à la Société médicale des hôpitaux, pour établir le bilan mortuaire de l'érysipèle grave, typhoïde. C'est donc a juste titre que nous opposions cette forme pétéchiale, à l'érysipèle spontanément atténué, celui-ci ne tuant jamais, tandis que celui-là tue une fois sur dix.

La mort survient de différentes façons : tantôt par paralysie cardiaque, tantôt par insuffisance hépatique et rénale, nous préférons ce terme à celui trop restreint d'urémie ou d'acholie, le plus souvent enfin, la mort est le résultat de tous ces troubles, qui, s'additionnant les uns aux autres, jettent les patients dans l'état typhoïde, le délire, la paralysie cardio-vasculaire, et par conséquent entraînent la mort rapide.

Diagnostic. — C'est un chapitre inutile à écrire, car pour que l'érysipèle pétéchial couperosique soit diagnostiqué il suffit de le voir, mais, pour le faire, *il faut le chercher*. Constaté, il ne saurait être confondu avec la couperose de la ménopause, de l'alcoolisme ancien, pas plus qu'avec celle qui se rencontre au visage des individus exposés aux intempéries. Cette couperose acquise est antécédente; elle précède, en un mot, la maladie ; celle que nous décrivons est contingente et souvent post-érysipélateuse ; bref les pétéchies, la couperose, liées au type d'érysipèle que nous venons de décrire, sont

caractéristiques par ce fait qu'elles siègent toujours au niveau
des plaques d'érysipèle; la couperose vulgaire peut siéger en
dehors des points frappés. C'est donc un type spécial que
révèlent ces sugillations, enfin, s'il faut leur donner une nouvelle caractéristique elles *s'effacent*, tandis que la couperose
vulgaire persiste, fort résistante, on le sait, même à notre
intervention.

Pronostic.— La gravité de l'érysipèle à type pétéchial couperosique nous paraît s'imposer. Les observations publiées
ici nous semblent probantes et notre expérience quotidienne
nous permet d'affirmer maintenant sur la simple inspection
du visage qu'un tel érysipèle est toujours la marque d'un état
général sérieux.

A quoi est due cette gravité? Bien évidemment on ne saurait
incriminer la présence de quelques varicosités sous-cutanées
passagères comme la cause véritable. Nous répétons que la
valeur clinique de ce signe qui nous apparaît considérable
n'est due qu'à ceci : elle est la traduction au dehors, la
signature, pour ainsi dire, de la gravité de l'érysipèle. Les
notions d'étiologie acquièrent ici la valeur de notions pathogéniques. C'est parce que l'érysipèle s'attaque à un terrain
défectueux, — et ce terrain nous le connaissons : c'est celui de
l'hépatique, du rénal, du cardiaque du « taré » en un mot,
— c'est par ce motif qu'il acquiert cette gravité.

Ici encore nous n'hésitons pas à incriminer les appareils
rénaux et hépatiques, comme les premiers. C'est parce que ces
puissants émonctoires, ces glandes si comparables dans leur
activité physiologique, sont lésés, que l'organisme dans sa lutte,
succombe, incapable de neutraliser les toxines du streptocoque.
Pour nous, ce n'est pas l'exaltation de la virulence, qui est en
cause, c'est le terrain, c'est l'organisme impuissant à se débarrasser du poison. Quant à la raison de ces lésions viscérales, elle nous paraît pouvoir être donnée d'un mot : c'est
l'artérite chronique généralisée et les processus scléreux qui
en dérivent, qui sont les agents de ces troubles nutritifs.

Cette conception pathogénique, doit être le fil conducteur
au point de vue thérapeutique.

Traitement. — A une forme aussi redoutable, il faut opposer toutes les armes dont nous disposons. Le traitement local disparaît et s'efface ici devant le traitement de l'infection survenant chez un épuisé. Localement, le visage sera recouvert de préparations à base d'ichthyol, les muqueuses (nez bouche) seront lavées fréquemment et cela suffit.

Au point de vue général, l'un d'entre nous s'est expliqué déjà sur le meilleur mode de traitement des érysipèles graves. (Traitement des érysipèles typhoïdes, in Rev. génér. de Clin. et de Thér., avril 1893). C'est la balnéation froide méthodique. Les raisons qui font ce mode de traitement supérieur à toute autre ce sont : la diurèse caractéristique qu'il entraîne, la suractivité du fonctionnement hépatique, comme en témoignent les crises d'azoturie observées, enfin l'augmentation du coefficient urotoxique à mesure que la maladie s'améliore.

A de semblables patients, le lait et l'alcool seront distribués d'une main libérale et resteront la base de toute diététique raisonnée.

Enfin contre les accidents cardiaques et menaçants à brève échéance, la médication par les injections de sulfate neutre de spartéine (0,10 centigrammes par 24 heures en 2 ou 3 doses) dont l'action est souvent remarquable en efficacité et rapidité, trouvera ici son utile emploi.

Bien après elle, viendront les injections de caféine, d'éther camphré, d'huile camphrée, qui cependant peuvent rendre des services. On le voit, cette conduite thérapeutique n'a rien de spécial à l'érysipèle pétéchial couperosique, elle n'est qu'une des nombreuses applications de cette grande méthode de l'hydrothérapie appliquée au traitement des maladies infectieuses, méthode que sur le conseil d'un de nous, Harold Faure-Miller vient d'exposer dans sa remarquable thèse (1).

_____

(1) Les bains froids dans les formes typhoïdes des maladies infectieuses, 1893.

AMYGDALITE LACUNAIRE CASÉEUSE DE NATURE TUBERCULEUSE (FOYER PRIMITIF),

Par le Dr J. SACAZE,

Chef de Clinique médicale à la Faculté de Montpellier.

Le fait que nous allons rapporter mérite d'attirer l'attention non pas seulement parce que nous le croyons unique en son genre, mais aussi parce qu'il est instructif au point de vue des difficultés que comporte son diagnostic au premier abord facile. Il a pour objet un jeune homme atteint d'une amygdalite chronique dont tous les caractères rappelaient ceux d'une variété particulière d'angine, qu'il est légitime d'écarter, et ne ressemblaient nullement à ceux d'une autre affection à laquelle cependant il faut la rattacher. En effet l'examen de la gorge permettait de découvrir dans les amygdales les divers traits qui sont décrits pour l'angine folliculeuse chronique. Dans cette dernière maladie, nous disent les auteurs classiques, ces organes peuvent être augmentés de volume, faire une légère saillie entre les deux piliers ou bien se montrer atrophiés. A leur surface apparaissent des taches jaunâtres plus ou moins grosses ne dépassant pas d'ordinaire le volume d'une lentille; quelques-unes sont sous-épithéliales, et c'est par transparence que le caséum sous-jacent donne à la paroi l'apparence d'une tache. Cette pellicule, qui limite superficiellement cet amas, se constate surtout avec un stylet qui est obligé de la percer afin de pénétrer dans la cavité.

Ajoutons pour compléter cette description rapide de l'angine folliculeuse, que les malades présentent, de temps en temps des poussées subaiguës, et voient peu à peu leurs ganglions cervicaux prendre un léger développement.

On va retrouver tous ces caractères dans l'observation suivante, remarquer, comme nous, l'analogie frappante qu'elle montre avec l'amygdalite lacunaire caséeuse, et sûrement nous n'aurions pas hésité à la rattacher à cette maladie sans l'examen bactériologique et l'hypertrophie considérable des ganglions qui nous ont fait admettre sa nature tuberculeuse.

Double amygdalite lacunaire caséeuse de nature bacillaire ; adénites secondaires multiples dans les deux côtés du cou et dans l'aisselle gauche. Poumons paraissant sains. État général bon.

Ke..., âgé de 22 ans, militaire, admis à l'hôpital dans le service de M. le professeur Grasset, le 26 mars 1893.

Ses parents jouissent d'une bonne santé. Avant d'entrer au régiment il était mécanicien-conducteur, et en cette qualité occupé auprès de puits à charbon ; jamais cependant il n'a été soumis, comme les mineurs, à la poussière de charbon ; il a respiré habituellement un air dénué de ces impuretés. Aucune maladie sérieuse n'était encore venue le tourmenter.

Le 28 février 1893, il éprouve de la fatigue, de l'anorexie, quelques frissons. La raison de ce malaise ne tarde pas à se montrer, et il le met sur le compte d'une légère bronchite catarrhale, accompagnée d'une angine. Mais déjà à ce moment le cou est gros, douloureux lors des mouvements à cause d'une hypertrophie notable de quelques ganglions dont le début ne semblerait remonter qu'à un mois en arrière. Dès ce jour cet homme est reconnu malade et de ce fait dispensé de service.

Le 4 mars, il est admis à l'infirmerie. Le motif de son admission n'est pas uniquement la bronchite qui tend à disparaître et qu'une application de quelques ventouses va conduire à une guérison complète ; c'est surtout l'angine avec ses adénites et ses phénomènes généraux, et contre laquelle on institue une potion à l'iodure de sodium, et des badigeonnages à la teinture d'iode dans la gorge. A ce moment déjà les amygdales offraient les points blanchâtres dont nous parlerons.

Durant son séjour à l'infirmerie, le malade aurait présenté une certaine élévation thermique, une diminution de l'appétit, des envies de vomir et très rarement des sueurs nocturnes peu abondantes.

État actuel. — 27 mars. L'état général est bien conservé ; il existe même un léger degré d'embonpoint ; les pommettes sont un peu rouges.

Il entre dans nos salles avec le diagnostic d'amygdalite folliculaire. En effet les deux amygdales, à peine saillantes, à peine hypertrophiées et rouges, montrent une surface luisante parsemée d'un certain nombre de points blanchâtres, ayant à peu près tous le volume d'une tête d'épingle, atteignant quelques-uns celui d'une lentille, et faisant un léger relief au-dessus de la muqueuse. La matière qui les compose paraît recouverte d'une mince membrane qui l'empêche de sortir. Nous avons extrait avec un stylet la substance d'un de ces points afin de l'examiner ; nous avons eu sous les yeux une matière jaune blanchâtre, épaisse comme du mastic, mais rendue granuleuse par quelques particules dures, comme de fins cristaux ; elle est presque sans odeur. Portée sous le microscope elle paraît composée de divers éléments organiques (cellules épithéliales, leucocytes, parasites vivant dans la bouche, etc.) ; la cavité qui la contenait est petite, peu profonde et recouverte, semble-t-il, d'une muqueuse rouge nullement ulcérée.

A part ces points blanchâtres, dont la constitution paraît tout à fait identique à celle que nous venons d'indiquer pour celui qui a été étudié, la surface amygdalienne ne présente pas d'autres anomalies (ulcérations, cryptes, etc.).

Les ganglions cervicaux, spécialement ceux qui occupent les deux angles du maxillaire inférieur, sont très augmentés de volume ; il y a là de chaque côté quelques masses, dures, douloureuses à l'exploration, aussi grosses que des amandes vertes, peu mobiles à l'égard de la peau et des autres tissus voisins ; par la palpation il est facile de se convaincre qu'elles sont le résultat d'une agglomération de ganglions. A droite elles ont un volume plus grand, et là encore il existe en arrière du sterno-cléido-mastodien deux ou trois ganglions hypertrophiés.

Ajoutons à cela que le thermomètre monte le soir jusqu'à 38°6, et reste le matin à 38°1. L'auscultation de la poitrine ne donne aucun signe évident de tuberculose, et les divers autres appareils paraissent fonctionner régulièrement.

Tout d'abord c'est une angine folliculaire classique que nous avons diagnostiquée. Mais un certain doute n'a pas tardé à s'élever dans notre esprit en raison de ces adénites considérables qu'on n'a guère l'habitude de rencontrer dans cette affection. Craignant que l'amygdalite ne fût de nature tuberculeuse, nous avons examiné à ce point de vue la matière formant les points blanchâtres et nous y avons découvert des amas de bacilles de Koch très nets ; d'autres personnes après nous, ont pu retrouver ces mêmes germes.

La nature bacillaire de l'angine et des adénites n'était plus douteuse. On en tint compte dans le traitement qui se composa de peintes de feu sur les amygdales, d'une potion à l'iodure de sodium, et d'huile de foie de morue.

5 avril. Les ganglions ne semblent pas aussi durs qu'au moment de l'entrée. Nous découvrons dans son expectoration, formée d'une matière muqueuse, quelques bacilles de Koch dont le point de départ est plutôt, à notre avis, la gorge et nullement les poumons, où l'examen ne découvre aucune modification pathologique bien nette. L'élévation thermique persiste encore. Pas de diarrhée. Appétit bon. Légère lassitude. Les sueurs nocturnes tendent à disparaître absolument.

Il n'est rien changé au traitement.

Le 11, les amygdales offrent encore ces mêmes points jaunâtres ; mais, pour quelques-uns, la matière ne remplit pas tout à fait la cavité, elle est sur le point de s'échapper au dehors. Nous pouvons mieux examiner les tumeurs ganglionnaires, celles-ci restent surtout grosses à droite. De ce côté, en effet, nous trouvons d'abord trois ganglions, gros comme des amandes, au-dessous de la branche horizontale du maxillaire inférieur, trois ou quatre autres moins volumineux derrière la branche montante, et enfin un certain nombre, à peine hypertrophiés, appartenant à la chaîne du sterno-cléido-mastoïdien.

A gauche ils n'occupent guère que l'angle du maxillaire inférieur et atteignent un volume un peu moindre.

Le 15, légère amélioration des adénites. Les amygdales n'offrent plus aussi que trois à quatre points jaunâtres très petits, identiques comme aspect à ceux du premier jour. Il n'y a pas d'ulcération, et les plaies créées par le thermocautère tous les huit jours environ guérissent très rapidement.

La face antérieure du pilier postérieur droit porte un de ces amas jaunâtres.

L'alimentation n'est pas gênée par cet état de la gorge.

Le 28, afin de hâter la guérison, il est ajouté au traitement des injections au chlorure de zinc dans les ganglions, semblables à celles qui ont été préconisées par M. Lannelongue, pour les arthrites tuberculeuses. État général bon. Pas de crachats, pas de toux.

30. L'injection de chlorure de zinc a été bien supportée ; les ganglions ne sont pas douloureux et n'ont éprouvé aucun accroissement considérable.

12 juin. Le malade a pris de l'embonpoint ; son visage est vivement coloré ; l'appétit reste bon. Néanmoins il n'y a guère d'amélioration du côté de la bouche et du cou. Les amygdales, petites comme volume, offrent encore les productions du début, et les ganglions

montrent plutôt de la tendance à l'augmentation. et à la généralisation. Leur nombre et leur situation rendent une intervention chirurgicale impossible ou illusoire.

11 juillet. Cet homme, libéré du service militaire, se dispose à nous quitter. Son état général n'a subi aucune altération ; tout mouvement fébrile a disparu depuis le 9 avril. La seule chose qui frappe chez lui et qui fait croire, lorsqu'on l'approche, que malgré sa santé florissante il doit être réellement malade, c'est la déformation des régions sous-maxillaire et parotidiennes dont le développement est anormal. Par la palpation nous y découvrons les amas ganglionnaires du début ; mais si ces groupes sont tout spécialement pris, il en est d'autres que le mal a aussi frappés, d'une manière moins intense, il est vrai. Le long des sterno-cléido-mastoïdiens, au-dessous des apophyses mastoïdes, dans les creux sus-claviculaires on trouve également ces organes un peu durs, un peu hypertrophiés. Enfin le creux de l'aisselle gauche contient deux ganglions lymphatiques, gros presque comme des noix, et encore assez mobiles ; ils ne gênent nullement les mouvements, ce qui explique pourquoi le malade en ignorait jusqu'à maintenant l'existence. La respiration n'est pas gênée ; aucune modification des signes normaux n'est davantage perçue aux divers modes d'examen, vers la racine des bronches, ou sur d'autres points des poumons ; ceci nous porte à conclure que cet organe n'est pas envahi par la tuberculose, et en outre que les ganglions bronchiques s'ils sont malades ne doivent pas être très augmentés de volume. L'alimentation s'opère aussi facilement. Quant aux amygdales elles restent petites, ne sortant guère de la loge que leur font les deux piliers. A leur surface apparaissent quelques amas jaunâtres ne dépassant guère le volume d'une tête d'épingle, retenus dans des cavités qu'ils ne remplissent pas entièrement, et dont la muqueuse, quoique rouge, ne paraît pas ulcérée. Ces amas peuvent être enlevés facilement avec des stylets, laissant les cryptes, qui les renfermaient, complètement vides ; mais ils ne tardent pas à se reformer.

C'est dans cet état que le malade est parti.

Nul doute que ce fait ne présente, ainsi qu'on vient de le voir, des analogies très grandes avec l'angine folliculaire chronique. C'est pourquoi nous l'aurions certainement regardé comme un exemple de cette maladie si l'hypertrophie notable des ganglions ne nous avait porté à rechercher le bacille de Koch dans le caséum.

Ce dernier point de diagnostic ne pouvait à vrai dire être bien établi que par l'examen microscopique, car il était impossible de découvrir dans les amygdales des caractères capables de fournir des preuves à cette fin.

En effet la tuberculose des amygdales, telle qu'elle est décrite par les auteurs classiques, n'offre rien qui rappelle ce que nous avons observé chez notre malade. Les lignes suivantes sont très démonstratives à cet égard : « La tuberculose des amygdales, élucidée depuis plusieurs années par les travaux d'Isambert, de Peter, Laboulbène, Barth, Chassagnette, etc., se présente à l'état aigu sous forme de granulations miliaires ou à l'état chronique sous forme d'îlots caséeux ou d'ulcérations plus ou moins profondes. Les tubercules miliaires de l'amygdale constituent de petites nodosités développées soit dans les couches superficielles du chorion de la muqueuse, soit profondément dans le tissu réticulé folliculaire. Ils sont d'abord gris et semi-transparents. Ils coïncident avec une tuberculose généralisée à marche rapide.

Plus souvent les tubercules de l'amygdale affectent une marche chronique et se développent isolément dans la muqueuse qui la recouvre et dans son parenchyme. Ils deviennent bientôt jaunâtres et caséeux à leur [centre. Ceux qui siègent dans la muqueuse superficielle déterminent une saillie opaque qui s'ulcère bientôt ; il en résulte une petite érosion ou ulcération à fond jaunâtre contenant un liquide grumeleux. Les tubercules profondément situés envahissent un certain nombre de follicules et s'accompagnent d'une infiltration tuberculeuse plus ou moins étendue (I).

Cette description ne saurait s'appliquer à notre cas. Ce n'était pas d'abord des tubercules miliaires qu'il présentait puisque les taches jaunâtres disséminées à la surface des amygdales dérivaient d'une accumulation de détritus dans des cryptes qu'on vidait facilement, et surtout puisqu'il

(1) Hérard, Cornil et Hanot. La phtisie pulmonaire, 1888, p. 116.

n'existait pas en même temps une granulie à marche rapide.
Ce n'était pas davantage une forme chronique aboutissant à
des ulcérations plus ou moins larges, plus ou moins profondes.
attendu que pendant les quatre mois que cet homme a été
suivi, il n'a montré à aucun moment de telles lésions. Chaque
fois que nous l'avons examiné, nous avons constaté que la
matière caséeuse était contenue dans de petites cavités, assez
superficielles et dont les parois rouges ne paraissaient pas
ulcérées ; ramassée en petits grains un peu consistants, elle
ne se moulait pas entièrement sur tous leurs points, ne les
remplissait pas tout à fait, de sorte qu'il était facile de l'extraire.

En un mot ce malade nous a donné un nouveau type de
tuberculose amygdalienne, type qui avait pris le masque de
l'angine folliculeuse chronique.

Nous avons tenté quelques recherches bibliographiques
afin de connaître les faits semblables au nôtre qui auraient
pu être publiés. Comme la constatation du bacille de Koch est
indispensable pour établir leur existence, et que la découverte
de ce microorganisme ne remonte qu'à l'année 1882, nous
n'avons parcouru les travaux sur cette matière qu'à partir de
ce moment.

Nous n'avons rien trouvé qui se rapproche de ce que nous
avons observé.

Hérard, Cornil et Hanot (1), dont nous avons cité un extrait,
restent muets sur cette question. Lublinsky (2) dit avoir
observé deux cas de tuberculose des amygdales qu'il considère
comme très rare. Ses malades étaient atteints en même temps
de phtisie pulmonaire et laryngée et chez eux la lésion de la
gorge revêtait la forme d'ulcérations ayant le volume d'une
tête d'épingle ou d'une lentille. Cet auteur ne connaît aucun
exemple de tuberculose primitive de l'amygdale sur
l'homme.

---

(1) *Loc. cit.*

(2) Lublinsky. Tuberculose des amygdales (*Monatschrift Ohrenheilkunde*,
1887, n° 9).

Gampert (1) dans son excellente étude sur le traitement de l'amygdalite folliculaire, ne donne aucun détail rappelant notre cas.

Nous en dirons autant de Romane (2) qui cite deux ou trois faits d'amygdalite tuberculeuse chez des enfants, mais où il s'est produit des ulcérations manifestes.

Jusqu'à présent notre observation est donc unique ; elle vient ainsi pour la première fois attirer l'attention sur une forme particulière de tuberculose amygdalienne qu'il faudra séparer de l'angine folliculeuse chronique. Pour établir le diagnostic, les caractères objectifs ne suffisent plus ; il devient nécessaire, comme notre cas le démontre pleinement, de pratiquer l'examen microscopique du magma caséeux, d'y rechercher le bacille tuberculeux.

Ce complément d'investigation ne permettra pas cependant de découvrir un grand nombre de faits identiques au nôtre. Les cas d'angine folliculeuse chronique non spécifique resteront encore les plus nombreux. Nous avons étudié à ce point de vue quelques malades portant des amygdales grosses avec amas caséeux, et nous n'avons pas de nouveau découvert le bacille de Koch.

Enfin notre malade est aussi curieux comme début de la tuberculose, comme porte d'entrée, et même nous pouvons dire qu'il est encore rare à ce titre. C'est d'une manière exceptionnelle que cette maladie fait son premier foyer dans l'amygdale. Le plus souvent elle n'y apparaît sous la forme d'ulcérations que dans le cours d'une phtisie pulmonaire, frappant en même temps le larynx et les autres portions du pharynx, et sous la forme de granulations miliaires pendant une granulie. Ici rien de semblable. Les poumons n'ont jamais présenté la moindre altération, et dans aucun autre point du corps nous n'avons découvert une lésion de cette nature, l'ayant précédée comme évolution.

---

(1) Gampert. Traitement de l'amygdalite folliculaire. Thèse de Paris, 1890-91.

(2) Romane. Etude physiologique et bactériologique de l'amygdale Thèse de Paris, 1891.

Il est non moins utile de considérer avec quelle facilité les germes tuberculeux, une fois implantés dans les amygdales, se sont diffusés à travers le système lymphatique environnant.

Si les ganglions sous-maxillaires et parotidiens ont paru d'abord être seuls à éprouver l'action de ces germes, quand le malade est sorti la généralisation avait beaucoup augmenté et non seulement la plupart des ganglions cervicaux se montraient un peu durs, hypertrophiés, mais aussi ceux de l'aisselle gauche étaient déjà envahis.

Il y a là des particularités cliniques importantes qui pourront trouver leur application à l'égard des adénites cervicales que les jeunes enfants présentent souvent et que presque toujours on attribue ou à des plaies externes (ulcérations sur les lèvres, les joues, le cuir chevelu, le pavillon de l'oreille, etc.), ou à une phtisie pulmonaire. Il est probable que chez eux l'amygdale, qui se montre très portée à l'inflammation, se laisse de temps en temps envahir par le bacille tuberculeux et lui livre passage dans le système lymphatique sans qu'elle offre des lésions évidentes.

Nous ne tirons aucune déduction touchant les résultats que les moyens thérapeutiques employés ont pu produire, le malade est sorti avant qu'une conclusion légitime s'imposât. Mais nous craignons qu'on ne parvienne à arrêter la marche de l'infection.

Laissant donc de côté cette dernière question, *nous tenons d'répéter, pour conclure, que ce fait absolument unique jusqu'à présent, établit l'existence d'une amygdalite lacunaire caséeuse de nature bacillaire ; il enseigne également que le diagnostic doit porter principalement sur l'examen bactériologique du magma ; mais on peut tenir compte de la polyadénopathie cervicale et du manque d'odeur du caséum qui semblent lui appartenir d'une façon spéciale.*

MONOGRAPHIE DU CHLOROMA

Par le Dr GUSTAVE LANG
Ancien interne des hôpitaux de Nancy
(*Suite*).

Durand-Fardel trouve aussi absolument les mêmes altérations dans le crâne et les os de la face : cuir chevelu infiltré, os du crâne très durs, peu d'adhérence entre les os du crâne et la dure-mère qui, incisée, montre sur sa face cérébrale, au niveau du lobe postérieur de l'hémisphère droite, à trois ou quatre lignes au-dessus de la tente du cervelet, une tumeur ayant à peu près trois pouces de diamètre, bosselée, dure, offrant l'aspect d'une tumeur encéphaloïde, d'une couleur vert pomme très foncé et placée évidemment entre la dure-mère et l'arachnoïde, toutes deux membranes ne présentant aucune altération autour ou au-dessus de cette néoplasie. A la partie antérieure de la base du crâne, tumeur semblable, un peu moins consistante, grosse comme une petite noix, placée comme à cheval sur l'apophyse crista-galli et très adhérente à cette apophyse. Pie-mère un peu infiltrée de sérosité ; cerveau parfaitement sain, même au niveau des tumeurs des méninges qui avaient laissé seulement à la surface une impression très superficielle ; nerfs également normaux. Dans le conduit auditif externe, matière verte semblable à celle des méninges, contenue entre la membrane du conduit très épaissie et l'os, et faisant presque le tour du conduit sans l'oblitérer ; matière semblable remplissant la caisse du tympan ; oreille interne saine ; mêmes lésions des deux côtés. La consistance de ce tissu vert et dur, résistant au scalpel, ressemblait à celle du tissu squirrheux ; cette substance est vasculaire et sa coupe perpendiculaire fournit des taches rouges, irrégulières.

Dittrich se contente de mentionner l'existence, à la face interne du crâne et à la surface de la dure-mère de son sujet, de ces îlots de masse lardacée, ferme, solide, de couleur vert sale, laissant écouler au raclage un liquide crémeux, que nous connaissons déjà, d'ailleurs, pour avoir été signalés par cet auteur comme existant également au niveau des vertèbres, des côtes, du sternum et dans les deux ovaires.

King le premier relate avec plus de détails ces altérations craniennes, spéciales au chloroma : en détachant le cuir chevelu de sa jeune malade, il voit la couronne de la tête hérissée dans tout son pourtour de tumeurs aplaties d'un vert jaunâtre, semblant formées par la réunion de tumeurs plus petites. Il y avait ainsi sept ou huit tumeurs principales mesurant chaque deux à trois pouces dans leur plus long diamètre et un pouce et demi à deux pouces dans leur petit diamètre. L'aponévrose temporale divisée, on apercevait une tuméfaction de caractères exactement semblables à ceux des tumeurs précédentes, occupant la fosse temporale des deux côtés. L'œil ne découvrait plus aucune trace des muscles temporaux, remplacés depuis leur origine jusqu'à leur insertion par cette substance verte particulière. Les deux tumeurs situées au-dessus des yeux étaient formées par une altération semblable qui s'élevait jusque sous le rebord supérieur de l'orbite, refoulant l'œil gauche de haut en bas et de dedans en dehors, et l'œil droit un peu plus directement en bas.

Nous savons déjà que tout le contenu orbitaire, sauf l'œil, ses muscles et ses nerfs, était converti en cette même substance verte.

La *glande lacrymale* paraissait avoir subi une compression avant de s'être laissé transformer en substance verte. Les os qui entrent dans la composition de l'orbite, tous, plus ou moins altérés, projetaient dans ces tumeurs et à des distances irrégulières, des pointes osseuses, amenant ainsi une connexion telle des parties dures et des parties molles, qu'une macération prolongée seule pouvait les séparer. Des deux côtés il n'y avait plus aucune trace du muscle orbiculaire.

Au niveau de l'*apophyse mastoïde* du côté gauche, il existait une tumeur de même espèce, ovale, de près d'un pouce de long et d'un demi-pouce d'épaisseur ; du côté opposé dans le même point, épaississement du péricrâne. On trouva également deux tumeurs placées symétriquement en dehors et sur

les côtés de l'os maxillaire inférieur, tumeurs ayant exacte ·
ment l'aspect de celles décrites plus haut, et offrant la même
relation intime des masses vertes et de la substance de l'os.
Celle du côté droit la plus volumineuse, occupait tout l'espace
compris entre le bord inférieur et le rebord alvéolaire de l'os,
et pouvait avoir un pouce de long sur un demi de large. A la
face interne de la dure-mère se voyaient deux masses aplaties
symétriquement placées de chaque côté de la faux, faisant
saillie en dedans, et logées dans la substance du cerveau au
niveau de la partie supérieure et postérieure des lobes moyens :
une de ces masses avait un demi-pouce d'épaisseur et paraissait solide sous le scalpel ; la tranche de ces tumeurs offrait
partout le même aspect vert jaunâtre que les tumeurs situées
à la face externe du crâne. Tout à fait au centre de l'une de
ces productions morbides, existait un point rouge ecchymosé.
Face externe de la dure-mère saine.

Toutes les masses morbides offraient les mêmes caractères :
à la coupe, à l'intérieur comme à l'extérieur, toutes offraient
exactement partout la même coloration vert jaunâtre. Ces
masses étaient en général parfaitement homogènes, semblables à de la colle ou de l'albumine coagulée, et sans aucune
trace de vaisseaux. Partout, en tous points, le tissu fibreux
était en connexion intime avec le produit morbide ; ce tissu
fibreux pouvait donc être considéré comme la matrice où s'était
déposé ce produit.

Au niveau des petites tumeurs le périoste était converti en
une substance jaune verdâtre ; au-dessous l'os était sain et
avait son état normal. Dans les points où les masses étaient
volumineuses, comme aux tempes, dans l'orbite et en quelques
autres places de la tête, le produit morbide était plus solide et
donnait sous le scalpel la sensation d'aspérités comme si son
tissu était mélangé d'irradiations osseuses ; dans tous ces
points la surface du crâne était recouverte par une couche de
tissu de néo-formation offrant un aspect alvéolaire avec des
dépressions indiquant un travail simultané d'absorption dans
la table externe du crâne, ou consistant en des aiguilles assez
irrégulières avec des plaques osseuses minces naissant de la

table interne du crâne et laissant entre elles des dépressions
irrégulières qui se dirigeaient vers la surface de l'os naturel;
et dans ces dépressions la substance de la tumeur ou le périoste altérés de la manière décrite plus haut, s'étendaient
dans un groupe correspondant de prolongements irréguliers.
Le prolongement des saillies osseuses paraissait à un certain
degré proportionné à l'étendue des tumeurs : au moins étaient-
elles à leur maximum de développement là où la substance de
la tumeur était le plus épaisse : et vers le bord les couches du
nouvel os se réduisaient, en s'amincissant, à une espèce
d'écaille mince que l'on pouvait séparer de la table interne et
qui ne présentait aucune des saillies irrégulières que l'on
trouvait au-dessous des portions les plus épaisses des tumeurs.
Même disposition existait, plus limitée toutefois et avec un
caractère différent, dans quelques portions restreintes de la
table externe. Dans tous les points la connexion entre les
parties molles malades et les aiguilles osseuses était des plus
étroites et des plus intimes : le bistouri était impuissant à les
séparer et il fallait pour cela plusieurs mois de macération.

Dans l'observation d'Aran ce sont encore les mêmes altérations : face externe du crâne rugueuse, inégale, dépolie, présentant à la partie supérieure du frontal à droite et près de la
ligne médiane une plaque de 1 centimètre de diamètre formée par une substance d'un gris vert, de consistance gélatineuse, lisse à la coupe, adhérente à l'os et correspondant à une
plaque semblable du cuir chevelu; à gauche de la ligne médiane plaque analogue en voie de formation ainsi qu'à la partie antérieure et externe du pariétal gauche avec deux ou trois
taches rouges voisines de la partie antérieure de la suture
sagittale sur le pariétal droit. Face interne plus profondément
altérée, présentant des inégalités bien plus prononcées, séparées par des sillons où semble s'engager la matière gris verdâtre, soulevant les particules blanches qui forment les inégalités et paraissant ainsi corroder l'os, notamment à la partie moyenne du frontal où s'est développée une large plaque
de cette matière : à droite et à gauche des excavations ayant
contenu de cette substance, avec amincissement considérable

de l'os à ce niveau et orifices de canaux très développés (notamment près de la suture pariéto-frontale à droite de la ligne médiane et sur la partie antéro-supérieure des pariétaux) et également une assez grande quantité de cette matière gris verdâtre sur la suture sagittale avec injection sanguine par pointillé autour des plaques les plus anciennes et le long de la suture sagittale; voûte orbitaire envahie par la néoplasie, dont l'os est comme imprégné et qui a envahi le tissu graisseux de l'orbite et jusqu'aux muscles de l'œil, moins cependant du côté droit où l'os n'est pas altéré, et où le tissu cellulaire seul commence à subir l'altération, mais où on voit entrer dans l'orbite par la partie la plus interne de la fente sphénoïdale une assez grande quantité de matière gris verdâtre.

A gauche et en avant de la base du rocher et sur la portion écailleuse du temporal, substance osseuse corrodée dans une étendue de 1 centim. 1/2 de long sur 1 centimètre de large avec matière gris verdâtre n'ayant nullement altéré l'os; en arrière du même rocher, dans la partie descendante du sinus latéral, substance se prolongeant sur le petit sinus pétreux et venant communiquer avec la même matière déposée à la pointe du rocher; tissu osseux de l'oreille moyenne aminci, ayant pris une teinte grise, et se laissant diviser par le scalpel; pointe du rocher droit, d'ailleurs non altéré, noirâtre dans toute son épaisseur.

La dure-mère présente à sa face externe, correspondant à la suture sagittale, une suite de plaques inégalement développées formées par cette matière gris verdâtre, notamment à la partie antérieure où l'on en voit une épaisse de deux lignes au moins, consistante, et à côté à droite une ulcération arrondie ayant complètement traversé la dure-mère avec injection vive de la matière moins abondante au-dessus de cette plaque et plus en arrière une ulcération de 6 centimètres de long tapissée de la même matière.

Près de l'extrémité gauche de la ligne unissant la tente du cervelet au reste de la dure-mère entre ses deux feuillets, amas de substance gris verdâtre proéminant beaucoup à la face superficielle seulement, envoyant en dedans et en arrière un pro-

longement qui va presque jusqu'au trou occipital, avec altérations analogues plus en dehors mais moins prononcées et
commençantes à l'extrémité droite et à la partie moyenne de
la même ligne, ainsi qu'à la face interne qui, à la partie antérieure au niveau de la plaque considérable constatée à la face
externe, en présente une analogue large et épaisse avec en
arrière l'ulcération déjà citée et à gauche plaques plus petites
dont une tend à l'ulcération. Encéphale d'ailleurs absolument
et entièrement normal.—Les tumeurs de la surface de la dure-
mère sont d'un vert un peu plus foncé, de couleur vert pré et
forment un relief de plusieurs millimètres à 1/2 centimètre au-dessus du niveau de cette membrane : sur une coupe
fraîche on constate dans toute leur épaisseur une substance homogène d'une mollesse élastique qui, à la pression, fournit un
suc trouble de couleur verte. — Les tumeurs de la voûte cranienne sont plutôt larges et peu profondes, à forme moins arrondie, vertes, mais plus luisantes, ressemblant à des gouttes
de cire fondue. A la surface de quelques-unes se voient des
vaisseaux ou même de petites ecchymoses ; leur épaisseur
est de 2 à 3 millimètres au plus et, tout en ayant aminci la
table interne, elles ont cependant, comme on peut s'en convaincre, laissé le diploé intact. On ne voit pas non plus par
transparence ces plaques opaques du diploé, qui, dans le cancer de cette substance, forment des taches foncées même là où
ces deux tables sont encore intactes. On fait suinter des coupes
verticales de ces tumeurs le même suc que de celles de la
dure-mère.

Mentionnons ici l'observation d'un cas cité par Paget et
opéré par Stanley, qui, quoique comme le nôtre absolument
incomplet et sans résultats positifs, mérite cependant d'être
relaté. Il s'agissait d'un jeune malade chez qui on fit l'ablation d'une tumeur occupant la symphyse du maxillaire inférieur ayant envahi les parties immédiatement adjacentes de
cet os, rompu les tables externe et interne et se projetant à
l'intérieur de la cavité buccale. Cette tumeur présentait cette
teinte verdâtre et grisâtre mêlée de différentes taches rouges
et brunâtres, ainsi que ces caractères de dureté et de succu-

lence et cette structure microscopique décrite par Paget comme étant l'apanage caractéristique des tumeurs fibroplastiques de Lebert : exemple typique, ajoute cet auteur, au point de vue microscopique ; toutefois, après l'opération, il n'y eut pas la moindre apparence de récidive, et Paget ne nous en dit pas davantage au sujet de cette observation.

Dressler chez son jeune sujet où la voûte cranienne mince offrait encore de larges sutures avec un noyau wormsien de la grandeur d'un thaler dans la suture lambdoïde, constate que le péricrâne était parsemé de nodules ronds d'une grosseur variant entre celle d'une lentille et celle d'une noisette, éparpillés le long de toutes les sutures, nodules affectant aux environs de la fosse temporale plutôt la forme diffuse et formant au-dessus de l'apophyse mastoïde, à gauche surtout, des bosses plates de la grosseur d'un œuf de pigeon, repoussant devant elles les parties molles. La surface de section de ces nodules, qui avaient une coloration vert clair, brillante et humide laissait échapper au raclage une très petite quantité de suc et la brisure de cette solution de continuité était fibreuse.

Les cavités orbitaires étaient remplies de masses analogues ; la table interne des deux côtés dés sutures sagittale, lambdoïde et coronaire était recouverte d'ostéophytes fragmentés en connexion, le long des premières du moins, avec la dure-mère qui elle-même renfermait de semblables noyaux, les plus gros situés au niveau des ailes du sphénoïde, en connexion ainsi avec l'orbite, ou occupant la face postérieure du rocher, pénétrant à ce niveau dans le sillon horizontal du cervelet où ils laissaient une empreinte lisse et profonde, et atteignant enfin le sinus pétreux qu'ils restreignaient considérablement. Le trou mastoïdien gauche avait atteint les dimensions et le diamètre d'un tuyau de plume de corbeau. Dans le grand sinus falciforme se trouvaient des amas de cette matière coagulée, adhérant assez solidement à ses parois : avec cela aucune altération notable de l'encéphale ni du rachis sinon une imprégnation séreuse assez forte et un léger trouble de ses enveloppes les plus internes.

Huber observe aussi presque les mêmes altérations craniennes, mais bien moins étendues : il remarque tout d'abord, implantée sur les deux tiers inférieurs du bord externe et les parties externes du bord inférieur de l'orbite gauche, une tumeur non mobilisable sur l'os au niveau du bord externe de l'orbite, mais s'en détachant facilement partout ailleurs, n'adhérant nulle part à la peau, grosse comme une noix de galle, aplatie latéralement, solidement adossée à la face externe de l'orbite où elle pénètre sur un tiers de son étendue, repoussant légèrement l'œil en dedans et en avant. La tumeur a envahi le périoste, toutefois entièrement indépendante de l'os, un peu usé, en quelques petits endroits, et présente une teinte bleu verdâtre légère en quelques places disséminées, ayant jusqu'à la grosseur d'une tête d'épingle, et offre aussi, en certains points, correspondant en partie aux adhérences notées plus haut, une teinte jaune verdâtre et une consistance molle. Cette tumeur à surface lisse, de consistance ferme, élastique, présentait à la coupe une coloration uniforme jaune vert sombre et un léger brillant : après ablation du cuir chevelu on voit au milieu de l'os frontal une tumeur absolument de même structure, de la grosseur d'une noisette, proéminant peu au-dessus de l'os même, siégeant aussi en partie dans le périoste épaissi et ayant encore perforé la table externe alors que le diploé et la table interne sont intacts. Une troisième tumeur identique, mais encore plus petite que cette dernière, siège dans les parties supérieures de l'occipital au voisinage des sutures, se comportant d'ailleurs tout à fait comme les deux autres. La dure-mère, les méninges et l'encéphale sont normaux, de même que les autres os du crâne et de la face, ainsi que les différentes cavités de la face.

Behring et Wicherkievicz, tout en ne notant non plus aucune altération de l'encéphale ou du rachis, constatent à la base du crâne surtout dans les fosses antérieure et moyenne, des masses morcelées onctueuses, bleu verdâtres, luisantes, enclavées dans la dure-mère et ayant de la grosseur d'une tête d'épingle à celle d'une lentille partout le long des sinus, et plus particulièrement en nombre considérable le long des sinus pétreux inférieur et supérieur, et du sinus caverneux, et visibles très nettement par transparence. — Nous savons déjà que le système des nerfs craniens était indemne de toute altération, quoique des masses néoplasiques analogues issues du périoste siégeassent dans le conduit stylo-mastoïdien, dans les cellules mastoïdiennes qui en étaient remplies et où ces masses lisses à la surface avaient la forme de saucisses, enfin dans l'orbite; les muscles s'insérant à l'apophyse mastoïde étaient, jusqu'à 2 centimètres au-dessus de leur point d'attache inférieur, transformés en une masse néoplasique solide verte; on pouvait cependant encore reconnaître le contour des muscles et leur origine tendineuse: cette altération était surtout manifeste pour le muscle digastrique. Dans l'orbite il y avait une tumeur étroitement adhérente au plafond de cette cavité, tout en pouvant cependant en être détachée artificiellement sans difficulté, et en connexion si intime avec l'origine des muscles de l'œil et le trou optique, que cette origine tendineuse et le périoste des os constituant l'orbite ne pouvaient être séparés de cette néoplasie sans perte de substance : par contre la tumeur lisse se laissait énucléer de l'orbite; les vaisseaux, les muscles de l'œil atrophié et n'occupant qu'un faible espace à la partie inféro-interne de l'orbite, étaient, à l'exception du droit interne et de l'oblique supérieur, seuls inaltérés et seulement enclavés dans la graisse orbitaire, tous envahis par la tumeur où ils pénétraient en s'y épanouissant entièrement. La forme de cette tumeur était celle de la cavité orbitaire : à la coupe elle se montrait entièrement homogène, ayant un brillant humide et une coloration vert d'herbe. Par le raclage et l'expression on n'en faisait suinter absolument rien qui rappelât le suc cancéreux.

Dans les cellules ethmoïdales également, se moulant fidèlement sur leurs contours, était incluse une masse néoplasique verte, solide, facilement énucléable. Dans les cornets on voyait de plus grosses tumeurs adhérant intimement à la muqueuse et surtout aux muscles de la région supérieure du nez et dont on ne pouvait suivre le trajet vers les cavités de l'ethmoïde qui, elles-mêmes, étaient remplies d'un contenu mollasse

presque gélatineux, d'une consistance plus solide et d'une
coloration nettement verte dans les parties inférieures seulement, les parties supérieures molles ayant une coloration
gris jaunâtre; d'une façon générale ces infiltrations néoplasiques présentaient à la coupe une coloration vert sombre
sale et une consistance morcelée comme celle de masses
athéromateuses.

Waldstein observe des altérations bien moins franches :
la voûte du crâne chez son sujet, mince, mais très compacte,
montrait seulement à sa face interne une coloration verte
d'ailleurs très intense par places ; la dure-mère aussi paraiss-
sait quelque peu colorée en vert à sa surface, et il y avait un
peu de tuméfaction et de transsudation séreuse au niveau de
la partie supérieure de la pie-mère : l'encéphale, sauf une
pâleur extrême, avait d'ailleurs son apparence normale.

Comme on le voit, dans cette observation de Waldstein, il
n'y avait absolument que des lésions diffuses : nulle part de
tumeurs siégeant dans les os du crâne, les sinus ou la dure-
mère ou ayant envahi les cavités de la face (orbite, oreille,
fosses nasales, etc.).

L'observation de Chiari, cependant, montre de nouveau à
l'évidence ces altérations néoplasiques craniennes propres au
chloroma, dont les productions les plus riches, dépôts de substance dégénérée de couleur verte, siégeaient sur les faces
externe et interne des deux maxillaires supérieurs, dont le
tissu osseux était détruit en maints endroits : la tumeur s'était
peu développée sur les faces antérieures et avait pris une
extension considérable surtout du côté de l'antre d'Highmore
qui en était complètement rempli. A gauche la néoplasie avait
déplacé les muscles du nez et s'était même fait jour jusqu'à la
cloison des fosses nasales. A la face postérieure du maxillaire
supérieur elle formait des bosselures qui avaient pullulé au
travers de la muqueuse du pharynx et présentaient des portions ulcérées sur les parties latérales du voile du palais en
même temps que la production néoplasique faisait également
saillie dans la cavité buccale où elle était ulcérée aux environs
de l'alvéole de la troisième molaire gauche supérieure. Des

deux côtés le plancher de l'orbite était enfoncé par la tumeur ayant ainsi déterminé de l'exophtalmie bilatérale ; l'on voyait également d'autres foyers néoplasiques plus petits, disséminés à la surface du crâne sous forme de nodules sphériques, lisses, de la grosseur d'une noisette, siégeant à la face externe du périoste, à la face interne de la dure-mère, dans l'apophyse coronoïde du maxillaire inférieur gauche où elles avaient la grosseur d'une noix et se substituaient aux parties osseuses, enfin dans le tissu médullaire de plusieurs canaux osseux sous forme de nodules atteignant le volume d'une noisette, et se délimitant nettement du tissu médullaire. A côté il y avait des altérations des globes oculaires hypertrophiés et tendus : opacification de la cornée, nombreuses taches hémorrhagiques punctiformes à la partie postérieure de la rétine ; et, fait plus remarquable, qui ne se retrouve que dans l'observation de Gade, des deux côtés également la *choroïde* dans le voisinage de la papille sur une étendue correspondant à la coupe d'un disque de 12 millimètres de diamètre, ainsi donc épaissie de 4 millimètres, était infiltrée de cette même masse verte dégénérée qui infiltrait le tissu osseux.

Au sujet de cette métastase dans la choroïde, Chiari en fait remarquer avec justesse l'extrême rareté : « Les métastases néoplasiques dans le bulbe oculaire, dit-il, en effet, sont de véritables raretés, et l'on peut voir à ce sujet l'ouvrage de Fuchs sur le sarcome du tractus uvéal, dans lequel, page 238, il est remarqué qu'on ne connaît encore absolument aucun cas certain de métastase sarcomateuse dans la choroïde ; et d'autre part un cas décrit par Hirschberg et noté par lui comme une rareté de métastase cancéreuse dans les deux choroïdes chez une femme qui avait un carcinome du sein » (1).

---

(1) Galezowski cependant ne semble pas accorder au cancer de la choroïde cette rareté que Chiari lui reconnaît : « Les sarcomes de l'orbite, dit-il, en effet, qui ne sont toutefois pas très fréquents, qui proviennent soit du périoste soit des parois osseuses de cette cavité, et dont quelques-uns d'après Mackensie, doivent être appelés *chloromas*, à cause de leur coloration verdâtre, ont une structure ressemblant à celle du *cancer de la choroïde.* »

L'observation de Chiari est donc remarquable au point de
vue de cette localisation toute spéciale et extrêmement rare
d'une des métastases du chloroma.

Gade de même observe les altérations de beaucoup les plus
importantes dans la région et les os du crâne et de la face. A
côté d'une assez forte exophtalmie, il remarque de prime abord
une infiltration dure dans les deux joues siégeant dans l'os et qui
se dirige vers les apophyses alvéolaires, débouche près et sous
l'arcade zygomatique dans la région temporale et file ensuite
vers la première prémolaire des deux côtés, de sorte que la
moitié du visage reste libre : formée d'une masse néoplasique
presque fibreuse, comme squirrheuse et de couleur vert clair,
cette infiltration qui s'enfonce sous la peau et le tissu adipeux
dépend du périoste et adhère solidement au muscle temporal très
infiltré et dont une partie plonge entièrement dans la tumeur. De
la fosse temporale la tumeur gagne la fosse sphéno-palatine
qu'elle remplit complètement et envahit considérablement également la voûte palatine remplie de sang et perforée par ce néoplasme verdâtre qui est solidement adhérent aux parties sous-
jacentes de la base de l'occipital. Dans les lacunes du périoste
au-dessus de la bosse frontale et du pariétal gauche on voit
deux ecchymoses grandes chacune à peu près comme une demi-
couronne. La dure-mère, assez solidement adhérente au sinus,
est, surtout dans sa moitié supérieure, parsemée de taches irrégulières et de plusieurs nodules néoplasiques, les uns entièrement jaunes clair, lisses, les autres teintés de sang, les autres
enfin vert jaunâtre, et qui, dans les parties supérieures
pénètrent dans la cavité cranienne, dans les parties externes,
dans les sinus où se voit surtout nettement cette altération, et
qui sont remplis de cette masse vert jaune ne présentant
cependant aucune trace d'exfoliation ou d'ulcération ; au-
dessus il y a un exsudat fibrineux dans la dure-mère qui, au
niveau de la base du crâne présente deux tumeurs assez grosses
ayant jusqu'à la grosseur d'une amande, plus molles, à la
coupe d'une couleur verte plus franche et reliées entre elles
par une troisième située en arrière du bord supérieur du grand
trou occipital, et ayant déterminé une dépression à la surface

du cervelet : on trouve en outre dans la fosse moyenne droite, devant les apophyses de la partie pétreuse du temporal, et recouvrant le trou déchiré antérieur sous la dure-mère une tumeur bien délimitée, — généralisation des autres nodules, — recouvrant l'os, formée par une capsule fibreuse remplie d'une masse graisseuse avec de fins poils et qui, ajoute Gade, peut donc être justement regardée comme un kyste dermoïde intra-cranien. Les deux cavités orbitaires sont complètement remplies par cette masse néoplasique verdâtre qui infiltre également le tissu adipeux, tout en ayant, comme nous le savons déjà, res-pecté les nerfs optiques ; on trouve en outre dans la *choroïde* de l'œil droit, — celle de l'œil gauche n'ayant pas été sortie, — plusieurs métastases de la tumeur sous forme de taches ayant jusqu'à 5 centimètres de large : corps vitré déliquescent fai-sant issue au dehors avec une grande étendue de la rétine, à laquelle adhère solidement la papille. Les oreilles interne et moyenne des deux côtés sont remplies de ces masses néopla-siques vertes, mais sans aucune altération ni de la trompe ni de la paroi osseuse. Le cerveau à la vue n'offrait rien de parti-culier.

b. Anatomie microscopique. — Mais c'est surtout l'examen microscopique de ces tumeurs qui va nous éclairer sur leur véritable nature. Parmi les premiers observateurs Burns, Mackensie, Balfour, Durand-Fardel, aucun ne fit d'examen histologique. — Il faut arriver jusqu'à *Dittrich* pour trouver déjà un commencement d'analyse plus approfondie : dans l'observation de cet auteur le microscope montra dans le produit crémeux de râclage, des cellules de formes les plus diverses et dans le reste du tissu une formation fibrillaire en partie à son début, en partie achevée (celle-ci comme formée directement d'un tissu fibrillaire coagulé). — *King*, nous le savons, constata au microscope que les tumeurs observées par lui présentaient une structure les rapprochant à beaucoup d'égards des tumeurs fibreuses amorphes de Vogel (ou fibro-plastiques de Lebert), dont Paget donne aussi la des-cription se rapprochant en cela absolument de l'opinion de Mackensie: on voyait, dit-il, dans la substance de ces tumeurs une masse de granules irréguliers, les uns ronds, d'autres de forme allongée, mêlés à des fibres imparfaites ou à des filaments fins; et en bien des points de ces tumeurs il y avait une disposition de la masse granuleuse à un arrangement fibreux plus marqué.

Les fibres les plus longues paraissaient communiquer les unes avec les autres ou se subdiviser et se réunir, n'ayant toutefois aucun des caractères des vaisseaux sanguins, paraissant fort solides et se fendant toutefois en petites fibrilles. A côté se distinguaient dans quelques points de la tumeur les fibres d'un tissu aréolaire pleinement développé.

L'examen microscopique des tumeurs de l'observation d'*Aran*, fait par *Lebert* et *Rayer*, montra d'une façon générale des caractères toujours identiques dans toutes : le suc cancéreux pris successivement dans les tumeurs de toutes ces diverses localisations, montrait toujours des cellules à noyaux et des noyaux libres, les premières variant en moyenne entre 0,015 et 0,02 de millimètre : quelques cellules cependant entourant très étroitement le noyau n'avaient que 0,01 de millimètre. La plupart de ces cellules étaient rondes et régulières; quelques-unes cependant étaient allongées et à forme irrégulière. Les noyaux avaient des contours très marqués et avaient en moyenne 0,075 de millimètre; ils étaient ronds, leur intérieur présentait un aspect granuleux; un petit nombre d'entre eux montraient des nucléoles distinctes. « Bien que ces cellules n'offrent pas le plus beau type de la cellule cancéreuse, ajoute en concluant Lebert, elles sont cependant assez bien caractérisées pour qu'on ne puisse pas les rapporter à une autre altération.»

« Ainsi donc, conclut Aran lui-même, les caractères histologiques de ces tumeurs les rapprochent du cancer, dont elles constitueraient une variété curieuse et importante, le cancer vert ; à la vérité les cellules cancéreuses étaient imparfaitement développées, mais ce n'est pas là un fait bien extraordinaire chez des sujets évidemment affectés de diathèse cancéreuse... Si King a retrouvé dans ces tumeurs la présence d'un tissu se rapprochant beaucoup du tissu fibroplastique (1), il en

(1) Tissu caractérisé suivant Lebert et Paget par : 1° des cellules de

résulte que les deux principales espèces de la grande famille des cancers, le cancer proprement dit et le tissu fibro-plastique, pourraient se présenter dans le crâne sous une forme presque identique, avec des caractères presque semblables et en particulier colorés par le même pigment vert. »

Wirchow qui, dans le cas de *Dressler*, fit l'analyse histologique d'un fragment du néoplasme, constata qu'il se composait de tissu fibreux avec un beau réseau de cellules disposées en files et offrait une masse médullaire excessivement riche en cellules qui, autant que cet auteur pût en juger, n'avaient aucun des caractères des cellules épithéliales, mais bien l'aspect de cellules parenchymateuses. A ces places la substance intercellulaire disparaissait presque entièrement. On voyait, étroitement serrées, assez peu développées et sans noyaux particulièrement gros, des cellules à formes changeantes, pour la plupart toutefois courtement fusiformes ou étoilées. D'après Wirchow, il s'agissait donc dans ce cas d'un sarcome.

Dans l'observation d'*Huber* l'examen microscopique fait par cet auteur lui-même, montra qu'on devait aussi ranger ces tumeurs dans la catégorie des sarcomes à cellules rondes ordinaires : elles se composaient, en effet, presque exclusivement de cellules rondes, absolument identiques de par leur structure

---

forme ovale, lancéolée ou angulaire ou allongée et s'amincissant aux extrémités comme des cellules fibrillaires ou encore des cellules à prolongement avec un contenu confusément granuleux et un seul noyau à nucléole ; 2° des noyaux libres, ceux qui ont pu s'échapper des cellules et parmi eux quelques-unes qui semblent élargis et elliptiques ou diversement angulaires ou même allongés dans le même sens que les cellules lancolées et caudées ; 3° enfin — formes les plus caractéristiques — des cellules larges, rondes, ovales ou en forme de bouteilles de 1/300 à 1/1000 de pouce de diamètre contenant de deux à dix noyaux ou plus, nucléolés, ovales, clairs, plongeant dans une substance claire. Ce sont là les « cellules mères » ou « cellules formatrices » telles qu'elles peuvent se rencontrer quelquefois au milieu de proliférations actives et comme il en existe parmi le tissu constitutif de la glande thyroïde ; — toutes ces formes cellulaires plongeant indistinctement dans une substance assez granuleuse traversée de filaments et de faisceaux de tissu fibro-cellulaire, ainsi que de vaisseaux sanguins.

aux globules blancs ordinaires, seulement parfois un peu
aplaties latéralement lorsqu'elles étaient serrés et réunies en
couches très épaisses, de dimensions dépassant d'environ 1/4
et jusqu'à 1/3 la normale, et toutes en général d'égale grandeur. Dans le plus petit nombre de ces cellules et seulement
sur des préparations fraîches, se voyait un noyau très gros,
occupant ordinairement la moitié ou les deux tiers de toute
la cellule, central ou excentrique et laissant ordinairement
reconnaître encore en son milieu quelques nucléoles, noyau
surtout très apparent après l'emploi des différents réactifs,
tandis que sur des coupes durcies il ne se montrait qu'après
traitement par les matières colorantes, l'hématoxyline notamment. Le protoplasma cellulaire montrait une très fine et
uniforme granulation ; en outre, à l'aide de plus forts gros-
sissements, on pouvait remarquer dans quelques cellules des
granulations particulières fortement réfringentes, ayant un
brillant intense, un peu plus grosses que celles de la tuméfaction albumineuse ordinaire, dont elles se différenciaient ainsi,
et visibles seulement sur des préparations fraîches. Nulle part
dans la tumeur, il n'y avait trace de disposition déterminée,
ou même d'apparence de structure alvéolaire. Les cellules
étaient parfois interrompues par des faisceaux de corpuscules
fusiformes et nombreux étroitement accolés, ou par un tissu
conjonctif assez tendre, pauvre en cellules, aspect qui correspondait à la description macroscopique déjà faite : « stries et
faisceaux d'un tissu incolore.., etc. ». Ces cellules étaient empri-
sonnées dans un réticulum à mailles en général assez lâches,
composé lui-même de cellules, les unes fusiformes, les autres
étoilées, avec un gros noyau très visible ; il s'était donc formé
là un réticulum analogue à celui qui s'observe dans les ganglions lymphatiques, mais seulement ni aussi délicat, ni aussi
régulier que celui de ces derniers : quelques rares vaisseaux
parsemaient ce tissu néoplasique qui en formait la paroi et où se
voyaient quelques places où certaines cellules présentaient une
tuméfaction albumineuse intense et les stades les plus divers
de la transformation graisseuse jusqu'à un degré tel qu'à la.
places des cellules il n'y avait plus qu'un simple détritus de

graisse ou parfois encore une masse informe morcelée, caséeuse, où cependant on pouvait encore reconnaître des noyaux ou des restes de noyaux, places correspondant à celles déjà signalées comme macroscopiquement ayant subi la dégénérescence caséeuse ou graisseuse. Il y avait enfin quelques points où le tissu était parsemé soit de globules rouges n'ayant pas subi de métamorphose plus avancée, soit de grosses ou fines granulations d'hématoïdine amorphe, et où ce tissu était habituellement soit simplement disjoint et comprimé, soit entièrement disparu : places analogues à ces noyaux également mentionnés comme étant des « foyers hémorrhagiques ». Il n'existait aucun autre dépôt de matière colorante de cette sorte sous forme circonscrite ou diffuse ou aucune autre trouvaille pouvant expliquer cette coloration verte de la tumeur, à l'exception de ces granulations moléculaires signalées plus haut qui existaient dans l'intérieur même des cellules. Dans certaines parties déjà mentionnées colorées en brun de noix, on voyait que les éléments cellulaires correspondant à ces parties avaient passé par les stades les plus divers de la transformation graisseuse poussée par places à un tel point qu'on n'y voyait plus qu'un détritus graisseux plus ou moins étendu, mêlé de masses caséeuses, avec adjonction en quelques endroits d'une très faible quantité de granulations d'hématoïdine amorphe.

Il s'agissait donc bien là, ajoute Huber, d'un sarcome réticulé à grandes cellules. En ce qui concerne ces granulations moléculaires réfringentes spéciales signalées plus haut dans l'intérieur des cellules, Huber constata qu'elles disparaissaient sur des préparations librement exposées à l'air dans un temps assez court, qu'elles communiquaient précisément aux parties une augmentation de coloration macroscopique uniforme, que ces granulations se conservaient très longtemps, jusqu'à plusieurs jours, si on plaçait la coupe correspondante dans la glycérine ordinaire contenant de l'eau ; que de plus elles résistaient quelques heures au traitement par les acides acétique et chlorhydrique, qu'elles disparaissaient assez rapidement par l'addition d'alcool absolu d'éther et de chloroforme et qu'enfin elles étaient encore visibles au bout de quelques jours dans l'eau distillée ordinaire ou dans une solution de sel marin à 1/2 0/0. (*A suivre.*)

REVUE CRITIQUE

HISTORIQUE RÉSUMÉ DE LA DOCTRINE DES CIRRHOSES DU FOIE,
Par le Dr T. LEGRY,
Ancien interne des hôpitaux.

Il est classique de répéter que l'histoire des cirrhoses du foie date de Laënnec.

Et pourtant on trouve dans les premiers écrits médicaux (1) de nombreux textes qui témoignent d'une croyance, déjà fermement établie, à l'action nocive sur le foie des boissons alcooliques. Hippocrate, Galien signalent même d'une façon expresse, chez les buveurs, l'induration hépatique et l'hydropisie qui l'accompagne.

Les médecins de Salerne connaissaient bien aussi les funestes résultats des excès de vin et l'on peut relever dans Arnauld de Villeneuve, qui a laissé les commentaires les plus anciens sur le régime de cette école, le passage suivant : « Frequens enim ebrietas inducit sex incommoda in corpore humano... quorum primum est corruptio complexionis hepatis, quia vinum superflue bibitum ad hepar venit... unde hepar amittat virtutem sanguificam et loco sanguinis generat aquositates efficientes hydropises....... »

Cette notion traditionnelle a été reproduite et quelque peu complétée par les auteurs de la Renaissance et par ceux des siècles suivants.

Fernel, en 1579, dans un chapitre intitulé *De morbis jecoris*, s'exprime ainsi : « Vinum quoque generosum...... in corruptelam hepatis præcipitat..... (ita enim in *scirrhum* deducit) ».

Puis Vésale mentionne l'atrophie du foie chez les ivrognes

---

(1) Voir, pour la bibliographie ancienne, la thèse de Françon. Lyon, 1883.

et **Morgagni**, insistant sur les granulations que présente l'organe, montre le rôle qui leur revient dans la production de l'épanchement abdominal.

Bianchi, Siboons, Lieutaud, Baillie ne font que répéter ces quelques indications; mais Bichat décrit avec plus de soin que ses devanciers l'état granuleux du foie alcoolique. Il avoue toutefois son ignorance en ce qui concerne la nature et la symptomatologie de cette lésion spéciale. « Les granulations du foie, dit-il, se trouvent assez souvent chez des sujets hydropiques ou extrêmement maigres, mais chez lesquels il n'existe aucune désorganisation apparente. Quand on incise le viscère, on le trouve plein d'une infinité de granulations rapprochées qui lui donnent l'aspect du granit. Cet état ne se complique jamais de volume extraordinaire du foie : au contraire, il diminue et double sa densité comme sa résistance..... »

Ce fut Laënnec qui, le premier, donna un nom à cette affection hépatique. Voici le texte célèbre (1) où il relate l'autopsie d'un malade atteint « de pleurésie hémorrhagique du côté gauche avec ascite et maladie organique du foie ».

« Le foie, réduit au tiers de son volume ordinaire, se trouvait, pour ainsi dire, caché dans la région qu'il occupe; sa surface externe, légèrement mamelonnée et ridée, offrait une teinte grise jaunâtre; incisé, il paraissait entièrement composé d'une multitude de petits grains de forme ronde ou ovoïde, dont la grosseur variait depuis celle d'un grain de millet jusqu'à celle d'un grain de cnènevis. Ces grains, faciles à séparer les uns des autres, ne laissaient entre eux presque aucun intervalle dans lequel on pût distinguer encore quelque reste du tissu propre du foie; leur couleur était fauve ou d'un jaune roux, tirant par endroits sur le verdâtre; leur tissu assez humide, opaque, était flasque au toucher plutôt que mou, et, en pressant les grains entre les doigts, on n'en écrasait qu'une petite partie; le reste offrait au tact la sensation d'un morceau de cuir mou. »

---

(1) Laënnec. *Traité de l'auscultation*, édit. de la Fac., p. 595 et 596.

Et il ajoute, en note : « Cette espèce de production est encore
de celles que l'on confond sous le nom de squirrhe. Je crois
devoir la désigner sous le nom de *cirrhose*, à cause de sa couleur. Son développement dans le foie est une des causes les
plus communes de l'ascite, et a cela de particulier qu'à mesure
que les cirrhoses se développent, le tissu du foie est absorbé,
qu'il finit souvent, comme chez ce sujet, par disparaître entièrement; et que, dans tous les cas, un foie qui contient des
cirrhoses perd de son volume au lieu de s'accroître d'autant. »

Ainsi Laënnec, s'il mit bien en relief les traits essentiels de
l'aspect extérieur de la cirrhose atrophique, ne soupçonna
même pas son étiologie : il se méprit de plus complètement sur
la nature de la lésion, puisque les cirrhoses étaient pour lui
des productions hétérogènes et néoplasiques.

Le terme de « cirrhose de Laënnec » est cependant devenu
synonyme de « cirrhose atrophique alcoolique », et les deux
désignations s'appliquent indifféremment, dans le langage
usuel, à la maladie hépatique des buveurs. « C'est, fait justement remarquer M. Chauffard (1), qu'il avait donné un nom
à la lésion et que ce nom, tout mal choisi qu'il fût, a survécu ».

Toujours est-il que la période véritablement scientifique de
l'histoire des cirrhoses s'ouvre avec Laënnec. Les travaux vont
désormais se succéder, se multiplier sans relâche.

Quelques années plus tard, en 1827, R. Bright publiait sept
observations de cirrhose hépatique. Bright mentionne l'alcoolisme chez trois de ses malades. Cliniquement, il a constaté
l'ascite, la rareté des urines hautes en couleur, dans un cas
une albuminurie légère et dans un autre cas de l'entérror-
rhagie et de l'ictère. Les lésions hépatiques, la périhépatite,
l'hypertrophie de la rate et la périsplénite sont aussi scrupuleusement notées. Bright décrit même la rétraction et l'épaississement de l'intestin, altération sur laquelle on a de nouveau
attiré l'attention et il conclut en disant que la cause de l'ascite
doit être recherchée dans le processus hépatique, dont il

_____

(1) *Traité de médecine*, t. III, p. 823.

avoue ne pouvoir préciser la nature, mais auquel il attribue l'obstruction plus ou moins marquée de la circulation portale.

« Tel est, dit M. Chauffard, qui proteste contre l'oubli dans lequel on a laissé cet auteur, l'apport de R. Bright dans l'étude des cirrhoses hépatiques, et l'on ne peut nier qu'il ne soit considérable, déjà riche de faits et de notions étiologiques, cliniques et anatomo-pathologiques. Il s'en est tenu là, malheureusement, et il n'a pas consacré à la pathologie hépatique une suite de méthodiques et sagaces recherches comme celles qui ont immortalisé son nom en pathologie rénale ».

Passons rapidement sur les discussions que soulevèrent Boulland, puis Andral, au sujet de l'interprétation donnée par Laënnec des nodosités de la cirrhose considérées comme des produits de nouvelle formation : car ils substituèrent à cette erreur des théories non moins fausses, reposant sur l'hypothèse soit du développement anormal, soit de l'atrophie de l'une ou de l'autre des deux substances dont on croyait alors le foie composé.

Ce furent en réalité les belles recherches de Kiernan (1833) sur la structure du foie qui permirent de comprendre le mécanisme pathogénique de la lésion. L'auteur anglais démontra en effet l'existence du tissu cellulaire autour et dans l'intérieur du lobule hépatique, et, le premier, il attribua le processus cirrhotique à l'hypertrophie de cette trame conjonctive, opinion qui fut reprise et développée peu après par Carsweld, Hallmann, Rokitansky, Muller, Oppolzer, Gluze, Wilson, Copland.

Jusqu'ici l'atrophie du foie est une des caractéristiques anatomiques de la maladie des buveurs. Une notion nouvelle allait apparaître, celle d'une hypertrophie préalable, premier stade d'une évolution morbide conduisant à l'atrophie de l'organe. « Quelle est, dit Cruveilhier, la cause de l'atrophie? Cette atrophie constituerait-elle la dernière période d'une lésion dont la première serait une hypertrophie, ainsi qu'on l'admet généralement pour la maladie de Bright? Y aurait-il, dans la cirrhose du foie, comme dans la cirrhose du rein, une première période dans laquelle le foie volumineux ne présenterait ni bosselures, ni corrugations, et dans laquelle le tissu fibreux de ces organes ne serait point développé? Cette manière de voir a été exposée, avec beaucoup de talent, par le Dr Becquerel. J'ai vu sur la nature les altérations qu'il a décrites comme représentant les trois périodes de la même maladie : mais jusqu'à présent au moins il ne m'est pas démontré que les trois ordres de faits appartiennent à la même lésion. La cirrhose du foie est essentiellement l'atrophie granuleuse : ses degrés ne sont autre chose que les degrés de l'atrophie ».

Les deux observations publiées par Requin (1) en 1846 et 1849 sont les premiers exemples incontestables de cirrhose avec gros foie dont il soit fait mention dans la littérature médicale, et malgré les dénégations de Monneret, la possibilité de l'hypertrophie hépatique dans la cirrhose s'affirmait ultérieurement de par les faits de Gubler, Millard, Genouville, Lacaze, Charcot et Luys, Jaccoud.

Une question toutefois restait pendante, celle du passage de la cirrhose hypertrophique à la forme atrophique, et Gubler, décrivant les deux variétés dans sa thèse d'agrégation (1853), discutait longuement la rétractilité du tissu fibreux.

Le problème resta longtemps à l'étude.

Si Todd, dès 1857, avançait déjà que la cirrhose hypertrophique est une maladie spéciale, la distinction ne fut spécifiquement établie qu'en 1871 avec le mémoire de Paul Ollivier. Une des conclusions de cet auteur est rédigée en ces termes : « A côté de la forme commune, atrophique, de la cirrhose du foie, il en est une, forme plus rare, qui s'accompagne d'augmentation du volume de l'organe. C'est la cirrhose hypertrophique. Je crois avoir démontré, dans le cours de ce travail, que la cirrhose hypertrophique est bien une forme à part et non pas une des périodes de la cirrhose, une cirrhose qui n'aurait pas eu le temps d'arriver à l'état parfait ».

---

(1) Requin. *Pathologie médicale*, t. II, p. 749 et supplément au Dict. des dict.

L'opposition que fit à cette manière de voir l'école allemande, représentée par Hallmann, Wagner, Liebermeister, Rokitansky, Frerichs, Birsch-Hirschfeld qui continuaient à voir dans le foie hypertrophié et induré le premier stade de l'atrophie cirrhotique, devait rester sans écho et bientôt la séparation des deux formes était décidément acceptée sans conteste, grâce aux mémoires de M. Hayem (1) (1874-1875), de M. Cornil (2) (1875), et à la thèse de M. Hanot (1876), qui fait véritablement époque et marque un progrès considérable dans l'étude des scléroses du foie. M. Hanot montra, dans les cas qu'il avait en vue, la subordination de la sclérose aux lésions des canalicules biliaires. « Si ce fait était définitivement établi, ajoute M. Hanot, il conviendrait de placer en face de la cirrhose atrophique qui se développe autour des radicules de la veine porte, une cirrhose hypertrophique avec ictère ayant ses points de départ autour des canalicules biliaires. »

Cette dualité des cirrhoses, ainsi pressentie et même explicitement exposée dans les lignes qui précèdent, trouvait sa consécration, la même année, dans les expériences de MM. Charcot et Gombault (3) qui, après Leyden, Mayer, Wickham Legg, étudiaient les altérations du foie consécutives à la ligature du canal cholédoque. Ces auteurs virent se développer dans ces conditions une cirrhose biliaire expérimentale avec angiocholite, périangiocholite et petits abcès biliaires, lésions présentant les plus grandes analogies avec celles que l'on observe dans les cas de rétention par obstruction calculeuse ou de cirrhose hypertrophique avec ictère chronique.

Et l'année suivante, M. Charcot, divisant les cirrhoses en deux catégories bien tranchées, résumait ainsi leurs traits distinctifs : *La cirrhose atrophique est d'origine veineuse : elle est à la fois annulaire, multilobulaire et intralobulaire. La cirrhose hypertro-*

---

(1) Hayem. *Arch. de phys.*, 1874.
(2) Cornil. *Arch. de phys.*, 1874.
(3) Charcot et Gombault. *Arch. de phys.*, 1876.

phique est d'origine biliaire : elle est insulaire, monolobulaire
et à la fois extra et intralobulaire.

Une réaction ne tarda pas à se produire contre cette dicho-
tomie des cirrhoses.

Les premières critiques vinrent d'Allemagne. Brieger, Litten, Kussner, Mangelsdorf, Birsch-Hirschfeld soutinrent que
la division précédente était purement schématique, que la distribution du tissu scléreux dans le foie échappait à toute tentative de systématisation, et qu'en réalité la cirrhose dite
d'origine biliaire ne différait en rien de la cirrhose vulgaire.
Seul Ackermann reconnut l'existence d'une cirrhose hypertrophique; il est vrai qu'il la regarda comme une lésion
d'origine artérielle.

Des doutes s'élevèrent également en France.

Kelsch et Wanebrouck (*Arch. de phys.*, 1880 et 1881), accor-
dant une importance primordiale aux altérations du parenchyme jusqu'ici négligées, rattachaient la cirrhose hypertrophique avec ictère au type des cirrhoses épithéliales, et
ajoutaient que les caractères topographiques par lesquels on
opposait la cirrhose biliaire à la cirrhose veineuse étaient
loin d'avoir une valeur absolue.

Les mêmes objections, renforcées par quelques arguments
d'ordre clinique exposés dans la thèse de Surre (1879) et dans
un article de Cyr (1), furent développées par M. Dieulafoy (2),
et son élève Guiter (3). « La cirrhose atrophique et la cirrhose
hypertrophique biliaire, dit M. Dieulafoy, forment des variétés qui sont d'autant plus distinctes, d'autant plus accentuées
qu'on s'adresse à des types extrêmes, et c'est un grand mérite
de l'Ecole de Paris d'avoir jeté la lumière dans le chaos des
hépatites chroniques. Mais il ne faut pas pousser trop loin
l'esprit de systématisation et de classification; la clinique
s'accorde mal de cette sélection en espèces morbides trop bien

---

(1 Cyr. *Gaz. hebd.*, 1881.
(2) Dieulafoy. *Gaz. heb.*, 1881 et *Manuel de path. int.*
(3) Guiter. Th. Paris, 1881.

tranchées, et la lésion est ici, comme toujours, d'accord avec la clinique. Entre les types extrêmes, il y a place pour des cas intermédiaires à forme variable, et la dénomination de *cirrhoses mixtes* me paraît devoir leur être appliquée. »

Enfin M. Sabourin (1), dont on connaît les savantes recherches sur la structure et l'anatomie pathologique du foie, a démontré que, dans la grande majorité des cas, les veines sus-hépatiques sont, comme les veines portes, les travées directrices de la néoformation conjonctive et qu'en conséquence les îlots de parenchyme engaînés correspondent, non à des lobules entiers, mais à des fragments de lobule. Il fit voir d'autre part que l'intégrité du système veineux sus-hépatique s'observe seulement dans la cirrhose biliaire pure. Dans la cirrhose annulaire, conclut-il, les canaux sus-hépatiques ont une cirrhose propre; dans le cirrhose insulaire, ils n'ont qu'une cirrhose d'emprunt. »

Ainsi se modifiait peu à peu, tout en restant exacte dans son ensemble, la conception anatomique et pathogénique des cirrhoses du foie, telle qu'elle avait été formulée en 1877 par M. Charcot. Un autre travail de remaniement de la question commençait d'ailleurs à s'effectuer en même temps.

Dans sa thèse, M. Hanot, avait écrit : « Les derniers travaux..... démontrent surabondamment que le terme de cirrhose hypertrophique est loin de désigner toujours un complexus morbide identique. Je ne crois pas que l'heure soit venue de faire une étude d'ensemble des diverses formes de la cirrhose hypertrophique. En tout cas mon intention est de décrire une·variété de cirrhose hypertrophique ».

Cette étude d'ensemble ne peut être encore aujourd'hui fixée dans tous ses détails. Il n'en est pas moins vrai qu'à côté de la *cirrhose hypertrophique avec ictère chronique* de M. Hanot, d'autres formes sont venues prendre place dans le [groupe des cirrhoses hypertrophiques ; telles sont la *cirrhose paludéenne* de MM. Kelsch et Kiener, la *cirrhose pigmentaire*

---

(1) Sabourin. *Rev. de méd.*, 1882, 1883.

du diabète sucré étudiée par MM. Hanot et Chauffard, et enfin la *cirrhose syphilitique*, tout au moins pour quelques-unes de ses formes, car ici l'hypertrophie est purement contingente.

Il est une autre variété, également admise à titre d'espèce distincte et au sujet de laquelle nous devons dès maintenant nous expliquer.

Dupont (1), Stiépovitch (2), élèves de M. Lancereaux, puis MM. Lecorché et Talamon (3) avaient signalé une forme de cirrhose avec stéatose rapide des cellules hépatiques, affection dont l'alcoolisme était, pour eux, la véritable condition étiologique, et, en 1882, M. Lancereaux, tablant sur ce nouvel ordre de faits, reconnaissait, dans ses cliniques, deux variétés de cirrhose alcoolique, la cirrhose de Laënnec ou cirrhose commune et la cirrhose graisseuse.

Vers la même époque, Hutinel (4) et Sabourin (5) enregistraient chacun de leur côté des observations de même ordre sous le nom de cirrhose hypertrophique graisseuse et, bien qu'en désaccord sur le processus pathogénique qui conduit à la stéatose cellulaire et à l'altération conjonctive combinées, attribuaient encore à l'alcool le développement de cette double lésion. « C'est chez des alcooliques devenus tuberculeux, dit M. Hutinel, que nous avons rencontré le plus souvent cette cirrhose hypertrophique avec stéatose du foie. Est-ce à dire qu'elle soit propre aux phtisiques ? Assurément non. La tuberculisation, processus secondaire, n'a pu jouer qu'un role accessoire ; elle a sans doute contribué à la production de la stéatose, mais seule n'aurait pas provoqué la cirrhose. Ce qui le prouve, c'est, d'une part, que des lésions semblables ont été observées chez des sujets non tuberculeux et, d'autre part, que les scléroses du foie qui peuvent se rencontrer chez les

(1) Dupont. Th. Paris, 1878.
(2) Stiépovitch. Th. Paris, 1874.
(3) Lecorché et Talamon. *Etudes médicales*, 1881.
(4) Hutinel. *France médicale*, 1881.
(5) Sabourin. *Arch. de phys.*, 1881.

phthisiques sont bien loin de prendre toujours les caractères de foie gras cirrhotique ».

Ce sont les mêmes idées qui sont soutenues par Gilson dans sa thèse (1884).

Peut-on souscrire sans restrictions à semblable manière de voir ?

Bellangé (1) était déjà moins exclusif, lorsque, sans nier le rôle de l'alcoolisme, il concluait à la prédominance de l'action de la tuberculose dans le déterminisme étiologique. Mais il faut arriver aux recherches de Lauth (2), élève de M. Hanot, pour voir la tuberculose prendre l'importance qui lui revient en fait comme cause de sclérose hépatique. « Nous ne croyons pas, à écrit Lauth, que l'étiologie des cirrhoses, et des cirrhoses graisseuses en particulier, puisse se résumer dans une seule cause, l'alcoolisme. L'allure rapide de ces affections, leurs nombreuses variétés cliniques, l'infiltration ou la dégénérescence graisseuse du foie qui ne paraît pas être une lésion fréquente de l'alcoolisme, la coexistence d'autres affections viscérales, nous font penser que l'essence même de ces maladies est à chercher autre part, et que, si l'alcool intervient de quelque façon, ce n'est qu'en créant dans un organe préalablement irrité et par conséquent très susceptible un *locus minoris resistentiæ*. »

Ces vues nouvelles, basées sur plusieurs centaines d'observations ont été exposées par MM. Hanot et Gilbert (3), dans leur mémoire sur les formes de la tuberculose hépatique. « Nous reconnaissons volontiers, disent ces auteurs, qu'un grand nombre de nos tuberculeux étaient en même temps alcooliques à des degrés divers ; on pourrait donc nous objecter que les lésions hépatiques que nous avons constatées relèvent non pas de la tuberculose, mais de l'alcoolisme. Cette objection n'est pas valable, puisque les mêmes altérations ont été notées chez les adolescents, qui ne pouvaient

---

(1) Bellangé. Th. de Paris, 1884.
(2) Lauth. Th. Paris, 1888
(3) Hanot et Gilbert. *Arch.*, *génér. de méd.*, nov. 1888.

être suspects d'alcoolisme. En outre, dans plusieurs de nos observations, la tuberculose hépatique, avec les caractères cliniques et anatomiques que nous leur attribuons, s'est développée chez des malades qui depuis longtemps se soignaient sous nos yeux pour une tuberculose pulmonaire préexistante, à l'écart, on le conçoit, de tout abus de boissons... Il n'est pas besoin d'ajouter que nous admettons sans peine que l'influence du tubercule peut être renforcée par l'alcoolisme concomitant et réciproquement. Mais, nous le répétons, nous croyons fermement que les lésions hépatiques, dont nous allons exposer l'évolution clinique et les caractères anatomiques, sont déterminées par la tuberculose, nous voulons dire, non seulement par le parasite figuré, mais aussi par les produits solubles qui en sont inséparables. »

A la vérité, il semble qu'on ait englobé sous cette dénomination de cirrhose alcoolique graisseuse ou de cirrhose hypertrophique graisseuse, des faits notoirement disparates. On trouve en effet réunis des cas dont quelques-uns appartiennent bien à une forme spéciale de cirrhose alcoolique, mais dont les autres ressortissent manifestement soit à la tuberculose hépatique, soit à diverses hépatites infectieuses qui ont pu survenir chez des individus entachés d'alcoolisme, nous n'en disconvenons pas, mais qui se sont traduites uniquement, dans quelques cas, au point de vue de la réaction anatomique de la trame conjonctive, par de simples infiltrats embryonnaires peu étendus, lésion qu'on ne saurait légitimement assimiler aux scléroses hépatiques proprement dites.

Les observations contenues dans l'intéressant mémoire de Blocq et Gillet comportent, à notre avis, la même interprétation.

Depuis, d'ailleurs, MM. Hanot et Gilbert ont démontré l'existence de la cirrhose hypertrophique alcoolique et déterminé nettement ses caractères anatomiques et cliniques. Qu'un processus aigu vienne se greffer sur cette lésion persistante ou même, qu'en raison de prédispositions particulières, l'alcool agisse simultanément sur la gangue conjonctive et sur l'élément glandulaire, et l'on pourra observer, concurremment avec les altérations de la trame cellulaire, la dégénérescence graisseuse des cellules. Ce serait là un exemple de cirrhose à marche aiguë à mettre en parallèle avec la cirrhose atrophique à marche aiguë qu'avait autrefois décrite M. Hanot, et il est évident que la dénomination de *cirrhose hypertrophique graisseuse alcoolique* convient de tous points à cette forme d'hépatite.

Les cirrhoses hypertrophiques se sont donc dissociées en une série de formes, ayant chacune leur individualité propre et qui sont les suivantes : *la cirrhose hypertrophique avec ictère chronique ou maladie de Hanot, la cirrhose paludéenne, la cirrhose pigmentaire diabétique, la cirrhose syphilitique, la cirrhose tuberculeuse, la cirrhose hypertrophique alcoolique (avec ou sans dégénérescence graisseuse)*. Ajoutons enfin la *cirrhose cardiaque.*

Le démembrement de la cirrhose atrophique, quoique moins avancé, est aussi un fait bien acquis. Sans doute, l'intoxication alcoolique a gardé une importance de premier ordre dans l'étiologie de la cirrhose avec atrophie, mais d'ores et déjà, et en dehors des cas incontestables où l'atrophie cirrhotique succède *à l'oblitération persistante du canal cholédoque, à la stase d'origine cardiaque, à la tuberculose ou à la syphilis,* toutes causes que nous avons vues également susceptibles de provoquer, dans d'autres circonstances, une hypertrophie hépatique, il y a place, à côté de l'alcool, parmi les facteurs de cirrhose, pour d'autres intoxications, en particulier pour le *saturnisme* et les *intoxications d'orifice infectieuse ou ptomaïnique.* C'est ainsi qu'on pourrait expliquer l'apparition tardive des cirrhoses à la suite de la rougeole, de la variole, de la scarlatine, du choléra, de la fièvre typhoïde. Les faits que Laure et Honorat ont observés chez des enfants indemnes de tout alcoolisme, semblent très favorables à cette interprétation. On ne saurait du reste aujourd'hui révoquer en doute l'existence des *cirrhoses infectieuses ou par toxi-infection,* car l'expérimentation a confirmé pleinement ici les prévisions des anatomistes et des cliniciens.

Dans cet exposé historique, nous avons vu successivement apporter leur appoint à l'évolution progressive de la doctrine des cirrhoses, d'abord l'anatomie pathologique macroscopique et l'observation clinique, puis les moyens d'investigation modernes, avec l'histologie, l'expérimentation, la bactériologie.

Des faits accumulés et minutieusement analysés, grâce à l'action concurrente de toutes ces sciences, convergeant vers le même but, se contrôlant et se complétant réciproquement, on a pu remarquer qu'un élément nouveau de classification s'était peu à peu dégagé, l'*élément étiologique*.

Les données nouvelles de la médecine pathogénique nous permettent-elles donc aujourd'hui de classer scientifiquement les cirrhoses du foie ?

Voici comment M. Chauffard répond à cette question : « Une cirrhose du foie, dit-il, n'est nettement définie que quand on en connaît trois termes : l'agent pathogène initial, la voie d'apport de cet agent et, par suite, la topographie des lésions conjonctives réactionnelles qu'il provoque, enfin le mode d'évolution de ces lésions.

Connaître dans chaque cas particulier ces trois termes, serait un idéal dont nous sommes encore bien éloignés..... Nous pouvons essayer cependant de concilier dans une même classification l'élément causal et l'élément anatomique ».

Et l'auteur résume dans le tableau qui suit, cette classification à la fois anatomique et étiologique.

CIRRHOSES.

1° *Vasculaires.*

a) *Toxiques*......
   1° par poisons ingérés.
   2° par poisons autochtones.

b) *Infectieuses*...
   1° par microbisme direct.
   2° par toxi-infection.. { locale. extra-hépatique.

c) *dystrophiques.*
   1° par artério-sclérose.
   2° par stase sus-hépatique.

2° *Biliaires.*

a) *par rétention biliaire.*

b) *par angiocholite radiculaire.*

4° *Capsulaires,*

a) *par périhépatite chronique localisée.*

b) *par péritonite chronique généralisée.*

Certes ce cadre n'a rien de définitif, et M. Chauffard a eu soin de relever par avance les objections dont il est passible. « Tout d'abord, fait-il remarquer, puisqu'un des éléments fondamentaux de notre classification est la porte d'entrée, la voie d'apport de l'agent pathogène, il semble que [cet agent pathogène devrait toujours localiser son action au moins au début, sur les éléments anatomiques avec lesquels il entre d'abord en contact. Cela n'est pas toujours exact : ainsi l'injection du phosphore qui semblerait devoir provoquer de la phlébite portale, détermine, d'après les expériences de Wegner, une lésion primitive des cellules hépatiques, puis une inflammation secondaire des radicules biliaires qui aboutit à de la sclérose porto-biliaire.

« D'autre part, en matière de cirrhoses infectieuses, il est actuellement bien difficile de séparer ce qui revient à l'action directe des microbes ou à la toxine qu'ils produisent. Chaque jour, le rôle des substances toxiques d'origine microbienne nous apparaît plus étendu et plus complexe, si bien qu'en dernière analyse, les cirrhoses infectieuses ne sont peut-être qu'un sous-groupe dans la grande famille des cirrhoses toxiques.

« Et puis, au lit du malade, toutes ces distinctions analytiques semblent souvent très hasardées. Les causes morbides se superposent, s'additionnent probablement, et, le jour où nous constatons leur résultante commune, comment faire la part de chacune d'elles ? Tel malade sera simultanément alcoolique, et en même temps diabétique ou goutteux, syphilitique ou paludéen. Quelles variétés de combinaisons ne réalisent pas ces cumuls morbides que l'on relève dans les antécédents ou dans l'état actuel d'un cirrhotique. Parfois, c'est un sujet qu par le fait d'une imprégnation infectieuse antérieure, impaludisme, syphilis, choléra, fièvre typhoïde, garde un foie rendu plus vulnérable par les atteintes ignorées qu'il a déjà subies ; vienne l'alcoolisme, et la lésion hépatique latente entrera en activité, une cirrhose, infectieuse à son point de départ, deviendra toxique à son point d'arrivée.

« D'autres fois, c'est un artério-scléreux de vieille date, qui fait des lésions d'endopériartérite hépatique, et qui devenu un vrai cardiaque, ajoute à ces lésions celles du système vei-neux sus-hépatique ».

Les faits de cirrhose cardio-tuberculeuse chez l'enfant, que M. Hutinel vient de publier (1), ont trait précisément à l'une de ces altérations complexes, qui sont en effet de beaucoup les plus communes dans la pratique.

Les exemples ne manquent pas qui démontrent amplement, on le voit, que, si les progrès successifs de la science ont, dans ces dernières années, singulièrement éclairé et élargi la doc-trine des cirrhoses du foie, ils ont fait à leur tour surgir bien des questions nouvelles que l'avenir devra résoudre.

REVUE CLINIQUE

REVUE CLINIQUE MÉDICALE

ENDOCARDITE VÉGÉTANTE TUBERCULEUSE,

Par MM. P. Londe et R. Petit, internes des hôpitaux.

L'observation qui est rapportée ici et qui a été recueillie dans le service de M. le Dr Jules Voisin (nous le remercions vivement de sa bienveillance) nous a paru présenter quelques particularités intéres-santes au point de vue clinique. Nous avons pu compléter l'autopsie par l'examen histologique et bactériologique et par une inoculation d'une végétation de l'endocarde. Comme il s'agit là d'une question à l'ordre du jour et puisqu'on discute surtout sur la nature des végétations de l'endocarde dans cette variété d'endocardite, les faits suivants présenteront peut-être quelque intérêt.

(1) Hutinel. *Revue des maladies de l'enfance*, décembre 1893.

Les cas publiés jusqu'à ce jour, de lésions tuberculeuses de l'endocarde, peuvent être rangés en trois catégories : 1° la forme granulique ; 2° la forme caséeuse (cas de M. Letulle), formes qui peuvent exister sans végétations valvulaires ; 3° la forme végétante qui par sa localisation sur les valvules mitrales ou aortiques peut donner au tableau clinique une allure cardiaque comme dans notre cas (1). Cette dernière forme semble mériter d'être mise à part, bien qu'elle puisse résulter de la confluence des granulations parce que c'est la seule dont la nature puisse être mise en doute. La constatation des bacilles n'a été que rarement faite par Kundrat, Rindfleisch, Cornil, Heller (?) et Buskart. Il arrive le plus souvent qu'on ne trouve dans ces végétations ni granulations, ni bacille. G. Lyon (thèse de Paris, 1890) conclut qu'il existe chez les tuberculeux une espèce d'endocardite valvulaire dont la nature est indéterminée. C'est à propos de ces mêmes endocardites indéterminées que M. Hanot dit : « Il y a tout lieu de supposer que le sang altéré par la toxine a été l'agent de l'altération (2). M. Hanot pose la question de savoir si la toxine est sécrétée par un microbe intercurrent, par un microbe de la suppuration ou par le bacille de la tuberculose. Il y a lieu de supposer, à en juger par le fait que nous rapportons, qu'un certain nombre de ces endocardites végétantes de nature indéterminées sont le fait de la tuberculose sans doute en effet par l'intermédiaire des toxines.

Observation prise dans le service de M. le Dr Jules Voisin.

M..., 25 ans, est entrée à l'hôpital de la Salpêtrière le 30 juillet 1888 dans le service de M. Jules Voisin. Fille d'un père *alcoolique* et d'une mère nerveuse, elle a perdu 7 frères ou sœurs, morts en bas âge, de convulsions. 5 sont vivants et bien portants.

Mise en nourrice, elle a parlé à 18 mois. Revenue à 2 ans chez ses parents on s'aperçut qu'elle était *paralysée* du côté gauche. Elle avait eu des convulsions.

Elle a marché à 3 ans ; à partir de cet âge, elle a eu des accès fréquents d'*épilepsie*, tantôt complets, tantôt incomplets. Elle tombe, perd connaissance et a des hallucinations. Les mouvements épilep-

---

(1) Percy Kidd et Molson, cités par Osler William, ont aussi rapporté chacun un cas dans lequel la maladie a pris la forme ulcérative. (Hanot.)

(2) Hanot. *Archives générales de médecine* (juin 1893). Contribution à l'étude de l'endocardite tuberculeuse. Voir aussi : Hanot. *L'endocardite aiguë*. Collection Leauté, 1893.

tiformes sont surtout marqués à gauche. Parfois prise de vertiges, elle s'arrête au milieu d'une phrase, qu'elle continue ensuite.

Elle sait lire et écrire. La mémoire est faible.

A 14 ans cette malade a été réglée. Elle n'a jamais eu d'habitudes d'onanisme.

Taille moyenne.

Front élevé.

Légère *asymétrie* faciale, le nez est dévié à gauche, et ce côté de la face est déprimé.

Voûte palatine *ogivale*. Dents bien plantées.

L'oreille gauche est plus longue que la droite, les pupilles sont très dilatées.

La circonférence de la tête est de 54 centimètres, la courbe occipito-frontale de 31 centimètres, et la courbe bitemporale de 31 centimètres.

On constate à son entrée à l'hôpital les signes suivants : hémiplégie gauche avec atrophie, plus marquée au membre supérieur. Spasmes des muscles des membres de ce côté à chaque mouvement. Le poignet est fortement fléchi, les premières phalanges sont étendues, les phalangines et phalangettes fléchies dans la main. Le pied est contracté en dedans : elle boite en marchant. C'est le tableau de l'hémiplégie spasmodique infantile.

La sensibilité au tact et à la douleur est exagérée du côté paralysé.

Rien du côté des organes des sens. L'intelligence est très faible. Elle a, depuis son entrée, des accès fréquents après lesquels elle est quelques instants troublée, puis grossière et violente pendant un quart d'heure environ. Ensuite elle ne se rappelle de rien. Elle a parfois des hallucinations.

Début de la maladie actuelle. — Le 20 mars la malade s'alite pour une phlébite du membre inférieur gauche. Au bout de quinze jours elle est à peu près remise.

Le 9 avril, elle est très déprimée et présente de l'œdème généralisé à tout le côté droit, y compris la face. Les pommettes sont rouges ; le facies congestif évoque l'idée d'une affection cardiaque. Les bruits du cœur sont sourds ; on entend un souffle systolique dont le maximum est à la pointe et qui se propage dans l'aisselle. Un autre souffle systolique nettement distinct du précédent s'entend à la base de l'appendice *xyphoïde*. Le pouls est très faible et rapide.

La malade accuse des douleurs lombaires sourdes et profondes.

Elle a, par moment, des troubles de la vue ; elle voit des étincelles de diverses couleurs. Elle a du prurit généralisé. Les urines, très peu abondantes, contiennent un flot d'*albumine* (traitement diurétique, stimulants cardiaques).

Pas de dyspnée. Rien du côté des poumons ni des plèvres. Pas de fièvre.

Le 10 l'état général est un peu meilleur.

Le 12, elle est oppressée et cependant on ne constate aucun signe du côté des poumons ni des plèvres.

Le 13, accès de suffocation et mort.

Autopsie. — Les poumons sont semés de gros noyaux indurés, anciens, plus abondants à droite. Ils sont farcis de vieux tubercules *caséeux* ou crétacés, à côté desquels on trouve des lésions plus récentes constituées par des granulations grises. Toutes ces lésions sont surtout abondantes aux *bases*. Les ganglions bronchiques sont aussi tuberculeux. Pleurésie sérofibrineuse à droite.

Péricardite probablement de même nature, mais sans granulations visibles, avec épanchement abondant. Le cœur est gros, surchargé de graisse ; le myocarde est pâle, un peu jaunâtre. La valvule tricuspide est insuffisante. Sur la face auriculaire des deux valvules de la mitrale, on voit trois ou quatre végétations dont la plus grosse atteint presque le volume d'une lentille, les plus petites ayant la grosseur d'une tête d'épingle, et qui sont situées au voisinage du bord libre ; ces végétations sont pâles, mûriformes et molles. Il n'y a pas d'ailleurs sur l'endocarde de granulations apparentes. Le foie est gros et graisseux, la rate est volumineuse. Les reins sont congestionnés. Le cerveau n'a pu être examiné.

Il n'y avait pas de caillot dans les *veines iliaques*, ni les *veines crurales*, au pli de l'aine.

Réflexions. — Avant d'en arriver à la discussion de la nature de l'endocardite dont les preuves anatomiques seront fournies, qu'il nous soit permis d'insister sur la forme clinique sous laquelle elle s'est présentée. Si à l'autopsie les lésions de l'endocarde s'effaçaient devant la prédominance des lésions pulmonaires tuberculeuses, il en a été tout autrement pendant la vie. M... s'est présentée à l'observation avec l'allure d'une cardiaque et d'une *cardiaque asystolique*. Le tableau clinique se résumait en somme dans les symptômes suivants : facies congestif, œdème plus ou moins généralisé, oligurie et albuminurie. Modifications du pouls, enfin double souffle cardiaque et cela sans fièvre, sans aucun phénomène pulmonaire qui attire l'attention.

On pouvait, croyons-nous, se demander en présence de ces symptômes asystoliques, coïncidant avec l'apyrexie chez cette jeune fille, s'il ne s'agissait pas de complications cardiaques et rénales secondaires à une scarlatine passée inaperçue. L'apyrexie rendait incertaine l'hypothèse d'une endocardite infectieuse.

En l'absence de phénomènes pulmonaires, apparents du moins, peut-être avait-on le droit de ne pas trop assombrir ce pronostic. Il nous semble qu'il y avait là de réelles difficultés. Comme on l'a vu, il existait des lésions pulmonaires graves en évolution absolument *latentes* (1). C'est cette latence en même temps que l'intensité des complications cardiaques qui a donné à la maladie l'aspect spécial qu'elle a revêtu. Au contraire de l'endocardite infectieuse qui simule la tuberculose subaiguë, ici nous avons eu affaire à une tuberculose pulmonaire se révélant en quelque sorte par l'endocardite infectieuse. Encore cette endocardite avait-elle bien peu le caractère infectieux puisqu'il n'y avait ni fièvre, ni dyspnée, ni rien qui rappelât l'état typhique ou la pyohémie (sauf la phlébite du début).

Il s'agit donc là d'une forme asystolique de l'endocardite infectieuse. L'état de notre malade était caractérisé surtout par le double souffle mitral et tricuspidien, par l'insuffisance urinaire et par l'anasarque. L'insuffisance mitrale était due à une lésion d'orifices ; l'insuffisance tricuspidienne était purement fonctionnelle ; elle était en rapport avec l'asystolie qui a causé l'oligurie et l'anasarque.

La malade s'était alitée pour une phlébite du membre inférieur gauche. L'examen des veines pratiqué à l'autopsie a été négatif. Il est sans doute regrettable que les artères n'aient pas été examinées, car la malade aurait pu aussi avoir une embolie artérielle plus en rapport peut-être avec la marche ultérieure de la maladie.

Quelle était donc la cause de cette asystolie. On est en droit de l'attribuer à la lésion mitrale, du moins pour une part ; mais il existait deux autres facteurs non moins importants selon nous : 1° la gêne de la circulation pulmonaire au milieu d'une étendue de tissu tuberculeux considérable ; 2° la myocardite qui a été prouvée par l'examen microscopique du muscle cardiaque. Il existait, en effet, une myocardite aiguë, diffuse, surtout interstitielle. Il y avait multiplication des noyaux des espaces intermusculaires, plus abondante

_____

(1) Cette latence même n'est point exceptionnelle chez de pareils malades. Nous venons d'en observer un nouveau cas avec M. le Dr Séglas, dans le service de M. Falret.

en quelques points sous l'endocarde et cette prolifération était plus marquée sur les parois du ventricule droit que sur le ventricule gauche. Peut-être multiplication des noyaux des fibres musculaires.

Les fibres-cellules avaient conservé leur situation ; mais il existait une tendance à la dissociation de ces fibres-cellules, et un certain degré de prolifération de leurs noyaux.

On n'a pas vu de granulations tuberculeuses.

Cette localisation prédominante de la myocardite à droite s'explique par la gêne déjà ancienne de la circulation pulmonaire.

Il y a lieu de rapprocher la phlegmatia au début de cette myocardite (Hérard, Cornil et Hanot).

Inoculation. — L'une des végétations de la valvule mitrale fut recueillie et inoculée sous la peau du ventre d'un cobaye. La plaie fut suturée et le cobaye isolé dans une cage qui certainement n'avait pas été souillée par des animaux tuberculeux. Trois jours après l'opération. la plaie se rouvrait et peut-être la végétation inoculée était-elle éliminée. L'inoculation fut néanmoins positive sans que le cobaye ait été soumis à aucune cause de contagion ; il fut sacrifié trois mois environ après l'inoculation, et l'on trouva ses organes (notamment le foie et la rate) criblés de tubercules, quelques-uns déjà jaunes et gros. Afin qu'il n'y eût pas de doute sur la nature de cette tuberculose, on rechercha et on trouva des bacilles nombreux dans les produits de raclage du foie et de la rate, à l'aide de la double coloration par la liqueur de Ziehl et le bleu de méthylène.

Une petite végétation avait été ainsi le premier jour écrasée sous la lamelle, pour la recherche des bacilles. Cette recherche fut infructueuse.

On ne rechercha pas d'autres microbes en culture, les conditions d'asepsie n'ayant pas été suffisantes pour ce genre de recherches.

Examen microscopique. — Sur une coupe de l'une des autres végétations fixée dans l'alcool et incluse dans la celloïdine, on voit par la simple coloration au picro-carmin que la végétation est en partie formée par un magma jaunâtre qui l'enveloppe irrégulièrement ; le magma est vraisemblablement constitué de blocs fibrineux. A ce niveau, c'est-à-dire tout autour de la végétation et sur quelques autres points de l'endocarde où l'on retrouve ces dépôts fibrineux, la couche superficielle de l'endocarde est altérée. Le corps de la végétation est rouge ou rosé, d'aspect fibreux, et se continue avec le tissu fibro-élastique de la valvule. Ses bords sont parsemés de quelques noyaux peu nombreux. Il existe çà et là, dans l'intérieur de la valvule elle-même, entre les fibres élastiques, des noyaux quelquefois disposés en séries parallèles à la surface. A la base de la végétation ces noyaux sont en nombre encore plus considérable, quelques-uns disposés autour des vaisseaux. Mais ils forment surtout de véritables agglomérations en deux points situés l'un au-dessus, l'autre au-dessous de la végétation et à une certaine distance des cellules. Là l'endocarde subit un renflement en dos d'âne, les cellules qui recouvrent ce renflement se colorent mal. L'endocarde est comme soulevé à ce niveau par une nappe de noyaux immédiatement sous-jacente. Nulle part ces noyaux ne se rassemblent en amas rappelant la granulation tuberculeuse avec ou sans cellule géante.

Les coupes traitées à la fois par le carmin et l'hématoxyline rendent mieux compte encore de cette disposition.

De nombreuses coupes ont été également traitées par la liqueur de Ziehl, puis colorées par le bleu de méthylène. Sur une seule coupe nous avons trouvé quelques bacilles groupés bien nets. La plupart étaient situés non point à la surface de la végétation, mais dans son voisinage, sur le bord d'un des renflements dont nous avons signalé l'existence, sur celui qui était en amont de la végétation. A ce niveau, on voyait au milieu de cellules décolorées et désagrégées, quatre ou cinq bâtonnets caractérisés par leur coloration rouge et leurs contours bien nets. Trois d'entre eux étaient dirigés perpendiculairement à la surface de l'endocarde et presque parallèles. Leurs rapports vis-à-vis des cellules décolorées étaient difficiles à établir. Sur les bords de la végétation elle-même il y avait aussi quelques bacilles isolés dans les dépôts fibrineux. Une seconde végétation a été coupée et examinée par les mêmes procédés. Là non plus on n'a trouvé ni cellules géantes, ni granulations. Il n'existait pas de bacilles sur les bords de la végétation, mais bien dans l'angle rentrant formé par elle et l'endocarde. Sur aucune coupe, il n'y avait de bacilles à l'intérieur de la végétation.

Conclusions. — En somme, l'examen histologique a révélé les lésions d'une endocardite simple, l'examen bactériologique l'existence de bacilles très rares tout contre l'endocarde surtout près de la base des végétations ; enfin l'expérimentation a prouvé que la végétation portait des germes de la tuberculose. Ces faits sont susceptibles de deux interprétations différentes relativement à la nature de la végétation. On peut admettre que la végétation n'était nullement tuberculeuse et que le résultat positif de l'inoculation a été dû à la présence des bacilles contenus dans le sang qui a pu rester à sa surface. Mais c'est là une hypothèse bien peu satisfaisante étant donné la rareté des bacilles dans le sang et l'infime quantité de sang qui a pu rester sur la végétation. On peut admettre aussi que les lésions en apparence banales qui constituaient la végétation étaient cependant tuberculeuses, et que c'est bien le bacille ou ses produits de sécrétion qui ont provoqué la formation de cette végétation. L'existence de bacille autour de la végétation et tout contre l'endocarde est en faveur de la nature tuberculeuse de ce tissu de végétation, non tuberculeux en apparence. L. Tripier (1) a donné une interprétation semblable au cas qu'il a observé.

Il existait, comme le démontre la planche annexée à son travail, une granulation typique à la base de la végétation, mais nettement en dehors. L'auteur se fonde sur la nature tuberculeuse de cette granulation pour admettre la nature également tuberculeuse des lésions voisines, lésions qui, au sommet de la végétation, revêtaient l'aspect d'endocardite simple. Ce raisonnement est à nos yeux légitime ; notre cas confirmerait ce fait que des végétations valvulaires en apparence non tuberculeuses à l'examen histologique et bactériologique peuvent en réalité être tuberculeuses ; l'inoculation semble bien le prouver. N'est-il pas ordinaire de reconnaître par l'inoculation la nature tuberculeuse d'un pus dans lequel on n'a pas constaté de microbe ? Pour nous ranger à l'hypothèse de M. Hanot, il est vraisemblable que dans notre cas cette formation tuberculeuse de l'endocarde a été simplement le fait de la toxine. MM. Straus et Gamaleia ont provoqué par l'inoculation des bacilles tuberculeux morts, et par conséquent ne pouvant agir que par leur toxine, des « lésions tuberculeuses identiques à celles que provoquent les cultures vivantes » (2).

C'est ce que MM. Grancher, Ledoux et Laborde appellent la nécrotuberculose (3). Maffuci, Prudden et Hodenpyl, Kostenitsch ont expérimenté dans le même sens (4). En se basant sur ces faits, il

(1) Note sur un fait contribuant à établir l'existence de l'endocardite tuberculeuse. *Arch. de médecine expérimentale et d'anatomie pathologique*, 1890.
(2) Straus et Gamaleia. Contribution à l'étude des poisons tuberculeux. *Arch. de med. expérim.*, 1891.
(3) Tuberculose aviaire et humaine. *Arch. de méd. expér.*, 1892.
(4) Voir Straus. *Revue de la tuberculose.* n° 1 (1893). Sur l'histogenèse du tubercule,

est tout à fait logique d'admettre que le tissu privé de bacilles de la
végétation s'est développé sous l'influence des toxines en question.

Dans notre cas l'existence de bacilles tout contre la végétation
peut en être considérée comme une preuve. Il n'est pas sans intérêt
de remarquer que c'est non pas sur la végétation, mais dans le repli
formé par elle et l'endocarde que nous avons trouvé un groupe de
bacilles caractéristiques. De sorte qu'il ne serait pas irrationnel
d'admettre que les bacilles ne sont venus se fixer sur l'endocarde
que grâce aux conditions spéciales de fixation offertes par la végétation.

Dans cette observation, l'inoculation n'a fait que confirmer l'examen microscopique. Mais, étant donnée la rareté des bacilles constatés et la chance que l'on a de n'en pas trouver, des inoculations
pourraient suffire à déterminer la nature de ces endocardites végétantes jusqu'à présent « indéterminées ».

REVUE GENERALE

PATHOLOGIE CHIRURGICALE.

L'expression vésicale, par le Dr HEDDAEUS. (*Berlin. Klin. Woch.*,
n° 34 et 35, 1893). — L'auteur, dans un travail précédent (n° 43 de
l'année 1886 de ce même journal) avait préconisé l'expression vésicale dans les cas de parésie de la vessie, pour éviter tous les accidents ou inconvénients du cathétérisme. Le Dr Wagner (dans le
n° 47 de 1892 de la *Wiener Klin. Woch.*) parlant de cette méthode
qu'il approuve entièrement, donnait quelques indications en même
temps qu'une explication physiologique des heureux effets de
l'expression vésicale. Il indiquait surtout que cette méthode était
applicable quand les réflexes tendineux, le patellaire en particulier,
étaient abolis. Il n'en est rien, l'expression vésicale pouvant même
ne pas réussir dans ce cas-ci.

L'auteur conseille donc l'emploi de son procédé, que nous allons
décrire, avant d'avoir recours au cathétérisme dans les cas d'incontinence urinaire par paralysie et parésie du sphincter uréthral, soit
qu'il y ait ici une cause d'origine périphérique ou central, soit que
son antagoniste soit également paralysé ou non. Il n'y a de contre-
indications que les cas où une pression manuelle sur le bas-ventre

est contre-indiquée. Voici comment l'auteur procède. Le malade est couché sur le dos, les jambes fléchies. L'opérateur placé à un des côtés du malade, regarde celui-ci, et la main droite placée sur la gauche, appuie sa main gauche sur le côté droit du bas-ventre à côté de la ligne médiane, de telle sorte que les deux pouces, se regardant par leurs extrémités, reposent sur la symphyse, tandis que les autres doigts, appuyant par en haut sur la saillie sphérique de la vessie, pressent progressivement en bas et en arrière et cherchent, en s'enfonçant dans l'abdomen, à rapprocher leurs extrémités des pouces. De la vessie ainsi comprimée, l'urine s'écoule souvent en un jet assez fort. Et à mesure que la vessie se vide, l'opérateur doit peu à peu modifier la position de ses doigts, de façon à bien toujours sentir nettement les contours de l'organe et à continuer ainsi de presser en bas et en arrière. L'opérateur peut aussi se placer d'une manière différente, tourner le dos au malade, poser sa main droite à droite et la gauche à gauche de la ligne médiane, les deux bords palmaires sur le ligament de Poupart et les extrémités digitales se faisant vis-à-vis au-dessus de la symphyse ; l'expression vésicale se fait alors par les pouces qui pressent de haut en bas, etc. Comme on le comprend de suite, les doigts placés au-dessus de la symphyse, c'est un rôle purement passif : empêcher l'urine comprimée par les autres doigts de venir buter contre la paroi abdominale au lieu d'aller vers le bord inférieur de la vessie comme on le désire.

En résumé, outre que ce procédé ne fait courir au malade aucun danger, il lui permet de vider lui-même sa vessie, et cela d'une façon plus complète qu'avec une sonde. D'autre part, la guérison s'ensuit souvent en très peu de jours.

L. CORONAT.

Traitement des myomes utérins. — Dans la séance du 19 octobre 1893 de l'Académie de médecine de New-York, Currier s'est occupé de la question du traitement des myomes utérins. Après avoir dit quelques mots de la méthode de Schroeder si souvent insuffisante, il étudie avec soin le traitement par le galvanisme qui, s'il répond aux plus urgents symptômes, n'a jamais été selon lui suivi d'une cure permanente, sauf dans quelques cas rares où on pouvait du reste presque toujours trouver une autre explication de la guérison. Dans bien des cas, le galvanisme a provoqué par contre des dégénérescences faisant courir de grands risques aux patientes. Il ne saurait donc recommander comme une règle un mode de traitement dont les résultats lui semblent si peu certains. La question principale dans le traitement des myomes de l'utérus est celle de l'ablation de l'organe. Sans doute, la tumeur est bénigne et n'a par elle-même presque jamais provoqué la mort mais quel est le praticien qui n'ait vu maints cas dans lesquels la perte de sang avait mené la malade aux portes du tombeau? De plus, s'il existe un certain nombre de femmes n'éprouvant pas de grands inconvénients ou tout au moins vivant résignées avec leur tumeur utérine, la plupart d'entre elles ne se répandent-elles pas en plaintes continuelles : hémorrhagies, douleurs, troubles de toutes les fonctions, etc.? Si donc, on ne peut compter dans le traitement des myomes utérins, ni sur l'ablation de la tumeur selon la méthode de Schroeder, ni sur le curettage toujours insuffisant, ni sur le galvanisme qui est infidèle dans ses résultats, c'est donc à l'hystérectomie qu'il faudra avoir recours et que Currier recommande de pratiquer par voie abdominale, la malade dans la position de Trendelenburg.

CART.

BULLETIN

SOCIÉTÉS SAVANTES

ACADÉMIE DE MÉDECINE

Anthracose pulmonaire. — Application chirurgicale des localisations cérébrales. — Expériences sur l'action du projectile Mannlicher de 6 millimètres 1/2. — Pathogénie et traitement du tic douloureux de la face. — Diabète à évolution lente. — Albuminuries phosphoriques, leur classification et leur traitement.

Séance du 21 novembre. — Rapport de M. Klesch sur les épidémies en France en 1892.

— Communication de M. Lancereaux sur l'anthracose pulmonaire chez les polisseurs de charbon destiné aux appareils électriques. Cette affection était fréquente autrefois chez les mouleurs au charbon ; mais elle avait presque complètement disparu depuis la substitution

de la cire et de la gélatine aux poussières charbonneuses ; la création
d'une nouvelle industrie qui a pour objet la préparation des bougies
électriques est de nature à la faire reparaître. Le charbon brut de
cornue, qui sert à la fabrication de ces bougies, doit subir plusieurs
préparations, dont la plus importante consiste à l'effiler et à le polir
sur une meule à l'émeri. Or le frottement sur cette meule dégage des
poussières insolubles, charbonneuses et siliceuses, qui pénètrent
dans les voies digestives et dans les bronches, infiltrent le poumon,
exceptionnellement le foie, y produisent la sclérose et prédisposent à
la tuberculose. C'est ce que M. Lancereaux vient d'observer chez un
de ces ouvriers. Les lésions constatées sont identiques à celles des
ouvriers mouleurs : à savoir des poumons indurés et noirs avec des
cavernes analogues à celles des tuberculeux. L'examen microscopique a même révélé la présence de quelques granulations bacil-
laires ; mais il serait erroné de croire qu'il en soit toujours ainsi, des
scléroses pulmonaires ayant une autre origine que l'anthracose aboutissant quelquefois à des foyers de nécrose et à la formation de cavités pulmonaires.

M. Cornil distingue, d'ailleurs, deux formes d'anthracosis pulmonaire. Dans une première forme, le tissu pulmonaire, de coloration
noirâtre, est dur, scléreux et il présente ou non des lésions cavitaires ; la coloration noire est due au dépôt, dans le tissu pulmonaire, de particules charbonneuses qu'il est facile de mettre en évidence. C'est la véritable phtisie charbonneuse, l'anthracosis pulmonaire ; il existe de la sclérose mais pas de tubercules, ni de bacilles
de la tuberculose. Dans une seconde forme il existe également une
coloration noirâtre du poumon accompagnée de pneumonie interstitielle ; mais ce qui la différencie de la première, c'est la coexistence
de lésions tuberculeuses et la présence de bacilles de Koch. En un
mot, il s'agit d'une phtisie tuberculeuse et le plus souvent d'une
tuberculose à forme granuleuse et fibreuse, avec dépôts de particules
de substances colorante noire. En ce qui concerne les rapports
relatifs de la tuberculose et de l'anthracosis, on peut dire d'une
façon générale que la tuberculose prédispose à l'anthracosis et réciproquement.

— M. le Dr Moura-Bourouillon lit une observation de larve d'in-
secte vivant dans la cavité rétro-nasale, avec angine pharyngée
aiguë, extraction de la larve et guérison.

M. le Dr Maurel (de Toulouse) donne lecture d'un mémoire sur l'action comparée du bichlorure de mercure sur le lapin et sur les éléments figurés de son sang.

Séance du 28 novembre. — M. Nocard présente à l'Académie, de la part de M. le Dr Netter, une étude relative à l'actinomycose de l'homme et à son traitement par l'iodure de potassium (Traitement de Thomassen). Huit cas de guérison depuis moins d'un an dus à ce traitement.

— M. Laborde ajoute des faits nouveaux confirmant les heureux résultats de l'application du procédé des tractions rythmées de la langue dans l'asphyxie avec mort apparente, et chez les nouveau-nés et à la suite de trachéotomie, dans le cas de diphtérie croupale.

— Abcès sous-méningé, ouverture du crâne, guérison. Sous ce titre, M. Péan communique une observation dans laquelle la connaissance des localisations cérébrales l'a conduit à pratiquer avec sûreté et avec succès l'opération de la trépanation chez un enfant de 4 ans 1/2, qui avait présenté des accidents nerveux à la suite d'un accident d'arme à feu. La balle avait traversé le globe de l'œil droit, pénétré dans les parties profondes et déterminé, avec un peu de parésie faciale du côté gauche, une monoplégie flaccide absolue du membre supérieur, signes de la lésion du centre moteur supérieur, c'est-à-dire de la partie moyenne des circonvolutions frontale et pariétale ascendantes.

— M. le Dr Lara donne lecture, au nom de M. Gautier et au sien, d'une note sur la méthode hydro-électrique.

— M. le Dr Closier (de Beauvais) lit un mémoire sur l'asymétrie acquise entre les deux moitiés latérales du corps humain.

Séance du 5 décembre. — Élection de M. Mégnin, en remplacement de M. Raynal, décédé (médecine vétérinaire).

— Rapport de M. Chauvel sur des études expérimentales concernant l'action du projectile cuirassé Mannlicher roumain de 6 millimètres 1/2, par M. le Dr Demosthen, chirurgien en chef de l'armée roumaine, professeur à la Faculté de médecine de Bukarest. C'est le plus mince projectile adopté dans une armée européenne. En outre, au lieu d'être astreint à utiliser les tirs à courte distance et à charges réduites, qui, malgré l'exactitude du calcul, ne peuvent donner au projectile la vitesse de rotation et l'angle de frappe qu'il aurait aux portées véritables, M. Demosthen a pu exécuter ses tirs aux distances réelles, avec des cartouches de guerre. Ses expériences peuvent être divisées en trois catégories : tirs d'épreuve sur des objets résistants et variés; tirs sur des cadavres humains habillés; enfin, tirs sur des chevaux vivants. Il a consigné les caractères des lésions suivant les tissus. Ce qui ressort des expériences faites sur des animaux vivants, c'est la fréquence, c'est l'abondance des hémorrhagies immédiates, auxquelles exposait moins l'action plus contondante des projectiles à vitesse moindre, à volume plus considérable, à déformations plus faciles ; c'est encore la comminution, à toute distance, des fractures diaphysaires, de façon que des orifices cutanés petits et réguliers peuvent, soit cacher un énorme foyer de fracture diaphysaire, soit conduire à un extravasat sanguin considérable.

— Rapport de M. Magitot sur un travail de M. le Dr Jarre (de Paris), sur la pathogénie et le traitement de la névralgie spasmodique ou tic douloureux de la face. Les interventions chirurgicales, consistant dans l'élongation des nerfs (Bilroth et Chauvel) ou dans la résection dans la continuité nerveuse sur les points divers de la face, n avaient pas donné de brillants résultats.

Cependant il existe une certaine catégorie de cas de névralgies de la 5e paire qui ont guéri entre les mains de plusieurs chirurgiens, ce sont les formes douloureuses, limitées et localisées au bord alvéolaire dépourvu de dents et que les auteurs ont, par suite, appelées la névralgie des édentés. Gross, Denucé, Duplay et Cruet en ont rapporté des exemples qu'ils ont d'ailleurs considérés comme tout à fait distincts du tic douloureux proprement dit, puisque l'élément douleur, au lieu de s'irradier dans une région plus ou moins étendue, restait localisé et fixé au bord alvéolaire. C'est ainsi d'ailleurs que ces chirurgiens ont publié des cas de guérison complète de cette névralgie des édentés par la résection du bord alvéolaire. C'est sans doute sous l'influence de ces derniers travaux que M. Jarre a été amené à sa conception particulière de la pathogénie du tic douloureux et par suite à la méthode thérapeutique qu'il préconise. Pour lui, la maladie est due à une lésion périphérique qui occupe les extrémités terminales de la 5e paire ; le lieu exact de cette lésion est une région plus ou moins étendue du bord alvéolaire de l'une ou l'autre mâchoire, région qui serait le siège d'une cicatrice consécutive à des accidents antérieurs de diverses sortes ; le siège intracicatriciel de la région originelle rapproche le tic douloureux de la névralgie des édentés et de la névralgie des moignons, qui sont, elles aussi, d'origine cicatricielle ; le traitement rationnel du tic douloureux doit donc consister dans l'ablation pure et simple d'un segment du bord alvéolaire comprenant le foyer d'origine du mal ; cette ablation doit être extemporanée ; elle s'effectue après incision

des parties molles au galvanocautère par la section à la pince de
Lister ou à la scie suivie de la rugination de la plaie osseuse ; cette
opération est sans gravité ; la plaie pansée antiseptiquement guérit
ordinairement en quelques semaines sans complication. »

— Communication de M. Worms sur le diabète à évolution lente.
C'est le résultat exclusif d'observations personnelles poursuivies depuis trente ans, lesquelles peuvent permettre d'établir dans quelles
conditions et sous l'influence de quel traitement un diabétique peut
prolonger indéfiniment son existence. Il est d'abord à remarquer que
ce diabète est plus particulièrement fréquent chez les hommes
adonnés à des occupations sédentaires, exigeant une grande tension
d'esprit et de puissants efforts intellectuels ; et, comme les symptômes caractéristiques, la polyurie, la polidypsie, etc., ne se manifestent pas au début de la maladie, il en ressort l'opportunité, dans
ce milieu, de l'examen des urines à ce point de vue. M. Worms décrit sommairement les caractères propres aux diabétiques qu'il a vus
vivre pendant de longues années, sans se trop mal porter ; il les
range sous les trois types suivants : 1° diabète lent facilement réductible ; 2° diabète lent irréductible : 3° diabète périodique.

A quelque type qu'ils appartiennent, M. Worms leur conseille
l'examen continuel de leurs urines. Cet exrmen ieur permettra d'a-
bord d'étudier l'influence très variable de certains aliments hydrocarbonés, en particulier de certains fruits qui sont inoffensifs pour
les uns. nuisibles pour les autres, et de diriger ainsi leur alimentation. En matière d'alimentation des diabétiqnes la condition essentielle, c'est que le régime soit tolérable ; il doit différer selon qu'il
s'applique à des diabétiques réductibles ou à des irréduétibles. Dans
le premier cas il faut être moins sévère a partir du moment où on
observe la disparition de sucre, laisser aux diabétiques armés de
leurs moyens d'analyse le soin de distinguer ce que chacun peut
encore détruire de sucre parmi les aliments hydrocarbonés et au
besoin leur en laisser faire une petite quantité (8 à 10 grammes par
litre quand il n'y a pas de polyurie) si le régime le fatigue et si son
poids diminue.

Dans la forme irréductible lente, il faut être plus attentif au choix
des aliments et revenir au régime plus sévère dès qu'il se manifeste
de la soif, de la polyurie et que la quantité de sucre dépasse 20 gr.
par litre. Mais on devra toujours se garder d'une rigueur excessive
pans l'alimentation. Dans la forme intermittente, dès l'apparition
d'assez grandes quantités de sucre, il faut arriver rapidement à la

réduction sauf à laisser ensuite le sujet prendre les aliments qui sont en rapport avec les moyens de brûler son sucre.

En dehors du régime alimentaire, M. Worms conseille l'exercice modéré, le grand air, les voyages et enfin l'usage du sulfate de quinine à la dose de 20 à 30 centigr. par jour, l'arsenic dans les cas rebelles, les lotions froides sur la tête deux fois par jour, les purgatifs salins.

Séance du 12 décembre. Séance publique (Voir l'article Variétés).

Séance du 19 décembre. Communication de M. Albert Robin sur les albuminuries phosphaturiques, leur classification et leur traitement. L'auteur se propose d'individualiser et séparer du mal de Bright certaines albuminuries, le plus souvent curables par des procédés qui diffèrent totalement de ceux actuellement en usage, et qui revêtent, dans quelques cas, une véritable rigueur, appuyés qu'ils sont pour une pathogénie précise ; de montrer l'un des chemins qui conduit au mal de Bright, avec des étapes successives dont l'une est un *trouble fonctionnel de la nutrition* justifiable d'une certaine thérapeutique et dont la dernière est la *lésion rénale* à laquelle on n'a pas encore pu opposer un traitement décisif ; de commencer le démembrement de deux entités morbides de création récente dont la constitution semble purement artificielle, l'*albuminurie cyclique ou physiologique et la neurasthénie*; enfin de s'opposer aux doctrines organiciennes trop absolues qui régentent la médecine actuelle la doctrine de la maladie fonctionnelle qui va plus loin que la lésion et ouvre de plus larges horizons à la thérapeutique.

Voici ses conclusions :

1° Il existe une variété d'albuminurie liée à un trouble de la nutrition, qui demeure fonctionnelle pendant longtemps, aboutit probablement à une lésion brightique, mais qui, pendant sa période fonctionnelle, guérit assez facilement. Il propose de l'appeler : *albuminurie phosphaturique ;*

2° Le trouble nutritif qui l'engendre présente l'arthritisme comme cause prédisposante, le surmenage nerveux et la suralimentation comme principales causes dominantes ;

3° Il est caractérisé par une dénutrition organique exagérée surtout dans les organes riches en phosphore, par une incomplète assimilation nerveuse des phosphates alimentaires, par une déperdition urinaire de l'acide phosphorique, par une dénutrition des globules rouges du sang, par une diminution relative des oxydations ;

4° Son syndrome urologique réside dans la coexistence de la phosphaturie, de l'albuminurie et de l'ensemble des caractères qui traduisent les troubles précédents ;

5° Cliniquement, elle comporte quatre variétés :

a) L'albuminurie phosphaturique simple, confondue jusqu'ici avec l'albuminurie cyclique intermittente dont le groupe artificiel subit, du fait de cette séparation, une première dissociation.

b) L'albuminurie phosphaturique pseudo-neurasthénique, dont la reconnaissance commence le démembrement de la neurasthénie comme entité morbide.

c) L'albuminurie phosphaturique pseudo-brightique, confondue jusqu'ici avec la néphrite interstitielle.

d) L'albuminurie brightique d'origine phosphaturique. C'est la maladie arrivée à la période lésionnale.

6° La thérapeutique des trois premières variétés est le plus souvent suivie de succès.

Le cadre trop restreint de ces comptes rendus nous oblige à nous borner à ces conclusions de l'auteur; mais nous ne saurions trop recommander la lecture de la communication *in extenso* surtout en ce qui concerne les symptômes et le traitement de chaque variété d'albuminerie phosphaturique.

ACADÉMIE DES SCIENCES

Nerfs. — Absorption. — Cancer. — Sublimé. — Stérilisation.

Séance du 20 *novembre* 1893. — Sur la structure intime des plaques terminales des *nerfs* moteurs des muscles striés, par M. Charles Rouget. « En 1862, dit l'auteur, quand j'ai fait connaître l'existence des plaques terminales des *nerfs* moteurs chez les vertébrés supérieurs, j'ai affirmé que ces plaques, d'apparence granuleuse, étaient la continuation du cylindre-axe et qu'elles étaient constituées par la même substance que ce dernier. Divers auteurs prétendaient alors que la substance granuleuse n'était que le support (Plattensöhle, de Huhne) de la véritable plaque nerveuse, formée de fibres pâles plus ou moins ramifiées (arborisations de Rouvier).

« J'établis ensuite dans une note présentée à l'Académie en 1866, que les fibres pâles et sans moelle qui pénètrent dans la plaque ne sont pas distinctes de la substance granuleuse fondamentale de la plaque, mais se continuent avec elle comme des nervures d'une

feuille avec le limbe, et que les divisions terminales du cylindre-axe
du tube nerveux moteur constituent, en s'anastomosant et se fusion-
nant, l'expansion terminale de substance finement granuleuse.

«Mais il importait de savoir comment s'établissent les connexions
entre les dernières divisions visibles des fibres pâles et la substance
d'apparence granuleuse ; quels sont les éléments qui constituent
cette couche de la plaque terminale, la plus importante de toutes,
puisque c'est en elle que se fusionnent toutes les divisions du cylindre-axe, et que, de plus, c'est elle qui est en rapport intime, en contact immédiat, avec la substance contractile.

« C'est seulement vers la fin de l'année 1880 que j'obtins la solution de ce problème, et, de toutes les préparations microscopiques
que je soumets à l'examen de l'Académie et qui sont le résultat des
nombreuses recherches auxquelles je me suis livré à ce sujet, je
crois pouvoir formuler les conclusions suivantes :

« 1° Les plaques terminales forment un tout compact et bien limité
ne présentant entre les éléments qui les constituent ni ces lacunes,
ni ces intervalles vides que présentent les images des préparations
au chlorure d'or (arborisations de Rouvier). Ces ramifications du
cylindre-axe sont, jusqu'à leur terminaison ultime, juxtaposées,
pressées les unes contre les autres ;

« 2° Les divisions de premier ordre du cylindre-axe forment déjà
par leur anastomoses, un plexus rétiforme à grandes mailles, d'où se
détachent des ramifications de plus en plus fines qui forment par
leurs anastomoses plus serrées, des arcades (vues de profil) ou un réseau (vues de faces) à mailles fermées :

3° Ce sont les images imparfaites de ces arcades ou de ces réseaux
ou celle de la coupe optique des filaments qui les forment, qui ont
donné l'illusion de l'aspect granuleux ou de prétendus cils. C'est, en
effet ce réseau terminus qui en contact immédiat avec la substance
contractile, constitue en réalité la substance granuleuse, la prétendue
semelle de la plaque. Il est de tous points semblable à celui que j'ai
décrit autre fois comme la lame nerveuse terminale de la plaque électrique de la torpille ; il est, de plus, son équivalent physiologique.»

Séance du 27 novembre. — De l'*absorption* par les voies urinaires
par M. Bazy. On sait qu'il est classique de dire que l'épithélium vésical normal est dénué de tout pouvoir absorbant, tandis que la
vessie peut parfaitement absorber, lorsqu'elle est dépouillée de sa
couche épithéliale.

« Les expériences que je poursuis depuis plusieurs mois dans le but d'élucider cette question, les faits cliniques que j'observe depuis longtemps, m'ont démontré que l'erreur dans laquelle on a vécu jusqu'à ce jour tient vraisemblablement aux causes suivantes :

a) On a confondu imbibition avec *absorption* ; *b*) les poisons employés expérimentalement n'étaient pas suffisamment actifs pour que leur actions fut indiscutable ; *c*) les poisons dont on s'est servi étaient inactifs par rapport aux animaux en expérience.

Dans mes recherches instituées de manière à éviter sûrement toute cause d'erreur, j'ai employé des poisons chimiques et des poisons microbiens. En me servant de ces derniers, j'ai injecté tantôt le poison microbien pur, tantôt une culture de microbes.

J'ai toujours obtenu des résultats immédiats avec les poisons chimiques, pourvu qu'ils fussent violents ; quand ils n'ont pas agi immédiatement, ils paraissent avoir eu sur l'organisme une action telle que la mort a pu s'ensuivre à des intervalles plus ou moins éloignés.

Les animaux soumis à l'expérimentation sont tués en quelques minutes par la cocaïne, la strychnine, l'acide cyanhydrique médicinal. La cocaïne mise en contact avec une large surface cutanée dépourvue d'épithélium n'a aucune action ; la belladone, le curare, la pilocarpine ne produisent leurs effets que beaucoup plus lentement et ne paraissent agir qu'en imprimant des troubles lents dans la nutrition des cellules.

L'épithélium vésical paraît jouir du pouvoir absorbant à l'égard de l'eau, mais la démonstration rigoureuse de ce fait ne me semble pas possible en se plaçant dans des conditions normales ou presque normales.

Pour en revenir aux poisons chimiques, leur *absorption* par la vessie me paraît jeter un certain jour sur la pathologie urinaire et fournir l'explication des différentes énormes qui existent, au point de vue de l'évolution, entre les rétentions vésicales et les rétentions rénales, ces dernières permettant la conservation de l'état général et la survie pendant un temps infiniment plus long que les rétentions vésicales.

L'injection vésicale de poisons microbiens produit des effets non moins remarquables : c'est ainsi que sur 6 lapins injectés avec du pneumocoque, 5 sont morts, dont 3 dans l'espace de trois à cinq jours, avec des exsudats pleuraux et péritonéaux sans lésions rénales, fait très important pour l'histoire des infections urinaires.

D'autre part, la substance pyrétogène de Charrin (culture du bacille pyocyanique stérilisée par la chaleur, mais non filtrée), injectée à 4 lapins, a tué deux de ces animaux, l'un après sept jours, l'autre au bout de quatorze.

Voici maintenant le résultat de mes recherches relativement à *l'absorption* au niveau de l'urèthre et au niveau de l'uretère : *l'absorption* uréthrale m'a paru très active, *l'absorption* urétérale beaucoup moins ; mais lorsque la substance toxique arrive au contact des calices, la mort est foudroyante, du moins avec les doses dont je me suis servi dans mes expériences.

Séance du 4 décembre.

— Parasites dans le *cancer*, par M. G. Nepveu (de Marseille). La question de l'origine du *cancer* est loin d'être tranchée. Est-il dû à un trouble trophique ou à un parasite ? Le nombre si considérable de fins corpuscules aperçus dans le *cancer* autorise à penser que le travail karyokinétique si important qui se produit dans ces circonstances ne suffit pas à lui seul à expliquer leur présence, ni l'existence de certaines formations cellulaires anormales. Tout d'abord on y observe des bactériens, et depuis 1880, époque à laquelle je les ai le premier signalés, personne n'a nié leur présence dans le *cancer*.

Existe-t-il d'autres parasites dans le tissu carcinomateux ? On observe des spores réunies en masse dans des cellules dites sporifères. Ces spores sont en liberté dans des espaces plasmatiques. En se développant elle prennent une forme épithélioïde. Ces spores pénètrent dans les cellules amiboïdes, nombreuses à la périphérie des tumeurs. Elles s'introduisent dans les cellules en voie dr karyokynèse et inefctent leurs produits. Elles pénètrent aussi dans les noyaux des cellules épithéliales ; de là, elles tombent dans le plasma cellulaire ; elles y compriment et atrophient en se développant, le noyau dont elles sont sorties.

Ces cellules d'origine sporique ont un cachet particulier : 1° intracellulaires, elles présentent tantôt plusieurs noyaux, tantôt plusieurs nucléoles, parfois des stries sur le pourtour de la cellule, autour du nucléole, parfois une espèce de coma central ; parfois aussi des spores sont montées sur une tige à la façon de notes musicales ; 2° libres, elles offrent un aspect spécial, tantôt extrêmement petites, tantôt atrophiées, tantôt plus développées.

A côté de ces formations, il faut citer : a) des cellules kystiques fixées aux parois lymphatiques avec quatre cellules inférieures et plus ; b) des cellules fenêtrées avec masses nucléaires amiboïdes ;

c) des cellules en forme de triangle curviligne à noyau divisé en
quatre (tétrahénie); *d*) de petites cellules qui se colorent très vivement à la fuchsine phénolée et se transforment en cellules amiboïdes
avec huit à dix petits noyaux, dont chacun devient le centre de
petites cellules épithéliales.

Tout cet ensemble dénote un travail particulier qui diffère essentiellement de la karyokinèse dans ses traits les mieux établis et se
rapproche de l'évolution des sporozoaires.

Sans vouloir approfondir davantage [un sujet si délicat et si complexe, je crois devoir faire remarquer que de nombreux facteurs
doivent intervenir dans la pathogénie du *cancer* ; que, à côté des
troubles karyokinétiques si importants des cellules, il faut signaler
des lésions nerveuses constantes, des lésions des capillaires sanguins
et lymphatiques, constantes elles aussi, et, par conséquent, des
troubles de nutrition consécutifs d'une grande valeur.

— Stabilité et conservation des solutions étendues de *sublimé*, par
M. Léon Vignon. Lorsqu'on abandonne à elle-même, à la température ambiante, une solution [aqueuse de *sublimé* à 1 0/00, on constate qu'au début et dans les premières heures qui suivent sa préparation, elle demeure limpide. Mais au bout d'un temps qui peut
varier d'un à trois jours, elle donne naissance à un précipité blanc
d'abord très faible, dont la quantité augmente avec le temps. Elle
s'appauvrit ainsi lentement, si elle est contenue dans un récipient
clos, très rapidement, au contraire, si elle est conservée en vase ouvert.

D'autre part, les substances colorantes avec lesquelles on colore
fréquemment les solutions de *sublimé*, telle que la fuchsine ou le
carmin d'indigo, diminuent la proportion du mercure insolubilisé
pendant un temps donné. A ce point de vue le carmin d'indigo donne
de meilleurs résultats que la fuchsine. Enfin, si l'on associe aux solutions de *sublimé* de l'acide chlorhydrique ou des chlorures alcalins,
on augmente dans de larges proportions leur conservation et, par
suite, leur valeur antiseptique, celle-ci étant liée à la conservation
de leur état initial.

— Sur la *stérilisation* du pain et du biscuit sortant du four, par
MM. Balland et Masson. Les germes apportées par l'eau servant à la
panification peuvent-ils conserver leur activité dans le pain après la
cuisson?

Les expériences bactériologiques entreprises par les auteurs à
l'hôpital militaire de Vincennes leur ont montré que le pain et le

biscuit des manutentions militaires étaient stériles à la sortie du four.

Voici les conclusions de leurs expériences : 1° Les microbes apportés par l'eau pendant le travail de la panification ne résistent pas à l'action combinée de l'acidité des pâtes et de la température à laquelle ces pâtes sont exposées au four;

2° Ces deux facteurs (acidité et chaleur) assurent pratiquement la *stérilisation* du pain et du biscuit. Certaines spores connues par leur résistance aux températures élevées, peuvent seules conserver leur activité et se développer ultérieurement dans certaines conditions particulièrement favorables.

3° Du moment où l'acidité diminue sensiblement, comme dans les pâtes préparées avec les levures, la *stérilisation* n'est plus assurée au même degré;

4° Dans tous les cas, les germes pathogènes, le bacille typhique et le bacille du choléra en particulier, qui offrent tous une moindre résistance à la chaleur doivent nécessairement être détruits.

— Données chronométriques relatives à la génération des *nerfs* par M. C. Vauclair. Des expériences faites sur un certain nombre de chiens et de lapins, en opérant sur les *nerfs* facial, pneumogastrique et sciatique, préalablement divisés, afin de déterminer le temps nécessaire à leur régénération, ont donné à l'auteur les résultats suivants :

A. Dans le cas de coaptation parfaite des deux bouts : 1° pour le facial, huit mois, soit une vitesse de régénération de 9 millimètres environ par mois ou 3 décimillimètres par jour ; 2° pour le pneumogastrique, onze mois, soit une vitesse de 3 centimètres par mois ou un millimètre par jour ; 3° pour le sciatique, mêmes chiffres à peu de chose près que pour le vague.

B. Dans le cas des moignons nerveux tenus à distance, sur le *nerf* poplité interne, le délai est de plus de treize mois pour un intervalle de 1 centimètre, de vingt mois environ pour 2 centimètres, et de vingt-huit mois pour 8 centimètres.

Quant aux délais correspondant à chacune des trois phases de la régénération du *nerf*, ils ont donné les chiffres suivants : a) quarante jours environ pour la prolifération initiale ; b) une vitesse de 2 décimillimètres 1/2 par jour pour le parcours des fibres nouvelles dans le système intercalaire; c) une vitesse de 1 millimètre par jour pour la progression des éléments nouveaux dans le segment périphérique.

VARIÉTÉS

Séance publique annuelle pour 1893.

Rapport général sur les prix décernés en 1893. — Proclamation des résultats des concours de 1893. — Prix proposés pour 1894, 1895 et 1896. — Eloge de M. Trélat.

La séance publique annuelle de l'Académie a eu lieu avec son éclat accoutumé le 12 décembre dernier. Elle a été remplie par le rapport général sur les prix décernés par l'Académie en 1893 et par l'éloge de M. Trélat prononcé par M. Alphonse Guérin.

Si la distribution des récompenses est pour ainsi dire l'occasion de cette solennité, elle est loin d'en constituer le principal attrait. En dehors des heureux lauréats et de leurs amis accourus pour applaudir à leurs succès, l'auditoire, composé en grande partie de profanes, y vient chercher ces récréations de l'esprit qui sont le privilège des fêtes académiques. Parfois, il est vrai, la nature des sujets de concours se prête à des digressions intéressantes et on sait avec quel art infini M. Cadet de Gassicourt excelle à détacher les points qui peuvent piquer la curiosité, soutenir l'attention. Tel n'était pas le cas cette année ; et le genre des travaux qu'il avait à analyser, les questions techniques qu'il avait à résumer lui rendaient sa tâche particulièrement ingrate.

C'est un devoir pour le rapporteur de rendre un dernier hommage à la mémoire des membres de l'Académie décédés dans le courant de l'année. Ici, hélas, le sujet était vaste. Rarement l'Académie avait été aussi éprouvée en si peu de temps. Desnos, Hardy, Ball, Raynal, Marotte, de Villiers, Peter, Vidal, Blanche, Charcot, Léon Lefort, tous, à des titres divers, d'une notoriété incontestée, quelques-uns arrivés aux plus hautes situations professionnelles, tous ayant grandement honoré la corporation. Le cadre restreint de son discours ne permettait pas à M. de Gassicourt d'apprécier à leur juste valeur les mérites de chacun : mais du moins a-t-il su, dans des portraits d'une facture parfaite, metttre en relief leurs maîtresses qualités ; et ces courtes notices où il a mis autant de talent que de cœur peuvent servir de modèles.

En choisissant pour sujet de son discours l'éloge de Trélat, M. Alphonse Guérin a fait œuvre pie. Il n'est donné qu'à quelques privilégiés d'attacher son nom à une grande découverte qui le fasse

passer à la postérité. On peut faire preuve des qualités les plus solides et les plus brillantes, participer avec éclat à toutes les discussions de son époque, jouir auprès de ses contemporains de la plus
grande notoriété, arriver enfin au plus haut rang parmi les siens ;
on meurt, et de cette gloire d'un jour, si elle n'est fixée à quelque
monument littéraire ou scientifique, il ne reste presque rien, plus
qu'un nom, *nominis umbra* ; et c'est pour cela qu'il est juste
qu'en des circonstances solennelles une voix autorisée s'élève
pour tâcher de fixer dans le temps l'image fugitive de ceux
qui ont bien mérité. « Les académies sont, quoi que l'on puisse in-
venter contre elles, le refuge des saines doctrines et le temple où
l'encens ne brûle que pour les hommes dont elles ont le droit de
s'enorguillir. A ce titre, Ulysse Trélat méritait que l'on rappelât ici
que pendant plus de trente ans, il s'efforça d'infuser à toute une
génération de médecins la science correcte, la dignité et l'honneur de
notre profession. S'il n'avait pas été modeste, s'il ne s'était pas contenté de se faire admirer par tous les hommes compétents, adonnés
aux sciences ; s'il avait recherché l'admiration des profanes, son
nom répété par les organes de la publicité, devenant populaire, aurait pu donner une satisfaction à laquelle on reste difficilement insensible ; mais il avait l'âme trop haut placée pour ne pas dédaigner
la faveur que l'on n'acquiert qu'en sacrifiant une partie de sa dignité. »

On ne pouvait mieux dire et quel bel éloge !... « Doué d'une merveilleuse aptitude à tout s'assimiler et à exprimer sa pensée de la
manière la plus précise et la plus élégante, il lui manqua toujours
le contentement de soi-même, qui fait la fortune et le bonheur des
hommes dont la modestie n'est pas la principale qualité. »

Nous pourrions multiplier les citations prises çà et là dans ce
beau discours et reconstituer ainsi le portrait de M. Trélat. C'est le
poète amoureux de son héros. Ici c'est sa tolérance qu'il nous célèbre, là son désintéressement, sa charité, son honnêteté profession-
nelle, etc., là son immense talent de professeur, là encore et surtout
ses succès de tribune, sa dialectique puissante, sa parole chaude et
imagée, etc. Puis, remontant jusqu'à sa thèse d'agrégation sur la nécrose phosphorée, travail auquel vingt ans après il n'a rien trouvé à
modifier, M. Guérin énumère les divers travaux de M. Trélat et particulièrement les diverses discussions chirurgicales auxquelles il
prit une part toujours si prépondérante. Et les éloges qu'il lui décerne ont d'autant plus de valeur, son admiration pour le chirurgien

est d'autant mieux fondée qu'il est son aîné dans la carrière que tous les deux ils ont honorée. Tous les deux, ils s'indignent contre les trafics, les compromissions qu'ils trouvent des actes déshonorants. « Il éprouvait un vif chagrin en pensant que notre profession qui est si noble quand elle n'est pas cupide, peut être compromise par des êtres inconscients. » Il s'élève à vingt reprises différentes contre ceux « qui ne dédaignent pas le bruit de la publicité sous toutes ses formes, qui attirent l'attention par des réclames bruyantes et souvent répétées ». Avec Trélat « il gémit sur certaines habiletés dont il était incapable ».

Mais il faut nous borner. Puissent ces quelques citations suggérer la lecture *in extenso* de ce magnifique discours qui est en même temps une œuvre de bien.

ACADÉMIE DE MÉDECINE.

Séance publique annuelle du 12 décembre 1893 sous la présidence de M. Laboulbène.

M. *Cadet de Gassicourt*, secrétaire annuel, donne d'abord lecture de son rapport général sur les prix décernés cette année.

Puis *M. le Président* lit la liste des prix proposés pour 1894, 1895, 1896.

M. *Alph. Guérin* prononce l'éloge de M. le professeur *U. Trélat*.

PRIX DÉCERNÉS.

PRIX DE L'ACADÉMIE. — 1.000 fr. (Annuel.) — Question : *Des origines et des modes de transmission des cancers*. Quatre concurrents se sont présentés. Un prix de 700 fr. est décerné à M. le Dr Maurice Cazin (de Paris). L'Académie accorde, en outre, à titre d'encouragement : 1º 150 fr. à M. le Dr Jean Fabre (de Lyon) ; 2º 150 fr. à M. le Dr G. Rappin (de Nantes). Enfin une mention honorable est accordée à M. le Dr Arnaudet (de Cormeilles).

PRIX ALVARÉNGA DE PIAUHY (Brésil). — 800 fr. (Annuel.) Ce prix sera décerné à l'auteur du meilleur mémoire ou œuvre inédite (dont le sujet restera au choix de l'auteur), sur n'importe quelle branche de la médecine. Vingt-sept ouvrages ont été soumis au jugement de l'Académie. L'Académie partage le prix de la manière suivante : 1º 400 fr. à M. le Dr Sebileau (de Paris) ; 2º 400 fr. à M. Vaudin, pharmacien à Fécamp. Des mentions honorables sont, en outre, accordées à : MM. les Drs Laffitte (de Paris) ; Azoulay (de Paris) ; Oriou (médecin militaire).

PRIX D'ARGENTEUIL. — 6.800 fr. (Sexennal.) Ce prix sera décerné à l'auteur du perfectionnement le plus notable apporté aux moyens curatifs des rétrécissements du canal de l'urèthre, ou à l'auteur du meilleur travail sur le traitement des maladies des voies urinaires. Six candidats se sont présentés. L'Académie ne décerne pas le prix, mais elle accorde : 1° 3.000 fr. à M. le Dr Desnos (de Paris); 2° 1.500fr. à M. le Dr Noguès (de Paris) ; 3° 1.500 fr. à M. Collin, fabricant d'instruments de chirurgie, à Paris ; 4° 800 fr. à M. Genouville, interne des hôpitaux de Paris.

PRIX BARBIER (2.500 francs). — L'Académie ne décerne pas le prix, mais elle accorde à titre d'encouragement : 1.000 francs à MM. les Drs Thoinot et Dubief (Paris) ; 750 francs à M. le Dr Lesage et M. Thiercelin, interne des hôpitaux de Paris.

PRIX HENRI BUIGNET (1.500 francs). — Le prix est décerné à M. le Dr Hanriot (Paris).

PRIX CIVRIEUX (800 francs) : *Des troubles de l'intelligence dans la fièvre typhoïde.* — L'Académie partage le prix entre : M. le Dr Honoré Bidon (Marseille) et M. le Dr Calixte Rougé, médecin en chef de l'asile des aliénés de Limoux (Aude). Mention honorable à M. le Dr Vincent Pagliano (Marseille).

PRIX DAUDET (1.000 francs) : *Des parotidites.* — Prix de 800 francs à MM. les Drs Paul Claisse et Ernest Dupré (Paris). Prix de 200 fr. à M. le Dr Cristiani, privatdoscent à l'Université de Genève, et à Mme Cristiani, docteur en médecine.

PRIX DESPORTES (1.300 francs). — L'Académie ne décerne pas le prix, mais elle accorde les récompenses suivantes :

1° Mention très honorable avec 500 francs à M. le Dr Paul Delmas (Bordeaux) ; 2° mention très honorable avec 500 francs à M. le Dr Thomas, médecin-major de 1re classe, à l'hôpital militaire de Bordeaux ; 3° encouragement de 300 francs à M. le Dr Cathelineau et à M. le Dr Lebrasseur (Paris).

CONCOURS VULFRANC-GERDY. — L'Académie a versé, en 1893, les sommes suivantes à MM. les stagiaires : 1° 3.580 francs à M. Arthus, pour ses missions, en 1893, à Châtelguyon et à Saint-Nectaire, et son rapport sur les eaux minérales de Vichy (mission de 1892) ; 2° 3.500 francs à M. Bernard, pour ses missions, en 1893, à Royat et à Hammam-Meskoutine, et son rapport sur les eaux minérales de La Bourboule (mission de 1892).

PRIX ERNEST GODARD (1.000 francs). — Prix à M. le Dr Ernest Basset (Paris).

PRIX DE L'HYGIÈNE DE L'ENFANCE (1.000 francs): *De l'ictère des nou-veau-nés.* — Le prix est décerné à M. le Dᵉ Lesage (Paris) et à M. le Dʳ Demelin (Paris).

PRIX LABORIE (5.000 francs). — Le prix n'est pas décerné, mais l'Académie accorde les encouragements suivants : 1° 1.000 francs à M. le Dʳ Plicque (Paris) ; 2° 1.000 francs à M. le Dʳ Vaillard, professeur à l'école du Val-de-Grâce ; 3° 1.000 francs à M. le Dʳ Jules Bœckel (Strasbourg) ; 4° 1.000 francs à M. le Dʳ Eugène Rochard (Paris) ; 5° 500 francs à M. le Dʳ Choux, médecin-major à l'hôpital de Vincennes, à titre de mention honorable ; 6° 500 francs et une mention honorable à M. le Dʳ Aldibert (Toulouse).

PRIX LAVAL (1.000 francs). — Le prix est décerné à M. Edouard-Alfred Friteau, étudiant à la Faculté de médecine de Paris.

PRIX LEFÈVRE (1.800 francs). — L'Académie partage le prix de la manière suivante : 1° 1.000 francs à MM. les Dʳˢ Charles Vallon et Auguste Marie, médecins des asiles d'aliénés de la Seine ; 2° 800 fr. à M. le Dʳ Séglas (Paris).

PRIX MEYNOT (2.600 francs). — Prix de 1.600 francs à M. le Dʳ Tscherning (Paris) ; mention très honorable avec 500 francs à M. le Dʳ Sulzer, privatdocent d'ophthalmologie à l'Université de Genève ; mention très honorable avec 500 francs à M. le Dʳ Félix Lagrange (Bordeaux).

PRIX ADOLPHE MONBINNE (1.500 francs). — L'Académie partage le prix de la manière suivante : 1° 1.000 francs à M. le Dʳ Viaud (Bordeaux) ; 2° 500 francs à M. le Dʳ Loir, médecin à Sydney (Australie). Mentions honorables : 1° M. le Dʳ Gillet de Grandmont (Paris) et 2° à M. le Dʳ Charles Leroux (Paris).

PRIX OULMONT (1.000 francs). — M. Claisse, interne des hôpitaux de Paris, a obtenu le prix.

PRIX PORTAL (600 francs): *Les luxations congénitales de la hanche.* — Le prix est décerné à M. le Dʳ Arnold Vallette (Genève).

PRIX POURAT (1.200 francs): *Déterminer à l'aide de l'expérimentation et de la physiologie pathologique le rôle du pancréas dans la glycogénie et la glycosurie diabétiques.* — Le prix est décerné à M. le Dʳ Thiroloix (Paris).

PRIX PHILIPPE RICORD (600 francs). — L'Académie décerne le prix à M. le Dʳ Paul Charrier (Paris).

PRIX TREMBLAY (7.200 francs). — 1° Prix de 2.000 francs à M. le Dʳ Albarran (Paris) ; 2° prix de 2.000 francs à M. le Dʳ Launois

(Paris); 3° prix de 2.000 francs à M. le Dr Reblaud (Paris) ; 4° récompense de 1.200 francs à M. le Dr E. Vignard (Nantes).

PRIX VERNOIS (700 francs). — 1° Prix de 300 francs à M. le Dr Richard, médecin en chef de l'hôpital de Gabès (Tunisie) ; 2° Prix de 200 francs à M. le Dr Trousseau (Paris) ; 3° Prix de 200 francs à M. le Dr Dupuy (Saint-Denis, Seine) ; 4° Mention honorable à M. Zune (Paris), pour son travail portant le n° 2 ; 5° Mention honorable à MM. les Drs Charles Girard et Bordas (Paris) ; 6° Mention honorable à M. le Dr Rouvier (Beyrouth), pour son ouvrage portant le n° 3 ; 7° Mention honorable à M. le Dr Delobel (Noyon, Oise).

SERVICE DES EAUX MINÉRALES.

1° *Médailles d'or* à M. le Dr Bouyer, ex-médecin inspecteur à Cauterets.

Médailles d'argent à MM. les Drs Bovet (Pougues-les-Eaux), Forestier (Aix-les-Bains), Marty, médecin-major de 1re classe, à Chollet; Mœller, membre correspondant de l'Académie de médecine de Belgique.

3° *Rappels de médailles d'argent* à MM. les Drs Chauvet (Royat), Delastre (Brides-les-Bains), Ferras (Bagnères-de-Luchon), Mabboux (Contrexéville), De Piétra Santa (Paris), Planchet (Balaruc), Sénac-Lagrange (Cauterets).

4° *Médailles de bronze* à MM. les Drs Allos (Néris), Barbaud (Luxeul) et Rouillard (Paris), Léon de Bénazé, docteur en droit à Paris, Choux, médecin-major de 1re classe à Vincennes, Francon (Aix-les-Bains), Pist, médecin-major de 2e classe à Constantine.

5° *Rappel de médaille de bronze* à M. le Dr G. Farges (Cauterets).

SERVICE DES ÉPIDÉMIES

1° *Médailles d'or* à MM. les Drs Fichot (Nevers, Nièvre), Lallemant (Dieppe, Seine-Inférieure), Villard (Guéret).

2° *Rappels de médailles d'or* à MM. les Drs Aubert, médecin-major de 1re classe, Carlier, médecin-major de 2e classe, à Versailles, Chabenat (La Châtre, Indre), Fiessinger (Oyonnax), Le Roy des Barres (Saint-Denis), Sicard (Béziers).

3° *Médailles d'or* à MM. les Drs Delahousse, médecin principal de 1re classe, Legée (Abbeville, Somme)r

4° *Rappels de médailles d'argent* à MM. les Drs Boucher, médecin-major de 2e classe, à Verdun, Bastiou (Lannion), Durand (Marseillan, Hérault) Duvernet (Paris), Jaubert, médecin-major de 2e classe, Mantel (Saint-Omer, Rousseau (Vouziers), Sudour, médecin-major de 2e classe au 15e de ligne.

5° *Médailles de bronze à* MM. les D⁻ Bouyer (Saintes), Boyer (Commercy, Meuse), Bunel (Paris), Cassedebat, médecin-major de 1ʳᵉ classe, Deschamps (Paris) Dignat, (Paris), Herck, médecin-major de 2ᵉ classe, Liénard, médecin principal de 2ᵉ classe, et Ziffel, médecin aide-major de 1ʳᵉ classe, Malinas, médecin-major de 1ʳᵉ classe, Marotte, médecin-major de 2ᵉ classe au 23ᵉ de ligne à Bourg, Moreaud, médecin-major de 2ᵉ classe à Tulle; Paris, médecin en chef, et M. Pain, interne de l'asile d'aliénés à Maréville, Parisot (Nancy), Prevendier, aide-major de 1ʳᵉ classe, Reynaud (Alger), Roux de Brignolle (Marseille), Salètes, médecin-major de 2ᵉ classe, Tartière, médecin-major de 1ʳᵉ classe, Vergely (Bordeaux).

6° *Rappels de médailles de bronze* à MM. les D⁻ Bartoli (Calvi, Corse), Gelly (Bar-le-Duc, Meuse), Géraud, médecin-major de 1ʳᵉ classe, Guibert (Saint-Brieuc), Jenot (Dercy, Aisne), Loison, médecin-major de 2ᵉ classe, Magnant (Gondrecourt, Meuse), Mathieu (Vassy, Haute-Marne), Pernet (Rambervilliers, Vosges), Raymond (Paris).

SERVICE DE L'HYGIÈNE DE L'ENFANCE.

1° *Médailles de vermeil* à MM. Delage, inspecteur des Enfants-Assistés de la Gironde, Dʳ Denizet inspecteur de la circonscription de Château-Landon (Seine-et-Marne), Dʳ Guyot (Calais) Savouré-Bonville, inspecteur du département de l'Eure.

2° *Rappels de médailles de vermeil à* MM. Fleury, inspecteur du département des Vosges, Lelimouzin, inspecteur du département de la Loire-Inférieure, Dʳ Mazade, inspecteur du département des Bouches-du-Rhône, Dʳ Séjournet (Revin), Dʳ Sutils (Chapelle-la-Reine).

3° *Médailles d'argent* à MM. le Dʳ Garson (Paris), Dʳ Ollivier (Reims), Tourneur, inspecteur départemental du Morbihan.

4° *Rappels de médailles d'argent* à MM. le docteur Barthès, inspecteur du département du Calvados, Dʳ Carassus(Milly), Carlier, inspecteur départemental du Pas-de-Calais, Dʳ Delobeil (Noyon), Rollet, inspecteur départemental de l'Ain, Serrès, inspecteur départemental du Rhône.

5° *Médailles de bronze* à MM, le Dʳ Convers (Saint-Etienne), Mme Hervieu, sage-femme à Sedan, Dʳ Legay (Lille), Mathis de Mabreuil, inspecteur départemental de la Vendée, Dʳ Purrey (Pyrénées-Orientales), Dʳ Thomas (Genève), Vaudin, pharmacien à Fécamp, Dʳ de Welling (Rouen).

SERVICE DE LA VACCINE.

I. Prix de 1500 francs à partager comme suit : 1° 300 francs à M. A.

Calmette, médecin de 1re classe des colonies, directeur de l'Institut bactériologique et vaccinogène de Saïgon (Cochinchine); 2° 300 fr. à M. G. Lépinay, médecin de 2e classe des colonies, adjoint à l'Institut bactériologique et vaccinogène de Saïgon (Cochinchine); 3° 300 francs à M. P.-A. Cassedebat, médecin-major de 1re classe au 2e régiment de zouaves, à Oran (Algérie); 4° 300 francs à M. Martial Hublé, médecin-major de 2e classe au 4e régiment de tirailleurs algériens, à Kairouan (Tunisie); 5° 300 francs à M. Émile Tartière, médecin-major de 1re classe, au 148e régiment d'infanterie à Verdun (Meuse).

II. *Quatre médailles d'or* à MM. le D. Edmond Chaumier, à Tours (Indre-et-Loire); Dr Choux, médecin-major de 1re classe à l'hôpital militaire de Vincennes (Seine); Dr Huguenard, médecin-major de 1re classe au 161e régiment d'infanterie au camp de Châlons (Marne); Dr Émile Sudour, médecin-major de 2e classe au 13e régiment d'infanterie, à Carcassonne (Aude).

Plus *cent médailles d'argent* à des vaccinateurs qui se sont distingués soit par leurs travaux sur la vaccine, soit par le grand nombre de leurs vaccinations.

ACADÉMIE DES SCIENCES

Séance publique annuelle de l'année 1893.

Les prix décernés, concernant les sciences médicales, ont été les suivantes :

MÉDECINE ET CHIRURGIE

Prix Montyon. — MM. les docteurs H. Huchard, Delorme, Pinard et Varnier. Mentions : MM. Vialet, Neumann, Friessenger. Des citations sont accordées à MM. les docteurs Claisse, Comby, Delore, Testut et Em. Blanc.

Prix Barbier. — MM. A. Sanson, E. Gilbert. Mentions honorables : MM. Saboureaux, Mauclaire.

Prix Bréant. — Le prix est partagé entre MM. Netter, agrégé, Thoinot, Gimbert, Burlureaux. Une mention est accordée à M. Galliard.

Prix Godard. — M. Tourneux, professeur d'histologie à la Faculté de médecine de Lille.

Prix Serres. — MM. Pizon, agrégé, professeur au lycée de Nantes; Sabatier, doyen de la Faculté des sciences de Montpellier ; Letulle, professeur agrégé à la Faculté de médecine de Paris.

Prix Bellion. — MM. Chabrié, Coustan.

Prix Mège. — M. Hergott, ancien professeur de la Faculté de médecine de Nancy.

Prix Lallemand. — M. Trolard, professeur à l'Ecole de médecine d'Alger.

PHYSIOLOGIE

Prix Montyon. — MM. Laulanié, Abelous et Langlois. Des mentions sont accordées à MM. Griffiths et Crié.

Prix Lacaze. — Le prix est décerné à M. d'Arsonval.

Prix Pourat. — M. E. Meyer, chargé de cours à Toulouse.

Prix Martin-Damourette. — M. le Dr Géraud, médecin-major de 1re classe.

HYGIÈNE

Prix Montyon. — M. le Dr Marvaud.

ARTS INSALUBRES

Prix Montyon. — MM. Gardos et Coquillon. Mention honorable à M. le Dr Gréhant.

BIBLIOGRAPHIE.

LES MALADIES DU SOLDAT. — *Étude étiologique, épidémiologique, clinique et prophylactique*, par A. MARVAUD, médecin principal de 1re classe. Paris, Félix Alcan éditeur, 1894. — Il n'existe point, à proprement parler, de maladie exclusivement militaire, fait remarquer l'auteur dans la Préface, mais le soldat est placé, vis-à-vis de la population civile, dans des conditions spéciales et exceptionnelles.

Jusqu'à présent, ce sont surtout les maladies observées dans les camps et les expéditions qui ont tenté les observateurs ; aussi M. le médecin principal Marvaud a-t-il fait œuvre consciencieuse et utile en écrivant son livre « Les maladies du soldat » qui met à la disposition de ses collègues de l'armée active et de ses confrères civils un exposé essentiellement pratique, destiné à les familiariser avec l'étude des diverses questions qui se rattachent à la médecine militaire, et qui concernent particulièrement la pathogénie, les principaux caractères cliniques et la prophylaxie des maladies habituellement observées dans les garnisons.

La morbidité et la mortalité militaires sont étudiées dans un premier livre. Le second est consacré aux maladies infectieuses et comporte 4 chapitres : 1° Maladies infectieuses communes (fièvre typhoïde, tuberculose, fièvres éruptives) ; 2° maladies infectieuses éventuelles, (oreillons, stomatite ulcéro-membraneuse, méningite cérébro-spinale, diphtérie. etc.); 3° maladies infectieuses observées aux colonies (malaria, dysenterie) ; 4° enfin les pandémies infectieuses (grippe, typhus, choléra). Le troisième livre s'occupe des autres maladies générales (rhumatisme et faiblesse de constitution.

Le quatrième livre traite des maladies de causes diverses localisées à certains appareils organiques : maladies de l'appareil respiratoire (bronchite, pneumonie, pleurésie), maladies des appareils circulatoires, digestif, maladies de la peau, des yeux, des oreilles.

Enfin, le cinquième et dernier livre nous fait connaître les maladies observées accidentellement parmi les soldats : (maladies vénériennes, alimentaires, maladies par action du froid, de la chaleur).

Cette simple énumération donne une suffisante idée du vaste champ parcouru par l'auteur qui s'était d'ailleurs préparé de longue date à l'élaboration de cet important travail, et ses études sur la phtisie dans l'armée, sur la mortalité et la morbidité militaires, ainsi que ses relations de diverses épidémies de fièvre typhoïde, de grippe, etc., lui ont permis d'accomplir une tâche aussi considérable.

Tous ceux qui s'intéressent à la santé de notre armée liront *Les maladies du soldat*, et tous les médecins militaires conserveront ce livre qui, à tout instant, viendra leur prêter secours dans les circonstances souvent difficiles des épidémies.

CATRIN.

MANUEL DE PATHOLOGIE INTERNE, par le professeur DIEULAFOY, 7ᵉ édition en 3 volumes (Paris, Masson, 1894). — Au milieu des traités de médecine qui se publient aujourd'hui, on est heureux de trouver une œuvre qui porte une marque personnelle et qui soit une dans toutes ses parties. Le manuel de pathologie interne dont le professeur Dieulafoy offre la 7ᵉ édition au public médical a été revu et augmenté : il comprend aujourd'hui 3 volumes. Il est, en quelque sorte, la continuation d'un travail commencé, il y a environ douze ans avec la 1ʳᵉ édition et auquel un esprit toujours en éveil et sans cesse à la recherche de nouveautés médicales a permis d'ajouter des pages nouvelles frappées au coin du jugement le plus sûr. La situation incomparable que le professeur a su conquérir par son enseignement à la Faculté donne d'ailleurs à cette nouvelle édition les garanties les plus sérieuses : on peut juger de l'auteur d'après le

professeur. Résumé en grande partie d'après ses cours dont le programme s'étend chaque année, augmenté des travaux originaux cliniques, anatomo-pathologiques, bactériologiques parus dans ces
derniers temps, le manuel de pathologie interne du professeur Dieulafoy est complet à tous ces points de vue. C'est un véritable traité
qui n'a plus du manuel que le nom.

Parmi les développements nouveaux dans lesquels l'auteur est
entré nous citerons la syphilis nasale qui comprend le chancre du
nez avec une étude anatomique du chancre en général, les accidents
syphilitiques secondaires des fosses nasales, le coryza syphilitique,
les accidents tertiaires avec, entr'autre le syphilome de la base du
crâne : — nous signalerons la broncho-pneumonie avec un résumé
des travaux anatomo-bactériologiques récents — et la tuberculose
pulmonaire. Celle-ci a été augmentée d'une description détaillée du
bacille tuberculeux, des effets de sa toxine, la tuberculine de Koch et de
cette nouvelle forme de la pseudo-tuberculose, de nature mycosique, due
à l'aspergillus fumigatus et que l'auteur a été un des premiers à étudier. Signalons enfin pour ce qui a trait aux affections respiratoires
la lithiase des poumons et des bronches dont le mémoire le plus
important a été fait dans le service même du professeur Dieulafoy.
Les pleurésies purulentes divisées d'après la nouvelle classification
bactériologique restent néanmoins dans un cadre essentiellement
clinique, et leur traitement est envisagé avec tout le soin et toute la
rigueur que comporte cette importante question. A la theracentèse
le professeur a ajouté le résumé de ses communications récentes à
l'Académie de médecine. On ne saurait trop relire ce chapitre si
clairement exposé et qui entraîne la conviction des plus hésitants en
matière d'aspiration.

Le goitre exophthalmique, avec toutes ses variétés cliniques et sa
pathogénie, l'aortite aiguë, les anévrysmes de l'aorte, l'angine de
poitrine ont reçu des développements nouveaux en rapport avec les
faits récents et les conceptions modernes de pathologie générale.
Dans les maladies de la moelle, on trouvera des chapitres entièrement nouveaux sur la syringo-myélie, la maladie de Freidreich, le
tabès dorsal spasmodique. Dans les maladies de l'encéphale, l'auteur
a traité spécialement à nouveau la syphilis. La syphilis cérébrale
avec toutes ses modalités cliniques et anatomiques-pathologiques, a
été l'objet d'une étude soignée. L'artérite est magistralement décrite.
Grâce à un tableau d'anatomie normale qui précède l'anatomie
pathologique, l'esprit possède des points de repère et ne s'égare

jamais. C'est ainsi qu'on pourra lire, dans ce chapitre, le résumé de nos connaissances sur les localisations cérébrales. Pour étudier les maladies du foie et du rein le lecteur trouvera aussi des résumés succincts d'anatomie dans un préambule toujours très net ce qui constitue un avantage précieux pour l'élève surtout quand les lésions se superposent aux éléments normaux. Les cirrhoses tuberculeuses avec les derniers travaux expérimentaux, les infections biliaires, les cirrhoses alcooliques ont fourni des développements en rapport avec les matériaux nombreux qui ont été accumulés sur ces différents sujets. Les néphrites si difficiles à classer et à interpréter cliniquement et même avec le secours de l'anatomie pathologique ont provoqué de nombreux travaux dont beaucoup sont dus au professeur Dieulafoy. Dans le tome III sont résumés tous les mémoires concernant les néphrites et le mal de Bright et les opinions personnelles de l'auteur présentées sous une forme doctrinale et jamais exclusive. La conception actuelle du mal de Bright et de l'urémie, qui ont fait l'objet d'une description détaillée éclaire des côtés bien obscurs de ce chapitre de pathologie et en facilite singulièrement l'étude.

Des développements nouveaux ont été donnés aux maladies infectieuses, à la scarlatine avec ses complications multiples, à la rougeole avec l'otite morbilleuse, à la suette miliaire, à la dengue et surtout au paludisme dont la symptomatologie est précédé d'une historique complet et de la description de l'hématozoaire de Laveran. La pathogénie du choléra est clairement et complètement décrite avec ses variétés originelles : coli bacille et bacille virgule.

Dans « les maladies communes à l'homme et aux animaux » à côté de la clinique on trouvera une exposition des méthodes pastoriennes aux chapitres de la rage, du charbon, du tétanos.

Enfin nous devons en terminant signaler les études importantes consacrés aux maladies du sang, précédées des diverses méthodes employées pour son examen clinique, au chloro-brightisme dont l'existence a été démontrée et prouvée par le professeur Dieulafoy, aux maladies dystrophiques : la goutte, avec le rein goutteux, le diabète, dont les symptômes, la pathogénie et l'étiologie ont été décrits avec un soin tout particulier.

Est-il besoin de dire que ce nouveau traité se recommande par les qualités qui ont fait le succès des premières éditions ? Les symptômes sont tracés d'une manière nette et précise ; leur description didactique et minutieuse est rendue attrayante et éloquente à l'aide d'observations brèves et saisissantes puisées dans le service même du professeur. L'auteur, sans nuire à la conception de son œuvre qui est essentiellement pratique et clinique, est entré dans les développements que comporte la bactériologie. C'est ainsi qu'aux articles diphthérie, angines à fausses membranes, pneumonie, fièvre typhoïde, est annexé un chapitre expliquant la morphologie des microorganismes et les services que la bactériologie rend à la clinique pour établir quelquefois le diagnostic, le pronostic et le traitement.

On trouvera exposés à chaque maladie les modes de traitement tels que ceux applicables aux pleurésies, aux affections cardiaques, à la diphthérie, à la pneumonie, aux dyspepsies et basés sur une longue expérience ainsi que sur les données nouvelles de la pathologie.

Le nouveau manuel de pathologie interne du professeur Dieulafoy forme un tout à la fois très complet et très homogène ; l'étudiant y apprendra tous les éléments nécessaires pour ses études de pathologie médicale et le médecin y pourra puiser sans cesse de précieux enseignements cliniques.

G. CAUSSADE.

INDEX BIBLIOGRAPHIQUE

PRÉCIS DE MICROBIE, TECHNIQUE ET MICROBES PATHOGÈNES, par le Dʳ L.-H. THOINOT, auditeur au comité consultatif d'hygiène de France et E -J. MASSELIN, médecin-vétérinaire. Ouvrage couronné par la Faculté de Médecine (Prix Jeunesse). Seconde édition, revue et augmentée avec 89 figures dont 21 en couleurs. 1 vol. in-18 de 608 pages, 7 fr.

Nulle science n'a marché plus vite que la microbie : C'est presqu'un livre nouveau que nous offrons au public médical, tant sont nombreux les changements et additions qu'il a dû subir. Nous avons retranché, danr cette seconde édition, divers chapitres qui figuraient dans la première telle que : historique, généralités su, les microbes, histoire naturelle, classification, et nous n'avons traité que deux parties : la *Technique* et les *Microbes pathologiques pour l'homme et les animaux*. G. Masson, éditeur.

Le rédacteur en chef, gérant,

S. DUPLAY.

Paris. — Typ. A. DAVY, 52, rue Madame. — Téléphone.

ARCHIVES GÉNÉRALES
DE MÉDECINE

FÉVRIER 1894

MEMOIRES ORIGINAUX

TRAITEMENT CHIRURGICAL DES RUPTURES TRAUMATIQUES DE LA VESSIE,

Par le Dr SIEUR,
Médecin-major de 2e classe,
Répétiteur à l'Ecole du service de santé militaire.

I. — ANATOMIE PATHOLOGIQUE DES RUPTURES TRAUMATIQUES DE LA VESSIE.

Les variations de volume de la vessie et les modifications qui en résultent dans l'étendue de ses rapports avec la séreuse péritonéale font que le péritoine peut être compris dans la déchirure ou au contraire demeurer intact au-dessus d'elle. De là cette division importante au point de vue de l'anatomie pathologique, de la clinique et de la thérapeutique chirurgicale, en ruptures *intrapéritonéales* et ruptures *extra-péritonéales*.

La vessie étant surtout exposée aux traumatismes quand elle est en état de réplétion, on comprend que la résultante forcée soit une fréquence plus grande des ruptures intrapéritonéales. La proportion moyenne indiquée par la plupart des auteurs est de 80 0/0 et dans notre statistique sur 51 ruptures, il en est 34 qui atteignent le péritoine.

La gravité de cette lésion de la séreuse abdominale tient à une double cause. D'une part, la résorption dans le péritoine, de l'urine sécrétée même par des reins intacts, détermine des accidents mortels, de nature probablement toxique. En second lieu, l'urine par son-contact prolongé et incessamment renouvelé et surtout par l'apport de germes pathogènes, provoque très rapidement une péritonite.

Les belles expériences de Bouchard, celles plus récentes de Strauss nous ont démontré cette toxicité des urines qui nous explique la rapidité avec laquelle succombent certains blessés atteints de rupture intrapéritonéale de la vessie et à l'autopsie desquels on ne trouve pas de traces de péritonite.

A côté de ces faits, d'ailleurs assez rares, il en est d'autres qui montrent que l'urine peut servir de véhicule à des germes pathogènes, soit que les voies urinaires soient déjà infectées au moment où se produit le traumatisme, soit que l'infection provienne des premières tentatives de cathétérisme.

Depuis longtemps déjà on savait en clinique, grâce aux travaux du professeur Guyon et de ses élèves, que le contact de l'urine normale ou même ammoniacale avec des tissus cruentés était inoffensif et ne gênait en rien leur cicatrisation. Son action n'était nocive, que s'il venait s'y ajouter un agent infectieux qu'on sait être, la plupart du temps, la *bactérie pyogène*.

Du reste, des recherches récentes de Strauss (1) et de Tuffier ont bien mis en relief l'action exercée par l'urine sur les tissus et en particulier le péritoine suivant qu'elle est ou non *aseptique*.

Si l'on injecte de l'urine *normale* et par conséquent *aseptique* dans un muscle ou le tissu cellulaire prévésical, on ne détermine ni inflammation ni suppuration ; il en sera de même d'une injection faite dans le péritoine. Du reste à l'autopsie de malades porteurs de ruptures intrapéritonéales de la vessie datant de quatre à seize jours et ayant succombé à des lésions viscérales concomitantes, on n'a pas trouvé d'inflammation péritonéale.

De ces faits se dégage cette première conclusion : que la mort par péritonite, à la suite d'une rupture de la vessie, sera

---

(1) Bull. et Mém. de la Soc. de Biologie, p. 153, 154, 257 et 434, 189).

due à l'infection par une urine pathologique ou rendue telle par le cathétérisme.

La seconde conclusion à laquelle est arrivé Strauss, c'est que l'apport incessant d'urine dans la cavité péritonéale constitue une cause de péritonite. Quand on ouvre un uretère dans la cavité abdominale, au lieu de voir l'animal résister, comme lorsqu'on en lie un seul, on le voit succomber du cinquième au huitième jour, sans qu'on ait pu obtenir une réunion par première intention de la plaie opératoire. A l'autopsie, on constate une entéropéritonite suraiguë avec congestion énorme des viscères, épanchement fibrino-purulent dans le péritoine et fermentation ammoniacale de l'urine répandue dans la séreuse. Quant à la pénétration des germes qui pullulent dans l'épanchement, elle peut reconnaître deux voies : la plaie extérieure ou la paroi intestinale irritée par l'urine et devenue ainsi une barrière insuffisante.

La conséquence pratique qui se dégage pour nous de ces données expérimentales est que toutes les fois qu'on soupçonnera chez un blessé l'existence d'une rupture vésicale, on devra immédiatement recourir, en attendant mieux, à l'antisepsie des voies urinaires. Le biborate de soude ou mieux le salol donné à l'intérieur agira directement sur l'urine ; quant à l'asepsie des voies externes, on l'obtiendra par des lavages de l'urèthre faits avec l'aide de sondes soigneusement stérilisées et des solutions de sublimé au 1/5000 ou de nitrate d'argent au 1/500. Inutile d'ajouter que ces mêmes précautions antiseptiques rendront encore des services après la laparotomie et la suture complète de la vessie.

L'étude anatomo-pathologique des ruptures de la vessie nous montre que l'ancienne division de Dupuytren en ruptures *complètes* et *incomplètes* ne répond nullement à la réalité des faits. La séreuse péritonéale peut, dans certains cas, présenter des éraillures, mais ces éraillures sont toujours placées au voisinage d'une rupture complète et lui sont rattachées par un véritable pont séreux, décollé par la force de projection du liquide urinaire au moment du traumatisme.

Le *siège* de ces ruptures nous importe davantage. Rivington, cité par Forgue (1), les classe de la façon suivante :

Ruptures en arrière et en bas............ 44 0/0
— en arrière et en haut........... 22 0/0
— au sommet................... 22 0/0
— en avant et en haut............ 3 0/0
— en avant..................... 9 0/0

La nature et la violence du traumatisme ont une part prépondérante dans cette localisation, ce qui devra toujours engager le chirurgien à se renseigner d'une manière précise sur les commémoratifs.

Les 42 faits de notre statistique dont la cause et le siège sont soigneusement relatés se répartissent de la façon suivante :

Ruptures postérieures et inférieures......... 17
— — et supérieures........ 10
— antérieures — 15

Or, tandis que les ruptures *postérieures* prises en général sont dues à des chutes ou le plus souvent à un traumatisme de l'hypogastre, les *antérieures* sont habituellement la conséquence d'une fracture de la ceinture pelvienne, un fragment osseux venant perforer la vessie ou bien la faisant éclater par pression directe.

Certains auteurs pensent également que lorsqu'il y a disjonction de la symphyse pelvienne, cette dernière peut entraîner les ligaments antérieurs de la vessie et la déchirer.

La déchirure peut ne pas être *unique*; l'organe urinaire brusquement surpris éclate en divers sens, d'où ces perforations au nombre de 2, 3 et plus ayant un siège et une direction variables, souvent même opposés.

L'*étendue* de la lésion vésicale varie également et présente en moyenne de 1 à 5 centimètres ; seule la rupture intrapéritonéale peut dépasser 1 décimètre et, dans ces cas, c'est le péritoine qui est le plus atteint.

Les bords sont habituellement déchiquetés, irréguliers,

---

(1) Art. *Vessie* in Traité de chirurgie de Duplay et Reclus.

quelquefois même bifurqués et des coins effilés de paroi flottent dans le liquide épanché. Leur vitalité est, en général, très amoindrie et dans nombre de cas où l'on est intervenu tardivement, on les a trouvés gangrenés.

Il sera donc nécessaire, avant d'en faire la suture, de les examiner avec soin et d'en pratiquer au besoin l'avivement. Pour ne pas avoir eu recours à ce moyen, Symonds a vu succomber son opérée, emportée au bout de sept jours par des accidents de suppuration. A l'autopsie, on vit que la suture de Lembert avait cédé par suite du sphacèle des lèvres de la déchirure.

II. — Symptomes et diagnostic des ruptures traumatiques de la vessie.

1° *Symptômes généraux.*

2° *Symptômes locaux.* — *a*) Douleur. — *b*) État de l'abdomen. — *c*) Troubles de la miction. — *d*) Caractères présentés par l'urine. — *e*) Cathétérisme. — *f*) Infections intra-vésicales.

3° *Complications.* — *a*) Péritonite. — *b*) Infiltration d'urine.

4° *Diagnostic* différentiel tiré des commémoratifs de la rétention d'urine, de l'hématurie et de l'infiltration urineuse.

Les symptômes que peut présenter un blessé atteint de rupture de la vessie sont de deux ordres. Les uns dits symptômes généraux tiennent au shock et dépendent de la violence du traumatisme et des complications qui peuvent accompagner la lésion vésicale. Les autres, ou symptômes particuliers, se rattachent directement à la rupture de la vessie et varient même suivant que cette dernière est *intra* ou *extra-péritonéale*.

L'ensemble des troubles nerveux, circulatoires et respiratoires que l'on désigne communément sous le nom de *shock* et que Gubler a si bien décrit sous le nom de *péritonisme* peut s'observer aussi bien dans la contusion simple que dans la contusion compliquée de rupture.

Son apparition suit immédiatement l'accident et se traduit par une perte de connaissance, de la pâleur de la face, un pouls petit, dépressible et fréquent, une respiration superfi-

cielle, un état nauséeux et un certain degré de refroidissement
des extrémités. Son intensité varie avec la disposition particulière des sujets et peut même entraîner la mort subite, sans
qu'il y ait de lésions viscérales ainsi qu'en ont rapporté des
exemples Otis et Poland.

Mais habituellement la réaction s'opère très vite et se manifeste par l'ampliation du pouls et l'élévation de la température.

Chez les blessés graves, au contraire, le shock immédiat
peut manquer et son absence a été relevée avec soin dans
quatre de nos observations, bien que les quatre blessés fussent porteurs d'une rupture intrapéritonéale.

Par contre, si la rupture est cause d'une hémorrhagie
abondante et si de la vessie rompue s'échappe une urine
septique ou particulièrement toxique, ou bien encore s'il
existe des lésions viscérales concomitantes et surtout une
fracture du bassin, le shock, loin de s'atténuer comme dans
la contusion simple, ne fait que s'accentuer.

La température reste au-dessous de la normale et descend
même à un niveau qui l'a fait comparer au *refroidissement
cholérique*, signe considéré, par certains, comme pathognomonique. Le pouls devient de plus en plus filiforme et à
peine perceptible et s'il s'agit d'une rupture intrapéritonéale,
la respiration revêt le type thoracique et les vomissements
d'abord alimentaires ne tardent pas à devenir porracés et
bilieux.

L'état du ventre prend dès lors une très grande importance.

La sensibilité abdominale, chez le contus, peut être excessive mais ne répond à rien de localisé et surtout contraste
souvent avec la régularité du pouls et le peu de gravité des
symptômes généraux. Chez le blessé grave, elle se localise
habituellement à l'hypogastre et s'accuse dès le début par
une sensation de *déchirure* sur laquelle les malades attirent
habituellement l'attention.

Si l'épanchement de l'urine se fait dans le péritoine, la
douleur se généralise et s'étend à tout l'abdomen quand débute
la péritonite.

Dans la rupture extrapéritonéale, elle est souvent masquée par les symptômes dus à la fracture du bassin et n'est guère représentée que par une sorte de tension au niveau du périnée ou de la racine des bourses et une sensation de plénitude existant sur la paroi antérieure du rectum.

Accompagnant cette douleur et n'en étant en quelque sorte qu'une modalité, existe souvent un besoin d'uriner pressant et la plupart du temps impossible à satisfaire.

A ces symptômes primordiaux succèdent les symptômes secondaires, quelques-uns communs, les autres propres à chacune des variétés de rupture.

A-t-on affaire à une lésion intrapéritonéale? Le ventre est ordinairement tendu, ballonné et douloureux en même temps qu'il présente à la région hypogastrique une zone de matité d'étendue variable qui ne semble pas diminuer par le cathétérisme. Toutefois chez l'un de ses malades, Mac Cormac a pu faire passer le cathéter au travers de la déchirure, retirer le liquide épanché dans le péritoine et voir ainsi disparaître en partie la matité.

Dans la rupture extrapéritonéale le gonflement est rarement médian et se localise de préférence à la cavité de Retzius. De là l'infiltration se propage quelquefois le long de l'arcade fémorale, mais gagne surtout les portions déclives, envahissant le tissu cellulaire sous-péritonéal du bassin et descendant le long des parties latérales et postérieures du rectum où le doigt explorateur peut aller constater sa présence. Si la symphyse a été disjointe, l'urine a également tendance à envahir le périnée, les bourses, les cuisses et la paroi abdominale. S'il survient alors de la gangrène du tissu cellulaire, on comprend sans peine que l'inflammation puisse se propager au péritoine sus-jacent et produire la *péritonite d'origine externe* décrite par Gosselin.

Les *caractères* de l'*urine* émise spontanément ou retirée par le cathétérisme sont très variables.

La *quantité* d'urine rendue pourrait quelquefois faire croire à l'intégrité de la vessie ainsi que le dit, avec raison,

M. Blum (1), ou son absence être rattachée à de l'anurie d'origine réflexe.

La présence du sang n'est également pas constante et, si nous en croyons nos observations, son abondance serait surtout en rapport avec l'existence d'une rupture intrapéritonéale.

L'impossibilité absolue de satisfaire le besoin d'uriner qu'éprouvent les blessés, force le chirurgien à recourir au cathétérisme. Ce mode d'exploration, qu'on ne devra employer qu'en s'entourant de toutes les précautions antiseptiques utilisées en pareil cas, va lui permettre de faire un certain nombre de constatations importantes au point de vue du diagnostic.

L'introduction de la sonde est ordinairement facile ; mais une fois arrivé dans la vessie, l'instrument se meut avec difficulté et ne laisse écouler que très peu d'urine sanglante. Si le bec de l'instrument passe au travers de la déchirure, l'émission d'une grande quantité d'urine peut se produire brusquement et la main appliquée sur l'abdomen peut constater nettement, comme le fit Holmes, la présence de la sonde sous la paroi abdominale et plus près de l'ombilic que du pubis.

La façon dont se fait l'écoulement doit être notée avec grand soin : la force de projection de l'urine est plus faible que normalement et le jet augmente d'intensité au moment de l'inspiration (obs. de Walsham).

Le professeur Guyon a signalé, dans les cas de rupture à la suite d'injection, un phénomène qui, lorsqu'il existe, peut fournir un signe de diagnostic précieux : chaque fois que l'on injectait dans la vessie ainsi rompue, une certaine quantité d'eau boriquée, on voyait se soulever pendant un instant la région hypogastrique qui, bientôt, s'affaissait, le liquide diffusant dans le tissu périvésical.

Sommes-nous, dans le cas actuel, autorisés à recourir à l'injection intravésicale pour asseoir notre diagnostic?

(1) *Archives générales de médecine*, juillet 1888.

Weir et, après lui, Hahn (1) ont répondu par l'affirmative et préconisé les injections d'eau salée et d'air stérilisé. Le malade de Weir, auquel on injectait de l'eau très chaude, sentait ce liquide couler sur ses intestins.

Briddon fait à cette méthode une objection sérieuse : s'il existe une rupture communiquant avec le péritoine, le liquide se trouvera extravasé sur une bien plus grande surface de la séreuse péritonéale et risquera d'augmenter les chances d'infection. — En revanche, si la vessie est intacte, l'injection peut permettre d'arriver à une certitude absolue en imitant l'exemple de Walsham (2).

Chez une femme qui présentait une fracture du bassin et des signes très accusés de rupture de la vessie, Walsham injecta une quantité moyenne d'eau à l'aide d'une sonde exactement adaptée au calibre du canal. Au bout de quelques minutes, il l'enleva, en prenant soin d'éviter aucune déperdition du liquide. Toute l'eau injectée ressortit intégralement et le chirurgien en conclut à l'absence de rupture, ce que confirma par la suite la disparition de tous les accidents.

Par contre, s'il existe une rupture, son existence sera nettement indiquée par la *non-persistance* du gonflement du globe urinaire, ainsi que l'ont signalé le professeur Guyon et Brown, et par ce fait que la sonde ne ramènera, au bout d'un instant, qu'une faible partie du liquide injecté. Il pourra même se faire que le patient, si la rupture est intrapéritonéale, sente, comme celui de Walsham et de Héath, le liquide pénétrer dans sa cavité péritonéale.

Aux symptômes du début que nous venons de passer en revue vont bientôt s'en adjoindre d'autres, si l'on n'intervient pas.

Dans la rupture intrapéritonéale, quand les malades ne succombent pas au shock ou à l'empoisonnement aigu dû à l'absorption de l'urine, on voit se déclarer une *péritonite aiguë* très rapidement mortelle.

---

(1) Réunion libre des chirurgiens de Berlin, 1891.
(2) *Lancet*, août 1890, p. 231.

Cette complication est en quelque sorte fatale, bien que la
date de son début puisse quelquefois être retardée au-delà du
premier septénaire. Dans tous les cas, malgré l'exemple de
guérison spontanée qu'a rapporté Morris à la Société médicale de Londres, en 1887, le vieil adage hippocratique doit
être tenu pour vrai et faire renoncer à l'abstention.

Quant aux ruptures *extrapéritonéales*, leur danger provient
surtout de l'infiltration diffuse de l'urine dans le tissu cellulaire. Ce tissu ne tarde pas à se sphacéler et il se forme des
fistules vésico-tégumentaires, vésico-rectales ou intestinales
qui épuisent à la longue les blessés quand ils ont résisté aux
complications inflammatoires du début.

Ce qui aggrave encore le pronostic de cette variété de rupture, c'est la coexistence d'une fracture du bassin. Bartels,
dans ses recherches, n'a pu relever que 9 guérisons sur 100.

Là encore l'intervention nous paraît donc indiquée pour
ouvrir à l'urine une voie d'écoulement facile et tenter, s'il y
a lieu, la réunion *per primam* de la rupture.

Diagnostic. — L'étude des faits cliniques et expérimentaux
nous démontre l'importance qu'il y a, au point de vue du
résultat de l'intervention, à établir rapidement un diagnostic
précis. Mais ce diagnostic est difficile et ne repose que sur
un certain nombre de signes dont les plus importants sont,
avec les *commémoratifs* de l'accident, la *rétention* plus ou
moins complète d'urine, l'*hématurie* et l'*infiltration urineuse*.

Les chutes à plat ventre, les coups de pied d'homme ou de
cheval, les heurts violents produits par des corps mousses
mais saillants tels que bâtons, timons de voitures, pierres
anguleuses, etc., frappant la région hypogastrique doivent
faire penser à la rupture intrapéritonéale. — Les écrasements,
les tamponnements du bassin produisant une fracture de la
ceinture pelvienne lèsent de préférence la portion sous-péritonéale.

L'action de ces causes vulnérantes sera naturellement favorisée par des habitudes d'intempérance, l'absorption d'une
grande quantité de boissons quelques heures avant le trau-

matisme et un long intervalle de temps écoulé entre ce dernier et la miction qui l'a précédé.

La rétention plus ou mois complète d'urine est l'un des meilleurs signes et celui sur lequel doit porter immédiatement l'attention du chirurgien. A l'aide d'une sonde, on se rendra compte que la rétention n'est pas due à une compression du canal par un fragment osseux (obs. IV in th. Chabourau. Paris, 1878) ni à une déviation latérale de ce même organe, comme dans l'observation de Richerand.

Lorsque le bassin est fracturé les nerfs peuvent être lésés à leur passage dans les trous sacrés et causer ainsi une paralysie de la vessie. Nélaton, qui a eu l'occasion d'observer un fait de ce genre, nous dit qu'on évitera toute fausse interprétation en explorant avec soin la vessie qu'on sentira distendue et en pratiquant le cathétérisme qui ramènera une urine abondante et claire.

Si l'urèthre a été sectionné par une esquille osseuse au voisinage du col vésical, ainsi que Bond en rapporte un exemple, la sonde ne pourra pénétrer dans la vessie et le cathétérisme sera sans résultat. Un doigt introduit dans le rectum permettra de se rendre compte de cette anomalie, en même temps que la sonde paraîtra moins enfoncée que normalement et surtout moins libre que dans la vessie.

Enfin il est des cas où l'anurie est complète par suite de l'ébranlement nerveux causé par le traumatisme (Panas).

L'hématurie traumatique peut s'observer à la suite d'une rupture des reins, de l'urèthre ou de la vessie.

Dans l'hématurie d'origine *rénale*, il s'agit le plus souvent d'une contusion des lombes et le maximum de la douleur, réveillée par la pression, occupe la région rénale du côté lésé.

L'urine est teintée de sang, privée de caillots, abondante et émise spontanément.

La rupture de l'*urèthre* reconnaît habituellement une étiologie spéciale.

L'écoulement sanguin est spontané ; la miction est impossible ; le cathétérisme difficile et lorsqu'on est parvenu à

introduire la sonde, elle laisse écouler une urine normale.

Dans la rupture de ɪ *vessie* le traumatisme a surtout porté
sur la région hypogastrique et assez souvent fracturé le bassin (fracture simple ou double fracture verticale).

La miction est impossible; le cathétérisme est *facile*, mais
ne donne issue qu'à une *très petite quantité* d'urine *sanglante*.

Toutefois, si la sonde arrive à franchir la déchirure, elle
pourra brusquement laisser couler en abondance un liquide
urineux mélangé de sang et de caillots. Si la rupture est
intrapéritonéale, l'écoulement offrira encore ce caractère que
nous avons déjà signalé, d'être influencé par les mouvements
de la respiration ou la pression exercée sur la paroi abdominale.

Diagnostic différentiel des ruptures intra et extrapéritonéales.
— Nous avons suffisamment insisté, dans le court exposé
qui précède, sur les symptômes propres à chacune des variétés de ruptures pour nous dispenser d'y revenir. Au reste,
comme dans les deux cas, la conduite à tenir doit être la
même et tendre à fermer au plus tôt la plaie vésicale pour
empêcher la résorption de l'urine, nous ne pensons pas qu'il
faille par trop s'attarder à leur diagnostic différentiel.

III.— Manuel opératoire.

A. *Incision périnéale.* — Procédé de Zuckerkandl.

B. *Incisions hypogastriques.* — Incision verticale, recherche
et exploration de la vessie.

C. *Procédés de découverte de la vessie.* — 1º Procédé de
Trendelenburg; 2º procédé de Langenbuch; 3º procédé de
Simon; 4º procédé d'Helferich; 5º symphyséotomie.

D. *Appréciation des procédés pour découvrir la vessie dans
le cas de rupture intra ou extrapéritonéale.*

E. *Procédés pour le drainage et la réunion de la vessie.* —
1º Suture de Vincent; 2º suture de Brenner.

Deux voies ont été jusqu'alors suivies pour aborder la vessie atteinte de rupture : la *voie périnéale* et la *voie hypogas-trique.*

Nous allons les étudier successivement l'une et l'autre et faire suivre leur étude d'une courte revue des nombreux pro-cédés récemment mis en usage pour l'ablation des tumeurs vésicales.

A. *Incision périnéale.* — L'incision périnéale pratiquée par les rares chirurgiens qui ont eu recours à ce moyen n'est autre que celle de la taille médiane ou de la taille latérali-sée. C'est, en somme, la *boutonnière périnéale* telle que la re-commande Thompson pour l'exploration de la vessie. Arri-vés sur l'urèthre, certains opérateurs se sont contentés de l'ouvrir et de faire pénétrer dans la vessie par cette ouverture un drain ou une sonde maintenue à demeure. D'autres ont légèrement incisé la prostate et cherché à enfoncer le doigt pour explorer le réservoir urinaire. Après cette exploration, la plupart du temps sans résultat, le point rupturé restant hors d'atteinte, quelques-uns ont, comme les premiers, drainé par la voie périnéale. Les autres, et ce sont les plus nombreux, ont pratiqué immédiatement la taille hypogastrique, l'ouver-ture au périnée leur paraissant tout à fait insignifiante.

La voie périnéale nous conduit, en effet, directement sur la portion membraneuse de l'urèthre et sur sa portion prosta-tique et c'est à grand'peine, et en courant le risque de léser l'intestin, qu'on peut apercevoir la portion du trigone et le bas-fond vésical. Dans tous les cas, l'étroit espace au milieu duquel se meut l'opérateur ne peut, en aucune façon, lui per-mettre de suturer une rupture située à ce niveau, résultat qui doit être, ainsi que nous le verrons plus loin, l'objectif principal de l'intervention. L'épaisseur des tissus est telle que l'exploration digitale de la vessie, suivant le procédé de Thompson, peut même être impossible surtout si les tissus sont déjà infiltrés et remplis de caillots. Briddon, chez un de ses opérés, ne put, en raison de ce fait, enfoncer le doigt dans la vessie au-delà de la phalange unguéale et fut obligé de re-courir à l'exploration sus-pubienne.

Zuckerckandl qui recommande d'attaquer la vessie par la

voie périnéale dans l'extirpation des tumeurs de la paroi postérieure de cet organe, conseille un procédé qui donne peut-être un peu plus de jour. On fait sur le périnée, à 3 centimètres en avant de l'anus, une incision transversale longue de 6 centimètres; des deux extrémités droite et gauche de cette incision en partent deux autres obliques en arrière et en dehors, dont la longueur est de 3 centimètres et qui doivent arriver jusqu'aux tubérosités ischiatiques.

Dès qu'on a traversé le sphincter externe, il faut employer des instruments mousses et repousser en avant le bulbe de l'urèthre avec les glandes de Cooper; le rectum est refoulé en arrière et, entre les fibres fortement tendues des releveurs, on aperçoit la face postérieure de la prostate.

Il suffit alors de sectionner les releveurs pour que la prostate, les vésicules séminales et toute la face postérieure de la vessie deviennent accessibles.

Ce procédé de Zuckerkandl oblige à traverser une profondeur de tissus qui varie en moyenne de 7 à 12 centimètres, expose à léser le rectum et n'offre donc que peu d'avantages sur la taille ordinaire. Tout au plus permettra-t-il un drainage plus étendu et plus direct, s'il s'agit d'une rupture postérieure sous-péritonéale avec infiltration du tissu cellulaire rétrovésical et périrectal.

Le seul avantage, en effet, que nous reconnaissions à l'incision périnéale est de faciliter, par sa situation déclive, l'issue de l'urine épanchée dans le petit bassin. C'est pour cela que certains auteurs ont cru devoir la combiner à l'incision hypogastrique. Mais même dans ces conditions avec un drainage sus-pubien soigneux et une sonde à demeure placée dans la vessie, son utilité peut être contestée; elle peut, dans tous les cas, ne pas être inoffensive, puisqu'elle a causé la mort de l'opéré de Pridgin Teale (1) par hémorrhagie secondaire.

Plusieurs faits de notre statistique montrent bien cette insuffisance de l'incision périnéale dans la rupture extrapérito-

---

(1) *In Mc Cormac's Monog. — Brit. med. J.*, 1887, t. I, p. 975 et 1031.

néale. Nous connaissons déjà le fait de Briddon (1) ; dans un cas analogue, Shrady (2) ayant reconnu l'existence d'une fracture du bassin avec rupture de la vessie et infiltration d'urine, fit une première incision exploratrice au niveau du périnée, et ne put atteindre la vessie. Il incisa alors au dessus du pubis et constata l'existence d'une rupture antérieure au-dessous de l'insertion du péritoine.

Bien que la région hypogastrique fût tuméfiée et manifestement infiltrée Thompson (3) fit une incision médiane au périnée, pût à peine avec le doigt explorer le col de la vessie et ne ramena que quelques caillots et un peu de liquide. Son malade mourut et, à l'autopsie, l'ouverture de la ligne blanche le fit tomber sur un vaste hématome occupant tout l'espace sous-ombilical compris entre le péritoine et la paroi abdominale et se propageant dans la cavité du bassin au-dessous de la séreuse qui était intacte. Quant à la vessie, elle portait une déchirure de deux pouces et demi commençant à la base, au voisinage du col et s'étendant en haut et à gauche. Faite *in vivo*, cette même incision eût permis de faire les mêmes constatations et peut-être de sauver le malade.

Peu indiquée dans la rupture extrapéritonéale et seulement dans les cas où le périnée est fortement infiltré, l'incision périnéale doit être, à plus forte raison, laissée de côté lorsqu'il s'agit d'une rupture intrapéritonéale. Dans ce dernier cas, en effet, le drainage inférieur est inutile, à moins qu'il n'y ait à la fois une rupture intra et extrapéritonéale ; ce qu'il faut avant tout, c'est enlever le sang et l'urine épanchés dans la cavité abdominale et empêcher leur retour en suturant la vessie.

B. *Incision hypogastrique*. — La seule incision hypogastrique employée, hormis le cas récent de Parker (4), est l'ouverture sus-pubienne médiane et verticale. Ce procédé doit

---

(1) *New-York med. J.*, XLV, 30 avril 1887, p. 432.
(2) *N.-York path. Society*. — *N.-York med. J.*, 30 octobre 1886, p. 494.
(3) *Brit. med. J.*, 17 octobre 1885, II, p. 738.
(4) *Soc. clin. de Londres*, 27 janvier 1893.

s'exécuter comme la taille hypogastrique longitudinale et nous le décrirons en tenant compte des règles précises posées par le professeur Guyon.

On devra tout d'abord se munir d'un lit de Trendelenburg ou, à son défaut, du lit à plan incliné, tel que l'a décrit Delagenière, du Mans. Le malade est placé la tête en bas et le bassin en haut de façon que tous les organes abdominaux se trouvent naturellement rejetés vers le diaphragme. La vessie tend elle-même à descendre et bien qu'elle soit vide et ratatinée, il existe au-dessus du pubis une zone de la paroi abdominale interne qui n'est pas recouverte par le péritoine.

L'emploi du ballon de Petersen, dont certains contestent l'utilité, pourra, nous semble-t-il, rendre des services en soulevant la vessie affaissée, ce qui permettra de l'explorer et de la suturer.

L'incision est faite sur la ligne médiane; elle présente une longueur d'à peu près 10 centimètres et commence un peu au-dessus du bord supérieur du pubis. Si l'on pense avoir affaire à une rupture extrapéritonéale et si l'on n'a pas l'intention d'inciser le péritoine, il faut procéder lentement, couche par couche, jusqu'à ce qu'on soit arrivé sur la couche graisseuse sous-péritonéale, qui double la séreuse.

Du reste, si la rupture occupe la face antérieure sous-péritonéale, un flot de liquide mélangé de sang ou des caillots semi-liquides occupant l'espace de Retzius viennent sourdre à ce moment et l'index gauche introduit dans la plaie en rasant le bord du pubis ne tarde pas à sentir le globe vésical affaissé et béant.

Afin de créer un peu plus de jour et faciliter l'exploration, la pulpe de l'index préalablement désinfectée sera dirigée vers l'ombilic et refoulera en haut la graisse sous-péritonéale et avec elle le cul-de-sac du péritoine. Quelquefois même, ainsi que l'ont noté Syme et Thompson, ce décollement de la séreuse aura déjà été produit par l'urine et le sang épanchés.

Des écarteurs attirant de chaque côté toute l'épaisseur de la paroi, il suffit, pour bien voir la face antérieure de la vessie, d'enlever les caillots qui peuvent occuper la cavité de Retzius en ayant recours au besoin à un courant d'eau antiseptique. Cet espace sera ensuite épongé avec soin et l'on cherchera à obtenir une hémostase parfaite.

Comme l'éloignement de la vessie peut entraver son exploration et gêner les recherches, nous conseillons de pincer la partie qui se présente et d'y passer avec une aiguille de Reverdin une ou deux anses de soie forte qui serviront de fils suspenseurs et permettront d'attirer 'et d'étaler le réservoir urinaire. Très rapidement, du reste, s'il s'agit d'une lésion antérieure, on arrivera à trouver la déchirure.

Il n'en sera pas de même si la rupture siège au bas-fond, au voisinage de la prostate ou de l'entrée des uretères. On est gêné par la [boutonnière musculaire assez étroite à travers laquelle on se meut, par l'infiltration des tissus périvésicaux et par la saillie du squelette pubien derrière lequel vient se cacher le col. L'introduction d'un cathéter dans la vessie que l'on chercherait à engager [dans la rupture est un procédé dangereux en ce qu'il peut aggraver les lésions existantes ; mieux vaut pousser dans la vessie une injection antiseptique et examiner avec soin le point où vient sourdre le liquide.

Lors du deuxième Congrès de chirurgie de Washington, Cabot a proposé deux moyens pour aborder les déchirures du bas-fond ou des parties latérales et inférieures. Le premier consiste à faire une cystotomie médiane par laquelle l'index gauche pourra pénétrer dans la vessie et se rendre rapidement compte du siège et de l'étendue de la solution de continuité. Un petit spéculum écarteur de Bazy, quelques fils suspenseurs rapidement placés à quelque distance des lèvres de l'incision permettront à l'œil, aidé d'un bon éclairage, de contrôler les données du toucher.

Le deuxième moyen conseillé par Cabot est d'ouvrir largement la cavité péritonéale et d'aller ainsi inspecter et palper toutes les parties qui se trouvent autour de la vessie. Mac Cormac, dans un cas, n'a pas craint de sectionner le péritoine pariétal de chaque côté de la vessie de façon à pouvoir plus facilement attirer cette dernière au dehors.

La boutonnière hypogastrique faite à la vessie, outre qu'elle facilite les recherches et simplifie d'autant l'opération, peut servir à drainer efficacement la vessie si, pour une raison quelconque, on ne croit pas devoir suturer la déchirure ou se contenter du drainage uréthral.

Par contre, l'ouverture du péritoine, s'il s'agit bien entendu d'une rupture extrapéritonéale sans complications abdominales, risque d'aggraver singulièrement le choc traumatique et d'ouvrir toute grande la porte à l'infection.

Il n'en serait plus de même si le diagnostic était hésitant ou si, à certains symptômes, on avait lieu de craindre une lésion des viscères abdominaux.

Bond (1), chez son opéré, commença par ouvrir la cavité péritonéale à l'aide d'une courte incision médiane, s'assura qu'il n'existait pas de rupture communiquant avec la séreuse et referma avec soin son incision avant d'explorer la portion extrapéritonéale de la vessie.

Par contre, Briddon a eu à se reprocher de ne pas avoir suivi cette conduite dans un cas où, la rupture n'intéressant pas le péritoine, il ne crut pas devoir inciser cette séreuse malgré la *teinte douteuse* qu'elle présentait. Six jours plus tard, le blessé succombait dans le coma et avec une température de 40°. L'autopsie ne put être pratiquée, mais en raison du drainage établi et de l'absence d'accidents du côté de la plaie vésicale, Briddon croit qu'on peut rattacher la mort à des lésions passées inaperçues du côté de la cavité péritonéale qui n'avait été examinée que d'une façon superficielle.

Quand la rupture sera *intrapéritonéale*, l'*ouverture* de la *séreuse* mettra à l'abri d'un semblable accident opératoire. Nous n'avons pas à insister sur la *technique* dans ce dernier cas ; elle ne diffère en rien d'une laparotomie exploratrice ordinaire. L'incision commencera à la symphyse et ira en remontant plus ou moins haut vers l'ombilic.

Peut-être même serait-il bon d'enlever avec soin les caillots et l'urine qui peuvent se trouver arrêtés au niveau de la ré-

(1) *Lancet*, 10 août 1889, p. 260.

gion hypogastrique par quelques adhérences protectrices, avant de placer le malade dans une position inclinée. De gros tampons stérilisés seront également utiles pour refouler vers le diaphragme l'épiploon et la masse intestinale et empêcher la souillure et la contusion de ces parties pendant les manœuvres d'exploration, la suture et les lavages.

C. *Procédés de découverte de la vessie* (1). — Avant de passer à la suture et au drainage de la vessie nous devons dire quelques mots des nombreux procédés qui ont été récemment préconisés pour atteindre facilement cet organe et pratiquer sur lui les opérations les plus diverses. Nous pouvons les diviser en deux grandes classes : ceux qui ne s'attaquent qu'aux parties molles et ne sont, en somme, qu'une modification de l'ancienne incision médiane et verticale, et ceux plus nombreux qui portent à la fois sur les parties molles et la portion pubienne du bassin.

1° *Procédé de Trendelenburg.* — Il consiste en une incision transversale faite immédiatement au-dessus du pubis. Sa longueur est de 6 à 8 centimètres et comme on pourrait, en dépassant ces limites, pénétrer dans les canaux inguinaux et atteindre les éléments du cordon, Trendelenburg conseille de recourber en haut les extrémités de l'incision lorsqu'on juge nécessaire de l'agrandir. Il est recommandé d'inciser les muscles droits très près de la symphyse, comme si on voulait enlever les parties superficielles de l'os. Cette section des muscles se fera par pression et avec les plus grands ménagements de peur de léser le péritoine, si l'on ne croit pas devoir ouvrir cette séreuse. Le deuxième temps de l'opération se fait comme précédemment, et à l'aide des moyens que nous avons décrits (2).

2° *Procédé de Langenbuch.* — Nous ne ferons que signaler ce procédé qui consiste à pratiquer une incision en λ ren-

---

(1) Se reporter pour l'étude de ces procédés à l'excellent traité des *Tumeurs de la vessie* de M. Albarran.

(2) Consulter au sujet des moyens de suture de la paroi propres à éviter l'éventration consécutive l'article d'Albarran, *in Ann. des mal. des org. génito-urin.*, février 1893, p. 81.

versé, dont la branche verticale remonte jusqu'à mi-hauteur de la symphyse pubienne et dont les branches descendantes suivent de chaque côté l'arcade du pubis. On coupe le ligament suspenseur, le ligament transversal sous-pubien et l'on déchire les attaches antérosupérieures des corps caverneux. On arrive ainsi à se créer à l'aide d'une curette mousse, des doigts ou d'une pince dilatatrice spéciale un passage de 4 à 5 centimètres de diamètre qui permet d'aborder la vessie au-dessus du col. Les lésions veineuses auxquelles il expose et le peu de jour qu'il donne nous permettent d'avance de le rejeter. Tout au plus pourrait-il servir pour les drainages, s'il sagissait d'une section complète au niveau du col, mais nous avons à notre portée des moyens plus simples et tout aussi efficaces.

3° *Procédé de Simon.* — Simon a préconisé jadis d'aborder la vessie, chez la femme, par la voie vaginale. On fait sur la paroi antérieure du vagin une incision médiane qui s'étend depuis l'urèthre jusqu'au col de l'utérus ; sur cette incision, on en fait tomber une seconde transversale tout près du col de l'utérus. L'ouverture en T ainsi obtenue permet d'explorer d'autant plus facilement la vessie que la paroi du réservoir se laisse renverser. On pourrait même pratiquer la suture d'une déchirure antérieure ou postérieure par la partie interne en se servant de catgut pour la muqueuse.

Toutefois, nous considérons la voie hypogastrique comme supérieure, parce qu'elle permet un examen plus complet et cause à la vessie moins de délabrement.

PROCÉDÉS DE DÉCOUVERTE LÉSANT A LA FOIS LES PARTIES MOLLES ET LE SQUELETTE.

4° *Procédé d'Helferich.* — L'opération d'Helferich n'est, en somme, qu'une taille transversale, mais au lieu de sectionner les muscles droits on détache la portion osseuse sur laquelle ils sont insérés.

M. le professeur Heydenreich, de Nancy, le seul chirurgien français, pensons-nous, qui ait mis en pratique ce procédé, l'a décrit de la façon suivante au cinquième Congrès français de chirurgie : incision transversale au-dessus de la symphyse en ayant soin de ne pas blesser le cordon spermatique; le périoste détaché, on peut, sans rompre la continuité de la ceinture pelvienne et sans compromettre sa solidité, réséquer un fragment osseux comprenant la moitié supérieure de la symphyse pubienne, c'est-à-dire mesurant 2 centimètres de haut sur la ligne médiane et circonscrit de chaque côté par une ligne oblique en bas et en dedans commençant en dehors de l'épine du pubis. Cette section latérale peut aussi être faite en dedans de l'épine; dès lors le fragment osseux ne mesure plus que 4 centimètres environ dans le sens transversal et 2 centimètres en hauteur.

On met ainsi à découvert le col vésical qui se trouve placé en arrière de la symphyse à l'union de son tiers inférieur avec ses deux tiers supérieurs.

5° *Symphyséotomie.* — Ce procédé, qui a surtout été mis en honneur par les accoucheurs pour permettre la sortie du fœtus dans les bassins rétrécis, vient également d'être employé en chirurgie urinaire.

Voici la description qu'en donne Albarran dans son traité des tumeurs de la vessie.

Incision médiane comme pour la taille hypogastrique, mais descendant très bas jusque sur la racine de la verge; incision de toutes les parties molles en avant de la symphyse pubienne jusqu'à l'os.

Incision de la paroi abdominale jusqu'à la graisse de l'espace prévésical qu'on repousse en haut avec le péritoine.

Le doigt est introduit derrière la symphyse, il reconnaît la crête longitudinale de l'articulation et, allant le plus bas possible, il tâche de toucher son extrémité inférieure; le doigt est alors remplacé par un écarteur dont l'extrémité courbée est très courte et qu'on applique derrière la symphyse; la courte branche tâchant de s'enfoncer au-dessous d'elle en s'appuyant sur le ligament sous-pubien.

On coupe alors la symphyse d'avant en arrière avec un bistouri boutonné. En bas, la section est faite avec un grand soin et, en écartant les cuisses du malade, on se rend compte s'il faut ou non continuer la section d'après l'écartement qu'on

obtient. Cet écartement, au dire du professeur Farabeuf, peut
être porté jusqu'à 6 centimètres sans qu'il se produise, dans
les articulations postérieures du bassin, d'autres lésions qu'un
décollement périostique de quelques centimètres.

Par ce procédé, on obtient beaucoup plus de jour que par
la résection partielle du pubis à la manière d'Helferich et il
est facile d'arriver sur le trigone et le bas-fond vésical.

L'opération terminée, il suffit de rapprocher les cuisses
pour voir se rejoindre les deux côtés de la symphyse et, afin
de hâter leur union, au lieu de recourir au bandage plâtré
dont se servent les accoucheurs, il serait peut-être préférable
d'aviver les surfaces osseuses et d'en faire la suture.

D. — *Appréciation des procédés pour découvrir la vessie dans
le cas de rupture intra ou extrapéritonéale.*

A. — *Rupture intrapéritonéale.* — La seule incision convenable est celle de la ligne blanche sur une étendue variable
comprise entre la symphyse et l'ombilic. Elle seule, aidée de
la position déclive, permettra d'explorer avec soin la cavité
abdominale, de la débarrasser des caillots et de l'urine qui
s'y trouvent épanchés et de suturer la rupture quel que soit
son siège.

B. — *Rupture extrapéritonéale.* — Si nous avons cru, au sujet
de cette rupture, devoir entrer dans la description de certains
procédés opératoires de date tout à fait récente, c'est parce que
les chirurgiens, dont nous analysons les observations, se sont
vus obligés, dans certains cas, de renoncer non seulement à
suturer mais même à découvrir le siège exact de la lésion
vésicale. Or quand il s'agit d'une fracture du bassin compliquée de perforation de la vessie, le pronostic est d'une gravité extrême puisque Bartels n'a relevé que 9 guérisons 0/0.
Dans ces conditions, la suture de la plaie vésicale devient
presque aussi importante que lors d'une rupture intrapéritonéale.

Si, comme nous en rapportons des exemples, l'incision
hypogastrique verticale seule ou combinée à l'incision périnéale est insuffisante, rien ne s'oppose à ce qu'on pratique,

sur la partie inférieure de la plaie, une incision transversale
surajoutée, analogue à celle de Trendelenburg, mais n'intéressant pas toute la largeur des muscles droits. M. Guyon a
constaté que ce procédé avait le double avantage d'éviter le
danger de l'éventration et d'élargir cependant le champ
opératoire.

En règle générale, l'incision verticale est applicable au
traitement des ruptures de la partie supérieure de la face
antérieure de la vessie.

C'est également par elle que nous conseillons de commencer
toutes les fois que, par le cathétérisme et les autres signes
présentés par le malade, le diagnostic du siège ou même de
l'existence de la rupture n'aura pu être porté.

Les procédés d'Helferich et de Trendelenburg sont tout à
fait comparables entre eux, et l'existence d'une fracture simple
ou double du bassin peut seule permettre de préférer l'incision
des parties molles à la résection afin de ne pas affaiblir par
trop la ceinture pelvienne.

L'incision transversale de Trendelenburg n'a encore été
employée qu'une fois par Parker et lui a permis, semble-t-il,
de drainer plus facilement la vessie que par la boutonnière
verticale. Il est incontestable qu'il en sera de même quand
on voudra explorer les régions qui avoisinent le col et en
particulier le trigone, le col proprement dit et la portion
rétropubienne de la face antérieure de la vessie, laquelle est
le plus souvent lésée dans la fracture du pubis.

Cependant si l'on veut intervenir sur ces parties, l'incision
transversale se trouve insuffisante et doit céder le pas à la
méthode d'Helferich ou mieux encore à la symphyséotomie.

Cette dernière, bien qu'elle soit d'importation trop récente
en chirurgie urinaire pour qu'on puisse la juger, nous paraît
devoir s'appliquer surtout aux lésions des portions inférieures
des faces latérales et postérieures de la vessie.

(A suivre.)

DE LA PARALYSIE FACIALE PÉRIPHÉRIQUE PRÉCOCE DANS LA PÉRIODE SECONDAIRE DE LA SYPHILIS,

Par ÉMILE BOIX,
Interne médaille d'or des hôpitaux.

L'hémiplégie faciale se rencontre assez fréquemment dans la syphilis tertiaire ; elle est plus rare déjà dans les stades avancés de la période secondaire ; elle devient une exception au début des accidents secondaires, au stade roséolique, ou même dans les premiers mois du chancre. On en connaît cependant quelques exemples.

Le premier remonte à Dupuytren et est cité par Ch. Bell : une jeune fille de 16 ans fut prise de paralysie faciale du côté gauche, sept semaines après le début de la maladie vénérienne. On trouve dans la thèse de Dargaud (1885) l'historique de la question ; nous renvoyons à ce travail pour une étude d'ensemble de l'hémiplégie faciale dans la période secondaire de la syphilis. Nous relevons cependant les observations suivantes :

Obs. I. (Dargaud.) — Femme de 25 ans, couturière, nerveuse et irritable, présente, trois semaines après le début d'une roséole accompagnée d'angine syphilitique, une paralysie faciale droite, précédée de violentes céphalées. Pas de déviation de la luette, mais sensibilité gustative diminuée sur la moitié droite de la langue. Traitement mixte : guérison en vingt-deux jours de la paralysie faciale, et disparition simultanée des autres accidents secondaires.

Obs. II. (Alrik Liungren.) — Femme de 26 ans. Chancre induré de la grande lèvre gauche. Attaque apoplectiforme et, consécutivement, hémiplégie faciale droite, cinq mois après le chancre. Traitement ioduré ; guérison en trois mois.

Obs. III (id.) — Homme de 42 ans. Hémiplégie faciale droite compliquée d'embarras de la parole ; céphalée violente, le tout après une attaque apoplectiforme, survenue quatre mois après le chancre. Traitement mixte, surtout ioduré; guérison au bout de quelques jours.

Obs. IV. (Prof. Fournier in th. de Ladreit de la Charrière, 1861.) — Homme de 35 ans. Double paralysie faciale quatre mois après le début de l'infection syphilitique. Guérison par le traitement mixte en six semaines environ.

Obs. V. (Marty.) — Homme de 25 ans. Voit apparaître, cinq semaines après un chancre syphilitique, les accidents secondaires classiques; la roséole n'avait pas encore disparu que survenait une paralysie faciale périphérique parfaitement caractérisée, et cela sans cause apparente, sans exposition au froid. Le traitement spécifique amena une notable amélioration, puis le malade fut perdu de vue.

Obs. VI. (Bahuaud, d'Angers.) — Homme de 35 ans. Voit débuter, le 15 juin, un chancre induré; le 3 juillet, la roséole se déclare, et en pleine roséole, le 11 juillet, vingt-sept jours après le début de l'accident primitif, apparaît une paralysie faciale périphérique très nette, sans qu'aucune autre étiologie pût être invoquée que la syphilis. Sous l'influence du traitement, la guérison était complète le 7 août.

Obs. VII. (Vidal de Cassis.) — Un homme, sans indication d'âge, a un chancre lingual induré en 1852. Bientôt roséole intense. Le 23 avril, hémiplégie faciale gauche aussitôt traitée par le protoiodure de mercure, et guérie en huit jours.

Obs. VIII. (Vidal de Cassis.) — Homme de 27 ans, a présenté une hémiplégie faciale, le chancre syphilitique n'étant pas tout à fait cicatrisé.

Obs. IX. (Schwartz.) — Homme de 21 ans. Hémiplégie faciale droite avec déviation de la luette à gauche, survenue moins de deux mois après le chancre induré, et quelques jours après l'apparition des accidents consécutifs.

Obs. X. (Yvaren.) — Homme de 30 ans. Hémiplégie faciale, névralgies intercostale et acromiale; début quatre mois après le chancre; guérison au bout de quelques semaines par le traitement spécifique.

Obs. XI. (Gros et Lancereaux.)—Homme de 30 ans. Syphilis datant de cinq mois : hémiplégie faciale; névralgie concomitante de la cinquième paire (côté droit); kérato-conjonctivite légère à gauche.

Obs. XII. (Knorre.) — Homme de 30 ans. Sept semaines après le début d'un chancre induré, paralysie faciale droite, la roséole s'étant montrée huit jours auparavant. Guérison en six semaines par le traitement spécifique. Deux mois après il eut des troubles oculaires qui furent traités et guéris par l'iodure de potassium.

Obs. XIII à XVI. — En 1891, S. Goldflam, dans le *Neurologische Centralblatt*, en étudie 4 cas personnels, et dit en avoir vu davantage où, de un à trois mois après le chancre, pendant ou peu après l'existence du premier exanthème, survint cette paralysie pour des causes insignifiantes.

Enfin nous trouvons dans la *Province médicale*, 1893, une observation de Commandeur, interne du Dr Bouveret. Nous la résumons ici comme n'ayant pas encore été divulguée :

OBS. XVII.—*Diplégie faciale au cours de la syphilis secondaire.*

X...,52 ans. Pas d'antécédents. Entre à l'hôpital pour une paralysie faciale gauche, ayant débuté brusquement, le 15 janvier 1893, après une journée passée, par un vent très froid, sur la voie du chemin de fer, où il est employé. On constate une roséole manifeste, en train de pâlir, une cicatrice sur la face interne du prépuce, et une adénopathie inguinale bilatérale. Le malade nie cependant toute syphilis, arguant de sa fidélité conjugale.

Le 9 février, la paralysie ayant diminué sur le côté gauche de la face, le côté droit se paralyse à son tour. On constate en même temps de l'anesthésie pharyngée.

Le 15 février, la paralysie, toujours prédominante à droite, semble de ce côté être plus accusée sur le facial inférieur que sur le facial supérieur. La sensibilité pharyngienne est revenue.

Le 17 février, des mouvements sont possibles des deux côtés de la face et aussi bien dans la moitié inférieure que dans la supérieure.

Le 20 février, le malade éprouve dans l'oreille gauche une sensation de gêne et un peu de douleur du pavillon ; l'acuité auditive est très diminuée à gauche.

Les jours suivants, la paralysie s'améliore, mais le malade sort avant sa guérison complète.

L'auteur oublie de dire si le traitement spécifique a été institué ; on doit le supposer. Aucun commentaire d'ailleurs n'accompagne cette observation.

En même temps que : 1° les troubles moteurs de la face, le malade présente :

2° Des troubles moteurs cardiaques (tachycardie) ;

3° Des troubles sensitifs du pharynx et du vestibule laryngé (anesthésie);

4° Des troubles sensitifs de la paroi thoracique (névralgie intercostale) ;

5° Des troubles moteurs pupillaires (inégalité des pupilles et diminution du réflexe lumineux);

6° Des troubles auditifs (diminution de l'acuité auditive à gauche).

Nous venons de recueillir l'observation suivante qui mérite de prendre place à côté des précédentes :

Obs. XVIII (personnelle). — *Paralysie faciale périphérique et zona occipito-cervical gauche, survenus trois mois après un chancre syphilitique chez un homme de 35 ans. — Guérison en six semaines par le traitement spécifique.*

Tourn..., (Basile), âgé de 35 ans, terrassier, entre le 11 novembre 1893, salle Magendie, dans le service du Dr Hanot à l'hôpital Saint-Antoine.

L'histoire de ses antécédents héréditaires est fort incomplète. Depuis longtemps, il a quitté ses parents. Il sait seulement que son père est mort à 66 ans après avoir souffert pendant plusieurs années de rhumatisme chronique déformant. Sa mère, âgée de 68 ans, est bien portante.

Tourn... est fils unique; il a toujours eu une excellente santé. Dans son enfance, il n'a eu aucune maladie, pas de gourme, pas de strume.

Il a passé cinq ans en Tunisie sans contracter aucune affection, mais il buvait beaucoup d'absinthe et surtout fumait beaucoup, jusqu'à 100 grammes de tabac par jour; à ce moment, il a eu des hémoptysies qui ont cessé quelque temps après la suppression du tabac.

Il s'est marié à son retour en France, il y a huit ans. Sa femme est morte tuberculeuse après quatre ans de mariage. Il l'a constamment soignée et n'a cessé de coucher auprès d'elle qu'aux derniers jours. Une petite fille, aujourd'hui âgée de 8 ans, est pâle et malingre. Quant à lui, il n'a jamais toussé depuis, et l'auscultation attentive de ses sommets ne révèle rien d'anormal.

Son métier de terrassier lui a valu quelques traumatismes dont le plus grave, un éboulement dans une carrière, lui a cassé le bras droit, la jambe gauche et plusieurs côtes; il a été retiré seul vivant de 9 ouvriers ensevelis. A noter encore un coup de pied de cheval sur le crâne, où se voit une cicatrice linéaire allant de l'oreille gauche au vertex.

Il y a trois mois, exactement, dit-il, il a eu un chancre pour lequel

il a été soigné à l'hôpital Saint-Louis où il n'a passé que huit jours.
Le traitement a été uniquement local. C'est dire que la nature syphilitique n'en était sans doute pas bien évidente. D'après ce qu'en dit le
malade, il s'est peut-être agi d'un chancre mixte. Mais aujourd'hui,
il n'y a aucun doute sur la réalité d'une infection syphilitique : le
malade est porteur d'une éruption généralisée très nette de papules
et de macules déjà cuivrées pour la plupart, quelques-unes encore
roses; il existe aussi une adénopathie généralisée très prononcée,
particulièrement rétro-sterno-mastoïdienne ; on constate une légère
alopécie en clairières et de l'angine érythémateuse.

Le matin du 8 novembre 1893, Tourn... a ressenti en se réveillant
une douleur dans le cou et la nuque, du côté gauche seulement, douleur continue, contusive, mais n'empêchant pas les mouvements de
rotation de la tête.

Le lendemain, la douleur était beaucoup plus forte, plus profonde,
s'exaspérant par moments sous forme d'élancements et condamnant
la tête à l'immobilité. En même temps se montrait, sur l'étendue de
la région douloureuse, une rougeur diffuse avec sensation de chaleur
et de cuisson qui avait attiré l'attention du malade.

Le surlendemain, 10 novembre, Tourn... se rend à la consultation
de l'hôpital Saint-Louis d'où notre collègue Bodin, qui porte le
diagnostic de zona, nous adresse le malade à Saint-Antoine.

Nous constatons, en effet, le 11, l'existence d'une éruption zosté-
rienne discrète occupant la région innervée par :

1° *Le grand nerf occipital* ou *sous-occipital d'Arnold* (branche
postérieure du 2ᵉ nerf cervical) ;

2° *Les branches postérieures des 3ᵉ et 4ᵉ nerfs cervicaux;*

3° *Les branches auriculaire, mastoïdienne et sus-acromiale du
plexus cervical superficiel.*

Du côté gauche, nous comptons : deux groupes de vésicules sur le
cuir chevelu au-dessus de la ligne occipitale; — deux autres groupes
au-dessous de cette ligne; — deux autres, dont un en placard de trois
centimètres environ, à la partie postérieure du cou ; — un groupe sur
l'apophyse mastoïde; — une série de groupes assez petits le long du
sterno-mastoïdien; — enfin deux groupes isolés, l'un au-devant du
lobule de l'oreille, l'autre sur la partie la plus élevée de la fosse sus-
épineuse.

Les vésicules sont pour la plupart avortées; quelques-unes seulement sont arrivées à la purulence et se dessèchent déjà. Elles reposent sur une base très surélevée. La rougeur est limitée à leur pour-

tour ; il n'y a pas de plaque érythémateuse dans l'intervalle. Au premier abord et à une certaine distance, on pourrait les confondre avec les éléments de l'éruption syphilitique concomitante.

La douleur persiste assez forte, continue avec élancements paroxystiques, et irradiant jusqu'à la partie externe et supérieure du bras gauche, dans la région deltoïdienne. En haut et en arrière, elle est ressentie dans toute la partie du cuir chevelu qui recouvre la moitié gauche de l'occipital. Elle s'étend peu au devant de l'oreille, mais le conduit auditif externe est aussi douloureux.

Nous constatons en même temps l'existence d'une paralysie faciale gauche totale, commençante, avec légère déviation du nez du côté sain. Les symptômes en sont très nettement ceux de la paralysie faciale périphérique a frigore, avec une légère diminution de l'ouie de ce côté.

Il n'y a aucune altération du goût, ni de sensation de sécheresse sur la moitié correspondante de la langue. Le voile du palais ne présente aucune modification et la luette n'est pas déviée. Aucun trouble sensitif de ce côté. Pas de troubles pupillaires.

Nous n'insistons pas sur la description de la paralysie faciale ; elle né présente dans ce cas aucune particularité.

Le malade raconte qu'hier, en sortant de la consultation de l'hôpital Saint-Louis, il a voulu fumer sa pipe, mais, qu'à son grand étonnement, il n'a pu la tenir du coté gauche de la bouche qu'en serrant fortement les dents ; il ne pouvait pas fumer de ce côté. Cet accident l'inquiète beaucoup pour l'avenir et, joint aux douleurs que lui occasionne son zona, il se considère comme très malade.

Nous le soumettons sans retard au traitement spécifique, frictions mercurielles et 4 grammes d'iodure de potassium.

Le zona a suivi sa marche ordinaire : au bout de quelques jours les vésicules étaient complètement desséchées, mais les douleurs ont persisté pendant tout le séjour du malade, quoique diminuant d'intensité peu à peu.

Toute éruption syphilitique disparaît également après la première quinzaine. *

La paralysie faciale qui était complète le lendemain de l'entrée, est allée s'améliorant lentement. Il n'a été fait aucun traitement électrique. La guérison est complète le 13 janvier 1894, jour où le malade part pour l'asile de Vincennes.

A la suite de cette observation nous placerons la suivante

que notre maître le Dr Gilbert, à qui elle appartient, a eu la
bonté de résumer pour nous :

OBS. XIX (inédite). — Un homme de 50 ans environ fut pris, le quatrième mois de la syphilis, d'une paralysie faciale gauche totale accompagnée d'un point douloureux à l'émergence du facial. Au bout
de quelques jours ses facultés s'affaiblirent, ses membres se paraly-
sèrent, il tomba dans le coma et mourut.

A l'autopsie existait une méningite cérébrale gommeuse marquée
par le dépot d'une substance grisâtre, translucide, le long des vaisseaux pie-mériens.

OBS. XX (inédite).—Enfin, dans le service de notre maître, le Dr Gilbert Ballet, notre collègue et aussi Beaussenat a observé chez une jeune
fille, deux mois après le début d'une syphilis, une paralysie faciale
totale qui s'est sensiblement améliorée par le traitement spécifique.
Il est vrai que dans la suite, en dehors de toute manifestation syphilitique, elle a présenté les symptomes d'un goitre exophtalmique qui
a persisté depuis.

La plupart des auteurs qui ont écrit sur la paralysie faciale
ne parlent qu'accessoirement et très brièvement de la syphilis
comme facteur étiologique. Dans la 7e édition de Strumpell, le
mot de *syphilis* ne figure même pas dans la liste des causes
possibles de cette paralysie.

Charcot, à propos d'un malade observé à sa policlinique du
mardi, un syphilitique atteint d'ataxie locomotrice progressive et de paralysie faciale, n'admet pas que la syphilis soit
la cause de ces accidents. On sait quel accueil peu sympa-
thique trouvait auprès de lui l'opinion fort en faveur aujour-
d'hui de l'origine syphilitique du tabes.

Faut-il discuter encore les relations de ces paralysies
faciales avec la syphilis concomitante ? Indiscutables pour
les cas où l'autopsie a montré des lésions de méningite hyper-
plasique plus ou moins généralisée, comme dans l'observation de Gilbert, elles pourraient être mises en doute pour ceux
qui se sont terminés par la guérison. La question est analogue
à celle des rapports de la syphilis avec le tabes, la paralysie
générale, certaines épilepsies, etc., affections que M. le professeur Fournier a récemment étudiées sous le nom de « ma-

ladies parasyphilitiques »; on pourrait reprendre un à un, pour la paralysie faciale, les arguments qu'il apporte à sa thèse, et réfuter de la même façon les objections possibles. Cette besogne serait inutile, car il nous semble qu'il n'y a que deux façons de comprendre comment la syphilis peut produire la paralysie de la septième paire.

Laissons de côté la possibilité d'une simple coïncidence ; ici comme ailleurs elle a réellement pu exister pour quelques cas, mais elle ne saurait satisfaire les observateurs.

Reste à se demander si, dans tous les cas, il faut admettre l'existence d'une compression du facial, en un point quelconque de son trajet intra-cranien, par une méningite scléro-gommeuse au début, ou par une altération osseuse ou périostée de l'aqueduc de Fallope. C'est là l'opinion émise par Dargaud dans sa thèse : il regarde ces causes comme les plus rationnelles et certainement les plus fréquentes. Il considère comme exceptionnelles l'otite interne et moyenne d'origine syphilitique, ainsi que la névrite et l'engorgement des ganglions mastoïdiens. Encore toutes ces causes se résument-elles, en dernière analyse, à une compression ou à une inflammation par propagation.

Aujourd'hui la façon nouvelle de comprendre l'action des maladies infectieuses sur les centres et les troncs nerveux, autoriserait à chercher dans le poison syphilitique lui-même l'agent directement producteur de la névrite, inflammatoire ou dégénérative. La diphtérie, que l'on cite toujours quand il s'agit de névrites infectieuses, n'agit pas autrement.

Mais à bien considérer les choses, cette hypothèse n'est guère acceptable. Et d'abord aucune constatation anatomique n'a permis d'en établir la réalité. En second lieu la rareté des déterminations de la syphilis sur les nerfs périphériques, comparée à la fréquence relative des paralysies diphtériques, éloigne encore de cette idée. On pourrait néanmoins, fort des données que Neumann a mises en relief sur le rôle de la prédisposition nerveuse héréditaire dans l'étiologie de la paralysie faciale, accepter cette manière de voir : que la syphilis aurait une localisation plus facile sur les nerfs et sur la sep-

tième paire en particulier chez les gens à tares nerveuses
héréditaires ou personnelles. Mais qu'on se figure combien
est grand le nombre de syphilitiques qui se trouvent dans
ces conditions et combien rare, à côté de cela, ceux qui présentent de la paralysie faciale secondaire. D'ailleurs aucune
des observations jusqu'ici publiées n'a signalé de pareils antécédents, soit que le malade n'ait pas été interrogé à ce sujet,
soit qu'il ait ignoré l'histoire pathologique de sa famille.

Force est donc, en l'absence de constatation anatomique, de
s'en tenir à la probabilité, dans la plupart des cas, d'une
lésion méningée ou périostée précoce. Nous sommes ainsi
amené à considérer la question sous une autre forme. Au lieu
de dire : *une paralysie faciale est-elle possible dans les premiers
mois de la syphilis ?* il faut demander : *les lésions méningées,
circonscrites ou diffuses, sont-elles possibles à une période rapprochée du chancre ?* A cette question il est permis de répondre
par l'affirmative, de nombreuses observations ayant permis
d'en établir l'existence. Dès lors la paralysie du facial n'est
plus qu'une question de topographie de la plaque méningée.

D'autre part la méningite scléro-gommeuse étant considérée
comme faisant partie des processus tertiaires de la syphilis,
la question se confond avec celle du tertiarisme précoce
récemment traitée par M. Fournier.

Il est d'observation clinique que le stade dit secondaire de
la syphilis a d'autant plus de chance d'être écourté que la
maladie a été contractée à un âge plus avancé. Les accidents
tertiaires sont, dans ces cas, souvent très précoces, et peuvent
même se montrer en même temps que des accidents secondaires. On peut s'en convaincre en parcourant les nombreuses
observations de syphilis malignes précoces, de syphilis viscérales précoces, de syphilis précoce du système nerveux
consignées dans la thèse de Georges Baudouin (1889).

Sur un total de 93 cas, où l'âge des malades est donné, on
compte :

20 cas de tertiarisme précoce dans des syphilis contractées
au-dessous de 25 ans.

63 cas de tertiarisme précoce dans des syphilis contractées

après 25 ans. Le maximum de fréquence (en tenant compte
de la rareté de l'infection syphilitique au delà de 40 ans) se
trouve entre 30 et 40 ans où nous trouvons 26 cas.

Gailleton considère la syphilis comme toujours mortelle
quand elle survient après 50 ou 60 ans.

Si nous relevons l'âge des malades dans les observations
que nous avons rapportées, nous trouvons.

1 cas d'infection syphilitique	à	16 ans
2 —	—	—	— 21 —
2 —	—	.	—	— 25 —
1 —	—	—	— 26 —
1 —	—	—	— 27 —
3 —	—	—	— 30 —
3 —	—	—	— 35 —
1 —	—	—	— 42 —
1 —	—	—	— 50 —
1 —	—	—	— 52 —

Soit sur 16 cas, 13 au-dessus de 25 ans, 9 au-dessus de
30, par conséquent plus de la moitié.

Ajoutons que notre maître, le Dʳ Brissaud, nous a dit avoir
observé une paralysie faciale au stade roséolique de la syphilis
chez une femme jeune. Dans ces cas d'autres causes qui nous
échappent peuvent avoir déterminé la précocité de ce tertiarisme.

L'observation de Fourn...., présente cette intéressante particularité de la coïncidence d'un zona occipito-cervical avec
sa paralysie faciale. Nous rattachons ce zoster à la compression
intra-rachidienne des nerfs atteints par une plaque de méningite syphilitique. Mais nous n'insistons pas sur ce point ;
nous aurons l'occasion d'étudier ce côté de l'observation
dans un travail sur le zona.

Pour tirer une conclusion pratique de cette étude, nous
terminerons en disant que l'apparition d'une paralysie faciale
au cours d'accidents secondaires de la syphilis peut être considérée le plus souvent comme l'expression d'un tertiarisme
précoce, et réclame l'administration immédiate de l'iodure de

potassium, en même temps que le traitement mercuriel, même si les malades sont tout à fait au début de leurs accidents secondaires.

CONSIDÉRATIONS SUR UN CAS DE PNEUMOTOMIE POUR ABCÈS DU POUMON,

Par le Dr J. J. MATIGNON,
Médecin aide-major au 65e d'infanterie.

Depuis quelque temps seulement, les chirurgiens, reprenant les tentatives faites au siècle dernier, se sont décidés à intervenir dans certaines affections pulmonaires.

Des abcès, des gangrènes, des kystes hydatiques, des cavernes ont été ouverts, lavés, drainés, guéris, ou, tout ou moins, très souvent améliorés.

Nous avons, durant notre internat, dans le service de M. le Dr Baudrimont, à l'hôpital Saint-André, eu l'occasion de voir notre maître pratiquer une pneumotomie dans un cas d'abcès du poumon droit, consécutif à une pneumonie *a frigore*.

Le malade après être passé par de nombreuses alternatives d'amélioration et de rechute, est finalement guéri.

Nous allons tout d'abord relater en détail l'observation. Notre ami, M. le Dr Festal (d'Arcachon), qui avait donné les premiers soins au malade, a bien voulu nous fournir des renseignements qui nous ont été fort précieux pour la rédaction de l'observation : nous tenons à l'en remercier.

Abcès du poumon. Pneumotomie. Guérison.

OBSERVATION recueillie dans le service de M. LE Dr BAUDRIMONT, chirurgien des hôpitaux, par J. J. MATIGNON, interne du service.

La première partie de cette observation est due au Dr Festal, ancien interne des hôpitaux de Paris.

D..., Jean, marin, 29 ans, habitant Arcachon.

Antécédents héréditaires nuls ; père, mère et trois frères bien portants.

Antécédents personnels excellents. A très bien supporté la campagne du Tonkin.

Le 7 juillet 1889, tombe tout suant, à l'eau, il y reste quelques minutes. Il conserve ensuite longtemps sur lui des vêtements mouillés. Il prétend avoir eu dans l'eau un frisson unique et assez prolongé.

Dès le lendemain il est pris d'une toux sèche qui ne l'empêche pas de continuer son travail.

Le 14 juillet il est pris dans la nuit d'un point de côté à droite avec fièvre. Vésicatoire. Amélioration et le malade va quelques jours après à Bordeaux chercher un bateau qu'il doit ramener à Arcachon. La fièvre et le point de côté reprennent. Il rentre chez lui affaibli, essoufflé, au point d'être obligé de garder le lit jusqu'au 28 juillet. Se sentant mieux, alors, il reprend son travail jusqu'à la fin de septembre. Pendant cette période le point de côté avait reparu, atténué. La toux augmentait chaque jour de fréquence et d'intensité et il avait dès le 5 août, commencé à expectorer des crachats blancs qui sont devenus successivement plus épais, purulents, puis fétides et maculés de sang. La voix commence à s'éteindre.

Dès le mois de septembre les quintes de toux provoquaient des vomissements. Aphonie presque complète. Le 3 *octobre* survient brusquement une véritable hémoptysie, claire, spumeuse, abondante immédiatement suivie d'une vomique purulente, infecte, couleur chocolat. Depuis lors les crachements et la toux sont presque incessants. Chaque jour amène sa vomique après laquelle le malade se trouve soulagé et tousse un peu moins, pour un moment. L'apparition de la diarrhée a coïncidé avec les vomiques ; diarrhée toxique, le malade avalant incessamment une partie de ses crachats, d'une fétidité repoussante.

Pas ou peu de transpirations, sauf pendant les quintes de toux très longues et très violentes. La voix revient en partie après les premières vomiques.

En janvier 1890. — L'expectoration diminue d'abondance, ne se fait plus par flots : il n'y a plus de vomiques proprement dites, mais les crachats conservent leur purulence et leur fétidité. Quelques hémoptysies rutilantes et spumeuses, peu fréquentes et peu abondantes.

Fin janvier. — Très grande amélioration.

Dans *les premiers jours de février*, rechute sans cause appréciable.

D..., garde le lit, avec fièvre, diarrhée, manque d'appétit ; les vomiques ont reparu. *Du* 18 *février au* 30 *mars*, nouvelle phase d'amélioration. L'appétit revient ; les crachats diminuent ; la toux se calme.

Nouvelle rechute le 30 *mars*, sans cause appréciable, se traduisant comme les autres par hémoptysies, vomiques, abondance et fétidité des crachats ; inappétence et diarrhée, affaiblissement comme corollaire.

En avril. — Le Dr Festal (d'Arcachon) l'examine pour la première fois. Il constate sa faiblesse, son oppression. D... mange bien, dort la nuit, quand la toux le lui permet. Le jour, il tousse presque continuellement et chaque effort de toux ramène un crachat purulent, fétide, verdâtre, parfois maculé de sang noirâtre, mélangé de pus. Enrouement très marqué.

A l'examen de la poitrine, M. Festal ne trouve rien à gauche, ni à la percussion ni à l'auscultation. *A droite* et en avant, matité à la percussion sur presque toute la hauteur, la percussion et la pression provoquent une vive douleur à trois travers de doigt au-dessus du mamelon, et un peu en dedans de la ligne mamelonnaire, là où il éprouve habituellement une sensation de pesanteur et de tension. D'ailleurs toute la région voisine, dans un rayon de quelques centimètres est douloureuse aussi à la pression, bien qu'à un moindre degré.

Dans la région axillaire, à l'aplomb du creux de l'aisselle, la matité fait brusquement place à une sonorité normale. *En avant* de cette ligne existe encore un point douloureux à la pression.

· Les attaches du diaphragme sont douloureuses aussi, mais ces douleurs se rapportent aux secousses de toux si fréquentes et si tenaces.

Une analyse microscopique des crachats pratiquée à cette époque par le Dr Festal, reste négative au point de vue bacillaire.

Les vibrations vocales sont amoindries dans la région douloureuse. Il y a là un souffle doux, aux deux temps, sensible surtout pendant l'expiration. Voix chuchotée de Bacelli. On n'entend aucunement le murmure vésiculaire quelqu'attention qu'on y prête. Pectoriloquie. *En arrière* peu de signes stéthoscopiques. Affaiblissement du murmure vésiculaire à la base, respiration légèrement soufflante en un point limité de la fosse sus-épineuse.

Le Dr Festal pensa à une pleurésie purulente enkystée communiquant avec les bronches par un étroit pertuis ; si l'ouverture de la commu-

cation se ferme, le pus qui continue à être sécrété par les parois de
la poche s'y accumule, fatigue le malade, le fait tousser, jusqu'au
moment où le trop-plein est expulsé sous forme de vomiques.

Le malade dit, très positivement, que ces vomiques succédant à
des périodes d'accalmie et de diminution de l'expectoration sont précédés de l'expulsion d'un caillot épais et noir sorte de bouchon,
immédiatement suivi d'un flot de pus. Le Dr Festal a pu constater
lui-même le fait, un jour où le malade fut pris subitement d'une
vomique dans son cabinet.

Comme traitement il lui fut prescrit la vie au dehors, une alimentation aussi abondante que possible, de l'alcool et des pilules composées d'iodoforme et d'extrait mou de quinquina dans le but de
désinfecter et de tonifier le malade.

Du 14 mars au 18 septembre, M. Festal lui fait de fréquentes injections d'huile aseptique eucalyptée à 1/20, injections intrafessières
poussées très lentement à l'aide d'un appareil spécial automatique.
Il éprouve sous l'influence de ces injections une amélioration notable
et de durée, se traduisant avant tout, par la disparition presque
complète de la fétidité des produits expectorés, un retour d'appétit,
un relèvement des forces et la diminution de la toux.

Mais cette amélioration ne dure pas ; presque tous les phénomènes
pénibles reparaissent pour un temps, puis s'atténuent ensuite, en
sorte que le malade parcourt ainsi des périodes successives d'améliorations et de rechutes, toujours sans causes appréciables.

Le sirop phéniqué, les pulvérisations phéniquées, au-devant de la
gorge, produisaient une amélioration passagère.

Au milieu de tout cela l'état général restait bon, peu de fièvre ;
appétit relatif, pas d'oppression. La fétidité des crachats par moment
est telle, que la maison qu'il habite en est empoisonnée, il rend à peu
près 400 grammes de pus par jour. Un second examen microscopique
fait par M. Festal resta aussi négatif que le premier au point de vue
du bacille de Koch.

Le 20 août. Le Dr Festal fait deux ponctions aspiratrices successives dans la région douloureuse sus-mamelonnaire, l'aspiration ne
ramène rien.

A la fin d'octobre se produit une rechute sérieuse. La toux est
incessante. La fièvre est plus vive et revient chaque soir. L'appétit
est presque nul, l'amaigrissement rapide, tout sommeil est impossible, la toux secouant sans cesse le malade. Il s'inquiète et manifeste alors des idées de suicide.

C'est à ce moment que M. Festal insiste auprès de lui pour lui faire accepter une intervention chirurgicale et le malade se décide à entrer à l'hôpital Saint-André de Bordeaux.

Voici ce que nous a révélé l'examen du sujet, le 10 janvier, jour de son admission à la salle 11, dans le service de M. le Dr Baudrimont, notre maître.

D... est un homme petit, à teint basané; bien musclé encore malgré sa longue maladie. Il est amaigri d'une façon notable. *La percussion* à gauche et en avant révèle une sonorité normale.

A droite et en avant. — Point douloureux dans le 3e espace intercostal à 4 c. 1/2 en dehors de la ligne médiane. Il existe un autre point douloureux à 3 cent. au-dessus et en dehors du mamelon. La zone de matité varie de jour en jour avec l'état de mieux-être du

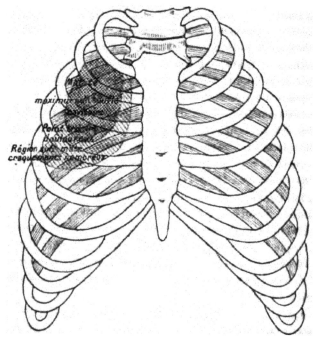

malade selon qu'il a vidé ou non ses cavernes. Cependant on trouve toujours une région mate, limitée en haut par la clavicule, ayant la forme d'un croissant venant toucher le mamelon et se prolongeant vers le creux *axillaire* pour se joindre à la matité de la fosse sus-épineuse.

En arrière et à gauche matité de la fosse sus-épineuse; submatité au-dessous allant en diminuant pour revenir à la sonorité normale vers les bases.

Palpation. — Vibrations thoraciques augmentées à droite. La sous-clavière droite est soulevée et déborde la clavicule. Les battements sont très apparents.

Auscultation. — La matité n'est pas en rapport avec les signes stéthoscopiques. Au niveau des points les plus douloureux se perçoit le maximum des souffles cavitaires, qui cache tous les autres bruits pulmonaires. Tout autour du point douloureux s'entendent des râles divers, des craquements secs.

En arrière on perçoit, mais très profondément, un bruit de souffle cavitaire, qui peut ne pas toujours être perçu ; plus superficiellement et comme sous l'oreille on entend le murmure claviculaire.

Le malade crachait toujours beaucoup. Il avait tous les soirs la fièvre. La diarrhée durait depuis quelque temps.

Les crachats passaient par des phases différentes, tantôt à la suite d'un violent effort de toux une vomique abondante donnait issue à une quantité de pus plus ou moins considérable. Cette vomique était, peu de temps après, suivie d'une hémoptysie, puis se produisait une nouvelle vomique, formée de pus et de sang. Les crachats disparaissaient pour ainsi dire pendant quelques jours, pendant que se faisaient les collections intrapulmonaires ; leur odeur alliacée était fétide au dernier degré.

La variation dans la nature, la consistance, la fétidité des matières expectorées fit émettre à M. Baudrimont l'idée de la coexistence de deux poches kystiques, communiquant entre elles par un orifice plus ou moins considérable et vidant le contenu de l'une dans la cavité de l'autre.

Le 27 janvier 1891, une intervention fut pratiquée par M. le Dr Baudrimont assisté de M. le Dr Festal (d'Arcachon).

A 9 h. 1/2 le malade est endormi ; incision de 8 cent. de longueur dans le 3e espace intercostal, parallèlement à la côte. Le pectoral est mis à nu ; on pénètre entre ses faisceaux musculaires et on arrive sur la 2e côte qu'on dénude lentement avec un couteau à périoste. Cette dénudation est laborieuse au niveau du bord inférieur de la côte. La dénudation faite, on résèque avec une pince de Liston 4 cent. 1/2 *environ de l'os* et on se crée ainsi une voie assez large.

On rencontre des adhérences anciennes et résistantes.

Au point où le malade accusait une douleur constante à la pression, soit à trois travers de doigt environ au-dessus du mamelon et

sur la ligne mamelonnaire, une ponction aspiratrice avec le trocart
nº 3 de Dieulafoy est faite et donne issue à une certaine quantité de
pus épais. La canule du trocart laissée en place sert de guide au
couteau du thermocautère qui arrive peu à peu à travers *un tissu
pulmonaire compact, sec et presque corné* dans la cavité de l'abcès
qui ne mesure guère plus de 2 cent. 1/2 de largeur transversalement
et 1 cent. 1/2 environ de profondeur. La poche est vidée; on s'applique à enlever le plus possible les grumeaux qui se présentent
pour prévenir l'infection de la plaie. Au moment de l'ouverture de
l'abcès est survenue une quinte de toux prolongée qui projette l'air
et le pus, à la fois, par l'orifice qui vient d'être pratiqué.

On est à peu près à 5 cent. de profondeur dans le parenchyme
pulmonaire.

Les alvéoles pulmonaires font hernie sur les parois de la caverne,
à chaque mouvement inspiratoire.

Des écarteurs donnent un peu de jour dans la cavité.

Un diverticule en doigt de gant existe dans la partie supéro-
externe. On l'incise au thermocautère. Nulle part on ne voit d'orifice
donnant du pus et pouvant annoncer une communication, en bouton
de chemise, avec un autre abcès sis plus profondément.

Lavage à l'eau boriquée tiède. Pulvérisations iodoformées, introduction de plusieurs mèches de gaze iodoformée pour bourrer la
cavité de l'abcès. Trois points de suture superficiels. Pansement à
l'ouate salicylée. Compression au moyen d'un bandage de corps.
Durée de l'opération une heure cinquante-cinq.

Très peu de sang à la section du poumon ; hémostase soignée des
plaies cutanée et musculaire.

Après l'opération, toux douloureuse ; crachement de sang et de
pus. T. s. 38°.

En somme on est tombé sur une cavité beaucoup moins grande
que ne permettait de le supposer l'abondance de l'expectoration.
MM. Baudrimont et Festal pensent qu'au moment de l'opération la
cavité était vide et que les parois sont revenues sur elles-mêmes ; à
moins qu'il n'existe une deuxième poche communiquant avec la précédente.

28 janvier. A l'auscultation les signes cavitaires ont totalement
disparu en avant. Ils ne persistent que sur une étendue très limitée
de la fosse sus-épineuse. La consistance cornée de la lame pulmonaire qui recouvrait la caverne explique pourquoi les signes cavitaires paraissaient si superficiels en avant et pourquoi il était impos-

sible, même avec la plus grande attention, de percevoir le moindre murmure vésiculaire.

La journée est assez calme, le malade souffre moins. Il rend un crachoir et demi de pus et de sang de couleur chocolat, inodore. Il prend du bouillon et une potion tonique. T. s. 38,6.

Le 29. Le pansement est refait ; pas d'emphysème. On constate par l'imbibition de l'ouate, qu'une hémorragie assez abondante a dû se produire. Volumineux caillot à l'ouverture de la plaie.

Percussion en arrière. — Matité augmentée. Auscultation ; râles muqueux ; souffle cavitaire profondément modifié ; respiration soufflante.

En avant le souffle cavitaire a disparu. La cavité est bourrée de gaz iodoformée. La gaze est retirée ; lavages à l'acide borique. Exploration de la plaie qui s'est agrandie par élimination de l'eschare produite par le thermo-cautère. Par un orifice, siégeant au fond de la cavité pulmonaire, on peut introduire une bougie fine en gomme à 6 centimètres de profondeur. A-t-elle pénétré dans une bronche ou dans une deuxième caverne ?

On introduit dans la cavité 5 lanières de gaz iodoformée de 40 centimètres de longueur et 3 centimètres de largeur.

Les crachats rendus dans l'après-midi n'ont plus de sang, ils sont simplement formés d'un pus jaunâtre, mais ils ont l'odeur alliacée pénétrante d'avant l'opération. T. m. 38,6 ; T. s. 39.

Le 30. Le malade crache beaucoup de pus. La fièvre monte rapidement semblant indiquer des phénomènes d'absorption de pus au niveau du poumon. Il doit très vraisemblablement exister une deuxième caverne, d'autant plus que les souffles cavitaires de la fosse sus-épineuse plaident en faveur de cette hypothèse. T. m. 38,6 ; T. s. 38,8.

Le 31. Nouvelle chloroformisation. Les fils enlevés, on désunit aisément les lèvres de la plaie encore peu solide et on se trouve en présence d'une cavité large, à la fois pariétale et pulmonaire. Les parois en sont grisâtres, lisses, humides et luisantes, parsemées de petits mamelons arrondis qui ne sont que des granulations de bonne nature. On éclaire le fond de la cavité avec une petite ampoule Edison. On finit par découvrir un orifice qui ne laisse point sortir d'air et à travers lequel on introduit une bougie n° 7 en gomme élastique. Elle pénètre à 5 centimètres de profondeur, déterminant une quinte de toux prolongée. Une ponction aspiratrice faite dans cette direction ne donne rien ; on en fait une seconde vers la partie supéro-externe, du côté du cul-de-sac, incisé lors de la première intervention. Même résultat négatif. Une troisième, une quatrième sont faites en bas, puis en dedans. L'une n'amène rien, l'autre donne issue à du sang qui s'écoule par jets saccadés et abondants à travers la canule. Cette hémorragie cède très facilement à quelques attouchements au thermo-cautère, au rouge sombre.

Faute de renseignements précis sur le siège de la seconde caverne qu'il suppose existor, malgré qu'il n'en ait pas découvert le siège, M. Baudrimont incise au thermo-cautère le fond de la cavité, là ou a été introduite la bougie. Il ne s'arrête qu'à une profondeur de 8 cent. 1/2 environ, puis il porte le fer rouge vers la partie supéro-externe où il fait aussi couche par couche une incision assez profonde qui ne découvre aucune caverne nouvelle. Jugeant utile de ne pas aller plus longtemps au hasard, M. Baudrimont bourre de gaz iodoformée la cavité, espérant que l'élimination de l'eschare produite par le thermo-cautère, amènera l'ouverture de la deuxième caverne (si elle existe).

1er février. Le malade a très bien supporté l'intervention. Les crachats sont moins abondants.

Les 2 et 3. Crachats de pus louable.

Les 4. Les crachats ont diminué encore. Il est vrai qu'il crache par sa plaie. Le pansement est refait. Le fond de la plaie est à 10 centimètres de l'orifice. Des bourgeons charnus, rouges, facilement saignants, se montrent sur les plaies pulmonaires et musculaires.

Lavage ou plus tôt tamponnage à l'ouate imbibée d'acide borique du fond de la plaie. On constate au fond de la plaie un orifice par lequel du pus et des gaz passent pendant les efforts de toux.

Il existe donc une deuxième poche se vidant dans cette cavité. *Percussion* en arrière, matité diminuée.

Auscultation. — Dans la fosse sus-épineuse droite, les râles et les craquements humides ont disparu. Le souffle cavitaire est modifié; il est moins rude.

Etat général satisfaisant : appétit bon ; peu de douleurs. T. m. 37,6 ; T. s. 38,2.

Le 5. Les crachats sont modifiés dans leur nature. Ils sont plus clairs.

Le 7. Le malade dans sa journée ne rend guère que les trois quarts d'un crachoir en porcelaine. Les crachats deviennent muqueux. Il y a moins de pus dans le pansement que la fois précédente. La plaie bourgeonne très bien. Profondeur 10 à 11 centimètres.

Auscultation. — La zone de matité diminue en arrière et se limite à la région sus-épineuse. Plus de bruit caverneux, plus de rudesse, plus de respiration prolongée, indice que le parenchyme pulmonaire revient sur lui-même.

Vibrations thoraciques semblables des deux côtés.

Poids des crachats : 130 grammes en vingt-quatre heures, alors qu'il avait atteint le chiffre de 600 à 650 grammes avant l'opération, puis celui de 400, 300 dans la période comprise entre les deux interventions. T. m., 37,2; T. s., 37,4.

Le 9. Le malade crache surtout quand il est dans la position horizontale. Debout, les crachats passent en partie dans le pansement. Rien à signaler, la plaie se comble. Deux languettes de gaze iodoformée suffisent à la garnir. Sa profondeur est 6 cent. 1/2 environ. Il faut passer de la gaze entre les lèvres de la plaie cutanée et musculaire, pour empêcher un rapprochement trop rapide.

Le 11. Le pansement est refait. Il y a pas mal de pus dans les pièces du pansement. Quelques filets de sang. La plaie externe se comble rapidement. T. m., 37,2; T. s., 37,2.

Le 13. Poids des crachats, 70 grammes.

La cavité diminue surtout en largeur, moins en profondeur. Les souffles cavitaires ont complètement disparu.

Les crachats sont muco-purulents.

On touche la plaie pulmonaire à la teinture d'eucalyptus.

Le 16. Le poids des crachats des jours précédents est 100 grammes, soit 50 grammes par vingt-quatre heures. Les pièces du pansement sont très peu souillées de crachats et de pus. Autrefois la gaze non seulement était totalement imbibée de pus; mais ce dernier quelquefois fusait au dehors.

La cavité se comble, il ne reste plus qu'une sorte d'infundibulum. Sous l'influence de la teinture d'eucalyptus, les parois de la plaie se sont avivées ; elles sont rouges, bourgeonnantes, et le passage d'un tampon d'ouate les fait saigner facilement.

Une bande de gaze imprégnée de teinture d'eucalyptus est introduite, elle donne lieu à des quintes de toux très vives. T. m., 37,2; T. s., 37,4.

Le 18. Le malade nous dit que, depuis qu'on a placé la teinture d'eucalyptus, il n'a plus toussé pendant la nuit.

Il se lève et sort dans la cour. Il n'a pas craché tant qu'il reste dehors. A peine 25 grammes de crachats en vingt-quatre heures.

Le 23. Peu de pus dans le pansement. Amélioration énorme de la toux.

Les crachats sont presque totalement muqueux.

Le poids des crachats des quarante-huit dernières heures est de 40 grammes.

La fièvre n'existe plus.

La fistule qui fait communiquer les deux cavités tend à s'oblitérer. Mise à demeure d'un gros drain. Le drain fait cracher un peu de sang, mais il est très bien supporté.

Le 24. Le pansement est refait. Le drain a très bien maintenu ouvert le trajet. L'eucalyptus produit toujours de bons effets.

Percussion. — Sonorité égale des deux côtés.

Respiration un peu rude. Ni râles ni craquements. Le malade a toujours de violentes quintes de toux immédiatement après l'introduction de la gaze à l'eucalyptus.

Un très gros drain est remis dans le trajet fistuleux, il est enlevé trois jours après et remplacé par des mèches de gaze énergiquement comprimées.

A partir du 25, sans motifs appréciables, l'état général s'aggrave.

La température s'élève, le soir, atteint 37,6, 37,8.

1er mars. Le malade crache beaucoup. Il est fatigué par la toux. L'appétit reste bon. Les crachats, qui sont surtout muqueux, sont deux fois plus abondants que les jours précédents.

La plaie extérieure revient très vite sur elle-même.

Introduction d'un petit drain dans la fistule.

Le 5. Le malade a moins craché et moins toussé.

Le 8. Depuis deux jours, la température est élevée le soir. T. s., 38,8.

Les crachats ont une odeur légèrement fétide. Transpiration très abondante pendant la nuit.

Le 9. La poussée thermique des jours précédents est due à ce que le drain n'est pas resté en place. Le pus ne peut, par conséquent, pas s'écouler librement.

Le trajet de communication des deux abcès s'oblitère de plus en plus. On y introduit une tige de laminaire.

Rudesse respiratoire étendue à la poitrine.

Le 10. La tige a produit la dilatation; elle a été bien supportée.

Les crachats sont surtout muqueux.

La plaie pulmonaire n'est qu'un infundibulum de 3 centimètres de profondeur.

Nouvelle tige de laminaire.

Le 13. Le malade a beaucoup craché. Les crachats sont épais. La

tige de laminaire ne l'a pas fait souffrir. Il en est introduit une troisième plus volumineuse que les précédentes. T. m., 37,2; T. s., 37,6

Le 16. Le pansement est refait. Le malade a souffert de la tige de
laminaire, qui s'est dilatée. On la remplace par de la gaze iodoformée très comprimée dans la fistule et dans la plaie.

Le 17. Hémoptysie assez considérable.

Le 18. Pas de sang dans le pus.

. Les 19-20. Hémoptysie. T. s., 38°.

Le 21. Le malade a une diarrhée assez abondante. Le pansement
est refait.

. Le 23. Les hémoptysies ont cessé.

Les 24 à 27. Rien de particulier à signaler. Les crachats sont
moins abondants. T. s. du 26, 38,6.

Le 28. Légère hémoptysie. La tige de laminaire mise au dernier
pansement est enlevée. Le trajet fistuleux n'existe pour ainsi dire
plus.

Le 31. *Nouvelle opération.* — La plaie pariétale est presque complètement oblitérée. Le périoste, laissé précédemment lors de l'ablation d'une partie de la 3e côte, a donné naissance à une nouvelle côte,
résistante, fibro-cartilagineuse.

Il est fait d'inutiles tentatives pour rechercher le trajet fistuleux
qui faisait communiquer les deux cavités ; à un moment donné, cependant, le stylet s'enfonce, suivant une direction oblique en dedans et
en bas. Au moyen du galvano-cautère, on incise dans cette direction

1er avril. Toux douloureuse.

Du 3 au 7. Les nuits sont mauvaises. Les crachats abondants. Le
malade dort mal, tousse beaucoup. Le mouvement fébrile est marqué
et, le 7 au soir, le thermomètre atteint 39,2.

Du 8 au 13. Le pansement est refait deux fois. Il y a beaucoup de
pus dans les pièces du pansement. La température toujours élevée.
Les phénomènes sthétoscopiques sont négatifs.

Le 14. A l'auscultation, on trouve, dans la fosse sus-épineuse, du
souffle amphorique, avec gargouillement. Ce gargouillement disparaît quand la cavité pulmonaire est comblée par la gaze iodoformée.
Au sommet, respiration soufflante, râles humides.

Le 15. A 3 heures de l'après-midi, D... rend un bouchon bronchique après un effort de toux, bouchon identique à ceux qui ont été
signalés au début de la maladie. Les crachats qui ont été expectorés
ensuite ont une odeur fétide.

Du 16 au 19. D... est mal; il dort très peu, crache beaucoup;
potion au chloral.

Le 20. La fièvre semble diminuer. Le malade dort mieux ; il tousse moins. Il prend, à l'intérieur, 50 centigrammes d'acide phénique, dans une potion gommeuse.

Jusqu'au 24, rien à noter. La cavité pulmonaire s'oblitère, une tige de laminaire assez volumineuse est introduite. Elle ne pénètre pas en totalité. Comme résultat, elle occasionne de la congestion et des hémoptysies.

Du 25 au 28. Tous les jours, le malade a des hémoptysies assez abondantes. Les crachats sont toujours abondants. Leur mauvaise odeur a disparu.

3 mai. Poids des crachats rendus en vingt-quatre heures, 450 gr.

Le 7. Poussées fébriles pendant deux jours ; douleurs articulaires, surtout dans les membres supérieur gauche et inférieur droit. On pense à un début d'infection purulente.

Le 10. Ce sont simplement des poussées rhumatismales. On lui donne du salicylate de soude, et les douleurs se calment.

Le 12. Fièvre et douleurs ont disparu. Sueurs profuses pendant les deux jours précédents.

Le 15. Le malade est mieux. La fièvre tombée. Les couleurs reviennent. Il crache beaucoup moins.

Le 20. Le malade a été soigneusement examiné par MM. Baudrimont et Festal. L'auscultation ne montre aucun signe cavitaire. La respiration est normale. Malgré que les crachats soient encore abondants, ces messieurs pensent bon de lui faire quitter le milieu de l'hôpital, et le renvoient dans les pins d'Arcachon.

Le malade a été revu six mois plus tard. Il est parfaitement guéri.

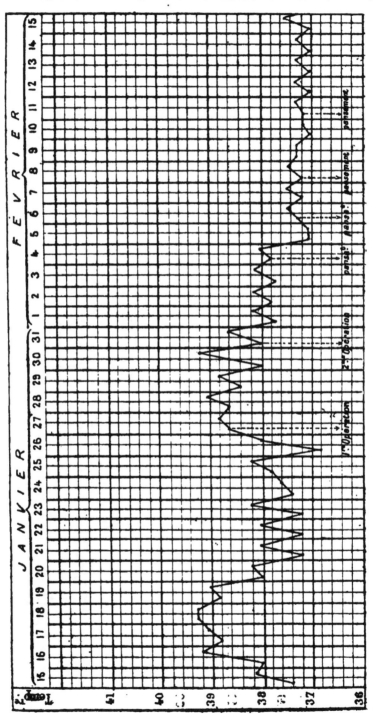

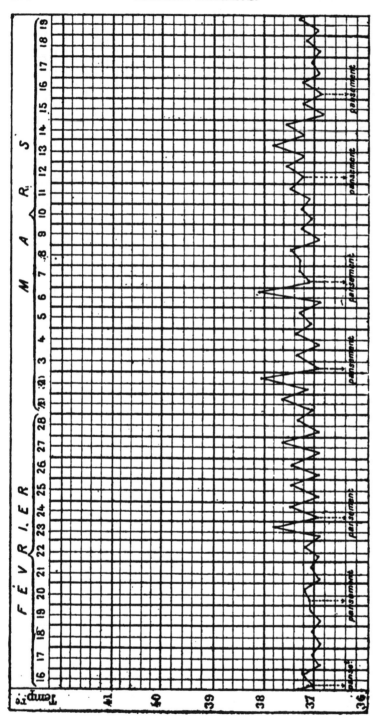

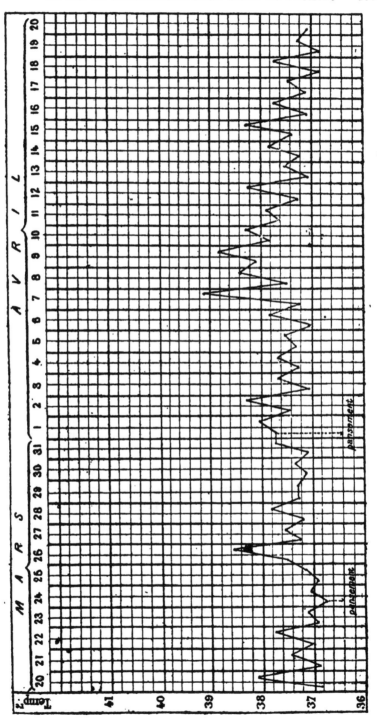

III

La pneumotomie, que les chirurgiens commencent à mettre en usage d'une façon courante et qui semble être, dans bien des cas, le seul traitement rationnel des collections purulentes du poumon, n'est pas une opération récente.

Elle a été simplement remise en vigueur, depuis quelques années, grâce surtout aux professeurs Mosler (1), de Greifs-swald ; W. Koch (2), de Dopart ; E. Bull (3), de Christiania.

Dès les temps les plus reculés la pneumotomie avait été conseillée contre toutes les collections purulentes du poumon.

Hippocrate (4) et ses élèves employaient couramment le bistouri. L'abcès ouvert était lavé avec de l'huile aromatique, drainé avec une canule en étain qu'on retirait au fur et à mesure de la guérison.

Les successeurs d'Hippocrate furent moins audacieux et tentèrent par une thérapeutique interne (realgar, orpiment) ou par des topiques (cataplasmes, emplâtres) d'obtenir la gué-rison.

Il nous faut arriver à la fin du xviiᵉ siècle pour voir re-mettre en vigueur le traitement chirurgical. La pneumotomie à cette époque est dirigée contre les cavernes pulmonaires.

En 1692 Purmann dit qu' « il faut intervenir dans toutes les affections intra-thoraciques pouvant mettre en danger la vie du malade ».

Baglivus (5) est aussi catégorique — mais pas plus que son devancier il n'eut l'occasion de mettre en application ses théories. — A la fin du xviiᵉ siècle, Bœrhave (6), Sharpe (7), Pouteau, se montrent partisans de l'intervention chirurgi-cale.

---

(1) Berlin. *Klin Woahen.*, 1873.
(2) *Arch. Klin. f. Chirurg.*, 1873.
(3) *Nordiskt. Klin. Archiv.* 1881-1882-1883.
(4) Hippocrate. Trad. de Littré.
(5) Œuvres, Lyon, 1710.
(6) Bœrhave. Aphorismes.
(7) Treatise of the operations of Surgery.

En 1785, Pouteau s'exprime de la façon suivante : « Un point de douleur invariablement fixe entre deux côtés depuis le commencement de la maladie et des crachats purulents rendus par gorgées abondantes, consécutives et à des distances plus ou moins grandes, suffisent pour indiquer une excavation dans la substance du poumon et la nécessité de faire au sac purulent une ouverture dans sa partie la plus basse. Différer plus longtemps de frayer au pus une issue entre deux côtes, c'est lui donner celui de dévaster le parenchyme du poumon, à tel point que la nature ne puisse plus le rétablir après l'opération (1) ».

David, dans un mémoire couronné par l'Académie, conclut en ces termes : « Il ne faut pas hésiter un moment à porter l'instrument tranchant jusque dans le foyer de l'abcès (2) ».

Richerand (3), en 1812, considère l'intervention comme indiscutable et conseille même dans les cas douteux la ponction exploratrice au bistouri.

Jaymes, en 1813, ouvre avec succès un abcès pulmonaire. — Dans le *Journal général de médecine*, Zang, en 1818, cite 8 cas d'abcès traités par le bistouri, et dit que toujours il faut inciser directement au niveau du foyer.

Nasse, en 1824, Krimer, en 1830, tentent de nouveau la pneumotomie. Ce dernier auteur insiste sur la nécessité d'adhérences pleurales préalables.

De 1830 à 1855, l'intervention est faite tant pour abcès que pour cavernes par Breschet 1831, Macléod 1836 ; Hastings et Storks en 1843 ; Bricheteau en 1851 ; Collin en 1855 (4).

De 1855 à 1873, les chirurgiens peut-être un peu trop imbus des idées de Trousseau ne tentent plus la pneumotomie. Le grand clinicien de l'Hôtel-Dieu considérait à tort l'abcès du poumon comme une affection au-dessus des ressources de notre art : « Une fois l'abcès formé, dit-il, notre intervention

---

(1) Pouteau. Œuvres posthumes, 1783.

(2) David. Sur les abcès. *Mémoire de l'Acad. de Chirurg.*, 1778.

(3) Richerand. Nosographie chirurgicale, 1812.

(4) Pour les renseignements historiques consulter : Arjo. Th. Paris, 1877. W. Koch. *Berlin. Klin. Arch.*, 1874. Truc. Th. Lyon, 1885.

ne saurait avoir de prise sur une affection de cette nature placée tout à fait en dehors de nos moyens d'action (1) ». De là la thérapeutique aussi ,variée qu'inefficace pour amener la résorption du pus.

La pneumotomie est, dès 1873, remise en honneur en Allemagne par le professeur Mosler,de Greifswald,pour la désinfection des cavernes pulmonaires.W. Koch, de Dopart,E. Bull, de Christiania, marchent sur ses traces et ce dernier auteur a fait à ce sujet des communications fort intéressantes au Congrès de Copenhague en 1884.

Les progrès de l'antisepsie, la plus grande précision dans le diagnostic des abcès pulmonaires et surtout l'innocuité des ponctions exploratives permettant d'établir nettement le siège de l'abcès, ont permis à la pneumotomie de se vulgariser.

L'exemple nous a surtout été donné par les étrangers.

Dans ces dernières années les pneumotomies pour abcès pulmonaires ne sont pas très nombreuses. Les gangrènes et les cavernes sont surtout visées par les chirurgiens.

Citons en terminant le rapide historique des noms de Broabdent, Greene, Smith, Strange, Rochett pour l'Angleterre, Mosetig, Krecke, Opeuchroski, en Allemagne ; de Cérenville et Roux en Suisse. En France, nous ne trouvons pour abcès du poumon qu'une intervention de Prengrueber,en 1886, suivie de succès, et celle de M. Baudrimont en 1891 (2).

IV

Trois choses semblent encore retenir le médecin dans l'intervention chirurgicale sur le poumon : la gravité supposée de l'opération, l'incertitude assez fréquente du diagnostic et enfin un dernier espoir de guérison par la médication interne.

Des expériences entreprises, ces dernières années, prouvent d'une façon évidente que le poumon n'est pas un organe sus-

(1) Trousseau. Clinique médicale, t. I.
(2) Pour plus amples détails voir : Constantin. De la pneumotonie. Th. de Bordeaux, 1892.

ceptible et qu'il supporte très bien tous les traumatismes opératoires.

· Bull et Koch ont montré qu'on peut, sans faire courir de graves dangers aux animaux sur lesquels on expérimente, couper, brûler le parenchyme pulmonaire.

Block, Biondi, Marcus (de Jassy) ont établi que les chiens pouvaient vivre avec un seul poumon.

L'intervention chirurgicale dans les abcès du poumon n'offre donc guère de dangers.

Le diagnostic n'est pas toujours facile. Cependant les signes sthétoscopiques aidés de la ponction capillaire arriveront presque toujours à établir le siège exact de l'abcès.

Quant à la guérison spontanée, on l'a vue se produire assez souvent pour que le médecin puisse encore espérer en elle. Dans les abcès siégeant au sommet on peut voir les bronches, assez volumineuses dans cette région, évacuer le contenu de la cavité purulente. Mais pour la base il n'en est plus de même et ce sont ces derniers abcès surtout qui réclament l'intervention chirurgicale. Du reste, quel que soit le siège de l'abcès, Grisolle et Jaccoud (1) ne croient guère à la possibilité d'une guérison spontanée.

Quand doit-on opérer? Il ne faut pas trop se hâter, car on pourrait, tout à fait au début, voir se produire une guérison spontanée soit par vomique, soit par résolution.

Il ne faut pas, en revanche, être trop longtemps indécis, et attendre que les phénomènes de résorption putride aient amené un état d'hecticité avancée, avec fièvre, diarrhée, sueurs profuses.

Enfin une attente prolongée expose le malade à l'ouverture de son abcès dans la cavité pleurale, et une complication telle qu'une pleurésie purulente ou un pyopneumothorax présente toujours une gravité extrême.

C'est en se basant sur la fièvre et l'état général du sujet que le médecin jugera du moment où il doit intervenir.

Nous n'insisterons pas sur le manuel opératoire qui est très

. (1) Grisolle. *Pathol. interne*. Jaccoud. *Cliniq. médic. de la Pitié.*

simple. L'antisepsie la plus rigoureuse doit être faite, sans quoi, le chirurgien peut s'exposer à une série d'accidents graves, qui compromettront totalement le succès de son opération. Les expériences entreprises par Gluck et Biondi, sur les animaux, montrent que lorsque l'antisepsie est bien faite, les chiens et les lapins supportent facilement de très graves traumatismes opératoires sur les poumons.

Le bistouri ou le thermocautère seront employés ; ce dernier offre l'avantage de faire à la fois l'antisepsie et l'hémostase.

Il est dans le manuel opératoire deux points sur lesquels nous tenons à attirer particulièrement l'attention, ce sont : la *nécessité d'adhérences pleurales* d'une part ; la *résection costale* de l'autre.

Il nous est à peu près impossible, *à priori*, de savoir si les feuillets pleuraux sont adhérents au niveau du point où portera notre incision.

D'une façon générale, les adhérences existent presque toujours. M. de Cérenville a constaté que, dans les abcès du sommet du poumon', les adhérences pleurales descendent toujours au-dessous de la 3e côte, fait que nous trouvons vérifié dans l'observation que nous relatons plus haut. Chez notre malade, en effet, la plèvre épaissie, ayant 1 cent. 1/2 environ, formait une lame cornée, dure, dépourvue d'élasticité.

Si les adhérences n'existaient pas, il serait nécessaire d'en provoquer la formation. C'est un point sur lequel Krimmer et Walter avaient insisté dès 1830 et, à cet effet, après avoir incisé les téguments et les muscles intercostaux, ils plaçaient sur la plèvre des pois à cautères.

On pourrait aussi, suivant le conseil de de Cérenville, pratiquer la suture des feuillets au niveau du point où sera pratiquée l'ouverture et attendre quarante-huit heures pour être sûr que l'adhérence est parfaitement établie. Dans un procédé qu'il a communiqué le 2 juin 1891 à la Société de chirurgie, Roux, de Lausanne, après avoir attiré au moyen d'un petit harpon les deux feuillets pleuraux, les suture au moment même de l'opération. Il est avantageux, dans ce cas, d'avoir recours à la suture à arrière-point. Roux et Cérenville ont,

chacun par ce procédé, pu faire une pneumotomie sans inconvénients.

Ainsi l'opérateur se mettra à l'abri d'une complication
presque fatale dans le cas de non adhérence des plèvres, le
pyopneumothorax.

La *résection costale* rend aussi de grands services, non-
seulement parce qu'elle crée une voie large et un écoulement
facile au pus, mais elle offre encore de grands avantages au
point de vue de la guérison.

De Cérenville et Truc ont été les premiers à insister sur
ces avantages (1). « La résection doit avoir pour but d'assou-
plir la paroi thoracique correspondant à l'excavation, de la
mobiliser, et de faciliter son retrait. C'est une nouvelle application de l'opération de Gayet-Létiévant-Estlander. Elle
sera aussi utile que dans le traitement de l'empyème où elle
a fait ses preuves. Les cavernes du poumon, quelle que soit
leur origine, guérissent seulement par la production de bourgeons charnus tendant à les combler, ou par la production
d'une sorte de membrane qui les tapisse et les transforme en
cavités pseudo-kystiques. La rigidité des parois cavitaires en
retenant celles-ci fortement écartées, nécessite un travail de
réparation de longue durée. La souplesse de la paroi thoracique
obtenue par le *désossement costal*, facilitera sa rétraction
rapide et diminuera considérablement le volume de l'excavation. Elle pourra même aboutir, si la résection est largement
pratiquée, à l'adossement des parois et à leur prompte adhésion.
En tous cas elle hâtera singulièrement la guérison. La résection sera d'autant plus nécessaire et d'autant plus étendue
que les côtes seront plus rigides et que l'excavation sera plus
vaste. »

De Cérenville, Rochelt, Prengrueber, Heydenrich, ont montré la nécessité de ces résections. M. Baudrimont fit également
une résection de la 3ᵉ côte. Mais un fragment assez minime
(4 1/2 cent. seulement) fût enlevé et encore cette résection
fut-elle sous-périostée, de sorte que l'os se reproduisant

---

(1) Société des sciences médicales de Lyon, 1885.

rapidement nous n'avons pu obtenir cette souplesse de la paroi
si nécessaire à la guérison, d'après Truc et de Cérenville. Et
c'est peut-être à cette cause qu'est due la lenteur dans la guérison de notre sujet. Un cas analogue à celui-ci est rapporté
par Lauenstein (1).

V

Les accidents de la pneumotomie sont peu importants. Nous
venons de voir que grâce aux adhérences pleurales, le pyopneumothorax, qui serait la plus grave des complications, peut
être évité. Et du reste, au cas où il se produirait, l'opération de
l'empyème, faite à temps, pourrait sûrement conjurer le mal.

L'hémorragie qui se produit quelquefois est peu abondante. Du reste comme dans la majorité des cas, l'ouverture
du poumon sera faite avec le thermocautère, l'écoulement du
sang ne sera pas à redouter. Mosler et de Cérenville ont rapporté
chacun un cas d'hémorragie, qui d'ailleurs céda très bien au
tamponnement.

Les phénomènes inflammatoires ne sont point à craindre,
si les règles de la plus minutieuse antisepsie ont été suivies.
Les expériences de Gluck et Marcus (de Jassy) sont assez concluantes à cet effet.

L'abcès une fois ouvert doit être lavé avec une solution
antiseptique : eau boriquée ou naphtol. L'eau phéniquée est
rejetée par de Cérenville, dont la compétence est grande en
matière de chirurgie pulmonaire ; elle amène des phénomènes
irritatifs très considérables et des accès de toux très violents.

La cavité de l'abcès sera garnie avec un pansement sec. La
gaze iodoformée est surtout employée. Le pansement humide,
préconisé au début de la pneumotomie, est, à l'heure actuelle,
généralement abandonné.

Nous avons soigneusement recherché tous les cas dans
lesquels la pneumotomie a été tentée pour abcès pulmonaires.
Les observations n'en sont pas si nombreuses, car de l'année

---

(1) Lauenstein. *Centralblatt für chirurg.*, 1884.

1785 où Ponteau fait la première intervention de ce genre, à 1891, nous n'avons trouvé que 28 cas relatés dans la littérature médicale, surtout dans la littérature médicale étrangère.

Or nous n'avons, sur le nombre enregistré, que 6 décès. Le succès dépasse donc 75 0/0. Nous n'avons pu dépouiller toutes les observations. Toutefois parmi celles que nous avons eues en mains, nous avons remarqué que bien souvent le chirurgien avait été placé dans de mauvaises conditions pour intervenir. Le malade était depuis longtemps porteur de son affection : il avait, toujours, le plus possible retardé le moment de l'opération, l'affaiblissement était extrême, et cependant, malgré des conditions aussi déplorables, les résultats obtenus sont très satisfaisants.

Nous dirons pour terminer qu'il y a, d'une façon générale, peu d'espoir à fonder sur les médications internes et que dans la majorité des cas, la pneumotomie et la désinfection du foyer purulent sont la seule manière de sauver la vie du malade.

La pneumotomie n'est pas dangereuse. Le chirurgien n'agit pas à l'aveugle, le siège exact de l'abcès peut lui être donné par une ponction capillaire préalable.

La plus parfaite antisepsie s'impose pour ne pas compromettre le succès de l'intervention.

Il est indispensable que les deux feuillets pleuraux soient adhérents. Cette adhérence existe presque toujours ; au cas contraire la suture des feuillets de la séreuse empêcherait le pus de tomber dans la cavité pleurale et ainsi serait évitée une sérieuse complication : pleurésie purulente ou pyopneumothorax.

Enfin le chirurgien ne devra pas craindre de réséquer largement la côte ou les côtes selon l'étendue du foyer purulent. Car, selon l'opinion de Thiriar(1), il vaut mieux réséquer deux côtes de trop qu'une de moins. D'une part une plus grande ouverture est créée au moment de l'opération, le drainage du pus est facilité ; d'autre part la paroi thoracique réduite à l'état d'une simple membrane musculaire pourra plus faci-

_____

(1) Thiriar. Cong. de chirurg., 1888.

lement se laisser déprimer et facilitera de la sorte le retrait rapide des parois de l'abcès.

Nous ne devons pas toutefois oublier que des résections costales trop étendues peuvent offrir des inconvénients.

Au congrès français de chirurgie de 1888 le professeur Ollier a attiré l'attention *sur les déviations du rachis consécutives* à cette manœuvre. Erhmann (de Mulhouse) a également insisté sur ce point.

De Cérenville a signalé la *syncope* survenant au cours de la costotomie et résultant d'un trouble profond apporté dans le mécanisme de la respiration. Berger, au congrès de chirurgie (1888), a cité 2 cas de mort survenus peu après l'opération et qu'il explique par cette même perturbation de la fonction respiratoire.

Telles sont les quelques considérations que nous avons tenu à faire à propos d'un cas de pneumotomie auquel nous avons prêté notre concours.

Nous avons essayé de démontrer que cette opération était un progrès considérable dans la thérapeutique de certaines affections pulmonaires, nous n'avons eu en vue que les abcès. Nous croyons ne pouvoir mieux terminer qu'en citant les propres paroles de M. de Cérenville, l'un des plus chaleureux partisans de la pneumotomie : « J'éprouve un sentiment de satisfaction en appréciant le chemin parcouru depuis dix ans, et j'estime que, si l'on continue à s'occuper de cette question et à la développer, nous verrons peut-être se réaliser d'ici dix nouvelles années une transformation aussi importante que celle qui a été accomplie dans le traitement de la pleurésie purulente ».

MONOGRAPHIE DU CHLOROMA

Par le Dr GUSTAVE LANG,

Ancien interne des hôpitaux de Nancy

(Suite).

« Nous ne nous trompons donc pas, conclut Huber, si nous admettons que ces caractères de nos tumeurs sont absolument spécifiques et spéciaux, et peuvent bien être considérés comme ayant un certain rapport avec leur coloration particulière. »

Nous verrons, en effet, plus loin, en exposant le résultat des recherches faites par cet auteur sur cette matière colorante, qu'il y avait un rapport étroit, intime même entre cette dernière et ces granulations moléculaires découvertes par Huber.

Behring et *Wicherkievicz* trouvent à leurs tumeurs, dont l'examen histologique fut fait par le professeur Ponfick, des caractères analogues. Cependant, malgré leurs recherches, ces deux auteurs ne trouvèrent nulle part de ces granulations graisseuses caséiformes ou de ces parties brun de noix comme en avait découvert et décrit Huber. L'examen microscopique montrait un tissu composé surtout de cellules rondes un peu plus grosses que les globules blancs du sang avec un gros noyau se colorant fortement; à côté il y avait d'autres éléments fusiformes avec mêmes noyaux; partout la masse était parcourue partiellement par des faisceaux larges ou étroits de tissu connectif ordinaire formant une ligne de démarcation bien nette d'avec ces masses cellulaires sus-mentionnées, et très riches en vaisseaux; on avait donc affaire ici à un sarcome à celles rondes. — Sur d'autres préparations prises sur des portions proches du périoste, se trouvaient des faisceaux plus riches en tissu connectif. Les parties centrales des tumeurs en somme, ne se composaient que de cellules rondes riches en protoplasma entre lesquelles se voyaient un très grand nombre de grosses cellules sphéro-elliptiques remplies de nombreuses granulations graisseuses.

Dans son observation *Waldstein* donne tout au long les résultats de l'examen microscopique du sang recueilli à différentes reprises pendant la vie — (nous les connaissons déjà) — et aussi celui du sang recueilli après la mort : et ceci s'explique facilement puisque dans ce cas c'était surtout, nous le savons également, les symptômes d'une anémie grave, pernicieuse qui dominaient la scène. Nous n'avons pas ici à donner les résultats de cette analyse du sang faite après la mort, dont l'exposition, d'ailleurs, nous entraînerait à de trop longs développements et sortirait entièrement de notre sujet. Mais

Waldstein, outre l'examen histologique de sa tumeur (chloro-lymphome, lymphome malin) donne celui de différents organes tels que le *cœur*, la *rate*, le *foie*, la *moelle osseuse* où existaient des altérations qu'il ne sera pas sans intérêt de rappeler ici tout d'abord.

· Le *cœur*, dont les lésions microscopiques n'étaient pas en rapport avec l'état macroscopique, présentait une friabilité très nette de sa cellule musculaire caractérisée par la présence de pigment jaune accumulé dans la zone de protoplasma au voisinage immédiat du noyau, et en maintes places disposé entre les faisceaux sous forme d'une substance amorphe ; à côté il y avait par endroits, dans les plus petits vaisseaux, une telle quantité de corpuscules lymphatiques et de leucocytes, qu'on eût dit des thrombus blancs.

· Dans la *rate* les corpuscules de Malpighi apparaissaient hyperplasiés, le tissu conjonctif élargi, hypertrophié, le paren-chyme parsemé d'infarctus et de petits exsudats sanguins récents : les masses nécrosées ainsi produites contenaient une grande masse de pigment granuleux, orangé, finement réparti avec de grandes cellules dégénérées incolores et entre elles de plus petites à noyaux se colorant fortement : partout dans toutes ces places le tissu se montrait coloré en vert et des follicules entiers se voyaient formés par l'accumulation de grandes cellules à grosses granulations.

Les *cellules hépatiques* présentaient une granulation mani-feste avec une quantité moyenne de grains de pigment ; veines et capillaires étaient gorgés de fibrine et d'amas de leucocytes (toutefois pas à ce degré caractéristique du sum-mum d'intensité des maladie leucémiques) et à côté il y avait hyperplasie du tissu interstitiel des fibres conjonctives et des canalicules biliaires.

Les altérations de la *moelle des os*, présentaient, cela se comprend, dans ce cas, — et c'est pourquoi aussi Waldstein y insiste longuement — une importante capitale. La masse médullaire gris rouge sale fraîchement examinée, se compo-sait essentiellement de grandes cellules de 0,016 à 0,24 de millimètre de diamètre avec un noyau rond de forme vésiculaire et un protoplasma abondant fortement granuleux. Celles qui se trouvaient dans les parties plus colorées en jaune contenaient un nombre variable de gouttelettes graisseuses avec étonnamment peu de cellules lymphatiques ordinaires, beaucoup de globules rouges, des granulations et des fragments de pigment en quantité plus considérable. Il n'y avait nulle part de globules à noyaux ou de cellules à globules ou de cristaux de Neumann-Charcot. La moelle était d'une richesse extraordinaire en vaisseaux y formant un étroit réseau entre les mailles duquel toute la substance apparaissait formée de grandes cellules uninuclées (cellules médullaires) étroitement serrées, sans substances intercellulaire visible; il y avait des thrombus veineux et une telle obstruction des capillaires par ces grands éléments médullaires entre lesquels se montraient d'ailleurs très peu de corpuscules lymphatiques et de globules, que c'est seulement après un examen minutieux de la membrane d'enveloppe mince, mais très nette, qu'on pouvait reconnaître les limites des territoires du stroma et du parenchyme. Sur des coupes faites au niveau des parties colorées en jaune et après durcissement, on pouvait très nettement constater une dégénérescence graisseuse de tous les groupes cellulaires. Au niveau des parties vertes, la matière colorante imprégnait le tissu soit d'une façon diffuse, ou bien semblait être formée de granulations situées dans le protoplasma cellulaire : on pouvait ici voir nettement que cette coloration particulière existait dans le voisinage immédiat de foyers hémorrhagiques : à ces endroits le tissu était étroitement parsemé de nombreux globules sanguins et de pigment couleur orange. En somme, dit Waldstein, il y avait dans la moelle surtout des signes d'une prolifération cellulaire très vivace qui n'existaient nulle part dans le système sanguin, en dépit d'un examen minutieux des vaisseaux du foie, de la rate et des capillaires de la choroïde.

Nous savons déjà que dans ce cas de Waldstein les ganglions lymphatiques rétropéritonéaux et du système porte offraient une coloration verte mais sans aucune autre altération d'ailleurs, sauf quelques petits noyaux hémorrhagiques.

Nous arrivons enfin à la *tumeur* ; sur une coupe ce *chloro-lymphome* de prime abord ne laissait pas reconnaître s'il correspondait ou non à un ganglion lymphatique. Sur des préparations microscopiques, par contre, il en offrait la structure générale de même également que les deux plus petites tumeurs vertes aussi situées dans son voisinage. Le suc de ce néoplasme, d'ailleurs, peu abondant, examiné fraîchement, se composait surtout de grosses cellules (0,018 de millimètre et au-dessus de diamètre) riches en protoplasma, avec un gros noyau de forme vésiculeuse semblant finement réticulé ou punctiforme : le protoplasma était fortement granuleux et contenait de petites et grandes vacuoles : en couches épaisses ces cellules montraient une coloration verte semblant dépendre des granulations du protoplasma. En outre de ces éléments on voyait des cellules lymphatiques ordinaires à noyaux fragmentés, des globules rouges de toutes grandeurs, les uns volumineux, un peu ovales, sans membrane d'enveloppe et ayant jusqu'à 0,10 de millimètre dans leur plus grande dimension, les autres normaux, beaucoup présentant des prolongements de formes diverses, et enfin des granulations pigmentaires jaune orange. De fines coupes montraient que cette tumeur appartenait aux ganglions lymphatiques hypertrophiés (lymphomes) dont la structure était partout reconnaissable, plus manifeste en nombre d'endroits qu'en d'autres où des foyers hémorrhagiques plus ou moins considérables ainsi que des transformations régressives en avaient plus ou moins altéré la structure. Presque tous les follicules étaient manifestement hypertrophiés, et composés de couches épaisses de cellules avec substance inter-cellulaire granuleuse difficilement visible, où pénétraient et se terminaient les cordons cellulaires sous forme de renflements ou d'étroites rangées de cellules s'insinuant entre les faisceaux du tissu conjonctif : dans les plus grosses masses folliculaires on pouvait voir de grandes cellules nucléées, riches en protoplasma, à forme épithélioïde, tandis que les plus petits amas se composaient surtout de corpuscules lymphatiques ordinaires. La capsule ganglionnaire était fortement fibreuse, épaissie, pas-

sant en ses points de contacts avec le péricarde et la plèvre
sans délimitation sur la séreuse également épaissie à ce
niveau, ailleurs normale ; il y avait, en outre, élargissement
et cirrhose partielle du tissu folliculaire avec beaucoup de
cellules grosses uninucléées, riches en protoplasma très granuleux, à contours souvent indécis et comme rongés. Autour
de ces groupes de cellules et de ces follicules ainsi dégénérés,
se trouvait une zone continue de pigment jaune orange, à
granulations inter-cellulaires plus rarement intra-cellulaires;
plus en dehors et tout autour, il y avait comme un stroma
cellulaire de couleur jaune verdâtre ou verte, dont quelques
petits points bien peu colorés apparaissaient formés seulement par la réunion de plus grosses cellules fortement granuleuses. Sur les parties de la tumeur qui offraient la coloration verte la plus intense on retrouvait constamment cet
aspect.

Ainsi donc cette observation de Waldstein, au point de vue
de l'anatomie microscopique, tout comme — nous l'avons vu,
— au point de vue clinique, diffère aussi essentiellement de
toutes les autres.

Chiari insiste peu sur l'examen histologique de ses tumeurs :
microscopiquement, dit-il, toutes se montraient formées de
cellules rondes sarcomateuses un peu plus grosses que des
globules blancs ordinaires, se présentant en certains endroits
sous forme de groupes de cellules non accolées, offrant en
d'autres une substance muqueuse inter-cellulaire en d'autres
enfin, et cela sur de beaucoup la plus grande étendue, un réticulum très manifeste.

Gade enfin constate au microscope que ces tumeurs sont
essentiellement composées de grandes cellules rondes placées
de champ, très serrées, non unies, dans l'intervalle desquelles de nombreuses traînées de fibres conjonctives cou-
rent dans tous les sens; on trouve aussi, de plus, irrégulièrement distribuées dans les tumeurs une quantité de grandes
cellules cornées, de coloration plus sombre, ayant cependant une partie plus jaunâtre, au milieu d'un réseau de filaments à mailles enchevêtrées, à stries plus droites. La plu-

part ont un gros noyau clair et la membrane d'enveloppe
laisse voir un protoplasma corné nettement délimité de celui
des cellules voisines. Mais les filaments nucléaires disparaissent graduellement jusqu'à complet effacement, tandis qu'en
même temps la structure cornée du protoplasma devient plus
nette, de même que les contours cellulaires qui s'accentuent
davantage, jusqu'à prendre l'aspect ordonné d'un amas de
microcoques ; cet aspect est encore rendu bien plus net par
l'addition de picrocarmin, qui donne aussi au noyau une
coloration graduellement plus claire en général, au contraire
de la solution acide de violet de méthyle, qui n'exerce aucune
action sur les cellules plasmatiques, ou cellules engrais
(mast-zellen). Sur des coupes fraîches et congelées on pouvait néanmoins voir que ces cellules avaient une disposition
reconnaissable ; après durcissement suffisant dans l'alcool,
on les voyait disparaître et leur nombre diminuer par conséquent.

D'après ces caractères histologiques généraux, conclut Gade,
la tumeur pouvait donc être considérée comme un sarcome à
cellules rondes avec des parties parfois assez fibreuses.

Ainsi donc, en résumé et au point de vue de l'anatomie microscopique, toutes ces observations (sauf celle de Waldstein toute spéciale) concordent bien à faire du chloroma une
tumeur sarcomateuse : qu'on l'appelle, avec Mackensie, King,
Lebert, Paget, tumeur fibro-plastique ; avec Vogel, tumeur
fibreuse amorphe ; avec Aran, forme particulière de cancer,
ou enfin avec Wirchow, Huber, Behring, et Wicherkievicz,
Chiari, Gade, sarcome réticulé ou non ; toutes, à ce point
de vue, présentent une concordance parfaite.

VII. — COLORATION.

Il nous reste maintenant à rechercher, d'après les auteurs
et les observations, quelle peut être l'*origine et la nature de cette
coloration toute particulière du chloroma*, question qui, d'ailleurs, a fait l'objet des recherches toutes spéciales de Huber,
de Chiari et de Gade notamment, pour ne citer que les principales.

Les premiers auteurs, il faut le dire, se sont en somme assez peu préoccupés de savoir d'où venait et quel était ce pigment qui donnait aux tumeurs observées par eux cette coloration verdâtre si spéciale, si frappante et si caractéristique. Ainsi ni Burns, ni Mackensie, ni Balfour, ni Durand-Fardel, ni Dittrich, ni même Aran n'ont fait à ce sujet de recherches spéciales. *Balfour*, nous l'avons vu, le premier, émet bien l'hypothèse que « cette couleur d'un beau vert olive qui teintait toutes les tumeurs de son observation, pouvait tenir à la présence d'une matière colorante semblable à celle qui existe dans la bile ». *Dittrich* également, sans plus amples recherches a bien pensé aussi que cette coloration verte de ces tumeurs observées par lui, était l'effet d'une décomposition prématurée, comme il s'en produit dans les tumeurs primitivement très vasculaires et de coloration sombre. Mais en somme ni l'un ni l'autre ne nous donnent absolument rien de certain.

Il faut arriver jusqu'à *King* pour trouver un premier et timide essai de recherches sur la question, essai bien tardif malheureusement, quoique cet auteur ait reconnu lui-même qu'il eût été très important de rechercher la composition chimique de cette matière colorante, l'examen microscopique ne lui ayant fourni aucun éclaircissement sur la cause de cette coloration verdâtre particulière. L'examen, en effet, ne fut pas fait à l'instant même, mais seulement plusieurs mois après que la pièce avait été conservée dans l'alcool étendu d'eau. Thomson, qui soumit à l'analyse chimique le liquide et une partie des tumeurs externes, ne put découvrir dans le premier aucune trace de matière colorante de la bile, et quant aux tumeurs elles-mêmes elles n'étaient ni albumineuses, ni fibrineuses car elles ne contenaient pas de soufre en quantité appréciable.

Vogel et *Lebert* surtout, considérant le chloroma comme une tumeur fibreuse amorphe ou fibro-plastique, ont pensé que cette teinte d'un jaune safrané ou d'un jaune verdâtre, qui affectent parfois ces tumeurs, provenait d'une infiltration locale d'une espèce de graisse particulière (opinion nous le verrons, qui se rapproche beaucoup de celle d'Huber et de

Chiari), appelée par Lebert *xanthose*, pigment ne provenant nullement d'une altération du sang, et par conséquent tout particulier et spécial à ces tumeurs.

Wirchow regarde comme possible que la coloration de certains chloromas du moins, soit une coloration d'origine parenchymateuse semblable à celle de certains épulis et qui serait à placer à côté de la pigmentation hémorrhagique et de la mélanose des tumeurs ; elle devrait donc être regardée comme résidant dans les cellules néoplasiques du chloroma de la même façon que la coloration brune des muscles réside dans les faisceaux primitifs. — Quelques années plus tard, Wirchow lui-même faisant l'examen microscopique d'une des tumeurs du cas de Dressler, constatait que cette couleur verte, après ramollissement effectué sur une coupe mince, devenait entièrement différente ; par endroits elle apparaissait surtout après imprégnation de la coupe par l'ammoniaque, d'un vert d'herbe intense. Microscopiquement, ajoute-t-il, on voyait que la coloration était entièrement diffuse, et n'offrait nulle part d'apparence de granulations ou de cristaux.

Dressler lui-même, le premier en cela, fit *l'examen micro- chimique* de sa tumeur, en soumit une partie à diverses réac- tions. De la masse mercelée et pulvérisée, il ne put isoler aucune matière colorante à l'aide des réactifs suivants : eau, alcool pur et mélangé d'acide sulfurique, éther, chloroforme, acides dilués ; les liquides alcalins prenaient, après ce traite- ment, une coloration verte. La masse humectée d'un liquide alcalin, ou soumise seulement à l'action des vapeurs d'am- moniaque, prenait alors une coloration verte, beaucoup plus vive, mais qui disparaissait bientôt de nouveau ; cette dispa- rition pouvait être manifestement due à l'action des acides. Des vapeurs de chlore détruisaient très rapidement cette matière colorante. « Sur le conseil du professeur Lerch, dit Dressler, j'abandonnai la masse à la décomposition, comme nous l'avions fait, pour nos recherches sur la mélanine qui se sépare des autres substances comme un corps indécompo- sable. Au bout d'un an, cependant, il ne restait plus rien des principes verdâtres dans les eaux ammoniacales que l'on avait conservées. Il était donc évident que le corps était décomposable et non identique à la matière colorante bleue du pus. Ne devait-il pas peut-être, ajoute Dressler, ressembler plutôt à la matière colorante verte du pus, qui, si souvent, caractérise une suppuration rapide et intense? »

Après Dressler *Uhle* et *Wagner* pensent que la coloration verte du chloroma est due vraisemblablement à des hémorrhagies et à une modification particulière du pigment sanguin.

A l'opposé de ces deux auteurs, *Huber*, qui dans son cas eut la bonne fortune de pouvoir faire à ce sujet des recherches minutieuses sur des fragments absolument frais d'une des tumeurs (celle opérée sur l'un des deux seins de sa malade), expose des résultats tout à fait différents, dont nous connaissons d'ailleurs déjà une partie relatée à propos de l'examen des lésions et de l'anatomie microscopiques du chloro-sarcome. Nous savons notamment qu'Huber avait trouvé, à l'aide d'un fort grossissement, dans nombre de cellules du néoplasme, à côté d'une granulation très fine, uniforme et ne différant, somme toute, en rien de celle des autres cellules, des granulations moléculaires particulières possédant un fort pouvoir réfringent, d'un éclat noir intense, un peu plus grosses que celles de la tuméfaction albumineuse ordinaire et s'en différenciant déjà par ce fait, mais surtout par leur brillant intense, granulations qui communiquaient macroscopiquement, aux parties de la tumeur où on les rencontrait, précisément une coloration plus vive.

Dans la tumeur, avons-nous vu également, existait aussi des foyers hémorrhagiques contenant des granulations d'hématoïdine amorphe. Mais en somme, dit Huber, l'examen histologique ne fournissait aucune indication sur l'origine de cette coloration. Les réactions et l'examen microchimiques, au contraire, fournirent à cet auteur des indications précieuses.

Les réactions microchimiques employées, en effet, montrèrent déjà, nous le savons également, que ces granulations se conservaient très longtemps (jusqu'à plusieurs jours) si on plaçait la coupe correspondante dans la glycérine ordinaire contenant de l'eau; que de plus elles résistaient quelques heures au traitement par les acides acétique et chlorhydrique, qu'elles disparaissaient assez rapidement par l'addition d'alcool absolu, d'éther, de chloroforme, et qu'enfin elles étaient encore visibles mais quelques jours seulement, dans l'eau distillée ordinaire ou dans une solution de sel de cuisine à 1/2 0/0.

Sur des coupes faites au travers du parenchyme frais, on pouvait déjà remarquer que la coloration diminuait au fur et à mesure que les coupes étaient plus fines, de telle sorte que des coupes extrêmement fines, préparées pour l'examen microscopique, étaient presque incolores. Les liquides les plus divers, les uns indifférents, les autres à action chimique, notammentl'eau ordinaire et distillée,la solution de sel de cuisine à 1/2 0/0, où étaient plcngées les coupes, avaient constamment absolument la même action, à l'exception de la glycérine dans laquelle les préparations conservaient pendant encore au moins quelques heures un léger reflet verdâtre. Il en était de même pour des fragments entiers de la tumeur immergés dans ce dernier liquide, qui conservaient leur coloration pendant quelques jours, les plus petits toujours plus longtemps que les plus gros.

Au bout de ce temps, les détails les plus intimes de la structure histologique de la tumeur étaient entièrement effacés. A la température ordinaire la coloration de la tumeur se conservait inaltérée pendant plusieurs jours, sauf qu'au bout de ce temps sa surface extérieure était un peu humide, légèrement onctueuse et présentait une teinte adhérente légèrement sale. Au bout de quelques jours de plus,elle se ramollissait puis disparaissait enfin, transformée en une graisse épaisse et sale : à une température un peu plus élevée, ces transformations successives se succédaient bien plus rapidement : les fragments de la tumeur traités par l'alcool ordinaire et le liquide de Muller communiquaient très rapidement au bout de quelques heures, à ces liquides, une coloration d'abord apparente à la périphérie, puis gagnant peu à peu le centre avec plus ou moins de rapidité, suivant la grosseur des fragments et le degré de concentration de la solution employée. Dans l'alcool amylique la coloration se conservait assez bien au début et pendant plusieurs jours encore, puis pâlissait peu à peu pour disparaître entièrement de la périphérie vers le centre. L'acide borique était le seul liquide dans lequel la coloration se conservait le plus longtemps, jusqu'à plusieurs semaines.

Dans ce liquide, toutefois, la structure générale du néoplasme était totalement détruite, et le tout était transformé en un détritus moléculaire granuleux privé de forme régulière et ressemblant à un amas de fines gouttelettes de graisse. Chauffés au bain de sable en solution alcoolique ou aqueuse, des morceaux de la tumeur se décoloraient au bout d'une heure, tandis que le liquide prenait une faible coloration gris clair s'éclaircissant par le repos au bout de quelques heures. Des examens de la masse fraîchement extraite et traitée par l'alcool et l'eau distillée faits au point de vue de la recherche de l'hématoïdine et des pigments biliaires, donnèrent des résultats entièrement négatifs. « On peut donc admettre maintenant avec assez de certitude, dit à ce moment Huber, que ni l'hématoïdine, ni les matières colorantes de la bile ne participaient à la formation de cette couleur verte et qu'aussi peu doivent jouer un rôle dans sa production des dépôts de pigment quelconque à gros grains et visibles. Nous sommes donc, conclut cet auteur, ainsi amené déjà par ce fait même à admettre que cette coloration doit exister sous une forme tout à fait fine, comme granuleuse : bien conformes à cette hypothèse et en même temps bien démonstratifs sont les examens microscopiques qui s'y rapportent : nous pouvons même, de plus, déduire des recherches faites, que la matière colorante, déposée sous cette forme, doit être, si j'ose dire ainsi, d'une nature extrêmement « difficile » et que peut-être la façon même dont elle est répartie n'en est pas l'élément le moins important. Les résultats macrochimiques comparés aux résultats de l'examen microchimique nous conduisent maintenant sur une catégorie de corps bien connue et bien vaste :

les *graisses*, dont la plus grande partie des réactions faites
concordaient pour déceler l'existence ; il est vrai que c'est
encore là une question indécise que de savoir si on doit considérer ces granulations particulières comme de la graisse
véritable ou seulement comme quelque autre combinaison
organique ou inorganique où entrent des acides gras (1). Ajoutons toutefois, observation clinique, que le pus recueilli au
niveau de la plaie opératoire aussi bien que les granulations
qui s'y montrèrent plus tard, présentaient une couleur manifestement verdâtre, d'aspect analogue à celle de la tumeur,
toutefois avec des différences d'intensité dépendant essentiellement des différences de moment ; ici également à la place
des globules de pus ordinaire, il y avait des cellules assurément analogues à ceux-ci comme structure générale, mais
cependant en différant par ce point qu'elles contenaient aussi,
dans leur intérieur, ces granulations moléculaires brillantes
particulières que nous pouvons à présent regarder comme
étant le véhicule de la matière colorante ; on ne pouvait, d'ailleurs, découvrir d'autre pigment ni dans ces cellules, ni dans
leur voisinage : nouvelle confirmation donc de notre hypothèse que la matière colorante existait ici accumulée dans les
cellules sous forme moléculaire : d'ailleurs le sang lui-même
qui est le véhicule des métastases néoplasiques, contenait, à
côté de ses éléments habituels, des formes cellulaires identiques à celles de la tumeur, surtout par leur contenu moléculaire caractéristique ; et, d'après ce fait, il est facile de s'expliquer dans notre cas la coloration verdâtre des ganglions bronchiques, circonstance qui vient confirmer une troisième fois
notre hypothèse. Nous avons là dans cette « auto-imprégnation »
déterminée par la nature, l'expérimentation la meilleure et la
plus complète. Ce principe colorant déposé dans les cellules
elles-mêmes sous cette forme de molécules fines, nous pou-

_____

(1) A rapprocher de cette opinion d'Huber, celle de Lebert, citée plus
haut, qui place l'origine de cette coloration particulière jaune verdâtre de
certaines tumeurs fibro-plastiques dans une infiltration locale *d'une espèce
de graisse particulière* appelée par cet auteur *Xanthose*.

vous bien le considérer comme un produit de l'activité cellulaire ; et s'il s'est trouvé ici des formes granuleuses plus ou
moins fines analogues à l'hématoïdine ou à la mélanine, il
n'est pas sûr qu'il en ait été ainsi dans les observations antérieures. L'hypothèse développée par maints auteurs que les
pigments biliaires et l'hématoïdine forment ici le principe colorant, ne peut donc plus être soutenue, mais doit, jusqu'à
nouvel ordre, être rejetée. »

« Je dois avouer, continue Huber. que je ne trouve absolument rien d'étonnant à ce que, dans l'organisme humain,
sous l'influence de certaines circonstances et dans des conditions déterminées encore inconnues de nous jusqu'à présent,
il puisse apparaître des pigmentations.Nous rencontrons donc
ici, comme cela a déjà été constaté et mis en lumière par
plusieurs observateurs, les formes les plus diverses de coloration aussi bien normale que pathologique ou altérée : telle
par exemple, la coloration spéciale du muscle, du tissu adipeux, la couleur des globules rouges ; tel est aussi, fait familier à tous, ce qui se présente sí souvent dans l'aspect du pus,
où l'on trouve les nuances de coloration les plus diverses depuis le beau jaune pur jusqu'au vert d'herbe,et où, à l'examen
microscopique, on voit que les cellules isolées sont plus ou
moins remplies de gouttelettes de graisse de différentes gros-
seurs, et aussi en partie d'une sorte de détritus albumineux.
Je rappellerai également une observation personnelle où il
s'agissait du contenu onctueux et épais d'un kyste, de couleur
brun sombre, presque chocolat, et où le microscope montra
une grande quantité de cellules,les unes hypertrophiées remplies entièrement de gouttelettes de graisse de grosseur uniforme (cellules à granulations), les autres remplies d'amas
de granulations : apparence concordant entièrement avec ce
que j'ai observé au sujet de la coloration brun de noix de la
tumeur décrite ici. Je rappellerai encore les différentes gra-
dations de couleur dans le tissu adipeux hypertrophié et œdématié, enfin, fait sur lequel Virchow a appelé l'attention, la
couleur que présentent certaines tumeurs, l'épulis par

exemple. Cohnheim ne dit-il pas aussi dans son manuel (1), qu'il y a des pigmentations pathologiques qui n'ont aucun rapport immédiat avec le pigment sanguin ? Précisément dans notre cas, au microscope on voyait que les éléments cellulaires avaient très fréquemment subi la tuméfaction albumineuse ou, à des degrés différents, la transformation graisseuse.

De la connaissance de ces faits nous ne devons donc plus, dit Huber, considérer cette pigmentation comme dépendant du pigment sanguin, mais bien songer que des produits tout à fait autres peuvent aussi avoir cette origine ; nous devons, dans le plus grand nombre de cas, considérer la matière colorante comme un produit de transformations qui ont lieu dans l'intérieur des cellules elles-mêmes, produit qui, de plus, s'y trouve déposé en partie sous forme de fines molécules ; dans ce cas la coloration se montre alors de suite très nettement s'il se constitue un amas de telles formes cellulaires, agissant comme par action de masse, tandis que ces mêmes cellules seules et prises isolément ne laissent voir aucune coloration. Il en est tout autrement si nous envisageons par exemple les colorations produites par l'hématoïdine, la mélanine (2) et les pigments biliaires, que nous rencontrons si souvent dans nombre de tumeurs, dans les vieux extravasats sanguins, dans l'ictère intense (3).

---

(1) Vorlesûngen über allgemeine, Pathologie. 1877, I, p. 577.

(2) Nous avons vu que Dressler, recherchant si le pigment spécial au chloroma était analogue à la mélanine, avait obtenu des résultats absolument contraires à cette hypothèse, ce qui tendrait encore à venir entièrement à l'appui de toutes ces assertions d'Huber.

· (3) Huber précisément l'année précédente de celle où il publia son observation, avait déjà fait quelques recherches spéciales qu'il ne mentionne pas ici : ainsi il constata qu'au bout de trois semaines d'immersion de la tumeur dans l'alcool amylique, celle-ci était recouverte aux places les plus diverses d'une assez grande quantité d'un dépôt blanc très fin. A l'examen microscopique ce dépôt se montrait pour la plus grande partie constitué par des cristaux en forme d'aiguilles qui apparaissaient soit isolés, soit en simples bouquets ; à côté se trouvaient, en assez grand nombre, des tables rhomboïdes dont une grande partie semblaient cependant être brisées et écartées l'une de l'autre dans le milieu de telle sorte

Mais précisément, à l'encontre de ce que nous avons constaté ici, poursuit Huber, dans ce cas le pigment ne se trouve pas toujours limité aux éléments cellulaires, mais se rencontre aussi en dehors d'eux de cette façon dans les tissus environnants et, s'il se rencontre dans les cellules, la minime partie seule est un produit cellulaire, ce pigment étant toujours le résultat de l'extension du dehors vers la cellule. La forme du dépôt aussi n'est pas toujours celle qui a été mentionnée plus haut, mais bien souvent très grossièrement granuleuse. Les molécules isolées sont ordinairement nettement colorées et par ce fait même la coloration se montre déjà visiblement dans chaque groupe cellulaire séparé, laissant ainsi voir son étroite connexion avec la coloration générale (1). Nous pouvons déjà, conclut enfin Huber, par ces courtes démonstrations, admettre et voir combien sont infiniment différentes ces deux formes fondamentales de pigmentation, combien elles diffèrent l'une de l'autre, combien elles doivent être à séparer et à ranger dans deux catégories ; mais nous n'en devons pas moins considérer combien fréquemment, dans la première de ces deux possibilités, reconnaître le principe co-

---

que les cristaux apparaissaient comme des pyramides pointues à base droite ou disposée de la façon la plus différente. Les recherches chimiques faites sur ces cristaux montrèrent précisément qu'ils n'étaient rien autre que des *cristaux de tyrosine*, tyrosine, dit un peu plus loin Huber, qui se rencontre sous cette forme dans certains états cachectiques, entre autres dans l'anémie pernicieuse, dans la leucémie d'une façon presque constante.

(1) Les schizophytes (bactéries), ajoute Huber, montrent la plus grande analogie avec les formes cellulaires décrites ici en ce que nous pouvons aussi les considérer comme de simples cellules qui présentent dans leurs rapports morphologiques la disposition la plus simple de toutes et cependant en différent tant par leurs propriétés biologiques : je rappellerai cette espèce de pigment de la sorte la plus variable dont, jusqu'à il y a quelque temps encore, l'origine et la composition étaient entièrement énigmatiques mais qu'actuellement, en nous basant sur les recherches les plus récentes, nous pouvons précisément considérer comme un produit de ces cellules qui, par leur bizarrerie et leur beauté d'abord, ont une juste importance lorsqu'il s'en constitue un amas, tandis qu'une d'entre elles isolée est, elle-même, absolument incolore.

lorant est chose difficile, à quelles difficultés sont liés son isolement et sa description chimique. »

Tels sont, exposés tout au long, les résultats des recherches d'Huber, résultats que, comme nous allons d'ailleurs le voir, sont venus pleinement confirmer celles de Chiari puis de Gade, et quoique les successeurs immédiats d'Huber dans ces investigations n'aient pu en confirmer la justesse.

Behring et Wicherkievicz, en effet, poursuivant ces recherches sur la cause et la nature de ce pigment vert qui colorait leurs tumeurs, avouent tout d'abord que ni l'examen microscopique ni l'examen chimique ne peuvent leur en donner l'explication ; nous avons déjà vu plus haut qu'ils ne trouvèrent nulle part de ces granulations graisseuses comme en avait décrit Huber ; « on pourrait cependant, disent-ils, exclure avec certitude la participation de la matière colorante du sang ou de la bile. » Au point de vue purement chimique, toutefois, ces deux auteurs constatèrent que ces tumeurs avaient une teneur élevée tout à fait anormale en chlore ; et c'est l'observation, ou plutôt la remarque faite par eux à une autre occasion, qu'un crachat visqueux contenant beaucoup de cellules de desquamation et qu'un pus bien lié se colorent en vert d'herbe avec le chlore, qui amena ces observateurs à rechercher ce dernier corps dans ces tumeurs.

(*A suivre.*)

REVUE CRITIQUE

DE L'ANGINE DE LUDWIG

Angine sous-maxillaire infectieuse (Tissier). — *Phlegmon sublingual* (Delorme, Leterrier),

Par A. DEMOULIN,

Chef de clinique chirurgicale de la Faculté à l'Hôtel-Dieu, ancien prosecteur des hôpitaux.

M. Linon, médecin-major de 1re classe à l'hôpital de Versailles, envoyait, en 1892, à la Société de chirurgie, une observation intitulée : *Phlegmon sus-hyoïdien*, migration du pus dans le médiastin, trépanation du sternum, guérison ; observation sur laquelle, dans la séance du 6 juillet de la même année, M. Nélaton faisait un rapport. L'observation de M. Linon avait surtout pour but de mettre en lumière les bons effets de la trépanation du sternum dans les fusées purulentes du médiastin antérieur, mais, comme son malade présentait : une température élevée (40,6), un pouls fréquent (120), que les téguments avaient une teinte subictérique, que la gêne respiratoire était grande, la dysphagie très accusée, que la région sus-hyoïdienne faisait une saillie considérable, qu'il y avait un œdème énorme du plancher de la bouche avec liseré diphthéroïde et soulèvement de la langue, l'observateur se demandait s'il ne s'était pas trouvé en présence d'une angine de Ludwig (Nélaton, *Bull. Soc. chir.*, 6 juillet 1892).

M. Nélaton, après avoir rapporté deux observations personnelles de phlegmon septique du cou, à marche foudroyante, concluait qu'on peut observer à la région cervicale comme aux membres : « 1º La septicémie aiguë ; 2º le phlegmon diffus gangréneux ; 3º des phlegmons circonscrits plus ou moins étendus… et que le terme d'angine de Ludwig devait être rejeté, si nous ne voulons risquer de nous servir d'un terme dont nous ne connaissons en aucune façon la portée. »

Huit jours plus tard, le 13 juillet, M. Delorme se basant sur quatre observations personnelles de *phlegmon sus-hyoïdien* disait : « Il ne me semble pas possible de méconnaître l'existence du *phlegmon sublingual qui a surtout été décrit sous le nom d'angine de Ludwig.* Son siège, sa symptomatologie, sa gravité et son traitement spéciaux forcent à le distinguer. »

M. Delorme a donné la note juste dans la discussion longue et quelque peu confuse qui a duré plus d'un mois et sur laquelle je reviendrai souvent dans le cours de cette revue.

Historique. — N'avait-on donc rien fait, rien écrit avant la discussion de la Société de chirurgie sur l'affection qui nous occupe?

M. Schwartz, quand il a pris à son tour la parole, a rappelé l'existence d'un mémoire très complet de Tissier, paru dans le *Progrès médical*, en 1886 et auquel nous ferons de nombreux emprunts pour la rédaction de cet article.

C'est en 1836, que Ludwig, professeur de chirurgie à Stuttgart, publie son mémoire dans le *Wurtemberg corresp. Blatt*, mémoire dont on trouve une traduction presque littérale dans la *Gazette médicale de Paris* en 1836, (Leterrier). Ce mémoire contient quatre faits de phlegmons sus-hyoïdiens graves dont trois terminés par la

mort. « Le quatrième est rapporté *in extenso*; en voici la substance :
il s'agit d'une demoiselle chez laquelle se développa une tumeur
inflammatoire de la région sous-maxillaire, sans changement de
couleur à la peau, dure, pierreuse et du volume d'un œuf de poule
quatre jours après le début des accidents ; le 10ᵉ jour, la tuméfaction
dure et pierreuse avait envahi toute la région sus-hyoïdienne soulevant la langue et provoquant des troubles de la déglutition et de la
respiration. L'état général était grave. A partir du 10ᵉ jour, l'affection se termina spontanément par la résolution. Ludwig dit : Il y a
dans cette maladie deux facteurs à considérer : la nature érysipélateuse et l'état spécial du sujet » (Nélaton).

Tissier nous apprend que les observateurs de l'époque adoptèrent
pleinement les idées de Ludwig touchant le caractère infectieux et
spécial de l'affection et rapportèrent, sous différents vocables, un
certain nombre de faits nouveaux (Schmetzer, Theurer, Bermann,
Timpe, Spengler, Zillner, Camerer, etc.) (1). « Heyfelder y voit une
gangrène primitive... » « Blasberg, le premier, admet son origine
lymphatique et va chercher la cause dans une périostite alvéolo-
dentaire » (Tissier).

« Cnopf suivit le même ordre d'idées, mais remarquant déjà que les
lésions dentaires pour être fréquentes n'étaient pas constantes (cas
de Heyfelder), donna pour point de départ de la lymphadénite, l'inflammation primitive des cryptes amygdaliennes » (Tissier).

*« Von Thaden fut plus généralisateur encore et il reconnut pour
lésion originelle toute lésion buccale en général et il fit de l'angine
décrite par Ludwig un bubon sous-maxillaire. »* (Tissier).

« Murchison, observant aux îles Hébrides, croit qu'une condition du
développement de l'angine du Ludwig est une constitution débile,
scrofuleuse. »

« Déjà Dumonteil-Grandpré (Th. Paris, 1875) avait décrit cette affection sous le nom d'*abcès sous-lingual* et en avait recueilli quelques
observations où sont nettement relevés les symptômes typiques que
nous avons signalés, mais sans insister suffisamment sur ses caractères principaux et surtout sur son cachet infectieux si net dans une
observation de Hayes (*Berliner Kl. Wochenschrift,* 19 mars 1888) »
(Schwartz, bull. Soc. chir.).

« W. Roser (*Deutsche med. Wochenschrift,* 1883) définit l'angine

---

(1) Pour les indications bibliographiques des travaux de ces auteurs, je
renvoie au mémoire de Tissier.

de Ludwig une inflammation primitive de la glande sous-maxillaire et de son atmosphère celluleux : épidémique, provoquée par un
agent infectieux de nature encore indéterminée. » (Tissier).

Bœlher (1), dans sa thèse en 1885, conclue ainsi :

« L'angine de Ludwig n'est pas une entité morbide spéciale de
nature infectieuse, se distinguant par ses caractères cliniques et par
ses lésions anatomiques des autres processus inflammatoires de la
région du cou.

« Il s'agit, dans tous les cas, de simples phlegmons gangréneux
secondaires, dont on peut toujours trouver le foyer d'origine dans la
région même.

« La dénomination d'angine de Ludwig doit être rejetée, elle prête
à confusion parce qu'elle indique l'idée d'essentialité ; elle est superflue parce qu'elle a été donnée à des cas qui rentrent, sans peine,
dans les cadres classiques de la pathologie. »

Quant à Tissier, il écrit en 1886 : « Sous le nom d'angine dite de
Ludwig, ou mieux angine infectieuse sous-maxillaire, nous entendons un processus infectieux septique, forcément et toujours identique à lui-même quant à son germe pathogène, secondaire à une
lésion primitive vulgaire de la cavité buccale, porte d'entrée de
l'agent morbifique, caractérisé par une induration à tendance gangréneuse, à marche envahissante de la région sus-hyoïdienne, par
une évolution clinique propre et accompagné de symptômes généraux
graves. »

On peut voir, d'après la lecture de ce qui précède, qu'en 1892
nous en étions au même point qu'en 1885 et 1886 :

M. Bœlher en 1885 et M. Nélaton en 1892, rejetant l'angine de
Ludwig comme une entité morbide ;

En 1886, M. Tissier, et en 1892, M. Delorme, la considérant comme
une affection bien spéciale, méritant une place à part dans l'étude
des phlegmons du cou.

M. Schwartz, le 21 juin 1889, à la Société médico-pratique, com-
muniquait deux observations d'angine de Ludwig;il publiait le 27 juillet 1892, dans la *Revue générale de clinique et de thérapeutique*, une
conférence faite à l'hôpital Cochin sur ce sujet; il y reproduisait les
idées qu'il avait défendues quelques jours auparavant à la Société de
chirurgie (séance du 20 juillet), basant son opinion sur trois cas
qu'il avait eu la bonne fortune d'observer. Pour le distingué chirur-

---

(1) Bœlher, th. Paris, 1885.

gien de l'hôpital Cochin, le terme d'angine de Ludwig doit être
rejeté, de même que celui d'angine sous-maxillaire infectieuse
proposé par Tissier. « Il nous paraît, dit-il, que la plupart des observations rapportées ici visent, en effet, une affection inflammatoire,
diffuse, infectieuse, envahissant toute cette région comprise entre le
fer à cheval de la mâchoire inférieure et la région sus-hyoïdienne et
ayant comme porte d'entrée une lésion bucco-pharyngéa...... Nous
sommes d'accord avec M. Delorme sur le siège de l'abcès profond qui
se forme dans ces cas et qui se trouve au-dessus du mylo-hyoïdien,
au-dessous et au niveau de la base de la langue. »

Citons enfin l'excellente thèse de M. Leterrier intitulée *Du Phlegmon sub-lingual dit angine de Ludwig;* elle a été soutenue à la
Faculté de Paris, le 8 mars 1893. C'est le travail le plus complet qui
ait été fait sur le sujet qui nous occupe; il contient 31 observations à
l'aide desquelles l'auteur a pu établir d'une manière irréfutable, après
M. Delorme, que l'angine de Ludwig est une maladie spéciale et mérite à ce titre une description dans nos traités classiques.

Symptômes. — Marche. — Terminaison.

L'angine de Ludwig, arrivée à sa période d'état, se traduit par des
symptômes généraux et locaux.

Si, dans quelques cas extrêmement rares, l'état général reste à peu
près satisfaisant, la plupart du temps il est gravement atteint. Le
facies, outre la déformation caractéristique, due au gonflement du
cou et dont nous parlerons plus loin, parfois rouge, vultueux, est le
plus souvent pâle, jaunâtre, terreux. La température est variable :
tantôt peu élevée, 38°, 38,5, tantôt très haute, 40° ; le pouls fréquent,
souvent ample, est parfois petit. Les urines rares, foncées, sédimen-
teuses, contiennent quelquefois de l'albumine. Le malade est inquiet
dans le jour ; privé de sommeil, agité pendant la nuit, délirant dans
quelques cas, mais bien souvent l'intelligence est intacte. C'est, en
somme, le tableau d'une infection générale grave.

Localement, voici ce qu'on observe : une tuméfaction soit uni, soit
bi-latérale de la région sus-hyoïdienne, tuméfaction qui fait corps
avec la mâchoire inférieure, s'étendant plus ou moins bas sur le cou,
jusqu'au cartilage thyroïde en général, le dépassant quelquefois ; elle
atteint en arrière l'angle de la mâchoire, s'arrête en avant, à la ligne
médiane ou la franchit, si elle est bi-latérale. Parfois, les deux
tumeurs droite et gauche restent séparées par un sillon médian (cas
personnel). Quand la tuméfaction existe des deux côtés, la face se

continue directement avec le cou, elle semble allongée dans le sens
vertical, ce qui donne au malade un aspect grotesque..

La peau qui recouvre la région sous-maxillaire est, le plus souvent,
saine, de coloration normale, assez rarement, elle présente de petits
flots noirâtres témoins d'un processus gangréneux.

Sous elle, on trouve une tumeur dure, ligneuse, faisant corps avec
le maxillaire, elle ne se laisse pas déprimer par le doigt, on n'y sent
pas de fluctuation, la palpation est peu douloureuse dans la majorité
des cas, elle l'est parfois à un haut degré.

L'idée vient tout naturellement de l'explorer par la bouche, mais ce
n'est pas chose facile, car il existe, dans la plupart des cas, une constriction des mâchoires telle que leur écartement permet à grand
peine l'introduction du doigt, il n'est souvent pas suffisant pour
qu'on puisse faire cette manœuvre. Si elle est possible, on constate
presque toujours, en arrière de l'arcade dentaire inférieure, un bourrelet dur, saillant, formé par le soulèvement du plancher de la
bouche ; aussi la langue est-elle refoulée du côté de la voûte palatine
souvent tuméfiée. La sensation de refoulement est très nettement
accusée par le malade. En même temps existe une salivation abondante, le liquide sécrété s'écoule involontairement par les commissures labiales et souille le malade.

Le gonflement du plancher de la bouche, en soulevant la langue
tuméfiée, amène des troubles prononcés de la déglutition et de la
phonation, aussi de la respiration, il peut y avoir une véritable
dyspnée, voire même des accès de suffocation, qui témoignent de
l'œdème des replis aryténo-épiglottiques.

C'est, en général, vers le 3e ou le 4e jour de la maladie que ces
symptômes sont à leur apogée, ils peuvent se montrer plus tôt, dès
le 2e jour, parfois plus tard vers le 10e.

M. Tissier écrit : « Nous sommes arrivés vers le 7e jour environ de
la maladie, nous allons assister maintenant au développement
rapide du processus gangréneux, point critique s'il en fût, car, si la
terminaison doit être fatale, elle est dès lors imminente et toujours
presque inéluctable si l'on n'intervient activement. » Puis il nous
montre toute la région cervicale envahie, « le larynx enveloppé dans
une cuirasse de pierre », des taches noirâtres qui se forment sur le
plancher de la bouche et sur la peau du cou, l'asphyxie due à l'extension du processus à l'orifice supérieur du larynx, l'impossibilité de
l'alimentation, le ramollissement des plaques noirâtres qui laissent
couler sous leurs bords un liquide sanieux ; l'état général de plus en

plus altéré, l'élévation de la température, la mort dans l'adynamie, dans le coma.

La maladie, au contraire, doit-elle guérir spontanément ou si l'on intervient à temps, les symptômes que nous venons d'exposer n'existent pas. On voit peu à peu les signes fonctionnels (troubles de la déglutition, de la phonation, de la respiration) s'amender, la tumeur sus-hyoïdienne et le bourrelet rétro-maxillaire diminuer, mais lentement. Si, dans quelques cas, le rétablissement des malades a été assez rapide, la plupart du temps il est long, et témoigne de la gravité de l'atteinte portée à l'état général.

Le phlegmon sublingual résulte le plus souvent d'une angine ou d'une affection dentaire, d'aphtes même, en un mot d'une inflammation quelconque de la bouche qui, tout d'abord, était assez bénigne pour que le malade ne s'en préoccupât point. Cette inflammation peut durer plus ou moins longtemps avant que la maladie éclate ; on ne saurait considérer ses symptômes comme appartenant à l'affection qui nous occupe.

Mais dès qu'une ulcération buccale doit se compliquer de phlegmon sublingual l'évolution de la maladie est rapide. « Tout d'un coup le malade est pris de frissons, de céphalée assez intense, la déglutition et la respiration deviennent rapidement pénibles, en même temps, une tumeur arrondie apparaît à la région comprise entre le maxillaire inférieur et le cartilage thyroïde, ce cortège de symptômes se montre en vingt-quatre ou quarante-huit heures. C'est à cette période en général qu'on observe le malade pour la première fois. » (Leterrier.)

Nous avons pu le faire avant que la période d'état fût nettement constituée avec tout le cortège de symptômes que nous avons énumérés il n'y a qu'un instant, et cela, l'an dernier (1893) à la Charité, dans le service de notre cher maître, le professeur Duplay ; nous avons pu voir deux malades chez lesquels l'angine de Ludwig a tourné court.

L'un d'eux, homme de 39 ans, domestique, fut pris brusquement d'une amygdalite le 24 avril 1893 au matin ; dès le soir le plancher de la bouche était tuméfié, la langue soulevée douloureuse, la déglutition et la phonation difficiles. A son entrée dans le service, l'état général est mauvais, le malade se sent faible, il a le teint terreux, la température a 39°, le pouls à 110° plein ; il y a un peu de diarrhée, des traces d'albumine dans l'urine. Localement nous constatons tous les symptômes de l'angine de Ludwig, le gonflement sus-

hyoïdien est bilatéral, dur, rénittent, mais non ligneux, le plancher
de la bouche est soulevé, a perdu son élasticité, mais il n'y a pas
encore de bourrelet dur rétro-maxillaire. Pas de dyspnée, gêne
très grande de la déglutition, de la phonation, légère constriction
des mâchoires.

Il resta dans le même état pendant trois jours, puis le thermomètre baissa graduellement en même temps que le gonflement du
plancher de la bouche et des régions sus-hyoïdiennes commençait à
s'affaisser ; tant et si bien qu'au bout de huit jours le malade pouvait quitter l'hôpital conservant encore une petite induration au
niveau des glandes sous-maxillaires, un peu de faiblesse.

J'ai souvenir d'un second malade observé presque en même temps :
il avait sur la pointe de la langue des aphthes qui avaient donné
lieu à une inflammation assez vive de toute la muqueuse des portions linguale et subinguale du plancher de la bouche, accompagnée
d'un gonflement sous-maxillaire bilatéral assez dur au toucher.
Bien qu'il n'y eût ni albumine dans les urines, ni diarrhée, ni température élevée, l'état général n'en était pas moins atteint. Au bout de
huit jours, tout avait disparu. J'ai trouvé quatre autre cas analogues à ceux que je viens de rapporter succinctement ; ceux qui
les ont observés n'ont pas hésité à mettre sur eux l'étiquette d'angine de Ludwig. On pourrait, à la rigueur, critiquer cette manière de
faire, mais qui nous dit que si l'affection avait été abandonnée à
elle-même, elle n'aurait pas abouti à la suppuration ? Il y a donc des
formes atténuées, il faut les connaitre afin de pouvoir leur opposer
rapidement un traitement efficace, car elles peuvent, si elles sont
négligées donner lieu au phlegmon sublingual ; l'observation XXXI
de la thèse de M. Leterrier est un exemple très démonstratif de ce
que nous avançons.

J'ai suffisamment insisté sur la période d'état pour n'y pas revenir. Sa durée est extrêmement variable. Tissier nous dit que les
symptômes, dans les cas qu'il considère comme typiques, sont à
leur apogée vers le quatrième jour, et que le processus gangréneux
annonçant la terminaison fatale, si on abandonne le malade à lui-
même, se montre vers le septième jour. Mais, heureusement, il s'en
faut qu'il en soit toujours ainsi. D'abord, nous venons de le voir, la
maladie peut rétrocéder dès le début et puis quand la période d'état
est constituée la guérison est possible par résolution (2 obs. pers.
Ludwig, Hering, Leube, Parker) par ouverture spontanée de la collection purulente (Timpe, Parker, Schwartz). Voilà des cas à opposer

à la marche ordinaire de l'affection et qui nous permettent d'être moins pessimiste que Tissier. Je sais bien que : « en revanche il est d'autres cas où la maladie est arrivée en deux ou trois jours à peine à la terminaison fatale, la symptomatologie est la même, il n'y a que la rapidité de l'évolution qui varie » (Leterrier). Il est donc impossible de fixer, d'une façon même approximative, la durée de l'angine de Ludwig.

Nous avons indiqué succinctement ses terminaisons. La guérison peut se faire : par résolution, par ouverture spontanée de la collection purulente, par une intervention chirurgicale précoce.

La mort peut survenir de plusieurs façons :

1° « Par asphyxie : œdème de la glotte, compression de la trachée, pénétration du pus dans les voies respiratoires (le phelgmon s'étant ouvert pendant le sommeil » (Leterrier).

2° « Par le fait de l'intoxication générale avec le cortège de symptômes ataxo-adynamiques. » (Tissier).

3° « Soit enfin par intoxication secondaire avec symptômes pyohémiques » (Tissier).

4° Par syncope (1 cas de Schwartz).

Il est à remarquer, je l'ai déjà écrit, que quand les malades guérissent ils restent le plus souvent très affaiblis ce qui témoigne de l'intensité de l'intoxication générale.

Je désire revenir sur un point, la gangrène. Tissier y attache une telle importance qu'il l'a fait rentrer dans sa définition de l'angine de Ludwig et M. Reynier disait, à la Société de chirurgie, le 20 juillet 1892 : « C'est cette septicité particulière, cette tendance au sphacèle qui distingue les faits décrits sous le nom d'angine de Ludwig des adéno-phlegmons sus-aponévrotiques que nous voyons ordinairement. »

M. Leterrier n'insiste point, quand il traite de la symptomatologie de l'affection, sur le processus gangréneux, et je crois qu'il a raison, sa thèse contient huit observations XXIV, XXV, XXVI, XXVII, XXVIII, XXIX, XXX, XXI) dont sept dues à M. Delorme et une personnelle où il n'y avait pas de gangrène, mais dans ces cas l'intervention avait été précoce. Aussi la gangrène ne me paraît-elle être dans une première catégorie de faits qu'un phénomène ultime dans l'évolution de la maladie abandonnée à elle-même et qu'on peut enrayer par l'intervention. Mais, me dira-t-on, dans un grand nombre d'observations on voit que les tissus du plancher de la bouche sont sphacélés, infiltrés d'un liquide sanieux ? C'est très vrai, mais la mortification des tissus n'existe-t-elle pas dans tout phlegmon, où qu'il siège ?

Il est des cas, par exemple l'observation XXIII de la thèse de Leterrier où la gangrène s'est montrée le deuxième jour. Comment expliquer ces faits ? Par l'état général du sujet. C'est ce que M. Reynier a pris soin de faire en ajoutant : « Or, comme je l'ai dit plus haut, si on doit faire jouer un grand rôle à l'élément septique qui pénètre l'économie, il faut tenir grand compte du terrain. Tel individu, pour la même lésion, fera un adéno-phlegmon, tel autre une angine de Ludwig, et, cette angine évoluera plus ou moins vite, pourra être plus ou moins facilement arrêtée suivant la résistance plus ou moins grande du sujet à l'infection » et M. Verneuil répond : « M. Reynier a judicieusement noté l'influence du terrain sur l'évolution de ces phlegmons ; ses observations sont très intéressantes et démontrent qu'un phlegmon parti de la bouche, peut être bénin ou malin, suivant que la constitution est bonne ou que la lésion se développe chez un alcoolique, un diabétique, etc. »

Je ne pouvais mieux faire, je crois, que de citer ces paroles de mon vénéré maître, elles me semblent être l'expression de la vérité.

Concluons donc que la gangrène se rencontre dans l'angine de Ludwig, mais qu'elle n'y est pas fatale : pourquoi en faire alors un des éléments du phlegmon sublingual ?

Etiologie. Pathogénie. — En analysant les observations où la lésion considérée comme la cause du développement de l'angine de Ludwig est nettement indiquée, je trouve mentionnés :

Une fois *les aphthes* siégeant à la pointe de la langue (obs. pers.).

Cinq fois *une angine* (obs. XX. XXII, XXIV, XXXI Th. Leterrier, 1 cas pers.).

Onze fois *des altérations dentaires* (obs. VI, VIII, XIX, XXI, XXV, XXVIII, XXIX, Th. Leterrier, 3 obs. Reynier (Soc. chir. 1892),1 cas personnel).

Les auteurs restent muets sur la variété de l'angine, sur ses caractères.

Quant aux altérations dentaires nous trouvons la carie notée très souvent.

Cependant d'après M. Magitot, la carie dentaire, ne serait jamais la cause directe et essentielle d'une forme de phlegmon péri-maxillaire. La lésion dentaire initiale, à laquelle doivent être rattachées les formes diverses de phlegmon péri-maxillaire, c'est la périostite alvéolaire ou alvéolo-dentaire qu'il faut dénommer aujourd'hui par le terme d'arthrite alvéolaire. La dent de sagesse est une source fréquente de phlegmons péri-maxillaires. Les accidents dus à la dent de sagesse sont classés ordinairement sous trois groupes : les accidents muqueux, les accidents osseux, les accidents nerveux ou névralgiques. Les accidents névralgiques étant laissés de côté, les accidents muqueux appartiennent à l'histoire de la gingivo-stomatite; mais dès qu'on franchit cette période pour passer aux phénomènes osseux, aux complications osseuses du voisinage, il faut faire intervenir l'arthrite alvéolaire née par propagation infectieuse de la stomatite primitive.

M. Magitot enfin répondant à une question de M. Nélaton croit fermement, dans la pathogénie des accidents graves et profonds de la dent de sagesse, à l'envahissement septique par une porte d'entrée qui serait l'ulcération ou l'érosion de la muqueuse au début des accidents, sans refuser une part importante à la compression (Théorie mécanique, pas d'ulcération).

Dans le relevé que j'ai fait des origines de l'angine de Ludwig, je trouve la dent de sagesse trois fois en cause.

M. le professeur Verneuil disait à la Société de chirurgie (20 juillet 1892) à propos des inflammations du plancher buccal. « Une variété très grave est constituée par le développement de la périostite à la face interne du maxillaire, c'est dans ce cas qu'on observe un œdème énorme avec asphyxie'; il faut alors inciser le long du bord interne du maxillaire et aller chercher profondément le pus. » J'ai eu l'occasion de constater l'exactitude de cette assertion dans un cas qu'il m'a été donné d'observer avec mon ami, le Dr Bernard.

M. Moty à la Société de chirurgie (juillet 1892) a, comme M. Magitot, insisté sur les accidents graves qui peuvent résulter de la simple obturation d'une dent malade. Cette obturation d'après M. Magitot peut causer la mort par rétention des matières septiques dans l'articulation alvéolaire. Il y a arthrite infectieuse primitive suivie de phlegmon diffus. M. Moty a cherché à expliquer ces faits et à montrer comment ils peuvent donner lieu à l'angine de Ludwig. Pour ce chirurgien, quand une dent cariée est obturée intempestivement, le pus est retenu dans l'alvéole dont les parois n'ont pas le temps de se résorber comme c'est la règle dans les formes ordinaires de la périostite alvéolo-dentaire, mais le fond de l'alvéole étant très voisin du canal dentaire, l'infection gagne ce canal, d'où résulte une ostéite infectieuse du maxillaire inférieur s'accompagnant de phénomènes généraux les plus graves. L'infection du canal dentaire remonterait vers l'épine de Spix et se frayerait, dans quelques cas, une voie vers le tissu cellulaire qui sépare la face supérieure du mylo-hyoïdien de la gencive, d'où une angine de Ludwig.

L'angine de Ludwig présente son maximum de fréquence entre 20 et 30 ans ; mais elle a été observée à tous les âges de la vie ; on l'a rencontrée chez des enfants de 2 mois (obs. Tordeus n° XVI th. Leterrier) chez des enfants de 6 mois, (obs. J. A. E. Stuart n° XII th. Leterrier) ainsi que chez des adultes de 50 ans (Cartouli, obs. XV th. Leterrier). Elle semble respecter la vieilesse (Tissier).

Le sexe masculin est frappé de préférence, 5 femmes contre 26 hommes (Leterrier).

« Devons nous admettre, avec Marchison, comme condition de développement du phlegmon sublingal, la constitution débile, scrofuleuse, misérable ? Les faits ne semblent pas parler beaucoup en faveur de cette conception. » (Leterrier)

Cela est vrai pour la scrofule, mais la misère physiologique, de même que les diathèses (alcoolisme, diabète, etc), de même que les infections antérieures (cas personnel) me paraissent être une condition favorable à l'éclosion de la maladie, un facteur énorme dans sa gravité.

Les refroidissements répétés se trouvent indiqués dans un très grand nombre de cas. Pour Roser « l'angine de Ludwig se rencontre fréquemment dans les agglomérations d'individus soumis à une hygiène défectueuse, il signale sa fréquence relative chez les militaires et l'explique par la *contagion directe*, liée au milieu et à la vie commune » (Tissier). La contagion existe-t-elle? Voici ce qu'écrit Tissier : « Il s'agit de deux employés des postes ambulants, voyageant ensemble, exposés à de perpétuels courants d'air dans les trains en marche, présentant à *quelques semaines d'intervalle* les mêmes symptômes morbides locaux et généraux et venant, dans des circonstances identiques, eux camarades d'hier, se coucher dans le même hopital. Est-il un cas de contagion plus net, plus indéniable, plus probable en un mot? » Voilà qui est fort bien dit, mais je ferai remarquer qu'on pourrait peut-être élever des doutes sur une contagion aussi tardive, que M. Delorme n'est point de l'avis de Roser en ce qui concerne les soldats, et que la thèse de M. Leterrier, basée sur 31 observations, chiffre respectable, ne contient qu'un fait en faveur de cette contagion, celui de M. Tissier. Il nous faudrait plus que des affirmations, plus qu'un cas douteux de transmission, pour admettre la contagion de l'angine de Ludwig.

Mais, quel est l'agent microbien cause de la maladie ? Nous n'avons que peu de documents sur ce point, je les emprunte à M. Leterrier qui a pu réunir quatre examens bactériologiques.

Dans un premier cas (ob. XXI th. Let. due à M. Delorme), le pus bien lié, contenait des staphylococces dorés ; dans un second, le pus mal lié, fétide, a donné des cultures pures de streptococces (obs. XXX. Leterrier, due à M. Delorme) ; dans un troisième, où la mort était arrivée trente-six heures après le début du mal, les observateurs MM. Chantemesse et Widal ont trouvé, dans le phlegmon sus-hyoïdien une infiltration de liquide avec lequel ils ont pu faire des cultures pures de streptococces de l'érysipèle (Chantemesse. Conf. de Path. Int, à la Faculté de Paris 1891-92).

Enfin dans un quatrième cas personnel à M. Leterrier (obs. XXII) observé dans le service de M. Monod, le Dr Macaigne a trouvé des micrococces et un bacille plus long et plus mince que le bactérium coli ; leur nature n'a pu être déterminée.

Il est impossible de tirer des conclusions de faits aussi peu nombreux. Celui de M. Leterrier ne peut être utilisé, celui dans lequel on a trouvé des staphylococces s'est terminé par la guérison, il n'y a pas eu de gangrène ; ceux enfin où le streptococc a été rencontré, ont eu, l'un, une issue funeste au bout de trente-six heures, l'autre une heureuse terminaison, cette fois encore sans gangrène. Le même agent semble donc pouvoir donner lieu à des formes différentes, n'est-ce pas là une démonstration nouvelle de l'influence du terrain, sur le développement, sur la terminaison plus ou moins rapide de la maladie.

Nous connaissons maintenant la porte d'entrée du microbe pathogène, nous avons quelques notions bien imparfaites, il est vrai, sur sa nature ; quelle voie suit-il pour arriver au plancher de la bouche et dans quels éléments de ce plancher va-t-il élire domicile ?

En ce qui concerne le premier point, nous ne pouvons raisonner que par induction, nous n'avons pas de preuves. Il est bien probable que, dans la majorité des cas, c'est la voie lymphatique que doivent prendre les micro-organismes. Il se pourrait aussi qu'ils suivissent dans quelques cas les conduits glandulaires ; le conduit de Warthon nous dit Tissier, car adoptant en partie les conclusions de Roser, il admet que la maladie siège quelquefois dans la glande sous-maxillaire. Mais il reste sur le plancher de la bouche bien d'autres conduits glandulaires béants, tous ceux de la glande sublingale, qu'on le sait, depuis les recherches du professeur Tillaux, n'est point une masse unique, mais une série de glandes échelonnées le long 'de la parabole du maxillaire ; et, de fait, c'est à son niveau que dans ces derniers temps on a placé le siège de la maladie.

Siège de la maladie. — En faisant abstraction des cas où la tuméfaction qui caractérise l'angine de Ludwig, après avoir débuté dans le plancher de la bouche et la région sous-maxillaire soit d'un seul soit de deux côtés, a consécutivement envahi toute la région antéro-latérale du cou, il ne reste pas moins acquis que l'affection qui nous occupe, siège dans cette région que Blandin et Malgaigne, réunissant la langue à la région sus-hyoïdienne, ont dénommée *glosso sus-hyoïdienne*. Velpeau le premier a séparé la langue du cou, Richet [1] a suivi son exemple, il étudie séparément dans son livre, la région linguale ou paroi inférieure de la bouche et décrit le plancher de cette cavité avec la région sus hyoïdienne. M. Tillaux [2] comme M. Richet sépare l'étude de la langue de celle de la région sus-hyoïdienne, mais il est beaucoup plus explicite au sujet du plancher de la bouche. « Le plancher de la bouche, écrit-il, est une région limitée en haut par la cavité buccale et en bas par le muscle mylo-hyoïdien ». Puis il ajoute : « Le plancher de la bouche est en grande partie occupé par la langue. »

Entre la face inférieure de la langue devenue libre, et la face postérieure de la machoire inférieure, existe un petit espace occupé presque exclusivement par la glande sublingale. Le plancher de la bouche se subdivise donc naturellement en deux parties ; le portion linguale, la portion sublingale. » C'est cette portion sublinguale seule qu'on considère en clinique comme plancher de la bouche. Sibileau [1] lui donne le nom de département sus-mylo-hyoïdien, de creux sublingual, sa forme est celle d'une « pyramide triangulaire, dont le sommet qui est inférieur, répond au point où le mylo-hyoïdien confine au génio-hyoïdien et dont la base qui est supérieure s'étale sous la langue » « Quelles sont les parois de cette sorte de creux triangulaire ? La face interne du maxillaire inférieur et le muscle mylo-hyoïdien forment la paroi externe qui est oblique, disposée comme une sorte de plan incliné ; le génio-glosse en haut et le génio-hyoïdien en bas constituent à eux deux la paroi interne qui est verticale, la paroi supérieure est formée par la muqueuse du plancher de la bouche que les glandes sublingales soulèvent à droite et à gauche du

---

(1) Richet (Anatomie médico-chirurgicale 5ᵉ édition 1877).
(2) Tillaux (Traité d'anatomie topographique).
(1) P. Sibileau (Démonstrations d'anatomie, p. 169).

frein de la langue » (Leterrier). Les organes contenus dans cette
cavité sont : les petites glandes sublinguales réunies et entourées par
du tissu cellulaire lâche, ce tissu cellulaire, sur la ligne médiane,
entre les glandes sublingales droites et gauches présente de grandes
aréoles qui, en se réunissant entre elles, forment la bourse séreuse
de Fleischmann ; au-dessous des glandes sublingales on rencontre
l'artère sublingale accompagnée d'une ou deux veines, le nerf
lingual et le canal de Warthon ». J'ai cru devoir rapporter tous ces
détails, trop longs peut-être, parce que le siège initial de la
maladie se trouve dans le creux sublingal. La région sous-maxillaire
(sus-hyoïdienne latérale du professeur Tillaux) est trop connue pour
que je cherche à en présenter une description.

Je dois faire une remarque, c'est que dans la région du plancher
de la bouche, telle que nous l'entendons, on ne trouve pas de ganglions lymphatiques. M. Richet décrit bien une chaine ganglionnaire
en fer à cheval, appliquée le long de la face interne du maxillaire
inférieur ; il veut sans doute parler des ganglions sous-maxillaires
droits, des ganglions sus-hyoïdiens médians et des ganglions sous-
maxillaires gauches qui forment, en effet, dans leur ensemble, une
courbe parallèle à celle de la mâchoire inférieure. Mais dans le
plancher proprement dit de la bouche, je ne connais pas de ganglions, j'ai fait des recherches à ce sujet et je n'ai point été assez
heureux pour les trouver décrits. D'ailleurs où pourrait-on lire,
dans nos classiques français tout au moins, une étude des lymphatiques de la portion sublinguale du plancher de la bouche, de leurs
ganglions récepteurs ?

Si j'ai tant insisté sur cette région c'est que dans l'angine de
Ludwig, c'est à son niveau que les lésions sont les plus accusées, la
région de la glande sous-maxillaire quoiqu'envahie en même temps
n'est pas atteinte au même degré. En effet, dans toutes les observations récentes, dues pour la plupart à M. Delorme, on voit que le pus
quelquefois bien lié, le plus souvent sanieux, infect, n'a été trouvé
qu'après que le mylo-hyoïdien a été traversé, que quand la sonde cannelée ou le doigt sont arrivés au-dessus de la sangle mylo-hyoidienne.
Sans doute, il y a des lésions de la région sus-hyoïdienne latérale,
dure, parfois imbibée de liquide sanieux ; mais au début de l'affection, tout au moins, quand on intervient, pour avoir des chances de
succès, il faut que le débridement porte sur la paroi inférieure du
creux sublingal qui doit être largement ouvert.

M. Reynier a dit à la Société de chirurgie (séance du 27 juillet 1892).

« Le siège primitif de ces phlegmons est la partie sus-aponévrotique de la région sus-hyoïdienne, sous-jacente à la muqueuse du plancher buccal... Tout d'abord l'infection reste localisée dans les lymphatiques et les ganglions qui sont disséminés autour des glandes salivaires. Comme le point de départ est différent, la première étape des phénomènes inflammatoires peut varier. Tantôt ce seront les ganglions voisins de la parotide, tantôt ceux de la loge sous-maxillaire, tantôt ceux de la glande sublinguale. De cette première étape, la phlegmasie diffuse, s'étend au-dessus de l'aponévrose, au-dessus du mylo-hyoïdien, c'est alors que, par le fait de cette inflammation sus-aponévrotique, le plancher de la bouche est soulevé et que se forme le bourrelet gingival ».

M. Schwartz s'est exprimé ainsi : « Au point de vue de la localisation de l'abcès, il semble bien, d'après les observations, qu'elle se fasse dans la région cellulo-graisseuse située au-dessus du mylo hyoïdien, au-dessous de la langue et à une grande profondeur » ; et, M. Delorme est du même avis. — Quelle que soit la porte d'entrée : « peu importe l'infection, la suppuration tend à se généraliser dans cette gouttière (située entre le maxillaire inférieur et la base de la langue), d'une richesse lymphatique exceptionnelle et bien connue, dans cetteatmosphère sous-muqueuse, constituée par un tissu cellulaire des plus lâches et continu; le bourrelet muqueux, ce signe pathognomoniqueapparaît. la langue est immobilisée et refoulée, la déglutition mécaniquement difficile ou impossible le diagnostic s'affirme. »

C'est là qu'est la vérité, c'est le tissu cellulaire qui comme dans tout phlegmon est en cause : l'anatomie pathologique va nous le démontrer.

Anatomie pathologique. — Les lésions de l'angine de Ludwig sont assezmalconnues. Sur huit cas où l'autopsiea été faite, j'en trouve sept, où il s'agit de phlegmons gangréneux, deux fois le processus septique s'accompagnait d'infiltration gazeuse. Le plancher de la bouche, les muscles du cou étaient en bouillie, imbibés d'un liquide sanieux, les muqueuses de la bouche et du pharynx étaient tantôt simplement violacées, recouvertes d'un mucus grisâtre adhérent, d'odeur fétide, tantôt réellement gangrénées. Dans un cas (Heyfelder) les glandes salivaires, étaient un peu bleuâtres, à la périphérie, mais normales au centre ; dans un autre (Zilner) les glandes sous-maxillaires et sublinguales étaient détruites, dans un troisième (Doig) et un quatrième (Tordeus), la glande sous-maxillaire était également détruite;

dans un cinquième (Cartouli), la glande sous maxillaire était hyper-trophiée scléreusée, grisâtre. En somme les autopsies ne nous apprennent pas grand chose, elle nous font voir un processus gangréneux du plancher de la bouche, descendant plus ou moins bas sur le cou, et, nous montrent que les glandes salivaires sont alors, souvent atteintes.

Voyons maintenant ce que nous révèlent les interventions faites à temps, avant que l'inflammation, quand elle n'est pas d'emblée gangréneuse, ait eu le temps d'aboutir au sphacèle. La peau, parfois un peu épaissie, est le plus souvent intacte, rarement rougeâtre. Le bistouri, après l'avoir facilement traversée, tombe sur un tissu induré, ligneux, criant parfois sous le scalpel et qui peut présenter une épaisseur de 2, 3, 4 centimètres selon les cas. Ce tissu réunit en une seule masse la glande sous-maxillaire, ses ganglions, il forme une sorte de gangue inextensible dans laquelle ces organes sont enfouis. Si la glande sous-maxillaire, peut être reconnue, on la trouve le plus souvent intacte, les ganglions qui l'entourent ont augmenté de volume, de consistance, ils sont rougeâtres, mais ne suppurent pas (cas personnel), la glande relevée, on arrive sur le mylo-hyoïdien, qu'il n'est pas toujours facile de reconnaître. Après l'avoir incisé, on tombe dans un foyer contenant, soit du pus louable, soit un liquide sanieux, infect, dans lequel nagent parfois des lambeaux de tissu cellulaire sphacélé.

Tous les observateurs sont muets sur l'état des glandes sublinguales.

En résumé, de tout ceci résulte que, quand on est en présence d'une forme gangréneuse, il est impossible de rien reconnaître dans la région glosso-sus-hyoïdienne ; que quand on intervient à temps, les divers organes peuvent être reconnus et que le tissu cellulaire seul est intéressé, il l'est constamment dans la région sous-maxillaire ; mais les lésions sont au maximum dans le creux sublingual où on rencontre soit un abcès avec du pus louable, soit un liquide sanieux, contenu dans un foyer plus ou moins anfractueux.

J'ai déjà signalé les lésions tantôt gangréneuses, tantôt simplement inflammatoires des muqueuses buccale et pharyngienne; quand la mort a eu lieu par asphyxie, ces mêmes lésions existent au niveau du larynx et peuvent descendre jusque dans la trachée. Dans deux cas (Cas. de Schmetzer, Heyfelder) on trouve notée la rougeur du nerf pneumogastrique et du récurrent, des compressions plus ou moins accusées de la carotide et de la jugulaire interne atteintes d'inflammation superficielle (Tissier), mais je ferai remarquer qu'il s'agissait ici de lésions diffuses du cou.

Il y a aussi des lésions à distance, mais elles sont mal connues: l'albuminurie, la teinte subictérique si fréquemment observée chez les malades, indiquent que le foie, le rein sont touchés.

Dans les autopsies on a rencontré des liquides séreux louches tantôt dans les plèvres, le péricarde, le péritoine, les ventricules cérébraux, on a trouvé le cœur graisseux, la rate friable, tuméfiée, dans un cas même des abcès métastatiques du poumon, etc., etc. Ces lésions sont celles de la septicémie, de l'infection purulente, nous ne saurions y insister.

Le *pronostic* de l'affection est grave, sur 38 cas bien observés, je trouve 17 morts, 21 guérisons.

Six fois les malades ont guéri par résolution.

Trois fois à la suite de l'ouverture spontanée du phlegmon.

Douze fois à la suite d'une intervention précoce.

Or cette intervention rapide est de la plus haute importance au point de vue du pronostic, si bien que M. Letorrier écrit : « le caractère de gravité disparaît presque devant le traitement chirurgical. » Cette assertion nous paraît entachée d'optimisme. Plusieurs facteurs interviennent, en effet, dans le pronostic; d'abord l'agent microbien qui très certainement doit produire des lésions, à marche plus ou moins rapide selon sa nature; surtout et avant tout l'état général du sujet; en effet, malgré l'intervention, l'issue de la maladie est presque toujours fatale chez les infectés, les alcooliques, les diabétiques, où le processus revêt plus souvent un caractère gangréneux.

Il me paraît cependant acquis que chez les individus non diathésiques, la gangrène, je l'ai déjà écrit, n'est souvent qu'un phénomène ultime de l'affection, résultant de ce qu'on n'est pas intervenu à temps ; ou bien de ce qu'on n'a pas su chercher le pus là où il se trouvait, c'est-à-dire dans le plancher de la bouche au-dessus du muscle-mylo-hyoïdien. Je n'en veux pour preuve que ces paroles de M. Delorme : « Les faits montrent que la période de localisation sublinguale dure quelques jours. C'est à ce moment qu'il faut agir et l'intervention utilisée alors, n'amène pas que des liquides putrides, quelques gouttes de sérosité, mais, si j'en crois mes observations et bien d'autres, l'incision livre passage à du pus odorant, infect sans doute, mais du vrai pus en nappe ou en foyer, c'est-à-dire une collection qu'il est toujours du devoir du chirurgien d'aller chercher au point où elle se trouve. »

Aussi importe-t-il de faire uu diagnostic rapide : cherchons-en les éléments.

Diagnostic. — Le diagnostic de l'angine de Ludwig, facile dans la période d'état, est difficile au contraire au début, alors que les lésions locales ne sont point encore au complet ; on peut la confondre avec certaines maladies de la bouche et du pharynx qui présentent un caractère infectieux. Telle : « L'*amygdalite infectieuse* étudiée par le professeur Bouchard, à l'étranger par Kanneberg, si bien exposée par M. Landouzy... Il faut ici se rapporter aux symptômes locaux, et comme nous avons vu que le début était quelquefois une folliculite légère, en raison de l'identité du début, le diagnostic doit être réservé. En effet, même fracas symptomatique, même marche cyclique, même gravité pronostique, mêmes indications thérapeutiques pourrions-nous ajouter ; il semble que l'agent pathogène, ici s'arrête dans son envahissement de l'organisme à l'amygdale, tandis que là, il va plus loin établir ses cantonnements, dans la région sous-maxillaire. Mais une fois la période de début passée, le doute est impossible, le plancher de la bouche est sain, la région sous-maxillaire ne présente que quelques masses ganglionnaires tuméfiées. douloureuses, facilement reconnaissables, le nœud de la pièce se dénoue ailleurs, dans la région amygdalienne » (Tissier).

« On a cité des cas d'oreillons sous-maxillaires primitifs.

On se fondera, pour les distinguer de l'angine de Ludwig, sur la notion étiologique, la rapidité de l'évolution, l'absence constante de suppuration, l'intégrité du plancher buccal, la coloration de la peau, rouge, tendre douloureuse à la pression, le caractère ordinairement bilatéral d'emblée de la lésion etc. Car les symptômes généraux, la courbe thermométrique, rappellent, dans les cas graves, presque exactement ce que nous avons vu dans l'angine sous-maxillaire infectieuse (Tissier).

— Plus tard, l'affection étant arrivée à la période d'état le rôle du chirurgien commence. Quand il observe un malade, présentant un mauvais état général, une température souvent élevée, un gonflement ligneux uni ou bilatéral de la région sus-hyoïdienne, une gêne rapidement accusée des mouvements de la langue et de la déglutition, une sensation de refoulement de la langue, une salivation abondante, un bourrelet muqueux, dur, élevé, qui comble le sillon maxillo-lingual, le diagnostic s'impose, il s'agit d'une angine de Ludwig. Cette maladie peut-être cependant confondue avec d'autres affections qui ont à peu près le même siège, je veux parler de l'ostéo-périostite suppurée alvéolaire (ostéo-périostite externe) du maxillaire intérieur, car nous avons vu que l'ostéo-périostite aiguë qui siège sur sa face interne s'accompagne très souvent de phlegmon sublingual ; de l'ostéo-périostite suppurée du corps du maxillaire enfin de l'adéno-phlegmon sous maxillaire.

L'ostéo-périostite suppurée du bord alvéolaire siégeant au niveau des dernières molaires peut s'accompagner de fièvre, d'état saburral mais l'état général, n'est pas mauvais :

Il y a, localement, un bourrelet plus ou moins dur qui comble le sillon gingivo-buccal, un gonflement en général peu prononcé de la région sous-maxillaire, assez souvent quelque gêne de la déglutition un certain degré de constriction des machoires ; mais le gonflement sous-maxillaire n'est pas dur, ligneux comme celui de l'angine de Ludwig, il n'y a point de bourrelet rétro-maxillaire, de soulèvement de la langue et le diagnostic ne présente pas de difficulté.

Quant à l'ostéite aiguë suppurée du corps du maxillaire inférieur, qu'on rencontre chez les jeunes enfants au moment de l'éruption des dents de lait, qu'on voit se développer à un âge plus avancé à la suite des fièvres graves ; forme qui comprend aussi l'ostéomyélite de développement, elle est plus difficile à distinguer de l'angine de Ludwig. Elle s'accompagne en effet de phénomènes généraux très intenses, fièvre, agitation, délire, les gencives et les joues se tuméfient, les mâchoires sont resserrées. Mais le gonflement osseux, s'il s'avance du côté du plancher de la bouche, comble aussi le sillon gingivo-buccal, les dents sont vite ébranlées et tombent rapidement ce qui n'arrive jamais dans le phlegmon sublingual, et puis, s'il y a du gonflement sous-maxillaire, il est œdémateux il n'a point cette dureté si particulière à l'angine de Ludwig. Malgré tout, le diagnostic ne nous paraît pas toujours facile, et on fera bien de le réserver au début du mal. L'âge devra être pris en considération, car, si l'angine de Ludwig peut s'observer à toutes les périodes de la vie, c'est surtout de 20 à 30 ans qu'on la rencontre, tandis que l'ostéopériostite aiguë se voit surtout dans l'enfance et dans l'adolescence.

L'adéno-phlegmon sous-maxillaire est quelquefois difficile à différencier du phlegmon sublingual, d'autant que le gonflement est quelquefois dur, ligneux même et que, dans des cas rares, il est vrai : « le pus peut traverser le feuillet profond de la loge sous-maxillaire, faire saillie sous le plancher buccal et refouler la base de la langue » (Tr. chir. Tome V. p. 684), qu'enfin l'inflammation se propageant aux muqueuses buccale, pharyngienne peut donner lieu à la dysphagie, à la dyspnée même. Mais outre que ce sont là des exceptions, le mode de début est bien différent, les symptômes qu'on observe, du côté du plancher buccal, ne sont pas contemporains du gonflement sous-maxillaire; celui-ci a commencé par de petites masses ovoïdes qui, d'abord distinctes roulant sous le doigt, se sont plus tard fusionnées en une seule masse qui, le plus souvent, est pâteuse. Bientôt au bout de cinq ou six jours, la peau de la région sus-hyoïdienne latérale devient œdémateuse rougit, adhère à la tumeur sous-jacente qui se ramollit, le pus se collecte et tend à se faire jour au dehors. Il y a souvent du resserrement des mâchoires, mais si elles peuvent être suffisamment écartées, on voit que le plancher de la bouche n'est pas soulevé, ou du moins ne l'est que très peu. Enfin l'état général reste bon. En voilà assez, nous semble-t-il, pour différencier les deux affections.

Je ne puis terminer ce chapitre sans dire quelques mots d'une variété de phlegmon du cou signalée par Gensoul, Molière, Sestier, Vidal et Gray Grolly; bien étudiée récemment par MM. Broussea et Brault sous le nom de *phegmon grave de la loge glosso-thyro-épiglottique* (*Rev. de chirurgie* 10 février 1893).

« Il existe, disent ces auteurs, à la partie postérieure de la langue et au-dessous d'elle, une loge de forme prismatique dont la base est tournée en haut et dont le sommet correspond au point d'insertion de l'épiglotte, sur le thyroïda. La paroi postérieure est toute entière constituée par la portion non libre de l'épiglotte. La paroi antérieure par la membrane hyo-glossienne et par la membrane thyro-hyoïdienne. La base est composée de deux plans de tissu; en allant de la superficie à la profondeur, on trouve une première couche formée par la muqueuse linguale se réfléchissant sur la face antérieure de l'épiglotte et séparée par du tissu cellulaire lâche du second plan. Celui-ci est constitué par une forte et résistante membrane cellulo-aponévrotique qui ferme complètement l'excavation sous-jacente. Latéralement cette même membrane clot la loge en s'insérant sur les bords de l'épiglotte. Lorsque, par une dissection de la paroi supérieure, on met la cavité a découvert on voit qu'elle a deux compartiments parfaitement isolés l'un de l'autre, au point qu'une insufflation ou qu'une injection pratiquée dans l'une y reste absolument cantonnée. Il existe en effet une cloison médiane très dense placée de champ semblant continuer profondément le repli glosso-épiglottique médian et allant jusqu'au sommet de la loge. Lorsqu'on inspecte les parties latérales de la loge on y découvre, symétriquement placés, deux orifices en forme de croissant, qui donnent accès dans des diverticules situés plus bas et s'étendant vers l'espace thyro-hyoïdien latéral. Ces diverticules ne sont plus remplis comme l'étage supérieur de la loge par du tissu cellulaire lamelliforme mais par des pelotons adipeux du volume d'une petite noisette... C'est au niveau des pelotons graisseux que doivent naître les phlegmons de cette région ».

Au début le phlegmon grave de la loge glosso-thyro-épiglottique, se traduit par une tuméfaction ligneuse et de la douleur en une région du cou intermédiaire à la portion sus et sous-hyoïdienne, par « une légère infiltration dans la région glosso-épiglottique, sans que le doigt puisse percevoir un soulèvement ou une collection en voie de formation : une intégrité absolue du plancher buccal; de la langue et du pharynx que l'on examine facilement, grâce à l'absence de toute contracture des élévateurs de la mâchoire. » (Brousses et Brault).

Il est donc impossible de confondre ce phlegmon médian du cou avec l'angine de Ludwig. Pourquoi en parler alors? C'est que bientôt survient une ébauche de diffusion, l'affection revêt un aspect tout autre, la tuméfaction grandit dans la région sus-hyoïdienne médiane, commençant à gagner même les parties latérales, l'œdème rétro-lingual devient plus net, le plancher de la bouche est soulevé, repoussant la langue en haut et en arrière, et le chirurgien qui n'aurait assisté qu'à l'évolution de cette deuxième étape serait en droit de penser avoir affaire à un phlegmon sus-hyoïdien... Plus tard encore la diffusion devient de plus en plus complète, déborde les régions sous-maxillaires, pour s'étendre aux joues et l'affection perd de plus en plus sa physionomie propre pour revêtir celle des phlegmons diffus. » (Brousses et Brault).

Si on ajoute à tous ces signes que le malade est agité, la température élevée, que la dysphagie, la salivation, la dyspnée, l'aphonie sont, dans les cas de diffusion, poussés à l'extrême, on voit que le phlegmon grave de la loge glosso-thyro-épiglottique à de très grandes analogies avec l'angine de Ludwig et il nous a paru bon de l'en rapprocher, car dans ces cas « il ne peut guère être diagnostiqué des phlegmons profonds de la région sus-hyoïdienne » (Brousses et Brault).

Traitement. — Quand on se trouve en présence d'un individu dans un mauvais état général, avec une ulcération quelconque de la bouche, s'accompagnant d'inflammation plus ou moins intense des muqueuses buccale ou pharyngienne (ulcération qu'on ne peut pas toujours découvrir) il faut chercher à prévenir l'apparition du phlegmon sublingual, par une antisepsie aussi complète que possible de ces muqueuses; on cherchera à atteindre ce but par des lavages fréquemment répétés avec des solutions boriquées à 4 0/0, chloralées à 1/100. Puis on tonifiera le malade en lui donnant du quinquina, de l'alcool; si la température est élevée, on cherchera à l'abaisser par l'administration du sulfate de quinine. Dès que l'angine de Ludwig est arrivée à sa période d'état, il faut intervenir largement.

Le pus se trouvant au dessous de la muqueuse sublinguale, au-dessus du mylo-hyoïdien, la voie qui paraît toute indiquée, pour l'aller chercher, c'est la bouche, une simple incision de la muqueuse, semblerait suffire pour lui donner issue au dehors ; d'autant que dans les cas où l'ouverture spontanée a amené la guérison, c'est, au niveau de la portion sublinguale du plancher, que la suppuration s'est fait jour. La voie buccale doit être rejetée. Dans le cas où le phlegmon est unilatéral, c'est par une incision sous-maxillaire, commençant un peu en dehors de la ligne médiane du cou, longue de 4 à 5 centimètres et plus, si besoin est, conduite parallèlement au bord inférieur du maxillaire, soit immédiatement sous ce bord (Delorme), soit à un travers de doigt au-dessous (Leterrier), qu'il faut recourir. Elle doit intéresser le mylo-hyoïdien, même si avant de reconnaître ce muscle, on trouve du pus ou du liquide sanieux dans la loge sous-maxillaire, car c'est au-dessus de lui qu'est le véritable foyer.

Si le phlegmon est bilatéral, comment faut-il l'ouvrir? Sur la ligne médiane, disent les uns; de chaque côté, disent les autres.

Si on se décide pour la ligne médiane, il faut faire une incision qui, partant de la symphyse du menton arrive jusqu'au milieu de l'os hyoïde. Après avoir traversé la peau, un tissu cellulaire souvent fort épaissi, on arrive entre les ventres antérieurs des digastriques jusque sur le raphé des muscles mylo-hyoïdiens, qu'on ouvre avec la sonde cannelée, à laquelle il est bon de substituer le doigt dès qu'on le peut; il faut alors porter ce doigt à droite et à gauche du raphé, au-dessus des muscles, pour pénétrer dans les loges sublinguales et les ouvrir largement; sans quoi, on risquerait de faire une opération incomplète. M. Delorme dit en parlant de l'incision médiane « cette incision me semble peu recommandable malgré le succès qu'elle m'a donné parce qu'elle est supérieure du fait du décubitus du blessé, qu'elle assure mal l'écoulement des liquides, et rend difficile la désinfection totale de la poche ». Il est donc préférable, d'après le chirurgien du Val-de-Grâce, de faire, dans le cas de phlegmon bilatéral, une·incision de chaque côté.

Le pus évacué, il faut désinfecter soigneusement la poche par des lavages fréquemment répétés.Si le foyer communique avec la bouche; il faut employer des solutions antiseptiques faibles (acide borique, chloral), dans le cas contraire on peut injecter dans le foyer des solutions phéniquées, sublimées. Te¹ est le conseil de M. Delorme, je crois cependant qu'il faut s'abstenir des injections de sublimé et d'acide phénique, j'aurais peur de voir ces antiseptiques absorbés par les parois du foyer, et, comme le·rein n'est pas indemne dans les états infectieux, je proscrirais tout au moins le sublimé.

A la suite de chaque lavage on devra appliquer sur la plaie opératoire un pansement humide, recouvert d'une couche épaisse de coton absorbant; on le remplacera par un pansement sec, · quand la suppuration aura presque disparu.

Je n'ai parlé que de l'incision avec le bistouri ; dans un cas de phlegmon sublingual bilatéral et gangréneux, où j'ai fait une ouverture de chaque côté, je me suis servi du thermo-cautère, je m'en suis bien trouvé.

REVUE CLINIQUE

REVUE CLINIQUE CHIRURGICALE

Sur un cas de luxation récidivante (métacarpo-phalangienne) du pouce.

Par le Dr H. NIMIER,
médecin major de 1re classe, agrégé libre du Val-de-Grâce.

Obs. — Le jeune Sch..., âgé de 13 ans, enfant de troupe à l'Ecole de Rambouillet, entre au Val-de-Grâce, le 30 octobre 1887. A l'âge de sept ans, étant tombé sur les mains pendant qu'il courait, il se luxa le pouce de la main droite. La luxation fut réduite par un médecin et l'articulation récupéra l'intégrité de ses mouvements, toutefois le petit blessé pouvait à volonté y produire une subluxation légère.

Voilà six semaines, Sch... fit une nouvelle chute dans les mêmes conditions que la première, et, à nouveau, se luxa le pouce en arrière. Il y eut très peu de réaction articulaire, la réduction fut obtenue sans difficulté; mais, malgré le port d'un petit appareil monté en gutta-percha, le déplacement se reproduisait sans cesse. Actuellement encore, il en est de même; l'enfant n'est pas maître de son pouce, tantôt celui-ci résiste au lieu de se fléchir, plus souvent il obéit à la flexion, mais se luxe en arrière, puis se laisse remettre en place sans aucune résistance. La gêne fonctionnelle est considérable, le petit blessé ne peut serrer un objet autrement qu'en le pressant entre ses quatre derniers doigts et le premier métacarpien; le pouce est, en réalité, exclu du mouvement d'opposition. L'enfant se trouve presque dans les conditions d'un individu amputé du pouce.

Appelé à soigner Sch..., j'hésitais entre une intervention chirurgicale et le port d'un appareil immobilisant exactement l'article intéressé; aussi le cas fut soumis à la Société de chirurgie. MM. Lannelongue, Terrier et Tillaux, conseillèrent de recourir à l'immobilisation, seul M. Lucas-Championnière préconisa la résection. Je suivis le premier conseil, comptant que, grâce au développement normal du sujet, une immobilisation prolongée permettrait une modification favorable de la forme des surfaces articulaires et de la laxité des moyens d'union. Un appareil en cuir moulé fut construit et appliqué; mais, peu satisfait de son emploi, M. le professeur Delorme se décida, le 26 février 1888, à pratiquer la résection métacarpo-phalangienne avec suture osseuse et, le 6 mai, l'enfant rentra à l'Ecole de Rambouillet. Là, malgré une petite fistulette (qui s'établit fin juin et résista aux traitements jusque fin 1891), Sch..., put se livrer à tous les exercices gymnastiques et militaires, se servant de sa main droite sans aucune gêne malgré l'ankylose de son pouce. Finalement il fut accepté comme engagé volontaire en 1892.

Tandis que, en général, les luxations métacarpo-phalangiennes du pouce se font remarquer par la difficulté de leur réduction, ce qui fait l'intérêt du cas précédent, c'est la facilité de reproduction du déplacement et la gêne fonctionnelle qui en résultait. Incontestablement la laxité extrême de la jointure se montrait plus gênante que son ankylose, aussi mon attention fut-elle attirée sur les mouvements normaux de l'article métacarpo-phalangien du pouce et tout particulièrement sur le mouvement de flexion; l'extension de règle se borne à remettre le doigt dans une rectitude le plus souvent incomplète sur son métacarpien. Les anatomistes insistent peu sur cette question et les quelques chirurgiens, qui s'en sont occupés, se montrent très divisés d'opinion.

MM. Després et Polaillon tiennent pour une infirmité réelle l'ankylose du pouce sur son métacarpien. Le premier, parlant de l'arthrotomie comme moyen de corriger la luxation du pouce (1), s'exprime ainsi : « Pour moi je trouve cette dernière pratique détestable et je « considère qu'il est préférable de laisser la luxation non réduite. « Cette phalange non réduite est moins gênante, ainsi que j'ai pu le « voir dans certains cas, que la phalange ankylosée, immobilisée, « ainsi que cela résulte de l'arthrotomie. » M. Polaillon, dans l'article « Doigt » du Dictionnaire de Dechambre, lui aussi, préfère la non-réduction à l'opération sanglante. « La luxation non réduite ne pro-« duit pas une infirmité intolérable. Une pseudarthrose se forme à « la longue, et l'expérience prouve que le pouce récupère une partie « de ses fonctions. L'état du blessé est alors moins pénible que « celui qui résulte d'une résection métacarpo-phalangienne et d'une « ankylose consécutive. »

Mais, en regard de ces deux opinions, voici celle d'Huguier (2). Décrivant la facette articulaire du premier métacarpien, Huguier écrit : « Cette surface articulaire est aussi beaucoup moins étendue « d'avant en arrière que sur les autres métacarpiens ; ce qui explique « pourquoi la première phalange du pouce s'infléchit, plutôt qu'elle « ne se fléchit en réalité sur son métacarpien, *cette flexion n'étant* « *en effet pas nécessaire pour ce doigt*. » Ailleurs, le même chirurgien avance que l'extension du pouce par raideur articulaire est fréquente et que cet état est bien moins grave qu'aux autres doigts. « Elle (l'ankylose) est plus facile à dissimuler et les inconvénients « qui peuvent en résulter sont plus faciles aussi à éviter. » Dans un autre passage, Huguier ajoute encore : « Nous savons tous que l'an-« kylose métacarpo-phalangienne ne fait presque rien perdre aux « facultés de ce doigt, puisqu'à l'état physiologique c'est à peine si « la première phalange du pouce se fléchit sur l'os qui le supporte. »

Pour me rendre compte du jeu normal du pouce sur son métacarpien, j'ai mesuré chez 45 soldats, lors de la flexion extrême du doigt, l'angle formé par deux règles appuyées l'une sur la face dorsale de la première phalange, l'autre sur le dos du métacarpien du pouce. Cet angle oscille entre 130° et 140° :

---

(1) *Société de chirurgie*, séance du 22 juin 1887.

(2) Archiv. gén. de méd., 1873, p. 403 et 1874, p. 77.

130° relevé 22 fois à la main droite et 21 à la gauche.

140° — 17 — et 18 —

Les angles plus ouverts ou plus fermés sont beaucoup plus rares.

En outre, il existe une certaine différence entre le degré de flexion du pouce d'une main à l'autre. Chez mes observés :

    55 fois le pouce gauche se fléchissait moins que le droit,

    20 — il y avait égalité dans la flexion,

    15 — le minimum de flexion s'observait à droite.

Cette prédominance de la flexion à droite tient sans doute aux fonctions spéciales de la main droite, et cependant, il ne m'a pas paru que le genre de vie des individus exerçât à ce point de vue une influence bien manifeste.

Comme limites extrêmes du mouvement de flexion, j'ai relevé que, à gauche, les angles inférieurs à 120° sont exceptionnels, tandis que, à droite, 10 fois on note l'angle de 110°. Par contre, à gauche, on trouve les flexions limitées ; 15 fois l'angle mesurait 150°, 4 fois 160°, une fois même il était de 170°, le pouce se fléchissait à peine. A droite, au contraire, 3 fois seulement le pouce ne dépassait pas 150° et 2 fois 160°.

De ces mensurations multiples, il faut retenir que l'excursion des mouvements de flexion et d'extension du pouce, est parfois très réduite, sans qu'il en résulte pour le sujet une gêne fonctionnelle appréciable C'est, qu'en effet, la raison d'être du pouce résulte de son mouvement d'opposition ; le lieu de ce dernier réside dans l'articulation trapézo-métacarpienne. Opposé aux autres doigts, le pouce se met en flexion très légère ; celle-ci, par exemple, est à peine marquée dans l'acte de tenir une plume pour écrire. Dans la préhension d'un petit objet, outre l'opposition des doigts, il existe un certain degré de flexion ; mais alors, c'est la deuxième phalange du pouce qui se fléchit sur la première, et non celle-ci sur son métacarpien. Au niveau de l'articulation interphalangienne également se passent les mouvements alternatifs de flexion et d'extension, destinés à favoriser le toucher d'un corps saisi entre la pulpe du pouce et un autre doigt. Autrement encore, quand on tient un objet à pleine main, son volume même s'oppose presque complètement à la flexion de la jointure métacarpo-phalangienne ; aussi, pour l'enserrer, le pouce fléchit sa phalangette. Enfin, quand on ferme la main à vide, il n'y a pas lieu de fléchir le pouce à l'extrême pour qu'il puisse être recouvert par les quatre derniers doigts.

Au total donc, l'ankylose en extension, ou mieux en flexion légère du pouce, ne cause aucune gêne fonctionnelle ; aussi, comme du reste l'événement l'a prouvé, la suture osseuse après résection, constituait chez le jeune Sch..., une intervention très légitime. Peut-être cependant serait-on en. droit en pareil cas de chercher mieux encore, et de restaurer les liens fibreux qui maintiennent en place les surfaces articulaires. A cet effet, par quelques anses de soie, on ressouderait au métacarpien le bord supérieur du ligament glénoïdien; on rétablirait de chaque côté de la jointure la continuité des débris ligamentaires. Enfin l'on reconstituerait les gaînes fibreuses des tendons fléchisseurs et extenseurs, dont on sait l'importance comme moyen de contention articulaire.

REVUE GENERALE

PATHOLOGIE MÉDICALE.

Contribution à l'étude de la sclérose de l'artère pulmonaire, par Aust. (*Münch. med. Woch.*, 1892, n° 39.) — Un ouvrier de 25 ans, qui fut souffleur de verre de 16 à 19 ans, était atteint depuis un an et demi d'oppression avec douleur précordiale, lorsqu'il se présenta à l'hôpital avec des symptômes de gastro-entérite. L'examen du cœur permit de constater une augmentation de volume du cœur en haut et à droite, un souffle systolique siégeant à la partie inférieure du sternum et un second souffle diastolique à la partie supérieure, près du 3e espace intercostal gauche. Léger renforcement du bruit aortique. Avec une dyspnée croissante le malade mourut au bout de quatre semaines. A l'autopsie on trouva une hypertrophie énorme du cœur droit sans affection congénitale, et une très forte dilatation de l'artère pulmonaire au-dessus des valvules. Cette artère était sclérosée sur tout son trajet depuis son origine jusque dans ses plus petites branches. L'étiologie resta inexpliquée. Il n'existait ni alcoolisme, ni syphilis; peut-être, d'après l'auteur, le métier de souffleur de verre a-t-il exercé quelque influence. Pour expliquer la dyspnée, l'auteur admet l'hypothèse de Romby, d'une accélération compensatrice du courant sanguin ne permettant pas une oxydation suffisante du sang veineux.

Statistique et étude clinique de la pneumonie fibrineuse, par Morhart. (*Inaug. Dissert. Erlangen*, 1892.) — Le travail repose sur

l'examen de 209 cas tirés de la clinique de Strumpell. La pneumonie
sévit surtout en hiver et au printemps (65 0/0) et particulièrement
dans les mois de mars, mai, novembre, février. Elle atteint les
hommes de préférence aux femmes, 7 : 1 ; mais la terminaison fatale est plus fréquente chez celles-ci (11,5 : 7,2 0/0). La réceptivité
morbide est plus grande entre 16 et 25 ans : quant à la mortalité
elle est surtout accusée au-delà de 50 ans. La localisation de la pneumonie à droite est à la localisation à gauche ou à la pneumonie
double comme 2,29 est à 1,67 et à 1. La crise a lieu dans 26,9 0/0
des cas le 7e jour, le plus souvent le 8e et le 9e, le 6e et le 5e jour.
L'herpès s'observe dans 36,8 0/0 des cas sans qu'on puisse lui attribuer une signification pronostique certaine. 55 malades avaient
déjà été atteints de pneumonie ; 10 l'avaient eue deux fois, 7 trois
fois, 5 quatre fois, 3 cinq fois. La fin du travail est consacrée à l'énumération des complications et des formes cliniques.

Traitement de l'angine par l'ichtyol, par HERZ (*Wiener med. Woch.*,
1893, n° 2.) — L'auteur recommande les gargarismes à l'ichtyol à
2 ou 3 0/0 pour toutes les formes de l'angine, à l'exception de l'angine folliculaire. Après vingt-quatre heures de ce traitement, les
douleurs disparaissent, le gonflement de la muqueuse du palais et
des amygdales diminue, si bien que les malades peuvent manger.
L'ichtyol ne provoque aucune brûlure à la gorge, aucune sensation
de constriction comparable aux gargarismes usités. Le goût et l'odeur
ne sont pas agréables, mais ils disparaissent rapidement. Les malades enfin acceptent plus volontiers l'ichtyol que les autres gargarismes.

Etiologie et nature de l'uréthrite catarrhale des petits garçons ;
par S. RONA (*Arch. für Dermatologie und syphilis*, 1893, n° 1 et
n° 2). — L'auteur soutient l'opinion communément acceptée aujour-
d'hui que cette affection présente la même évolution et les mêmes
complications chez l'enfant que chez l'adulte. Le gonocoque en est
la cause. L'épididymite peut s'observer. Quant au rétrécissement
consécutif, c'est là une question encore discutable.

Blennorrhée uro-génitale (gonorrhée) des petites filles, par CAHEN-
BRACH. (*Deutsche med. Woch.*, 1892, n° 42.) — Dans 20 cas sur 21
enfants, âgés de 2 à 10 ans, les gonocoques furent la cause de la
blennorrhée. L'infection fut produite la plupart du temps d'une manière indirecte. L'état général ne fut presque jamais modifié et les
troubles locaux consistèrent presque exclusivement en un eczéma
des parties génitales externes déterminé par l'écoulement. La mala-

die évolua de préférence dans l'urèthre, et l'inflammation de la vulve et du vagin eut une intensité bien moindre et une marche plus rapide. L'extension du processus pathologique au col ne put être observée d'une manière certaine. La péritonite fit défaut. Le pronostic est beaucoup plus favorable que chez les adultes. Comme complications on note une ophtalmie, un catarrhe de la vessie et des manifestations articulaires.

Procédé sensible pour la recherche des pigments biliaires dans l'urine, par H. Rosin. (Berlin. Klin. Woch., 1893, n° 5.) — Le pigment jaune de l'urine, la bilirubine, oxydé par l'iode, se transforme en biliverdine. C'est un fait que Maréchal et Gerhardt utilisèrent pour la recherche des pigments biliaires dans l'urine ; mais les réactions qu'ils obtinrent étaient moins sensibles que la méthode préconisée par l'auteur. Il additionne l'urine à examiner d'une solution alcoolique à 10 0/0 de teinture d'iode alcoolique. En présence des pigments biliaires il se forme, à la limite des deux liquides, un anneau vert pré qui persiste longtemps. En l'absence de ces pigments, il se produit par suite de la décoloration du pigment jaune de l'urine un anneau jaune clair ou presque incolore.

Un cas de guérison de l'hémoglobinurie paroxystique par les injections de mercure, par Kosrm (Therapeutische Monatshefte, 1893, février). — Un malade, atteint d'hémoglobinurie paroxystique, avait eu, quatre ans auparavant, une syphilis non traitée. Les accès étaient provoqués non comme à l'ordinaire par le refroidissement des extrémités, mais par des efforts violents. Aussi pouvaient-ils être produits à volonté par la marche, la fatigue. Après le traitement par des injections mercurielles, l'hémoglobinurie disparut sans jamais réapparaître, même lorsque le malade se plaçait dans les conditions primitives.

Bleu de méthylène dans la malaria, par Pennato et Brahtzio (Therapeutische Monatscheft, 1893, janvier). — Trente-cinq cas de malaria furent traités par le bleu de méthylène. Le résultat fut très favorable. Dans deux cas, dans lesquels on trouva le parasite en forme de croissant, le bleu de méthylène se montra plus actif que la quinine. Par contre, dans d'autres cas, la quinine est plus efficace. En ce qui concerne les récidives, elles sont plus fréquentes avec un traitement qu'avec l'autre. Les manifestations douloureuses sont heureusement influencées par le bleu de méthylène, dont l'action analgésique a été signalée par Ehrlich. La poudre était donnée en capsules de 0,4 à 0,5 deux à trois fois par jour ou sous forme d'injections sous-cutanées à la dose de 0,05. La préparation de Merck mérite seule d'être recommandée. Les vomissements du début, la dysurie disparaissent rapidement. La tolérance est vite établie. L'urine et les selles, si le médicament est administré à l'intérieur, sont colorées en bleu, les crachats et les sueurs sont légèrement verdâtres ; la coloration est moins intense avec les injections sous-cutanées.

E. Parmentier.

Sur la chloralose, par Morrill (*Boston med. and Surg. Journal*, (16 novembre 1893). — Morrill est convaincu que nous possédons dans la chloralose un hypnotique de grande valeur. Il l'a prescrite dans 20 cas d'insomnie avec des résultats heureux à peu d'exceptions près. Administrée comme il convient dans les cas non compliqués d'hystérie et d'alcoolisme (il n'a pas eu l'occasion d'expérimenter le médicament dans l'ataxie locomotrice, la phtisie, etc.) elle lui a semblé justifier les prétentions de ses parrains qui la tiennent pour inoffensive, ne produisant pas l'accoutumance, n'exigeant pas l'emploi de doses progressivement augmentées et comme étant fidèle dans son action qui est de procurer un sommeil réparateur sans effets désagréables consécutifs.

Le meilleur mode d'administration de ce médicament est de le donner en cachets de 0 gr. 20 une heure avant de se coucher et de renouveler la dose à ce moment si l'effet n'est pas produit ou s'il n'est produit qu'à moitié, par exemple, si le patient se réveille peu d'instants après s'être endormi.

Cart.

PATHOLOGIE CHIRURGICALE.

Chirurgie des voies biliaires, par M. Jawdynski (*Revue de chirurgie russe,* tom. 1. livraison 1, 1893). — Voici les indications que l'auteur de cet article pose à l'intervention chirurgicale dans les cas de calculs biliaires :

1° Quand le canal cholédoque est bouché depuis assez longtemps, opérer suivant le cas : cholédochotomie, cholécystentérostomie, ou; si la vésicule a déjà été extirpée, cholédochoentérostomie ;

2° L'empyème de la vésicule : on fera ici suivant les conditions locales, la cholécystotomie, et si les parois de la vésicule sont trop profondément atteintes par des ulcérations ou par la dégénérescence carcinomateuse, la cholécystectomie ;

3° Hydropisie de la vésicule datant depuis un certain temps : la cholécystotomie idéale ;

4° Si les coliques hépatiques sont fréquentes et s'accompagnent d'ictère, faire encore ici, si le canal cholédoque est perméable, la cholécystotomie idéale.

CORONAT.

Des plaies pénétrantes de l'abdomen, par M. KARCZEWSKI (*Revue de chirurgie russe*, tome I, fasc. I et II, 1893). — L'auteur passe en revue les conditions qui doivent fournir les indications à une intervention chirurgicale. En premier lieu ne doit pas opérer qui veut : il faut savoir et en même temps avoir des aides capables. Si alors on a affaire à une plaie par instruments tranchants et qu'il n'existe pas de symptômes alarmants, ne pas intervenir. S'il y a plaie par arme à feu et qu'il se soit écoulé plus de quatre heures depuis le moment de la blessure, on peut intervenir hardiment même en l'absence de symptômes particuliers. Si, d'autre part, des symptômes éclataient presque immédiatement après l'accident, l'intervention chirurgicale ne donnera un succès que si elle est faite dans les meilleures conditions ; mais si les symptômes de péritonite étaient absolument nets, l'intervention sera indiquée par la force de résistance du malade de laquelle semble dépendre tout succès.

Enfin tout médecin inexpérimenté ou mal aidé, devra compter seulement sur les chances d'une guérison spontanée.

Mais comment se comporter au point de vue opératoire? L'auteur entre alors dans un grand nombre de détails que nous ne pouvons indiquer ici. Il recommande seulement de bien examiner les organes digestifs, le mésentère et la paroi postérieure de l'estomac qu'on pourra atteindre en déchirant le méso-colon transverse dans le sens longitudinal. Quant à la toilette péritonéale, elle sera surtout faite avec des lavages à l'acide salicylique à moins qu'il n'y ait pas de péritonite, auquel cas ces lavages sont superflus ; il suffit d'essuyer très légèrement les anses intestinales avec des serviettes stérilisées, et d'enlever ainsi le transsudat, mélange de sang et de matières fécales. S'il y a péritonite, drainer avec des bandes de gaze iodoformée.

CORONAT.

Du traitement de l'hypospadias chez la femme, par le Dr BITNER (*Revue chirurgicale russe*, tome I, fasc. II, 1893). — Chez une fille de 17 ans qui se plaignait d'une incontinence d'urine depuis l'âge de 7 ans, on constata un hypospadias situé à un demi centimètre du méat. La paroi postérieure de l'urèthre faisait défaut sur une étendue de 1 centimètre.

Le Dr Krajewski l'opéra par la méthode de Gensung, à savoir : dissection de l'urèthre jusqu'au col de la vessie, suture de la fente de la paroi postérieure, torsion de l'urèthre sur son axe longitudinal et fixation dans cette position par une série de sutures.

Le Dr Bitner fait dépendre l'incontinence du développement et de la contractilité du muscle constricteur du vagin. C'est seulement quand il n'y a pas incontinence d'urine, que les opérations plastiques seules sur l'urèthre donnent de bons résultats. On n'empêchera l'incontinence qu'en donnant au canal une contractilité suffisante.

CORONAT.

Arthrite scapulo-humérale d'origine nerveuse, par E. SONNENBURG (*Berlin. Klin. Woch.*, 1893, n° 46). — L'auteur rapporte un cas rare d'arthropathie atrophique de l'épaule, qu'il rattache à une gliomatose de la moelle en raison des symptômes généraux, tels que l'atrophie musculaire, l'anesthésie dissociée de la température et de la douleur, bien que cette arthropathie ne se distingue en rien de celle des tabétiques. On connaît la formule que Roth en 1887 a donnée pour ce diagnostic différentiel au deuxième Congrès de médecine à Moscou.

Dans le cas présent, il s'agit d'un individu de 50 ans, atteint de démence sénile (l'affaiblissement des fonctions intellectuelles dans la syringomyélie est bien connue), qui présente une atrophie musculaire considérable au niveau de son articulation scapulo-humérale gauche; on peut nettement sentir les surfaces osseuses singulièrement atrophiées, au point de permettre toutes les variétés des luxations en avant. Le malade ne ressent qu'une vague douleur sourde quand on imprime des mouvements à son articulation. Celle-ci est située un peu plus bas que celle de droite ; les muscles du bras sont considérablement atrophiés, tandis que ceux de l'omoplate le sont peu. L'articulation est comme aplatie et paraît vide: l'apophyse acromiale est plus courte et située plus bas que celle de droite. Quant à la tête humérale, que plus rien ne semble retenir dans l'articulation, elle a perdu sa forme caractéristique et paraît plus mince même que la diaphyse ; l'humérus a, en somme, la forme d'une baguette de tambour, et rappelle ainsi les ostéopathies tabétiques des membres inférieurs. On ne retrouve rien de semblable ailleurs, sinon une légère laxité des articulations phalangiennes. Le pouce de la main offre quelques cicatrices, mais on ne trouve trace d'aucun panaris ou autres processus inflammatoires aux doigts. En outre aucun symptôme de tabes, mais présence, par contre, des troubles de sensibilité propres à la syringomyélie.

CORONAT.

Thrombose des veines jugulaires interne, externe et sous-clavière, par WILLY HIRSCHLAFF (thèse de Doctorat. Berlin, 1893). — Dans ce travail, l'auteur après avoir simplement rappelé les causes locales de la thrombose veineuse, s'occupe surtout des causes générales, ralentissement du courant sanguin, faiblesse cardiaque et maladies de la tunique veineuse, à propos de quatre nouveaux cas, dont deux d'infection puerpérale et deux d'affection cardiaque, et montre que des conditions anatomiques spéciales viennent aider la formation de cette thrombose dans les gros troncs veineux du cou. Il résulte des nombreuses observations que l'auteur a analysées, que les causes qui facilitent cette thrombose en des points généralement peu atteints, pour la moitié supérieure du corps par conséquent, résident très souvent dans un cœur malade, atteint plus spécialement d'un rétrécissement mitral avec dilatation du cœur droit, amenant une dilatation assez considérable des veines du cou, et par suite le ralentissement du courant sanguin, et enfin de la faiblesse cardiaque ; que cette même faiblesse cardiaque après des maladies aiguës, comme septicémies, fièvre typhoïde, peut aussi amener la thrombose des veines du cou. Les lésions de la paroi veineuse ne peuvent pas être considérées comme les plus importantes causes de ces cas de thrombose. C'est la différence dans la rapidité du torrent circulatoire dans la veine jugulaire externe où elle est plus grande que dans la veine jugulaire interne, qui explique à l'auteur que les thromboses soient plus fréquentes dans la veine jugulaire interne que dans l'externe. (Voir Friedreich, *Deutsches Archiv. fur. Klin. Medicin*, 1865). Enfin, d'autre part, si l'on consulte les statistiques on trouve onze fois la thrombose à gauche pour une fois à droite, et deux fois à droite et à gauche, ce qui doit résulter de conditions purement anatomiques : la veine brachio-céphalique gauche est plus longue que la droite; son trajet oblique, et la valvule qui est au point de rencontre des veines sous-clavière et jugulaire interne est plus souvent insuffisante que celle du côté droit, ce qui doit faciliter la formation d'un thrombus en ce point. Enfin, ne pourrait-il pas se faire aussi que dans les cas d'infection puerpérale, suivie de thrombose des veines gauches du cou, il y ait eu infection venue de l'utérus par voie lymphatique, tout comme les ganglions sous-claviculaires sont pris dans le cas de cancer de l'estomac? Ce ne serait donc pas par un effet du hasard que les veines jugulaires et sous-clavières gauches seraient plus souvent trombosées que celles de droite.

CORONAT.

Un nouveau procédé pour le traitement du varicocèle, par le professeur A. KOEHLER (*Berlin. Klin. Woch.*, n° 50, 1893). — Koehler revient au procédé employé déjà par Galien et Aetius, à savoir l'excision des veines combinée au raccourcissement du scrotum. Chez un malade il fit une incision verticale de 12 centimètres de long, libéra le paquet veineux, et fit deux ligatures, comprenant chacune trois petits paquets veineux; l'une placée en haut, à l'orifice externe de l'anneau inguinal, l'autre en bas au-dessus du testicule; il enleva ainsi des varices sur une longueur de 10 centimètres. Puis il sutura les diverses couches de tissu au catgut, et enfin ferma la plaie cutanée en transformant la première plaie verticale en une plaie transversale, de sorte que les deux extrémités dans la première plaie se placèrent sur le milieu dans la deuxième, ce qui répondait au but cherché, à savoir raccourcir le scrotum. Ce raccourcissement atteint donc ici une longueur de 12 centimètres. La plaie fut complètement guérie par première intention en trois semaines. Et trois mois après l'intervention on pouvait constater que la moitié scrotale gauche, qui avant l'opération dépassait en bas de 3 centimètres celle de droite, était devenue plus courte qu'elle de 3 centimètres; il persistait donc un raccourcissement de 6 centimètres. Le malade porte encore un suspensoir.

CORONAT.

BULLETIN

SOCIÉTÉS SAVANTES

ACADÉMIE DE MÉDECINE

Entérite mucino-membraneuse. — Typhus exanthématique. — Passage des substances organiques à travers le placenta. — Anurie calculeuse et néphrotomie. — Garderies d'enfants. — Pustule maligne d'origine chinoise. — Lésions méningo-cérébrales dans leurs rapports avec la né.

vralgie trifaciale. — Chimie minérale des corps organisés. — Pathogénie du glaucome.

Séance du 26 *décembre.* — Nomination de M. Laveran dans la IVᵉ section (Thérapeutique et Histoire naturelle) en remplacement de M. Marrotte. — *Des méprises entre les maladies d'estomac et celles de l'intestin,* par M. G. Sée. Voici les conclusions de cette importante communication. Chez un tiers des malades, surtout des femmes qui passent pour gastriques, on ne trouve aucun signe réel, surtout de preuve chimique, ni de dyspepsie, ni de dilatation, pour lesquelles on les traite vainement pendant des années ; ces dyspeptiques, ces dilatés n'ont rien à l'estomac ; c'est dans l'intestin que réside toute la maladie, qui est et reste absolument méconnue ; c'est le gros intestin qui seul est le siège de cette lésion qui mérite le nom d'entérite mucino-membraneuse, bien qu'elle n'ait rien d'inflammatoire, mais qui est le résultat d'une sécrétion de mucine sans fibrine phlegmasique ; l'intestin grêle, loin de participer à l'entérite, se trouve, au contraire, être une véritable succursale de l'estomac.

L'entérite muco-membraneuse se traduit par quelques troubles douloureux du côlon, des fermentations gazeuses, la dilatation du côlon lui-même ; mais rien ne la révèle plus sûrement que les masses mucineuses, glaireuses, rubanées ou cylindroïdes qui passent souvent inaperçues avec les matières évacuées. Les produits muqueux accompagnent le plus souvent les résidus durcis de la digestion, et la constipation, qu'elle soit simple, ou hémorroïdale, ou herniaire, ou utéro-ovarine, est le point de départ habituel de cette grave néoformation.

Comme la maladie échappe toujours à l'attention des consultants, ceux-ci prescrivent, au hasard, les vins digestifs, les élixirs et autres drogues de la quatrième page des journaux. D'autres spécialistes prescrivent, pour réduire la dilatation imaginaire, de petites doses d'alcalins, et surtout le rationnement des boissons, le tout sans la moindre raison et le moindre résultat. Les moyens véritables de traitement consistent en ceci : 1° évacuer, par des moyens mécaniques, par l'huile d'olive, le séné rectifié, surtout par des purgations ; 2° calmer les douleurs à l'aide des bromures de calcinm ou de strontium, ou à l'aide du cannabis indica (pas d'opium) ; 3° atténuer les fermentations, la formation des gaz et les putréfactions, à l'aide du phosphate, de salicylate et de biborate de soude combinés (pas de benzonaphtol).

Le régime des intestinaux se rapprochera de la ration normale, s'éloignera du régime des gastriques. Le choix des aliments doit être concerté selon les cas avec constipation habituelle ou avec la diarrhée incidente. En général les viandes fortes, le jambon, la charcuterie, le gibier, les œufs demi-durs, seront faciles à digérer ; le lait difficilement ; la pomme de terre en purée ou cuite à l'eau réussit, ainsi que le riz pas cuit et semoulé; les fruits seront sans avantage. L'eau, le thé à volonté, sans rationnement; pas d'autres boissons. Les eaux gazeuses n'agissent pas bien à cause du gaz carbonique. L'alcool est absorbé en grande partie par l'estomac ; il faut y renoncer, excepté temporairement, si la digestion est mauvaise ; alors on peut faire boire ce qu'on appelle vulgairement un grog chaud; mais le vin blanc ou rouge est interdit.

— M. le Dʳ Delagenière (du Mans) donne lecture d'un travail sur la thoraco-pneumoplastie dans les affections de la plèvre et du poumon.

Séance du 1ᵉʳ janvier. — Installation du bureau pour 1894. M. Laboulbène, président sortant, résume les travaux de l'Académie, les communications qu'elle a reçues, les discussions qui ont eu lieu pendant l'année 1893 et après avoir rendu un dernier hommage aux membres décédés, souhaite la bienvenue à leurs successeurs. M. Rochard prend place au fauteuil de la présidence et invite M. Empis à celui de la vice-présidence.

— Communication de M. Proust sur le typhus exanthématique en France en 1893, la situation actuelle relativement à cette maladie, et l'importance d'un diagnostic précis au point de vue de la prophylaxie. Ce qui a frappé dans les enquêtes à cet égard, ça été l'influence du vagabondage sur la propagation du typhus. L'origine bretonne de cette affection qui avait été seulement soupçonnée dans les communications antérieures, vient d'être établie. On a pu suivre la voie de la contagion et montrer le rôle à ce point de vue du bateau Morlaix au Havre. L'enquête à laquelle M. Netter s'est livré lui a de permis de reconnaître plusieurs foyers de typhus en activité : à Venzit (arr. de Morlaix, Finistère); à Moustoir (arr. de Guingamp, Côtes-du-Nord) : à Trébivan dans le voisinage de Moustoir. L'existence du typhus en Bretagne et sa dissémination dans le Nord et dans l'Est constituent un véritable danger qu'il faut conjurer.

Etant donnée l'extrême contagion de la maladie il est de toute importance de savoir la reconnaître dès qu'elle apparaît, afin de prendre au plus tôt les mesures nécessaires pour s'opposer à la propagation. Une des maladies avec lesquelles on l'a le plus souvent confondue est la fièvre typhoïde : d'où la nécessité de bien établir le diagnostic entre les deux.

Ce diagnostic repose sur plusieurs éléments ; les uns sont symptomatiques, les autres sont tirées de l'étiologie. Relativement aux premiers, de beaucoup les plus importants, citons les suivants : 1° le début du typhus est plus brusque ; 2° la stupeur est plus prononcée ; l'abdomen ne présente pas de météorisme ; 3° l'éruption apparaît plus tôt, du troisième au cinquième jour ; elle débute par l'abdomen, envahit tout le corps et ressemble à une roséole mal dessinée. Après deux ou trois jours l'exanthème change de nature et beaucoup de taches se transforment en de petites pétéchies ; 4° il y a de la constipation ; 5° La température est très élevée ; les rémissions sont insignifiantes ; 6° la terminaison est rapide ; quand il y a guérison, elle a lieu sous forme de crise ; 7° ni lésions intestinales ni bacille typhique.

Quand au diagnostic étiologique : 1° le typhus est plutôt une maladie d'hiver et de printemps ; 2° l'âge des malades est plus élevé que l'âge moyen des individus atteints de fièvre typhoïde ; 3° le typhus frappe d'abord les vagabonds et les misérables ; 4° la transmission est fréquente, et les médecins, les religieuses et les infirmiers constituent les meilleurs réactifs du typhus.

— M. le Dr Porak lit un mémoire sur le passage des substances étrangères à l'organisme à travers le placenta. L'arsenic, le cuivre, le plomb, l'atropine, le phosphore traversent ; le mercure, l'alizarine ne traversent pas le placenta. La présence des substances étrangères à l'organisme dans le placenta démontre que c'est bien par cet organe que s'effectuent les échanges matériels entre la mère et le fœtus. Ces constatations permettent de comprendre la pathogénie de l'avortement qui est dû ordinairement à une action directe sur la circulation placentaire ou à un retentissement de la santé de la mère sur la santé des petits.

Séance du 9 janvier. — M. le Dr Guyon présente une note de MM. Demons et Pousson (de Bordeaux) sur l'intervention opératoire dans l'anurie calculeuse. Des faits qui leur sont personnels et de ceux qu'ils ont étudiés, ils tient les conclusions suivantes :

L'anurie calculeuse est aujourd'hui justifiable de la chirurgie au même titre que l'obstruction intestinale. Sur 18 opérations, 6 décès seulement. Le chirurgien ne doit pas chercher à attaquer quand même de front le calcul obturateur. L'impossibilité où il se trouve le plus souvent de diagnostiquer le siège précis du calcul, rend cette manière de faire aléatoire. La création d'une voie d'échappement à l'urine au-dessus du point obstrué élargit beaucoup le champ d'action. Nous proposons d'ouvrir cette voie en ouvrant délibérément le rein par son bord convexe jusqu'au bassinet. Seule rationnelle lorsque le siège de l'obstacle au cours de l'urine est inconnu, cette néphrotomie par sa simplicité et sa facilité d'exécution, par son peu de danger, est encore préférable à l'uretérotomie et à la pyélotomie, lorsque le siège du calcul a pu être rigoureusement déterminé. Les calculs s'arrêtent le plus souvent à l'embouchure de l'uretère ou à son extrémité supérieure ; la néphrotomie deviendra ainsi' souvent curative en permettant l'extraction du calcul obturateur soit directement, soit par refoulement de bas en haut ou de haut en bas par le cathétérisme rétrograde de l'uretère. Enfin en s'opposant aux effets de la contr s pression dans les canaux excréteurs de l'urine, elle permet la reprise de la fonction urinaire malgré la persistance de l'obstruction de l'uretère et sauvegarde ainsi l'intégrité des épithéliums et du parenchyme rénal ; mais pour cela il faut qu'elle soit hâtive et ne dépasse guère le huitième ou neuvième jour.

— Rapport de M. Albert Robin sur les demandes d'autorisation pour des sources d'eaux minérales.

— Rapport de M. Charpentier sur un mémoire de M. le Dr Guyot (de Calais) concernant les garderies d'enfants.

Sous ce nom il faut entendre ces maisons où, moyennant une faible rétribution, on reçoit des enfants âgés de moins de 6 ans. Elles diffèrent essentiellement des crèches en ce que celles-ci sont des établissements modèles où toutes les précautions sont prises contre les dangers de l'encombrement et des épidémies, tandis que les garderies sont des œuvres purement mercenaires. Or par une anomalie singulière, tandis que les crèches sont soumises à des règlements officiels et surveillées avec le plus grand soin, il n'en est pas de même des garderies qui échappent à tout contrôle et n'offrent aucune garantie au point de vue de l'hygiène et des soins. M. Guyot demande qu'on réglemente ces dernières.

— Rapport de M. Charpentier sur un mémoire de M. le Dr Ledé concernant la mortalité des nouveau-nés placés en nourrice dans le premier mois de leur placement, et sur les rapports de cette mortalité avec les conditions actuelles de.transport. L'auteur pour parer aux inconvénients actuels, propose de ne laisser partir l'enfant que muni d'un certificat délivré par un médecin inspecteur ; si lors de la visite dans les gares du: médecin inspecteur délégué, une nourrice, même

parente, était vue emportant un enfant débile, en mauvais état de
santé et incapable de supporter le voyage, même si elle était munie
de certificat de transport, cette nourrice serait dirigée sur un asile
spécial, analogue au dépôt des enfants assistés, où l'enfant serait
soigné jusqu'à son rétablissement ou sa mort.

— Pustule maligne transmise par des peaux de chèvres venant de
Chine. — Présence au milieu de ces peaux d'un certain nombre de
Dermerster vulpinus vivants. — Existence dans leurs coques et
leurs excréments d'une quantité considérable de bactéridies charbonneuses. En signalant ces faits, M. Proust réclame une série de mesures prophylactiques pour les ouvriers qui travaillent ces peaux.
Des mesures de police sanitaires doivent aussi être réclamées dans
les pays d'origine de façon à supprimer sur les peaux de Chine les
germes charbonneux, les mouches et tout ce qui peut être dangereux
et si ces mesures n'étaient pas prises il y aurait lieu de fermer notre
frontière aux peaux de Chine.

— Communication de M. Lancereaux, sur le procédé des tractions
rythmées de la langue.

— M. Voisin communique l'observation d'une malade atteinte d'une
névralgie trifaciale droite qui intéressait surtout les rameaux du
ganglion de Gasser, fournis à la dure-mère dans la sphère de l'artère
méningée moyenne. La durée et l'intensité de cette névralgie avaient
provoqué peu à peu des troubles mentaux de forme mélancolico-hypo-
chondriaque, et l'autopsie a montré des lésions méningo-cérébrales
dans le lobe fronto-pariétal droit, et une sorte de poche constituée
par un confluent anormal du liquide céphalo-rachidien qui dépri-
mait la partie supérieure des circonvolutions frontale et pariétale
ascendantes droites. Le point douloureux que la malade indiquait
correspondait assez nettement au siège de la lésion pour qu'une cra-
niotomie ait pu être tentée avec quelques chances de succès.

— M. Gaube (du Gers) lit un mémoire sur le microbe anoérobie du té-
anos de la bactéridie aérobie du charbon. Il a constaté que la quantité
d'azote fixée est en rapport avec la quantité de matière minérale utilisée
par ces infiniment petits. De plus, la potasse est la dominante minérale propre du charbon et la soude la dominante minérale propre
du tétanos.

— M. Galezowski a trouvé dans tous les cas de glaucome qu'il a
observés des altérations des voies lymphatiques de l'œil, en particulier du canal de Schlemm. Le glaucome simple lui-même est causé
par une oblitération de ce canal et des voies lymphatiques sous-

scléroticales ; le nerf optique ne recevant plus de liquide nutritif s'excave et s'atrophie. Il en est de même dans toutes les formes du glaucome, simple, aigu, chronique, hémorrhagique. La différence entre ces formes tient uniquement au degré des altérations. Comme conséquence, la première indication du traitement est de déboucher les voies lymphatiques par la sclérotomie.

— M. le Dr Quenu lit un travail sur la résection du nerf maxillaire inférieur dans le crâne pratiqué dans un cas de tic douloureux de la face.

Séance du 16 janvier. — M. Albert Robin donne lecture du discours qu'il a prononcé aux obsèques de M. Quinquaud.

— Communication de M. Brouardel sur l'intoxication rapide par l'oxyde de carbone des briquettes employées pour le chauffage des voitures.

— M. le Dr Ribérolle, de Saint-Sauve (Puy-de-Dôme) lit un travail sur une endémie de fièvre puerpérale régnant depuis nombre d'années sur toute une région des hauts plateaux de l'Auvergne.

ACADÉMIE DES SCIENCES

Séance du 11 décembre 1893. — Rien de médical.

Séance du 26 décembre.

INFLUENCE DE L'ÉLECTRICITÉ SUR LES ÊTRES VIVANTS. — *M. Lecercle.* — J'ai mesuré la quantité de chaleur émise par une surface déterminée de la peau d'un lapin soumis à ce mode d'électrisation qu'on appelle en thérapeutique le *souffle électrique.* La chaleur rayonnée était reçue sur un thermomètre placé à une distance de 4 centimètres de la peau de l'animal, dans une cloche traversée par un courant d'air. Le souffle produit par une machine Wishmhurst, dent les plateaux ont 35 centimètres, provoque une émission de chaleur correspondant à une élévation thermométrique qui, dans certains cas, a dépassé 2°. En comparant l'énergie électrique fournie par la machine à l'énergie calorifique rayonnée, qu'on peut mesurer par l'excès de la température de la cloche sur celle de l'air extérieur, j'arrive à cette conclusion, à savoir qu'il y a un rapport constant entre l'énergie électrique fournie à l'animal et l'énergie calorifique restituée.

Je puis également démontrer par d'autres expériences que l'augmentation du pouvoir émissif de la peau est accompagnée d'un abaissement de la température de la région qui reçoit le souffle ; les régions voisines subissent une diminution de leur pouvoir émissif.

Ces expériences prouvent bien que l'électricité a une action propre sur les êtres vivants et qu'il ne suffit pas de dire, pour expliquer son action thérapeutique, qu'elle agit par suggestion.

VARIÉTÉS

Un comité s'est formé sous la présidence de M. Brouardel, Doyen de la Faculté de médecine, pour élever un monument à la mémoire du professeur J.-M. CHARCOT.

Les souscriptions sont reçues chez M. G. Masson, libraire-éditeur, boulevard St-Germain, 120, trésorier du Comité, qui fera toucher à domicile le montant des souscriptions qui lui seront transmises.

Société de chirurgie de Paris.

Prix à décerner en 1894.

PRIX DUVAL (300 fr.). — *A l'auteur* (ancien interne titulaire des hôpitaux ou ayant un grade analogue dans l'armée ou la marine) *de la meilleure thèse de chirurgie, publiée dans le courant de l'année 1894.* — Le prix ne peut être partagé.

PRIX LABORIE (1.200 fr.). — *A l'auteur d'un travail inédit sur un sujet quelconque de chirurgie.*

Prix à décerner en 1895.

PRIX DUVAL (300 fr.) — Voir ci-dessus les conditions du concours.

PRIX LABORIE (1.200 fr.) Voir ci-dessus les conditions du concours.

PRIX GODY (2.000). — Question : *De l'intervention chirurgicale dans les sténoses du pylore.*

N.-B. — Par suite d'un reliquat de 1893, la somme qui pourra être distribuée en 1895 est de 3.000 fr.

PRIX DEMARQUAY (700 fr.). — Question : *Des opérations pratiquées par la voie sacrée. Indications, Résultats, Manuel opératoire.*

N.-B. — Le prix n'ayant pas été décerné en 1893, la somme qui pourra être distribué en 1895 est de 1.400 fr.

PRIX RICORD (3.000 fr.). — *A l'auteur d'un mémoire de chirurgie publié dans le courant des années 1894-1895 ou d'un travail inédit sur un sujet quelconque de chirurgie, n'ayant pas encore été l'objet d'une récompense dans une autre Société.*

N.-B. — Le prix n'ayant pas été décerné en 1893, la somme qui pourra être distribuée en 1895 est de 600 fr.

Les travaux des concurrents doivent être adressés au Secrétaire général de la Société de chirurgie, 3, rue de l'Abbaye, avant le 1er novembre de l'année où les prix sont décernés.

Les manuscrits destinés au prix RICORD peuvent être signés. Pour les prix LABORIE, GERDY et DEMARQUAY, ils seront anonymes et accompagnés d'une épigraphe reproduite sur la suscription d'une lettre renfermant le nom, l'adresse et les titres du candidat.

Pour les autres conditions de ces concours, voir le premier fascicule des *Bulletins et mémoires de la Société de chirurgie* de l'année courante.

Le Secrétaire général,

CH. MONOD.

Prix décernés pour 1893

PRIX DUVAL. — Décerné à M. P. Mauclaire, Prosecteur à la Faculté de médecine de Paris, pour sa thèse :

Des différentes formes d'ostéo-arthrites tuberculeuses.

PRIX LABORIE. — Deux mémoires envoyés :

1.000 fr. à MM. Auguste Broca, chirurgien des hôpitaux de Paris et Maubrac, pour leur travail intitulé :

Des accidents encéphaliques consécutifs aux otites, envisagés spécialement au point de vue de leur traitement.

200 à M. M. E. Estoc, professeur à la Faculté de médecine de Montpellier pour son travail intitulé :

Du cathétérisme rétrogradé.

PRIX GERDY. — *De la cure radicale de la hernie ombilicale.*

Trois mémoires envoyés :

1.500 à M. Jules Bœckel, chirurgien des hôpitaux civils de Strasbourg.

750 fr. à M. Léon Cahier, professeur agrégé au Val-de-Grâce.

750 fr. à M. Paul Barrier, aide-major de 1re classe au 1er régiment d'artillerie à Bourges.

PRIX DEMARQUA. — *Des opérations pratiquées par voie sacrée.*

Indications, résultats, manuel opératoire.

Aucun mémoire n'ayant été adressé, la même question est remise au concours pour 1895.

PRIX RICORD. — Le prix n'est pas décerné.

———

L'arrêté dressant la liste des maladies infectieuses prévue par l'article 15 de la nouvelle loi sur l'exercice de la médecine en France et dont la déclaration devient obligatoire, est ainsi conçu :

Article premier. — La liste des maladies épidémiques prévues par l'article 15 précitée est dressée de la façon suivante :

1° La fièvre typhoïde :

2° Le typhus exanthématique ;

3° La variole et la varioloïde ;

4° La scarlatine ;

5° La diphtérie (croup et angine couenneuse) ;

6° La suette miliaire ;

7° Le choléra et les maladies cholériformes ;

8° La peste :

9° La fièvre jaune ;

10° La dysenterie ;

11° Les infections puerpérales, lorsque le secret au sujet de la grossesse n'aura pas été déclaré ;

12° L'ophtalmie des nouveau-nés.

Art. 2. — L'autorité publique, qui doit, aux termes de l'article 15 susvisé, recevoir la déclaration des maladies épidémiques, est représentée par le sous-préfet et par le maire. Les praticiens mentionnés dans ledit article 15 devront faire la déclaration à l'un ou à l'autre aussitôt le diagnostic établi.

Art. 3. — La déclaration se fait à l'aide de cartes détachées d'un carnet à souche qui portent nécessairement la date de la déclaration, l'indication de l'habitation contaminée, la nature de la maladie désignée par un numéro d'ordre suivant la nomenclature inscrite à la première page du carnet. Elles peuvent contenir, en outre, l'indication des mesures prophylactiques jugées utiles.

Les carnets sont mis gratuitement à la disposition de tous les docteurs, officiers de santé et sages-femmes.

— Le concours des prix de l'internat s'est terminé à la fin de décembre par les nominations suivantes :

La *médaille d'or* (médecine) a été décernée à M. Boix et la *médaille d'argent* à MM. Teissier et Veillon (*ex æquo*).

La *médaille d'or* (chirurgie) à M. Ch. Souligoux et la *médaille d'argent* à M. Coxin ; une *mention honorable* était accordée à M. Genouville.

— Dans sa séance du 13 décembre, le Conseil d'administration du congrès français de chirurgie, présidé par M. le professeur Verneuil, a nommé M. le Dr L. Picqué secrétaire général, en remplacement de

M. le Dr S. Pozzi, démissionnaire. A l'unanimité, le Conseil a nommé E. Pozzi secrétaire général honoraire, en souvenir des longs services qu'il a rendus au Congrès et auxquels M. le président a tenu à rendre hommage.

M. le Dr Guinard, chirurgien des hôpitaux, a été nommé secrétaire général adjoint.

— Le cinquième Congrès français des médecins aliénistes et neurologistes se tiendra à Clermond-Ferrand du 6 au 11 août 1894.

Voici les questions mises à l'ordre du jour :

1º *Des rapports de l'hystérie et de la folie;*

2º *Des névrites périphériques;*

3º *De l'assistance et de la législation relatives aux alcooliques ;*

— Le quatrième Congrès de la Société allemande de dermatologie se tiendra à Breslau du 14 au 16 mai prochain.

Voici les questions mises à l'ordre du jour :

1º *Sur les essais modernes de classification en dermatologie;*

2º *Etat actuel de nos connaissances sur les dermatomycoses.*

— Le huitième congrès international d'hygiène et de démographie se tiendra à Budapest du 2 au 9 septembre 1894.

— Le vingt-troisième Congrès de la Société allemande de chirurgie se tiendra à Berlin du 18 au 21 avril prochain.

— Un concours pour la nomination à trois places de médecin des hôpitaux et hospices de Paris s'ouvrira le 28 février prochain. — Se faire inscrire du 29 janvier au 10 février.

— Les membres de l'*Association de la presse médicale française*, réunis en assemblée générale le 12 janvier 1894, sont d'avis que les médecins français doivent prendre une part active au Congrès international de médecine de Rome.

Ils se fondent sur les raisons suivantes :

1º Ce Congrès est la suite de réunions analogues et les médecins français doivent d'autant moins déserter ces grandes assises qu'ils en ont pris les premiers l'initiative (Congrès de Paris, 1867). Le but de ces Congrès, exclusivement scientifique, consiste à poser et à discuter les questions de médecine générale et spéciale d'hygiène, qui intéressent tous les États.

2º Le français est l'une des langues officielles du Congrès, celle qu'emploiera la grande majorité des délégués belges, espagnols, grecs, hollandais, roumains, russes, suisses, turcs, américains du Sud. On ne peut abandonner ceux qui nous font cet honneur;

3º Le corps médical français a le devoir de se produire, de faire connaître ses méthodes et les résultats de ses travaux dans une réunion de savants destinée à discuter les projets les plus importants à l'ordre du jour.

Dans ce concours d'hommes de science, nous devons mettre au mieux en évidence notre travail national, notre enseignement, nos savants et nos publications : Cornil, Cézilly, de Ranse, Chevallereau, Bérillon, Bilhaut, Delefosse, de Maurans, Fournier, Gauthier, Goreski, Gouguenheim, Janicot, Laborde, Mayer, Ollivier, Valude, M. Baudouin.

BIBLIOGRAPHIE

LE SOMNAMBULISME PROVOQUÉ ET LA FASCINATION ; OUTRAGES A LA PUDEUR ; VIOLENCES SUR LES ORGANES SEXUELS DE LA FEMME ; — ÉTUDE MÉDICO-LÉGALE, par le Dr F. MESNET, membre de l'Académie de médecine, médecin honoraire de l'Hôtel-Dieu, 1 vol. grand in-8, 257 pages, chez Rueff et Cie. — De tous les ouvrages publiés dans ces dernières années sur ces questions difficiles et passionnantes de l'hypnotisme, voici assurément le plus mûrement écrit, le plus documenté, le plus soucieux de la vérité. De longues années d'observation consciencieuse sans parti pris, ont donné à l'auteur de ce livre une autorité incontestable en la matière. A ce mérite s'ajoutent ceux de l'originalité, de la personnalité et de la précision.

« Arrivé, dit M. Mesnet, à la période de la vie dans laquelle l'homme, faisant un retour sur lui-même, cherche dans son passé et dans ses souvenirs une occupation utile, un but à l'activité dont il dispose encore, j'ai cru trouver dans les nombreuses observations que j'ai recueillies depuis quarante ans des documents intéressants et utiles à l'histoire des névroses, dont l'étude est, aujourd'hui plus que jamais, à l'ordre du jour.

« Cette publication est une œuvre exclusivement personnelle et clinique ; elle n'entre pas dans la discussion intime de phénomènes, dont l'évolution et la genèse ne sont point encore suffisamment déterminées ; elle a pour sujet le malade en observation, et pour but l'exposition de ses diverses manifestations.

« Tous les documents publiés dans ce travail ont été soumis au contrôle d'une rigoureuse observation ; recueillis jour par jour dans un grand service d'hôpital, au milieu de nombreux élèves, ils ne peuvent être suspectés de partialité, ni d'erreur; et je me crois autorisé à dire que la répétition incessante des mêmes faits, ainsi que la parfaite harmonie de leur ensemble, sont le plus sûr gage de leur sincérité. »

Il est, à notre sens, une autre gage du caractère scientifique de l'ouvrage : c'est la préoccupation constante d'appuyer l'étude psychologique sur l'étude somatique du malade. Pas une observation où ne soient consignés avec soin les signes physiques établissant la réalité d'une névrose définie, où ne soient fouillées scrupuleusement les tares héréditaires et familiales qui rendent compte de l'histoire pathologique rapportée. C'est dire que l'auteur est de cette école solide d'observateurs qui ne se sont engagés dans l'étude des phénomènes inconnus ou mystérieux qu'en s'éclairant des données acquises de l'exploration sensorielle et qui jamais n'abandonnent ce fil conducteur quelque lointaines que soient leurs investigations dans le domaine de l'au-delà. C'est là un sûr garant que la direction prise est la bonne, un criterium de la vérité conquise, un contrôle du chemin parcouru.

En toutes lettres ceci est écrit dans la préface : « Les enseignements de la clinique, battant en brèche le merveilleux, nous ont appris que l'accès de somnambulisme, au même titre que l'extase, la catalepsie, la léthargie, relevait de l'hystérie et que toutes ces manifestations si souvent unies et associées les unes aux autres, n'étaient que les expressions différentes d'une même entité, l'*hysteria major* ».

C'est à l'étude du somnambulisme provoqué que l'auteur consacre ce premier volume, un second devant traiter du somnambulisme spontané. Une vue d'ensemble différencie d'abord ces deux somnambulismes : le premier, simple manifestation de l'hypnotisme, est « le résultat d'un choc, d'une impression psychique ou oculaire, déterminé par l'influence propre et directe d'une personne étrangère ou d'un objet extérieur. » Le second « procède du sujet lui-même et n'a point à compter avec les influences extérieures. Il échappe à toute tentative faite pour le produire et survient à l'improviste. » Mais, dans les deux cas, on retrouve les mêmes troubles de la sensibilité, les mêmes perturbations fonctionnelles des organes des sens, en un mot les mêmes stigmates hystériques. Un même individu peut d'ailleurs présenter les deux formes, et il est possible à l'observateur de le faire passer à son gré du somnambulisme spontané dans le somnambulisme provoqué.

Après cette exposition préalable, M. Mesnet nous montre, toujours par des exemples, l'importance dans le somnambulisme provoqué des troubles de la mémoire, de sa scission, de sa reviviscence ; il étudie ensuite les défaillances, l'effacement complet même de la volonté du sujet devant celle de l'observateur, et fait ressortir l'impuissance de la résistance chez le somnambule par provocation. A cette question posée par Tardieu : « *Une femme peut-elle être déflorée, violée, devenir enceinte sans le savoir* ? » il répond par l'affirmative, logiquement et irréfutablement déduite de ses expérimentations cliniques.

Un troisième chapitre est consacré à la *fascination* que l'auteur ne sépare pas du somnambulisme provoqué. *Somnambule aux yeux ouverts, somnambule aux yeux fermés* sont tous deux *somnambules par provocation.* « Cherchez dans les modalités du système nerveux dans les troubles de sensibilité périphérique, dans les perturbations sensitivo-sensorielles, dans les phénomènes d'inhibition et de dynamogénie des fonctions cérébrales, les bases d'une vraie et bonne classification : c'est en marchant dans cette voie que vous arriverez facilement à vous convaincre que le somnambule provoqué et le fasciné ont les mêmes caractères pathologiques, et se confondent dans une même unité, bien que leurs allures soient différentes.»

La fascination, commune a l'homme et aux animaux, a pour effet immédiat *la perte de la spontanéité, l'impuissance de l'animal ou de l'homme à se soustraire au danger qui le menace, l'atteinte grave portée à ses instincts de conservation.* A ceux qui douteraient de la réalité d'un pareil état pathologique, nous conseillerons la lecture si émouvante et si démonstrative de l'observation présentée sous ce titre : *Fascination produite par une locomotive en mouvement dans une gare. — Ecrasement. Mort.* Elle convaincra les plus difficiles.

Enfin le dernier chapitre s'occupe de la jurisprudence criminelle dans les somnambulismes. C'est le plus important au point de vue pratique. Il est tout entier déduit des faits exposés aux chapitres précédents. L'auteur, se tenant sur la plus grande réserve, déclare que seule, l'étude minutieuse et rigoureusement scientifique de chaque cas particulier permettra au médecin de se prononcer sur la responsabilité de l'homme soumis à son examen.

Faut-il parler de la correction et de l'élégance de la forme. Il suffit de dire que la lecture de cet ouvrage, en même temps qu'elle est éminemment instructive, persuasive, suggestive, est aussi attachante et agréable à l'égal d'une œuvre littéraire. Tous ceux qui ont lu ce premier volume attendent impatiemment le second.

E. BOIX.

TRAITÉ PRATIQUE DE GYNÉCOLOGIE, par SMITH, BONNET et PAUL PETIT. (Librairie, J.-B. Baillière, 1893).

L'ouvrage que nous présentent les auteurs est bien dénommé « pratique ». Il tient un juste milieu entre les manuels élémentaires et les traités didactiques de longue haleine. Gros de 860 pages, illustré de 297 figures, il constitue en tout bien ordonné, une description nette et précise. Les dessins, dont un grand nombre sont inédits, permettent de se rendre très rapidement compte des lésions d'une maladie, et des procédés opératoires qui lui sont opposés. C'est là un complément indispensable de toute description d'une opération, rien n'est en effet plus fastidieux qu'un texte sans figure pour tout ce qui touche à la médecine opératoire.

Ce livre contient une première partie consacrée exclusivement à la clinique. Un chapitre sommaire de petite chirurgie gynécologique, une séméiologie des affections utéro-ovariennes, précèdent la description de ces affections en particulier : malformations, infections vaginales utérines, prolapsus, tumeurs utérines et annexielles, troubles nerveux, grossesse ectopique. Chacun de ces chapitres est l'objet d'un développement très exactement proportionné à son importance actuelle. Au point de vue thérapeutique l'appréciation des diverses méthodes opératoires et surtout de leurs indications sont sagement précisées, et les auteurs sont aussi éloignés des excès opératoires, que des dangereuses temporisations.

Une deuxième partie est consacrée au *Manuel opératoire*. 40 pages sur les généralités d'asepsie, d'antisepsie et sur la pratique de l'électrisation et du massage, donnent l'état actuel de la science sur ce sujet. Elles sont suivies de la description des opérations sur la vulve, le vagin, l'utérus, et c'est là surtout que le nombre considérable des figures trouve une heureuse application. L'ouvrage se termine par le manuel opératoire des opérations transpéritonéales. En somme, ce livre paru, à un moment où le mouvement scientifique se porte vers la gynécologie, mettra à la portée d'un grand nombre de praticiens les notions cliniques et les opérations. Il sera donc consulté avec un grand bénéfice par les médecins et par les étudiants.

TUFFIER.

CHIRURGIE DE MAÎTRE HENRI DE MONDEVILLE, chirurgien de Philippe-le-

Bel, roi de France, composée de 1306 à 1320; traduction française avec notes, introduction et biographie, par E. NICAISE. Paris, Félix Alcan, 1893. — Un traité de chirurgie presque complet, conçu avec une méthode poussée parfois jusqu'à l'extrême, relatant les opinions et les pratiques des chirurgiens précédents, mais les faisant suivre d'une critique sévère et judicieuse, et de nombreuses additions et rectifications personnelles, dictées par l'expérience propre de l'auteur, avec même des indications bibliographiques précises, un traité en un mot, tel qu'on le conçoit aujourd'hui; telle est la Chirurgie de Maître H. de Mondeville, écrite au début du XIVe siècle, et que M. E. Nicaise vient de publier chez F. Alcan.

Ceci a bien le droit de nous étonner quelque peu, et pourtant, on l'est davantage encore lorsqu'on parcourt ce livre. Ne découvre-t-on pas, en effet, dans son auteur, non seulement un véritable érudit, mais encore un chirurgien de premier ordre, qui avait eu l'intuition de l'antisepsie, qui était antiseptique à sa manière, doublé d'un homme de grand caractère, et que l'on doit considérer comme une de nos gloires nationales?

Ce traité, dont Littré a dit « ce monument de la chirurgie française méritait de trouver sa place parmi ceux des prédécesseurs de Guy de Chauliac », est le premier ouvrage de ce genre qui ait paru en France. Auparavant, il n'y avait que des Pratiques, manuels de recettes et de formules de faible valeur; d'autre part, les chirurgiens d'alors avaient une telle défiance les uns des autres, vivaient en si mauvaise intelligence que, pour ne rien léguer de leur science à leurs successeurs, pas plus qu'à leurs contemporains, ils ne voulaient rien écrire concernant leur art.

La chirurgie de H. de Mondeville est divisée en cinq traités, précédés d'une introduction et de quelques remarques sur la manière de compter avec les chiffres arabes, ce qui était appelé alors l'Algorisme; ceci pour être utile à ses élèves, qui ne la connaissaient pas tous.

Dans son introduction, H. de Mondeville indique très rapidement le plan général de son ouvrage, et les principaux auteurs sur lesquels il s'appuiera. Puis il prévient ses lecteurs qu'il ne se contentera pas de réunir les préceptes que lui ont transmis ses prédécesseurs, mais qu'il se réserve le droit d'y ajouter, d'y retrancher, d'après les résultats de son expérience personnelle, de celle de ses maîtres et de ses amis; il demande en même temps que l'on fasse de même pour son ouvrage. « Dans les œuvres humaines, il n'y a rien d'absolument parfait, bien plus, des successeurs de moins de mérite améliorent, corrigent et ornent parfois, les ouvrages excellents de prédécesseurs qui leur étaient supérieurs, en y ajoutant ce qu'ils ont trouvé de nouveau par l'expérience et la pratique ». Il termine enfin cette introduction par quelques mots sur les rapports du chirurgien et du malade: ce sujet lui est manifestement à cœur, et il y reviendra souvent dans le cours de son livre.

On voit déjà par là que l'on a affaire à un homme très personnel, mais extraordinairement consciencieux, cherchant avant tout la vérité, à un novateur hardi, à un partisan déterminé du libre examen et de l'évolution progressive de la science. Quelques mots ensuite sur l'algorisme, et l'on arrive au premier traité.

Ce traité, comme tous les autres, d'ailleurs, est fait suivant un plan particulièrement clair et méthodique, écrit dans un style original et agréable. Chaque traité se divise en doctrines; chaque doctrine en rubriques ou chapitres, et chaque chapitre présente un certain nombre de divisions et de subdivisions; nous dirions presque que c'est schématique; mais on ne saurait en faire un reproche à l'auteur, étant donnée l'ignorance des gens à qui il s'adressait.

Ce premier traité est destiné à l'anatomie. H. de Mondeville la connaissait bien, pour l'avoir enseignée à Montpellier; il en proclame hautement l'utilité, la nécessité même pour tout chirurgien, mais ce qu'il en décrit n'est qu'un résumé très succinct du strict nécessaire. Cette partie de l'ouvrage ne manque pourtant pas d'attraits, puisqu'elle nous met au courant des termes médicaux de cette époque, et nous permet de lire facilement les ouvrages des successeurs immédiats, de Guy de Chauliac en particulier.

Le traité II est le plus important; il comprend le traitement des plaies et des ulcères avec, en plus, des généralités intéressant toute la chirurgie.

Ces généralités, sous le titre de *Notables et de Contingents*, sont particulièrement intéressantes à lire; c'est là surtout qu'apparaissent, et la grandeur de vues et l'originalité du caractère de l'auteur. H. de Mondeville y traite des principes généraux de la chirurgie, des qualités que doit avoir un bon chirurgien; « la chirurgie est une science et un art » dit-il, la science ne va pas sans la pratique, ni celle-ci sans la science: il y traite des moyens d'intervention, de la direction des incisions, du choix du traitement. Puis il aborde des questions essentiellement pratiques, et au sujet desquelles on peut encore, avec avantage, le consulter aujourd'hui; ce sont les rapports des chirurgiens entre eux, avec les médecins, les malades, le public ; ces chapitres de déontologie médicale sont très suggestifs, outre qu'ils jettent un jour très intéressant sur la situation des chirurgiens à cette époque. Enfin, les Contingents, partie eux-mêmes du XIV° Notable, traitent de toutes les circonstances qui peuvent modifier la marche d'une maladie, influer sur le traitement, que ces circonstances tiennent au malade, à son entourage, ou même aux choses inanimées ; c'est une étude très approfondie de pathologie générale.

Quant à la partie essentielle de ce traité II, à savoir le traitement des plaies et des ulcères, elle est bien faite pour étonner et renverser les idées que l'on a, en général, de la chirurgie de cette époque. Alors que les prédécesseurs de H. de Mondeville, alors que même ses contemporains continuaient à juger la suppuration chose utile et même nécessaire, à la provoquer par toutes sortes de procédés, dont des médicaments dits suppuratifs, affaiblissaient leurs malades par une diète rigoureuse, H. de Mondeville s'inspirant des idées et des résultats de son maître Théodoric, perfectionnant sa méthode, cherchait, avant tout, à éviter la suppuration qu'il juge dangereuse, et à la combattre lorsqu'elle est établie. Ne pas sonder les plaies, enlever avec soin les corps étrangers, réunir les lèvres de la plaie le plus tôt possible par la suture ou des bandages appropriés, fomenter ensuite avec du vin chaud, enfin, appliquer un pansement destiné à absorber les sécrétions de la plaie, et à la protéger contre le milieu ambiant, telle est la marche générale suivie par H. de Mondeville. Pour lui, comme pour Théodoric, *l'action prolongée de l'air* est la cause de la suppuration ; d'où la nécessité de protéger au plus vite la plaie, en la fermant et l'obturant.

C'est de cette façon également, qu'il traite les plaies de l'intestin ; il en fait la suture, « comme les pelletiers cousent les peaux », c'est-à-dire *en surjet*, puis applique son pansement obturateur, et, nombre de fois, le succès a couronné ses efforts. A la face, il a soin de dissimuler les cicatrices dans les plis de la peau, et, pour obtenir une bonne coaptation, il emploie la *suture entortillée*. Enfin, prévoit-il la suppuration comme presque inévitable, il a soin de réunir lâchement sa plaie, afin de pouvoir, au moindre doute, la nettoyer de suite à nouveau.

Ce chirurgien, pour qui les réunions par première intention n'étaient point choses rares, n'était pas plus désarmé contre les hémorrhagies. « *Intercepter le sang avant qu'il coule* », l'hémostase préventive en un mot, était un de ses principaux soucis dans l'extraction des corps étrangers, des flèches en particulier; contradiction nouvelle avec ses contemporains, qui laissaient saigner un peu à dessein. L'hémorrhagie était-elle déclarée, il comprimait, suturait la plaie, cautérisait, faisait de l'*acupressure*, *tordait* même quelquefois *et liait* les artères et les veines; la ligature des vaisseaux est donc de bien vieille date, et Ambroise Paré, à qui on en fait honneur, est loin pourtant de l'avoir inventée. Enfin, si une plaie ne se réunissait pas, il avivait « rafraîchissait » les lèvres de la plaie et suturait.

Nous voilà bien loin des pratiques des barbiers et des charlatans du moyen-âge; pourquoi faut-il qu'une méthode aussi rationnelle ait mis six cents ans avant d'être suivie et perfectionnée? Car, à part quelques élèves et amis de H. de Mondeville qui l'appliquèrent, elle fut vite délaissée. Son promoteur avait lui-même cruellement à souffrir de l'animosité de ses confrères; il fallait toute son énergie, toute « sa passion de la vérité », il fallait même sa position exceptionnelle de chirurgien du roi, et l'appui du comte de Valois, pour qu'il pût continuer à appliquer son traitement et à l'enseigner. Cette animosité fut sans doute la principale cause qui fit laisser dans l'oubli le traité de H. de Mondeville; Guy de Chauliac lui-même le cite à peine, et raille agréablement les idées de l'auteur.

Le traité III comprend trois doctrines. La première, avec des chapitres divers, auxquels on ne saurait donner de désignation d'ensemble bien exacte, renferme encore quelques généralités. Il y est question des ventouses, de la saignée, des cautères, de la préparation des cadavres, des amputations; mais c'est surtout des soins de propreté du corps et des maladies de la peau dont il est parlé.

La deuxième doctrine traite des apostèmes en général et en particulier; l'étude de leur génération est une bonne étude de physiologie qui jette un jour éclatant sur les théories de l'époque.

Enfin, la troisième doctrine est destinée à la chirurgie spéciale des divers organes; malheureusement, H. de Mondeville, épuisé par la maladie, n'a pu qu'en faire un plan très détaillé qui montre l'importance qu'elle aurait eue. De même le quatrième traité, fractures et luxations, n'a pu être écrit, et l'on arrive à l'*antidotaire* qui termine l'ouvrage.

H. de Mondeville, malade, s'est hâté de l'élaborer de préférence aux autres traités, parce qu'alors la matière médicale jouait un rôle considérable, et que, passant pour la bien connaître, il était sollicité par ses élèves qui en réclamaient la publication. Ici encore, H. de

Mondeville réclame en faveur de l'initiative individuelle. « Ce serait une absurdité et presque une hérésie de croire que Dieu, glorieux et sublime, ait accordé à Galien un sublime génie, à condition qu'aucun mortel, après lui, ne découvrit rien de nouveau. » Cet antidotaire représente, d'ailleurs, un travail considérable, et permet de se rendre un compte très exact de ce qu'était la matière médicale au xive siècle.

Telle est « la Chirurgie de Maître H. de Mondeville »; malgré ses mérites incontestables et de grande valeur, peut-être même à cause d'eux, cet ouvrage fut injustement délaissé par les successeurs de l'auteur, et c'est à peine si Guy de Chauliac, qui y a largement puisé, en fait mention. M. Pagel, privat-docent, à l'Université de Berlin, a l'incontestable mérite d'avoir réagi le premier contre cette injustice, en publiant une édition latine de cette œuvre en 1890, et M. E. Nicaise vient d'en publier une remarquable traduction française.

Mais le travail de M. E. Nicaise n'est pas une simple traduction de l'édition latine de M. Pagel ; M. E. Nicaise est allé puiser aux sources mêmes ; ce sont les manuscrits de la bibliothèque nationale qui lui ont servi de guide presque exclusif, et, en maints endroits, il a rectifié fort correctement l'édition latine. Bien plus, pour se prémunir contre toute erreur de traduction, il s'est adjoint deux collaborateurs distingués. M. F. Chavannes, bien connu pour sa science profonde du latin du moyen-âge, a collaboré à la traduction des trois premiers traités. M. le Dr Saint-Lager, de Lyon, célèbre par ses travaux sur la botanique ancienne et contemporaine, l'a aidé pour la traduction de l'antidotaire, auquel il a ajouté un glossaire des synonymes des noms des médicaments simples, dont il a rétabli la concordance avec les noms nouveaux.

C'est assez dire les garanties que présente cette édition, mais à cela ne s'est pas borné le travail de M. E. Nicaise. Dans une introduction extrêmement intéressante, il a soin, en effet, comme pour Guy de Chauliac, de bien nous faire connaître le cadre dans lequel se trouvait l'auteur dont il publie l'ouvrage, et ses chapitres sur les chirurgiens de Paris au xive siècle, sur l'enseignement de la chirurgie à Paris, sont bien faits pour nous faire exactement apprécier le haut caractère de Henri de Mondeville.

Un résumé critique du traitement des plaies suivant H. de Mondeville, les origines de la chirurgie française, la biographie de H. de Mondeville, les auteurs qu'il cite, sa biographie, enfin plusieurs manuscrits ou pièces justificatives ; voilà plus qu'il n'en faut pour exciter la curiosité et la sympathie du lecteur, pour le captiver, et le gagner à la cause de celui qui fut en réalité le Père de la chirurgie française.

On ne saurait donc savoir assez de gré à M. E. Nicaise de ce vrai travail de bénédictin, de cette œuvre de justice qu'il accomplit en rendant à H. de Mondeville le rang qui lui est dû, de l'art enfin avec lequel il sait nous charmer et nous instruire. M. le ministre de l'Instruction publique a si bien compris le grand intérêt historique de cet ouvrage qu'il l'a fait publier sous les auspices du ministère ; M. Verneuil l'a présenté à l'Académie des sciences; nous ne saurions donc assez le recommander à tous ceux qui s'intéressent quelque peu à l'histoire de la chirurgie française. Disons en terminant qu'il n'est pas jusqu'aux soins matériels de la publication qui ne concourrent à faire de ce livre une œuvre de grande valeur.

J. JEANNIN.

Le rédacteur en chef, gérant,

S. DUPLAY.

Paris. — Typ. A. DAVY, 52, rue Madame. — Téléphone.

ARCHIVES GÉNÉRALES

DE MÉDECINE

MARS 1894

MEMOIRES ORIGINAUX

CONTRIBUTION A L'ÉTUDE DU FOIE INFECTIEUX.
D'UNE HÉPATITE INFECTIEUSE SUBAIGUE PRIMITIVE,

Par LÉOPOLD LÉVI, interne des hôpitaux.

Le foie infectieux a sa définition anatomique. Dans une série de notes à la Société de biologie, notre excellent maître M. Hanot, étudiant successivement les plaques blanches du foie infectieux, la néoformation des canalicules biliaires, l'état de la cellule hépatique (1) lui a donné sa caractéristique microscopique et la cirrhose hypertrophique avec ictère chronique, maladie de Hanot, est un type de foie infectieux à marche chronique avec poussées subaiguës et aiguës.

Les travaux sur le foie infectieux sont nombreux. Ils sont résumés dans la monographie de M. Gastou (2). Mais ce qui a surtout été étudié jusqu'à présent, c'est le foie infectieux secondaire. L'infection primitive du foie mérite, au plus haut degré, les recherches. A ce titre, l'observation que nous publions nous paraît digne d'intérêt (3).

(1) Hanot. Soc. biologie, mai, juin, juillet 1893.
(2) Gastou. Du foie infectieux. Th. Paris, 1893.
(3) C'est un plaisir pour moi d'adresser mes remerciements publics à mon excellent maître, M. le Dr Barth, pour la bienveillance avec laquelle il a mis ses documents cliniques à ma disposition.

OBSERVATION. — *Hépatite infectieuse avec ictère et mégalos-
plénie (1.400 grammes) sans ascite ayant évolué en cinquante et un
jours chez un sujet de 17 ans 1/2. Endocardite végétante de
l'artère pulmonaire. Albuminurie, oligurie, cristallisations d'urée
sur la peau. Méningite suppurée.*

*Foie infectieux avec sclérose périportale. Intégrité relative de la
cellule hépatique.*

*Presence dans le pus des méninges, la végétation de l'artère pul-
monaire, les reins, la rate, le foie d'un diplocoque pathogène pour
le cobaye.*

Le nommé Corn...t (Auguste) âgé de 17 ans 1/2, peintre en bâtiment, entre le 21 septembre 1893, salle Delpech, lit n° 22, à l'hôpital
Broussais, service du Dr Barth, suppléé alors par le Dr Florand.

Antécédents héréditaires. — Le père du malade est mort, sans
qu'on puisse avoir de renseignements nets à ce sujet.

Sa mère est vivante, mais d'une médiocre santé.

Il a eu trois sœurs, dont une est morte de tuberculose à 21 ans.
Les deux autres sont bien portantes.

Antécédents personnels. — Ils ont été pris à l'hôpital, mais rec-
tifiés par une enquête faite dans la famille, après la mort.

Il a eu, vers l'âge de 3 ans, une bronchite dont il n'avait pas gardé
le souvenir. Depuis qu'il est peintre, il a eu à diverses reprises (huit
à dix fois) des crises de coliques qui n'ont jamais dépassé vingt-
quatre heures. Un jour, elles furent assez violentes pour que le malade, passant rue Jacob, se fît recevoir à la Charité d'où il sortit le
lendemain. Il n'avait pas encore 18 ans et était considéré dans sa
famille comme un jeune homme tout à fait rangé et de bonne santé
habituelle.

Début de l'affection. — D'après les renseignements vérifiés dans
la famille, le début fut brusque. La veille il était bien portant.

Le mardi 19 septembre 1893, il fut pris, vers cinq heures de
l'après-midi, de frissons avec céphalalgie violente. Il ne dîna pas
le soir, mais joua une partie de la soirée chez sa sœur. Quand il
remonta se coucher chez sa mère, il fut pris d'une grande fièvre qui
persista toute la nuit, ne dormit pas et eut du délire. Le médecin
consulté le lendemain, pensa au début d'une affection grave, peut-
être d'une dothiénentérie, et l'envoya à l'hôpital Broussais où il entra
le 21 septembre 1893.

Le malade n'est pas éthylique. Il boit environ 1 litre de vin par
jour, pas d'absinthe. Il n'a pas de signes d'intoxication alcoolique.

Il n'a jamais quitté Paris et n'a point présenté de fièvre intermittente.

Jamais il n'a présenté les symptômes de la colique hépatique.

Le malade entre le 21 septembre à l'hôpital Broussais, quarantehuit heures environ après le début de son affection. Le soir de son entrée la température est de 37°3.

Le lendemain matin, la température est de 37°9. L'intelligence est nette. Le malade répond bien aux questions qu'on lui pose. Il n'existe point le moindre aspect typhique.

L'état général est assez bon, il n'y a pas d'amaigrissement.

C'est surtout de sa gorge que se plaint le malade. L'examen fait reconnaître une rougeur très prononcée et diffuse des piliers et du voile du palais. Les amygdales ne sont pas gonflées.

La langue est humide mais rouge, surtout au niveau de la pointe. L'appétit est conservé. Il n'existe pas de vomissements. Le malade est un peu constipé.

Il n'y a rien de notable au niveau de l'appareil pulmonaire. Il n'existe ni toux, ni expectoration. La respiration peu fréquente s'exécute bien. L'auscultation fait reconnaître un état satisfaisant des voies pulmonaires.

Le cœur n'offre rien qui attire l'attention. Les bruits du cœur sont normaux à l'auscultation aux différents orifices.

L'urine ne renferme pas d'albumine, mais examinée au spectroscope elle présente, d'une façon typique, la raie de l'urobiline.

Le diagnostic, après examen, est incertain. On se demande si on n'a pas affaire à une scarlatine à éruption fugace.

Le lendemain, 23 septembre, la température est au matin de 37°4, après être montée la veille au soir à 39°4; les symptômes sont toujours les mêmes, négatifs, sauf la rougeur érythémateuse de l'arrièregorge et la présence de l'urobiline dans les urines.

La température est médiocrement élevée les jours suivants, avec rémissions franches le matin.

Le 27, on note l'existence du délire la nuit, d'épistaxis, de diarrhée, la persistance de l'urobiline, l'absence d'albumine.

Ces symptômes persistent pendant deux jours. A ce moment apparaît sur les cuisses une éruption de taches légèrement saillantes, s'effaçant sous la pression, qui rappelle l'éruption de taches rosées lenticulaires. Il n'en existe pas sur le tronc, ni sur l'abdomen. Cette éruption disparaît au bout de deux jours.

Le diagnostic est alors porté de fièvre typhoïde à début, à symptômes anomaux. On commence la balnéation le 29 septembre. Les bains sont portés progressivement de 28° à 18°.

Le délire nocturne, la diarrhée disparaissent à la date du 30 septembre. Le malade n'a pas le moindre aspect typhique.

La langue est uniformément rouge. L'appétit reste conservé. Comme depuis le début, le malade réclame à manger. L'urobiline persiste sans albumine. La température ne s'est guère élevée au-dessus de 39°. Les rémissions sont moins marquées, 29 au soir, 38°7 ; 30 au matin, 38°5. Le pouls est à 90. Il existe 16 respirations par minute.

3 *octobre*. — On constate du subictère de la conjonctive. Les urines au spectroscope obscurcissent le bleu et le violet du spectre, et donnent une coloration verte par l'acide nitrique.

La balnéation se continue régulièrement : un bain toutes les trois heures, la température moyenne (des huit températures prises avant les bains) descend progressivement de 39 à 37°9 (7 octobre.)

Le 9 au soir, la température s'élève à 39°7 et retombe brusquement le lendemain à 36°5. Il n'y a pas de sang dans les selles. Le malade n'a pas eu de frissons et ne se trouve nullement incommodé. Il continue à avoir de l'appétit.

La température se relève peu à peu jusqu'au 14 octobre où elle atteint le soir 39°7 avec chute à 36°5 le lendemain matin.

Les bains que le malade ne prend à partir du 9 qu'avec une température supérieure à 38°, ont été supprimés le 14 octobre et remplacés par du sulfate de quinine à la dose de 50 centigrammes, puis de 1 gramme.

Les jours suivants et jusqu'au 20 octobre les symptômes persistent sans grand changement. A sa rentrée dans le service (le 16 octobre) M. Barth est frappé du développement de la rate qui fait saillie dans l'hypocondre et le flanc gauche et qui est perçue depuis plusieurs jours.

Le 16, le malade a un frisson en même temps que sa température, qui avait atteint 35°4, reste aux environs de 39° pour redescendre à 37° le 17 au matin.

Au 20 octobre, un nouvel examen du malade est fait.

Il est pâle, avec du subictère des conjonctives. On constate un certain état d'amaigrissement qui n'est pas excessif. Les ongles sont légèrement hippocratiques.

'La température présente de grandes oscillations irrégulières. Il s'agit de véritables accès de fièvre, parfois précédés de frissons. Les accès n'ont rien de périodique. La température est parfois plus élevée le matin que le soir (T. hier soir, 37°9 ; ce matin, 40°2). Le pouls est large et mou, un peu dicrote.

L'intelligence est entière. Il n'existe ni céphalalgie, ni insomnie. La langue est assez belle, humide, peu chargée. L'état de la gorge est tout à fait normal. Le malade accuse de l'appétit.

A l'examen du ventre on constate un peu de voussure de la région ombilicale et de l'hypocondre gauche.

A la palpation, l'hypocondre droit est libre, mais la région médiane du ventre est remplie par un gros gâteau d'une consistance dure, dépassant de quatre travers doigt la ligne médiane à droite, se prolongeant en bas jusqu'à 3 centimètres au-dessous de l'ombilic et se continuant dans le flanc gauche. Cette tuméfaction mesure 25 centimètres en hauteur, 20 centimètres sur une ligne tirée de l'ombilic au flanc gauche; elle affecte la forme et les rapports de la rate hypertrophiée. Elle est douloureuse à la pression.

Le foie n'est pas augmenté de volume. Il est caché sous les fausses côtes et présente, au niveau de la ligne mammaire, une matité verticale peu étendue, inférieure à la normale.

L'abdomen n'offre pas d'autre particularité. Il n'existe ni ballonnement du ventre, ni ascite, ni circulation collatérale.

Pas de gargouillement dans les fosses iliaques.

Les selles sont régulières, molles, non diarrhéiques, d'un jaune foncé.

On note quelques râles sibilants disséminés à l'auscultation de l'appareil pulmonaire.

Les battements et les bruits du cœur sont normaux.

Les urines, hautes en couleur mais limpides, renferment de l'urobiline et un peu de matière colorante biliaire. Elles donnent par l'acide nitrique une coloration d'un vert intense et un léger précipité résinoïde.

Le malade a pris depuis plusieurs jours 1 gr. 50 de sulfate de quinine. On continue ce médicament à la dose de 1 gramme et on prescrit en outre 1 gramme d'acide salicylique.

On continue une potion de Todd, potion cordiale, et 3 litres de lait.

23 octobre. L'état est peu modifié. Il existe toujours de la fièvre le soir. Ce matin frissons pendant la visite. L'état de l'abdomen est le même qu'au dernier examen. Le subictère persiste, les matières fécales sont très hautes en couleur et fortement chargées de bile.

Le pouls est fréquent à 108. Les battements cardiaques très énergiques et tumultueux. Au niveau du foyer de l'artère pulmonaire, on perçoit un souffle systolique assez intense.

Les battements de la pointe sont nettement visibles dans un assez

A l'auscultation du cœur on trouve le souffle systolique au niveau de l'artère pulmonaire.

Pas de toux ni d'expectoration.

La température, qui était le 3 au soir à 39°2, est redescendue peu à peu à 37°.

L'état général est aggravé. L'intelligence est diminuée ; il répond cependant aux questions qu'on lui pose. L'affaissement est très grand. La nuit il pousse de petits gémissements plaintifs, mais ne délire pas.

On constate de la mydriase.

Les réflexes sont conservés. Il existe de l'hyperesthésie très prononcée des téguments et des masses musculaires.

Le 7. L'état général s'aggrave rapidement.

Le malade prend un aspect méningitique caractérisé par un état demi-comateux interrompu par des cris inarticulés rappelant le cri hydrencéphalique, une hyperesthésie très marquée des téguments, des vomissements qui ont apparu, la raie méningitique. Les grosses artères donnent au doigt la sensation d'un frémissement vibratoire.

Il a eu une épistaxis ce matin.

Les urines sont très rares, de 100 à 200 grammes dans les vingt-quatre heures.

Le 8. Suppression à peu près complète des urines.

L'état demi-comateux persiste. L'affaiblissement est encore plus accentué. Cependant le malade comprend encore ce qu'il dit. Hier il a reconnu des personnes de sa famille.

Hyperesthésie toujours très marquée des téguments

Pas d'hémorrhagie. La diarrhée continue. T. aux environs de 34°. Les battements du cœur et la force du pouls qui bat 104 par minute constrastent avec l'état d'affaissement profond du malade.

Au niveau des surfaces cutanées découvertes (face, oreilles, cou), au niveau du cuir chevelu, on constate la présence d'un semis de petits points blancs, d'une blancheur cristalline, que l'on peut enlever avec le doigt et qui se dissolvent dans l'eau ; sur le cuir chevelu elles donnent l'aspect d'un pointillé de givre.

La chemise est comme imprégnée de la même sécrétion. Elle donne au toucher une impression d'empois.

Il n'existe pas de cristallisation au niveau des mains.

Les cristaux sont raclés avec une lamelle, et avec de l'ouate hydrophile sur laquelle on verse de l'eau distillée et par filtration on obtient un liquide qui reproduit par évaporation lente le corps étudié. Il est soluble dans l'eau ; sa solution dans l'eau traitée par l'acide nitrique donne lieu à un précipité de nitrate.

L'acide nitrique et la chaleur ne décèlent pas d'albumine.

1er novembre. Hier le malade s'est plaint d'une douleur très vive dans la région splénique qui a nécessité l'application d'un cataplasme. La douleur a cependant persisté et empêché le malade de dormir cette nuit. Ce matin ictère généralisé cependant moins marqué qu'il y a deux jours. Langue humide chargée d'un enduit blanc jaunâtre. Haleine mauvaise. Le malade a moins d'appétit pour son lait. Il le prend en moindre quantité, mais le digère bien. Il a deux selles cette nuit. Les matières sont très colorées. Le ventre n'est pas ballonné. La masse hypertrophiée n'a pas augmenté d'étendue. Elle est plus douloureuse à la pression.

Le malade ne se plaint pas de battements de cœur. On voit battre la pointe sur la ligne mamelonnaire dans le 4e espace. La pulsation de la pointe est vive. À l'auscultation on note un souffle à l'orifice pulmonaire au premier bruit déjà signalé et à l'orifice aortique un souffle au premier bruit moins intense non signalé encore et qui a déjà été perçu.

Le pouls est à 92, il est dicrote.

Les artères du cou sont animées de battements. On perçoit un frémissement à leur niveau. Éréthisme général du système musculaire.

Le malade ne tousse, ni ne crache. 24 respirations par minute.

Ni œdème ni éruptions.

Hyperesthésie généralisée, légère exagération des réflexes patellaires.

L'urine recueillie dans un bocal depuis quelques jours est émise en quantité très faible : pas 500 grammes en vingt-quatre heures.

L'albuminurie est douteuse. On trouve de l'urobiline et des pigments biliaires.

6 novembre. Le 3 le malade a eu une épistaxis prolongée.

Dans la nuit du 4 au 5 il a eu du délire.

Depuis hier matin il se plaint d'une façon continue.

La langue est sèche. Fuliginosités dans la bouche, dans les narines. Le malade refuse son lait. Il a une diarrhée persistante, les matières sont colorées. Elles sont émises dans le lit.

L'ictère s'est accentué. L'abdomen est plus douloureux.

Les urines sont très rares et très foncées : 300 ou 400 grammes en vingt-quatre heures.

Le pouls est à 90. Il est dicrote. Il n'existe pas d'arythmie. L'éréthisme vasculaire persiste. On sent comme une vibration au niveau des artères humérales.

Cavité thoracique :

Le péricarde ouvert contient environ 50 grammes de sang. On voit sous le péricarde des dilatations vasculaires, au nombre de quatre, sortes d'anévrysmes assez volumineux dont l'un a environ la dimension d'une pièce de 20 centimes et siège au niveau de sa face antérieure. Il existe, d'autre part, des ecchymoses au niveau de la face postérieure et de l'auricule droite.

Toute la séreuse péricardique montre un état granu avec quelques rares filaments de fibrine qui se détachent. Il existe en somme une péricardite hémorrhagique.

Le cœur pèse 320 grammes. Il contient des caillots jaunâtres au niveau de toutes les cavités.

Les valvules mitrale et aortique ne sont pas rétrécies, ne sont le siège d'aucune lésion, non plus que l'aorte.

La seule lésion siège au niveau des valvules sigmoïdes de l'artère pulmonaire dont deux sont transformées en une masse végétante de forme rectangulaire de 4 centimètres environ dans de diamètre transversal et 1 cent. 1/2 dans le sens vertical. Elle occupe les deux faces et le bord libre de la valvule, est peu consistante, se déchire facilement.

Sur la face correspondante de l'artère pulmonaire il y a également des lésions de même nature avec quelques grains saillants isolés.

La plèvre droite renferme un peu de liquide sanguinolent. Pas d'épanchement au niveau de la plèvre gauche.

Le poumon gauche montre une large ecchymose à la base.

Sur la coupe, il apparaît de coloration jaunâtre. On trouve un tubercule crétacé au sommet. Congestion très marquée du lobe inférieur.

Le poumon droit ne présente pas de tubercules. La congestion est moins vive à la base.

A l'ouverture de la *cavité abdominale*, le foie n'apparaît pas, caché qu'il est derrière les fausses côtes. La masse hypertrophiée représente la rate qui occupe l'hypocondre, et le flanc gauche, jusqu'à la région ombilicale qu'elle déborde de plusieurs travers de doigt.

Le tube intestinal examiné sur toute son étendue présente par places une injection très vive de sa muqueuse qui s'étend sur une surface de quelques centimètres et donne lieu à une coloration rouge intense mais nulle part, et en particulier au niveau des follicules clos et des plaques de Peyer, on ne voit ni ulcérations ni cicatrices.

Le cæcum présente une coloration très foncée par places, mais n'est le siège d'aucune ulcération non plus que le reste du gros intestin.

Les reins sont très volumineux et présentent environ 390 grammes chacun. La capsule se décortique bien. Sous la capsule se trouvent quelques petites saillies hémorrhagiques qui disparaissent sous la pression du doigt. La substance parenchymateuse est extrêmement augmentée de volume. Les lésions sont analogues des deux côtés.

La rate est extrêmement volumineuse. Elle pèse 1.400 grammes.

Son diamètre vertical = 28 centimètres.

— transversal = 14 centimètres.

— antéro-postérieur = 6 centimètres.

Elle n'est pas diffluente, assez dure à la coupe, lobulée par places

Le foie pèse 1.150 grammes.

Le lobe droit et le lobe gauche sont dans leur développement normal, mais le lobe gauche semble plus malade que le droit.

Les diamètres mesurent, D. transversal = 23 centimètres.

— — antéro-postérieur = 7 centimètres.

— — vertical = 14 centimètres.

Sur la face antérieure du lobe droit le tissu présente des saillies irrégulières, perceptibles à la vue comme au toucher, variant du volume d'une tête d'épingle à celui d'une petite amande avec tous les intermédiaires. Ce qui frappe c'est que les nodosités font à peine saillie, même les plus volumineuses. Leur forme est généralement irrégulière, souvent allongée, parfois arrondie. Le tissu conjonctif qui sépare les granulations est visible à l'œil nu sous forme de traînées profondes. Il existe comme des étoiles avec dépression centrale.

Le bord inférieur est rarement pointu. Il est arrondi et débordé par des granulations.

La cirrhose devient plus manifeste au niveau du lobe gauche où les granulations et les traînées conjonctives sont plus visibles.

Elle s'accentue d'une façon étonnante au niveau de la face postérieure. Les granulations sont plus saillantes, plus arrondies, soit disséminées, ce qui est rare, soit confluentes. Elles sont de volume variable, peuvent acquérir le volume d'une noix, ou d'autre fort petites sont comme des perles enchâssées dans des bagues.

Au niveau du lobe droit, à droite de la vésicule, il existe deux énormes granulations : l'une supérieure, du volume d'une petite orange autour de laquelle se voient des granulations accessoires, est séparée du reste du tissu hépatique par un sillon incomplet et présente à sa partie inférieure une nouvelle lobulation du volume d'une châtaigne.

A la coupe le tissu est dur, mais le doigt peut y pénétrer facilement. Au niveau du lobe droit, et même au niveau du lobe gauche,
es granulations font à peine saillie sur la coupe.

Le tissu n'a pas une coloration uniforme. Ce qui domine c'est le
fond brun jaunâtre avec quelques traînées sanguines.

On aperçoit des traînées conjonctives.

Il n'existe pas de taches blanches à la surface du foie.

La bile est en quantité moyenne, fortement colorée. La vésicule ne
contient ni calcul, ni gravier.

Cavité crânienne :

Au niveau de l'encéphale on trouve des ecchymoses diffuses.

Il existe de chaque côté de la scissure interhémisphérique, au
niveau de la convexité, des traînées purulentes de quelques centimètres de long et quelques millimètres de large. Le pus a été
recueilli.

Il n'existe pas de liquide en quantité anormale dans les cavités.
Les circonvolutions ne présentent aucun foyer de nécrobiose. Rien
à noter au niveau des noyaux gris centraux.

Le pédoncule, la protubérance, le bulbe, le cervelet n'offrent rien
de spécial.

Examen anatomo-pathologique. — Le foie a été recueilli neuf
heures et vingt-quatre heures après la mort.

Les premières pièces tirées du lobe droit ont été fixées dans l'eau
picriquée à saturation, l'acide osmique à 1/100, puis placées dans
l'alcool rectifié à 90°, certaines mises d'emblée dans l'alcool à 90°.

Les secondes tirées des deux lobes ont été placées dans l'alcool à
90° et le liquide de Muller.

Le durcissement a été pratiqué par la gomme et l'alcool, la congélation au chlorure de méthyle et surtout l'inclusion au collodion.

Il a été fait parallèlement douze séries de coupes provenant de portions de tissu malade à l'œil nu et de granulations énucléées par le
tissu de sclérose. Chaque série de coupes a été colorée au picro-
carminate de Ranvier avec ou sans l'adjonction de carmin aluné, au
picro-carmin d'Orth avec décoloration par l'alcool picriqué chlorhydrique, à l'hématoxyline éosine. Nous avons mis en pratique le
procédé indiqué par M. Letulle pour rechercher la dégénérescence
amyloïde.

Sur les coupes regardées par transparence à la lumière du jour,
on se rend compte de la richesse du tissu conjonctif circonscrivant
une série d'anneaux parfois complets. On aperçoit de petits espaces
correspondant aux veines sus-hépatiques.

Au microscope, les lésions seront étudiées successivement à leur stade complet de développement, à leur stade de début dans les parties relativement saines. Il y a à considérer successivement l'état du tissu conjonctif et des cellules hépatiques.

La disposition générale s'aperçoit facilement à un faible grossissement (ocul. 1 obj. 2 de Leitz).

Au niveau des espaces portes on voit des bandes énormes de tissu conjonctif circonscrivant parfois un petit lobule hépatique qui semble perdu dans le tissu de sclérose.

De cette bande conjonctive épaisse qu'on peut considérer comme une masse multipolaire, partent des prolongements dans toutes les directions qui vont s'amincissant. Souvent d'un pôle partent deux branches qui, rencontrant à une certaine distance une bande conjonctive venue d'un autre espace, forment un cercle complet qui circonscrit un plus ou moins grand nombre de lobules hépatiques.

Quelquefois la bande latérale envoie une branche d'anastomose qui la rejoint plus bas, formant soit une ellipse soit un faisceau circonscrivant quelques cellules hépatiques.

Ce qui domine dans le tissu conjonctif ce sont les canalicules biliaires de tailles très inégales, les uns présentant un épithélium détaché en masse de la paroi, les autres canalicules de nouvelle formation. Ils sont parfois coupés en travers et s'échelonnent sur la préparation en séries longitudinales, ou bien apparaissent allongés. On les trouve avec ces caractères dans la masse principale du tissu conjonctif et aussi dans les bandes longitudinales amincies émanées des masses principales.

Les lobules circonscrits par les bandes conjonctives ont une forme et un volume variables. Ils sont en réalité formés d'une réunion de parties de lobules plus ou moins nombreux et plusieurs montrent la section d'une ou plusieurs veines sus-hépatiques dans leur intérieur; souvent il existe des étendues considérables de tissu hépatique qui ne sont pas circonscrites par la sclérose.

Il y a là, en effet, plutôt une affection hépatique avec sclérose qu'une cirrhose à proprement parler.

(A suivre.)

TRAITEMENT CHIRURGICAL DES RUPTURES TRAUMATIQUES DE LA VESSIE,

Par le Dr SIEUR,
Médecin-major de 2e classe,
Répétiteur à l'Ecole du service de santé militaire.

(Suite et fin.)

Procédés pour le drainage et la réunion de la vessie.

1° *Drainage.* — Primitivement, le drainage a été le seul mode de traitement employé. A l'heure actuelle, au contraire, il doit céder la place à la suture et n'être utilisé que dans les cas où cette dernière est impossible, ou du moins ne peut être faite que secondairement.

Lorsqu'il s'agira de drainer la vessie, on devra recourir à l'emploi des tubes accouplés de Périer, modifiés par le professeur Guyon. Ce dernier conseille, en outre, de placer une sonde à demeure de de Pezzer en même temps que les tubes-siphons. Le drainage ainsi assuré met la vessie au repos absolu et permet à la réunion de la plaie de se faire très rapidement.

Des motifs de différents ordres peuvent nous obliger à renoncer à la suture et, par contre, à drainer la vessie.

On peut avoir affaire à une plaie des parties inférieures et postéro-latérales et ne pas se croire autorisé, en raison de l'état du blessé ou des parties lésées, à recourir à l'opération d'Helferich ou à la symphyséotomie. Dans ces conditions, on fera, à la vessie, une boutonnière hypogastrique suffisamment grande pour introduire les tubes-siphons.

Si la rupture est intrapéritonéale ou située en avant, immédiatement au-dessous de la séreuse, on mettra à profit son ouverture pour y faire passer les tubes, et, si son diamètre est trop grand, on le rétrécira par quelques points de suture.

Parmi les causes qui peuvent motiver une telle conduite dans des circonstances où la suture est plus spécialement indiquée, se trouvent la nécessité de terminer rapidement

l'opération, en raison de l'état de faiblesse du malade, l'existence manifeste d'une inflammation de la vessie et l'hématurie.

Les auteurs sont loin de s'entendre relativement au danger
que peut présenter la suture lorsqu'il y a une cystite.

M. Albarran, dont la compétence est grande en pareille
matière, recommande de se guider surtout d'après le degré
d'intensité de l'inflammation vésicale. S'agit-il d'une inflammation superficielle, localisée à la seule muqueuse? on devra
toujours faire la suture primitive.

Mais, pour éviter tout mécompte, dans le cas où quelques
points viendraient à lâcher, on placera un drain prévésical
qui écartera tout danger d'infiltration.

Au contraire, la cystite sera tenue pour une contre-indication de la réunion primitive, toutes les fois que l'on se trouvera en présence de lésions très étendues ayant envahi la
couche musculaire.

Une autre contre-indication aussi formelle est l'existence
d'une hématurie. La formation de caillots intravésicaux
pourrait, en effet, s'opposer au fonctionnement régulier de la
sonde et, par là, compromettre la réunion. Cette condition se
présentera assez rarement dans le cas qui nous occupe, mais
le fait qu'elle peut se produire doit nous engager à faire une
bonne et complète hémostase avant de songer à la suture,
surtout si, pour pratiquer cette dernière, nous sommes obligés
d'aviver les lèvres de la plaie. Si l'épanchement de sang est
trop abondant et tient à une rupture très étendue, au lieu des
tubes-siphons, on tamponnera à la gaze. Shlange (1), dans
un cas d'éclatement de la vessie suivi d'une hématurie abondante, se contenta de fixer le sommet de la vessie à la paroi
abdominale, poussa dans la plaie qui occupait le bas-fond un
tampon de gaze iodoformée et en remplit la cavité vésicale.
La guérison survint sans incident.

Le drainage ne doit pas seulement avoir pour but l'évacuation de la vessie, il doit encore chercher à éviter l'infiltration

_____

(1) *Berlin Klin. Woch.*, p. 688, 6 juillet 1891.

urineuse. Comme celle-ci a tendance à gagner les voies déclives et à envahir le tissu cellulaire du petit bassin, on pra-
tiquait autrefois une boutonnière périnéale par laquelle venait
sortir une sonde installée dans la vessie ou mieux encore un
drain introduit par la voie hypogastrique. A moins qu'il ne
s'agisse d'une infiltration déjà avancée ou d'une fracture de
l'arcade pubienne ayant fortement lésé les vaisseaux du périnée, nous pensons qu'il faut rejeter le drainage périnéal
comme inutile et même dangereux. Il est préférable de s'en
tenir au drainage par la voie hypogastrique ou au tamponnement à la gaze antiseptique.

La tendance actuelle est de supprimer l'usage des drains
lorsqu'il s'agit d'opérations portant sur l'abdomen.

Nous comprenons cette suppression lorsqu'on vient d'opérer sur des tissus non infectés, mais, dans un traumatisme
de la vessie, alors que le péritoine ou le tissu cellulaire périvésical est déjà souillé par l'urine et par le sang, on ne peut
jamais répondre d'avoir enlevé toutes les causes d'infection
ni détruit par le lavage celles qui existaient déjà. Aussi,
lorsque la suture aura été pratiquée avec soin, il nous semble
nécessaire de placer l'extrémité d'un drain à son voisinage
immédiat. S'il se produit du sphacèle des bords de la plaie
vésicale ou un relâchement de la suture, ainsi que nous en
avons rencontré des exemples, le pus et l'urine auront une
voie d'écoulement toute tracée, et l'on ne sera pas obligé de
faire sauter les sutures pour se livrer à une investigation
intempestive. S'il s'agit de drainer une cavité d'une certaine
étendue dans laquelle l'urine s'était accumulée, on se servira,
de préférence, des tubes accouplés de Périer-Guyon ou d'un
tamponnement à la Mickulicz.

2° *Procédés de suture de la vessie.* — La suture des plaies
vésicales est de date relativement récente et en France, notamment, on ne l'emploie que depuis quatre à cinq ans. En
ce qui concerne les ruptures de la vessie, la première tentative de réunion a été faite par Willett (1) en 1876. Le malade

---

(1) *Saint-Barthol. Hosp. Rep.*, 1876, p. 209.

mourut dans le coma, vingt-deux heures après, et, à l'autopsie, on put constater que les deux points inférieurs de la suture avaient cédé. Trois ans après, Heath (1) eut le même insuccès et n'hésita pas à conclure, en présence du fait malheureux de Willett et du sien, au rejet de la suture.

Grâce à des expériences nombreuses et fort bien conduites, Vincent, de Lyon (2), est arrivé, au contraire, à démontrer, en 1881, que la suture n'était pas un problème insoluble, mais qu'elle demandait à être faite d'après certaines règles dont il ne fallait pas se départir.

Tout d'abord, l'opération, pour avoir chance de réussir, devait être pratiquée le plus hâtivement possible. Passé vingt-quatre heures, chez les animaux en expérience, l'échec était fatal et les animaux semblaient succomber plutôt à l'intoxication urineuse qu'à la violence de la péritonite.

En second lieu, pour se mettre à l'abri d'un relâchement de la suture, il fallait, dans certains cas, aviver les bords de la perforation et avoir toujours soin de mettre les points très rapprochés les uns des autres, en évitant de faire pénétrer les anses au-delà de la muqueuse. Deux plans superposés étaient également utiles pour réaliser un adossement très large et très serré et donner une suture très solide, capable de résister au ténesme vésical, à la distension et au retrait de la vessie.

Ces conclusions de Vincent, qui sont également celles de Glück, ont servi de guide dans la plupart des interventions faites récemment pour rupture de la vessie.

La première question que doit se poser le chirurgien est de savoir s'il doit avoir recours à l'avivement. Tout dépendra de l'état des parties lésées et du temps écoulé depuis l'accident. Généralement les lèvres de la solution de continuité présentent peu de réaction; d'autres fois elles sont recouvertes d'un dépôt diphtéroïde, surtout lorsqu'on intervient tardivement. Comme il s'agit de tissus dilacérés et meurtris par la violence du traumatisme, nous croyons devoir conseiller

---

( ) *Med. Chir. Trans.*, t. LXII, p. 335 et *Lancet*, 1879.
(2) *Rev. Chirurgie*, 1881, p. 449 et 556.

l'avivement particulièrement dans les déchirures extrapéritonéales.

Certains chirurgiens veulent que cet avivement soit fait
en biseau, aux dépens des couches externes; d'autres recommandent de décoller légèrement la muqueuse, la portion
sous-muqueuse étant surtout apte à proliférer; ce sont là des
questions de technique tout à fait secondaires et qu'il est
impossible de trancher.

Les parties qui mettent le plus de temps à s'affronter sont
naturellement celles qui sont dépourvues de surface séreuse.
On a même cru pendant longtemps cet affrontement impossible et, en présence d'une rupture portant à la fois sur les
parties intra et extrapéritonéales, on conseillait de ne fermer
que la portion séreuse et de drainer ou de réunir à la peau,
comme dans la cystotomie sus-pubienne, la partie extrapéritonéale de la rupture. Les nombreux succès obtenus à l'heure
actuelle par la réunion totale à la suite de la taille hypogastrique nous engagent à repousser cette opinion, à tenter la
réunion par première intention, sauf dans les cas que nous
avons déjà indiqués.

Procédé de suture de Vincent. — De tous les procédés qui ont
été mis en pratique, le meilleur et le plus employé est celui
qu'a décrit Vincent(1). Il est constitué par deux plans. Le premier, qu'on peut appeler *séro-musculeux*, est composé par des
points séparés qui vont de la séreuse de la surface de la vessie
à la surface de section de la tunique musculeuse, puis de cette
surface de section de la musculeuse à la surface de la vessie,
croisant ainsi transversalement le grand axe de la plaie. Plus
l'entrée et la sortie de l'aiguille seront distantes de la ligne de
la plaie, plus l'adossement sera étendu, et meilleure sera la
suture. Cette première rangée de fils posés, il est bon de la
consolider par une seconde (*plan séreux*) qui consiste à
adosser les surfaces péritonéales par des points séro-séreux
tout à fait indépendants, comme dans le procédé de Lembert
pour l'entérorrhaphie.

---

(1) *Revue de chirurgie*, 1881, p. 449 et 556.

Quand les deux plans de suture sont achevés et serrés, on peut, à l'exemple de Walsham, Brown, Gill et Mac Cormac, pousser dans la vessie un liquide coloré pour s'assurer que la suture est étanche et que rien ne perle entre les fils.

Dans les parties dépourvues de séreuse, la même suture sera applicable : d'abord réunion des deux lèvres sans piquer la muqueuse; à quelques millimètres au-delà, adossement des parois par un plan de suture de Lembert, soutenu au besoin par un troisième étage.

Procédé de suture de Brenner. — Brenner a décrit un procédé en bourse basé sur ce même principe du double adossement et qui peut, à l'occasion, rendre des services. A 2 ou 3 millimètres des bords de la plaie vésicale, on passe un fil dans le tissu sous-muqueux en faisant alternativement sortir et rentrer l'aiguille. Un deuxième fil est placé de la même façon dans la musculeuse.

On comprend que lorsqu'on viendra à serrer les fils, les bords de la plaie se fronceront comme ceux d'une bourse et refouleront en dedans la muqueuse herniée.

Cette suture, au dire de son auteur, fournirait dès le début à la musculature de la vessie, un point d'appui suffisant pour lui permettre de se contracter et rendrait ainsi inutile l'emploi de la sonde à demeure.

Procédés divers. — A côté de ces deux procédés en quelque sorte classiques, il en est d'autres basés comme eux sur le procédé de Lembert et qui peuvent également donner de bons résultats.

Lucas-Championnière, après une taille hypogastrique, s'est servi d'une suture à triple étage : cinq fils de catgut comprenant la *muqueuse* et la paroi vésicale; six fils de catgut comprenant la paroi vésicale moins la muqueuse; cinq fils de catgut comprenant la paroi vésicale et les parties périphériques.

Dès le soir même, la malade urinait seul et quittait l'hôpital vingt jours après.

M. Albarran se contenta d'un double plan de sutures. Le premier plan, fait avec du catgut, comprend une série de

points séparés, distants les uns des autres de 8 à 10 millimètres, chaque fil est enfoncé à peu près à 3 millimètres,
du bord de la plaie et traverse complètement toutes les couches de la paroi vésicale, y compris la *muqueuse*.

Par dessus ce premier plan de sutures qui, à lui seul, lui
paraît déjà suffisant, il en fait un second plus superficiel, de
renfort et de précaution, avec du fil de soie. Chaque point,
fait à la manière de la suture intestinale de Lembert, pénètre
dans les couches externes de la vessie sans toucher à la muqueuse; l'aiguille entre et ressort dans la paroi d'un côté
avant d'arriver au bord de la plaie, puis de l'autre côté, elle
parcourt en sens inverse le même chemin; les fils sont noués
au-dessus du premier plan de sutures qui se trouve ainsi
complètement caché.

Comme on le voit, Lucas-Championnière et Albarran ne
craignent pas de traverser la muqueuse, contrairement au
conseil unanime des auteurs de respecter cette membrane.

Avec les fils non résorbables dont on se servait autrefois,
le fil en tombant dans la vessie pouvait devenir le point de
départ de formations calculeuses.

Avec la soie et surtout le catgut, substances résorbables,
cet accident n'est plus à craindre, mais la résorption peut être
trop rapide et compromettre ainsi la solidité de la suture.

Ces craintes, au dire d'Albarran, sont exagérées puisqu'on
peut suturer au catgut le point d'implantation d'une tumeur
de la vessie pour arrêter l'hémorrhagie et nouer les fils en
dedans, du côté de la cavité vésicale, sans qu'il se produise
aucun relâchement.

Relativement aux faits que nous étudions à l'heure actuelle
nous croyons pouvoir tirer de ces résultats la conclusion suivante. Lorsqu'il s'agira d'une rupture postérieure, hors d'atteinte par la voie hypogastrique sans lésions étendues du
squelette, ne pourrait-on suivre le procédé employé pour les
tumeurs de la vessie : fendre cette dernière sur sa face antérieure et aller ainsi à travers la cavité vésicale, mettre une
rangée de points de suture au catgut dont les fils seraient
aussi noués en dedans ?

Il va sans dire que ces sutures doivent être faites sous le couvert d'une rigoureuse antisepsie.

La suture une fois terminée, peut-on, sans aucun inconvénient, abandonner le malade à lui-même et le laisser uriner spontanément? Nous avons déjà cité les faits de Brenner et de Lucas-Championnière ; d'autres, à la suite également de tailles hypogastriques ont imité leur exemple et n'ont pas eu à s'en repentir.

Remarquons toutefois qu'il s'agissait là de vessies saines n'ayant subi qu'un traumatisme relativement léger. Mais dans le cas de rupture, les fibres musculaires ou mieux encore l'innervation de la vessie peuvent avoir été fortement compromises. Il serait donc téméraire de s'exposer à une rétention d'urine qui pourrait désunir la plaie vésicale.

Certains chirurgiens redoutent au point de vue de l'infection et de l'irritation de la vessie, la présence constante d'une sonde à demeure et préfèrent pratiquer le cathétérisme à intervalles réguliers. Cette manière de faire nous semble, au contraire offrir plus de dangers, attendu que le sondage sera forcément confié à des aides qui pourront négliger toutes les précautions antiseptiques désirables dans la pratique d'une opération qu'on devra renouveler 10 à 12 fois par jour. Le maintien en place d'une sonde aseptique, celle de Pezzer entre autres, comme le recommande le professeur Guyon, offre encore les meilleures garanties. Pour être plus sûr d'éviter l'infection, on aura la précaution de faire plonger le tube qui fait suite à la sonde dans un récipient stérile, bouché à l'ouate.

Si l'on redoute qu'un caillot ne vienne obstruer l'orifice interne, on fera, avec de grands ménagements, quelques lavages antiseptiques contenant chaque fois une quantité très faible de liquide pour ne pas distendre la vessie.

En procédant ainsi, on aura de plus l'avantage de maintenir l'urine aseptique, asepsie à laquelle devra contribuer encore l'usage interne du biborate de soude et du salol.

Le bon fonctionnement de la sonde peut encore être compromis par l'accumulation de sels calcaires dans son inté-

rieur. Le mieux dans ce cas est de ne la laisser en place que
trois ou quatre jours.

On peut encore, suivant le conseil de MM. de Pezzer et
Bonnerat, employer des injections intravésicales qui seront
faites, dans les cas de dépôts phosphatiques avec une solution
de 1 ou 2/000 d'acide phosphorique ou lactique et, dans les
cas de dépôts d'urates, avec de l'eau de Vichy ou avec une
solution de carbonate de lithine.

Nous avons déjà dit ce que nous pensions du drainage prévésical : sommes-nous autorisé, lorsqu'il s'agit d'une rupture
intrapéritonéale, à faire l'irrigation du péritoine ? L'action de
l'urine épanchée, à moins qu'il ne s'agisse d'une urine septique, est habituellement toute locale et n'a pas de tendance à
s'étendre au loin. Dans ces conditions, le lavage à grande
eau nous semble d'une utilité contestable employé chez tous
les malades ; il doit être réservé pour ceux dans le péritoine
desquels on rencontre du sang, de l'urine ou du pus en très
grande quantité.

IV. — RÉSULTATS OPÉRATOIRES.

1° Résultats de l'intervention dans les ruptures extra et intrapé-ritonéales. 2° Mortalité.

Notre statistique embrasse 52 cas répartis en deux catégories (1).

La première qui compte 18 faits, comprend les opérations
pratiquées pour ruptures extrapéritonéales de la vessie. Ces
opérations ont donné 10 guérisons et 8 morts.

La seconde catégorie renferme les cas où l'on est intervenu
pour une lésion de la vessie atteignant en même temps la séreuse péritonéale ; 34 interventions ont été suivies de 14 guérisons et de 20 décès.

Nous avons donc au total 52 cas dont 24 survies, soit
53,9 0/0.

Nous sommes déjà loin, comme on le voit, de l'effrayante
ral

mortalité de 90 0/0 indiquée par Bartels en 1878, époque à
laquelle on ne comptait que deux ou trois cas d'intervention.
Il nous reste maintenant à apprécier en détail notre statistique
et à montrer en particulier que ses résultats eussent été bien
plus remarquables si, dans la majorité des cas, l'opération
n'avait pas été faite aussi tardivement.

*Résultats fournis par l'intervention dans les cas de ruptures
extrapéritonéales de la vessie* (opérés 18; guéris 10, soit
55 0/0; morts 8, soit 44 0/0).

Nos 18 observations de rupture extrapéritonéale se divisent,
d'après la nature des lésions constatées, en :

	Nombre de cas	Guérisons	Morts
Ruptures simples.....................	7	6	1
Ruptures compliquées de frature du bassin......................	11	4	7
Totaux...................	18	10	8

Nos résultats confirment donc les conclusions énoncées par
Bartels relativement à la gravité toute spéciale des ruptures
compliquées de fractures du bassin. Un certain nombre de
causes entrent en ligne de compte pour expliquer cette gravité.

Il y a en première ligne le *shock* traumatique qui résulte de
la violence même du traumatisme nécessaire pour produire
une fracture du bassin. Les opérés de Lyon (1), Robson (2) et
de Arx (3) ont succombé à cette cause, que vient aggraver, en
général, une hémorrhagie interne très abondante.

En second lieu, l'esquille qui perfore ordinairement la
vessie lèse en même temps les tissus périvésicaux et fournit
ainsi à l'infiltration une voie toute tracée.

C'est, en effet, l'infiltration urinaire qui a produit la mort
dans les observations d'Harisson, de Shrady et de Bond.

Il est également intéressant de savoir les résultats fournis
par la boutonnière périnéale seule ou combinée à l'incision

(1) *Arch. génér. de méd.*, t. VII, 1845.
(2) *In Mc Cormac s monogr.— Brit. med. J.*, 1887, t. I, p. 975 et 1081.
(3) *Corr. blatt. f. schw. aerzte,* p. 50, 15 janvier 1888.

hypogastrique et de les comparer aux résultats obtenus par cette dernière seule.

	Nombre de cas	Guérisons	Morts
Opérés par la voie périnéale seule....	6	3	3
Opérés à la fois par la voie périnéale et l'incision hypogastrique..........	5		
Opérés par l'incision hypogastrique seule...............................	7	6	1
Totaux....................	18	10	8

Presque tous les malades opérés par la voie périnéale l'ont été avant la vulgarisation des méthodes antiseptiques.

La crainte de léser le péritoine retenait les chirurgiens et on se contentait d'une étroite boutonnière au périnée par laquelle il est impossible d'atteindre la vessie, ainsi que nous l'avons déjà montré.

Dans les cinq cas où cette intervention figure combinée à la taille hypogastrique, c'est que les chirurgiens se sont vus obligés de recourir à cette dernière afin de pouvoir découvrir la lésion vésicale.

Il ne faudrait cependant pas rejeter de parti pris l'incision du périnée. Elle trouvera son indication toutes les fois que l'infiltration urineuse aura tendance à envahir cette région ou quand le malade sera porteur, comme celui de Mollière (1) d'une fracture des branches descendantes du pubis ou ascendantes de l'ischion.

Un seul opérateur, Rieder (2) a eu recours à la suture de la rupture vésicale ; comme la vessie était enflammée et que l'accident remontait déjà à deux jours, la suture lâcha et l'on dut d'éviter des complications plus sérieuses à un drainage très soigneux qui avait été établi par la voie hypogastrique.

Dans un autre cas Garré et Socin (3) ont suturé la plaie de la vessie à l'incision sus-pubienne.

---

(1) *Lyon médical*, mars 1889, p. 386.
(2) *Berl. Klin. Woch.*, n° 24, 1892.
(3) *Corresp. blatt. f. Schw. Aerzte*, 1885.

Il n'y a pas lieu de trop s'étonner de cette absence de suture, attendu qu'avec les modes d'intervention employés
jusqu'alors la suture n'était possible que lorsque la plaie
vésicale occupait la partie sous-séreuse de la face antérieure.
Elle a eu comme conséquence immédiate, la mort par infiltration d'urine de trois malades et comme conséquence éloignée
un grand retard dans la cicatrisation des plaies et le développement d'une fistule urinaire chez les opérés de Briddon (1)
et de Rose (2), fistule dont la guérison a demandé plus de six
mois.

2° *Résultats fournis par l'intervention dans les cas de ruptures
intra-péritonéales de la vessie.*

(Opérés 34, guéris 14, soit 41 0/0 ; morts 20, soit 58 0/0).

La partie la plus intéressante de nos relevés est, sans con-
tredit, celle qui a trait aux lésions de la vessie et du péritoine
en raison de leur fréquence et du rôle qu'est appelée à jouer
l'intervention dans leur thérapeutique.

Ce qui vient assombrir le pronostic dans cette variété de
rupture, c'est moins le danger d'une infiltration urineuse ou
l'existence d'une fracture du bassin, que la possibilité d'une
infection de la séreuse péritonéale. S'il s'agit d'une urine
normale et par conséquent aseptique, nous avons vu que ce
danger pouvait ne pas être immédiat. En revanche le pouvoir
absorbant du péritoine, joint à l'action toxique de l'urine
peut, dans certains cas, amener très rapidement un dénouement fatal, sans qu'à l'autopsie rien dans l'aspect de la séreuse ne permette de l'expliquer.

Mais le véritable danger réside dans l'infection. Si les
voies urinaires sont malades (uréthrite, cystite, pyélite) la
production d'une péritonite est d'autant plus à craindre que
l'urine épanchée entraîne avec elle des germes pathogènes. Il
est regrettable que dans le cours de leurs observations, tous
les opérateurs, sauf Brown, aient omis de donner ce rensei-

---

(1) *Loc. cit.*
(2) *Deutsche Zeitsch. f. chir.*, t. XXXI, p. 347, 1891.

gnement et c'est là une lacune qu'il serait désirable de voir
combler à l'avenir.

A défaut de voies urinaires primitivement ou secondairement infectées, nous avons vu que la présence de l'urine dans
le péritoine ne tardait pas à provoquer du côté viscéral de
cette séreuse une irritation assez vive pour amener des troubles du côté de l'intestin et permettre ainsi, par une sorte
d'exosmose, le passage des germes intestinaux, de l'intestin
dans le péritoine.

Pour ces différents motifs, tous les chirurgiens, à l'heure
actuelle, admettent la conclusion de Vincent, que pour être
curative, l'intervention dans les ruptures intrapéritonéales de
la vessie devra être *hâtive.*

Poussant plus loin ses investigations, Vincent avait même
posé comme règle que, passé dix heures après le traumatisme, les chances de succès allaient en diminuant d'une manière notable et il en donnait comme preuve ses échecs constants après vingt-quatre, vingt-cinq et vingt-six heures.

Le tableau ci-dessous nous montre que les faits cliniques
viennent à l'appui des faits expérimentaux.

	Nombre de cas	Guérisons	Morts
Opérés dans les douze premières heures après le traumatisme....................	13	8	5
Opérés entre douze et vingt-quatre heures.	10	3	7
Opérés deux à trois jours après..........	11	3	8
Totaux	34	14	20

Il ne faut évidemment pas accorder à ces chiffres une valeur absolue, étant donné que nombreuses sont les causes qui
peuvent en faire varier les résultats ; mais tels qu'ils sont, ils
nous indiquent, cependant, l'utilité d'une intervention
prompte si l'on veut augmenter ses chances de réussite.

Contrairement à ce que nous avons avons signalé pour les
ruptures extrapéritonéales, la suture de la déchirure a été
pratiquée dans la plupart des cas. Parmi les cinq malades
chez lesquels on a négligé de la faire, deux sont morts d'infiltration urineuse et de péritonite ; sur quatre autres, chez les-

quels on n'avait pratiqué qu'une réunion incomplète, deux sont également morts d'intoxication urineuse.

En raison de la sécurité que donnent les nombreux procédés de sutures, en usage à l'heure actuelle, nous pensons qu'on devra toujours y recourir, au moins pour la partie séreuse des parois vésicales. Si l'on craint que la fermeture complète ne soit une cause de complication, rien ne s'oppose à ce qu'on draine la vessie par sa face antérieure. L'existence d'une péritonite ne peut être une contre-indication, sauf le cas où l'état de faiblesse du malade oblige à terminer au plus vite l'opération et à se contenter du drainage.

Mortalité. — Les causes de la mortalité actuelle sont assez restreintes. Elles peuvent, du reste, se trouver associées et ce n'est que parce que l'une d'elles prend, à un moment donné, une importance plus considérable, qu'on a tendance à lui attribuer la mort du malade. Les voici classées par ordre de fréquence :

Résorption purulente...................	1
Anurie...............................	1
Hémorragie..........................	2
Péritonite...........................	8
Shock et intoxication urineuse.........	16

1° *Résorption purulente.* — La petite opérée de Symonds (1) avait été précipitée d'une hauteur de 40 pieds et présentait une double rupture intrapéritonéale. L'intervention eut lieu sept heures après l'accident, mais la suture céda par suite du sphacèle des lèvres de la plaie et, malgré une amélioration passagère, l'enfant fut emportée par des phénomènes de suppuration localisés au pourtour de la plaie vésicale et ayant envahi toute la fosse iliaque gauche.

2° *Anurie.* — Le malade de Duncan (2) avait une rupture intrapéritonéale produite par le passage d'une roue de charrette sur le ventre. Shock immédiat; opération faite vingt-deux heures après le traumatisme; pas de sutures; drainage

(1) *In Mac Cormac's monog.* et *Transact. of Clin.. Soc. Lond.* Vol. XXI, p. 228.

(2) *Lancet* 1886, t. II, p. 399.

insuffisant, alors qu'on aurait pu drainer par le périnée et l'hypogastre puisqu'on avait incisé aux deux endroits. Mort d'anurie (?) au bout de cinquante-cinq heures.

3° *Hémorrhagie.* — *a*) Bien qu'il eut suturé avec soin la plaie intrapéritonéale, Teale (1) crut devoir assurer le drainage par le périnée. Dix-neuf heures après, son opéré succombait à une hémorrhagie secondaire considérable provenant de la plaie périnéale, malgré un tamponnement très soigneux.

b) L'opéré de Thompson (2) avait sa paroi abdominale antérieure et tout le tissu cellulaire de son bassin infiltrés de sang. Une boutonnière périnéale faite douze heures après le début des accidents ne permit pas de découvrir la rupture vésicale, ni de se rendre compte de la provenance de l'hémorrhagie interne.

4° *Péritonite.* — *a*. Le malade de Willett (3) fut opéré en pleine péritonite ; les deux points inférieurs de la suture cédèrent et le malade mourut dans le coma vingt-deux heures après l'intervention.

b. Chez l'opéré de Héath (4), la suture se montre également insuffisante, ce qui amena des accidents péritonéaux qui entraînèrent la mort six jours après l'accident.

c. Il existait des signes de péritonite quand Sonnenburg (5) opéra son malade. Pas de suture; on se contente de drainer par la voie abdominale. Mort de péritonite suraiguë et d'infiltration urineuse, le quatrième jour.

d. L'opération de Keyes (6) fut faite au bout de vingt-deux heures, alors qu'il existait déjà des symptômes de péritonite ; suture de la déchirure ; mort dix-huit heures plus tard.

e. Le second malade de Briddon (7), opéré seulement le

---

(1) *In Mac Cormac's monog.*

(2) *Loc. cit.*

(3) *Loc. cit.*

(4) *Loc. cit.*

(5) *Berl. Klin. Woch.,* 1885.

(6) *N. York med. Reo.,* 1887.

(7) *Loc. cit.*

troisième jour mourut d'épuisement au bout de quatorze heures.

f. De même l'opéré de Stanton (1) fut emporté au bout de vingt-quatre heures par une péritonite suraiguë, parce qu'on avait attendu cinquante heures avant d'intervenir.

g. Le malade de Morisson (2) était atteint d'un néoplasme de la vessie, Opéré en plein collapsus et après le début de la péritonite, il fut emporté par cette dernière au bout de quatre jours.

h. Lloyd (3) intervint trente-six heures après le traumatisme et malgré des signes graves de péritonite suraiguë. Le malade mourut avant la fin de l'opération.

5° *Shock et intoxication urineuse.* — *a.* Brown et Gill (4) ne sont intervenus que le troisième jour et, bien que le malade eut un litre d'urine dans son péritoine, ils n'ont pas trouvé traces de péritonite.

La mort survint au bout de seize heures au milieu de phénomènes de shock. A l'autopsie, le péritoine n'était pas enflammé et ne contenait pas de liquide. Les autres viscères étaient sains.

b. Le malade de Bull (5) avait une rupture intrapéritonéale compliquée de fracture double du bassin et du radius.

On l'opéra au bout de treize heures, mais la suture céda, ainsi qu'on pût s'en assurer à l'autopsie en poussant une injection dans la vessie. On trouva une infiltration sanguine et urineuse dans le tissu cellulaire sous-péritonéal des deux régions iliaques et de la région lombaire droite.

c. L'enfant auquel Lyon (6) fit une boutonnière périnéale avait été violemment pressé entre la roue d'une charrette et une grosse pierre. Il était dans un profond état de collapsus au moment de l'opération et succomba cinq jours après malgré une amélioration passagère. A l'autopsie, on trouva

(1) *Indian med. Gas.*, Janvier 1889, p. 22.
(2) *Brit. med. J.,* janvier 1889, p. 26. ·
(3) *Lancet*, 6 février 1892, p. 306.
(4) *Loc. cit.*
(5) *Med. News*, p. 550, 15 novembre 1884 et *Ann. of Surg.*, 1885.
(6) *Loc. cit.*

une grande quantité de sang dans le péritoine et une désorganisation complète des parties molles du périnée. Le bassin était fracturé en deux endroits et l'un des fragments, refoulé en dedans, avait perforé la vessie.

d. Le malade d'Harrisson (1), était tombé dans une profonde tranchée et s'était fracturé l'os coxal droit. Transporté à l'hôpital en plein collapsus, on constata les signes d'une rupture de la vessie. Une large incision périnéale laissa écouler de nombreux caillots et de l'urine sanguinolente.

L'urine conserva ce caractère jusqu'à la mort du blessé survenue par épuisement, le septième jour. L'autopsie révéla que la prostate et la région du col étaient complètement séparées du reste de la vessie.

e. L'opéré de Shrady (2), avait été fortement pressé entre les roues de deux charrettes ; il présentait deux ruptures extrapéritonéales avec fracture ischiopubienne composée de sept esquilles. Opération faite vingt-quatre heures après le traumatisme, pas de suture de la vessie, on se contente de drainer par la voie abdominale au lieu de drainer en même temps par le périnée qui avait été primitivement incisé. Mort le cinquième jour consécutivement aux progrès de l'infiltration urineuse.

f. Écrasé par un éboulement de terre, le malade de Bond (3), avait une fracture du bassin qui avait sectionné le canal de l'urèthre au niveau du col de la vessie. L'opération faite seulement le troisième jour ne peut enrayer, malgré un drainage soigneux, les progrès de l'infiltration urineuse qui existait déjà et qui finit par causer la mort du malade.

g. L'opéré de Robson (4) avait une rupture extrapéritonéale avec fracture du bassin ; opération faite trois heures après le traumatisme ; pas de suture de la déchirure ; mort quelques

---

(1) *Encyclopédie internat. de chir.* t. VII, p. 8, 1892 et *Lancet*, 3 mai 1891, p. 790.

(2) *N. York. med. Journ.*, 30 octobre 1886, p. 494.

(3) *Loc. cit.*

(4) *Loc. cit.*

heures après avec des phénomènes de shock. A l'autopsie, on trouve les muscles et fascia sus-pubiens infiltrés d'urine.

h. Le malade de Arx (1) avait une fracture du pubis qui avait produit une hémorrhagie extrapéritonéale très abondante. Il succomba au shock trente-quatre heures après.

i. Fox (2) rencontra dans le péritoine un épanchement de sang et d'urine malgré une suture très soignée de la plaie vésicale, la mort survint quarante-deux heures après, causée par le shock qui était très marqué au moment de l'intervention.

j. Le malade de Morton (3) s'était fait une rupture intrapéritonéale en tombant d'un deuxième étage. Il présentait également des signes de fracture du col du fémur, opéré huit heures après, en plein collapsus, on trouve un aspect gangréneux de l'intestin et le malade meurt au bout de quarante-deux heures. Pas d'autopsie.

k. Le malade de Brown (4) était encore en état d'ivresse quand on l'opéra douze heures après s'être heurté violemment l'hypogastre contre l'encoignure d'une porte. On trouve une rupture intrapéritonéale avec une petite quantité de sérosité sanguinolente dans le péritoine. Mort de shock seize heures après, et, à l'autopsie, on constate que les points de suture sont intacts et qu'il n'existe aucun signe de péritonite.

l. W. H. Brown (5) ne put suturer la déchirure placée très en arrière. Mort onze heures après, probablement d'intoxication urineuse et de shock; pas d'autopsie.

m. Les deux opérés de Hitchcock (6) ont succombé tous les deux à des phénomènes de shock sans qu'on ait trouvé de lésions péritonéales.

n. Le malade de Reclus (7), opéré quelques heures à peine après avoir reçu un coup de pied de cheval dans le ventre,

(1) *Corresp. blatt. f. Schw. aerzte*, p. 50. 15 janvier 1888.

(2) In *Mac Carmed's monog.*

(3) *J. of. Amer. Assoc.*, 26 fév. 1887.

(4) *N. York. med. Rec.*, p. 622. Juin 1888.

(5) *Lancet*, août 1888.

(6) *Pittsburgs* med. rév. 1888.

(7) *Rev. chirurgie*, février 1890, p. 133.

succomba le surlendemain alors que tout faisait espérer une
guérison. Pas d'autopsie.

o. Le malade de Briddon (1) tamponné par une locomotive avait une fracture du bassin et une rupture extrapéritonéale.

Lors de son intervention, faite six heures après le traumatisme, Briddon n'osa pas inciser le péritoine, malgré qu'il eut
un aspect douteux. La mort survint 6 jours après au milieu
de délire et de fièvre. Bien qu'on n'ait pu faire l'autopsie, il est
probable qu'il existait des lésions intra-abdominales passées
inaperçues.

En résumé, comme on peut le voir par le rapide exposé qui
précède, la cause principale de la mort dans les ruptures
traumatiques de la vessie est l'intoxication urineuse. Chez
certains malades cette intoxication est si rapide que les blessés
succombent presque brusquement sans que l'autopsie nous
révèle de lésions autres que la plaie vésicale.

Chez d'autres, elle provoque une inflammation péritonéale,
qui met en général plusieurs jonrs à évoluer et qu'on ne peut
enrayer que par une intervention hâtive et une suture hermétique de la vessie.

Enfin, dans certains cas, particulièrement dans les traumatismes qui atteignent à la fois le squelette et la vessie,
l'urine s'infiltre dans le tissu cellulaire des régions voisines
et provoque fréquemment une inflammation septique des
foyers de fracture.

V. — INDICATIONS OPÉRATOIRES ET CONCLUSIONS.

Un malade atteint d'une rupture de la vessie est, comme
nous l'avons vu, exposé à toute une série d'accidents susceptibles d'entraîner la mort ; les cas de guérison spontanée
sont extrêmement rares et, en ce qui concerne les ruptures
intra-péritonéales en particulier, nous ne connaissons guère
que le fait de Morris qui puisse être admis sans conteste.

Dans ces conditions, nous croyons pouvoir conclure, qu'en

---

(1) *Loc. cit.*

présence d'un blessé atteint d'une rupture de la vessie et quelle que soit la variété de cette rupture, il faut avoir recours à l'intervention.

Nous avons vu, à propos des ruptures intrapéritonéales, que plus on se rapprochait du moment de l'accident et plus étaient grandes les chances de succès : cela est si vrai que certains chirurgiens recommandent de faire une incision exploratrice dès l'admission du malade à l'hôpital.

Bien qu'il n'y ait plus ainsi de problème clinique, il est évident que l'abstention systématique ne peut plus être de mise, et Bartels et Rivington nous ont montré les résultats déplorables auxquels elle était arrivée. Quant à l'abstention éventuelle qui consiste à attendre, pour agir, les symptômes d'une inflammation ou d'une infiltration urineuse, elle se base, non sur la possibilité d'une guérison, mais sur la difficulté qu'on éprouve, au début, à distinguer les cas graves des cas légers.

. D'un autre côté, nous avons vu combien était brève la période véritablement opératoire, celle qui permet de pallier aux dangers d'une hémorrhagie et surtout d'une intoxication urineuse suraiguë. Or, dans ce même laps de temps compris entre le moment de l'accident et les 6 ou 12 premières heures suivantes, les symptômes de la contusion simple et de la contusion avec complications internes sont, parfois, tellement confondus que certains chirurgiens déclarent la distinction impossible.

C'est donc par l'étude des commémoratifs, l'ensemble des symptômes présentés par le malade et surtout par un examen très attentif du bassin et de la vessie qu'on pourra très rapidement asseoir son diagnostic.

Parmi les signes qui nous paraissent les plus importants, nous ne ferons que signaler: la *douleur spéciale* ressentie au moment de l'accident; le *refroidissement cholériforme*, qui la suit et qui persiste un certain temps ; un *besoin impérieux de la miction* et que le malade *ne peut satisfaire*; *l'absence du globe vésical* en arrière du pubis et *l'absence* ou la *faible quantité* d'urines ramenées par le *cathétérisme*. Ce dernier mode

d'investigation peut, dans certains cas, nous permettre d'affirmer l'existence et le siège de la rupture, mais on ne devra
s'en servir qu'avec les plus grands ménagements.

Si, malgré l'absence d'une certitude absolue, il résulte de
l'examen du malade qu'une intervention est jugée nécessaire,
la laparotomie exploratrice faite au dessous de l'ombilic ou
bien encore l'incision sus-pubienne sont les deux seules
voies que nous puissions recommander.

Existe-t-il des contre-indications à adopter une semblable
ligne de conduite ? Nous n'en voyons guère que deux :

Au début, le *shock nerveux* peut être si intense qu'il y
aurait un réel danger à entreprendre une opération, à moins
qu'on ne se contente de faire une boutonnière pour le drainage, ce qui est insuffisant.

· Plus tard, quand les accidents d'intoxication et d'infiltration urineuses ont atteint leur summum d'étendue et d'intensité, que le malade est dans le collapsus, cyanosé, anurique
et froid, le pronostic semble des plus fâcheux et écarter, en
pareil cas, toute intervention.

CONCLUSIONS.

1º L'intervention est le seul mode de traitement des ruptures de
la vessie.

2º Pour être curative, cette intervention devra être hâtive, surtout
si la rupture est intrapéritonéale ou s'il existe une fracture du
bassin.

3º Si la rupture est intrapéritonéale, la laparotomie sera médiane
et aura pour but la suture hermétique de la vessie et, s'il y a lieu,
le drainage de la cavité abdominale.

4º Si la rupture est extrapéritonéale, on aura le choix entre l'incision médiane de la taille hypogastrique, l'incision de Trendelenburg,
le procédé d'Helferich et la symphyséotomie.

En cas de doute sur le siège de la rupture, le mieux sera de commencer par l'incision verticale.

Dans tous les cas, on devra, autant que possible, respecter le péritoine. L'ouverture de cette séreuse ne sera permise que si l'on a des
doutes au sujet de l'intégrité des viscères abdominaux.

5° Même dans la variété extrapéritonéale, la suture de la vessie devra toujours être tentée et préférée au drainage.

6° On devra se contenter, pour drainer, de la voie hypogastrique et n'inciser le périnée que dans le cas d'infiltration urineuse ou de lésions siégeant au voisinage du col.

7° Si l'on ne peut employer la suture, on drainera la vessie à l'aide des tubes-siphons et d'une sonde maintenue à demeure. L'usage de cette dernière devra, dans tous les cas, être préféré au cathétérisme.

THÈSES.

HOUEL. Th. agrég., Paris, 1857. — KLEIN. Th., Paris, 1872. — CÉROU. Th., Paris, 1877. — CHABOUREAU. Th., Paris, 1878. — MALTRAIT. Th., Lyon, 1881. — AMIET. Th., Bordeaux, 1882. — FERRATON. Th., Paris, 1883. — BARRIÈRE. Th., Bordeaux, 1886. — LESUR. Th., Paris. 1888. — DIETZ. Th., Paris, 1890. — ADDLER. Th., Paris, 1892. — ARMAND. Th., Paris, 1893. — SEXE. Th., Lyon, 1893-94.

REVUES ET TRAITÉS SPÉCIAUX.

ALBARRAN . — Traité des tumeurs de la vessie. Paris, 1891.

BARTELS. — Arch. f. klin. chir., 1878, t. XXII, p. 519 et 715.

BLUM. — Arch. génér. de méd., juillet, 1888.

CHAUVEL et NIMIER. —Traité pratique de chirurgie d'armée. Paris, 1890.

DELORME. — Traité de chirurgie de guerre. Paris, 1888-1893.

EDDLER. — Arch. f. klin. chir., 1887, t. XXXIV, 173, 343, 573, 738.

FORGUE et RECLUS. —Traité de thérapeutique chirurgicale, t. II, 1892.

HACHE. — Dict. encyclop., t. III, 5e série, p. 241.

JAMAIN. — Dict. de méd. et chir. pratiques, t. XXXIX, p. 302.

LECOUEST. — Traité de chir. d'armée. Paris, 1872.

MAC CORMAC. — Soc. méd. de Londres, 2 mai 1887.

MORTON. — J. of the Amer. med. Assoc., vol. XIV, n° 1, 4 janvier 1890, p. 1.

OTIS. — Histoire méd. chir. del a guerre de sécession, t. II, p. 263, 1876.

POLAND. — Guy's hospit. Rep. 3e séale, vol. IV, 1858.

POUSSON. — Rev. chirur., nov. 1885.

RIVINGTON. — Lancet 1881-1882 et 1883, t. II, p. 163 et Londres, 1884.

SCHLANGE. — Langenbeck's Arch. f. klin. chir., t. XLIII, fasc. 1er, p. 31.

TUFFIER. — In traité de chirurg. Duplay-Reclus; t. VII, p. 683.

CONTRIBUTION A L'ÉTUDE DE LA PHLÉBITE SYPHILITIQUE.

Par le Dr H. MENDEL,
Ancien, interne des Hôpitaux.

La phlébite syphilitique a été jusqu'ici fort peu étudiée ; cependant un certain nombre d'observations publiées tant en France qu'à l'étranger attestent que le tissu veineux n'est pas, plus qu'un autre, à l'abri de l'infection syphilitique. Toutes les veines de l'économie peuvent être atteintes ; nous ne décrirons ici que les phlébites périphériques, car c'est un fait de ce genre que nous avons eu l'heureuse chance d'observer pendant notre internat dans le service de M. le professeur Fournier ; d'autre part, nous pensons que le moment n'est pas venu d'écrire l'histoire des phlébites viscérales spécifiques, lésions encore trop mal connues.

A part une leçon de Gayraud (1) et un article de Breda (2), aucun travail d'ensemble n'a été publié sur la question. La raison de ce silence est que la phlébite syphilitique est une maladie rare ; à tel point que M. Lancereaux a pu écrire dans son *Traité d'Anatomie pathologique* : « La syphilis, qui localise spécialement ses effets sur le système lymphatique, affecte peu le système veineux ; aussi la phlébite syphilitique est-elle une affection des plus rares. Après avoir écrit qu'il n'en existait aucun cas certain dans les annales de la science ; j'ai eu connaissance d'un fait observé et publié par Dowse ». L'observation de Dowse a trait à une phlébite d'un sinus de la dure-mère.

Nous n'avons pu recueillir, en comptant notre observation personnelle, que douze faits de phlébite périphérique. Il nous semble cependant très probable que de nombreux cas de phlébite ont passé inaperçus ou ont été méconnus.

Quoi qu'il en soit, nous essaierons de déduire de nos observations la physionomie générale de cette affection.

---

(1) Gayraud. *Gazette hebd. sc. méd.*, Montpellier, 1882.
(2) Breda. *Rev. Veneta di. sc. med.*, 1889.

On peut décrire deux classes de phlébites syphilitiques correspondant aux deux grandes époques de la vérole : la phlébite *secondaire* et la phlébite *tertiaire*. La première frappe en général plusieurs veines à la fois ou successivement ; elle diffuse ses effets, et les lésions en sont peu profondes, susceptibles de régresser sous l'influence du traitement spécifique. La phlébite tertiaire se manifeste d'une manière différente : elle se cantonne à une seule veine et y produit une lésion bien plus grave.

Ces deux sortes de manifestations de la syphilis n'ont rien d'insolite : elles se conforment à la discipline générale de la vérole, qui veut que les lésions précoces soient plus légères et plus diffuses, tandis que les lésions tardives sont régionales et profondes. Les éruptions cutanées offrent de magnifiques exemples de cette loi.

I

La phlébite syphilitique secondaire est une affection rare, puisque en comptant notre propre cas, nous n'avons pu en réunir que dix. Encore, l'observation publiée par notre collègue Cautru (1) ne nous semble-t-elle pas inattaquable.

La phlébite apparaît — d'après nos observations — entre vingt-huit jours et deux ans après l'infection. Aucune étiologie nette ne peut être invoquée. Sur les dix malades dont on lira plus loin les observations, neuf ont été atteints subitement ; ils avaient gardé la chambre, et rien dans leur manière de vivre n'avait pu appeler une phlébite. Le malade que nous avons eu l'occasion d'observer (obs. 1) semble faire exception à cette manière de voir, car il a vu débuter son affection à la suite d'efforts physiques.

Cautru invoque pour son malade (obs. IV) une pathogénie spéciale. Que notre excellent collègue nous permette de discuter son observation. Le malade fut atteint, dix-huit jours après le chancre, d'une récidive de rhumatisme articulaire

---

(1) Cautru. Sur un cas de phlébite observé chez un syphilitique durant la période des accidents secondaires. *France médicale*, janvier 1892.

aigu, et c'est au milieu de cette dernière affection qu'il présenta une phlébite des deux saphènes internes : cette affection disparut en une quinzaine de jours. Ici, à notre avis, se dresse une question insoluble : dans la genèse de cette phlébite, quelle part revient au rhumatisme et quelle part revient à la syphilis ? Certes la phlébite rhumatismale n'est pas fréquente, cependant on l'observe plus souvent que la phlébite syphilitique.

D'ailleurs la phlébite rhumatismale appartient à la convalescence ou au déclin du rhumatisme articulaire aigu, ou bien au rhumatisme subaigu. Sa localisation se fait de préférence sur les membres inférieurs (1). Nous ne nous chargerons pas de décider si Cautru a eu affaire à une phlébite syphilitique ou à une phlébite simplement rhumatismale.

Les malades ont de 20 à 33 ans : c'est là en effet l'âge le plus habituel de la syphilis secondaire.

Suivant nos observations, les femmes sont beaucoup moins atteintes que les hommes, puisque nous n'avons que deux femmes atteintes de phlébite secondaire sur dix cas.

Le siège constant de ce genre de phlébite a été représenté par les veines des membres. Cinq fois les membres supérieurs ont été atteints, huit fois les membres inférieurs. Il se peut que les veines profondes soient quelquefois prises, on a même toutes les raisons de le croire dans le cas de Breda (obs. II), dans celui de Mauriac (obs. III) et dans celui de Greenhow (obs. VII). En l'absence d'autopsies, on est en droit de le supposer dans ces trois faits, où l'on observa du gonflement, de la rougeur et de la douleur des extrémités correspondantes.

Dans les autres observations, on put aisément constater la lésion des veines superficielles. Voici le tableau général qu'on peut tracer de l'affection. La phlébite se révèle d'abord par une congestion assez intense de la région, ou par des traînées rouges correspondant exactement au trajet ou à un segment du trajet d'une veine. La région est douloureuse, et les mouvements en réveillent la douleur. A ce moment, on

_____

(1) Schmitt. De la Phlébite rhumatismale, thèse de Paris 1884.

peut percevoir à la palpation l'existence d'un cordon dur, moniliforme, roulant sous le doigt, douloureux. Ce cordon est sous-cutané : en pinçant la peau entre le pouce et l'index, on peut le saisir et constater sa grande dureté, ainsi que son indépendance vis-à-vis des tissus voisins. Cette manœuvre doit se pratiquer avec précaution, en raison de la possibilité d'une embolie. Ce cordon répond exactement à la situation anatomique connue d'une veine superficielle. Une veine peut être atteinte sur une étendue de 3 à 4 centimètres de longueur ; d'autre part un grand vaisseau, comme la saphène interne, peut être envahi entièrement, comme nous le signalons dans notre observation personnelle.

Les veines atteintes sont encore perméables le plus souvent, fait dont on peut s'assurer en comprimant un membre à sa racine : on voit alors les veines atteintes saillir et se gonfler. La marche de l'affection est simple en général. Apparition un peu bruyante de la phlébite, période d'état avec induration persistante des veines lésées et disparition progressive — quelquefois très lente — de l'induration, sous l'influence du traitement spécifique.

La durée de la phlébite secondaire a varié de quinze jours (obs. IX) à trois mois (obs. VI) ; dans le cas de Mauriac (obs. III), il y eut un envahissement des veines en plusieurs étapes et la maladie se prolongea davantage. Dans notre propre cas (obs. I) l'affection n'a pas complètement disparu au bout de six mois.

Nous avons eu l'occasion d'observer dans ce cas une récidive nette des phlébites. La seconde atteinte se produisait environ un mois après la guérison de la première : elle semble avoir eu pour cause un surmenage physique. En effet, avant d'être atteint pour la première fois, J... était garçon charcutier ; on l'employait surtout à hacher de la viande : les membres supérieurs furent affectés un peu plus sérieusement que les jambes. Après un repos prolongé à l'hôpital, presque entièrement guéri, notre malade trouva une place de garçon de magasin ; le travail était plus dur et il fut obligé de cirer le parquet. Au bout de huit jours, la récidive était complète et cette fois, les membres inférieurs et les membres supérieurs étaient atteints au même degré.

Lors de la première atteinte, la saphène interne droite était seule affectée : au moment de la récidive, les deux saphènes internes et les deux saphènes externes furent transformées en cordons durs et douloureux.

On ne peut pas dire que le diagnostic de phlébite soit difficile à poser, mais c'est cependant par une erreur de diagnostic que cette affection est méconnue le plus souvent, à notre avis. Lorsqu'on découvre le long d'un membre, sur le trajet d'un faisceau vasculo-nerveux, des indurations allongées, moniliformes, on pense d'abord à une lymphangite. En effet, le système lymphatique n'est-il pas le plus manifestement atteint dans la vérole? De plus, la lymphangite syphilitique secondaire n'est pas très rare. M. le professeur Fournier a bien voulu nous communiquer l'observation suivante, qui rapporte l'histoire d'une lymphangite secondaire. Nous sommes heureux de pouvoir mettre en relief les analogies nombreuses qui existent entre le tableau de la phlébite et celui de la lymphangite.

A..., sculpteur, âgé de de 47 ans, se présente le 18 août 1892 à la consultation de M. le professeur Fournier; il a vu apparaître, il y a quatre jours, une éruption disséminée sur le tronc et les cuisses. Cette éruption est une roséole syphilitique : le chancre peut être retrouvé sur le scrotum à gauche en arrière. Le 1er septembre, apparition de syphilides palmaires.

Le 1er novembre 1892, le malade, qui continuait à exercer sa profession de sculpteur et à manier de la terre glaise, présenta une onyxis légère du pouce droit. Cette onyxis empira peu à peu; le 5 mars l'ongle était décollé et il se produisait une légère suppuration. La lésion de l'ongle se prolongea jusqu'au commencement d'octobre. A ce moment, le malade présenta une affection singulière, constituée par cinq ou six nodosités fermes sous-cutanées, situées à la face antérieure de l'avant-bras, et se prolongeant jusqu'à la saignée en ligne droite. Chaque nodosité avait le diamètre d'une pièce de vingt centimes et faisait une saillie assez notable. M. le professeur Fournier pensa à une phlébite secondaire, car on peut voir que la lésion ressemble assez notablement à celle que nous décrivons plus haut.

Voici les raisons qui lui firent exclure le diagnostic de phlébite :

1° Le cordon noueux ne pouvait être que la veine radiale superficielle ; or, au coude, cette veine suit un tout autre trajet que celui du cordon.

2° A côté du cordon on percevait nettement la veine radiale superficielle.

3° Le cordon noueux conduisait jusqu'au ganglion sus-épitrochléen, Enfin l'épreuve de la compression du membre à sa racine, produisait de la turgescence des veines superficielles, sans influencer le cordon pathologique.

L'hypothèse d'une phlébite écartée, on ne pouvait plus penser qu'à une lymphangite : c'est à ce diagnostic que s'arrête M. Fournier.

D'ailleurs, cette affection ne fut pas de longue durée : l'ongle se guérit et, dès le 18 octobre, les nodosités de l'avant-bras diminuèrent. Elles avaient disparu le 6 novembre.

On voit donc par cette intéressante observation que le diagnostic entre la phlébite et la lymphangite secondaires n'est pas toujours facile et que les lésions doivent être étudiées de près. On se basera, comme dans la très instructive observation de M. le professeur Fournier, sur la situation anatomique connue de la veine et sur l'influence de la compression du membre sur le cordon pathologique.

Le diagnostic pathogénique est bien plus épineux que le diagnostic anatomique : les observateurs ont hésité la plupart du temps à prononcer le mot de phlébite syphilitique. C'est ainsi qu'à la fin de son observation, Mauriac s'exprime ainsi : « Rien ne put m'expliquer cette succession de phlébites et de tromboses spontanées qui semblaient résulter d'une sorte de dyscrasie veineuse, née sous l'influence de la syphilis. » Breda hésita aussi : il pensa à une phlébite syphilitique, par exclusion de la phlébite rhumatismale et de la phlébite spontanée ; la guérison de ces accidents, coïncidant avec ceux de la peau, sous l'influence du traitement spécifique, corrobora son opinion. Cautru, pour accoutumer l'esprit à l'idée de phlébite spécifique, se demande pourquoi la syphilis, qui frappe si sévèrement les artères, épargnerait les veines.

En somme, en présence d'une affection rare et peu décrite, les auteurs se défient d'eux-mêmes et ne prononcent que par exclusion le nom de phlébite syphilitique.

C'est aussi par exclusion, et après examen des différents cas que nous affirmons l'existence de la phlébite secondaire. Il faut une cause à cette affection et, dans tous nos faits, la seule étiologie possible n'est-elle pas la syphilis, infection universelle de l'organisme?

L'étude des lésions de cette phlébite n'ayant pas encore été faite, nous nous sommes décidé à réséquer sur notre malade consentant, un fragment d'une des veines superficielle du bras les plus typiques. Voici les résultats de l'examen histologique de ce fragment, examen pratiqué par notre excellent ami, M. le Dr Lion, chef de clinique médicale à la Faculté.

La lumière du vaisseau est complètement oblitérée par un caillot organisé presque en totalité. Sur les parties latérales ce caillot, rétracté par l'alcool, s'est séparé de la paroi interne de la veine : il ne reste en contact avec cette dernière que sur deux points diamétralement opposés. Sur l'un d'eux, il se continue avec la paroi veineuse par un véritable pédicule très étroit — pédicule qui, sur certaines préparations, est double. Sur l'autre point, il est difficile de dire s'il y a plus que contact et s'il existe une adhérence réelle entre le caillot et la veine. En ce point, une partie qui constitue environ un cinquième de l'étendue totale du caillot est constituée par une sorte de tissu aréolaire dont les mailles, les unes très petites, les autres, en moins grand nombre, considérables, sont limitées par des travées cellulaires, minces, contenant peu de noyaux et dont les lumières sont remplies de sang vivant. Une mince bande fibrillaire limite tout à fait à la périphérie du caillot les espaces remplis de sang et c'est elle qui entre en contact avec l'endothélium vasculaire. Cet endothélium, du reste, semble ici plus sain que partout ailleurs, ce qui fait repousser l'idée d'une adhérence véritable.

Le pédicule est comme formé par le prolongement des cellules plates de la tunique interne qui se dévient obliquement vers la lumière de la veine, en un tissu dense. La plus grande partie du caillot organisé est constituée par des cellules plates à noyaux allongés orientées un peu dans tous les sens. Au milieu de ce tissu, on trouve par endroits des amas de petits blocs jaunâtres, qui sont à n'en pas douter formées par la matière colorante du sang en voie de régression.

Par places, mais plus particulièrement dans le voisinage du pédicule, on voit des fentes étroites et anastomosées bordées de cellules plates, et en d'autres points des lumières bordées de cellules plates en couches concentriques qui sont, comme le démontrent les globules rouges, placés dans certains d'entre eux, des vaisseaux déjà organisés.

Les tuniques veineuses sont dans un état qui varie avec les points qu'on observe : la tunique externe présente une congestion très intense au niveau du point d'insertion des pédicules. Partout ailleurs, elle paraît normale.

La tunique moyenne n'offre pas d'altération appréciable. Les fibres musculaires sont très nettes et ce n'est qu'au point d'insertion du pédicule qu'elles sont un peu plus épaisses, sans qu'on puisse attribuer cet épaississement à autre chose qu'à un peu d'œdème.

La tunique interne paraît absolument saine dans près de la moitié de la lumière de la veine et surtout au niveau des points diamétralement opposés au pédicule. Dans le reste de son étendue, elle présente un épaississement avec des altérations cellulaires, du reste peu considérables. Le passage de la région saine à la région malade se fait d'un autre côté par une sorte de rehaussement de la paroi ; de l'autre il s'est produit une sorte d'encoche, de la hauteur de la tunique interne.

Les cellules qui constituent la tunique sont dans ces points arrondis, d'une forme irrégulière : elles ont perdu dans ces points leur aspect plat et leur disposition parallèle. Elles sont dè plus augmentées de nombre, ce qui donne à la tunique une épaisseur quadruple ou même quintuple de l'épaisseur normale. A la surface, les cellules endothéliales sont gonflées avec un ou deux prolongements dont certains sont dirigés vers la périphérie, les autres transversalement. Au niveau du pédicule, ce sont les cellules plates de la tunique interne qui font tous les frais de la néoformation, sans que le processus irritatif pénètre ici, pas plus qu'ailleurs dans la tunique moyenne.

De cet examen histologique, il semble résulter que le fragment veineux réséqué n'était pas le siège de la lésion syphilitique proprement dite. La description que nous avons faite se rapporte en effet à des lésions banales, comme il s'en produit dans une veine obstruée par un caillot. Ceci n'a pas lieu de nous étonner puisque l'on sait que les lésions vasculaires syphilitiques sont des lésions vasculaires disséminées au hasard ; nous n'avons pas eu la bonne fortune de tomber sur un des segments atteints de la lésion spécifique.

Le pronostic de la phlébite syphilitique secondaire est d'ordinaire assez bénin. Il peut cependant survenir des récidives, suivies d'induration persistante du tissu veineux Quoique aucune embolie n'ait été signalée, on doit en prévoir la possibilité. Cette éventualité est de nature à assombrir notablement le pronostic.

Quant au traitement, c'est celui de la syphilis secondaire sous ses différentes formes : les frictions mercurielles *in situ* semblent indiquées. De plus, étant donnée l'infiltration des parois veineuses, nous pensons que l'iodure de potassium est de mise dans ces cas.

II

Ainsi que nous l'avons dit, la *phlébite tertiaire* présente un tout autre aspect que la phlébite secondaire. Cette dernière est une phlébite véritable, l'autre peut être considérée comme *gomme veineuse*. C'est du moins sous cet aspect que la phlébite tertiaire s'est présentée à deux reprises à Langenbeck (1).

(1) Langenbeck. *Archiv. f. Klin. Chirurgie*, 1881.

Nous ne pouvons citer que cet auteur, car lui seul, a notre connaissance, a observé cet affection. Voici ses deux faits.

Dans les premiers cas (obs. XI), il s'agissait d'une femme de 50 ans, portant sur le côté droit du cou, au niveau du cartilage cricoïde, une tumeur ferme et douloureuse, adhérente à la peau et au sterno-cléido-mastoïdien. On posa le diagnostic de carcinome et une intervention chirurgicale fut décidée. L'opération montra que cette tumeur, sans connexion avec la carotide, adhérait intimement, au contraire, à la veine jugulaire externe. On fut obligé de réséquer une portion de ce vaisseau pour pouvoir enlever le néoplasme. La veine était envahie par un thrombus adhérent. La tumeur, examinée au microscope, était constituée par du tissu embryonnaire.

La malade, qui avait nié la syphilis, présentait, dès l'année suivante, des lésions tertiaires manifestes.

Le second fait de Langenbeck (obs. XII) est fort analogue au premier.

Une femme de 42 ans, ayant présenté une éruption généralisée, et ayant perdu ses cheveux très abondamment quatre années auparavant, vint consulter l'auteur pour une tumeur dure, douloureuse, grosse comme le poing, située au-dessus du ligament de Poupart du côté gauche. Le diagnostic hésita entre un sarcome et un carcinome : enfin, une opération chirurgicale fut décidée. On put alors se rendre compte que la tumeur adhérait intimement à la veine et à l'artère fémorale. Dans l'impossibilité de réséquer ces deux gros vaisseaux chez une femme déjà affaiblie, on laissa en place toute la partie de la tumeur qui les entourait.

La structure du néoplasme enlevée fut trouvée analogue à celle de la tumeur précédente. Elle consistait en effet en un stroma fibreux, contenant un tissu embryonnaire. La veine était dégénérée et envahie par un thrombus adhérent.

Il est fort difficile de tracer l'histoire de la gomme veineuse en général d'après ces deux observations; étant donné la difficulté extrême du diagnostic dans ces cas, on ne peut s'empêcher de penser que nombre de cas analogues ont été méconnus même après avoir été opérés.

L'importance pratique de ce diagnostic serait pourtant des plus grandes; car dans les deux seuls cas que nous connaissions, l'iodure de potassium aurait probablement pu faire disparaître ces tumeurs, sans qu'on ait eu besoin de recourir à des opérations quelquefois assez chanceuses, puisque Langenbeck perdit sa seconde malade de pyohémie.

OBSERVATION I (personnelle).

J.. (Ferdinand) âgé de 22 ans, entra le 2 juillet 1893 dans le service de notre maître, M. le professeur Fournier. Il était alors en pleine syphilis secondaire. Le chancre initial était apparu à la verge, le 20 mai ; on pouvait voir sa cicatrice très nettement lors de l'entrée du malade à l'hôpital ; le bubon satellite était encore très manifeste. A ce moment, J... était couvert d'une syphilide ulcéreuse superficielle généralisée.

A la fin du mois de juin, — soit un mois après l'infection — à la suite de fatigues, le malade avait ressenti une douleur localisée à la partie supérieure et interne de la jambe gauche. En cette région, où la peau était rouge et tuméfiée, J... avait pu sentir à la palpation deux petites tumeurs voisines, grosses comme des noisettes. Au moment de son entrée à l'hôpital, des lésions analogues étaient apparues sur différents points du corps. Voici ce que nous observâmes :

A la jambe gauche, reliquat de la première lésion. La peau est maintenant normale, mais on sent nettement à la palpation deux petites nodosités, un peu douloureuses, reliées par un cordon dur très court. L'existence simultanée de phlébites nous éclaira sur le diagnostic de cette petite lésion.

A la jambe droite, on pouvait sentir nettement l'existence d'un cordon dur, cylindrique, moniliforme par places, roulant sous le doigt, correspondant à la situation connue de la saphène interne. Mais il est intéressant de remarquer que cette veine n'était pas atteinte dans la totalité de son trajet. L'induration était manifeste au niveau de la malléole interne, dans une étendue de 4 à 5 centimètres ; elle ne reparaissait qu'à un travers de doigt au-dessus du genou, et continuait alors jusque dans la région inguinale.

Au bras gauche la médiane basilique et la médiane céphalique étaient atteintes de même. La première était indurée dans toute la région du coude, soit sur une longueur de 10 à 12 centimètres; elle présentait, sur son trajet, trois petits renflements sphériques, qui correspondaient vraisemblablement à des valvules. La médiane céphalique était atteinte de la même façon; en un point de son trajet, où l'on pouvait voir l'anastomose d'une veine superficielle, le calibre de la veine indurée se renflait visiblement.

Au bras droit, la veine céphalique seulement était atteinte de phlébite; on la sentait notablement indurée au niveau du tiers moyen du bras.

Au moment de notre examen, les régions atteintes étaient douloureuses à l'occasion des mouvements et à la palpation ; la peau était saine au niveau des veines atteintes. Mais le malade nous dit fort nettement qu'à l'apparition des lésions, chacune des régions malades avait présenté pendant quelques jours ; de la rougeur diffuse, et des traînées congestives correspondant au trajet des phlébites. A aucun moment il n'y eut de gonflement.

Notre malade fut soumis au traitement spécifique, il prit par jour 0 gr. 10 de protoiodure de mercure et 3 grammes d'iodure de potassium. L'état resta stationnaire jusqu'au milieu du mois de septembre environ. A ce moment on sentit l'induration diminuer insensiblement, en même temps que la palpation ne réveillait plus aucune douleur.

27 septembre. Au bras gauche, l'induration de la veine médiane céphalique n'existe plus qu'au-dessous de l'articulation du coude, dans une étendue de 4 à 5 centimètres. La médiane basilique est normale. Le bras droit ne présente plus de phlébite.

A la cuisse droite, on ne perçoit plus, dans le tiers moyen, qu'une faible induration de la saphène interne.

8 octobre. Le malade, sorti de l'hôpital, a trouvé une place de garçon de magasin ; il a frotté et ciré le parquet. Lorsqu'il se représente à nous, nous constatons une récidive généralisée de ses phlébites. Cette fois, l'atteinte est plus sévère. Il n'y a ni rougeur ni œdème, mais on peut constater à la palpation que toutes les veines superficielles des membres, sauf celles de la main, sont indurées. Aux deux membres inférieurs, la saphène interne depuis la malléole jusqu'à l'aine sont prises. Les saphènes externes sont également transformées en cordons durs.

Le membre inférieur gauche, qui avait été à peu près épargné lors de la première atteinte, est actuellement frappé au même degré que le membre inférieur droit.

12 octobre. Même état.

20 octobre. Même état.

1ᵉʳ novembre. Les veines superficielles du bras sont plus souples et moins dures. Aux membres inférieurs, même état.

10 novembre. Presque toutes les veines des membres inférieurs sont actuellement normales. Au membre inférieur gauche, la saphène externe a retrouvé sa souplesse ordinaire. La saphène interne est moins indurée. Au membre droit, la saphène externe est plus souple, la saphène interne garde sa dureté.

Observation II (Breda) (1).

Une paysanne de 28 ans fut infectée par un nourrisson, qui lui donna un chancre du sein. A son entrée dans la clinique de Breda, elle présentait des plaques muqueuses aux grands lèvres et sur les bords de la langue ; elle se plaignait de douleurs dans le cou ainsi qu'au bras et à la jambe gauche : cette dernière était le siège d'un œdème notable. La malade avait la fièvre et ne pouvait ni marcher, ni se tenir debout. Au bout de quinze jours, on constatait de l'œdème du pied droit et des deux mains; les mouvements des bras étaient douloureux.

On nota alors au niveau de la veine saphène interne gauche, de la basilique, de la céphalique et de la médiane du même côté les lésions suivantes : ces veines sont rigides, épaisses, douloureuses au toucher. L'état s'améliora peu à peu par l'administration de sublimé et d'iodure de potassium. Elle put même quitter la clinique au bout de deux mois et les phlébites ne récidivèrent pas.

Breda pensa à une phlébite syphilitique, par exclusion de la phlébite rhumatismale et de la phlébite spontanée. La guérison de ces accidents, coïncidant avec ceux de la peau, sous l'influence du traitement spécifique, corrobora cette opinion.

Observation III (Mauriac) (2).

M. B. (Charles), âgé de 20 ans, d'une magnifique santé et n'ayant jamais eu aucune maladie locale ou générale, constitutionnelle ou acquise, contracta une balano-posthite infectante, suivie d'une syphilide généralisée, à larges papules plates et de quelques plaques muqueuses. La santé resta très bonne. Il ne se produisait ni phénomènes rhumatismaux ni accidents nerveux, et la syphilis, quoique sévère ne suscita aucune manifestation diathésique en dehors d'elle. Traitement par les frictions auxquelles il fallut bientôt renoncer à cause

---

(1) Breda. *Revista veneta di scienze mediche*, 1889.

(2) Mauriac. Syphilis tertiaire et syphilis héréditaire, p. 832.

de la stomatite. Il ne donnait pas du reste les bons résultats que j'en attendais, et j'eus recours à la liqueur de van Swieten.

Vers la troisième semaine de la syphilis (deuxième mois du chancre) le malade qui restait tranquillement dans sa chambre payante à l'hôpital du Midi, et marchait fort peu, ressentit une douleur assez vive dans le mollet de la jambe droite qui devint peu de temps après dure et enflée, au point que la station debout était presque impossible. Je ne sentis aucune veine oblitérée mais je soupçonnai quelque phlébite profonde avec thrombose. Aucune cause interne, externe, occasionnelle ou dyscrasique, autre que la syphilis, ne pouvait l'expliquer.

Cette affection veineuse n'était pas encore guérie; l'état syphilitique s'améliorait peu à peu lorsque, deux mois après, des douleurs se manifestèrent dans le bras droit. En le palpant, je constatai que les veines sous-cutanées, sur sa face interne, étaient oblitérées, dures, douloureuses, avec des traînées rouges de la peau sur le trajet. La phlébite avec thrombose était évidente. Elle s'accompagnait d'un engourdissement et surtout d'un œdème très considérable de tout le membre correspondant.

L'embonpoint n'avait pas diminué, la santé restait toujours très bonne. Le malade sortit sans être guéri complètement, ni de sa syphilis, ni de ses deux phlébites. Mais il revint au bout d'un mois (cinquième mois du chancre), pris de douleurs qui occupaient cette fois la cuisse du côté droit. La phlébite n'y était pas douteuse, car sur sa face interne, existaient, depuis le genou jusqu'à l'aine, des traînées rouges de la peau, au-dessous desquelles on sentait de gros cordons durs, monoliformes, provenant de la thrombose des veines sous-cutanées. Repos, cataplasme, bains. Au bout de huit jours, disparition des phénomènes aigus, mais persistance de l'œdème sur les membres inférieurs, et de la coloration foncée du tégument. Rien ne put m'expliquer cette succession de phlébites et de thromboses spontanées qui semblaient résulter d'une sorte de dyscrasie veineuse née sous l'influence de la diathèse syphilitique. Plus tard, ce malade eut des crampes dans la jambe gauche et une douleur dans le creux poplité. Je n'y sentis pas d'induration veineuse.

Les phlébites, les thromboses, et les œdèmes disparurent à la longue. Au bout de six mois, il n'en existait plus trace.

Observation IV (Cautru) (1).

D... (Charles), journalier, 22 ans, tempérament nerveux, entré à l'hôpital Saint-Antoine, le 14 février 1891, salle Axenfeld n° 19.

On note dans les antécédents du malade une fièvre typhoïde en 1886 et une attaque de rhumatisme articulaire en 1888.

Le 2 février 1891 D. se présente à la consultation de l'hôpital de la Pitié pour un mal de gorge avec légère céphalée, survenue sans frissons ni fièvre. On lui prescrit des pilules de protoiodure d'hydrargyre et une potion à l'iodure de potassium. Sur l'influence de ce traitement, une amélioration rapide s'est produite.

Le 12 février, réapparition des mêmes symptômes, accompagnés cette fois de frissons et de fièvre.

Il se présente alors à l'hôpital Saint-Antoine, où il est admis d'urgence le 14 février.

A l'examen du malade, on constate : hypertrophie des amygdales avec dépôts blanchâtres, adénopathie sous-maxillaire. De plus chancre induré de la lèvre supérieure et roséole. On institue le traitement spécifique.

A ce moment (20 février), le malade est repris d'une attaque de rhumatisme articulaire aigu, affectant particulièrement les poignets et les coudes. Tuméfaction des tissus péri-articulaires, surtout du côté gauche. T. 39°. On prescrit : salicylate de soude 4 grammes.

Le 22. Légère amélioration. Mais on observe de chaque côté, à la face interne des cuisses, immédiatement au-dessus du condyle du fémur, une rougeur diffuse avec tuméfaction douloureuse.

Le 23. Douleurs disséminées à toute l'étendue des deux membres inférieurs et rendant tout mouvement impossible, les douleurs sont localisées, non pas aux articulations, mais à la face interne des cuisses. T. 39°3.

Le 24. La lymphangite a en partie disparu, mais on constate l'existence d'un cordon dur, très douloureux, inégal, rouge sombre, sur le trajet des veines saphènes internes.

Ces phénomènes sont plus accusés à gauche qu'à droite. En somme nous avons affaire à une phlébite des deux saphènes internes. On continue le traitement mercuriel.

Le 28. Les douleurs de rhumatisme ont disparu. La phlébite ne persiste plus que du côté gauche, la fièvre est tombée.

---

(1) Cautru. Sur un cas de phlébite observé chez un syphilitique durant la période des accidents secondaires. *France médicale*, janvier 1892.

Le 15 mars. Plus de traces de phlébite.

Le 22. Le malade se lève. Il ne ressent plus aucune douleur dans les jambes.

Ne sommes-nous pas en droit de mettre sur le compte de l'infection syphilitique le retour du rhumatisme et surtout l'apparition de la phlébite ?

OBSERVATION V (Gayraud) (1).

Le nommé D..., âgé de 31 ans, tanneur, entre le 1er mars 1882 à l'Hôtel-Dieu St-Eloi, porteur d'un chancre de la verge dont le début remonte à trois mois environ. Vers le 27 avril, apparition des symptômes secondaires; administration du traitement classique.

Le 7 juillet, le malade se plaint d'éprouver depuis la veille, dans le membre inférieur gauche, une vive douleur survenue sans cause appréciable. Il lui est impossible de se tenir debout. En examinant la partie inférieure et interne de la cuisse immédiatement au-dessus du genou, on y voit une rougeur diffuse et une tuméfaction douloureuse au-dessous de laquelle la palpation fait découvrir un cordon dur et volumineux de 12 centimètres environ de longueur. Au-dessus de ce point, la peau présente sa coloration normale.

Le surlendemain, la douleur est moindre, le gonflement est plus circonscrit, mais tout le long de la partie interne de la cuisse on sent un cordon dur, très volumineux, situé sous la peau, à la place de la saphène interne et se prolongeant jusqu'à l'abouchement de cette veine dans la veine fémorale. Toute cette région est le siège de douleurs très supportables qu'exaspèrent la pression ou les mouvements au-dessus du tiers inférieur de la cuisse; la peau présente sa coloration normale. Sous l'influence du traitement mis en usage (repos au lit, frictions avec l'onguent napolitain belladoné, cataplasmes, pilules Dupuytren), l'engorgement se résout peu à peu, en commençant par les parties atteintes en dernier lieu, c'est-à-dire par la partie supérieure de la cuisse ; à la partie inférieure on sent encore pendant quelque temps un empâtement circonscrit. Dès le 26 juillet, le malade se lève sans éprouver de douleurs, et vers le 15 août, tout symptôme de phlébite a disparu.

OBSERVATION VI (Gayraud) (2).

Le nommé C..., âgé de 23 ans, eut rapport au mois d'août 1880 avec

---

(1) Gayraud. *Gaz. hebd. sc. méd. de Montpellier*, 1882, n° 13.

(2) Gayraud. *Gaz. hebd. des sc. médicales de Montpellier*, 1882, n° 13.

une femme suspecte. Pendant le voyage très pénible qu'il fit ensuite
dans le sud oranais, il dut se mettre trois fois dans l'eau jusqu'à la
ceinture. Vingt jours seulement après son départ, il s'aperçut de
l'existence d'une petite ulcération à la base du gland. Il entra alors
à l'hôpital. Pendant son séjour, il fut atteint de rhumatisme articulaire avec gonflement des genoux. Chancre et rhumatisme guérirent
en moins d'un mois.

Revenu en France, le malade fit un premier séjour à l'Hôtel-Dieu
St-Eloi ; à cette époque il présentait de la roséole, des adénopathies
cervicales, de l'angine et de la laryngite spécifiques. Sous l'influence
du traitement, ces manifestations s'amendèrent et le malade put
quitter l'hôpital. Mais quelques jours après, de nouvelles poussées
l'y ramenèrent, le 31 mai 1881.

Le 12 juin, sans cause appréciable, survient une fièvre intense qui
oblige le malade à garder le lit. La langue est sale ; le malade se
plaint de dyspnée. On ordonne un vomitif : le lendemain la fièvre
est presque nulle. A ce moment, C... attire l'attention sur une douleur
qu'il éprouve à la partie interne du bras droit, en arrière du biceps.
Toute cette région est un peu rouge et légèrement tuméfiée ; la douleur est assez vive pour rendre impossible l'examen par la palpation.
Dans la pensée qu'il se développe une lymphangite, on prescrit des
frictions *loco dolente* avec l'onguent napolitain belladoné. Le surlendemain, à la visite, on constate la diminution de la douleur et du
gonflement, à la partie interne du bras droit ; du pli du coude jusqu'à la partie inférieure de la région axillaire, s'étend au-dessous de
la peau un cordon dur, sans nodosités, du volume d'une plume de
corbeau, situé en avant de l'artère humérale, très douloureux à la
pression. Pas d'œdème de l'avant-bras ; aucun engorgement des ganglions axillaires ni du ganglion épitrochléen.

On diagnostique une phlébite adhésive de la veine basilique. Les
frictions mercurielles sont continuées et on reprend le traitement
spécifique, suspendu depuis quelques jours. Peu à peu, la douleur
diminue, le cordon devient de moins en moins volumineux et le
8 septembre, jour où le malade quitte l'hôpital, il n'en reste plus aucune trace.

OBSERVATION VII (Greenhow) (1).

F. J..., âgé de 33 ans, négociant, vint me consulter en 1870 : il était

---

(1) Greenhow. Transactions of the clinical society of London, vol. VI,
p. 143.

atteint à cette époque de tuberculose du sommet du poumon droit et d'une syphilis toute récente. Il présentait en même temps des macules cuivrées sur le dos et la poitrine. Je lui prescrivis du sirop d'iodure de fer, de l'iodure de potassium et de l'huile de foie de morue : en un an, il se rétablit presque complètement.

Vers la fin de l'année 1872, il revint me voir. Il se plaignait d'insomnie, d'anorexie et de douleurs dans le dos et les membres. Il portait une éruption rupioïde à la jambe droite. Il ressentait en même temps une certaine raideur dans les mollets et les cuisses.

Le 4 janvier, le malade présenta dans les muscles des mollets plusieurs petites tumeurs douloureuses ; on notait une tumeur semblable au-dessous de l'angle de la mâchoire à droite.

11 janvier. L'état est amélioré : les mollets sont moins douloureux ; la petite tumeur de la mâchoire est fluctuante : on l'incise.

Les veines superficielles du membre inférieur droit sont atteintes : elles ont l'aspect de cordes dures ; le membre est gonflé et douloureux. Au bout de quelques jours, cet état s'amenda. Cependant le 3 février suivant, quoique les veines de la jambe droite fussent presque normales, celles de la cuisse du même côté étaient toujours indurées et encore douloureuses ; les veines superficielles de la jambe gauche étaient atteintes de même.

Grâce au repos et au traitement spécifique, le malade était complètement guéri le 1er mars.

OBSERVATION VIII (Gosselin) (1).

Le 2 septembre 1870 est entré au n° 1 de la salle Sainte-Vierge un jeune homme de 25 ans, qui, trois mois et demi après un chancre induré, présentait sur les cuisses, le ventre, le dos et les bras, une syphilide vésiculo-papuleuse incontestable et, de plus, quelques tumeurs sous-cutanées mollasses, récentes, grosses comme des pois ou un peu plus qui nous ont paru être des gommes à l'état de crudité. Il y avait, en un mot, un mélange d'accidents secondaires et d'accidents tertiaires. J'ai constaté de plus, sur les deux jambes, trois indurations allongées, sous-cutanées, deux sur la jambe droite, la troisième sur la gauche. Elles correspondaient à la veine saphène interne, ou à l'une de ses branches collatérales, avaient de 3 à 5 centimètres de longueur et étaient douloureuses à la pression. Trois semaines après l'administration de la liqueur de van Zwieten

---

(1) Gosselin. Clinique chirurgicale de la Charité, tome III.

(une cuillerée à bouche tous les matins), et de l'iodure de potassium
à la dose de 1 à 2 grammes, toutes les indurations allongées
avaient disparu en même temps que les gommes sous-cutanées, bien
que la syphilide persistât encore.

OBSERVATION IX (Gosselin) (1).

Une jeune fille de 25 ans se plaint d'une douleur de la jambe
gauche, avec difficulté de la marche produite par cette douleur, et
par l'impossibilité d'étendre complètement le genou. Rien du côté
de l'articulation, ni du côté des muscles. Mais on constate un gonflement, très douloureux à la pression, sur la partie postérieure et
supérieure du mollet. Ce gonflement est sous-cutané, à une assez
grande distance de la peau, et par conséquent sans adhérence avec
cette dernière. Il est allongé, long d'à peu près 4 centimètres,
et étroit d'environ 1 centimètre. Il est sans changement de couleur
à la peau, sans empâtement superficiel, et offre sur toute sa largeur
une consistance très ferme. C'est un cordon dur, allongé et douloureux, surtout à la pression et pendant la marche. La maladie à laquelle celle-ci ressemble le plus est la phlébite avec thrombose. En
faveur de cette opinion, on a, outre la forme allongée de l'induration douloureuse, cette circonstance que la lésion se trouve sur le
trajet de la saphène externe, non loin de son abouchement dans la
veine poplitée.

D'autre part, on constate, facilement, grâce à la roséole, à la céphalée, à l'adénopathie occipitale, que la malade est en pleine poussée de syphilis secondaire. On peut donc conclure, en l'absence de
toute cause de phlébite, que cette jeune femme porte une gomme développée dans le tissu conjonctif qui forme la membrane externe et
l'enveloppe de la veine saphène externe. Cette gomme phlébitique
disparut en l'espace de quinze jours, sans avoir suppuré et sans que
la veine ait conservé la moindre apparence d'oblitération persistante.

OBSERVATION X (2).

Le malade dont il s'agit a pris la vérole il y a deux mois et demi.
Il a présenté à ce moment un chancre induré à la verge. Actuellement il est couvert d'une éruption généralisée de papules lentiformes.

---

(1) Gosselin. Clinique chirurgicale de l'hôpital de la Charité, tome III.
(2) Conférence de l'hôpital militaire de Bicf. Vrstch., n° 49, 1882.

De plus, il présente une lésion particulière de la veine basilaire au niveau des deux tiers supérieurs de l'avant-bras droit. La veine est en forme de cordelet dur, de la grosseur d'une plume d'oie, irrégulièrement bosselé, très douloureux à la pression. Elle ne se laisse pas vider par la pression. La peau sus-jacente est rosée. Les autres veines sont intactes.

A ce moment, les articulations des genoux, des pieds et des coudes sont douloureuses et un peu tuméfiées. Le malade fut soumis au traitement spécifique. Après vingt frictions mercurielles, les papules ont disparu, de même que l'épaississement de la veine.

La phlébite était donc sans conteste d'origine syphilitique. Les articulations sont encore douloureuses. Leur gonflement a diminué.

OBSERVATION XI (Langenbeck) (1).

Une femme de 53 ans entra à l'hôpital le 18 novembre 1876 ; elle présentait sur le côté droit du cou, au niveau de la partie supérieure du larynx, une tumeur douloureuse, mais ne causant ni dysphagie, ni dyspnée.

Cette tumeur, grosse comme un œuf de poule, siège au niveau du cartilage cricoïde, elle est ferme et douloureuse à la palpation. Elle est adhérente à la peau et au sterno-cléido-mastoïdien. Pas d'engorgement ganglionnaire cervical. On posa le diagnostic de carcinome, et une intervention chirurgicale fut décidée.

Une incision dans la direction du sterno-cléido-mastoïdien découvrit la tumeur, qu'on entreprit de séparer de ses très nombreuses adhérences. Elle put être détachée de la carotide primitive, mais on ne put réussir à la séparer de la veine jugulaire externe à laquelle elle adhérait intimement. L'auteur se décida à réséquer avec la tumeur la portion de veine affectée. Le pneumogastrique était normal.

Le 23 décembre, la malade guérie put quitter l'hôpital. La tumeur extirpée était gris jaunâtre, consistante, très peu vasculaire. Les parois de la veine jugulaire sont encore visibles dans la tumeur, mais tellement friables qu'on ne peut les isoler. Un solide thrombus adhère à la paroi interne de la veine. Cette tumeur était formée de tissu de granulations.

La malade avait énergiquement déclaré qu'elle n'avait pas eu la

---

(1) Langenbeck. *Arch. f. Klin. Chirurgie*, 1881.

sous la même forme que l'iode dans l'amidon, par conséquent
n'y est pas fixée sous une forme solide chimique, mais bien
certainement seulement sous une forme physique,—en un mot
n'y existe pas à l'état de combinaison, mais bien seulement à
l'état de mélange. »

Waldstein fit aussi des recherches pour déterminer la nature de ce pigment vert qui imprégnait ses tumeurs ganglionnaires ; à l'état frais, dit-il, la coloration de la tumeur çà
et là vert pois avec quelques places arrondies plus fortement
colorées et des travées d'un tissu conjonctif épaissi d'une
teinte plus claire et d'un brillant mat, se conservait à peu
près complètement dans l'alcool ; à un durcissement prolongé
elle apparaissait plus nette, mais plus sombre sous le même
aspect que ces points isolés ci-dessus mentionnés. Le chloroforme, l'éther et l'acide acétique, même après une longue
action, ne laissaient apercevoir aucune trace de cette matière
colorante. L'ammoniaque en solution caustique seul isolait
ce pigment qu'il faisait apparaître, blanchissait les fragments
de la tumeur et donnait, après concentration, un liquide vert
plus ou moins coloré qui, au spectre, ne montrait aucune
bande d'absorption.

Cette solution, traitée par l'acide azotique étendu, devenait
jaune, sans cependant que ses caractères spectroscopiques en
fussent altérés. L'examen microchimique donnait les mêmes
réactions : par l'addition d'ammoniaque caustique un grand
nombre des plus grosses granulations du protoplasma disparaissaient, et lorsqu'on avait porté avec précaution, sous la
lamelle, de l'acide azotique étendu, il apparaissait de petites
gouttelettes huileuses, brillantes, de couleur orange.

La réaction des matières colorantes de la bile fut négative
dans les deux cas. «Toutes ces réactions, conclut Waldstein à
l'encontre d'Huber, semblent militer en faveur de l'*origine
hématogène de ce pigment vert*, sans toutefois en donner de
preuve bien positive, et cela surtout en raison de ce fait que
l'examen microscopique montrait que *la coloration vert pois
apparaissait le plus manifestement là où l'on pouvait reconnaître d'autres indices d'exsudats hémorrhagiques dans les*

tissus. Ce fait, ajoute Waldstein, que pendant la vie, le pigment fut éliminé sous une forme amorphe par les reins (l'urine, nous le savons, avait eu parfois pendant la vie une coloration particulière verte mais sans jamais donner les réactions des matières colorantes de la bile). Cette circonstance donc fait du reste comprendre comment, par exemple, la dure-mère et quelques parties dans la tumeur et dans la moelle osseuse avaient une couleur d'un vert diffus. Si enfin, poursuit Waldstein, on met en parallèle dans ce cas le chloroma avec l'altération profonde du sang, on en vient alors à supposer que *cette coloration par elle-même n'était peut-être pas une particularité de la tumeur, mais qu'elle peut se présenter dans chaque forme de tumeur offrant les mêmes conditions que celles qui se trouvaient réunies ici* (1).

---

(1) Il y a à noter ici un fait remarquable (qui n'est peut-être qu'une simple coïncidence), mais digne cependant de nous arrêter. Hubert, nous l'avons vu un peu plus haut, avait trouvé à la surface de sa tumeur, après une macération de trois semaines environ dans l'alcool amylique, des *cristaux de tyrosine*, tyrosine, dit-il lui-même, qui se rencontre sous cette forme dans certains états cachectiques, entre autres *dans l'anémie pernicieuse, dans la leucémie d'une façon presque constante ;* or, précisément, nous le savons aussi, le cas de Waldstein n'était rien moins *qu'un cas d'anémie grave* transformé en leucocythémie, comme cet auteur s'est attaché à le démontrer, en étudiant surtout ici les altérations du sang et de la moelle en rapport si intime avec les processus de la leucémie ou de l'anémie progressive, le chloroma n'étant pour lui qu'une affection secondaire ; précisément également Waldstein se demande aussi s'il n'y avait pas là une transformation d'anémie pernicieuse en leucémie ou si ce n'était pas là un exemple particulier du cours typique de la leucémie myélogène ; et, toutes choses examinées, il avoue qu'il lui paraît contraire aux résultats acquis de supposer que deux formes d'une même affection, ayant un stade chronique, d'ordinaire séparé cliniquement, puissent provenir l'une de l'autre ou se transformer l'une en l'autre, sans au moins apporter des preuves anatomiques à l'appui d'une telle assertion ; et il manquait ici d'examens minutieux du sang faits dès les premiers débuts de la maladie qui auraient peut-être confirmé l'hypothèse que de semblables états anémiques peuvent être, pour ainsi dire, comme des stades initiaux de la leucémie. Quoi qu'il en soit, découverte par Huber dans sa tumeur, de cristaux de tyrosine, d'une part ; présence constante de cette tyrosine dans l'anémie grave et la leucémie, dont nous avions un exemple ty-

« En fin de compte, dit Waldstein, on en vient naturellement à se demander si ce n'est pas ce chlorosarcome qui aurait augmenté l'anémie et plus tard, alors que la moelle osseuse était malade par métastase, si ce n'est pas lui qui
aurait lancé les cellules médullaires dans le cours du sang.
Mais une telle hypothèse, dit cet auteur, est contredite aussi
bien par la structure de la tumeur et l'aspect des nodules
examinés, que par ce fait surtout, que nulle part dans l'organisme on ne trouvait de tumeurs secondaires. A ce même
point de vue qui pouvait faire rechercher et placer le siège
des premières douleurs au niveau de la tumeur, on pouvait
songer à cette forme dure décrite par Langhans de « lymphome malin », dont les métastases se rencontrent ordinairement si fréquemment sous la forme miliaire. Mais il ressort
manifestement de la description fournie par l'examen macroscopique qu'on ne peut songer ici ni à l'une ni à l'autre
de ces deux possibilités, mais qu'il s'agissait uniquement
ment d'une hyperplasie des glandes lymphatiques dont la
coloration particulière dépendait d'exsudats hémorrhagiques
nombreux plus ou moins considérables. D'après cette donnée
il faut donc assigner à la tumeur une autre place dans le
cours de l'affection et il reste à se demander comme avant, si
les altérations de la moelle osseuse étaient primitives ou bien
secondaires... Une autre possibilité, c'est que le chlorolymphome pouvait être considéré comme une maladie secondaire
des glandes lymphatiques adjacentes, condition du processus
morbide de l'intérieur des os de la poitrine. »

---

pique dans l'observation de Waldstein, d'autre part, sont deux points
excessivement frappants. Il y a là une coïncidence remarquable, et très
vraisemblablement, d'après ces faits, peut-être que si Waldstein avait
recherché l'existence de ces cristaux de tyrosine dans son cas, dans le
tissu de son chlorolymphome, il en aurait sans doute trouvé : circonstance qui ouvrirait alors un jour nouveau sur la nature de ce pigment
vert qui pourrait alors être considéré comme un symptôme de cachexie
avancée, résultat d'une transformation toute spéciale de certaines parties
constituantes des éléments cellulaires soit normaux (ganglions lymphatiques, moelle, etc...), soit anormaux (productions néoplasiques, sarcomes,
cancers, etc..., par exemple).

En définitive Waldstein ne se prononce ni pour l'une ni pour l'autre de toutes ces hypothèses qu'il émet : la dernière seule nous semblerait la plus plausible et la plus en rapport avec les données des observations antérieures faites pour éclaircir la nature du pigment du chloroma.

Recklinghausen dit, quoique ne produisant aucune observation à l'appui, qu'on peut vraisemblablement rapprocher la coloration verte du chloroma de la pigmentation de la substance fondamentale du cartilage : « Chaque fois, dit-il, on ne put localiser microscopiquement le principe colorant déjà non identique certainement à l'hématoïdine, parce qu'il se montrait, surtout après traitement par les alcalis et les acides, comme très fugace, ensuite, parce que la coloration absolument diffuse ne pouvait aucunement être ramenée à l'état de granulation ou de cristaux colorés. La présence contemporaine de foyers hémorrhagiques et d'hématoïdine dans le cas de Waldstein, la diathèse scorbutique dans celui de Dittrich, parlent assurément en faveur de la provenance de ce pigment vert d'une transformation du sang : ce pigment adhérait au tissu de la tumeur peut-être parce que celui-ci était pauvre en vaisseaux, ou dans le cas de métamorphose caséeuse déjà avancée, privé de vaisseaux, et parce que ce pigment ne fut pas recherché davantage là où existent des conditions analogues (absence de vaisseaux) comme dans le cartilage et dans les artères sclérosées.

Chiari, dans son observation, recherche tout d'abord si le pigment de la tumeur était ou non le résultat d'une décomposition, s'il était diffusé comme une coloration parenchymateuse, au milieu de la tumeur ou enfin s'il se présentait sous une forme définie. Les recherches faites dans les meilleures conditions montrèrent en premier lieu et d'une façon très manifeste que la coloration verte existait sous forme de petites granulations infiltrant les cellules néoplasiques et, dans les reins également, l'épithélium des canalicules urinifères et qui, par leur pouvoir réfringent, donnaient bien aussi l'impression de granulations graisseuses. Plus la coloration verte d'un de ces noyaux néoplasiques était intense, plus ses cel-

lules contenaient de telles granulations, et plus sa couleur
était claire moins ses cellules en étaient infiltrées, fait surtout
bien visible et bien net dans les reins. Une coupe faite en
forme de coin montrait parfaitement cette circonstance, la
coloration diminuant au fur et à mesure que la coupe s'amin-
cissait. Dans les reins, certaines pyramides aux points de
jonction des tubes urinifères présentaient des amas de ces
granulations de tailles différentes, de couleur verte et provenant vraisemblablement de l'accumulation et de la confluence
de groupes de ces molécules vertes charriées par l'urine,
situées plutôt dans l'épithélium des canalicules rénaux ; circonstance qui explique facilement pourquoi, dans ce cas
comme dans celui de Waldstein, l'urine du malade pendant
la vie avait toujours eu sa coloration jaune, parfois, une
légère teinte verte, sans toutefois donner les réactions des
matières colorantes de la bile. Mises en liberté par l'action
successive de l'alcool, l'éther et l'acide acétique, ces granulations vertes, placées dans un mélange d'acide osmique à 1/100
et d'acide acétique à 1/100, dans la proportion de 1/2, ces
granulations, au bout de plusieurs heures, se coloraient en
brun sombre et même en noir. Dans la liqueur de Müller
comme dans l'alcool, il se séparait bientôt de fins cristaux de
graisse en forme d'aiguilles, qui en partie étaient manifestement intracellulaires ; après durcissement dans l'alcool absolu
pendant vingt-quatre heures, les cellules offraient l'aspect
d'une forte dégénérescence granulo-graisseuse ; elles se montraient parsemées de nombreuses petites granulations sombres
à formes irrégulières, avec des gouttelettes de graisse ratati-
nées et aussi quelque peu mises partiellement en liberté. Sur
des coupes à la glycérine, ces granulations ne se voyaient
que pendant peu de temps comme c'est également le cas
pour la plupart des préparations où il y a des accumulations
ultérieures de gouttelettes de graisse dans les cellules ; ces
gouttelettes se conservaient le mieux dans une solution de
chlorure de sodium, quoique y perdant assez rapidement
leur coloration. Tous les acides et alcalis énergiques détruisaient la coloration verte, les uns rapidement, les autres len-

tement. Jamais on ne put obtenir les réactions caractéristiques des pigments biliaires ou sanguins. A l'air, la coloration de fragments de la tumeur se conservait, pendant deux à
trois jours, mais, au fur et à mesure que la décomposition
faisait des progrès, elle passait au brun de plus en plus
pâle. Si à des fragments desséchés on ajoutait de l'eau additionnée d'une faible quantité d'acide acétique ou d'un alcali,
la coloration réapparaissait un peu plus claire et cela certainement à cause de l'imprégnation des tissus. « L'examen chimique de cette matière colorante, dit Chiari, pratiqué par le
professeur Huppert sur un fragment du rein, concorda entièrement avec le résultat de nos propres recherches, savoir que
jusqu'ici aucun pigment de cette sorte n'était connu dans
l'organisme humain. Après tout cela, ajoute Chiari, je me
crois autorisé à conclure que dans ce cas de chloroma *la couleur verte de la tumeur était due aux gouttelettes de graisse qui
se trouvaient dans ses cellules, et en rapport direct avec leur
nombre, de telle sorte qu'on pouvait l'appeler un pigment
graisseux*. Quant à la composition de cette matière colorante,
poursuit-il, et par quel processus chimique elle s'était
formée dans les granulations graisseuses, voici ce que l'on
en peut dire : la riche accumulation de gouttelettes graisseuses de couleur verte que l'on rencontrait dans les reins,
non seulement dans les cellules néoplasiques qui s'y étaient
développées, mais aussi dans l'épithélium des canalicules urinifères, pouvait très bien être considérée comme un dépôt de
sécrétion ; mais ce qu'il y avait encore de remarquable, c'est
qu'en dépit de cette riche accumulation de fines gouttelettes de
graisse dans les cellules des tumeurs et l'épithélium rénal, accumulation qui, microscopiquement offrait entièrement l'aspect
d'une dégénérescence granulo-graisseuse, il n'y avait cependant
nulle part aucune trace d'altération cellulaire : de telle sorte
qu'on avait l'impression que cette fine granulation graisseuse
des différentes cellules était plutôt l'indice d'une infiltration
que d'une dégénérescence. Ces données, dit Chiari, concordent
donc bien avec les résultats des recherches d'Huber qui trouva
également le pigment vert sous forme de petits corpuscules sié-

geant dans les cellules néoplasiques et se rapprochant de très près par leurs caractères optiques et chimiques des granulations graisseuses. Mais dans le cas d'Huber le diagnostic de la nature graisseuse de ces mollécules intracellulaires ne put être posé avec certitude, parce que ces granulations étaient trop petites et ne pouvaient donc, sous le microscope même, laisser reconnaître leur véritable nature, tandis que dans le cas présent elles avaient déjà une dimension un peu plus considérable, de telle sorte qu'on ne pouvait plus avoir aucun doute sur leur véritable nature (1). »

Gade enfin constate de prime abord que la nature de l couleur verte de ses tumeurs est d'une grande sensibilité et

---

(1) Chiari rapproche de cette coloration du chloroma une autre espèce de coloration tout à fait analogue qui existe dans une autre forme de tumeur se rapprochant certainement beaucoup du chloroma par sa structure histologique et décrite précisément dans un travail de Pœnsgen : il veut parler du *xanthelasma*. Ce dernier, en effet, ayant eu l'occasion d'examiner un cas très étendu de *xanthelasma multiplex*, en conclut, comme les recherches de ses prédécesseurs et d'une façon certaine, que la coloration jaune résidait dans des gouttelettes de graisse infiltrant les cellules néoplasiques : cette coloration du xanthelasma s'expliquerait donc absolument de la même façon que celle du chloroma d'après les recherches de cet auteur. Pœnsgen va encore plus loin dans ses investigations sur la cause probable de cette infiltrat graisseux particulier et poussé à un haut degré qui n'altère pas la structure des cellules néoplasiques : il pense avec Waldeyer, que les tumeurs provenaient de cellules embryonnaires (cellules plasmatiques de Waldeyer) transformées en cellules adipeuses : fait qui lui semble très vraisemblable surtout d'après l'examen de formations néoplasiques toutes jeunes ; de telle sorte qu'il propose pour le xanthelasma le terme de *lipome embryonnaire*. « Il ne serait donc pas impossible, conclut Chiari, d'imaginer dans le chloroma aussi une disposition analogue de ces formations néoplasiques, puisque les noyaux primitifs du chloroma se rencontrent toujours précisément à des places (périoste, moelle des os) où l'on trouve normalement des cellules adipeuses ».— A rapprocher aussi du xanthelasma, qui a tant de points communs avec le chloroma, la *xanthose* de Lebert que nous connaissons d'ailleurs déjà et que Chiari aurait pu rappeler ici, donnant ainsi plus de poids et plus de vraisemblance encore à son hypothèse, la *xanthose*, nous le savons, *étant précisément une graisse qui infiltre les tumeurs fibro-plastiques ou sarcomateuses et leur communique cette teinte jaune safran ou jaune verdâtre du chloroma.*

que cette coloration même est bien passagère; car, exposée à l'air, au bout de quelques heures déjà, elle pâlissait pour devenir d'une nuance vert pâle, surtout dans les parties les plus superficielles de la tumeur, tandis que le centre conservait assez longtemps la coloration primitive : cette coloration disparaissait encore plus rapidement par l'emploi de réactifs tels que l'alcool ou le chloroforme. Des fragments frais de la tumeur placés dans une lessive de chaux, dissous ensuite jusqu'à ce qu'on eût un liquide rougeâtre, fluide visqueux dont on ne pouvait extraire de matière colorante, ni par l'éther, ni par le chloroforme, étaient ensuite plongés dans l'alcool pendant deux jours environ; il se formait dans ce liquide un faisceau d'écailles blanches. Dans son milieu se montrait une coloration vert pâle, tandis que simultanément la tumeur pâlissait graduellement. Sur des morceaux plongés dans le chloroforme on ne remarquait d'abord d'autre altération qu'une décoloration progressive de la tumeur qui pâlissait, en même temps que, dans le liquide lui-même, se formaient de petites et fines écailles, présentant à l'examen microscopique absolument la forme de cristaux de *tyrosine*; puis peu à peu apparut dans le liquide, toutefois à sa surface seulement, une couche très brillante d'un liquide vert sombre oléagineux qui, au bout de quatorze jours, avait atteint une épaisseur d'à peine 2 millimètres. On pouvait, avec la pipette, saisir ce liquide qui, filtré ensuite à découvert sur du papier à filtre blanc, montrait bientôt que le chloroforme qui l'accompagnait était rempli et parsemé de taches transparentes jaune vert, oléagineuses qui, — ajoute Gade, au moment où il écrivait cette observation, — actuellement se conservent assez inaltérées dans la chambre noire depuis bientôt quatre mois. — Nous avions donc ici, conclut cet auteur, isolé, sous une forme bien tangible et avec tous ses caractères, le pigment vert particulier de ces tumeurs vertes.

De la masse fraîche du néoplasme traitée par le chloroforme, on ne put qu'avec beaucoup de peine extraire le pigment et c'est pourquoi on en eut très peu. Otto qui fit quelques recherches relatives à ce pigment sur le peu de tumeur resté

disponible, ne put ici trouver de trace ni de sang ni de pigment biliaire, ni d'aucune autre coloration connue de l'organisme.

En résumé donc, si nous faisons maintenant la synthèse de
toutes les recherches et de toutes les opinions des observateurs, d'ailleurs peu comparables, attendu que ce n'est pas le
même esprit qui les a guidées toutes, nous y trouvons les conclusions suivantes : si tous s'accordent ou à peu près sur l'origine, la nature, les symptômes, les lésions macroscopiques ou
microscopiques déterminées par le chloroma, il n'en est plus
de même en ce qui concerne l'origine et la nature essentielle
du pigment qui le colore ; si évidemment tous lui trouvent
des caractères généraux et communs tels qu'une décoloration
rapide à l'air, et aussi dans certains liquides tels que l'alcool,
l'éther, le chloroforme, etc., ou sous l'influence de vapeurs de
chlore, et au contraire une augmentation d'intensité ou une
recoloration, lorsque la couleur a presque disparu, sous l'influence de l'acide acétique, de l'ammoniaque des alcalis, par
exemple ; si enfin, dans tous les cas, les réactions faites montraient bien nettement qu'il n'y avait aucune trace des pigments biliaires ou sanguins, cependant il existe au sujet de
sa nature intime des divergences bien marquées ou plutôt
deux opinions bien tranchées parmi tous les auteurs. Les uns
tels que Wirchow, Lebert, Dressler, Hubert et Chiari surtout
et enfin Gade, disposé aussi, avec ces deux auteurs à considérer cette coloration comme provenant de granulations
adipeuses qui se trouvent en nombre dans les cellules,
admettent pour ce pigment spécial une origine intra-cellulaire,
en font un fruit tout spécial de l'activité de la cellule ; les
autres, au contraire, tels que Dittrich, Waldstein, Robin,
Uhle et Wagner sont plutôt portés à considérer ce pigment
comme dérivant de la matière colorante du sang, notamment
de l'hématoïdine de vieux foyers hémorrhagiques ou d'extravasats sanguins.

Que conclure en présence de ces deux opinions? Pour nous,
nous devons avouer bien franchement, examen fait, que c'est
l'avis de Huber, de Chiari, de Gade, qui nous semble de beau-

coup le plus rationnel et cela non seulement pour toutes les raisons que nous connaissons maintenant — si bien mises en lumière par Huber surtout — raisons expérimentales, raisons anatomo-pathologiques — et sur lesquelles nous n'avons plus à revenir maintenant, mais encore pour d'autres motifs qui nous semblent bien plausibles et dont voici le moment venu de faire l'exposition.

D'abord pourquoi, de même que le règne végétal qui fabrique le pigment chlorophyllien, le règne animal n'aurait-il pas lui aussi le droit d'élaborer dans certains organes, dans certaines tumeurs, sous certaines influences et dans certaines conditions pathologiques données, un pigment vert analogue ? « Je dois avouer, dit Huber, que je ne trouve absolument rien d'étonnant à ce que dans l'organisme humain, sous l'influence de certaines circonstances et dans des conditions déterminées, encore inconnues de nous jusqu'à présent, il puisse se produire des pigmentations... » Ne voyons-nous pas tout d'abord les analogies les plus frappantes tant au point de vue du siège que de la forme de ce pigment entre le *chloroma* et le *xanthé-lasma* d'une part — comme le fait si justement remarquer Chiari — d'autre part entre ce pigment du xanthélasma et celui du chloroma qu'on l'appelle *xanthose*, pigment graisseux ou d'un autre nom, et le pigment *chlorophyllien*, qui lui-même nous dit van Tieghen, existe sous forme de grains, — tout comme le pigment du chloroma — intra-cellulaires, renfermant deux principes colorants : *xanthophylle* et *chlorophylle* qui, sous l'influence de l'alcool puis de la benzine se séparent nettement, la chlorophylle étant tenue en dissolution surtout sous la couche supérieure qu'elle colore en vert foncé, la xanthophylle dans l'inférieure qu'elle colore en jaune ? La *chlorophylle* elle-même, d'après le même auteur ne se montre-t-elle pas sous tous les rapports, analogue, presque identique à la matière colorante de la bile des animaux appelée bilirubine ?

D'après Verdeil également, la chlorophylle n'est-elle pas un mélange de graisse parfaitement incolore, pouvant cristalliser et d'un principe colorant — absolument comme un grain de ce pigment du chloroma — présentant, au point de vue de ce principe colorant qui lui est propre, les plus grandes analogies avec le principe colorant rouge du sang (1)?

Les analogies sont donc grandes entre les pigmentations du règne végétal et celles du règne animal. Rien d'étonnant alors à ce que tout, comme la cellule végétale, la cellule animale puisse, elle aussi, élaborer un pigment vert, de même, nous le savons, qu'elle élabore le pigment sanguin, le pigment musculaire, le pigment adipeux, le pigment de certains contenus kystiques, le pigment vert du pus enfin, « dont la coloration vert clair, dit Recklinghausen, est liée, la plupart du temps, aux cellules et non au sérum, quoique microscopiquement les cellules n'offrent pas la moindre coloration et que, chimiquement, on ne puisse y démontrer la présence d'un pigment particulier, cette coloration semblant en apparence dépendre d'une particularité physique, d'un état spécial, agissant surtout optiquement, de granulations dispersant la lumière ».

Et ici, au sujet de cette coloration verte toute spéciale du pus, que nous savons maintenant être produite par des bactéries spéciales (bactéries chromogènes) nous touchons alors à un autre point de vue sous lequel on peut envisager l'origine et la nature de ce pigment tout particulier du cancer vert : nous voulons parler de *sa provenance possible de certains produits colorés, sécrétés par certaines bactéries.*

Huber seul avait déjà pressenti cette origine possible, lorsqu'il disait : « Les schizophytes montrent la plus grande analogie avec les formes cellulaires observées ici (dans les points colorés en vert de ses tumeurs) en ce qu'on peut aussi les considérer comme de simples cellules et en ce qu'eux aussi donnent des produits pigmentaires analogues lorsqu'ils se trouvent réunis en amas, alors que l'être isolé lui-même est incolore ». L'analogie entre la forme de pigmentation que l'on rencontre dans

---

(1) Ne rencontre-t-on pas également chez certains mammifères, en particulier dans le placenta fœtal de la chienne, des *cristaux verts* en grande quantité, et qui, d'après Robin et Verdeil, seraient aussi formés par un mélange de graisse cristallisée et de matière colorante ?

le chloroma et celle que produisent ces schizophytes, ces bactéries, comme on les appelle plus communément aujourd'hui, et plus particulièrement celles qu'on désigne sous le nom spécial de bactéries chromogènes, est donc frappante. Pourquoi alors ne seraient-ce pas ces infiniment petits dont l'histoire née d'hier est venue bouleverser et simplifier à la fois toutes les branches de la science médicale qui viendraient ici également renverser toutes les idées admises jusque maintenant sur la nature de ce pigment pathologique particulier du chloro-sarcome?

Pourquoi ne seraient-ce pas eux, ou plutôt certains d'entre eux, qui fabriqueraient ce pigment spécial? Evidemment, aucun examen bactériologique n'a été fait jusqu'ici et nul jusque maintenant ne pourrait ni infirmer, ni rejeter cette hypothèse; mais combien de faits, combien de probabilités parlent en sa faveur!

Cabadé, à douze ans d'intervalle, à une époque où la science bactériologique est solidement constituée, ne répète-t-il pas mot pour mot les paroles, rappelées plus haut, d'Huber lorsqu'il dit : « Quelques bactéries présentent un faible degré de coloration qui, considéré sur un seul individu, permet à peine de voir si son corps tranche sur le milieu ambiant, mais qui ne laisse pas que de communiquer une teinte très nette à un amas constitué par ces microorganismes. »

Comme nous venons déjà de le dire plus haut, ne sont-ce pas déjà certaines bactéries qui donnent au pus sa coloration verte spéciale dans certains cas, coloration sur laquelle on se perdait en conjectures autrefois?

« C'est ainsi, ajoute également Cabadé que la présence du *micrococcus pyogenes aureus* donne aux liquides purulents, dans lesquels on le trouve, des reflets dont la couleur orange est d'autant plus intense que le microbe y est plus abondant... C'est également à la présence d'un microbe, le *bacillus pyocyaneus*, que *le pus doit*, dans certaines circonstances, *de se colorer en bleu* et Fordos démontra que *cette coloration, que nous savons aujourd'hui être d'origine bactérienne, était due à une sorte de pigment* qui fut isolé par lui et qu'il fit cristalliser sous forme de longues aiguilles ou en lamelles absolument bleues (*pyocyanine*), substance que d'autre part Gessard a soutenu n'être autre chose qu'une ptomaïne sécrétée par le microbe dans certaines conditions encore indéterminées... »

Nous voici donc bien loin, soit dit en passant, de l'idée encore bien vague que se faisait, comme nous venons de le voir plus haut, Recklinghausen, sur la cause et la nature de la coloration verte du pus. N'est-ce pas également, comme le fait encore observer Cabadé, à la couleur du *bacille de la diarrhée infantile* que les selles des petits malades qui en sont atteints doivent leur coloration absolument verte, bacille qui, sur gélatine, forme de petites taches verdâtres finissant par transformer cette substance en un bloc verdâtre, et, sur pommes de terre, forme des colonies analogues d'aspect huileux et dont la coloration verte serait due à un pigment spécial sécrété par ces bactéries, pigment qui n'a jamais pu être isolé, qu'on n'a jamais vu se produire quand la culture est maintenue à l'abri de l'air, pigment enfin, comme celui du chloroma, insoluble dans l'alcool, l'éther, le chloroforme et que les acides pâlissent singulièrement?

Plus récemment, M. Le Monnier, dit le professeur Macé dans son Traité de bactériologie, n'a-t-il pas encore rencontré une bactérie non signalée par les auteurs, formant à la surface des truffes un enduit muqueux vert clair, un peu jaunâtre, dont la matière colorante, soluble dans l'alcool absolu, donne un liquide vert jaunâtre ou plutôt vert de vessie clair?

Mais, fait qui nous ramène à l'identité parfaite entre les pigments d'origine animale ou bactérienne et ceux d'origine végétale, van Tieghen n'a-t-il pas démontré aussi que *chez certaines espèces de bactéries vertes, le protoplasma et la membrane d'enveloppe*, ou membrane cellulaire, *contenaient tous deux*, et à peu près en égale quantité, *une matière* (pigment vert) *qui n'était autre que de la chlorophylle?* Telles seraient, par exemple, ces deux espèces de bactéries vertes décrites par cet auteur qu'il appelle l'une *bacterium viridis*, l'autre *bacterium virens*. Engelmann, également, n'a-t-il pas aussi rencontré et décrit une bactérie verte qu'il désigne sous le nom de *bacterium chlorinum* et *dont il pense également que le pigment est identique à la chlorophylle ?*

Ce ne sont plus seulement des analogies, mais de véritables identités que nous apportent tous ces faits. L'origine bactérienne possible, probable même, des néoplasmes, déjà entrevue et qui peut-être sera démontrée demain, trouverait donc un argument puissant en sa faveur si l'hypothèse que nous émettons ici venait à être démontrée, s'il était vraiment prouvé que la coloration de certaines tumeurs, du chloroma notamment, était, soit due à un pigment, à une ptomaïne de couleur particulière sécrétée par une bactérie, analogue, par exemple, à cette pyocyanine de Gessard ou à ce pigment vert spécial sécrété par les bacilles de la diarrhée infantile, soit même le résultat pur et simple d'une agglomération de certains de ces bacilles colorés, l'une ou l'autre de ces deux possibilités concourant, en somme, au même résultat.

Malheureusement, il nous est impossible actuellement de démontrer la réalité de cette hypothèse, quoique de grandes vraisemblances parlent en sa faveur, et c'est là un soin que nous devons encore laisser à d'autres, n'ayant absolument aucun document, aucune donnée précise ne nous permettant de nous avancer même de quelques pas sur ce terrain encore inexploré et inconnu.

VIII. — PRONOSTIC.

Il est maintenant superflu, après tout ce que nous savons, d'ajouter que le pronostic du chloroma est d'une gravité sans pareille : exception faite, en effet, de deux cas, celui de Paget et le nôtre où les malades n'ont pu être suivis suffisamment de temps après l'intervention opératoire, on voit que tous les autres absolument ont été rapidement mortels et dans un délai excessivement court, même alors qu'on était intervenu par une opération.

IX. — TRAITEMENT.

Le *traitement*, en effet, — nous ne voulons parler ici que de l'intervention chirurgicale naturellement, — sur deux cas où il a été tenté, a été deux fois impuissant (exception faite toujours des deux observations citées plus haut, celle de Paget et la nôtre, qui ne peuvent entrer en ligne de compte). Dans le cas d'Allan Burns, le premier où, après une ponction de la cornée, on fit à la fois l'ablation de la tumeur orbitaire et l'énucléation de l'œil du même côté, non seulement après l'opération aucune amélioration ne se produisit, non seulement les douleurs persistèrent aussi et même plus violentes qu'avant, mais encore survinrent rapidement des noyaux néoplasiques multiples secondaires dans l'orbite du côté opposé dans le système osseux, entraînant une cachexie et une mort rapide : fait qui frappa beaucoup Allan Burns : « Par ces progrès et sa terminaison, dit-il, ce cas était extrêmement intéressant ; jamais opération ne fut entreprise avec de plus grandes probabilités de succès, jamais non plus les parties altérées ne semblèrent avoir été enlevées plus complètement que dans l'exemple présent ; et cependant, on constata que depuis le premier jusqu'au dernier jour après l'opération, les symptômes devinrent de plus en plus fâcheux ; il n'y eut pas, comme cela se produit généralement après l'ablation de tumeurs carcinomateuses ou spongieuses, une suspension momentanée du mal : l'opération ne semble avoir fait qu'augmenter la violence de la maladie et accélérer ses progrès. »

Dans le second cas, celui d'Huber, on tente l'ablation du sein droit sarcomateux et, deux mois après l'opération, la malade succombe.

Ainsi donc, dans ces deux cas, l'intervention chirurgicale n'a fait qu'accélérer la marche de l'affection ; elle a été le coup de fouet sous l'influence duquel la maladie a pris une impulsion plus rapide.

Ce fait n'a d'ailleurs rien qui doive nous étonner, puisque c'est toujours la règle dans les tumeurs malignes métastasiantes à évolution rapide ; et nous savons si le chloroma en est une au premier chef.

X. — CONCLUSIONS.

Nous nous résumerons et nous conclurons donc en disant

que : le chloroma, sarcome périostique métastasiant, remarquable par sa coloration verte toute spéciale, propre surtout à
l'enfance et à l'âge adulte, mérite certainement, sinon peut-
être par ses caractères cliniques, pronostiques, thérapeutiques,
qui n'ont rien de bien spécial, du moins par ses caractères
étiologiques, morphologiques, anatomo-pathologiques (microscopiques et micro-chimiques surtout) tout particuliers, une
place bien distincte et toute spéciale dans le cadre des dyscrasies néoplasiques en général et plus particulièrement des
dyscrasies sarcomateuses; et à ce titre, cette affection méritait vraiment qu'on y consacrât ces quelques lignes, ne
fût-ce que pour éclairer ceux à qui l'occasion pourra être donnée un jour d'en observer de nouveaux cas et contribuer ainsi
à en faire connaître la nature intime et, par là même, les
moyens de la combattre : but final vers lequel doivent tendre
tous nos efforts.

OBSERVATIONS

(Résumées).

Obs. I (traduite de l'anglais). — *Allan Burns*, 1824. Jeune homme.
Affection ayant débuté trois mois auparavant par une tuméfaction
au-dessous du bord supra-ciliaire du côté temporal de l'orbite gauche. Consécutivement diminution et troubles de la vue ; diplopie,
exophtalmie, puis cécité. Accroissement considérable de la tumeur ;
douleurs lancinantes excessives allant jusqu'à l'occiput. Inflammation des membranes de l'œil, hypopion. — Extirpation de l'œil et
de la glande lacrymale, gauche : pas d'amélioration consécutive :
persistance des douleurs qui gagnent même les articulations, et apparition de tumeurs semblant provenir des os sur les côtés de la tête
et à chaque cuisse; puis commencement d'exophtalmie de l'œil droit.
Impotence fonctionnelle des jambes. Anurie. Eschare au sacrum, perte
de l'appétit et de l'intelligence et faiblesse progressive jusqu'à la mort.

L'*œil énucléé* présentait une conjonctive charnue, infiltrée, une
cornée mince, mais transparente au centre, épaissie et d'un jaune
verdâtre sale à la périphérie ; choroïde rouge et sans pigment.
Épaississement du corps ciliaire et de l'iris qui est déchiré ; à la place
de la rétine on voit une membrane délicate rouge sombre ressemblant comme structure à l'arachnoïde. Nerf optique sain. La *glande*

lacrymale grosse comme un œuf de poule, affaissée, avec une capsule sans traces de divisions intra-lobulaires, offre la consistance et le poli du cartilage, et une coloration *jaune pâle* tirant légèrement sous de certains éclairages à *la teinte verdâtre*. L'*orbite* du même côté est remplie d'une substance *jaune verdâtre* analogue fibreuse ; tumeur semblable attachée au rebord supra-ciliaire du frontal qui est rugueux et un peu gonflé en ce point. Masses analogues remplissant le sinus frontal, adhérant surtout à sa membrane de revêtement épaissie et semblablement altérée ; sinus ethmoïdal et sphénoïdal remplis de tumeurs similaires ; membrane de Schneider, *jaune verdâtre* semblablement altérée. La *glande lacrymale droite* a subi les mêmes altérations, ainsi que le périoste à ce niveau, et divers endroits de la *dure-mère* correspondant à des points similaires de la table interne de l'os. Deux tumeurs semblables existaient sur l'autre face du crâne.

Obs. II. — *Mackensie*, 1831. Petite fille de 8 ans chez qui le début de la maladie remontait à cinq semaines auparavant ; d'abord exophtalmie de l'œil gauche, puis de l'œil droit ; léger épistaxis, inappétence, constipation consécutive, anurie presque complète, insomnie, douleurs oculaires, inflammation de l'œil droit puis augmentation de l'exophtalmie du côté gauche, bientôt cécité complète de ce côté puis du côté droit. Surdité quelques semaines avant la mort. Épistaxis abondant quarante-huit heures avant ; intelligence nette jusqu'à la fin.

A l'*autopsie du crâne* on voit que les os de cette région sont çà et là d'une *légère teinte verte;* plusieurs petites tumeurs prennent naissance dans la *dure-mère* en des points correspondants : on en voit également quatre autres de la dimension d'un shelling chacune, naissant aussi de la dure-mère, l'une au-dessus de *la lame cribriforme de l'apophyse crista-galli de l'ethmoïde*, deux autres sur la *portion pétreuse de chaque temporal*, la dernière enfin à la jonction des *sutures lambdoïde et sagittale*, toutes plongeant profondément dans les os cariés en tous ces points. Dans chaque *orbite* on trouve des tumeurs ovales, lobulées de près de deux pouces et demi de long sur un trois quarts d'épaisseur (regardées comme étant les *glandes lacrymales* hypertrophiées, adhérant fortement au périoste sous-jacent), tumeurs lisses extérieurement quelque lobulées, offrant toutes une légère teinte *verte* semblable à celle du petit lait, pareille à celle des tumeurs de la dure-mère, de même consistance, uniformément ferme, parfaitement homogène; sur la *portion plane* de l'*ethmoïde*, dans l'orbite droite, se voit également une petite tumeur ayant la même *teinte verdâtre* et plongeant dans la narine à travers l'os carié. L'auteur ne dit pas s'il y avait des tumeurs analogues dans d'autres organes internes.

Obs. III. — *Balfour*, 1824. Jeune homme de 18 ans. Affection ayant débuté quatre à cinq mois environ auparavant par de la surdité, des vertiges dans l'oreille, et de la céphalalgie accompagnée de battements et d'un léger écoulement de l'oreille droite; élancements dans les grandes jointures, et consécutivement fréquence du pouls (120), soif vive, constipation, anémie; exophtalmie tardive, avec épanchement sanguin et chémosis conjonctival, strabisme, diplopie, diminution de l'acuité visuelle jusqu'à complète cécité; paralysie du côté gauche; apparition de tumeurs en divers points du frontal, des pariétaux, au-dessous du rebord orbitaire et en différentes places du crâne, dont une laissait échapper une matière verdâtre, toutes augmentant au fur et à mesure du développement de l'affection, de nombre et de volume. Connaissance complète jusqu'à la fin.

A l'*autopsie du crâne*, on voit, recouvrant la *suture sagittale*, une partie des *pariétaux* allant *du coronal* à la *suture lambdoïde*, une masse de couleur *vert olive* en certains points, épaisse d'un demi-pouce, large d'un pouce et demi, de consistance cartilagineuse, lisse et verdâtre à la coupe, unie intimement à la table externe de l'os; plaques analogues en divers points des *pariétaux* et de l'*occipital*, et sur le *temporal droit;* dépôt *vert* analogue, mince à la face interne du crâne, surtout au-dessus du *sinus longitudinal*, où l'os présente un aspect rugueux celluleux et spongieux; plaques *vertes* sur la *dure-mère* et en dehors en divers points de la *base du crâne*.

Les *cavités orbitaires* sont remplies de cette matière *verdâtre* qui adhère solidement au frontal, et est traversée par les nerfs optiques amincis et en élongation, sans toutefois avoir de relation avec l'intérieur de la cavité cranienne. Toutes ces tumeurs, ressemblant à un nodus ramolli offraient à la coupe une surface lisse, uniforme, semblable à celle du blanc manger rendu très consistant par addition d'ichthyocolle.

L'auteur n'ayant pas obtenu de faire l'autopsie complète ne put s'assurer s'il existait des tumeurs analogues dans les autres organes internes.

Obs. IV. — *Durand-Fardel*, 1836. Jeune homme de 20 ans. La maladie remontait à quatre mois; toutefois, depuis l'âge de 14 ans, ce sujet éprouvait des maux de tête violents, et avait de temps en temps d'abondantes épistaxis devenues plus fréquentes surtout depuis dix-huit mois ; quatre mois avant son entrée à l'hôpital, surdité du côté gauche puis du côté droit ; deux mois après survint de la cécité de l'œil droit, un mois plus tard de l'œil gauche. Anémie consécutive, fréquence du pouls (122) Exophtalmie; symptômes apparents de tuberculose pulmonaire avancée ; conservation toutefois des mouvements, de l'intelligence et de l'appétit jusqu'à la mort.

A l'autopsie du *crâne* on trouve à la face interne de la *dure-mère,* correspondant au lobe postérieur de l'hémisphère droit une tumeur de trois pouces de diamètre, bosselée, dure, de couleur *vert pomme* très foncé, située entre la dure-mère et l'arachnoïde, ailleurs non altérée ; tumeur semblable un peu moins dure, du volume d'une petite noix, à cheval sur l'*apophyse crista galli* et y adhérant. Le cerveau est sain. Dans le *conduit auditif externe* on trouve une matière *verte* semblable entre sa membrane épaissie et l'os ; même matière remplissant la caisse du tympan des deux côtés. Adhérence et liquide pleuraux. A la racine du *poumon droit* cavité du volume d'une petite noix pleine d'un liquide épais *vert ;* tout autour la substance pulmonaire est infiltrée de ce liquide. Au sommet de la *rate,* très friable se trouve une tumeur *verte*, dure, grosse comme une noisette ; en pressant cet organe il en sort avec le sang des *gouttelettes vertes.* Dans le tissu cellulaire péri-rectal on voit une tumeur adhérente aux parois du rectum, *verte*, dure, de consistance squirrheuse, ayant la forme du pancréas, mais de moitié de volume seulement.

Obs. V (traduite de l'allemand). — *Dittrich.* 1846. Fille de 24 ans dont l'histoire est inconnue et qui présentait, outre des apparences de scorbut, une anémie généralisée. A l'examen du cadavre cet auteur remarque en différentes places de la *peau des jambes,* à la face interne du *sternum*, des *côtes,* surtout à leur jonction avec les *cartilages costaux,* à la face interne du *crâne,* des deux côtés de la *colonne vertébrale,* des îlôts d'infiltration lardacée ferme (laissant écouler au raclage un liquide crémeux), de couleur *vert sale ;* il y avait des masses semblables à la surface de la *dure-mère* dans les *deux reins,* dans les *deux ovaires,* dans ceux-ci sous forme de nodules isolés de la grosseur noisette. *Masse sanguine* très fluide semblable à de « l'eau de viande ». Dans le produit crémeux du raclage on voit dest cellules de formes très diverses au milieu d'une formation fasciculaire en partie commençante en partie achevée, comme formée dans ce dernier cas d'un tissu fibrillaire coagulé.

OBS. VI. — *King*, 1849. Petite fille de 6 ans 1/2 chez qui le début de la maladie remontait à trois mois auparavant.

Dans les deux tempes étaient apparues, à cette époque, des tumeurs saillantes avec pétéchies aux extrémités, tendance aux hémorrhagies et aux ecchymoses ; consécutivement exophtalmie croissante bilatérale déterminée par la présence de tumeurs orbitaires, augmentant progressivement de volume. Tumeurs disséminées sur la couronne de la tête, solides, à croissance manifestement périodique et subissant des changements de volume ou des déplacements. Affaiblissement progressif des forces ; intelligence nette jusqu'à la mort.

A l'*autopsie*, la couronne de la tête est hérissée sur tout son pourtour de tumeurs aplaties, *vert jaunâtre* (environ 7 ou 8), ayant deux à trois pouces de longueur, un et demi à deux de large : la *fosse temporale* est remplie de masses semblables qui remplacent entièrement les muscles temporaux. L'*orbite* est également remplie de cette même infiltration qui n'a épargné que l'œil, ses muscles et ses nerfs, tout en ayant cependant altéré aussi ses parois. On voit des tumeurs analogues d'un pouce de long sur un demi d'épaisseur siégeant sur l'*apophyse mastoïde* gauche, et des deux côtés du *maxillaire inférieur*. Masses semblables solides et symétriquement placées à la face interne de la *dure-mère*, au niveau des lobes moyens du cerveau, avec ecchymoses à leur pourtour. Aucune trace d'altération dans les autres organes.

Au *microscope* ces tumeurs présentent des cellules irrégulières rondes ou allongées entremêlées de fibres fines et tendant par places à une disposition fibreuse, avec quelques globules de graisse ; il reste dans les tumeurs de l'orbite et des fosses temporales des traces de tissu musculaire.

OBS. VII. — *Aran et Lebert*, 1851. Jeune homme de 17 ans, chez qui la maladie datait de deux mois et demi, ayant débuté par une paralysie faciale gauche subite avec bourdonnements d'oreille bientôt suivie d'une surdité allant toujours en augmentant, d'épistaxies abondantes, de maux de tête ; puis protrusion légère de l'œil gauche, anémie, chaleur cutanée, pouls fréquent (à 128) sensibilité dans la région du foie, symptômes de bronchite, douleurs et difficultés dans la miction, urines troubles, albumineuses, renfermant des filaments de mucus purulent et des fausses membranes. Diarrhée, douleurs hypogastriques très vives, gonflement douloureux du testicule gauche ; aggravation de tous ces symptômes jusqu'à la mort.

A l'*autopsie*, on voit que la face externe du *crâne*, rugueuse et dépolie, présente à la partie supérieure du *frontal* une plaque de 1 centimètre de

diamètre, *gris vert*, de consistance gélatineuse, à surface de coupe lisse,
et adhérente à l'os ; plaques semblables à gauche de la ligne médiane
et sur le *pariétal* de ce côté. A la face interne, inégale aussi, plaques
analogues sur le *frontal* de chaque côté de la ligne médiane sur la
suture sagittale et sur les *pariétaux* : les os sont considérablement
amincis. A la *base du crâne* se voient des masses *gris verdâtre* au
niveau de la *voûte orbitaire* et ayant envahi la *cavité de l'orbite*;
dans l'orbite droite le tissu cellulaire seul est envahi par cette matière
qui y pénètre par la fente sphénoïdale. En arrière du *rocher gauche*
le *sinus latéral* est envahi ainsi que le *petit sinus pétreux* et la
pointe du rocher sous forme d'un cordon ininterrompu. Le tissu de
l'*oreille moyenne* est gris et aminci à gauche. On voit des plaques
néoplasiques plus ou moins développées à la face externe de la *dure-
mère*, plaques dont un prolongement atteint presque le *trou occipital*. Mêmes altérations à la face interne à côté d'ulcérations. On voit
un *ganglion mésentérique* converti en matière *gris verdâtre*; dans
les *deux reins* tumeurs verdâtres situées sur la face convexe et ayant
à la coupe un aspect gélatineux; abcès de la *prostate*. *Épididyme
gauche* converti en matière *gris verdâtre*. Toutes ces tumeurs
laissent échapper un suc vert trouble ; leur substance est homogène
à la coupe molle et élastique ; il n'y a aucune altération spéciale des
autres organes.

Au *microscope* on voit dans le suc cancéreux des cellules à noyaux
de 0,015 à 0,02 de millimètre de diamètre et des noyaux libres ; les
cellules sont rondes ou allongées ; les noyaux, qui ont 0,075 de millimètre, bien limités, sont ronds, granuleux, quelques-uns avec
nucléoles.

Obs. VIII (traduite de l'anglais). — *Stanley*, cité par *Paget*, 1851.
Jeune homme de 18 ans qui, depuis quatre ans, s'était aperçu de
l'existence d'une tumeur de la symphyse et des parties adjacentes du
maxillaire inférieur; accroissement lent et graduel, sans douleur, de
cette tumeur depuis huit mois, celle-ci étant bientôt venue faire
saillie à l'intérieur de la cavité buccale.

Ablation de la tumeur et d'une portion du maxillaire inférieur ;
aucune apparence de récidive post-opératoire. La *tumeur* examinée
présentait une teinte *verdâtre* et grisâtre avec diverses taches rouges
et brunâtres et ces caractères de dureté et de succulence propres aux
tumeurs fibro-plastiques; au *microscope* également, ajoute Paget, la
structure histologique était celle des tumeurs fibro-plastiques.

Obs. IX (traduite de l'allemand). — *Dressler*, 1860. Enfant de

4 ans dont l'histoire est inconnue et à l'autopsie duquel ou trouva le *péricrâne* parsemé le long de toutes les sutures de nodules ronds *vert clair* affectant une forme diffuse aux environs de la *fosse temporale* et de *l'apophyse mastoïde*, à surface de section d'un brillant humide, et laissant échapper un peu de suc. La *table interne du crâne* est couverte d'ostéophytes; les *orbites* sont remplies de ces masses néoplasiques qui ont également envahi la *dure-mère* au niveau des petites ailes du *sphénoïde*, de la face postérieure du *rocher*, du *sillon horizontal du cervelet*, du *sinus sigmoïde* et du grand *sinus falciforme*. On voit des nodules *verts* sur tout le trajet de la carotide dans la région sous-maxillaire gauche, dans le *périoste* de la face postérieure du *maxillaire inférieur* et de la face inférieure du corps du *sphénoïde*; masses *vertes* disséminées sur les deux faces du *sternum*, des *côtes* et des quatre *vertèbres* dorsales supérieures. Noyaux *verts* dans la substance corticale des *reins* et dans les *calices*. Masses *vertes* remplissant le *petit bassin*, repoussant le *rectum* en avant et ayant envahi son tissu cellulaire sous-muqueux; noyaux *verts* sur les deux faces du périoste des *os iliaques*.

Au *microscope* on voit un tissu fibreux avec réseau de cellules disposées en files, et ayant l'aspect de cellules parenchymateuses; la substance intercellulaire est rare, les cellules serrées, modérément développées, fusiformes ou étoilées et sans gros noyau : il s'agissait donc ici d'un sarcome. Quant à la *coloration verte* toute particulière de ces tumeurs, coloration entièrement diffuse sans granulations ni cristaux, et devenant bien plus intense sous l'influence des alcalins ou des vapeurs d'ammoniaque, elle disparaissait très vite sous l'action des vapeurs de chlore, et ni l'eau, l'alcool, l'éther, le chloroforme ou les acides dilués ne pouvaient en isoler aucun pigment; cette teinte disparaissait d'ailleurs sous l'action prolongée de la décomposition de la tumeur.

Obs. X (traduite de l'allemand). — *Huber*, 1878. Fille de 21 ans, qui faisait remonter le début de son affection à six mois : à ce moment apparition d'une tumeur au sein droit, puis au sein et à l'orbite gauches avec diminution de l'acuité visuelle de l'œil de ce côté; anémie consécutive. Bientôt apparition d'une tumeur sur le cornet gauche, sur le pariétal droit. Ablation de la tumeur du sein droit; mort de la malade deux mois après l'opération.

A *l'autopsie* on trouve une tumeur implantée sur le bord externe de l'orbite *gauche*, souple, ferme, grosse comme une noix de galle, à surface lisse, à section uniformément colorée en *jaune vert*, non adhérente à la peau et ayant envahi le périoste ; tumeur grosse comme une noisette sur le *frontal* ; tumeur plus petite encore à la partie supérieure de l'*occipital*. sur la face externe du crâne près des sutures. Nodules *verts* analogues dans le *sein gauche*, gros comme des noix et dont quelques-uns présentent certaines places colorées en brun de noix et ayant un aspect marbré ou jaune comme caséeux. Les *ganglions lymphatiques* du hile des deux poumons sont hypertrophiés et colorés en *vert clair* d'herbe. A la coupe toutes ces tumeurs, de consistance gélatineuse, assez ferme, ont un brillant humide et une coloration *jaune vert* clair.

Au *microscope* on y remarque des cellules rondes, identiques aux globules blancs, à gros noyaux avec nucléoles et présentant des granulations très réfringentes se conservant dans la glycérine, dans une solution d'eau distillée, d'acide borique, de chlorure de sodium, disparaissant sous l'influence de l'alcool, de l'éther et du chloroforme. Réseau de cellules fusiormes ou étoilées avec gros noyau, analogue au réseau des ganglions lymphatiques ; tuméfaction albumineuse de quelques cellules ; granulation d'hématoïdine amorphe en certaines places : il s'agissait donc là d'un *sarcome* reticulé à grandes cellules dont l'intensité de la coloration verte était en raison directe de l'épaisseur des coupes faites. Resultat négatif au point de vue de la recherche de l'hématoïdine et des matières colorantes de la bile, ce qui amène Huber à considérer ce pigment vert comme dérivant de graisses ou d'acides gras et déposé dans les cellules sous une forme moléculaire, et à le regarder comme un produit de transformation ayant lieu dans l'intérieur même des cellules.

Obs. XI (traduite de l'allemand). — *Behring et Wicherkievicz*, 1882. Homme de 28 ans, qui faisait remonter le début de son affection à trois mois auparavant : à ce moment survinrent de la congestion de la tête, surtout au-dessus des yeux, des bourdonnements d'oreille, de la céphalée, des douleurs gravatives dans la partie inférieure de la poitrine ; apparut ensuite de l'exophtalmie de l'œil droit. Consécutivement, anorexie, insomnie, faiblesse, anémie ; le pouls devient fréquent (à 110) : on perçoit le pouls carotidien ; une tumeur se montre à la place de la langue lacrymale droite. Puis se montrent de la diplopie homonyme, une dilatation des vaisseaux de la papille, et une ecchymose touchant le bord de la cornée. Diminution consécutive de l'acuité visuelle avec paralysie de la moitié gauche de la face et, gonflement douloureux de la région mastoïdienne du même côté ; apparition de tumeurs sternales lisses, dures : vers la fin, transpirations, fièvre, soif, attaques apoplectiformes, somnolence, obstruction des fosses nasales ; aggravation de tous ces symptômes jusqu'à la mort; coma final.

A *l'autopsie* on trouve une tumeur dans la paroi externe du *ventricule* gauche, de couleur *vert d'herbe*, uniforme à la coupe, solide, élastique, grosse comme une lentille; il y a des nodules *gris verts* à la base du *poumon* droit, un nodule *vert* dur, gros comme une cerise et saillant dans la substance corticale du *rein* droit. On remarque également dans le *foie* environ une vingtaine de tumeurs de couleur *vert d'herbe sombre* dont la grosseur varie de celle d'une noisette à celle d'une noix de galle, élastiques et laissant voir à la coupe la lumière d'un gros vaisseau. A la *base du crâne*, le long des *sinus*, se trouve une masse morcelée, onctueuse, *bleu verdâtre*, luisante, enclavée dans la *dure-mère*, se prolongeant dans le conduit *stylo-mastoïdien*, en englobant le fascial gauche, d'ailleurs inaltéré, et remplissant les *cellules mastoïdiennes*. Les *muscles* qui s'insèrent à l'*apophyse mastoïde* sont transformés en une masse néoplasique *verte*. Dans l'*orbite* se trouve une tumeur ayant la forme de cette cavité, homogène, humide et luisante à la coupe, de couleur *vert d'herbe* et englobant les muscles et les nerfs sans les altérer. On voit une masse solide *verte* incluse dans les *cellules ethmoïdales* et moulée sur leurs contours. Tumeur des *cornets* en connexion avec la muqueuse. La cavité de l'*ethmoïde* est remplie d'un contenu mollasse, solide et *verdâtre* dans les parties inférieures. Tumeurs de l'articulation *sterno-claviculaire* gauche et des cartilages *costaux* du même côté, d'une couleur *vert* d'herbe uniforme à la coupe, en connexion avec le périoste ; le *diploé sternal* est infiltré de ces masses.

Au *microscope* ces tumeurs montrent des cellules rondes avec gros noyau se colorant fortement à côté d'éléments fusiformes courts ayant mêmes noyaux, entremêlés de faisceaux plus ou moins larges de tissu conjonctif très vasculaire. Les parties centrales du néoplasme sont composées seulement de cellules rondes riches en protoplasma avec quantité de grosses cellules sphéro-elliptiques remplies de nombreuses granulations graisseuses. Au point de vue *chimique* ces tumeurs ont une teneur élevée anormale même en *chlore* : ainsi 0 gr. 5 du tissu néoplasique frais du sternum contiennent 0,0035 soit 7/1000 de chlore; desséché il en contient 28/1000 et 3,6/1000 lorsqu'il a macéré dans le liquide de Muller : une partie de ce chlore, ajoutent les auteurs, doit donc être fixé dans ces tumeurs sous une forme physique. Aucune trace d'ailleurs de pigments biliaires ou sanguins.

Obs. XII (traduite de l'allemand). — *Waldstein*, 1883. Homme de 44 ans qui ne fût malade que quarante-quatre jours, l'affection ayant débuté par une anémie intense et progressive avec fièvre élevée, suivie bientôt de douleurs sternales et costales, accompagnées d'hypertrophie de la rate et du foie ; en même temps maux de tête, vertiges, parfois coloration verte de l'urine ; aggravation continue de tous ces symptômes jusqu'à la mort.

A l'*autopsie* on trouve derrière le sternum, au niveau de la clavicule, un nodule gros comme une noix de galle uni au bord antérieur du lobe supérieur du poumon gauche, nodule *verdâtre*, ferme, *vert clair* à la coupe, ayant en son milieu une petite cavité remplie par caillot, et au-dessous duquel se trouve une autre tumeur analogue plus petite, ayant l'aspect d'un *ganglion lymphatique* altéré. Les *ganglions lymphatiques* du hile du *foie* et ceux situés derrière l'estomac sont imprégnés en *vert*. La *moelle osseuse* présente une coloration *vert jaunâtre* ; par places la *voûte crânienne* présente une coloration *vert intense* à sa face interne ainsi que la *dure-mère* ; amas nombreux *jaunâtres*, fermes dans le tissu de la rate.

Au *microscope* on remarque dans le sang une augmentation considérable du nombre des globules blancs du sang. Dans le suc de la plus grosse des tumeurs du médiastin, qui n'est autre qu'un ganglion lymphatique, on voit de grosses cellules qui, en couches épaisses, montrent une couleur verte semblant dépendre des granulations de leur protoplasma, et à côté des cellules lymphatiques, des globules rouges et des granulations pigmentaires jaune orange. La coloration de cette tumeur, qui a la structure histologique du *lymphome*, se conservait dans l'alcool mais devenait plus sombre à un durcissement prolongé. Ni le chloroforme, ni l'éther ou l'acide acétique, même après une longue action, ne montraient de trace de ce pigment que l'ammoniaque seul, en solution caustique, isolait en donnant un liquide vert ne montrant au spectre aucune bande d'absorption. Réactions des pigments biliaires entièrement négatives. Imprégnation de la moelle osseuse par ce pigment vert soit d'une façon diffuse, soit sous forme de granulations situées dans le protoplasma cellulaire, dans le voisinage immédiat de foyers hémorrhagiques, ce qui porte l'auteur à supposer que cette coloration verte spéciale était sous la dépendance d'exsudats hémorrhagiques nombreux, dépendant eux-mêmes des altérations profondes subies par le sang, à conclure en un mot à l'origine hématogène de ce pigment vert.

Obs. XIII. (traduite de l'allemand). — *Chiari*, 1883. Jeune garçon de 6 ans, malade depuis deux mois environ au moment de son entrée à l'hôpital ; ce furent d'abord des maux de dents du côté gauche. A la place de la troisième molaire supérieure de ce côté, qui avait été extraite, apparaît bientôt une tumeur ; consécutivement amaigrissement, surdité de l'oreille gauche, exophtalmie des deux yeux, diminution de l'acuité visuelle ; on note également une dilatation des vaisseaux du fond de l'œil gauche, de l'œdème de la rétine, de la conjonctive et des paupières : tous symptômes qui ne font qu'augmenter jusqu'à la mort.

A l'*autopsie*, outre un marasme général extrême, on remarque des dépôts de substance *verte*, dégénérée sur les faces externe et interne des deux *maxillaires supérieurs*, dans les deux *orbites*, dans le *crâne* (où la grosseur de la masse néoplasique atteignait celle d'une noisette), à l'*apophyse choronoïde du maxillaire inférieur* gauche (où elle avait les dimensions d'une noix), dans la *moelle osseuse*, dans la *choroïde*, enfin dans *les reins*, dont la surface lisse étant colorée en *vert* avec des parties plus pâles, et dont la couche glomérulaire était parsemée de nodules de la grosseur d'une fève d'un *vert* moins foncé, présentant elle-même une teinte *verte* intense et uniforme.

Au *microscope* on voyait dans ces tumeurs des cellules rondes sarcomateuses avec substance muqueuse inter-cellulaire et réticulum bien manifeste. Le pigment vert existait sous forme de petites granulations infiltrant les cellules néoplasiques, très réfringentes comme les granulations graisseuses, dont le nombre était en raison directe de l'intensité de la coloration, et donnant toutes les réactions des corps gras. Les cellules paraissaient avoir subi la dégénérescence granulo-graisseuse : elles étaient parsemées de nombreuses petites granulations sombres, de formes irrégulières, avec gouttelettes graisseuses mises partiellement en liberté. Les acides et les alcalis forts détruisaient la coloration verte. Aucune des réactions caractéristiques des pigments biliaires ou sanguins ne put être obtenue. A l'air la coloration de la tumeur se conservait pendant deux ou trois jours pour passer au brun sale, mais pour réapparaître plus claire par addition d'eau avec un peu d'acide acétique. Il s'agissait donc bien ici d'un pigment graisseux, et de plus Chiari, pense avec Waldeyer, que, de même que le xanthélasma, le chloroma peut être considéré comme un lipome embryonnaire.

Obs. XIV. — *Gade*, 1884. Petite fille de 5 ans chez qui l'affection avait débuté deux mois un quart auparavant, par des maux de dents avec enflure de la joue gauche, précédés toutefois de symptômes d'anémie, dont la malade avait souffert depuis quelque temps. Consécutivement survinrent des douleurs et un écoulement d'oreille avec surdité, exophtalmie à croissance continue, et ecchymoses sous-conjonctivales. Vers la fin selles et urines involontaires, accompagnées d'une faible prostration, de légers vomissements et de phénomènes fébriles modérés (température 38°,8. Pouls à 160).

A l'*autopsie* on remarque des *pétéchies aux extrémités*, des dépôts de nombreuses masses néoplasiques, fibreuses, *vert jaunâtre* passant au vert grisâtre et d'une structure sarcomateuse essentiellement adhérentes au périoste des *sinus*, de l'*oreille interne*, des *orbites*, où elles poussaient les bulbes devant elles, des os de la *base* et de la *voûte* du *crâne* et de la *face*, sur la *dure-mère*, dans le *pharynx* et infiltrant en partie la *musculature* voisine; la *choroïde* est tachée en *vert*; il y a des quantités considérables de ces tumeurs au *sternum*, aux *côtes* à la *colonne vertébrale*, dans le *foie,* dans les *reins* au niveau des papilles rénales, dans le *colon*, le *ligament large* et la *moelle osseuse*. Aux *extrémités inférieures*, taches sous-cutanées couleur de sang dont la plus grande voie de pénétration à travers la peau contient une masse *verte* butyreuse. Kyste dermoïde intra-crânien gros comme une noix.

Le *microscope* montre un sarcome à cellules rondes avec réticulum ; une partie des cellules sont grandes, d'autres ont des contours irréguliers et sont cornées. En faisant macérer la tumeur pendant quinze jours dans le chloroforme, la matière colorante se laisse extraire sous forme d'un liquide vert foncé et huileux. Aucune trace de pigments biliaires ou sanguins, ce qui dispose Gade à considérer cette coloration comme provenant de granulations adipeuses se trouvant en nombre dans les cellules.

OBS. XV. — *Observation personnelle*, rapportée en détails au début de cette étude (voy. p. 2), ne pouvant d'ailleurs rigoureusement trouver place ici à côté de toutes les observations citées ci-dessus, en raison même des circonstances qu'ils l'ont rendue incomplète et défectueuse.

INDEX BIBLIOGRAPHIQUE

ARAN.— Note sur une forme particulière et encore peu connue de cancer de la dure-mère et des os du crâne. *Arch. génér. de Médecine*, octobre 1854.

BEHRING und WICHERKIEVICZ.— Ein Fall von Chlorosarcom. *Berlin. Klin. Wochenschrift*, 1882, n° 33.

BALFOUR. — In Aran.

BURNS. — *Surgical Anatomy of the head and neck*. Glascow, 1824, p. 385.

CABADE. — *Leçons sur les maladies microbiennes*, 1890.

CHIARI.— Zum Kenntniss des Chloroma. *Prager Zeitschrift für Heilkunde*, 1883. Heft 3-4.

DITTRICH. — *Prager Vierteljahrschrift*, 1846, t. II, p. 105.

DRESSLER. — Ein Fall von sogenannten Chlorom. *Wirchow's Archiv.*, 1886, t. XXXV, p. 605.

DUPLAY et RECLUS. — *Traité de chirurgie*, 1892, t. IV, p. 449.

DURAND-FARDEL. — In Aran.

FOLLIN et DUPLAY. — *Pathologie externe*, 1869, t. III, p. 581 ; t. IV, p. 526.

GALEZOWSKY. — *Traité des maladies des yeux*, 1872, p. 105 et 838.

GADE. — Contribution à l'étude du Chloroma. *Nord med. Archiv.*, 1884, XVI, n° 19.

HUBER. — Lehre über den sogenannten Chloroma. *Archiv. der Heilkunde*, 1878, XIX, p. 129.

— Tyrosin und sein Vorkommen im Organismûs. *Arch. der Heilkunde*, 1877, XVIII, p. 522.

KING. In Aran.

LEBERT. — *Anatomie pathologique*, t. I, page 328, pl. 45, fig. 1-4.

— *Physiologie pathologique*, 1845, t. II, p. 122.

— *Abhandlungen aus dem Gebiete der praktischen Chirurgie*, p. 127.

MACÉ. — *Traité de Bactériologie*.

MACKENSIE. — *Traité des maladies de l'œil*. 4e édition, 1856, page 122.

PAGET.—Lectures on tumours. *Medic. Gazette*. Londres, 1851, vol. XLVIII, p. 177.

POLAILLON. — In *Dict. des sc. médic. de Dechambre*, article Pathologie de la glande lacrymale.

RECKLINGHAUSEN. — *Allgemeine Pathologie*, 1883, p. 440.

ROBIN et LITTRÉ. — *Dictionn. des Sciences médic.*, article Chloroma, 13e édit., 1873.

SAUTEREAU. — *Etude sur les tumeurs de la glande lacrymale*. Thèse de Paris, 1870.

UHLE et WAGNER.— *Handbuch. d. allgem. Pathologie*. 7 auflage, 1876, p. 688.

WALDSTEIN. — Ein Fall von Chlorolymphôme. *Wirchow's Archiv.*, 1883. t. XCI, p. 12.

VAN TIEGHEN. — *Traité de Botanique*.

WECKER et LANDOLT. — *Traité d'Ophtalmologie*, 1889, t. IV, p. 1030.

VERDEIL et ROBIN.— *Chimie anatom. et physiolog. norm. et pathol*, 1853, t. III, p. 382.

VERDEIL. — *Comptes rendus des séances de l'Acad. des Sciences de Paris*, 1851, t. XXXIII, p. 689.

WILLIAMS. — *Medic. Gazette*. Londres, 1849, vol. XLIV, p. 854.

WIRCHOW. — *Pathologie des tumeurs*, t. II, p. 216.

VOGEL. — *Anatomie pathologique générale*, 1847, p. 199.

ZIEGLER. — *Patholog. Anatomie*, 1881, t. I, p. 229.

REVUE CRITIQUE.

DE L'ACTINOMYCOSE

Par CART.

En 1885, Israël publia une monographie qui fit entrer dans le cadre nosologique l'actinomycose humaine. Ce travail, outre les observations personnelles de l'auteur, contenait les cinq premiers cas réunis auparavant par l'anatomiste Ponfick et toutes les observations dispersées dans la littérature médicale. Depuis cette époque, le nombre des cas d'actinomycose, qui était alors de 37, se chiffra par centaines. Il semble que jamais maladie récemment découverte ne fut l'objet de tant d'études de la part des cliniciens, des bactériologistes et des anatomo-pathologistes. Suivant une loi générale, les publications qui parurent alors ne furent tout d'abord que le compte rendu d'observations confirmant les vues de ces deux auteurs sur l'actinomycose en tant qu'entité morbide, mais elles ajoutèrent peu à ce que l'on savait déjà. Bien que le diagnostic n'ait été souvent établi qu'à l'autopsie, les observations sont assez nombreuses pour que la symptomatologie de l'affection soit nette malgré ses aspects multiples. Il est à remarquer que la France resta en arrière dans ce mouvement scientifique bien que la première idée de l'actinomycose ait été donnée par Davaine et Laboulbène en 1850 et 1859; l'oubli de ces travaux fut tel que nombre de médecins français ignorent encore les formes que peut revêtir la maladie.

Le 3 novembre 1893, Netter communique à la Société médicale des hôpitaux un cas d'actinomycose pulmonaire guéri par l'iodure de potassium. Il s'agit d'une femme de 30 ans, petite, chétive, originaire de la Savoie, qui avait eu après un accouchement une péritonite assez grave suivie d'une phlegmatia alba dolens, et qui, au milieu d'un état de santé relativement satisfaisant fut prise d'une pleurésie gauche avec épanchement considérable. Elle entra à l'hôpital Lariboisière le 28 août 1893. Au bout de quelques jours, on constata une légère bouffissure des paupières et un peu d'œdème de la paroi thoracique du côté de la pleurésie, en arrière du sein. L'œdème atteignit progressivement les dimensions de la paume de la main, devint dur, puis une nodosité apparut à l'extrémité antérieure de la douzième côte. On constata à ce niveau de la fluctuation et l'incision paraissant indiquée on évacua une très petite quantité de pus ; en même temps on vit que la surface de la côte n'était pas dénudée. Mais la plaie resta quelque temps sans se cicatriser : un trajet fistuleux persistait par lequel s'écoulait une quantité insignifiante de liquide. La périphérie de l'orifice fistuleux était le siège d'une induration profonde, entourée elle-même par une zone d'œdème n'ayant rien de spécial. Cependant l'état général était de plus en plus mauvais.

Dans une goutte de pus recueillie au niveau de la fistule on trouva des grains d'actinomycose sans aucune autre espèce microbienne. Netter fit le diagnostic d'actinomycose thoracique. A quelle intervention thérapeutique fallait-il recourir ? La question était délicate, car par aucun des traitements employés jusqu'alors, on n'avait pu obtenir d'amélioration, si l'on excepte toutefois les 2 cas de Schlange (Zur Prognose der Aktinomykose XXI Congress für Chirurgie, Berlin, juin 1892). La forme abdominale est d'un pronostic moins sombre que la forme thoracique, ainsi que le prouvent les cas classiques de Hochenegg et de Ullmann (clinique d'Albert de Vienne) : l'actinomycose pulmonaire jusqu'alors s'était terminée par la mort. L'étendue des lésions et le grand nombre de foyers morbides dans cette forme en font en effet un *noli me tangere* pour le chirurgien, en même temps qu'ils font juger comme inutiles, même *a priori*, l'usage interne du naphtol, de la créosote, du fer ou l'emploi des injections médicamenteuses interstitielles.

Peyrot qui fut consulté pour discuter l'intervention chirurgicale jugea l'opération inutile et dangereuse. Netter, se souvenant alors des remarquables travaux de Thomassen, de Nocard, de Godbille qui ont démontré la merveilleuse efficacité de l'iodure de potassium dans le traitement de l'actinomycose des bovidés, administra à sa malade, avec quelques

courtes interruptions pendant vingt-cinq jours, de l'iodure de
potassium à doses décroissantes à partir de 6 grammes.
Quelques faits tirés de la pathologie humaine justifiaient cette
thérapeutique : ainsi l'observation d'un lupus actinomycosique de la face guéri par l'électro-chimie par Gautier et Darier
(iode à l'état naissant); la communication de Meunier du
15 mars 1893 à l'Académie de médecine; les faits remarquables rapportés par van Herson (de Leyde), concernant une
actinomycose du plancher de la bouche et une actinomycose
abdominale traitées toutes deux par l'iodure (*Wiener medizinische Presse*, 8 janvier 1893, p. 63); enfin les cas d'actinomycose buccale soignés par Francesco Buzzi et Brunno Galli-
Valerio (*Wiener medizinische Presse*, 25 juin 1893, p. 1030.)

L'effet fut extrêmement rapide et véritablement merveilleux : le second jour du traitement l'état général s'améliorait
l'appétit revenait, l'œdème et l'épanchement disparaissaient.
En somme, au bout de quelques semaines, cette femme, qui
semblait condamnée dès l'abord, pouvait être [considérée
comme absolument guérie.

Nous n'insisterons pas sur l'importance de cette communication. Cette observation ainsi que celles qui la précèdent et
qui lui sont analogues, prouvent combien il est nécessaire
d'établir un diagnostic ferme; c'est de la sûreté du diagnostic
que dépend la vie des malades, lorsque l'on a eu en main un
véritable spécifique.

A l'historique de l'actinomycose se rattachent les noms de
Davaine, Laboulbène, Robin, Langenbeck, Israël, Ponfick,
Bollinger, Rivolta, Perroncito. Tous ces auteurs ont vu le
même parasite, avec sa forme rayonnée, mais son mode d'introduction et de développement dans l'organisme paraît encore
bien obscur. La morphologie du parasite a été fixée par le
botaniste Hartz, qui l'appela actinomyces. On trouve dans les
lésions actinomycosiques de petites masses granuleuses de la
dimension d'un grain de pavot ou d'un très fin grain de sable
qu'il s'agisse du parasite des bovidés ou de celui de l'homme.
Ces petits grains d'un jaune soufré ou rougeâtre sont des
colonies d'actinomyces qu'il suffit d'écraser sous une lamelle

pour les dissocier. Auparavant, il est nécessaire de les débarrasser, au moyen d'une solution faible de potasse, d'une sorte d'atmosphère gélatiniforme qui les entoure.

Avec un grossissement convenable, on distingue une zone centrale constituée par un feutrage fibrillaire très serré de filaments myceliens fort délicats et entrecroisés, dont les uns sont rectilignes, les autres ondulés ou contournés en tirebouchon. Tous ces filaments se dirigent vers la périphérie de la masse, où on les voit se terminer par des renflements claviformes, homogènes, jaunâtres et très réfringents. Outre ces boutons terminaux, les filaments se montrent parfois entourés à leur extrémité libre par une sorte de capuchon très ténu de substance mal déterminée, renflement qui constitue ce que l'on appelle une *crosse*, interprétée par les uns comme une forme de dégénérescence et d'involution, par les autres comme une gonidie destinée à la reproduction.

Au moment où Laboulbène dessinait en 1853 la forme du parasite (Comptes rendus de la Société de biologie, t. I, planche VIII, fig. 14), les procédés de coloration n'existaient pas encore; la préparation n'a donc pas besoin d'être colorée pour être nette. Cependant on doit toujours colorer si l'on veut conserver les préparations. Les procédés sont fort nombreux : procédé Weigert-Babes, à la safranine, suivie de l'action de l'iode; méthodes de Gram, de Weigert avec double coloration à l'éosine, au carmin, à la coccinine, à la safranine ou au brun de Bismark. Par ces moyens, on peut très bien suivre les ramifications dont les contours sont alors d'une netteté remarquable et étudier les cellules qui environnent les masses actinomycosiques. Dans ce dernier cas, il va de soi que l'on ne doit point faire agir tout d'abord la potasse qui dissoudrait l'atmosphère de la masse.

Roussel conseille de colorer à chaud la lame à l'aide d'une solution saturée de fuschine. On dissout les cristaux de fuschine dans l'eau d'aniline saturée et additionnée de quelques gouttes de solution de soude à 1/100. Après coloration on lave à l'eau, on sèche et on monte au baume. On obtient ainsi, si l'on agit rapidement et si l'on a soin d'éviter la formation de gouttelettes d'aniline, une coloration beaucoup plus intense que par toute autre méthode. Ce procédé permet d'étudier les filaments, leur structure les formes d'involution et la formation des spores.

Récemment, en juin 1892 Becue et Lemière ont à leur tour, exposé une autre méthode de coloration de l'actinomycès : « Les méthodes recommandées par les auteurs pour obtenir des préparations stables sont nombreuses, disent-ils, mais la plupart ne nous ont donné que des résultats peu satisfaisants. Or, si dans le pus il est facile, même sans coloration, de distinguer les gazons et les masses de l'actino-cladothrix, il est très difficile d'en conserver d'une façon acceptable. Après avoir essayé les diverses méthodes recommandées par les auteurs, celle qui nous a semblé donner les meilleurs résultats est la suivante. Nous traitons l'actino-cladothrix comme on traite les champignons parasitaires de la peau et des poils. Après avoir déposé un peu de pus sur une lamelle, nous lavons abondamment à l'éther, puis nous laissons le pus baigner quelque temps dans une solution concentrée de potasse ou de soude caustique préparée récemment. Nous remplaçons ensuite la potasse par une solution aqueuse d'éosine à 5 0/0, et nous laissons le bain colorant agir pendant dix à quinze minutes, puis nous lavons la préparation avec une solution concentrée d'acétate de soude ou de potasse, nous montons dans la même solution, et nous luttons la préparation dans la paraffine. On peut voir sur nos préparations que les cladothrix seuls sont conservés, que la masse centrale des gazons est colorée en rouge vif, tandis que les massues ont une couleur qui varie du rose au jaune pâle.

Bien que les résultats concernant la culture et les inoculations de l'actinomycès aient été contradictoires, on a cependant pu obtenir de la culture pure et l'inoculation au lapin a réussi à provoquer l'actinomycose. Il convient de citer ici les noms de Johne, James Israël, Max Wolff, Oscar Israël, Boström, Afanassiew, Bujwid à l'étranger, Doyen et Becue en France. C'est ce dernier qui a mis au point ces divers travaux de laboratoire (Thèse de 1892), travaux qu'il faudra d'ailleurs reprendre, car ils ne nous ont pas encore éclairé sur a pathogénie de l'actinomycose.

Dans ce travail de Bécue on lira avec avantage ce qui a trait au diagnostic différentiel de l'actinomycose avec nombre d'affections, telles que périostite consécutive à une affection dentaire, sarcome encore non ulcéré de la mâchoire, gomme ou épithéliome de la langue, lupus de la face, tuberculose pulmonaire, broncho-pneumonie, pleurésie purulente, typhlite, phlegmon iliaque, etc.

Ce diagnostic est des plus faciles avec les affections tuberculeuses, syphilitiques et épithéliomateuses pourvu que l'on songe à faire l'examen histologique. On ne devra pas oublier que l'affection affecte quelquefois la forme pyohémique, ainsi qu'Israël l'affirme en rapportant sa première observation : tout récemment Kanthack a fait une communication à la Société de pathologie de Londres ayant trait à un nouveau cas de ce genre. La partie supérieure du lobe droit du foie et la partie inférieure du poumon droit étaient occupées par une vaste masse ayant l'aspect d'un abcès ; le reste du poumon droit, la capsule surrénale et le rein droits étaient farcis de dépôts analogues, le sommet et la base du poumon gauche également. Un petit infarctus de la rate, des abcès de l'épaule droite et du coude droit contenant tous l'actinomycès prouvaient la nature pyohémique de la maladie. Le diagnostic histologique ne fut d'ailleurs fait qu'après la mort.

Il reste encore bien des points obscurs dans l'histoire du parasite. D'où vient-il, sous quelle forme, et où se trouve-t-il dans la nature, quelles sont les lois qui président à son évolution dans l'organisme des bovidés ou de l'homme, la source d'infection est-elle commune à celui-ci comme à ceux-là, pourquoi l'actinomycose, maladie primitivement locale, trace-t-elle ainsi dans tous les organes et pourquoi arrive-t-elle à tuer l'individu qu'elle atteint sans qu'aucune infection secondaire ait besoin d'intervenir pour produire la cachexie profonde qui précède la mort ? Autant de questions qui se posent au chercheur.

Il est permis d'espérer que Guermonprez et Becue discuteront ces questions dans l'ouvrage qu'ils préparent sur ce sujet. (Bibliothèque Charcot-Debove.)

Voici maintenant une observation dont la traduction est encore inédite et qui pourra contribuer à éclaircir la question d'étiologie. Elle prend naturellement place à côté des observations classiques de Soltmann (th. de Cart, p. 40), Fischer (*Centralblatt für Chirurgie*, 31 mai 1890), Bostrom (résumée dans l'ouvrage d'Alberto Illich, p. 47). Cette longue et intéressante observation est d'Alberto Illich, opérateur à la clinique chirurgicale d'Albert (de Vienne).

Actinomycose abdominale. — Mort. — Autopsie. — Présence d'un grain de froment dans la lésion actinomycosique.

K..., 27 ans, domestique dans une ferme où il manie du froment, de l'orge, de l'avoine et s'occupe des chevaux. Cet homme, qui jouissait d'une excellente santé, fut pris au commencement d'avril 1892 de douleurs dans le haut de la cuisse droite, douleurs qui s'accentuèrent, de sorte que le malade au bout d'une quinzaine de jours ne marchait plus qu'avec difficulté et ne tardait pas à prendre le lit. On constata une tuméfaction dure, non mobile, grosse comme un œuf de pigeon, située sous le ligament de Poupart, près de l'épine du pubis. La douleur était si vive que le malade ne pouvait étendre la cuisse.

Cinq semaines après le début de l'affection il entre dans le service de clinique chirurgicale d'Albert (de Vienne).

Cet homme est robuste, son teint est pâle ; le pouls et la température sont normaux. L'examen des organes ne décèle aucune affection. Dans la région inguinale droite les ganglions sont gonflés, mais non douloureux. Les mouvements de flexion et d'extension de la cuisse sont possibles mais limités ; dans l'extrême flexion comme dans l'extrême extension le bassin suit le mouvement. L'adduction et l'abduction ainsi que la rotation ne sont possibles que dans de faibles limites ; le malade boite légèrement. A la palpation, la crête iliaque du côté droit paraît fortement épaissie ; la tuméfaction, de consistance ligneuse, est perçue de l'épine iliaque antéro-supérieure jusqu'à l'épine du pubis. Examen du rectum : résultats négatifs. Pansement humide pendant un mois. La tuméfaction s'accroît graduellement et gagne la cuisse. En deux endroits, près de l'épine du pubis et vers le milieu du ligament de Poupart se trouvent des foyers fluctuants ; toute la région est un peu douloureuse. Les limites de la tuméfaction sont à trois travers de doigt au-dessus de la crête iliaque, tout le long du ligament de Poupart et une largeur de main au-dessus de ce dernier.

La partie supérieure de la cuisse est également œdématiée et l'on y trouve aussi en avant une infiltration très dure, analogue à celle qui est située au-dessus de l'arcade de Fallope.

A l'incision des deux foyers fluctuants, il s'écoule un peu de pus épais, inodore, contenant de nombreux grains actinomycosiques. La tuméfaction, de consistance ligneuse, est formée d'une sorte de couenne de la grosseur d'un doigt limitant la cavité d'un abcès. Une grande quantité de tissu granuleux est retirée au moyen de la curette. On ne découvre avec la sonde aucun trajet conduisant dans la profondeur de l'abdomen. Drainage. Quatre jours après l'incision, soit un mois après l'admission du malade à la clinique, on commença le traitement par les injections de tuberculine, de sorte que le patient reçut en sept semaines 18 injections formant un total de 1 gr. 258 de tuberculine.

Pendant les trois premières semaines, la tuméfaction s'étendit en haut ; par la plaie opératoire il s'écoula surtout pendant les deux premières semaines beaucoup de pus renfermant les grains pathognomoniques. La tuméfaction resta ensuite stationnaire et l'action de la tuberculine n'eut aucun effet favorable.

Comme le malade avait presque journellement, même avant le traitement par la tuberculine, des poussées fébriles (jusqu'à 39°), il est difficile d'établir si ces poussées avaient leur cause dans les injections. Pendant la période des injections la température oscillait entre 38° et 38°5 ; elle atteint même trois fois 39°5 sans toutefois qu'une relation intime entre les injections de tuberculine et le mouvement fébrile ressorte nettement de la courbe thermométrique. Devant l'insuccès complet de la tuberculine, devant l'état du malade toujours plus mauvais, on décida qu'une intervention radicale était indiquée, mais comme le malade se plaignait de douleurs abdominales, on remit l'opération à quelques jours. Une semaine après la cessation des injections, le malade, sans cause appréciable, fut pris de diarrhée profuse qui ne fut nullement jugulée par l'opium à hautes doses. Quatre jours après, le malade succombait dans le collapsus.

L'autopsie fut faite par Kolisko :

Cadavre très amaigri, la charpente osseuse est solide, la cage thoracique est bien développée. Dans la région inguinale droite on perçoit par la palpation une tuméfaction dure située sur la face interne de l'os iliaque. A deux travers de doigt au-dessous de l'épine iliaque antérieure et supérieure, on trouve une ouverture cutanée, entourée d'un tissu cicatriciel épais, dans laquelle se trouve un drain qui ressort sur la face externe de la cuisse, à une largeur de main au-dessous de la crête pectinéale, par une ouverture analogue.

A la base du scrotum la peau est distendue et a une apparence cicatricielle. Il y a là une ouverture, recouverte par une croûte, donnant dans un trajet fistuleux d'où l'on peut faire sourdre un pus épais contenant des grains actinomycosiques.

Dans la cavité abdominale, on trouve quelques cuillerées d'une sérosité claire collectée dans la cavité de Douglas. Diaphragme normal. Glande thyroïde petite ; larynx et trachée vides. Les muqueuses sont décolorées.

Légères adhérences au sommet du poumon droit ; les deux poumons sont mous et presque exsangues, atélectasiés. Le péricarde renferme une centaine de grammes d'un liquide clair ; le ventricule gauche est contracté, ses parois sont un peu épaisses ; les valvules sont saines. Dans le cœur droit on trouve quelques caillots cruoriques ; les valvules sont saines ; le muscle cardiaque est mou et décoloré.

Le foie est de grosseur normale, très décoloré ainsi que la rate. Les reins sont lisses et se laissent facilement décortiquer leur capsule est un peu épaisse ; les pyramides sont très pâles, de même que la muqueuse des bassinets et des calices.

L'estomac renferme des gaz à odeur aigrelette et un peu de liquide trouble. La muqueuse est brunâtre avec quelques érosions. L'intestin grêle est affaissé, le péritoine décoloré. Dans le duodénum se trouve du liquide biliaire ; la vésicule biliaire est pleine de bile. La muqueuse du jéjunum et de l'iléon est pâle ; dans la partie la plus inférieure de l'iléon, elle est fortement tuméfiée et recouverte d'eschares de couleur brun jaunâtre, adhérente et correspondantes aux replis intestinaux.

Le cæcum est adhérent à l'appendice ; le gros intestin est rétracté ; il contient des matières fécales colorées par la bile. La muqueuse est fortement injectée et tuméfiée jusqu'à l'anus. En arrière et en dehors du cæcum, on trouve située sur la surface interne de l'os iliaque, une sorte de tuméfaction, épaisse de trois travers de doigt, parcourue par des trajets fistuleux dont les uns se dirigent vers les ouvertures de la peau décrites plus haut, les autres conduisant dans le cæcum ; un de ces derniers longeant le ligament de Poupart forme le trajet fistuleux que l'on a vu s'ouvrir près du scrotum. Tous ces trajets fistuleux sont tapissés d'un tissu granuleux friable contenant du pus dans lequel les grains actinomycosiques sont faciles à déceler. La tuméfaction s'étend aussi sur la surface interne du pubis du côté droit jusque dans le petit bassin, et sur la surface externe de la branche horizontale du pubis jusqu'à la capsule articulaire de l'articulation coxo-fémorale, où elle est également traversée de trajets fistuleux.

La muqueuse du cæcum, dans la région voisine de l'appendice, est quelque peu pigmentée et présente une région très amincie, de la grandeur d'un grain de chènevis, perforée de trous très fins, par lesquels on pénètre dans un petit abcès de la paroi postérieure du cæcum, abcès qui est en communication avec les trajets fistuleux.

L'appendice vermiculaire a ses parois très épaissies, il mesure 8 centimètres environ ; à 3 centimètres de son sommet on voit une cicatrice dure, transversale, siégeant sur la muqueuse, et au-dessous on trouve un abcès minuscule. La muqueuse de l'appendice est pâle et décolorée. Le contenu de la cavité, liquide, épais et puriforme, ne renferme pas de grains actinomycosiques, mais on y trouve un corps anguleux, de couleur noirâtre, de la grosseur d'un grain de chènevis, formé d'une enveloppe assez épaisse, dure comme de la corne recouvrant un corps écailleux, de couleur jaune, dont une coupe faite au rasoir et examinée au microscope montrait une structure identique à celle d'un grain d'épeantre examiné par comparaison. Or ce corps étranger, soigneusement isolé des matières fécales au milieu desquelles il était enclavé, était bien macroscopiquement un grain d'épeautre, et très probablement d'après sa forme, un grain de froment.

Diagnostic : actinomycose abdominale. Marasmus eximius. Anémie. Dégénérescence amyloïde. Iléite et colite nécrosantes.

Cette observation est intéressante à plus d'un titre : outre qu'elle condamne absolument la tuberculine dans le traitement de l'actinomycose, elle semble confirmer la théorie d'après laquelle l'affection est apportée par les ingesta dans le cas particulier, le grain de froment tombé dans l'appendice. La marche du parasite n'est pas toujours aussi facile à suivre, par exemple dans l'actinomycose pulmonaire ou dans l'actinomycose *cutis faciei*.

Les cas d'actinomycose publiés en France sont actuellement au nombre d'une quinzaine.

Les différentes formes d'actinomycose buccale, cervicale, thoracique, abdominale, cutanée, cérébrale, osseuse, hépatique, etc., réunies en bloc, fournissent un total de 421 cas jusqu'en 1892. On les trouvera recueillies et commentées dans le travail d'Alberto Illich : Beitrag zur Klinik der Aktinomykose (Vienne, chez Josef Safar). A la fin de cet ouvrage l'index bibliographique de la question ne contient pas moins de 569 indications.

On peut rapprocher du cas de Netter une observation de van Herson, portant sur une actinomycose à forme pérityphlitique et guérie également par l'iodure de potassium *Viener medizinische Presse*, 1893, p. 63.)

Ces observations doivent nous faire revenir résolument sur la sévérité du pronostic ; elles doivent nous faire insister sur la nécessité d'établir un diagnostic exact, et elles nous permettent d'espérer sinon la guérison, tout au moins une amélioration considérable dans les formes mêmes les plus graves de la maladie.

REVUE CLINIQUE

REVUE CLINIQUE CHIRURGICALE

Hôpital de la Charité. — Service de M. le professeur Duplay.

Luxation sous-coracoïdienne de l'humérus gauche, datant de neuf ans. — Chute sur le moignon de l'épaule, fracture de l'extrémité supérieure de l'os du bras. — Mobilisation rapide des fragments, cal fibreux. — Amélioration des mouvements du membre supérieur.

Par A. Demoulin,
Ancien Prosecteur des hôpitaux,
Chef de clinique chirurgicale à l'Hôtel-Dieu.

— B... (Marie-Adèle), 64 ans, journalière, est entrée à l'hôpital de la Charité, salle Gosselin, lit n° 5, service de M. le professeur Duplay, le 17 janvier 1893, pour un traumatisme de l'épaule gauche. Cette femme raconte que, la veille au soir, elle a fait, de sa hauteur, une chute sur le moignon de l'épaule.

Voici ce qu'on constate à l'arrivée de la malade :

La tête est inclinée du côté blessé et le coude gauche soutenu avec la main droite.

Le bras est écarté du tronc et présente une légère dépression angulaire au niveau de l'insertion du deltoïde à l'humérus.

Aplatissement très accusé du moignon de l'épaule gauche, saillie exagérée de l'acromion.

Creux sous-claviculaire effacé, remplacé par une légère voussure.

Paroi antérieure de l'aisselle paraissant plus haute que celle du côté opposé.

La mensuration de l'acromion à l'épicondyle ne donne aucun renseignement, ni raccourcissement, ni allongement.

La palpation, faite au-dessous de l'acromion, permet de constater que la tête humérale n'occupe plus sa place habituelle, le deltoïde atrophié se laisse facilement déprimer jusqu'à la surface glénoïdienne de l'omoplate.

Dans la partie externe du creux sous-claviculaire, on trouve une masse arrondie du volume d'un petit œuf de poule, présentant quelques rugosités à sa surface, elle est de consistance dure, osseuse. Tout d'abord il est difficile de reconnaître l'apophyse coracoïde, mais par un examen attentif, on finit par constater que la masse qui occupe le creux sous-claviculaire est, vers son extrémité supérieure, séparée en deux parties à peu près égales par une saillie osseuse qui paraît être l'apophyse coracoïde.

La palpation sous l'acromion est peu douloureuse, mais il n'en est pas de même dans le creux sous-claviculaire surtout en un point qui siège environ à 3 ou 4 centimètres au-dessous de la saillie osseuse, considérée comme représentant l'apophyse coracoïde. Il y a là une douleur aiguë qui fait penser immédiatement à une fracture.

L'examen de l'aisselle (le creux sous-claviculaire excepté) ne fournit que peu de renseignements, tout au plus permet-il de constater que la diaphyse humérale dans sa moitié supérieure est plus rapprochée du thorax qu'à l'état normal, pour un même degré d'écartement du coude et du tronc.

Après avoir saisi le coude, l'avant-bras étant fléchi, si on cherche à imprimer des mouvements de rotation à l'humérus, voici ce qu'on observe :

Au niveau du point très douloureux, situé à 3 ou 4 centimètres environ, au-dessous de la coracoïde, il existe une crépitation osseuse assez rude. Il y a là un centre de mouvement que les doigts reconnaissent facilement et quand on porte le bras dans l'abduction, il se produit un véritable coup de hache au niveau du V deltoïdien. Les mouvements de rotation ne se transmettent point à la saillie sous-claviculaire.

La malade souffre dès qu'elle veut imprimer des mouvements au membre malade.

Pas de symptômes de compression vasculaire, sensibilité intacte.

Atrophie très manifeste du deltoïde, évidente pour les autres muscles du membre supérieur gauche.

Le diagnostic nous parut s'imposer : luxation sous-coracoïdienne de l'humérus accompagnée d'une fracture du col chirurgical.

Mais quelques particularités nous frappaient :

1° La fusion, pour ainsi dire, de la coracoïde, mal distincte, avec la saillie occupant la partie externe du creux sous-claviculaire ;

2° Les épaississements, les rugosités de cette saillie. Bien qu'il n'y eut qu'un léger gonflement, il était difficile de reconnaître la configuration de la tête humérale.

3° Enfin et surtout l'atrophie manifeste des muscles du membre supérieur.

Aussi, avons-nous interrogé la malade pour savoir si elle n'avait pas eu, antérieurement, de lésion de l'épaule gauche.

Elle nous répondit qu'elle avait, il y a neuf ans, fait une chute sur le moignon de l'épaule, qu'un médecin avait porté le diagnostic de luxation, qu'il avait fait quelques tractions sur le coude à la suite desquelles il avait déclaré les choses remises en place. Puis elle ajouta que depuis cette époque, les mouvements du membre supérieur avaient toujours été extrêmement gênés, qu'elle n'avait jamais pu porter la main sur la tête, derrière le dos, qu'il lui avait été impossible de rapprocher le bras du tronc, mais qu'enfin elle s'était accoutumée à la gêne qu'elle éprouvait et qu'elle avait fini par se servir de son membre tout juste pour travailler sans trop de douleurs.

— Le diagnostic fut alors : luxation sous-coracoïdienne ancienne de l'humérus, fracture récente du col chirurgical.

Bien que les explorations aient été des plus réservées, la malade eût après elles, une recrudescence de douleurs et fut immobilisée à l'aide d'une écharpe.

Trois jours après son entrée à l'hôpital, le 29 janvier, notre excellent maître, M. le professeur Duplay, la fit chloroformer et l'examina avec la plus grande attention. Il constata l'immobilité de la saillie sous-claviculaire, la crépitation, le mouvement anormal se passant à 4 centimètres au-dessous de la coracoïde, etc. ; il conclut au diagnostic de luxation sous-coracoïdienne ancienne de l'humérus avec fracture récente de l'extrémité supérieure de cet os ; mais il fit remarquer qu'il était extrêmement difficile, en présence d'os altérés, de dire si la fracture siégeait au col anatomique ou au col chirurgical. Il institua une thérapeutique sur laquelle nous reviendrons dans un moment.

Six jours après l'accident, une vaste ecchymose apparaissait sur la face interne du bras et sur la face externe du thorax, c'était une confirmation du diagnostic de fracture.

M. Duplay pensa qu'il fallait profiter de la fracture, d'une ostéoclasie accidentelle, pour améliorer les fonctions du membre.

La malade fut, après l'examen sous le chloroforme, immobilisée à l'aide d'une écharpe ordinaire, jusqu'à ce que les douleurs aient disparu au niveau du foyer traumatique ; ce qui arriva dix jours après l'accident. Puis des mouvements tout d'abord très limités furent imprimés au bras malade, et comme il n'y eut point de réaction, au niveau du foyer de la fracture, progressivement on augmenta leur amplitude.

Les muscles furent régulièrement électrisés (courants induits) chaque matin. En même temps, la malade fut invitée à faire elle-même quelques exercices. Ne souffrant plus, elle s'y prêta de bonne grâce et un mois après son entrée à l'hôpital, à son départ pour le Vésinet, olle était fort satisfaite de son état ; elle pouvait porter la main à sa bouche (n'arrivait à la placer sur le sommet de la tête qu'en soulevant le coude gauche avec la main droite) la mettre derrière le dos, rapprocher le bras du tronc ; exercices qui lui étaient interdits depuis neuf ans.

Fait intéressant que je signale en terminant. Au départ de la malade, les mouvements d'adduction et d'abduction, de projection en avant et en arrière du membre supérieur, restaient sans effet sur la saillie sous-coracoïdienne, mais ceux de rotation en dedans ou en dehors lui faisaient exécuter de très légères oscillations, malgré que le centre de mouvement situé à 3 ou 4 centimètres au-dessous de la coracoïde persistât, comme si quelques brides fibreuses, assez résistantes, en réunissant les fragments, eussent permis la transmission des mouvements imprimés à la diaphyse. On ne sentait pas de cal osseux.

J'ajoute que la malade était d'une bonne constitution, bien portante, sans antécédents dignes d'être notés.

En somme, sa fracture lui a été des plus utiles. Que n'en est-il toujours ainsi ?

J'ai cru intéressant de rapporter cette observation, tant le cas est rare. A. Oger, dans son excellente thèse de 1884 (Paris) intitulée : Étude sur les luxations scapulo-humérales compliquées de fracture de la partie supérieure de l'humérus ; Traitements, ne rapporte qu'un fait absolument analogue au nôtre. Il est emprunté a la thèse de Valentini (1), je crois utile de le transcrire textuellement.

X..., âgée de 67 ans, salle Sainte-Victoire, à l'hospice d'Ivry, service de M. Berger.

_____

(1) Valentini. — Des fractures de l'humérus dans les tentatives de réduction des luxations anciennes de l'épaule (observations) Th. Paris 1881.

Luxation intra-coracoïdienne datant de huit ans. Impossibilité de porter le coude au-devant de la poitrine, de placer la main derrière le dos, mouvement d'élévation très borné ; la main n'arrive pas à toucher la tête. Absence de mouvements de rotation humérale.

15 novembre 1879. La malade fait une chute à la suite de laquelle on constate une fracture du col chirurgical de l'humérus. Le bras est mis dans un appareil et la fracture se consolide en six semaines. Le cal est très volumineux et la tête soudée au corps de l'os forme un angle avec lui.

Au mois de mars 1880, *des mouvements assez étendus se passent dans l'articulation nouvelle.* La malade porte le coude au-devant du sternum ; elle met sa main sur l'épaule du côté sain, elle parvient également à la porter derrière le dos. Le mouvement d'élévation est beaucoup plus étendu qu'avant la chute. La tête humérale est devenue mobile.

Réflexions. — Il me semble rationnel de rapprocher de ces faits ceux où une ostéoclasie intentionnelle a été faite au niveau du col chirurgical pour remédier aux inconvénients d'une luxation ancienne, irréductible de l'épaule, ceux où pendant la réduction il y a eu fracture au même point, sans que le chirurgien l'ait cherchée.

Deux cas d'ostéoclasie intentionnelle, dus à M. Desprès (obs. II, obs. III, in th. Valentini) ont amené les meilleurs résultats pour le fonctionnement du membre, il en est de même dans une observation de M. Berger (obs. I, th. Valentini) où le col chirurgical fut fracturé pendant la réduction d'une luxation intra-coracoïdienne datant de deux mois et demi (Valentini ne nous dit pas si cette ostéoclasie a été intentionnelle ou accidentelle.

Mais ce qu'il y a de remarquable dans ces trois cas, c'est que malgré le soin qu'ont pris les chirurgiens, d'imprimer au membre des mouvements immédiatement après la fracture, la consolidation s'est faite aussi vite que si on avait immobilisé les fragments et malgré tout, les fonctions du membre ont été grandement améliorées.

Si on réfléchit à l'anatomie pathologique des luxations anciennes, il n'est guère possible d'admettre que l'amélioration des mouvements réside dans la mobilisation d'une tête humérale déplacée depuis neuf ans (cas personnel), huit ans (cas de fracture dans une luxation ancienne. Berger), trois mois et neuf jours, trois mois (Desprès), deux mois et demi (Berger) ; aussi malgré le mot consolidation, que nous trouvons dans les observations citées, je crois qu'il faut élimi-

ner cette hypothèse. Pourquoi, en effet, après la consolidation de la
fracture, la tête redeviendrait-elle mobile? Si, après cette consolidation la tête jouit de quelques mouvements, qu'est-ce que cela
prouve, sinon qu'elle avait encore avant l'accident de petites oscillations?

Aussi dirai-je avec Oger : « On pourrait ici se poser une question
qui, d'ailleurs, a été discutée à la Société de chirurgie ; le rétablissement des mouvements a-t-il lieu par néarthrose ou par pseudarthrose
entre les fragments ? Il est à notre avis bien difficile de se prononc-
cer à cet égard. Chez un malade de M. Desprès, M. Duplay croyait à
un cal fibreux, M. Desprès croyait à un cal osseux. Il ne dépend pas
toujours du chirurgien, quoiqu'il fasse, de produire l'une ou l'autre,
néarthrose ou pseudarthrose. Mais l'essentiel, en définitive, c'est
que le chirurgien, à bout de ressources, sache que, par des mouvements communiqués, il pourra faire d'un membre gênant un membre
utile au patient. »

Je rappellerai en terminant que la méthode des mouvements communiqués aux luxations de l'épaule compliquées de fracture, soit sans
avoir essayé la réduction, soit après échec dans les tentatives de
réduction, porte le nom de Riberi (1843). Ce chirurgien recomman-
dait de ne point commencer les mouvements avant le vingtième ou le
trentième jour. Peyrani mobilise les fragments au troisième jour,
Desprès le lendemain de la fracture. Quel exemple faut-il suivre ?

Il nous semble rationnel d'agir comme l'a fait M. Duplay, c'est-à-
dire d'attendre que la douleur ait disparu sous l'influence d'une
bonne immobilisation.

M. Oger écrit que, quand par la méthode des mouvements communiqués, on a obtenu une pseudarthrose, le résultat est imparfait.
C'est possible, mais notre observation vient à l'encontre de cette
assertion. D'ailleurs, c'est le cas ou jamais de dire qu'on fait ce qu'on
peut.

Conclusion : Dans les luxations anciennes de l'humérus, compliquées de fracture récente de l'extrémité supérieure de cet os, il faut,
dès que les douleurs ont cessé, employer la méthode de Riberi ou
des mouvements communiqués, car le malade n'a rien à perdre et
tout à gagner.

REVUE GENERALE

PATHOLOGIE MÉDICALE.

Le traitement de la pneumonie lobaire sans opium ni digitale, par REICHARD. (*Medical Record*, New-York, 3 février 1894.) — La méthode banale du traitement de la pneumonie par l'opium sous l'une ou l'autre de ses formes ainsi que l'usage des antipyrétiques semblent quelque peu tombés en discrédit auprès nombre de praticiens, bien que sans aucun doute cette thérapeutique soit bien préférable à la déplétion sanguine de nos pères, ainsi que le prouvent les statistiques actuelles meilleures que les anciennes. Cependant le pour cent de morts est encore élevé et chaque médecin a, par devers lui, des cas d'apparence bénigne de pneumonies dont l'issue a été fatale soit par suite d'une défaillance du cœur, soit à cause de quelque autre complication soudaine. De là les nombreuses recherches faites dans le but de trouver un traitement rationnel de la pneumonie, de là aussi l'abandon des spoliations sanguines, l'emploi des toni-cardiaques et des stimulants à l'exclusion de toute autre mesure thérapeutique.

Reichard ne tient pas pour satisfaisant le traitement de la pneumonie par la digitale ; il estime que nous avons dans le carbonate d'ammoniaque un médicament qui lui est bien supérieur en l'occurrence. Ce médicament, avec l'adjonction de l'aconit dans les cas sthéniques pendant les premiers stades de la maladie et des antipyrétiques lorsque l'indication en est formelle, ou avec l'emploi des stimulants alcooliques dans les cas asthéniques, telles ont été les armes thérapeutiques qui lui ont donné de grandes satisfactions dans des cas presque désespérés. Dans les premières phases de la pneumonie on trouve un ou plusieurs lobes du poumon à la période de congestion, les capillaires engorgés, l'exsudation des éléments fibrineux du sang prenant place dans les vésicules pulmonaires, le pouls rapide, une haute tension artérielle, une température élevée et une excitabilité générale nerveuse succédant au frisson initial. Or, si l'opium tranquillisera le malade en modérant la douleur, il arrêtera aussi toutes les sécrétions sauf celles de la peau, il élèvera la tension artérielle et après une brève période de stimulation, il agira comme un dépresseur respiratoire masquant ainsi maints symptômes de sorte que le médecin ne peut plus se rendre compte de l'état réel de son patient et de la progression de la maladie.

La digitale administrée dans la période de début de la maladie augmentera l'impulsion cardiaque (ce qui, à cette période, est une contre-indication) élèvera la tension artérielle, agira comme un excito-moteur du système nerveux et provoquera des troubles gastriques ; s'il est vrai qu'elle abaisse la température donnée *larga manu*, elle le fait en privant les tissus du sang qui lui est nécessaire, produisant du mal de tête et de l'irrégularité dans l'action du cœur.

Le carbonate d'ammoniaque donné durant le premier stade abaisse la tension artérielle ; augmente la capacité respiratoire, d'où une bonne oxygénation du sang, prévient la coagulation des éléments fibrineux du sang d'où pas d'hépatisation ; agit comme un expectorant stimulant en chassant des vésicules les éléments exsudats ; enfin donnée en connexion avec de faibles doses d'aconit, contrecarre l'effet dépresseur de cette drogue sur le cœur.

La pratique de Reichard dans le traitement de la pneumonie lobaire prise au début se résume en ces mots : entretenir la liberté des intestins par le calomel ou les purgatifs salins, le premier étant préférable sauf dans le cas de patient sthénique ; faire de la révulsion sur la poitrine avec des linges chauds ou des cataplasmes sinapisés ; donner du carbonate d'ammoniaque à la dose de 25 centigrammes toutes les deux heures, ainsi que une ou deux gouttes de teinture d'aconit toutes les demi-heures dont on cessera l'administration dès qu'une salutaire diaphorèse se produira. Si la température dépassait 39°5, on donnerait alors des antipyrétiques à doses thérapeutiques.

Après la crise critique, on continuera le carbonate d'ammoniaque auquel on adjoindra de petites doses d'ipéca pour provoquer l'expectoration et l'on donnera du sulfate de quinine à doses toniques avec des stimulants alcooliques chez les patients asthéniques, et en général quand l'état du malade l'exigera. Le régime diététique sera : lait toutes les deux heures et eau pure en grande quantité pour maintenir une abondante diurèse, ce qui est d'une importance capitale dans la thérapeutique de toutes les grandes pyrexies.

CART.

La fièvre ganglionnaire, par le Dr J. COMBY (*La médecine infantile*, 15 janvier 1894). — On a décrit sous ce nom, depuis quelques années, des faits disparates ; les uns n'ont vu, dans cette affection, qu'une adénite aiguë fébrile, les autres en ont fait une maladie générale, à localisations multiples, pouvant intéresser non seulement les ganglions externes, mais encore ceux du médiastin, du mésen-

tère, etc. Les observations rapportées par l'auteur ont trait surtout
à des enfants en bas âge, à des nourrissons. Voici comment les
choses se passent généralement : L'enfant, à l'occasion d'un refroidissement, ou sans cause appréciable, est pris de fièvre, de malaise,
de somnolence, il refuse le sein, il pousse des gémissements. On se
demande avec anxiété ce qu'il va avoir et on passe en revue toutes
les fièvres éruptives. Au bout d'un, deux ou trois jours, on voit apparaître, à l'angle de l'un ou de l'autre maxillaire, un engorgement
ganglionnaire plus ou moins volumineux, douloureux à la pression
et aux mouvements de la tête. Parfois la gorge est un peu rouge, et
il y a une légère dysphagie. A mesure que l'adénopathie se développe,
la fièvre diminue et finit par disparaître. Les ganglions persistent
engorgés pendant huit, dix, quinze jours, et finissent par disparaître
sans suppuration. Dans quelques cas cependant, on a vu l'adénite
suppurer, ou même se compliquer d'otite et d'abcès rétro-pharyngien (Neumann). Cet auteur, dans les cas qu'il a examinés, a trouvé
le streptocoque. De l'examen attentif des observations on arrive à se
faire une idée provisoire, mais satisfaisante, de la fièvre ganglionnaire. C'est une petite maladie infectieuse, causée probablement par
le streptocoque ; la porte d'entrée doit être cherchée sur les amygdales
qui d'ailleurs ont été trouvées assez souvent hypérémiées ou engor-
gées.

Quand on se trouve en présence d'un engorgement ganglionnaire
survenu ainsi spontanément, on craint la tuberculose ; mais l'évolution rapide et la résolution prompte de l'adénopathie caractérisent
suffisamment la fièvre ganglionnaire. Le traitement doit être à la
fois général et local. Le traitement général consiste à attaquer la
fièvre à l'aide de la quinine, qu'on donnera en suppositoire :

    ℞. Beurre de cacao............ 2 grammes.
    Bromhydrate de quinine.... 0 gr 15 à 0 gr. 30

Localement, on fera, sur l'engorgement ganglionnaire, des badigeonnages iodés, ou l'on appliquera la pommade résolutive suivante :

    Vaseline .... 30 grammes.
    Iodure de potassium..........
    Iodure de plomb.............. } ãã 2 grammes.

On maintiendra la chaleur autour des ganglions avec une bonne
couche d'ouate.

PATHOLOGIE CHIRURGICALE.

Un cas rare de gangrène spontanée, par ZELLER. (Berlin. klin. Woch. n° 52, 1893.) — Voici un cas de gangrène *non symétrique* des doigts de la main droite, qu'on ne peut rapporter qu'à la maladie de Reynaud, faute d'autres causes, et où on ne vit pas, cinq mois après, comme dans le cas rapporté par Hallopeau en 1880, la gangrène atteindre les doigts de l'autre main. Il s'agit d'une fille de 20 ans, chlorotique depuis l'âge de 12 ans, qui, en octobre 1892, se plaignit de faiblesse dans son membre supérieur droit, avec sensations de déchirures dans les articulations ; puis, de temps en temps, des fourmillements dans les doigts ; bref, en novembre, l'affection prit une marche si aiguë, qu'on dut amputer les cinq doigts nécrosés au niveau de la première phalange.

On constata que pendant l'opération les petites artères digitales ne saignaient pas beaucoup, mais l'hémorrhagie parenchymateuse fut considérable ; la guérison fut lente et les pansements furent longtemps imprégnés de beaucoup de sang.

— Tous les symptômes de la maladie de Reynaud étaient présents, sauf le plus important de tous, la symétrie, puisque jamais rien ne s'était et ne s'est depuis montré à la main gauche. L'auteur étudie toutes les conditions, toutes les maladies qui auraient pu être incriminées sans pouvoir en trouver une seule qui permette d'éclaircir son cas. De plus, il trouva que les artères du bras droit étaient plus petites que celles du bras gauche, que le pouls y était moins sensible et que, pourtant, il n'y avait ici aucune affection vasculaire. Mais on remarqua chez la malade une difformité du thorax : celui-ci, à droite, était fortement aplati et plus large qu'à gauche; dans l'artère sous-clavière on pouvait percevoir un léger souffle de sténose. Cette diminution du calibre des artères du bras droit est-elle sous la dépendance de troubles vasomoteurs ou dépend-elle de la difformité du thorax ?

CORONAT.

Des résultats de la gastroenterostomie dans le rétrécissement cicatriciel du pylore par *Thedor Dunin* (Berlin. Klin. Woch. n°° 3 et 4, 1894. — On n'a pas assez étudié jusqu'ici les fonctions de l'estomac avant et après la gastroentérostomie, ni les indications de cette opération, dans les cas d'ulcères de l'estomac.

Ces fonctions de l'estomac avant et après la gastroentérostomie pour cancer ont été l'objet de quelques récentes études de Jaworski et de Kaeneche, et l'on sait que dans ces cas, ni le chimisme ni la motricité stomacale n'ont été améliorées, si on avait fait la résection du pylore, mais que si l'on avait pratiqué la gastroentérostomie seule la motricité était quelquefois revenue à la normale.

Th. Dunin, de Varsovie, a eu l'occasion d'opérer 3 cas d'ulcus rotondus, dont un seul mourut d'entérite purulente.

Voici ce que lui donna la gastroentérostomie : les malades, débarrassés de toute douleur, pouvaient dès lors manger de tout, et le rétablissement d'une parfaite santé dure chez le premier opéré depuis deux ans et demi ; ils ont tous augmenté de poids, de 22, 20, et 15 livres, et enfin leur estomac, qui s'était si considérablement dilaté, est revenu presque à sa forme normale.

La motricité stomacale n'est pas redevenue parfaite chez les trois opérés, mais cependant l'estomac finit toujours par se vider complètement.

Au point de vue chimique, la sécrétion gastrique a diminué, et en même temps ont diminué l'acidité totale du contenu stomacal, et disparu les fermentations, c'est-à-dire l'acide lactique et les acides gras, aussi bien que les levures et que les sarcines trouvées chez un des malades. On n'a malheureusement pas fait d'essais sur le pouvoir de résorption. Enfin l'auteur appelle encore l'attention sur ceci, que dans aucun cas on ne trouve dans le contenu stomacal une grande quantité de bile, que dans aucun cas il n'y eut de constipation opiniâtre, et qu'après la dilatation de l'estomac par l'acide carbonique, ce gaz ne passait pas immédiatement dans les intestins, ce qui permettait d'admettre que le pylore artificiel jouait bien le rôle de pylore naturel.

Mais quelle opération faire contre l'ulcus rotondus? La résection du pylore donne un pourcentage de guérisons de 68,2 la pyloroplastique donne 69,4 guérisons 0/0, et la dilatation du pylore, dite encore opération de Loretta, pratiquée seulement en Amérique et en Italie, donne 60 0/0 de guérisons. La gastroenterostomie donne de son côté, un résultat de 66 0/0 de guérisons. On n'a que l'embarras du choix, ce qui revient à dire que l'on ne sait pas bien encore quelle opération il faut préférer. Il ressort toutefois de cette statistique que l'on peut guérir un ulcère de l'estomac et amener le rétablissement complet du malade. On n'empêchera par celui-ci, il est vrai d'être atteint d'un nouvel ulcère !

Une seule objection, faite particulièrement par les chirurgiens anglais, c'est qu'il existe encore quelquefois des rétrécissements pyloriques d'origine nerveuse : T. Dunin croit ces faits possibles mais très rares, et considérer d'ailleurs qu'ils ne sont pas une contre-indication à l'intervention chirurgicale.

Cette intervention dans l'ulcère de l'estomac, a sa raison d'être dans le rétrécissement du pylore. Mais elle doit encore être faite quand il y a des hématémèses fréquentes, non compliquées de rétrécissement du pylore, et alors même qu'on ne pourrait sentir l'ulcère : dans ces cas, les aliments ne passant plus par le pylore, siège principal des ulcères, irritent moins celui-ci, qui peuvent alors plus facilement se cicatriser, sans compter que la diminution de l'acidité du contenu stomacal et la cessation de fermentations anormales viennent en aide à la guérison

C. Coronat.

BULLETIN

SOCIÉTÉS SAVANTES

ACADÉMIE DE MÉDECINE

Liquide sous-périostique dans la périostite albumineuse. — Traitement de l'empyème. — Greffe osseuse hétéroplastique. — Traitement de la tuberculose par l'acide succinique. — Peptonurie. — Traitement chirurgical des abcès du foie des pays chauds.

Séance du 23 janvier. — M. Gauthier présente, au nom du M. Hugounenq, professeur de chimie médicale à la Faculté de Lyon, un travail manuscrit très intéressant sur l'analyse du liquide sous-périostique qui s'accumule entre le périoste et l'os dans une maladie assez rare, décrite par Ollier sous le nom de périostite albumineuse. On a successivement rapporté cette affection à un état rhumatismal, ou à la diathèse tuberculeuse; en fait, on ne connaît pas la véritable nature de cette affection de l'os. Les analyses de M. Hugounenq établissent que la liqueur ainsi accumulée sous le périoste a la plus grande analogie avec les liquides de l'hydarthrose. On y trouve, et dans les mêmes proportions, des matières albumineuses formées d'un mélange de sérine et de nucléo-albumine, de l'urée, de l'acide succinique, une quantité variable de gouttelettes graisseuses, des sels parmi lesquels prédomine le chlorure de sodium, avec carbonates sodiques, et phosphates. Il y a lieu de remarquer que le liquide sous-périostique ainsi produit est presque imputrescible, malgré la présence de quelques staphylocoques et l'exposition à l'air, même en plein été. Cette remarque est confirmée par l'absence dans la liqueur de leucine, de tyrosine, et autres matières qui dérivent de la décomposition des albuminoïdes par les êtres anaérobies.

— Élection de M. Landouzy (2e section, Pathologie médicale) en remplacement de M. Peter.

— M. le Dr Delorme, professeur à l'école du Val-de-Grâce, lit un mémoire sur une nouvelle méthode de traitement des empyèmes dont la pleurotomie n'a pu assurer la guérison. Cette méthode consiste 1° dans l'ouverture large et momentanée du thorax par la formation d'un large volet thoracique; 2° dans la recherche et l'ablation de la fausse membrane qui encapsule le poumon et le fixe dans la gouttière vertébrale. Le poumon dégagé, le volet est refermé ; il se soude à la paroi, à laquelle il se réunit par première intention et l'opéré guérit de ses sections cossales comme il le ferait de fracture de côtes multiples.

Comme on le voit, cette méthode repose sur cette donnée, dont l'importance a été jusqu'ici méconnue, à savoir qu'un poumon bridé, encapsulé par une fausse membrane continue, épaisse, inextensible, n'est cependant pas incapable de reprendre son intégrité fonctionnelle; tandis que, dans l'opération d'Estlander, considérant le retrait du poumon est irrémédiable, on refoule vers lui la paroi thoracique assoupli par l'excision de ses côtes ou mobilisée au maximum par une excision costale combinée avec des sections de la paroi réduite à ses parties molles. En cas de réussite, le procédé de M. Delorme amène l'oblitération de la cavité, en permettant au poumon de reprendre sa place et son fonctionnement. En cas d'insuffisance, le volet thoracique, privé ou non de ses côtes, peut mieux servir à l'effondrement pariétal que la paroi simplement privée de ses côtes et peu dépressible que laisse l'opération d'Estlander.

Séance du 30 janvier. — Rapport de M. Le Dentu sur un travail de M. le professeur Mossé, de Toulouse, sur la reproduction d'une greffe osseuse hétéroplastique. Après la trépanation les expériences de M. Mossé, ainsi que celles d'Adamkiewicz, paraissent démontrer que, chez les animaux, les réimplantations et transplantations osseuses aseptiques de rondelles empruntées au crâne peuvent être suivies de succès, en ce sens que les portions réimplantées et transplantées continuent à vivre et se fusionnent partiellement ou com-

plètement avec l'os récepteur. Mais outre que ce résultat ne laisse
pas que de donner lieu à quelques objections, la question est de
savoir s'il doit être recherché chez l'homme. Dans les pertes de substance du crâne il y a une indication qui domine tout, c'est de ne pas
obturer les orifices de trépanation, c'est de faciliter l'écoulement au
dehors des liquides qui pourraient se collecter ou simplement suinter dans la profondeur de la brèche. L'obturation complète de cette
dernière pourrait avoir de tels inconvénients qu'il est infiniment
préférable de ne pas s'y exposer.

D'ailleurs, il n'y a pas toujours inconvénient à laisser la brèche
se combler d'elle-même; quand le sujet est jeune, on voit des ossifi-
cations nouvelles se produire aux dépens des bords de la brèche
osseuse et sur la dure-mère dans des proportions souvent assez
grandes pour que les battements du cerveau cessent d'être perceptibles; et quand le sujet est âgé, les réimplantations et les greffes
n'ont plus de chances de réussir.

— Rapport de M. Lancereaux sur le mode de traitement de la
tuberculose, par les substances qui, dans l'organisme, produisent de
l'acide succinique, telles que les viandes crues, les graisses, le
bimalate de chaux, l'acide benzoïque, les sels, la pepsine non acidi-
fiée, l'asparagine, la carotte, les légumes verts, etc. Le Dr Caravias,
qui est le promoteur de cette méthode, pense que l'acide succinique
agit, non pas sur la matière tuberculeuse, mais autour d'elle, où,
grâce à son pouvoir aseptique, il s'oppose à l'envahissement bacillaire. Lors d'une première communication à ce sujet, M. Lancereaux
faisait part de l'amélioration notable que ce traitement produisait
chez presque tous les tuberculeux qui lui étaient soumis; actuellement, il peut affirmer que, sauf le cas où toute intervention devenait
inutile, par suite de la trop grande destruction des organes lésés, il
a obtenu de l'amélioration et une guérison, au moins apparente,
toutes les fois que le traitement a été appliqué à une époque peu
éloignée du début de la maladie. Ce traitement est, du reste, inoffensif, et toujours bien supporté par les malades.

— Communication de M. Laborde, relative aux nouveaux résultats
obtenus par les tractions rythmées de la langue. Il s'agit d'un cas
où l'asphyxie et la mort apparente étaient survenues à la suite de l'introduction d'un corps étranger dans les voies respiratoires.

— Communication de M. A. Béchamp, sur la caséine, le phosphore
organique de la caséine et l'état des phosphates insolubles dans le
lait de vache.

—Communication. de M. Rochard sur la diminution de la fièvre typhoïde à Paris. La mortalité diminue d'une façon rapide depuis une douzaine d'années, et, en 1893, elle est d'un tiers moindre qu'en 1869, malgré l'accroissement considérable de la population. Les causes de cette diminution tiennent toutes aux progrès de l'hygiène, distribution plus large d'une eau de meilleure qualité, salubrité des habitations, inspection sanitaire des logements garnis, service de désinfection par les étuves municipales, etc.

Séance du 6 février. — M. Riche présente, au nom de M. Lallier, pharmacien de l'asile des Quatre-Mares, près Rouen, une note sur la peptonurie des aliénés. Contrairement à l'opinion admise qu'il existe constamment des peptones dans l'urine des paralytiques généraux, au point de donner à ce signe une valeur prépondérante dans les cas de diagnostic douteux, M. Lallier déduit d'un grand nombre d'expériences, qu'il n'en saurait être ainsi, attendu qu'on rencontre de la peptone dans des indispositions passagères, dans un grand nombre de maladies et souvent dans les différentes formes de l'aliénation mentale. La présence de la peptone paraît cependant plus fréquente dans la paralysie générale; mais elle manque généralement au début de l'affection, c'est-à-dire au moment où le diagnostic est incertain.

—Rapport de M. Cornil sur un mémoire de M. le Dr Zancharol, médecin en chef de l'hôpital grec d'Alexandrie, sur le traitement chirurgical des abcès du foie des pays chauds. Le procédé opératoire spécial à l'auteur est imaginé surtout en vue d'éviter l'introduction du pus des abcès hépatiques dans le péritoine ou la plèvre. Il comprend trois temps pour les abcès du lobe droit, qui sont de beaucoup les plus fréquents : *a)* la ponction à travers la paroi thoracoabdominale avec un ou plusieurs trocarts pour déterminer la position et l'étendue de l'abcès ; *b)* l'incision au thermo-cautère des plaies superficielles ; la résection d'une côte si cela est utile, l'incision de l'abcès du thermo-cautère, puis l'introduction du doigt du crochet dans la cavité de l'abcès ; le doigt sert ainsi à maintenir le foie et à introduire des écarteurs, tenus par les aides, qui empêchent ainsi l'écoulement du pus dans le péritoine; *c)* on procède ensuite à la toilette de l'abcès, à l'irrigation avec une solution chaude au 1/1000 d'acide salicylique et au nettoyage complet à l'aide d'éponges montées. Cela fait, on remplit la cavité de gaze iodoformée et on complète le pansement antiseptique. Le second pansement est fait le 3e ou 4e jour. 54 guérisons sur 115 abcès du lobe droit; des 57 morts,

32 avaient des abcès multiples qui sont constamment mortels. Pour le côté gauche, le bistouri remplace le thermocautère. 14 abcès examinés au point de vue bactériologique ont présenté divers microbes (amiles streptocoques, etc.); or, étant données les relations qui lient les abcès du foie avec les lésions du gros intestin et particulièrement de la dysenterie, la question est de savoir si la dysenterie, comme les abcès qui en sont la suite, n'est pas elle-même le résultat de microbes variés.

— M. Poncet, professeur à la Faculté de médecine de Lyon, dit, au nom de M. Jaboulay et au sien, un mémoire sur le traitement chirurgical des goitres par l'exothyropexie.

Séance du 13 février. — Élection de M. Blanchard (Thérapeutique d'histoire naturelle médicale) en remplacement de M. Vidal.

— Communication de M. Le Dentu relative à un carcinome volumineux du rein gauche. Néphrectomie transpéritonéale. Guérison.

— MM. Jules Renoy et Dupuy communiquent le résultat de leurs recherches sur les conditions d'inoculation de la variole aux bovidés. Toutes les inoculations ont été suivies d'insuccès et il faut bien reconnaître, avec M. Chauveau et la Commission lyonnaise, que la variole ne se cultive pas sur les bovidés en générations successives, tandis que la vaccine réussit toujours et durant un laps de temps considérable chez les animaux. Les expériences d'Haccius, aussi bien que celles des unicistes, sont erronées. Ainsi que l a déjà dit M. Chauveau, la variole et la vaccine sont deux virus différents; s'ils dérivent d'une souche commune, ce que nul ne peut démontrer à l'heure actuelle, ils ont subi de tels changements qu'au point de vue expérimental, on peut dire sans paradoxe que la variole diffère tellement de la vaccine qu'il y a lieu d'affirmer la dualité de ces maladies.

ACADÉMIE DES SCIENCES

Réceptivité. — Sublimé. — Venin de la couleuvre. — Bacille pyocyanique. — Périostite albumineuse. — Fermentation. — Glandes granuleuses. — Signe de mort certaine. — Venins.

Séance du 26 décembre 1893. — *Influence de certaines causes sur la réceptivité; associations bactériennes.*

M. V. Galtier donne les conclusions suivantes :

1° On peut donner au lapin la *réceptivité* vis-à-vis du charbon symptomatique, par la simple injection d'une certaine quantité d'eau ordinaire dans une veine ;

2° Il peut l'acquérir à la suite de quelque maladie antérieure ;

3° Il est possible de la faire naître par l'association de la bactéridie, même atténuée, avec le *bacillus Chauvœi;*

4° L'adjonction de la bactéridie atténuée précipite l'évolution et la terminaison fatale du charbon symptomatique chez le cobaye; il en est de même du *bacillus Chauvei*, à l'égard du charbon bactéridien ;

5° La bactéridie atténuée se renforce en pullulant dans l'organisme du cobaye inoculé en même temps du charbon symptomatique ;

6° Dans les localités où se trouvent réunis les microbes des deux charbons plus ou moins atténués, la *réceptivité* des animaux peut être exaltée, vis-à-vis de l'une ou de l'autre maladie, par l'infection simultanée ou successive avec les deux agents pathogènes ;

7° Grâce à cette association, des microbes, plus ou moins atténués et incapables de produire à eux seuls une maladie grave, peuvent récupérer tout ou partie de leur activité pathogène ;

8° Il est indiqué de ne faire subir aux animaux qu'on veut immuniser contre les deux charbons les inoculations préventives afférentes à chaque maladie que successivement et en laissant entre elles un certain laps de temps ;

9° Le rôle pathogène de la bactéridie, même atténuée, peut être favorisé par l'adjonction du *streptocoque pneumo-enteritis,* qui est revenu lui-même à l'état de microbe saprogène inoffensif ; de même la bactéridie atténuée peut préparer l'organisme à subir l'action du streptocoque ;

10° L'on peut de la sorte s'expliquer le retour ou la réapparition du charbon ou de la pneumo-entérite du cheval à la suite de pluies ou d'inondations ayant pour effet d'amener telle espèce microbienne vers telle autre et de favoriser, en les associant, l'action de l'une ou de l'autre, alors même que chacune d'elles était devenue plus ou moins inoffensive ;

11° Certains microbes, ceux du choléra aviaire et de la pneumoentérite infectieuse du porc, qui l'emportent sur la bactéridie charbonneuse quand ils sont associés avec elle, peuvent également être renforcés quand, ayant été préalablement atténués, ils sont inoculés avec des bactéridies atténuées ;

12° Enfin, il y a lieu de tenir grand compte, pour expliquer le réveil de certaines enzooties ou épizooties et le retour de certaines maladies microbiennes, du rôle adjuvant que peuvent jouer d'autres microbes plus ou moins atténués ou simplement saprogènes.

Sur la stabilité à l'air d'une solution de sublimé au millième.

M. TANRET. — Dans une récente communication, M. Léon Vignon a annoncé que les solutions de *sublimé* à 1 0/00 dans l'eau distillée étaient très altérables à l'air, qu'elles s'y décomposaient si facilement que déjà, au bout de un à trois jours, elles déposaient un précipité blanc, d'abord très faible, mais augmentant avec le temps, et qu'elles n'arrivaient plus à contenir, après sept jours, à la température de 15° à 20°, que 0 gr. 57 centigrammes de sel dissous au lieu de 1 gramme.

« Cette solution de *sublimé* étant depuis longtemps déjà d'un emploi courant comme antiseptique, la confirmation de ces résultats si inattendus les rendait gros de conséquences. Or, cette confirmation, je l'ai recherchée, mais n'ai pu l'obtenir; les expériences que j'ai entreprises dans ce but m'ont démontré que, dans les conditions ordinaires, l'air peut être considéré comme sans action sur la solution de *sublimé* à 1 0/00 dans l'eau distillé, tandis qu'il la décompose s'il est chargé de vapeurs ammoniacales. »

Séance du 8 janvier 1894. — Sur le venin de la couleuvre.

MM. PHISALIX et G. BERTRAND. — Guidés par nos recherches sur la toxicité du sang du crapaud et de la vipère, nous nous sommes demandé si l'immunité des *couleuvres* pour le *venin* de la vipère ne tiendrait pas à une accoutumance résultant de la présence normale de l'échidnine dans leur organisme. Conformément à nos prévisions, nous avons reconnu que le sang des couleuvres de France est toxique et produit l'envenimation avec la même intensité et les mêmes symptômes que celui de la vipère. Comme chez cette dernière aussi, ce sont les glandes salivaires dites labiales supérieures qui élaborent le venin, seulement ce *venin* ne s'accumule pas dans des réservoirs en rapport avec des dents canaliculées : il passe dans le sang au fur et à mesure de sa production.

Ces faits, déjà très intéressants au point de vue de la physiologie comparée, démontrent que la sécrétion interne des glandes peut être tout à fait indépendante de leur sécrétion externe, et complète les notions acquises dans cet ordre d'idées par les recherches faites avec le foie et le pancréas.

Séance du 15 janvier 1894. — Influence des agents atmosphériques, en particulier de la lumière et du froid, sur le bacille pyocyanique.

MM. d'ARSONVAL et CHARRIN. — Plus nos connaissances en bactériologie se développent, plus nous saisissons et la fréquence et l'importance des causes d'atténuation ou d'exaltation portant sur les microbes ou sur les terrains qu'ils envahissent.

Ces causes expliquent les variations infinies soit de ces microbes, soit de ces terrains. Ces variations font comprendre comment un seul germe produit des symptômes, des lésions si différentes comme apparence, comme siège, comme évolution, comme gravité.

Parmi les influences subies, tant par les bactéries que par les organismes, celles qui dépendent des agents atmosphériques s'exercent à tous les degrés de l'échelle des êtres vivants. Leur étude a fait l'objet de travaux dont l'historique, fort long d'ailleurs, ne saurait trouver ici sa place.

Malgré d'excellentes recherches, le rôle de ces agents atmosphériques dans les maladies microbiennes est loin d'être totalement élucidé ; d'autre part, des principes vrais pour une espèce donnée ne sont pas forcément applicables à sa voisine ; en outre, l'usage du *bacille pyocyanogène*, grâce à la mobilité de quelques-unes de ces fonctions, permet de saisir les atténuations les plus délicates ; tels sont, en partie, les motifs qui nous ont décidés à reprendre ces questions, d'autant plus que, dans la majorité des cas, on s'est borné, pour une bactérie déterminée, à expérimenter deux ou trois au maximum de ces agents physiques de l'air.

Déjà, nous avons fait connaître les résultats obtenus en faisant agir l'électricité, l'ozone, la pression.

Les travaux d'Arloing, Roux, Straus, Duclaux, Gaillard, Raspe, Geisler, Panzini, etc., ont bien établi la puissance bactéricide de la lumière. Cette puissance est des plus nettes, quand on dirige soit le spectre du soleil, soit celui de l'arc voltaïque ; entre ces deux sources, suivant la remarque de Geisler, la distinction n'est pas radicale. Le premier résultat, au bout de quelques instants, se traduit, pour le *bacille pyocyanique*, par une diminution du pouvoir chromogène ; à coup sûr, à ce moment, on tiendrait pour nulle cette action lumineuse, si ce pouvoir chromogène n'existait pas. Pour ce bacille, pour le prodigiosus, Chmielewski, d'autres avec lui, ont constaté des faits analogues.

Si, par filtration au travers d'une solution de bichromate de potasse, on prive la lumière de ses rayons actiniques, toute influence cesse. La différence d'action entre la partie chimique et la partie calorifique du spectre est aussi profonde que possible. Pendant le même temps, trois à six heures, deux tubes identiques, contenant chacun 2 c. c. d'une même culture, reçoivent, avec la même exposition, sous la même incidence, à la même distance, l'un les rayons violets et ceux qui les avoisinent, l'autre les rayons rouges et ceux qui les entourent ; puis, comme dans toutes ces diverses expériences, on reporte sur agar une goutte de chacune de ces cultures. Après deux jours d'étuve à 35°, seule la culture soumise à la lumière rouge donne des pigments ; l'autre est complètement incolore. Si l'on prolonge cette expérience, cette seconde culture devient stérile, alors que la première continue à prospérer. Janowski, Downes et Blunt, Chmielewski, etc., etc., étaient arrivés à des conclusions semblables.

Il est juste d'indiquer l'excessive variété des effets obtenus suivant l'intensité des sources lumineuses.

On sait que les microbes supportent les abaissements thermiques. Bordoni-Uffreduzzi, Prudden, Frænkel, Bujwid, en ont observé quelques rares espèces dans la glace, dans la neige, dans la grêle, etc. Cette résistance explique en partie les épidémies des hivers. Pour le *bacille pyocyanique*, il perd promptement, par ces abaissements, ses qualités pigmentaires. Toutefois, pour l'anéantir, il est nécessaire de recourir à des froids d'une intensité exceptionnelle à — 40°, — 60°, obtenus à l'aide du cryogène de Cailletet ou de l'appareil Carré.

Soumis à ces influences, le germe présente des formes anormales ; tantôt il s'allonge, tantôt il est ovoïde, rappelant par sa disposition bout à bout les figures du pneumocoque ; sa multiplication est très ralentie ; ses colonnes sur gélose sont plus blanches, plus crémeuses.

Ces divers agents physiques, le froid en particulier, n'agissent pas uniquement sur les ferments figurés.

Nous avons placé, à ces basses températures de — 40°, — 60°, des ballons ou des tubes d'agar stériles, puis, nous les avons retirés, mis à l'étuve et ensemencés au bout de différents intervalles. Dans six cas sur huit, les milieux refroidis ont fourni une végétation distincte de celle des milieux témoins, n'ayant subi aucune intervention. Deux fois, cette végétation a été un peu moins abondante dans ces bouillons congelés ; inversement, quatre fois, ces bouillons congelés ont donné une multiplication plus rapide, une coloration plus vive ; la discordance doit dépendre d'une cause d'erreur due, dans les deux premiers cas, à l'intervention des vapeurs d'alcool ; plus tard, nous avons opéré avec des vases scellés.

Ainsi, le froid modifie les bactéries ; il modifie également, quoique d'une façon infiniment moins marquée, les terrains. Pour la gélose, cette modification est appréciable chi quement ; pour les liquides, seul le bacille s'aperçoit des changements. Un point important à noter, c'est que ces changements persistent durant une période dont il reste à fixer le terme. Il en résulte que l'influence de ces agents physiques se fait sentir, non seulement à l'instant de leur application, mais encore plus tard. Il faut avoir des craintes pendant qu'on est dans le courant d'air, et lorsqu'on s'est réchauffé depuis quelques heures, peut-être depuis quelques jours.

Ainsi, grâce à l'expérimentation, des données s'accumulent, permettant de saisir le rôle des agents atmosphériques dans la genèse des maladies et d'expliquer, comme nous l'avons dit, le côté mystérieux du génie épidémique.

Sur le liquide de la périostite albumineuse.

M. Hugounenq. — La *périostite albumineuse*, découverte par M. Ollier, est une maladie assez rare, que l'on ne connaît pas encore, et qui est caractérisée par le dépôt, sous le périoste, d'un liquide albumineux filant. L'analyse que j'ai faite de ce liquide m'a démontré qu'il présentait la plus grande analogie avec celui de l'hydarthrose. Il contient, en effet, comme ce dernier, un nucléo-albumen riche en phosphore ; mais la partie la plus importante est formée de sérum du sang. On y trouve un peu d'urée et d'acide succinique ; quant aux sels minéraux, ce sont le sel marin, le carbonate de soude et des phosphates.

Séance du 22 janvier. — Origine chimique de la fermentation des tissus animaux.

M. de Rey-Pailhade. — On sait depuis Spallanzani que les tissus animaux produisent de l'acide carbonique, même lorsqu'on les place dans un milieu privé d'oxygène. Confirmant et généralisant ces observations, M. Gautier a montré que la matière musculaire placée dans le vide continue à vivre, à sécréter de l'acide carbonique, à produire des matières extractives, de la caséine, des sels ammoniacaux, de l'acide lactique, des leucomaïnes, par une sorte de vie fermentative. Mais cette *fermentation* est-elle due à la nature organisée des tissus ou au dédoublement, sous l'influence de certains ferments non organisés, de substances chimiques très instables ? Mes nouvelles expériences sur l'extrait alcoolique de levure semblent donner un appui à cette seconde hypothèse. Un extrait alcoolique de levure de bière filtrée au filtre d'Arsonval et placé dans le vide continue à dégager de l'acide carbonique. En présence d'une atmosphère stérilisée d'oxygène, ces extraits absorbent le gaz oxygène et donnent de l'acide carbonique ; mais le volume de ce dernier gaz est toujours supérieur à celui de l'oxygène disparu. Il se produit donc dans l'extrait alcoolique de levure les phénomènes *fermentatifs* qu'on observe dans le muscle, un dégagement pour ainsi dire spontané d'acide carbonique, sans qu'on puisse admettre qu'il intervienne dans ces solutions alcooliques une influence vitale. Il semble donc, d'après mes expériences, que cette fermentation des tissus soit indépendante de leur texture organisée, de ce qu'on appelle *la vie des tissus*; c'est un phénomène d'ordre purement chimique attribuable au dédoublement de matières très instables formées durant la vie, mais dont les transformations ultérieures sont indépendantes de la vie elle-même.

Expériences sur le mécanisme histologique de la sécrétion des glandes granuleuses :

M. RANVIER. — En poursuivant l'étude du mécanisme de la sécrétion dans les *glandes* muqueuses, j'ai pu reconnaître que leurs cellules spéciales, cellules muqueuses ou caliciformes, contiennent, outre leur mucigène et leurs travées protoplasmiques, des vacuoles qui sont soumises à un mouvement physiologique continu et dont l'activité peut être beaucoup augmentée par l'excitation électrique. Dès lors j'ai dû rechercher si ce mouvement vacuolaire existait dans les *glandes granuleuses* comme dans les glandes muqueuses. Pour cela, je me suis adressé à la glande soux-maxillaire du rat, qui offre les meilleures conditions expérimentales, et j'ai constaté que les *glandes* salivaires *granuleuses excitées* présentaient, dans presque toutes les cellules, des culs-de-sac, des vacuoles grandes, nombreuses, confluentes souvent(1). D'où il suit que, sous l'influence de l'excitation sécrétoire, il se produit une vacuolisation très considérable, comparable à celle des cellules caliciformes de la membrane rétrolinguale de la grenouille soumises à une excitation analogue.

De plus, les *glandes* salivaires *granuleuses*, au lieu de sécréter de l'eau et du mucus, comme les *glandes* muqueuses, sécrètent de l'eau et de la diastase. Les vacuoles contiennent de l'eau. Dans les cellules muqueuses, cette eau, en s'échappant de la cellule, entraîne du mucigène et forme du mucus. Il est probable que l'eau des vacuoles des cellules *granuleuses* sort aussi de la cellule en entraînant de la diastase élaborée par le protoplasma cellulaire.

---

(1) A l'état normal, les vacuoles sont peu nombreuses, petites, et ne se rencontrent que dans un petit nombre de cellules.

Un signe de mort certaine emprunté à l'ophtalmotonométrie;
lois de la tension oculaire.

M. W. NICATI. — En étudiant la tension oculaire à l'aide de mon ophtalmotonomètre, j'ai trouvé que cette tension ou plus simplement cette dureté, qui est normalement de 18 à 21 grammes, oscille à l'état physiologique entre 14 et 25 grammes (T = 0,4 à 1), baisse avec la cessation des battements de cœur à 12 grammes environ pour s'affaisser ensuite progressivement avec des ressauts ou retours en arrière brusques ne dépassant jamais 12 grammes ; à partir d'une demi-heure, on rencontre déjà les duretés minima de 1 à 1 grammes, mais la détente définitive n'a lieu qu'après deux heures ; elle devient alors complète.

L'œil énucléé et replacé dans son orbite présente les mêmes phénomènes.

L'instrument qui donne ces résultats est d'une extrême précision ; ses indications sont dépouillées de l'équation personnelle à l'observateur, qui a entravé jusqu'à ce jour tous les procédés pratiques de tonométrie oculaire.

Il en résulte un *signe de mort certaine* qui consiste dans un premier affaissement au moment de l'arrêt du pouls, et dans un affaissement définitif et au plus haut degré démonstratif, peu d'heures après.

Les lois qui président à ces phénomènes, sont les suivantes :

1° La tension oculaire est fonction de la tension sanguine ;

2° Elle obéit à une régulation réflexe opposant à la pression sanguine des pressions égales (et empêchant, soit les déformations qu'une pression sanguine exagérée pourrait provoquer, soit les ischémies qu'une presssion sanguine trop faible amènerait inévitablement si l'œil conservait une pression constante) ;

3° Une régulation rapide, provisoire, a lieu par la rétraction rapide ou contraction de la coque oculaire musculeuse ;

4° Une régulation plus lente et plus durable a lieu par la sécrétion d'humeur aqueuse et son élimination.

Ces lois méritent de fixer l'attention, et pour leur portée ophtalmologique, qui est très grande, et pour les applications à en tirer au profit de la médecine générale, la dureté de l'œil permettant une appréciation de la pression sanguine.

Observations à propos du venin des serpents.

M. S. JOURDAIN. — A propos de la récente communication de MM. Bertrand et Phisalix sur les glandes venimeuses des couleuvres et la toxicité du sang de ces animaux, je ferai remarquer que la couleuvre à collier n'est pas la seule qui se montre réfractaire au *venin* de la vipère. Ainsi que je m'en suis assuré, la couleuvre vipérine, la couleuvre d'Esculape, la couleuvre lisse et la couleuvre à échelons possèdent une semblable immunité. Je regarde donc comme certain que ces ophidiens possèdent des appareils vénénifiques, dont les produits se retrouvent dans leur sang. Bien plus, j'incline à croire que cet appareil existe chez tous les ophidiens.

Mais, au point de vue de la situation de l'appareil inoculateur, on peut établir deux groupes : 1° celui des protéroglyphes, caractérisé par la présence des dents sillonnées ou tubuleuses en avant de la mâchoire supérieure ; 2° le groupe opistoglyphe, dans lequel ces dents sont rejetées tout à fait en arrière. Le premier comprend les deux espèces de vipères ; le second n'est représenté que par la couleuvre de Montpellier dont le venin a une activité comparable à celui de la vipère, mais dont les habitudes diffèrent complètement de celles de cette dernière. En effet, la vipère fond sur sa proie et la blesse aussitôt avec ses crochets antérieurs ; la couleuvre de Montpellier est obligée de lutter corps à corps avec sa victime, qu'elle étreint avec ses anneaux ou qu'elle happe avec ses mâchoires, mais ne peut la frapper avec ses dents à *venin* que lorsqu'elle est fortement engagée.

Séance du 29 janvier 1894. — Rien de médical dans cette séance.

Seance du 5 février 1894. — MM. Phisalix et Bertrand continuent leurs communications sur le *venin* de la vipère. Ils étudient l'atténuation de ce *venin* et la vaccination du cobaye contre ce *venin*. Sachant que la dose minima mortelle de toxine microbienne, pour un cobaye de 500 grammes, est de 0 milligr. 3 de venin sec, ils ont atténué du *venin* de vipère par le chauffage à 60°. La mort de l'animal inoculé était retardée à trente-six ou quarante-huit heures. A partir de 75°, l'animal survit à l'inoculation. Après un chauffage de 80° à 90° pendant cinq minutes, on n'observe même plus les symptômes légers d'échidnisme qui se produisent quelquefois avec le chauffage à 75° pendant cinq minutes. Bien plus, la température, au lieu de s'abaisser, s'élève d'un degré et demi. Les accidents locaux manquent toujours. Toutefois, par une courte application d'une température élevée (*venin* porté à l'ébullition en vingt secondes, puis refroidi) on a obtenu un résultat inattendu : les phénomènes locaux disparaissent, tandis que les phénomènes généraux persistent et entraînent la mort en vingt-huit à quarante-huit heures.

Une dissociation si nette sous l'influence de la chaleur, a fait concevoir aux auteurs des modifications plus importantes et ils se sont demandé si le *venin* chauffé dans des conditions favorables ne deviendrait pas un vaccin contre le *venin* entier.

Des cobayes inoculés avec 0 milligr. 3 de *venin* chauffé à 75°, 80° et 90° sont éprouvés au bout de quarante-huit heures avec 0 mil. 3 de *venin* entier. Or, non seulement les cobayes ne succombent pas, mais encore ils ne présentent aucun symptôme appréciable d'envenimation. Si de 0 milligr. 3, on inocule 0 milligr. 6 de vaccin, l'animal supporte 0 milligr. 6 de *venin* entier.

En résumé, dans les substances toxiques du venin, il y a lieu de distinguer : 1° une substance à action phlogogène, comparable à certaines diastases, à laquelle les auteurs proposent de donner le nom d'échidnose ; 2° une substance à action générale, qui impressionne vivement le système nerveux, trouble le fonctionnement de l'appareil vaso-moteur et suffit pour amener la mort ; ses effets se traduisent, chez le cobaye, par une hypothermie considérable. Cette substance est nommée échidnotoxine. En solution étendue, ces deux substances sont considérablement modifiées, sinon détruites, par une température voisine de 75°. Le *venin*, ainsi chauffé, acquiert des propriétés vaccinantes, soit parce que la chaleur respecte des substances douées de ces propriétés, soit parce qu'elle en fait naître aux dépens des matières toxiques. Mais ce sont là des hypothèses dont la justification exige encore de nouvelles recherches.

VARIÉTÉS

Comité pour l'érection d'un monument à la mémoire de J.-M. CHARCOT.

Président d'honneur

M. Pasteur, membre de l'Académie des sciences.

Présidents

MM. le Dr Brouardel, doyen de la Faculté de médecine ; Gréard, vice-recteur de l'Académie de Paris.

Secrétaires

MM. Le Dr Bourneville, médecin de l'hospice de Bicêtre, secrétaire du Comité; le Dr Georges Guinon, secrétaire de la Commission exécutive.

Trésorier

M. G. Masson, libraire de l'Académie de médecine.

Membres du comité

M. Challemel-Lacour, président du Sénat, membre de l'Académie
française ; S. E. M. le Marquis de Dufferin et Eva, ambassadeur
d'Angleterre ; S. E. M. de Léon y Castillo, ambassadeur d'Espagne ;
M. Spuller, ministre de l'Instruction publique et des Beaux-Arts ;
M. Poubelle, préfet de la Seine ; M. Lépine, préfet de police ;
M. Humbert, président du Conseil municipal ; M. Rousselle, président du Conseil général ; M. Strauss, président de la Commission
d'assistance publique du Conseil municipal ; M. Cherbuliez, membre
de l'Académie française ; M. Claretie, membre de l'Académie française ; M. Bertrand, secrétaire perpétuel de l'Académie des sciences ;
M. P. Janet, membre de l'Académie des sciences morales et poli-
tiques, professeur à la Sorbonne ; M. P. Dubois, membre de l'Académie des Beaux-Arts ; M. le Dr Verneuil membre de l'Académie des
sciences ; M. Grandidier, membre de l'Académie des sciences ; M. Bis-
choffsheim, membre de l'Académie des sciences ; M. Garnier, membre
des beaux-arts ; M. Gérome, membre de l'Académie des beaux-arts ; M.
le Baron Alph. de Rothschild, membre de l'Académie des beaux-arts ;
M. le Dr Debove, professeur à la Faculté de médecine de Paris ; M. le Dr
Fournier, professeur à la Faculté de médecine de Paris ; M. le
Dr Gautier, professeur à la Faculté de médecine de Paris ; M. le Dr
Grancher, professeur à la Faculté de médecine de Paris. M. le
Dr Joffroy, professeur à la Faculté de médecine de Paris ; M. le
M. le Dr Lannelongue, professeur à la Faculté de médecine de Pa-
ris ; M. le Dr Straus, professeur à la Faculté de médecine de Paris ;
M. le Dr Terrier professeur à la Faculté de médecine de Paris ; M. le
Dr Tillaux, professeur à la Faculté de médecine de Paris ; M. Marey,
professeur au Collège de France ; M. Ranvier, professeur au Collège
de France ; M. Ribot, professeur au Collège de France ; M. Milne-
Edward, directeur du Muséum d'histoire naturelle, membre de l'Ins
titut ; M. Hamy, professeur au Muséum d'histoire naturelle ; M. le
Dr Laboulbène, président de l'Académie de médecine ; M. le Dr Bergeron, secrétaire perpétuel de l'Académie de médecine ; M. le Dr Cadet de Gassicourt, membre de l'Académie de médecine ; M. le Dr Ma-
gnan, membre de l'Académie de médecine ; M. le baron Larrey, inspecteur général du Service de santé de l'armée, en retraite, membre
de l'Institut ; M. le Dr Collin, inspecteur général du service de santé
de l'armée ; M. le Dr Rochard, inspecteur général du Service de

santé de la marine, en retraite, membre de l'Académie de médecine;
M. le Dr Pitres, doyen de la Faculté de médecine de Bordeaux ;
M. le Dr Azam, professeur à la Faculté de médecine de Bordeaux ;
M. le Dr Folet, doyen de la Faculté de médecine de Lille ; M. le
Dr Lortet, doyen de la Faculté de médecine de Lyon ; M. le Dr Lépine,
professeur à la Faculté de médecine de Lyon ; M. le Dr Soulier,
professeur à la Faculté de médecine de Lyon ; M. le Dr Grasset,
professeur à la Faculté de médecine de Montpellier ; M. le Dr Mairet,
professeur à la Faculté de médecine de Montpellier ; M. le Dr Heydenreich, doyen de la Faculté de médecine de Nancy ; M. le Dr De-
mange, professeur à la Faculté de médecine de Nancy ; M. le Dr
Caubet, doyen de la Faculté de médecine de Toulouse ; M. le Dr An-
dré, professeur à la Faculté de médecine de Toulouse ; M. Planchon,
directeur de l'École supérieure de pharmacie ; M. Riche, professeur
à l'École de pharmacie ; M. Trasbot, directeur de l'École vétérinaire
d'Alfort, membre de l'Académie de médecine ; M. Nocard, professeur à l'École vétérinaire d'Alfort, membre de l'Académie de médecine ; M. Peyron, directeur général de l'Assistance publique ; M. le
Bas, directeur de l'hospice de la Salpêtrière ; M. le Dr Millard, médecin
des hôpitaux, membre du Conseil de surveillance de l'Assistance
publique ; M. le Dr Brissaud, président de la Société des agrégés,
médecin des hôpitaux ; M. le Dr Heim, membre de la Société des
agrégés de la Faculté de médecine de Paris ; M. le Dr Cornil, président de la Société anatomique, professeur à la Faculté de médecine ;
M. Chauveau, président de la Société de biologie ; M. le Dr Galippe,
vice-président de la Société de biologie ; M. le Dr Dumontpallier,
sécrétaire général de la Société de biologie ; M. le Dr Périer, président de la Société de chirurgie ; M. le Dr Ch. Monod, secrétaire de la
Société de chirurgie ; M. le Dr Fernet, président de la Société
médicale des hôpitaux; M. le Dr Rendu, secrétaire de la Société
médicale des hôpitaux ; M. le Dr Babinski, membre de la Société
médicale des hôpitaux ; M. le Dr Ballet, membre de la Société médicale des hôpitaux ; M. le Dr Marie, membre de la Société médicale
des hôpitaux ; M. le Dr Christian, président de la Société médico-
physiologique ; le Dr Ritti, membre de la Société médico-psycho-
logique ; M. le Dr Richet, président de la Société de psychologie
psychologique, professeur à la Faculté ; M. le Dr Lereboullet, membre
du Syndicat de la presse médicale ; M. le Dr Marcel Baudouin, membre
du Syndicat de la presse médicale.

M. le Dr Ch. Eloy, représentant la presse syndicale non syndiquée.

M. Viriat, président de l'Association des Étudiants.

MM. Londes, Meunier, G. Brouardel, représentants des internes en médecine des hôpitaux de Paris.

Élèves et amis de M. le professeur Ch. Charcot :

M. P. Arène, homme de lettres ; M. le Dr Berbez ; M. le Dr Blocq ; M. Aug. Dreyfus ; M. le Dr Dutil ; M. le Dr Féré, médecin de l'hospice de Bicêtre ; M. Gasne ; M. le Dr Gilles de la Tourette, médecin des hôpitaux ; M. le Dr Gombault, médecin des hôpitaux ; M. Guyon, M. le Dr Hallion ; M. le Dr Hanot, médecin de l'hôpital Saint-Antoine ; M. le Dr Huet ; M. Haempfen, directeur des musées nationaux ; M. le Dr Lamy ; M. le Dr Oulmont, médecin des hôpitaux ; M. le Dr Parinaud, chef du service ophtalmologique de la clinique de M. Charcot ; M. le Dr Parmentier ; M. le Dr Pierret, professeur à la Faculté de médecine de Lyon ; M. le Dr Poirier, chef des travaux anatomiques de la Faculté de médecine de Paris ; M. le Dr Raymond ; médecin de la Salpêtrière ; J. Roche, député, ancien ministre du commerce ; M. le Dr Souques ; M. Vallery-Radot, homme de lettres ; M. Waldeck-Rousseau, ancien ministre de l'intérieur.

XIe Congrès international de médecine de Rome.
(29 mars-5 avril 1894.)

L'Administration de la Compagnie des Chemins de fer Paris-Lyon-Méditerrannée nous informe qu'elle vient d'augmenter la durée de valicité des *billets a demi-tarif* qui seront délivrés dans toutes les gares françaises aux membres adhérents au XIe Congrès international de médecine de Rome.

Cette validité s'étend désormais du 18 février 1889 au 10 mai 1894.

On peut donc partir dès le 18 février. Nous avons à ajouter par contre que les chemins de fer italiens n'ont pas suivi cet exemple et que *en Italie, les billet à demi-tarif ne seront valables que du 1er mars au 31 avril 1894.*

Le Secrétaire général du Comité français d'initiative.

MARCEL BAUDOUIN. .

P. S. — Les cartes exigées pour le voyage sont à la disposition des Congressistes aux bureaux du Comité français, 14, boulevard Saint-Germain, depuis le 15 février 1894.

Elles vont être expédiées par la poste aux souscripteurs dès le 16 février 1894.

BIBLIOGRAPHIE

TRAITÉ D'ANATOMIE HUMAINE, publié sous la direction de PAUL POI-
RIER, professeur agrégé, chirurgien des hôpitaux, chef des travaux
anatomiques à la Faculté de Paris, par MM. *Charpy*, professeur d'a-
natomie à la Faculté de Toulouse, *Nicolas*, professeur d'anatomie à
la Faculté de Nancy, *Prenant*, professeur agrégé à la Faculté de
Nancy, *Jonnesco*, prosecteur à la Faculté de Paris, et *Poirier*. (Paris,
1893, Battaille et C⁰, éditeurs, place de l'École de médecine.)

1ᵉʳ volume : *Embryologie*, par Prenant ; *Ostéologie et Arthrologie*
par Poirier.

Nous vivons à l'époque des grands traités ; après le *Traité de chirurgie* et celui de *médecine*, voici le *Traité d'anatomie humaine*, publié sous la direction du Chef des travaux anatomiques de la Faculté
de Paris. L'œuvre s'annonce comme devant être d'importance, et, si
nous en croyons le premier volume que nous venons de parcourir,
elle ratifiera les espérances que permettaient de concevoir les noms
du directeur et des collaborateurs. M.Poirier a su grouper autour de
lui et animer de son infatigable ardeur, un ensemble de savants dont
le talent fait autorité. C'est, à notre avis, un devoir d'encourager ceux
qui, à l'époque actuelle, dans un pays qui ne sait point rémunérer
ses savants, veulent et osent entreprendre des œuvres de si grande
portée et de si haute allure.

Déjà, le premier volume du traité est paru : il est donc permis de
juger et de prévoir ce que sera l'œuvre entière. Ce premier volume
contient, avec des *Notions d'Embryologie* par M. Prenant, le très
distingué professeur agrégé de Nancy, connu par des travaux spéciaux,et par un traité d'embryologie qui fait loi,l'exposition complète
de l'ostéologie et de l'arthrologie par M. Poirier.

L'idée des auteurs de placer l'embryologie en tête de leur traité,
est à la fois heureuse et hardie : hardie parce qu'elle rompt avec les
habitudes classiques chez nous comme partout, heureuse parce
qu'elle est logique. En effet, nous acceptons volontiers les raisons
de cette façon de procéder, raisons exposées dans la préface de
l'œuvre. La connaissance du développement doit précéder celle de
l'être développé ; elle éclaire cette dernière, et permet seule d'en
comprendre les détails. Les notions d'embryologie sont de lecture
difficile, parce que nous ignorons tous ou presque tous cette partie

de la science; mais l'auteur a su les exposer avec une telle clarté, que tous ceux qui les voudront lire avec l'attention qu'elles réclament, les comprendront et bénéficieront par la suite d'un travail qui aura pu leur paraître de prime abord ingrat.

Nous avons lu avec un égal plaisir les notions relatives au développement des os et à celui des articulations, qui précèdent les chapitres consacrés à ces parties de l'anatomie. Quoi que l'on puisse penser de cette réforme, nous la jugeons bonne parce que, nous le répétons, elle est logique.

A part ces notions d'embryologie, tout ce premier volume est l'œuvre personnelle, très personnelle de M. Poirier, auquel des travaux antérieurs en ostéologie et en arthrologie d'une part, et d'autre part l'immense matériel dont il dispose, donnaient toute qualité et toute facilité pour la rédaction de ces livres de l'anatomie.

Exceptons toutefois les notions relatives à ce qui concerne l'histologie des os et des articulations. Là encore, conformément à la règle de confier chaque chapitre à l'homme compétent, le directeur de l'œuvre a fait appel à la science et à l'esprit éminemment clair de M. Nicolas; sous la plume du professeur de Nancy, ces chapitres, mis au point de la science moderne, sont devenus d'une lecture facile.

L'ostéologie, faite par M. Poirier, constitue un traité remarquable de l'anatomie du squelette humain. Les descriptions des os sont d'une parfaite clarté, en dépit de leur précision et de la prétention, d'ailleurs justifiée, d'être aussi complètes que le permet l'état actuel de la science. La plupart de nos lecteurs ont pu apprécier les qualités d'enseignement du Chef des travaux anatomiques: ces qualités se retrouvent dans son œuvre. Grâce à l'heureuse idée de séparer la description générale de l'os, imprimée en gros texte, des variétés, anomalies, etc., imprimées en texte plus petit, le lecteur peut prendre de chaque os une description complète. Nous ne croyons pas qu'il ait été jusqu'ici publié, soit chez nous, soit ailleurs, un traité aussi complet d'ostéologie. Le travail de l'auteur ne se borne point à une description claire et originale de chaque os; à chaque page presque, nous trouvons la trace des travaux spéciaux qui ont fait sa réputation : beaucoup de points indécis sont jugés, un grand nombre de faits nouveaux sont signalés.

Il en est de même pour le fascicule consacré à l'arthrologie : les descriptions, parfois longues, toujours claires et précises, ne laissent aucun fait à l'écart, sans parler des notions nouvelles résumant les travaux de l'auteur. La description de chaque articulation est suivie d'un *essai de mécanique* articulaire qui sous ce titre modeste d'essai, engage la physiologie des articulations dans une voie qu'elle ne connaissait pas et qui est la vraie : l'étude de l'articulation sur le vivant. Nous ne pouvons passer en revue toutes les articulations ; qu'il nous suffise de dire que chacune d'elles contient un ou plusieurs faits nouveaux, et qu'il en est certaines qui sont décrites pour la première fois chez nous, telles les articulations diarthrodiales de la colonne cervicale.

Les dessins, si importants dans un livre d'anatomie ont été l'objet d'une attention particulière. Confiés au crayon d'artistes comme MM. Cuyer et Lenba, ils sont tous remarquables par leur clarté, leur originalité et le sens artistique qui a présidé à leur confection. Nous sommes loin des enluminures grossières de quelques livres récents. Ces figures sont distribuées avec une largesse à laquelle nous ne sommes point habitués : il y en a plus de 600 dans ce premier volume. Les planches réservées aux insections musculaires sont en couleur, et permettent par les variations de la teinte de distinguer à première vue les connexions charnues et tendineuses du système musculaire avec le squelette. Parmi ces figures, il en est un grand nombre consacrées à l'*architecture des os*, point nouveau, dont l'auteur, anatomiste et chirurgien, a compris toute l'importance : ainsi est encore comblée une lacune de nos classiques.

Si maintenant nous tentons de juger la doctrine philosophique qui préside à l'œuvre, nous voyons les auteurs se ranger résolument du côté de l'*idée transformiste* et conformer leur langage à leur conviction scientifique. Le fait n'échappera point au lecteur attentif : ce mode d'exposition, dans lequel les *pour* et les *afin de*, formules ordinaires de la vieille anatomie (voyez Henri de Mondeville en dire duquel les ongles ont été donnés à l'homme *pour* qu'il puisse se gratter), sont remplacés par des considérations montrant comment la fonction répétée a fait et modifié l'organe, ce mode d'exposition, dirons-nous, donne au travail un haut intérêt et une portée considérable en même temps qu'il satisfait la raison.

Il nous semble que le public médical tout entier doit faire à cette œuvre l'accueil qu'elle mérite, nous ne doutons point du succès d'un traité ainsi compris et rédigé par de tels hommes animés de doctrines aussi saines et tous pourvus d'une longue expérience de l'enseignement et des besoins de la clientèle médicale. Si cette œuvre originale et hardie, est continuée dans le même esprit et avec la même réussite, nous aurons un traité d'anatomie qui ne laissera rien à désirer parce qu'il donnera, en forme claire, l'état de la science anatomique au temps présent.

TRAITÉ DES MALADIES DE LA BOUCHE (PATHOLOGIE INTERNE), par MAUREL. (Paris, 1893, chez Octave Doin.) — Maurel a réuni dans ce volume de 400 pages les leçons qu'il a professées à la Faculté de Toulouse.

Après avoir, dans une introduction, passé rapidement en revue les nombreux travaux existant actuellement sur les hôtes de la cavité buccale et s'être déclaré nettement partisan des idées modernes, l'intervention d'un agent microbien quelconque lui semblant indéniable dans l'étiologie de toute stomatite, même de la stomatite mercurielle (sans microbe dans la cavité buccale pas d'inflammation de sa muqueuse telle est la loi), l'auteur consacre d'excellentes lignes aux stomatites en général puis étudie successivement : les stomatites érythémateuses aiguës, érythémateuses chroniques, ulcéreuses et gangreneuses ; les gingivites, les glossites aiguës profondes, chroniques superficielles, chroniques profondes et desquamatives ; les affections douloureuses de la langue, glossodynie, névralgie linguale, les ulcérations imaginaires ; la langue noire ; les palatites ; les uvulites (inflammation de la luette) aiguës ou chroniques ; la stomatite des fumeurs ; les stomatites aphteuses et ulcéro-membraneuses ; le noma ; les stomatites mercurielles et le muguet ou stomatite crémeuse.

De cette énumération d'en-têtes de chapitres peu susceptibles d'une analyse sommaire le lecteur peut conclure de la multiplicité des sujets traités de ce présent volume et de sa grande utilité pour le praticien qui trouve ainsi réuni dans un cadre nosographique bien défini de nombreuses affections qu'il rencontrera fréquemment en clinique et sur lesquels les traités de pathologie ne sauraient en général le renseigner que très sommairement.

Le *Traité des maladies de la bouche* comble une lacune. Remercions donc Maurel de l'avoir publié ; il a fait œuvre utile.

CART.

Le rédacteur en chef, gérant,

S. DUPLAY.

Paris. — Typ. A. DAVY, 52, rue Madame. — Téléphone.

ARCHIVES GÉNÉRALES
DE MÉDECINE

AVRIL 1894

MEMOIRES ORIGINAUX

CONTRIBUTION A L'ÉTUDE DES PHLEGMONS SUS-HYOÏDIENS.

(Phlegmons sublinguaux, angines de Ludwig).

Par les Docteurs
J. HUGUET ET R. DE BOVIS
Médecins aides-majors de l'armée.

Avec la plupart des classiques contemporains, on a coutume d'étudier dans deux chapitres distincts l'anatomie du plancher de la bouche et de la région sus-hyoïdienne. Cette distinction est justifiée par l'évolution générale des processus pathologiques, qui ont leur siège dans la région du cou.

Suivant une méthode différente, Blandin et Jarjavay réunissaient ces deux territoires anatomiques, décrits par le premier sous le nom de région glosso-sus-hyoïdienne. C'est dans les couches profondes de celle-ci que se développent les phlegmons sublinguaux (1). La clinique est donc heureusement servie, au moins dans certains cas, par la manière de voir de ces deux chirurgiens. Comme nous le verrons plus tard, ces phlegmons évoluent dans l'espace compris, d'une part, entre le plancher buccal et le mylo-hyoïdien, d'autre part entre la symphyse mentonnière et l'épiglotte.

Historique. — En 1836, Ludwig, professeur à Stuttgard, publie un mémoire sur certaines indurations gangréneuses du cou, accompagnées d'angine. Il en fait une maladie spéciale (2) ; à l'appui de sa théorie, il apporte quatre observations

---

(1) A ce propos, nous ferons remarquer que nous préférons employer la dénomination de phlegmons sublinguaux, quoique celle de phlegmons sus-hyoïdiens soit plus généralement adoptée.

(2) Maladie causée, d'après cet auteur, par un facteur érysipélateux, auquel

assez peu concluantes d'ailleurs (1). Depuis, beaucoup d'auteurs, allemands pour la plupart, inscrivent des cas similaires par eux observés, sous les titres de cynanche sublingualis, typhoïdes, reumatico-typhoïdes, d'angines de Ludwig (angina Ludovici). Cette dernière appellation devient bientôt à la mode, et c'est parmi ces soi-disant angines qu'il faut chercher les premiers types de nos phlegmons.

Cependant, les contemporains mêmes de Ludwig, Heyfelder, Blasberg, Von Thaden, Cnopf, réagissent contre sa doctrine, et von Thaden, cherchant un des premiers une localisation anatomique à cette affection, en fait un bubon sous-maxillaire.

En France, avant la thèse de Bœhler (2), nous ne trouvons presque aucun document sur la question. Les chirurgiens de la première moitié du siècle sont muets. Chassaignac (3) rapporte certains cas de phlegmasies du plancher de la bouche, mais les observations sont trop peu détaillées pour qu'on puisse les invoquer à l'appui des faits qui nous occupent. On peut en dire autant des faits rapportés par Maisonneuve (4). M. le professeur Verneuil, dans un travail paru en 1868 dans la *Gazette hebdomadaire*, dit incidemment qu'il a observé quatre cas de phlegmons sus-hyoïdiens terminés par la mort. En 1875, paraît la thèse de M. Dumonteil-Grandpré (5) sur l'abcès sous-lingual. Celles de Houillon et de Bœhler (6) nous

---

se superposerait un facteur nerveux : « Par son facteur érysipèle, elle favoriserait la disposition à l'inflammation gangréneuse comme dans le furoncle malin, tandis que par son facteur nerveux, elle prédisposerait à l'induration, et à la paralysie, comme dans la parotidite maligne. » In. Bœhler, th. Paris, 1884-1885, n° 295, page 75.

(1) Ch. Nélaton. Bull. Soc. chir., 1892, p. 492.

(2) *Loc. cit.*

(3) Chassaignac. Traité de la suppuration, t. II, p. 163 et 224. Avant lui, Jarjavay écrit seulement que « le tissu graisseux de la base de la langue se continue avec celui qui sépare les muscles génio-glosses, et par conséquent avec celui du plancher de la bouche. — Voilà pourquoi les glossites profondes se sont accompagnées d'un engorgement dans cette dernière région ». Anat. chir., t. II, p. 143.

(4) *Clin. chir.*, t. II, p. 226 et 236.

(5) Paris, th. n° 212.

(6) *Loc. cit.*

font connaître les travaux parus à l'étranger sur l'angine de Ludwig, et commencent à discuter son existence, que Roser (1) en Allemagne, Tissier (2) en France, défendent encore.

Mais, grâce au mémoire du professeur Delorme (3) en 1887, à la discussion (4) de la Société de chirurgie en 1892, au travail que la même année (novembre 1892), M. le professeur Guillet (de Caen), publie dans les *Archives provinciales de chirurgie*, l'angine de Ludwig s'est vue définitivement dissociée au profit des autres chapitres de la pathologie. De l'entité morbide admise autrefois par beaucoup, il ne reste plus rien aujourd'hui.

Malgré tout, la littérature classique est demeurée relativement fermée au phlegmon sublingual ; nous devons mentionner seulement une allusion dans le Traité de Follin et Duplay (5) et un article assez bref de M. Hartmann dans le Traité de chirurgie (6).

Enfin, parmi les récentes thèses, à citer celle (Paris, 1893) de M. Leterrier sur « le phlegmon sublingual, dit angine de Ludwig ».

Étiologie et pathogénie. — Les inflammations de la bouche jouent un rôle important dans la production du phlegmon sublingual. La carie dentaire ou les opérations sur les dents sont accusées quinze fois (7), dont trois, relevant de la dent de sagesse (8) ; la dentition est notée mauvaise dans quatre autres cas (9), sans être incriminée d'une façon spéciale. Dans un cas très curieux (obs. 25, Guillet), le phlegmon a reconnu pour cause une petite plaie de la muqueuse, consécutive à un traumatisme du menton. D'autre part, 7 malades ayant présenté

---

(1) Die Ludwigshe angina. — *Deut. med. Woch.*, n° 11, 1883.

(2) *Progr. Méd.*, 1886, n° 36.

(3) Bull. et Mém. Soc. chir., p. 395 ; mémoire lu.

(4) Phlegmon infectieux sus-hyoïdien, par M. Linon, médecin-major, p. 370. Rapport de M. Nélaton, p. 492, Bull. et mém. Soc. chir.

(5) T. IV, p. 704.

(6) T. V, p. 378.

(7) Obs. 9, 12, 13, 15, 18, 21, 22, 23, 26, 27, 41, 43.

(8) Obs. 9, 12, 21.

(9) Obs. 2, 3, 7, 8.

d'abord des symptômes d'angine (1), on a pu, grâce à ces
cas, ranger les faits pathologiques sous l'étiquette d'angine de
Ludwig, et donner à cette singulière appellation une apparence
de légitimité.

On a pu voir ces phlegmons se développer au début ou à la
fin de l'évolution d'une maladie générale (2), fièvre gastrique,
courbature fébrile, fièvre typhoïde (3), typhus. Six fois, le
froid ou les refroidissements ont été mis en cause, avec plus
ou moins d'évidence (4).

Le phlegmon sublingual peut aussi n'être que le résultat de
la diffusion, de l'extension d'une inflammation développée
plus en arrière dans la région de la parotide ou de l'angle de
la mâchoire (5). Il peut enfin, comme dans un cas de Weiss,
compliquer un phlegmon de la région massétérine (6).

Comme dans beaucoup d'autres affections, la misère physiologique, l'albuminurie, le diabète, l'alcoolisme, ont une certaine influence ; sur 49 malades, 6 fois ces facteurs entrent
en ligne de compte (7). Cependant, il reste encore un nombre
assez considérable de faits, dont l'analyse reste obscure, et
dont la cause nous échappe.

Nous n'insistons pas sur l'âge, le sexe, le côté atteint : en
comparant les observations, nous notons 6 enfants ayant
moins de 10 ans ; sur ces 6, il y avait 3 nouveau-nés (8) ;
l'un d'eux, chose assez curieuse, était venu au monde avec son
phlegmon (9). Tous les autres malades, sauf un, ont de 20 à
50 ans, et plus particulièrement de 20 à 30 (près de la moitié).
La localisation paraît se faire de préférence du côté droit,

---

(1) Obs. 17, 19, 35, 41, 45, 47, 50.

(2) Obs. 5, 35.

(3) Nélaton. Bull. Soc. chir., 1892, p. 494.

(4) Obs. 2, 7, 8, 32, 33, 39.

(5) Obs. 3, 33.

(6) Dans cette intéressante observation, il n'y avait aucune communication
apparente entre les deux foyers.

(7) Obs. 17, 22, 23, 24, 36, 40.

(8) Obs. 31, 42 et 49 (personnelle).

(9) Obs. 31. (Dubois.)

(18 fois à droite pour 15 du côté gauche). Le sexe féminin n'entre que pour une proportion très faible (1/6 environ). En ce qui concerne les hommes, d'après Roser, ils seraient dans certaines professions, les militaires notamment, plus souvent atteints que les autres. — La statistique de Roser lui donne comme résultats 7 militaires sur 20, et la nôtre 17 cas dans le milieu militaire sur 50, soit un peu plus du tiers.

Les vieilles idées pathogéniques émises par les auteurs n'ayant plus guère qu'un intérêt historique, nous avons déjà rappelé tout ce qu'il comportait d'en dire, aussi nous n'y reviendrons pas.

Des opinions diverses ont été professées au sujet de la contagiosité de l'affection : tandis qu'elle est défendue par Roser et Tissier, Murchison (1), au contraire, dit n'en avoir observé aucun exemple, bien que les angines de Ludwig soient fréquentes aux îles Hébrides.

La bactériologie du phlegmon sublingual est encore à étudier. Quelques recherches ont déjà été faites, et les résultats sont les suivants : M. Maubrac (2), dans un cas, a trouvé le staphylocoque, MM. Delorme (3), Chantemesse et Widal (4), ont rencontré le streptocoque ; de même [M. Manquat (5), qui a cherché sans succès le vibrion septique. Enfin, M. Macaigne (6) a trouvé un microbe ne rappelant aucune espèce pathogène connue.

Anatomie pathologique. — La plupart des autopsies n'on donné que des renseignements assez vagues, beaucoup d'entre elles ayant été pratiquées à une époque où l'angine de Ludwig était en quelque sorte considérée comme une entité morbide. Si nos connaissances sont plus approfondies aujourd'hui, c'est que le bistouri est venu aider heureusement le scalpel.

---

(1) *Brit. Med. Journal*, 1875, p. 778.
(2) Obs. 46. (Delorme, Bull. et Mém. Soc. chir., 1892.)
(3) Obs. 28. (Delorme, *in* Th. Leterrier.)
(4) Th. Leterrier, p. 75.
(5) Rev. chir., 1893, in Brousses et Brault.
(6) Obs. 47. Leterrier, *loc. cit.*

La région glosso-sus-hyoïdienne est bien connue. Rappe-
pelons seulement la rareté du tissu cellulaire. La langue en
est presque dépourvue. La {muqueuse du plancher est renforcée de quelques fibres musculaires (1), doublée d'un tissu
cellulaire de glissement plutôt que de remplissage ; elle se
laisse pincer et soulever facilement (2). Quelques autopsies (3),
et surtout les interventions chirurgicales (4), ont démontré
nettement que le pus se collecte au-dessus du mylo-hyoïdien.
C'est là un de ses lieux d'élection ; mais quel est son siège
exact à ce niveau ? Dans l'autopsie pratiquée par M. Tordeus,
le foyer était logé entre les muscles mylo-hyoïdien, hyoglosse
et stylo-glosse ; chez un de ses malades, M. Nélaton (5) le
trouva entre les fibres du génio-glosse. Nous croirions volontiers, surtout dans les cas cliniques graves, que son siège est
intra musculaire ; en d'autres termes, bien des phlegmons
sublinguaux mériteraient le nom de *glossites basiques*. Il est,
en effet, peu admissible qu'une collection purulente, immédiatement située sur la muqueuse, produise, comme nous le verrons, une tuméfaction dure, non fluctuante du plancher. De
plus, l'évacuation spontanée de la poche est rare dans l'intérieur de la cavité buccale. Enfin, n'est-il pas à remarquer que
des opérateurs ayant voulu intervenir par la voie buccale ont
eu des insuccès, ou se sont vus dans la nécessité de plonger
le bistouri à une profondeur considérable (6). Cependant il est
possible que, dans certains cas, la collection purulente soit
rencontrée sous la muqueuse.

A la partie la plus reculée de la base de la langue, se trouve
un autre lieu d'élection bien mis en lumière par MM. Brousses
et Brault (7) : c'est la loge glosso-thyro-épiglottique. Elle est
fermée en avant par la membrane thyro-épiglottique. Sa

---

(1) Suzanne. *Arch. de Physiol.*, 1887.

(2) Malgaigne. *Traité d'anatomie chirurgicale*, t. II, p. 32, 1859.

(3) Obs. 5, 42.

(4) Obs. 9, 13, 14, 15, 16, 17, 21, 26, 27, 28, 46, 47.

(5) Obs. 13. (Nélaton, *loc. cit.*)

(6) Obs. 36. (Robert Cuffe, *Lancet*, 1867, p. 733.)

(7) *Revue de chir.*, 1893.

forme est celle d'un cône; le sommet répond au bord supérieur
du cartilage thyroïde, la base à la portion de la langue située
immédiatement en avant de l'épiglotte, et cette base est
fermée par les replis muqueux glosso-épiglottiques. La loge est
remplie de tissu cellulaire lamelliforme; elle en voie de chaque
côté un petit prolongement dirigé vers la région thyro-hyoïdienne, latérale et comblée par un peloton adipeux.

Les inflammations de cette loge servent de trait d'union
entre les phlegmons sublinguaux proprement dits, et les
phlegmons du cou. Si nous les comprenons dans notre description, c'est que leur évolution clinique surtout; et un peu
l'anatomie, les rapprochent davantage des premiers.

Le pus offre des caractères variables; il peut être phlegmoneux, de bonne nature; il peut même, en dépit de son aspect
louable, être fétide (1), absolument comme celui des abcès de
la marge de l'anus. Mais très souvent, à n'en juger que par
les faits publiés, la suppuration s'effectue sous forme de sanie
roussâtre, fétide, mélangée à des lambeaux de tissus sphacélés, avec production de bulles de gaz. Ces derniers caractères sont-ils primitifs, ou le résultat d'une affection secondaire? Toujours est-il qu'on les constate quelquefois de très
bonne heure, au bout de vingt-quatre heures (2), quarante-
huit heures (3). Tandis que le pus phlegmoneux existe souvent avec une certaine abondance, le pus gangréneux n'existe
qu'en minime quantité : la valeur d'un dé à coudre (4), d'une
noisette (5), de deux drachmes (6).

L'étendue du foyer est variable; les chirurgiens de nos
jours ne rencontrent que rarement des décollements étendus;
il n'en est pas ainsi dans les cas graves par eux-mêmes ou
rendus tels par l'abstention : on peut trouver une collection

---

(1) Obs. 16, 43 et 48 (pers.).
(2) Obs. 5. (Finger.)
(3) Obs. 21. (Chauvel.)
(4) Obs. 17, 27.
(5) Obs. 9. (Weiss.)
(6) Obs. 4. (Blasberg.)

se prolongeant jusqu'à l'os hyoïde ou même au cartilage **thyroïde** (1). Tous les muscles de la région sus-hyoïdienne **sont**
noirâtres, réduits quelquefois en bouillie puriforme. **Des**
traînées purulentes ont envahi la loge sous-maxillaire, **le**
tissu cellulaire sous-hyoïdien.

Dans certains cas, les foyers peuvent d'ailleurs être multiples et avoir leur siège soit sur un seul côté (obs. 48 pers.),
soit sur les deux, s'il y a eu bilatérilité dans la généralisation (2).

Les téguments ne sont atteints que beaucoup plus tard. La
peau est d'ordinaire simplement œdématiée; cependant, dans
les cas graves, le tissu cellulaire sous-cutané commence à
prendre une teinte noirâtre (3). Nous reviendrons d'ailleurs, à
propos de la symptomatologie sur les lésions de la peau, en
en même temps que nous étudierons celles de la muqueuse
buccale.

Rappelons ici que Roser, parlant de l'angine de Ludwig, a
considéré la glande sous-maxillaire, comme étant le siège
d'origine, le point de départ de l'infection. En nous posant la
question à propos du phlegmon sublingual, nous devons reconnaître que plusieurs faits semblent justiciables de la même
interprétation : ceux, par exemple, de Roser (4), de Tordeus (5), de Reynier (6), où la glande était détruite ou infiltrée de pus. Heyfelder (7) l'a trouvée baignant dans un
liquide putride : la périphérie présentait une coloration
bleuâtre, mais le centre était normal. Nélaton et Chauvel (8),
dans leurs interventions, trouvent un peu de pus dans sa loge.
Mais à côté de ces faits qui peuvent passer pour probants,
il en existe un certain nombre d'absolument négatifs : O. We-

---

(1) Obs. 21, 41, 50.
(2) Obs. 14, 15, 16, 26, 29.
(3) Obs. 21. (Chauvel).
(4) D'après Hénocque, *in Dict. Encycl.*, art. Sous-maxill. 2ᵉ série, t. V.
(5) Obs. 42. (Tordeus.)
(6) Obs. 24. (Reynier).
(7) Obs. 2. (Heyfelder).
(8) Obs. 13, 20.

ber (1) n'a jamais rien trouvé ; sur huit autopsies dont nous avons rassemblé les résultats (2), trois seulement (Tordeus, Reynier, Heyfelder, cités plus haut), mentionnent des lésions de la glande. — Dans six interventions chirurgicales pratiquées par MM. Nélaton, Delorme, Schwartz, Chauvel, Reynier (3), on constate de visu son intégrité absolue, et, dans tous les autres cas, rien n'a indiqué que la glande était malade. Ses lésions nous paraissent donc secondaires, au moins dans la généralité des cas.

En outre des désordres principaux, primordiaux en quelque sorte, et sur lesquels nous venons d'insister, on peut trouver encore certaines lésions intéressantes : M. Chauvel (4) a trouvé le bord inférieur du maxillaire dénudé ; Doïg a constaté, lui aussi, un décollement du périoste du maxillaire. Au cou, Heyfelder a remarqué que les pneumogastriques et les récurrents avaient pris une teinte rouge sale, grâce à la diffusion de l'inflammation gangréneuse dans les régions du cou (5). Ce fait permet d'expliquer, dans une certaine mesure, les troubles dyspnéiques, — mais seulement dans une certaine mesure, — car d'autres facteurs importants entrent en ligne de compte : l'œdème du plancher buccal amène le refoulement de la langue, produisant en même temps de la dysphagie, de la dysphonie et même de la dyspnée ; celle-ci est encore augmentée par l'œdème des replis aryténo-épiglottiques et de la muqueuse laryngée (6) ; dans un cas particulièrement curieux (7), l'épiglotte était détruite. Enfin l'œdème partiel ou total de la langue a été noté plusieurs fois (8).

Non seulement on a trouvé des lésions telles qu'elles sont décrites plus haut, lésions plus ou moins considérables sui-

---

(1) D'après Hénocque, *loc. cit.*

(2) Obs. 1, 2, 3, 4, 5, 7, 24, 42.

(3) Obs. 13, 14, 17, 21, 22, 46.

(4) Obs. 21 (Chauvel) 6, (Doïg). — Dans ces cas de décollements périostiques et de dénudations du maxillaire, ces désordres sont le plus souvent le résultat de phénomènes d'ostéomyélite infectieuse.

(5) Obs. 2. (Heyfelder.)

(6) Obs. 3, 5, 7.

(7) Obs. 8. (Bermann.)

(8) Obs. 5, 9, 26, 37, 40.

vant les cas, mais, dans certaines circonstances, il a été aussi constaté des infarctus pulmonaires, des abcès métastatiques, en un mot toutes les lésions caractéristiques de la pyohémie (1).

Cette étude anatomique nous permet d'établir la classification suivante où la clinique, comme nous allons le voir, trouve également son compte :

Phlegmons sublinguaux
{
antérieurs ou proprements dits
{
sous-muqueux.
profonds
{
forme septique, gangréneuse.
forme phlegmoneuse franche.
postérieurs ou de la loge glosso-thyro-épiglottique.
}

ETUDE CLINIQUE

I. *Phlegmons sublinguaux proprement dits.* — Ils peuvent être superficiels, c'est-à-dire immédiatement sous-muqueux, ou profonds.

Des premiers (sous-muqueux), nous ne connaissons guère d'exemple : leur bénignité et peut-être aussi leur rareté les a fait échapper à toute description (2). D'autre part, les inflammations de la glande sublinguale, du canal de Wharton (3) rentrent dans la pathologie des glandes salivaires ; elles sont d'ailleurs exceptionnelles.

Nous nous occuperons donc tout particulièrement des inflammations profondes. Elle peuvent revêtir deux formes : septico-gangréneuse, et phlegmoneuse franche (4).

---

(1) Obs. 2. (Heyfelder.)

(2) Cependant, l'observation récente de M. Brault (Glossite basique latérale, *Arch. Prov. de Chir.*, n° 8, 1893), nous montre que certaines inflammations superficielles et circonscrites de la base de la langue peuvent être moins simples dans leur évolution, et susceptibles de se compliquer de suppurations imprimant au pronostic une gravité relative.

Si les unes guérissent par résolution, d'autres peuvent réaliser un type analogue à celui observé par M. Brault, d'autres enfin, donneront naissance aux différents processus qu'il nous reste à passer en revue.

(3) Chassaignac. *Traité de la suppuration*, t. II, p. 224.

(4) Il est à remarquer que M. Hartmann, en étudiant (Tr. de chir. t. V) les lésions inflammatoires du plancher buccal, les a divisées en circonscrites et diffuses ou gangréneuses. Notre division est différente de celle de M. Hartmann : pour nous, la forme diffuse n'est pas toujours gangré-

A. *Forme septico-gangréneuse.* — *Symptomatologie.* — C'est surtout cette variété que l'on a confondue dans le syndrome vague de l'angine de Ludwig; c'est d'ailleurs sous le nom de cette dernière qu'il faut en lire les premières observations.

Un mouvement fébrile plus ou moins intense, quelquefois violent au point de simuler l'invasion d'une maladie générale, ou même simplement un grand frisson (1), la douleur dans la région sous-maxillaire, bientôt suivie du gonflement de la même région, annoncent la localisation infectieuse. Ces symptômes sont souvent méconnus quant à leur véritable nature, masqués par des névralgies attribuables à une carie dentaire, ou à une extraction récente, par une fièvre gastrique, soit par des phénomènes dysphagiques dûs ou imputés à une angine. En effet, l'angine existe fréquemment; nous l'avons vu à l'étiologie; et il arrive même encore aujourd'hui, que des malades vont s'égarer dans des services de Médecine (2).

La sécrétion salivaire peut être augmentée d'une façon notable; le fait a été signalé trois fois (3).

Les signes physiques vont s'accentuant et, du 3e au 5e jour, l'affection se montre avec ses symptômes caractéristiques. C'est d'ailleurs, à ce moment, que les malades viennent en général réclamer assistance.

Le gonflement s'étend à toute la région sus-hyoïdienne, quelquefois aux deux (4), mais avec prédominance pour un côté. Le bord libre du maxillaire ne se profile plus nettement; le sillon cervico-facial a disparu, ou paraît abaissé (Shwartz).

---

neuse; de même, le phlegmon sublingual vraiment circonscrit ne nous paraît pas avoir droit à une existence légitime, car la maladie, même dans la forme franche, peut présenter des symptômes de diffusion, et souvent pendant la plus grande partie de son évolution. On ne saurait à notre avis, confondre les formes diffuses et gangréneuses, pour les opposer aux formes circonscrites.

(1) Obs. 28. (Delorme in Th. Leterrier.)
(2) Obs. 7, 8, 14, 48 (pers.).
(3) Obs. 8, 27, 47.
(4) Obs. 7, 8, 13, 21, 23.

Le maxillaire semble énorme du côté atteint. L'asymétrie qui
en résulte, jointe à l'immobilité de la tête, à la béance de la
bouche, au suintement de la salive, donne aux patients un
aspect à la fois « misérable et grotesque » (1). Quant à la
peau sus-jacente, elle est encore mobile (2) et d'aspect normal ; d'autres fois elle est devenue à peine rouge et très légèrement œdématiée (3): Ce fait, important au point de vue du
diagnostic, mérite d'être retenu.

Au palper, on trouve une tumeur dure, squirrheuse,
ligneuse, pierreuse, accolée au bord inférieur du maxillaire
avec lequel elle semble faire corps. Point de fluctuation (Delorme) ; toutefois dans un cas (4), on aurait pu trouver de la
fluctuation profonde au 5° jour.

Un dernier signe physique, plus important que les précédents, est fourni par l'examen de la bouche : la muqueuse du
plancher est soulevée par un bourrelet dur, |saillant, au-des-
sous de la langue qu'il refoule en haut et en arrière. Cette
muqueuse peut, au début, se laisser encore pincer (5) ; plus tard,
elle fait corps avec la tumeur, présente une coloration rouge
violacée ; à sa surface, se dessinent de grosses veines (6). Le
bourrelet reste dur, non fluctuant (7). Il y a quelquefois toute
la hauteur des dents, qui marquent sur lui leur empreinte (8) ;
à première vue, on pourrait le prendre pour la langue elle-
même ; cette erreur est très explicable, à cause de la contracture des masséters, qui, ne faisant jamais défaut, rend le plus
souvent impossible l'exploration soignée de la cavité buccale.
En l'absence de constatation directe, on peut être renseigné
par les malades qui accusent d'eux-mêmes la sensation de
refoulement, de soulèvément de la langue (Delorme, Leter-

---

(1) Nélaton. *Bull. Soc. Chir.*, *loc. cit.*
(2) Obs. 1, 2, 4, 7, 8, 23, 24.
(3) Obs. 9, 17, 20.
(4) Obs. 28. (Delorme *in* Leterrier.)
(5) Obs. 30 (pers.)
(6) Obs. 8 (Tissier).
(7) Le gonflement sublingual peut être unilatéral. Obs. 25 (Delorme).
(8) Obs. 15, 27.

rier (1). Dans un seul cas, ce signe a précédé les autres, et encore ne s'agissait-il pas d'une forme septico-gangréneuse (2).

La langue, dans sa portion libre, ne participe que rarement à ce gonflement, le fait (pour la totalité des phlegmons sublinguaux observés) n'est signalé que 5 fois (3), et 2 fois la tuméfaction était limitée au voisinage de la région enflammée.

Dans quelques cas, rares du reste, la langue peut devenir le siège de douleurs vives à la pression (Schwartz), le plus souvent, les douleurs sont vagues. Dans un cas même, elle n'était aucunement douloureuse (Tissier) ; elle gêne beaucoup moins par les phénomènes douloureux que par les troubles fonctionnels.

Assez fréquemment, le malade immobilise sa tête dans la flexion et la rotation, soit du côté opposé à la lésion (4), soit du même côté (5) ; l'exécution des mouvements est très limitée et rendue extrêmement pénible.

Nous avons déjà signalé la contracture constante des masséters ; son intensité peut être variable : Jones (6) a observé un cas dans lequel elle était presque complète, au point qu'une spatule seule pouvait être introduite dans la bouche ; si elle est peu prononcée, l'examen est rendu possible, et il faut se rendre compte soigneusement de l'état de la dentition, des amygdales, du voile du palais. Les dents sont souvent cariées quoique nullement douloureuses (Tissier) (7) ; chez un malade de Reynier (8), on a pu voir une masse pulpeuse, grisnoirâtre, débordant de l'alvéole d'une dent récemment extraite et ayant l'aspect de tissu mortifié. Les amygdales, le voile du palais sont quelquefois un peu rouges et tuméfiés, mais ces

---

(1) Obs. 15, 46, 47.
(2) Obs. 39 (Dumonteil-Grandpré).
(3) Obs. 5, 9, 25, 36, 39.
(4) Obs. 7, 8.
(5) Obs. 27, 28.
(6) Obs. 11 (Jones, *Lancet*, juin 1891).
(7) Obs. 7, 8.
(8) Bull. et Mém. Soc. chir. p. 562.

lésions légères sont le plus souvent la conséquence de l'angine
qui a précédé. Il peut exister aussi une coloration rouge et de
la tuméfaction de l'épiglotte et des replis (1) ; même dans un
cas, on a vu (Michel) un œdème blanc tremblotant de la
glotte (2).

La déglutition est naturellement fort entravée ; celle des
liquides surtout s'effectue difficilement. Les enfants refusent
le sein et sont exposés à mourir d'inanition. Nous avons déjà
signalé l'hypersécrétion de la salive : celle-ci s'écoule au
dehors, sanieuse et fétide (3). La respiration peut rester libre,
mais souvent dès le troisième ou quatrième jour, il y a déjà
de la dyspnée, du cornage (4) ; la voix est rauque voilée (5), et
le malade parle (suivant la comparaison d'un auteur anglais)
comme s'il avait une pomme de terre dans la bouche (Holthouse) (6). La voix peut même être nasonnée (7).

Les symptômes généraux ne le cèdent en rien à la gravité
des symptômes locaux ou fonctionnels. La température est
élevée, elle oscille entre 39° et 40° (dans les observations 8,
12, 17, elle a atteint 40,4, 40,6, 40,5). Il y a quelquefois de
grands frissons (8), de l'insomnie, des rêves pénibles, du subdélirium. Le teint est pâle, tant que la dyspnée n'est pas trop
intense.

Marche. — Les jours suivants, la tumeur augmente de
volume, les téguments s'œdématient, d'abord dans la région
sous-maxillaire, puis par propagation à la nuque, à la face,
et surtout au cou (9), du côté malade, parfois même des deux

---

(1) Obs. 6. (Doïg.)

(2) Obs. 10 (Michel, Soc. anat. 1890.)

(3) Obs. 7, 8, 14, 23.

(4) Obs. 7, 21, 26.

(5) Obs. 1, 4, 5, 8, 9, 15, 17, 18, 19, 20, 22, 45.

(6) Obs. 37 (A case of subglossitis. *Clin. Soc. transact.* London, 1869,
t. II, p. 140).

(7) Obs. 47 (Leterrier.)

(8) Obs. 23, 24, 29.

(9) Obs. 4, 13, 15, 21, 22, 23, 24, 29, 45.

côtés (1). La région tuméfiée reste dure, squirrheuse, peu douloureuse. La peau sous-jacente devient rouge sombre, même parfois érysipélateuse (2). Dans les cas graves ou à évolution très rapide, on voit apparaître des points violacés, noirâtres (3). La tumeur se ramollit par places (4), ou même elle crépite sous le doigt (5). Le plus souvent ces symptômes graves se montrent de bonne heure, trahissant ainsi l'intensité du processus gangréneux (5e au 7e jour). Mais dans la généralité des cas, l'induration ligneuse persiste. Un enduit diphtéroïde peut recouvrir la muqueuse, comme dans les observations de MM. Linon (6), Debrie (7), et dans une de nos observations personnelles; des ulcérations apparaissent à sa surface; de petits lambeaux gangréneux s'éliminent, leur suintement putride se mélange à la sécrétion salivaire qui prend une teinte grisâtre ou sanieuse (8). Il peut même se former de véritables eschares sublinguales (9).

L'état général et les symptômes fonctionnels vont en s'aggravant; le pouls est rapide, filiforme; la peau, les sclérotiques prennent une teinte subictérique (10); les frissons se répètent; une sueur profuse et visqueuse couvre les malades.

Mais ce qui domine la situation, ce sont les symptômes respiratoires : leur constance égale leur intensité; la dyspnée est à la fois continue et paroxystique, la face est devenue vultueuse. A tout instant, la vie du malade est menacée, et le chirurgien est prêt à pratiquer la trachéotomie (11). L'intervention peut même être reconnue nécessaire (12).

---

(1) Obs. 14, 15, 50.
(2) Obs. 49 (pers.)
(3) Obs. 13, 23.
(4) Obs. 1, 2, 8.
(5) Obs. 2, 12.
(6) Bull. et mém., *loc. cit.*
(7) *Arch. méd. mil.*, 1893.
(8) Obs. 3, 8, 20.
(9) Obs. 11 (Jones).
(10) Obs. 2, 12, 13, 22, 24.
(11) Obs. 30 (pers.) et 45.
(12) Obs. 2, 12, 13, 22, 24.

Cependant, le pus tend à se faire jour, mais il n'y arrive que tardivement et, d'ailleurs, la mort peut survenir avant. L'ouverture spontanée du foyer est chose exceptionnelle; nous ne l'avons notée que cinq fois, et encore, dans l'un des cas, il y avait eu des malaxations (1). Cette évacuation spontanée qui, en général, se fait par la bouche (2), est le plus souvent insuffisante. Quand le foyer tend à se faire jour du côté de la peau, on perçoit à la palpation un ou plusieurs points ramollis, vaguement fluctuants; cette fluctuation a été notée à des périodes variables de l'évolution de la maladie (3), du 5e au 16e jour. Sur les cinq cas observés, deux fois il s'agissait de fusées dans la région sus-hyoïdienne ou sus-claviculaire (4); les trois autres faits étaient relatifs à des formes très graves, et deux malades succombaient malgré la ponction du foyer ramolli (5). Quant aux fusées purulentes qui tendent à se produire, elles se dirigent vers le cou, dans le voisinage du larynx (6), le creux sus-claviculaire et même le médiastin (7).

Terminaisons. — Avec Nélaton (8), on peut admettre dans ces inflammations deux variétés : 1° la septicémie suraiguë de la bouche ; 2° le phlegmon diffus gangréneux. La première de ces formes morbides tue sûrement et rapidement en trois ou quatre jours (9); parfois même la marche est foudroyante. Une malade de Finger présente un phlegmon au 12e jour de l'évolution d'un typhus exanthématique : vingt-quatre heures après, elle était morte.

La deuxième forme est plus lente dans son processus ; cependant, elle amène le dénouement fatal après dix ou douze jours.

---

(1) Obs. 14 (Delorme, Bull. et Mém).
(2) Obs. 3, 8, 14, 18, 20.
(3) Au bout de 5, 7, 10, 14, 16 jours.
(4) Obs. 4, 12.
(5) Obs. 1, 2.
(6) Obs. 1, 4.
(7) Obs. 12 (Linon, Bull. et Mém. Soc. chir.)
(8) Bull. et Mém. Soc. chir. 1892, p. 494.
(9) Obs. 17, 19, 22,

Est-ce à dire que la guérison spontanée soit impossible ? Nous n'en connaissons qu'un seul exemple, car nous ne pensons pas qu'il faille faire les honneurs de la guérison au traitement médical qui, dans la circonstance, fut le seul institué. Il a été recueilli par M. Schwartz, alors qu'il était interne de Demarquay : le pus noirâtre et fétide fut évacué par la bouche. Un second cas pourrait être rapproché de celui de Schwartz (1); il appartient à Blasberg (2), mais ce dernier auteur n'indique pas nettement quels étaient les caractères de la suppuration. En tout cas, voici la curieuse méthode à laquelle il eut recours : ayant cru remarquer vers la partie antérieure du cou, une tendance à la fluctuation, il fait coucher son malade sur le ventre pendant trois jours. Au bout de ce temps, il trouve un point fluctuant au niveau de la région laryngienne, le ponctionne et fait sortir deux drachmes de pus fétide. Le malade guérit. Enchanté de son procédé, Blasberg l'applique à un autre malade et avec le même succès.

Le mécanisme de la mort est variable : l'intoxication septicémique semble la cause la plus commune (3); l'asphyxie plus ou moins aiguë, plus ou moins chronique, concourt d'ailleurs à avancer l'acte final (4) qui se dénoue quelquefois dans la brutalité d'une syncope (5).

B. *Forme phlegmoneuse franche.* — Elle ne diffère de la précédente que par l'absence de phénomènes septicémiques et les caractères de la suppuration : le pus est louable et non gangréneux ; ce qui n'exclut pas la fétidité, d'ailleurs. Les symptômes locaux et fonctionnels restent les mêmes : tumeur sous-maxillaire, dure, ligneuse, recouverte par une peau normale ou légèrement rouge (6); saillie œdémateuse du plancher, marquée de l'empreinte des dents (7), sensation de sou-

---

(1) Bull. et Mém., 1892.
(2) *In* Boehler, *loc. cit.*
(3) Obs. 2, 3, 5, 7, 17, 22, 23, 24.
(4) Obs. 1, 6.
(5) Obs. 13, 19.
(6) Obs. 43 (Barker).
(7) Obs. 38, 39.

lèvement de la langue qui peut être elle-même œdématiée (1); dysphagie, dyspnée, etc., rien ne manque au tableau.

Comme M. Hartmann semble le dire (2), la gravité et la diffusion ne sont pas l'apanage de la forme gangréneuse seule. Plusieurs malades ont eu des fusées purulentes (3); d'autres, des phénomènes asphyxiques tellement intenses que le médecin a dû rester au chevet de son malade (4) ou même pratiquer la trachéotomie (5).

En général, dans cette forme clinique, la température peut n'être pas très élevée (37,8, obs. 47); on l'a vue cependant atteindre 39° (obs. 46 et 48 pers.).

La guérison spontanée peut s'observer : ou bien le pus s'évacue à l'intérieur de la cavité buccale (6), mais dans ce cas, on est souvent obligé de pratiquer ultérieurement un débridement au niveau des téguments (7); ou bien la régression survient spontanément : dans les faits de Ludwig, Leube, Hœring, Hager, Holthouse (8), la guérison s'effectua sans un coup de bistouri et sans un crachat purulent apparent. Il faut remarquer cependant qu'un de ces malades avait la sensation d'une ulcération dans la gorge; mais l'examen direct fut sans résultat, et le malade ne cracha jamais de pus. D'autre part, le malade de Holthouse eut en même temps une véritable décharge salivaire au moment de la résolution. Était-ce bien un phlegmon? Par contre, un malade de Barker eut une récidive. Enfin tel phlegmon qui paraît d'allure franche, peut prendre un caractère malin au cours de son évolution : dans l'observation de M. Delorme (9), le pus était jaune lors de la première incision; une deuxième poussée

---

(1) Obs. 36, 39.
(2) Tr. de chir., *loc. cit.*
(3) Obs. 41 et obs. 48 (pers.)
(4) Obs. 45 (Hager).
(5) Obs. 38 (Maunder).
(6) Obs. 33, 40, 41, 42, 43.
(7) Obs. 40, 41, 43.
(8) Obs. 32, 33, 35, 37, 45.
(9) Obs. 16 (Delorme).

inflammatoire, accompagnée de dyspnée intense, se fit presque aussitôt après et le second foyer contenait un pus séreux, mal lié.

Dans les cas abandonnés à eux-mêmes, la durée peut être très variable ; on ne saurait d'ailleurs la préciser d'une façon rigoureuse, beaucoup de malades n'étant plus suivis dès que leur guérison paraît assurée. La durée moyenne varie de quinze jours à trois semaines ; mais il est noté (1) trois fois sur six malades, que la convalescence fut longue, de six à sept semaines dans 2 cas, de plusieurs mois dans l'autre. Ce dernier cas, il faut le dire, fut compliqué de rhumatisme infectieux.

II. *Phlegmon sublingual postérieur ou de la loge glosso-thyro-épiglottique.* — La seule observation que nous possédions est celle de MM. Brousses et Brault qui est très démonstrative ; nous nous contenterons donc de résumer les signes cliniques qu'elle met en lumière.

Au début, apparaît le gonflement de la portion supéro-antérieure du cou, dont le maximum siège à la hauteur de la région thyro-hyoïdienne. Le rebord du maxillaire se profile encore librement. La trachée paraît quelque peu portée en avant. Ce palper révèle entre les deux sterno-mastoïdiens, au niveau et un peu au-dessus du thyroïde, une masse de consistance ligneuse, semblant constituée par le pharynx et le larynx réunis dans une gangue épaissie. Ces divers symptômes seraient un peu plus prononcés d'un côté que de l'autre. Pas de fluctuation. Le plancher de la bouche n'est ni soulevé ni œdématié : sur la partie médiane de la base de la langue apparaît un œdème local « sous forme d'une petite saillie rougeâtre qui semble une petite luette infiltrée ». Pas de contracture des masséters.

Mais ce tableau clinique fait place en fort peu de temps à celui bien connu du phlegmon antérieur que nous avons déjà décrit. La langue est refoulée par l'œdème du plancher, et est elle-même augmentée de volume. Les régions sous-maxillaires

---

(1) Obs. 33, 45 et 48.

se tuméfient, etc. N'oublions pas de mentionner les troubles
fonctionnels qui, existant dès le début, peuvent être, avec
plus ou moins d'intensité, ce qu'ils sont dans les formes de
phlegmon précédemment étudiées.

L'observation de MM. Brousses et Brault concernait un
phlegmon à forme gangréneuse : la tuméfaction gagna les
joues qui se couvrirent de phlyctènes. Un traitement énergique eut heureusement raison de cet envahissement. Entre
temps, la muqueuse buccale s'était ulcérée et le malade reje-
tait du pus par la bouche. Plus tard, l'examen laryngosco-
pique démontra que le pus s'échappait au niveau des replis
aryténo-épiglottiques.

Complications. — C'est, en réalité, parmi les complications,
que nous devrions étudier les troubles de la déglutition, de la
phonation, de la respiration ; mais ceux-ci sont tellement fréquents, pour ne pas dire constants; ils donnent à la maladie
une physionomie si particulière, qu'il est plus logique sinon
indispensable de les décrire, comme nous l'avons fait, à la
symptomatologie.

Les complications qui restent à signaler sont relativement
rares.

Tissier a attiré l'attention sur le rhumatisme infectieux qui
a évolué chez un de ses malades (1); le même fait a été observé
chez un malade de Hager (2) : dans le premier cas, l'arthrite
envahit le genou gauche, puis le droit, dès le début de la maladie; c'est, au contraire, à son déclin que les membres inférieurs furent pris dans le cas rapporté par M. Hager. Ces
arthrites disparurent, d'ailleurs, sans laisser de traces. Il est
à noter que, dans les deux cas, il ne s'agissait que du même
type de phlegmon : l'un avait des tendances gangréneuses ,
l'autre guérit spontanément, et ce fut précisément ce dernier
qui exigea une convalescence de plusieurs mois.

L'albuminurie a été recherchée quelquefois; on l'a constatée

(1) Obs. 8 (Tissier).
(2) Obs. 45 (Hager, *Berl. Klin. Woch.*, mars 1888).

rarement (1), et uniquement au cours de phlegmons septico-gangréneux.

Nous devons rappeler aussi ce malade de M. Delorme (2) qui, sans cause appréciable, devint glycosurique après un phlegmon à forme franche.

Enfin, signalons, comme complication particulière aux nouveau-nés, les convulsions, ainsi que nous avons pu le constater dans un cas (3).

(A suivre.)

CRISES GASTRIQUES DU TABES.
UROLOGIE ET CHIMISME STOMACAL,

Par M. CATHELINEAU.

Les troubles du chimisme stomacal chez les ataxiques atteints de crises gastriques ont donné lieu, depuis quelques années à des travaux encore peu nombreux, à vrai dire, mais des plus disparates comme conclusions.

On sait que c'est M. Sahli (4), en 1885 qui le premier signala la présence de l'acide chlorhydrique libre dans les liquides des vomissements pendant les crises gastriques du tabes. Cette présence fut confirmée d'abord par les travaux de MM. Rosenthal, Simonin, Hoffmann. Mais dans la suite M. Boas (5) ne trouva point d'acide chlorhydrique libre dans les vomissements de plusieurs tabétiques.

M. v. Noorden (6) sur sept malades tabétiques atteints de crises gastriques, trouva dans deux cas seulement de l'acide chlorhydrique libre dans les vomissements. Chez l'un, pendant

(1) Obs. 8 et 11 (indépendamment des cas où les malades étaient déjà albuminuriques), obs. 22 et 23.
(2) Obs. 46 (Delorme, Bull. et Mém.)
(3) Obs. 49 (pers.).
(4) Sahli. *Correspondenzblatt für Schweiz Aerzte*, 1889.
(5) Boas. *Deutsch. med. Wochenschr.*, 1889, n° 42.
(6) V. Noorden. *Charité Annalen*, 1890.

les périodes d'accalmie, l'acidité gastrique était faible ou normale, chez l'autre on ne put l'examiner.

Chez les cinq autres malades, les liquides vomis étaient faiblement acides et dépourvus d'acide chlorhydrique libre; dans les intervalles des crises ces malades ne présentaient aucun trouble dans la sécrétion du suc gastrique.

M. Bouveret (1) cite trois cas de crises gastriques : dans l'un les liquides vomis sont neutres, dans les deux autres ils sont faiblement acides, dépourvus d'acide chlorhydrique libre, mais contiennent parfois des traces d'acide combiné. Chez deux de ces malades examinés après la crise cet auteur n'a pas constaté de troubles dans le chimisme stomacal.

M. Lyon (2), dans un cas de crises gastriques, n'a trouvé qu'une acidité de 2 0/00 dans les vomissements.

M. Bouveret se croit autorisé à dire que la crise gastrique tabétique est beaucoup plus souvent un accès de gastralgie qu'un accès d'hypersécrétion.

I. — PARTIE CLINIQUE.

Histoire du malade. — C. C... cocher, 33 ans.

Antécédents héréditaires.—Son grand-père maternel est mort à l'âge de 85 ans, hémiplégique gauche depuis dix-sept ans.

Son père est mort à la suite d'un traumatisme à l'âge de 53 ans.

Sa mère âgée de 72 ans vit encore, est bien portante, elle a 6 enfants dont il est le dernier.

Un des frères du malade est mort à 27 ans d'une méningite.

Une sœur de sa mère est morte à 68 ans hémiplégique gauche. Une autre sœur, âgée actuellement de 70 ans, est atteinte du délire des grandeurs.

Antécédents personnels. — C. C... n'a eu dans son enfance aucune maladie grave. A 22 ans, étant soldat en Tunisie, il y contracta la fièvre typhoïde ; il change de garnison, est envoyé à Lunel où il a la variole (1880) bien qu'ayant été

---

(1) Bouveret. Traité des maladies d'estomac, Paris, 1893.
(2) Lyon. L'analyse du suc grastrique. Thèse Paris, 1896.

vacciné avec succès pendant son enfance. Il est vacciné au régiment en 1881 au mois de janvier sans succès, revacciné avec succès, le 9 décembre 1882, étant encore au régiment. Un mois après la vaccination qui avait été faite de bras à bras, le vaccin ayant été pris sur une petite fille de 15 mois qui est morte dans la suite, un des médecins du régiment dans lequel il était incorporé s'aperçut qu'il avait, ainsi que plusieurs hommes de sa compagnie, un chancre syphilitique au bras droit. Ce chancre mit trois semaines à se cicatriser ; trois mois après apparaissait une roséole qui dura quinze jours. Dès la découverte du chancre, il fut soumis à un traitement mercuriel et ioduré jusqu'en avril 1884. En juin 1884, étant de planton, il eut une perte de connaissance suivie d'aphasie.

Le traitement fut institué de nouveau et continué jusqu'à sa libération qui eut lieu en juillet 1884.

De 1884 à 1888 le malade a joui d'une bonne santé.

En avril 1889 apparaissent pour la première fois des crises gastriques, avec vertiges, perte de connaissance, douleurs fulgurantes. Aucun traitement n'est institué.

En 1890 sa vue s'affaiblit et le malade est atteint de diplopie.

En 1892 il entre dans le service de M. le professeur Proust pour ses crises gastriques. On le soumet à des frictions mercurielles puis le malade quitte l'Hôtel-Dieu pour venir à Saint-Louis.

État du malade. — Il entre le 3 février 1893 à l'hôpital Saint-Louis, salle Saint-Louis, présentant les accidents suivants : il existe au niveau de la ceinture des douleurs fulgurantes ainsi que dans les jambes. Le malade se plaint d'une sensation de barre abdominale, très douloureuse, de vomissements. Cette crise de vomissements dure quelques jours et semble améliorée par des lavages d'estomac qui sont alors pratiqués.

On note en même temps une émission involontaire d'urine, bien que d'habitude le besoin d'uriner soit normalement perçu. Il arrive au malade de rester vingt-quatre heures sans uriner, la nécessité ne s'en faisant pas sentir. On constate en même temps des pertes séminales nocturnes.

Les réflexes rotuliens sont abolis mais il n'y a pas d'incoordination dans la marche, le malade se tient bien debout, les yeux fermés, les talons étant réunis, la tête haute. A noter cependant une certaine hésitation dans les mouvements ordonnés pendant la marche. Le sol est bien senti.

Pas de plaques d'anesthésie, au contraire on constate par places une légère hyperesthésie.

Pas de troubles de l'ouïe, de la parole ou de l'odorat.

Du côté des yeux on constate seulement un ptosis très accentué à gauche.

Le malade reste quelques mois dans le service, soumis au traitement spécifique ; à diverses reprises il présente des crises gastriques d'une durée de cinq à huit jours, accompagnées de douleurs fulgurantes en ceinture. Ces phénomènes douloureux disparaissent et il sort pour rentrer le 10 décembre 1893 présentant les accidents suivants:

Il est amaigri considérablement ; sur le corps aucune éruption ou cicatrice n'est constatée. Le ptosis s'est accentué, la pupille de l'œil gauche est déviée en bas et en dehors, elle ne peut dépasser l'axe médian en dedans. Le malade ne voit de cet œil gauche que les images placées en bas et à gauche. La pupille est dilatée et ne réagit ni à la lumière ni à l'accommodation.

L'examen des yeux donne les résultats suivants: paralysie totale des nerfs de la troisième paire à gauche y compris les muscles iriens, pas de troubles du fond de l'œil, l'acuité visuelle est diminuée d'une façon manifeste et le malade ne peut fixer longtemps de l'œil droit un objet sans voir apparaître une sorte de brouillard devant ses yeux.

Le champ visuel de l'œil droit est diminué surtout en haut et en dehors.

Pas de dyschromatopsie.

La pupille de l'œil droit est en myosis et réagit faiblement à la lumière.

Le goût, l'ouïe, l'odorat sont intacts.

L'hyperesthésie cutanée s'est accentuée: le toucher, le froid, la chaleur, la piqûre sont perçus avec une exagération considérable qui amène le retrait du membre examiné et très souvent des mouvements associés dans les autres membres.

Il n'y pas de retard marqué dans la perception sensitive.

En dehors de cette hyperesthésie, il existe des plaques que leur sensibilité douloureuse fait ressembler à des points hystérogènes ; les plaques siègent au-dessus des seins, dans les aines, dans les régions lombaires, surtout à gauche.

On constate un léger dermographisme. Le malade n'a pas de troubles de la marche, il ne perd l'équilibre que debout sur un pied, les yeux fermés.

De temps en temps il est sujet à des vertiges qui se rattachent surtout à ses crises gastriques et à ses douleurs fulgurantes.

Les douleurs fulgurantes se produisent dans les cuisses, les mollets, les bourses, il les compare à des coups de couteau.

Ces douleurs cessent dès que se montrent les crises gastriques.

Ces crises surviennent plusieurs fois par mois avec des intensités diverses. Elles débutent par une chaleur dorsale suivie d'une constriction de la région épigastrique, il éprouve bientôt une sensation de torsion, de broiement qu'il localise profondément à l'épigastre. Aussitôt après l'apparition de cette crampe, le malade souffre de douleurs de tête, et de hoquet puis le vomissement arrive.

Ces vomissements sont d'abord pituiteux, muqueux, puis glaireux et parfois bilieux. Il n'a jamais rendu de sang.

La figure est grippée, il se retourne sur son lit, se retourne les jambes repliées, le ventre excavé ; le pouls est petit, la peau couverte de sueurs.

Puis cessent les vomissements que viennent remplacer des douleurs fulgurantes, des vertiges accompagnés de bourdonnements d'oreilles.

Ces vertiges sont précédés d'une aura prémonitoire qui consiste en un tremblement des mains et des jambes avec douleurs céphaliques, la perte de connaissance n'est jamais complète ; ils précèdent ou suivent les crises gastriques.

En même temps que ces vertiges se produisent des spasmes laryngés, de véritables ictus laryngés débutant par une constriction douloureuse au niveau du larynx suivie d'une toux rauque, sonore, coquelucholde, comparable parfois à un aboiement. Il tombe alors puis tout rentre dans l'ordre ; la crise dure à peine une minute.

Il n'a jamais eu de crises diarrhéiques; l'haleine est fétide.

II. — PARTIE CHIMIQUE.

1° *Sécrétion urinaire.* — Nous avons pratiqué tous les jours l'analyse des excreta urinaires de ce malade, du 1er janvier au 1er février 1894, qui nous a donné les résultats suivants :

Volume. — La quantité des urines des vingt-quatre heures, sauf les jours où se produisent des vomissements, est sensiblement normale. Il faut noter seulement une certaine polyurie se produisant presque aussitôt après les vomissements, puis l'urine émise revient au taux normal. Une seule fois, le volume de l'urine est tombé à 250 c.c., celui des vomissements ayant, par contre, atteint le volume de 2.600 c.c.

Réaction. — La réaction est toujours alcaline; plusieurs fois, l'urine ayant été recueillie toutes les trois heures, la réaction a, même lorsque l'estomac était vide, présenté une réaction alcaline très grande.

Urée. — Si on considère la courbe de l'urée dans le tableau; on voit qu'elle est sensiblement parallèle à celle du volume de l'urine et son chiffre n'atteint jamais, sauf une fois (28 gr.) le lendemain d'une crise, un chiffre trop élevé s'éloignant de la normale.

Chlorures. — Il n'en est plus de même si on considère l'élimination des chlorures. La diminution des chlorures urinaires est frappante. Pendant les périodes d'accalmie, le taux des chlorures augmente pour osciller autour d'un chiffre normal, tandis que pendant la période des vomissements, il peut tomber à moins de 1 gramme (0,87) brusquement, pour revenir peu à peu ensuite au taux habituel. Généralement cet abaissement atteint son taux le plus bas, non pas au moment de la crise, mais dans les jours qui la suivent. Lorsque la crise débute par des vomissements peu abondants, on ne constate pas ce brusque abaissement des chlorures dès le premier jour.

Sans vouloir entrer dans l'explication de ce phénomène, au point de vue théorique, on saisit encore mieux le caractère tout particulier de cette modification, en établissant, jour par jour, le rapport entre l'urée et les chlorures éliminés. Ce calcul est intéressant, en ce qu'il montre un abaissement brusque dans le rapport des chlorures à l'urée, sans que rien puisse faire prévoir la crise.

Cette diminution des chlorures a été, dans certaines hyperchlorhydries gastriques, souvent signalée : en France par MM. Alb. Robin, Bouveret et Devic (1), en Allemagne par MM. Gluzinski (2), Rosenthal (3), Sticker (4) et Stroh (5).

Acide phosphorique. — La courbe de l'excrétion de l'acide phosphorique suit celle de l'urée ; les deux courbes sont superposables.

Si on examine le taux de l'élimination des phosphates, on voit qu'il est plutôt inférieur à la normale, sauf deux cas où le poids de l'acide phosphorique est supérieur à 2 grammes.

D'après les auteurs, en effet, le poids d'acide phosphorique éliminé est en général égal au huitième ou au dixième de celui de l'urée, ce qui n'est pas le cas dans nos analyses.

Éléments anormaux. — Comme éléments anormaux dans les urines il n'y a à signaler ni albuminurie, ni sucre, ni peptones, ni pigments biliaires ou acides biliaires, ni urobiline.

Elles présentent seulement d'une façon constante une quantité considérable d'indican.

Les urines étant alcalines, la fermentation ammoniacale ne tarde pas à s'établir, et elles prennent une coloration bleue violacée qui se montre d'abord à la surface. Filtre-t-on les

---

(1) Bouveret et Devic. La dyspepsie par hypersécrétion gastrique. Paris, 1891.

(2) Gluzinski. *Berliner klin. Wochenschr.*, 26 décembre 1887.

(3) Rosenthal. *Berliner klin. Wochenschr.*, n° 23, 1887.

(4) Sticker. *Berliner klin. Wochenschr.*, p. 768, 771, 1887.

(5) Stroh. *Berliner klin. Wochenschr.*, 1889.

urines, le filtre prend une coloration violette que lui enlève l'alcool bouillant, tandis que l'urine qui a filtré, acidulée par l'acide acétique et agitée avec du chloroforme, se colore en rouge.

Ce sont là les caractères des urines dites *bleues* qu'on ne rencontre que dans certains cas de cachexie chez les vieillards et parfois dans la fièvre typhoïde, mais dans tous les cas très rarement, bien que l'indican soit assez commun en petite quantité dans les urines à l'état normal.

2° *Vomissements.* — Le vomissement chez notre malade est assez fréquent : sept fois en un mois.

A. *Caractères physiques.* — La *quantité* de liquide vomi est généralement considérable, elle varie de 800 à 2.600 c.c. par vingt-quatre heures ; dans un cas elle ne fut que de 150 c.c.

La *couleur* en est généralement grisâtre, quelquefois verdâtre, couleur due à la bile.

L'*odeur* est piquante, aigrelette.

La consistance est visqueuse, néanmoins les vomissements filtrent facilement et donnent un liquide généralement peu coloré, limpide, de teinte ambrée avec, parfois, un reflet verdâtre.

B. *Caractères chimiques.* — Le réactif de Gunzburg nous a toujours donné un anneau rouge intense, preuve d'acide chlorhydrique libre.

La réaction des peptones (réaction du biuret) a toujours été positive.

3° *Analyse du suc gastrique.* — Comme repas d'épreuve nous avons eu recours à celui d'Ewald : pain blanc 35 grammes, infusion de thé 300 c. c.

Le liquide stomacal a été retiré au bout d'une heure.

Il est abondant, filtre facilement son volume a rarement été supérieur à celui du liquide ingéré.

Il donne très vivement la réaction de l'arythrodextrine, ce qui montre tout d'abord que la digestion des matières amylacées est entravée.

La réaction des peptones est en revanche très nette.

La bile fait défaut.

La réaction de l'acide chlorhydrique libre est manifeste.

L'examen du liquide stomacal ainsi obtenu a été fait suivant la méthode de MM. Hayem et Winter (1). On sait que ces auteurs ont donné pour le chimisme normal les chiffres suivants :

A représentant l'acidité totale, T, le chlore total, F, les chlorures fixes, H, l'acide chlorhydrique libre, C, l'acide chlorhydrique combiné.

Acidité
A = 0,189
α = 0,86
Chlorurie
T = 0,321
F = 0,109
Chlorhydrie
H = 0,044 ⎰
         0,212
α = 0,168 ⎱

Ces valeurs pouvant osciller normalement dans les proportions suivantes :

A de 0,180 à 0,200
α de 0,800 à 0,92
T de 0,300 à 0,340
H de 0,025 à 0,050 ⎱
         de 0,180 à 0,220
C de 0,155 à 0,180 ⎰

Nous avons pratiqué l'analyse du suc gastrique chez notre malade 8 fois dans les vingt-quatre jours où il n'a pas présenté de crises gastriques qui, comme on l'a vu, furent, avec des degrés divers dans leur intensité au nombre de 7.

Soit au total 15 analyses si on y comprend celles des vomissements. Dans l'anayse des matières vomies, nos analyses ont porté sur les premières portions rejetées qui, en moyenne, varient de 50 à 180 c.c. Au moment de ces crises le malade absorbe du thé, de la glace, de la potion de Tood, de l'eau de Seltz, du bicarbonate de soude, dans les périodes d'accalmie.

---

(1) Hayem et Winter, Du chimisme stomacal. Paris, 1891.

2 janvier.

$$T = 0,385 \quad H = 0,060 \quad \left.\begin{array}{c} \\ 0,229 \\ \end{array}\right\} \quad A = 0,347$$
$$F = 0,156 \quad C = 0,169 \quad \quad \alpha = 1,71$$

4 janvier.

$$T = 0,361 \quad H = 0,036 \quad \left.\begin{array}{c} \\ 0,247 \\ \end{array}\right\} \quad A = 0,262$$
$$F = 0,114 \quad C = 0,191 \quad \quad \alpha = 1,12$$

6 janvier.

$$T = 0,312 \quad H = 0,060 \quad \left.\begin{array}{c} \\ 0.216 \\ \end{array}\right\} \quad A = 0,220$$
$$F = 0,096 \quad C = 0,156 \quad \quad \alpha = 1,03$$

8 janvier. Vomissements. = 1800 c^3.

$$T = 0,480 \quad H = 0,096 \quad \left.\begin{array}{c} \\ 0,276 \\ \end{array}\right\} \quad A = 0,277$$
$$F = 0,204 \quad C = 0,180 \quad \quad \alpha = 1,01$$

9 janvier. Vomissements. = 2600 c^3.

$$T = 0,224 \quad H = 0,026 \quad \left.\begin{array}{c} \\ 0,114 \\ \end{array}\right\} \quad A = 0,121$$
$$F = 0,110 \quad C = 0,088 \quad \quad \alpha = 1,09$$

12 janvier.

$$T = 0,312 \quad H = 0,072 \quad \left.\begin{array}{c} \\ 0,216 \\ \end{array}\right\} \quad A = 0,238$$
$$F = 0,096 \quad C = 0,144 \quad \quad z = 1,02$$

15 janvier.

$$T = 0,384 \quad H = 0,072 \quad \left.\begin{array}{c} \\ 0,252 \\ \end{array}\right\} \quad A = 0,327$$
$$F = 0,132 \quad G = 0,180 \quad \quad \alpha = 1,42$$

18 janvier.

$$T = 0,414 \quad H = 0,077 \quad \left.\begin{array}{c} \\ 0,270 \\ \end{array}\right\} \quad A = 0,324$$
$$F = 0,144 \quad C = 0,193 \quad \quad z = 1,28$$

20 janvier. Vomissements. = 560 c^3.

$$T = 0,460 \quad H = 0,076 \quad \left.\begin{array}{c} \\ 0,280 \\ \end{array}\right\} \quad A = 0,328$$
$$F = 0,180 \quad C = 0,204 \quad \quad \alpha = 1,24$$

21 janvier. Vomissements. = 700 c^3.

$$T = 0,448 \quad H = 0,054 \quad \left.\begin{array}{c} \\ 0,144 \\ \end{array}\right\} \quad A = 0,142$$
$$F = 0,307 \quad C = 0,087 \quad \quad \alpha = 1,92$$

22 *janvier*. Vomissements. = 2300 c^3.

Non analysés.

24 *janvier*.

$$T = 0,429 \quad H = 0,025 \left.\begin{array}{c} \\ \end{array}\right\} 0,229 \quad A = 0,243$$
$$F = 0,200 \quad C = 0,204 \quad \alpha = 1,07$$

27 *janvier*.

$$T = 0,421 \quad H = 0,067 \left.\begin{array}{c} \\ \end{array}\right\} 0,287 \quad A = 0,278$$
$$F = 0,134 \quad C = 0,220 \quad \alpha = 0,96$$

29 *janvier*. Vomissements. = 150 c^3.

$$T = 0,449 \quad H = 0,061 \left.\begin{array}{c} \\ \end{array}\right\} 0,157 \quad A = 0,280$$
$$F = 0,292 \quad C - 0,096 \quad \alpha = 1,40$$

31 *janvier*. Vomissements. = 800 c^3.

$$T = 0,423 \quad H = 0,025 \left.\begin{array}{c} \\ \end{array}\right\} 0,209 \quad A = 0,350$$
$$F = 0,204 \quad C = 0,184 \quad \alpha = 1,77$$

Il résulte de l'ensemble de ces analyses, que le chimisme stomacal de notre malade, si on considère les valeurs de A, α, T, F, H, C, peut se traduire d'après la formule suivante pendant les périodes d'accalmie

$$A +; \alpha +; T +; H +; C +$$

et doit être rangé parmi les hyperpepsies quantitatives avec fermentation acide.

Pendant les crises gastriques, il n'y a plus, à vrai dire, une aussi grande constance dans les résultats; mais α est toujours supérieur à l'unité, ce qui prouve qu'il y a toujours fermentation acide ; d'autre part, la présence d'acide chlorhydrique libre a toujours été constatée dans les vomissements, ce qui viendrait à l'appui des recherches de M. Sahli, Rosenthal, Simonin et Hoffmann dont nous avons rapporté les recherches au début de ce travail.

Analyses des Urines, du Suc gastrique, des Vomissements.

Janv	Volume	Réaction	Densité	Urée	Chlorures	Acide phospho-rique.	Rapport des chlorures à l'urée.	Vomissements et Analyses.	Analyses
1	1610	alcaline,	1017	22.60	14.16	2.340	62.7		A 0.347 ; α 1.61 ; T 0.285 ; F 0.166 ; H 0.060 ; C 0.169 } 0.229
2	1480	"	1020	23.10	15.	2.405	64.9	Analyse	
3	1820	"	1016	24.	15.20	1.950	61.7		
4	1650	"	1017	23.60	15.10	1.905	63.9	Analyse	A 0.209 ; α 1.12 ; T 0.201 ; F 0.114 ; H 0.056 ; C 0.191 } 0.247
5	2050	"	1015	24.10	14.10	2.055	58.5		
6	1960	"	1015	23.932	13.524	1.905	57.3	Analyse	A 0.220 ; α 1.03 ; T 0.312 ; F 0.006 ; H 0.060 ; C 0.156 } 0.216
7	1860	"	1019	22.380	15.810	2.10	70.7		
8	410		1025	8.405	2.669	1.70	31.7	1800 c³	A 0.27.. ; α 1.01 ; T 0.480 ; F 0.224 ; H 0.110 ; C 0.096 } r = 0.204, H = 0.096, C = 0.180 } 0.276
9	250		1027	6.05	0.87	1.093	14.3	2500 c³	α 1.00 ; H 0.096 ; C 0.131 ; A 0.043 } 0.114
10	1060		1021	28.090	2.12	3.018	7.9		
11	970	"	1024	23.280	2.328	1.833	10.		T = 0.312 ; F = 0.096
12	980	"	1022	23.520	5.390	1.554	24.9	Analyse	H 0.072 ; C 0.114 ; α 0.236 } 0.216
13	1810	"	1018	24.435	16.29	1.287	66.6		A 0.102 ; α 1.00 ; T 0.384
14	2240	"	1015	23.520	17.92	3.012	76.1	Analyse	F 0.132 ; H 0.072
15	2100	"	1015	22.680	18.90	2.772	83.3		C 0.180 } 0.252
16	1725	"	1015	17.505	15.48	1.751	87	Analyse	A = -0.387 ; α = -1.43

Analyses des Urines, du Suc gastrique, des Vomissements.

Janv.	Volume.	Réaction	Densité.	Urée.	Chlorures.	Acide phospho-rique.	Rapport des chlorures à l'urée.	Vomissements et Analyses.	
17	Urines perdues								
18	1820	alcaline.	1013	23.478	12.74	1.578	58.6	Analyse	T 0.384 / F 0.444 / C 0.017 / A 0.193 } 0.270 / A 0.324 / a 1.82
19	2100	»	1014	20.390	14.49	2.814	71.		
20	1560	»	1017	15.60	13.17	1.04	84.4	560 c³	T 0.160 / H 0.180 / C 0.076 / A 0.204 } 0.280 / A 0.328 / a 1.24
21	910	»	1024	10.92	6.825	0.884	62.4	700 c³	A = 1.42 / a = 1.02
22	690	»	1019	15.594	2.34	1.386	15.	2.300 c³	T 0.444 / T 0.307 / C 0.054 / H 0.087 } 0.141 / non analysés
23	860	»	1020	16.900	3.41	2.085	20.3		
24	2040	»	1016	19.176	12.85	2.750	67.	Analyse	T 0.439 / F 0.200 / H 0.025 / C 0.204 } 0.229 / A 0.243 / a 1.07
25	2500	»	1012	20.500	17.50	2.475	85.3		
26	1850	»	1011	15.170	10.175	2.035	67.		
27	1700	»	1014	18.360	10.54	1.644	58.	Analyse	T=0.434 / F=0.134 / H=0.067 / C 0.220 } 0.287 / A 0.278 / a 0.96
28	2230	»	1016	24.084	12.265	2.420	50.9		
29	1760	»	1016	21.120	12.848	2.021	60.8	150	T 0.419 / F 0.392 / H=0.061 / C=0.096 } 0.157 / A=0.280 / a=1.40
30	2000	»	1015	23.100	15.75	2.541	60.8		
31	1000	»	1020	16.100	12.10	1.54	75.	800	T 0.422 / H 0.204 / H 0.025 / C 0.184 } = 0.209 A = 0.350 / a = 1.77

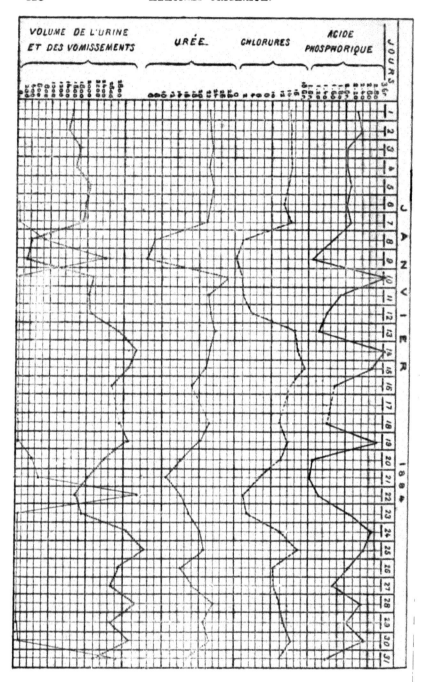

DE L'ARTHROTOMIE DANS LES ÉPANCHEMENTS NON PURULENTS DU GENOU,

Par MM. GERVAIS DE ROUVILLE et DONNET,
Internes des hôpitaux.

L'accord est depuis longtemps unanime entre les chirurgiens sur l'urgence de l'arthrotomie dans les arthrites suppurées ; il s'agit d'abcès intra-articulaires ; là, comme ailleurs, il faut évacuer le pus par une incision suffisante. Pour les épanchements non purulents des jointures, la question est loin d'être tranchée et l'on discute encore sur le meilleur traitement à leur opposer. Nous avons eu l'occasion d'en observer un grand nombre cette année à Beaujon, avec notre maître, M. Tuffier. Les moyens purement médicaux sont considérés comme suffisants dans le plus grand nombre des cas, et l'on s'en tient volontiers à la mobilisation de l'article, à la compression, associée ou non, à l'emploi des révulsifs et au massage. Les succès obtenus par ces méthodes de douceur sont nombreux et incontestables ; la compression faite « localisée » et « forcée », suivant les principes de Delorme, a mis à sec bien des jointures. Le massage a ses partisans nombreux ; il constitue, à notre avis, le moyen le plus efficace dont la chirurgie dispose, contre les épanchements articulaires, qui ne sauraient retirer de l'intervention opératoire de réels bénéfices ; il active la résorption du liquide et détermine dans les différentes parties constituantes de l'articulation, un surcroît de nutrition, qui constitue le meilleur garant contre les complications, pour ainsi dire fatales, qu'entraîne du côté du membre l'épanchement articulaire. La méthode décrite par Berne, sous le nom d' « éclatement », doit au massage consécutif ses plus beaux succès ; elle n'offre sur la ponction articulaire que les avantages d'une opération sous-cutanée ; or, on sait ce que valent aujourd'hui ces avantages ! On n'écrase plus les kystes synoviaux du poignet ; on les ponctionne ; bien mieux, on les extirpe.

En matière d'épanchements articulaires, un principe doit

dominer la thérapeutique : c'est de débarrasser rapidement et complètement l'article du liquide qu'il renferme. Il est démontré pour nous, par de nombreux faits cliniques, que ce qui fait surtout la gravité des épanchements articulaires, ce sont les complications qui en sont les suites presque fatales, et que le meilleur moyen de s'opposer à l'éclosion de ces complications, c'est de faire disparaître le liquide. La gravité de certains accidents consécutifs est souvent en rapport direct avec la durée de la lésion articulaire primitive. Il faut donc agir promptement ; la ponction et l'incision de la jointure sont les deux seules méthodes qui permettent d'atteindre ce but. La ponction a déjà été pratiquée un grand nombre de fois ; à l'égard de l'arthrotomie, les chirurgiens se montrent plus réservés ; deux considérations nous semblent expliquer cette réserve : d'une part, les bons résultats fournis par la ponction, longtemps considérée comme moins grave que l'arthrotomie, d'autre part, la disproportion entre la gravité supposée de l'opération et la bénignité apparente de la lésion.

Grâce à la méthode antiseptique, l'arthrotomie est devenue une opération des plus bénignes, et le chirurgien n'a plus que le souvenir des terribles accidents qui la suivaient, il y a peu de temps encore. L'opération doit être rigoureusement aseptique ; à cette condition seule on a le droit de la pratiquer.

D'autre part, les lésions articulaires, peu graves par elles-mêmes, sont le point de départ de lésions locales ou à distances, qui, bien que secondaires, aggravent singulièrement le pronostic de l'affection primitive, et méritent à ce titre, d'occuper le premier rang dans les préoccupations thérapeutiques du chirurgien.

- Ces complications sont de natures diverses : distension des ligaments, raideur articulaire, enfin et surtout, atrophie musculaire. Cette dernière, par sa fréquence, par sa marche rapide et progressive, par sa durée, par les soins consécutifs qu'elle exige, présente, dans toute lésion articulaire, une importance capitale, et c'est à en éviter le développement qu'il faut surtout s'attacher. Cette atrophie réflexe est fré-

quente ; on pourrait même dire constante, quoique d'intensité très variable. Il n'y a aucune relation nécessaire, écrit
Charcot, entre l'intensité de l'affection articulaire et celle de
phénomènes paralytiques et atrophiques. Sa marche est
rapide ; elle serait, d'après Charcot, de 20 0/0 du poids total
du muscle, après huit jours ; de 40 0/0 après quinze jours ;
elle apparaît très rapidement.

Nous venons d'observer une atrophie très marquée, après
dix jours ; tous les auteurs qui se sont occupés de la question, ont noté le fait ; Duchenne, de Boulogne, rapporte l'observation d'un homme, atteint d'une entorse du genou avec
gonflement énorme de l'articulation ; un mois après l'accident, les muscles de la cuisse avaient commencé à maigrir,
et l'extension de la jambe était devenue impossible, quoiqu'il
ne restât plus aucune douleur dans le genou, au repos, ni
même pendant les mouvements ; cinq mois après, la cuisse
malade avait 7 centimètres de moins que l'autre ; la recherche
de l'atrophie n'ayant été faite qu'un mois après l'accident,
la complication musculaire devait exister bien avant, puisqu'elle était alors manifeste. Dans le cas où on a pu suivre le
malade jour par jour, et surprendre l'atrophie à son origine,
on a pu la voir apparaître dès les premiers jours ; c'est ainsi que
Vallat dit avoir observé la paralysie qui précède l'atrophie,
vingt-quatre heures seulement après une arthrite traumatique du genou. L'atrophie est souvent précédée de parésie du
muscle : le malade est d'abord atteint d'impotence du membre ;
au genou, l'extension de la jambe sur la cuisse est impossible ; cette parésie diminue au bout de quelque temps, et
c'est alors que survient l'atrophie ; on peut dès lors assister à
la diminution graduelle du volume du muscle. Cette atrophie
est simple, sans réaction de dégénérescence. Dans un cas du
professeur Le Fort, il y avait de la contracture. Nous ne ferons
que signaler les autres troubles trophiques que l'on peut
observer : altérations et pertes des ongles, adipose sous-
cutanée, éruptions cutanées diverses ; on a noté des troubles
vaso-moteurs. L'atrophie s'accompagne le plus souvent de
modifications quantitatives, et non qualitatives. Que devient-

elle ? Elle peut persister indéfiniment. Notre maître, M. Tuffier, nous signalait un exemple traité et suivi pendant deux
ans ; quand elle guérit, ce n'est, le plus souvent, qu'au bout
de plusieurs mois, et un traitement prolongé par les courants
continus et le massage est nécessaire pour amener la guérison ; pendant ce temps, les malades sont impotents, ils se
fatiguent vite, et ne peuvent faire quelques pas sans s'arrêter ;
plusieurs même, ne pouvant étendre la jambe sur la cuisse,
sont obligés pour marcher de s'aider d'une canne ; la lésion
articulaire primitive est guérie depuis longtemps ; l'atrophie
est devenue la maladie principale.

Cette grave complication appartient surtout aux lésions
articulaires proprement dites ; les exemples ne sont pourtant
pas rares de lésions périarticulaires, ou même à distance de
l'articulation, entraînant le même accident. Notre maître,
M. Tuffier, l'a vue se produire dans un cas de gomme tuberculeuse de la tubérosité du tibia, sans lésion articulaire.
Le professeur Charcot rapporte des faits du même ordre, et
récemment encore, nous voyions une tuberculose du calcanéum s'accompagner d'atrophie de tout le membre correspondant.

Quoi qu'il en soit de la pathogénie encore totalement inconnue de cette atrophie dite réflexe, quelle que soit la part à
accorder dans son développement au tempérament névropathique du malade sur lequel insistait tout dernièrement
encore le professeur Charcot, il résulte des faits qui précèdent, que toute lésion articulaire peut se compliquer d'atrophie, que cette atrophie débute presque en même temps que
la lésion articulaire qu'elle augmente tant que dure la maladie causale à laquelle elle peut survivre longtemps, quand elle
ne reste pas indélébile. D'où cette conclusion, au point de vue
spécial qui nous occupe : aucun épanchement articulaire ne
doit être considéré comme bénin ; il faut toujours redouter
l'atrophie musculaire consécutive, et, par suite, diriger
contre la lésion articulaire qui en est l'origine, une thérapeutique active et prompte.

Envisageant seulement ici les épanchements articulaires

graves que l'existence de douleurs considérables rendent
réfractaires au massage, nous dirons que la ponction et l'arthrotomie sont les seules méthodes capables d'assurer l'évacuation rapide du liquide. Sans établir un parallèle serré
entre ces deux méthodes, nous dirons seulement que l'arthrotomie possède des avantages que n'offre pas la ponction.
Par la taille articulaire on vide rapidement et complètement
l'article; le trocart assure un écoulement plus lent,et, le plus
souvent,une évacuation moins complète. Notre expérience
personnelle nous a démontré que dans le cas d'épanchements
sanguins, quelques heures après le traumatisme, il peut exister des caillots dans le genou; le trocart s'en accommode mal ;
le trajet étroit qu'il creuse dans les tissus disparaît rapidement après l'issue de l'instrument; l'arthrotomie ouvre une
voie plus large, tissus périarticulaires, capsule synoviale
sont incisés franchement ; les caillots trouvent une issue facile
dans cette incision nette : et ce que nous disons de l'épanchement sanguin est absolument applicable à l'épanchement
séreux de l'hydarthrose, dont le liquide contient souvent des
flocons fibrineux que le trocard ne saurait évacuer. La douleur, parfois très vive, que ne manque pas de provoquer la
distension brusque de l'article, cède promptement après l'incision articulaire comme celle du glaucome, après la taille
scléroticale. Enfin, un dernier avantage, et non le moins
sérieux de l'incision sur la ponction, c'est la possibilité d'explorer avec le doigt toute la surface interne de l'articulation,
de se rendre compte des lésions de la synoviale, dans les cas
si nombreux d'hydarthroses dites idiopathiques, et qui ne
sont que la manifestation objective d'un état pathologique de la
séreuse ou des extrémités osseuses, resté inconnu : la taille
articulaire pourra n'être que le premier temps d'une opération
plus complexe.

Ces diverses considérations et les résultats de notre expérience personnelle nous font considérer l'arthrotomie comme
bien préférable à la ponction, dans le traitement des épanchements articulaires non purulents.

Les malades dont nous rapportons l'observation ont été

traités par l'incision articulaire, conformément aux idées de
notre maître, M. Tuffler, par notre maître et par nous-mêmes.

Voici le manuel opératoire que nous avons mis en œuvre :
la région du genou est soigneusement aseptisée; on savonne
et on lave au sublimé au 1/1000, puis à l'éther, — un bistouri
stérilisé est le seul instrument nécessaire. Anesthésie cutanée
préalable par le chlorure d'éthyle. On pratique alors une incision de 3 à 4 centimètres sur le côté externe et supérieur
de l'articulation; l'incision est faite en un seul temps;
la pointe est enfoncée jusque dans l'articulation et l'incision
est ensuite complétée d'un seul coup; nous choisissons le
côté externe; — car à ce niveau, l'article est plus facilement
accessible, on ne rencontre que peu de fibres musculaires;
la synoviale est alors largement ouverte, et comme dans le
décubitus dorsal le membre est toujours un peu en rotation
externe l'écoulement du liquide se fait avec facilité. On a bien
conseillé, pour ne pas blesser la surface articulaire, d'inciser
couche par couche jusqu'à la synoviale qui est ponctionnée
avec le bistouri et dont la section est ensuite agrandie par
un bistouri boutonné, pareille précaution ne nous paraît pas
justifiée; la blessure des surfaces articulaires, d'ailleurs sans
inconvénient, est facilement évitée en dirigeant la lame de
l'instrument parallèlement à l'axe du membre dans la direction des parties molles à inciser; l'incision doit mesurer 3 cent.
au moins, commencer à 2 centimètres environ au-dessus du
bord supérieur de la rotule, à 1 centimètre en dehors du bord
externe de cet os; elle suffit largement à l'écoulement du liquide, et à l'issue des caillots ou des paquets fibrineux que
peut renfermer l'article; l'élasticité de la synoviale revenant
sur elle-même, chasse le liquide, des pressions manuelles
exercées de haut en bas et de bas en haut font sortir les caillots et les flocons fibrineux ainsi que les dernières gouttes du
liquide; l'index est aisément introduit dans l'articulation, si
l'on juge nécessaire l'exploration directe. Gaze iodoformée
sur la plaie, qui n'est ni suturée, ni drainée, à moins cependant qu'il existe pour le drainage des indications spéciales;
ouate hydrophile stérilisée entourant la région; ouate ordi-

naire en quantité suffisante pour permettre une bonne compression par la bande de tarlatane.

Trois jours après, le pansement est enlevé ; la synoviale est fermée ; les parties molles périphériques agglutinées ; une sonde cannelée écarterait facilement les lèvres de la plaie articulaire, si l'on constatait encore dans la jointure l'existence d'un peu de liquide. Le malade est tenu au lit le moins longtemps possible ; on a hâte de mobiliser l'article. Nous n'avons jamais observé ni accident opératoire, ni complications. La formule du traitement consécutif tient tout entière dans le massage toujours utile, parfois indispensable ; il porera sur le genou pour en préci piter le retour *ad integrum* ; sur le triceps pour en combattre l'atrophie ; si celle-ci est très accentuée, il est bon d'ajouter aux excellents effets du massage ceux des courants continus.

Le plus grand nombre de nos opérés étaient atteints d'hémarthroses traumatiques ; les résultats de l'arthrotomie ont été excellents ; d'autres présentaient tous les signes d'hydarthroses blennorhagiques ; un seul était atteint d'hydarthose traumatique ; la taille articulaire a donné chez eux des résultats inférieurs aux précédents, mais supérieurs à ceux que nous avons obtenus par cette intervention, chez les malades de la troisième catégorie, dont l'épanchement séreux du genou était sous la dépendance de phénomènes inflammatoires d'origine blennorrhagique, d'arthrites blennorrhagiques parfaitement caractérisées. C'est que, parmi les lésions plus ou moins complexes que présente une jointure, siège d'épanchement, le rôle joué par le liquide est très variable suivant les cas, et la pathogénie même de cet épanchement donne la clef de la part qui lui revient dans le développement des symptômes et des complications. L'épanchement est presque toute la maladie dans l'hémarthrose traumatique ; une quantité plus ou moins considérable de sang s'épanche brusquement dans une synoviale saine ; celle-ci va réagir certainement contre cette invasion soudaine ; mais les phénomènes de réaction qu'elle va présenter resteront peu intenses et de minime importance en clinique, l'épanchement domine la scène, et la mise à sec de l'article sera suivie à bref délai de la disparition des symptômes dont il est la cause première. Dans l'arthrite blennorhagique, au contraire, l'épanchement n'est rien ou presque rien; il s'agit ici d'une lésion infectieuse, au premier chef; la synoviale est enflammée, et avec elle les extrémités articulaires; c'est l'arthrite qui domine dans le tableau clinique; elle est la première en date, et le liquide n'en est qu'une manifestation d'ordre secondaire. Dans l'hydarthrose traumatique l'inflammation est limitée à la synoviale; il y a d'abord synovite et consécutivement, production de liquide intra-articulaire; la clinique montre avec netteté cette succession; l'épanchement n'apparaît qu'un temps plus ou moins long après le traumatisme. Mais, qu'elle soit primitive ou secondaire par rapport à l'épanchement, l'inflammation n'est qu'une synovite dont la valeur pronostique disparaît devant celle de l'épanchement quand celui-ci est abondant. Il en est de même dans l'hydarthrose blennorrhagique type, dans ces épanchements séreux articulaires survenant chez les blennorrhagiques et dans lesquels, l'absence de douleur et de gonflement des extrémités osseuses, et de lésions péri-articulaires, permettent de localiser dans la seule synoviale, les phénomènes inflammatoires.

Cette division que nous proposons en synovites simples avec épanchement primitif ou secondaire, et arthrites vraies avec épanchement, a une importance capitale, et la question des indications et des contre-indications de la taille articulaire y est contenue tout entière. Nous poserions volontiers en règle générale qu'on ne taillera pas une jointure siège d'arthrite vraie, à moins d'indications spéciales telles que l'abondance de l'épanchement, ce qui, en pareil cas, est l'exception, et qu'on doit réserver cette intervention pour les articulations dont l'inflammation se réduit à une simple synovite accompagnée d'épanchement effet ou cause. Mais cette règle a ses exceptions; les faits cliniques sont complexes, et c'est au chirurgien à apprécier, dans un cas donné, la subordination des lésions, l'importance de l'épanchement et les chances de succès de la taille articulaire.

Au point de vue des épanchements traumatiques de sang dans le genou, plusieurs cas peuvent se présenter dans la pratique. Lorsque l'hémarthrose constitue toute la lésion, qu'elle vient de se produire, l'indication est formelle, il faut faire l'arthrotomie. Dans nos observations les choses se passent de la façon suivante : un homme vient de recevoir un coup violent sur le genou ; c'est un coup de pied de cheval, une chute sur le bord tranchant d'un trottoir ; dès les premières heures, le genou enfle et le blessé ne tarde pas à être obligé de s'aliter, car la douleur augmente rapidement, les culs-de-sac sous-tricipitaux sont bombés, et font une forte saillie de chaque côté de la rotule, remplaçant ainsi les creux normaux ; la fluctuation est évidente ; le choc rotulien existe ou ne peut être perçu, tant est considérable la distension de la synoviale ; la jambe est en demi-flexion, et les tentatives d'extension sont particulièrement douloureuses. En présence d'un cas semblable l'hésitation n'est pas permise ; l'arthrotomie doit être pratiquée immédiatement ; ce sont ces grosses hémarthroses qui sont surtout graves au point de vue des complications ; ce sont également celles qui guérissent en dix jours par l'arthrotomie ; elles constituent les cas types pour la taille articulaire.

A côté de ces épanchements de sang abondants, il en existe d'autres moins considérables ; la déformation du genou est moindre ; les douleurs sont moins vives ; l'impotence moins marquée ; néanmoins l'épanchement est notoire, hors de doute, il s'agit d'un de ces cas moyens d'hémarthrose, auxquels on refuse généralement tout autre traitement que la compression ouatée, parfois après ponction de l'article. Faut-il intervenir par l'arthrotomie ? Nous répondrons affirmativement, car cette hémarthrose à allure bénigne, est également de celles qui se compliquent fréquemment d'atrophie du triceps ; il faut aller vite et la résorption de l'épanchement, maintes fois obtenue par le massage et la compression, s'effectue ainsi trop lentement ; après plusieurs jours, plusieurs semaines de ce traitement, la douleur disparaît, l'épanchement diminue, les mouvements deviennent plus faciles : mais il est souvent trop

tard, et le malade en marchant, ne tarde pas à s'apercevoir de
la faiblesse de son membre ; cette faiblesse va en augmentant:
le malade peut rester ainsi impotent pendant des mois, sans
amélioration. Au contraire, employés à titre de traitement
complémentaire de l'arthrotomie, le massage et la compression, amènent une guérison rapide, sans complications. Nous
dirons donc pour résumer : toute articulation contenant du
sang en quantité notable, doit être arthrotomisée dans le plus
bref délai possible.

L'hémarthrose n'est pas toujours simple. Elle peut se compliquer d'autres lésions articulaires ou même de lésions péri-
articulaires. Ces lésions peuvent être légères; il s'agit d'entorse du genou, de déchirures de quelques fibres ligamen-
teuses, de luxation de la rotule; l'épanchement sanguin reste
la lésion principale et ces cas rentrent dans les catégories
précédentes. Ces lésions peuvent être graves; il s'agit de
fractures condyliennes, de fractures en T de l'extrémité inférieure du fémur, de fracture de la rotule. Ce sont alors les
indications tirées de ces dernières complications qui com-
mandent la thérapeutique.

Enfin, et pour être complets, nous signalerons ces cas rares
de pachysynovite chronique, susceptibles, sous l'influence
d'un traumatisme, de donner lieu à un épanchement de sang
par rupture des vaisseaux des fausses membranes, comme le
fait se produit par l'hématocèle; il serait logique de faire ici
la taille articulaire; mais dans ce cas l'arthrotomie, pour être
curatrice, devrait être faite dans des conditions bien différentes de celles de l'incision articulaire que nous pratiquons;
il faudrait ouvrir largement l'articulation, curetter la synoviale pour la débarrasser de ses fausses membranes, et en
cautériser la surface au chlorure de zinc.

Ce que nous venons de dire de l'hémarthrose est exactement applicable à l'hydarthrose traumatique.

On admet classiquement quatre formes d'arthropathies
blennorrhagiques : l'arthralgie, l'hydarthrose, l'arthrite et la
pyarthrose. Cette dernière forme très rare est, comme toute
arthrite purulente, justiciable de l'arthrotomie. L'arthralgie

est en dehors de la question. Restent l'hydarthrose et l'arthrite.

Dans l'hydarthrose, la lésion dominante est l'épanchement; il s'agit d'une simple synovite, et la taille articulaire est parfaitement indiquée. Dans l'arthrite vraie, les lésions sont complexes et les désordres péri-articulaires augmentent encore la gravité de l'infection articulaire proprement dite, le périoste des épiphyses est enflammé, et ses lésions se traduisent par un épaississement souvent considérable, par des points douloureux osseux, siégeant au voisinage de la jointure ; les autres parties de l'article sont malades à différents degrés ; la synoviale peut être remplie de fongosités ; le tissu péri-articulaire est infiltré. L'épanchement synovial, généralement peu abondant, ne constitue qu'un accident sans importance et l'arthrotomie ne saurait être indiquée. Toutefois, si l'épanchement est considérable, l'incision articulaire peut diminuer la douleur due à la distension de l'article, mais celui-ci n'en reste pas moins douloureux, de par les lésions articulaires qui persistent et la fièvre, quand elle existe n'en est pas diminuée. Seule l'hydarthrose blennorrhagique par simple synovite, retirera de l'arthrotomie de réels avantages ; mais, nous le répétons, les faits cliniques sont complexes, et il faut savoir distinguer les cas favorables. Entre l'arthrite vraie et la synovite, il n'existe pas de barrière absolue ; des degrés insensibles réunissent ces deux manifestations d'intensité différente d'une même infection, et les cas sont nombreux où il est difficile de savoir s'il faut donner à la maladie le nom d'hydarthrose ou d'arthrite. On conçoit dès lors, que si, dans les cas extrêmes, il est facile de décider la conduite à tenir, il n'en est pas de même dans les cas intermédiaires : nous ne possédons pas de signe certain permettant d'apprécier le degré exact de lésions dans tel ou tel cas. Aussi sommes-nous obligés de nous contenter d'un à peu près, et réserverons-nous l'arthrotomie aux cas suivants :

1° Hydarthrose récente avec épanchement abondant ; douleur limitée à l'interligne articulaire, sans points osseux douloureux.

2° Hydarthrose avec épanchement volumineux très douloureux et avec lésions articulaires et péri-articulaires peu prononcées.

3° Enfin tous les cas d'arthropathies dans lesquels le liquide par son volume, sa tension et la douleur qu'il provoque paraît jouer un rôle important dans l'affection.

Nous avons pratiqué l'arthrotomie dans deux cas d'épanchement séreux du genou d'origine rhumatismale. Il s'agissait de synovite mono-articulaire. Les résultats ont été excellents. Il va de soi que la multiplicité des jointures atteintes constituerait une contradiction à l'intervention ; on doit respecter les polysynovites rhumatismales.

Résultats opératoires. — Comme on peut en juger par la lecture de nos observations nous avons obtenu par l'arthrotomie dans les hémarthroses traumatiques, des résultats très satisfaisants. Sur nos huit observations, il en est six qui s'adressaient à des cas que nous avons considérés comme des cas types d'intervention. Chez tous les malades, le traitement a été identique et conforme au manuel opératoire que nous avons décrit. Plusieurs fois nous avons trouvé des caillots qui sont sortis facilement, sauf une fois, où il a été nécessaire de pousser une injection de sublimé dans l'articulation (obs. V).

Les suites opératoires ont été des plus simples ; la guérison a demandé pour se produire un temps variable de sept à dix-neuf jours.

Les malades qu'il nous a été possible de revoir n'ont pas présenté de récidive et la guérison, chez eux, a été définitive.

Aucun malade n'a eu d'atrophie du triceps, sauf celui de l'observation VI. Cette exception confirme la règle. Après l'arthrotomie, du sang s'était de nouveau épanché dans l'article, sa quantité était si faible que nous avons pensé qu'une seconde intervention était inutile ; l'hémarthrose n'était pas guérie ; l'atrophie n'a pu être évitée ; nous estimons que si l'on se trouvait en présence d'un cas semblable, il ne faudrait pas hésiter à ouvrir de nouveau la jointure et à répéter cette manœuvre jusqu'à disparition complète de l'épanchement. L'observation VII démontre l'insuffisance des moyens médi-

caux et la guérison rapide de l'épanchement par l'arthrotomie. Quelques jours ont suffi pour faire disparaître une
affection qui n'avait pu être modifiée par vingt-trois jours de
traitement médical.

La malade de l'observation VIII atteinte d'arthrite antérieure, a été guérie par l'arthrotomie aussi rapidement que les
malades dont le genou était primitivement sain.

Les malades atteints de synovite blennorrhagique ont retiré
de l'arthrotomie des bénéfices remarquables. Nous attirons
surtout l'attention sur l'observation V qui démontre de la
façon la plus nette les avantages de l'incision articulaire
précoce. Les douleurs ont disparu rapidement. L'observation IV démontre l'inefficacité de la compression ouatée prolongée. L'atrophie du triceps ne se développe pas, ou bien
s'arrête et diminue après l'arthrotomie suivie de quelques
séances de massage. Nous n'avons pas observé d'ankylose.
Nos deux observations d'arthrites blennorrhagiques sont
moins favorables à la taille articulaire. La douleur n'a pas
disparu complètement, la marche s'exécute avec difficulté.
Nous nous sommes facilement expliqué ces différences.

Nous ne faisons que signaler les deux observations de synovite rhumatismale du genou. Les résultats de l'arthrotomie
ont été favorables, mais nous pensons qu'on n'aura que rarement l'occasion de la pratiquer dans le rhumatisme qui
frappe généralement à la fois plusieurs jointures.

Hémarthroses traitées par l'arthrotomie.

Résultats au point de vue de :

Noms des malades.	Durée du traitement.	Atrophie	Mouvements	Douleur	Complications.
Obs. I. H. Gustave, 47 ans. Septembre 1892.	13 jours.	Nulle.	Intégrité complète.	Disparition rapide après l'opération	Néant.
Obs. II. L. François 28 ans. septembre 1892.	7 jours.	Nulle.	Idem.	Idem.	Idem.
Obs. III. B. Léon, 25 ans. octobre 1892.	18 jours.	Idem.	Il reste encore un peu de gêne des mouvements qui est en voie de disparition rapide.	Douleur très vive qui dispar. compl. après l'opération.	Idem.
Obs. IV. Van der M. 49 ans. septembre 1892.	10 jours.	Idem.	Intégrité complète.	Plus de douleurs.	Idem.
Obs. V. Ban. Adélaïde, 24 ans. Novembre 1892.	11 jours.	Idem.	Un peu de gêne dans les mouvements forcés.	Idem.	Idem.
Obs. VI. Mich. Etienne, 34 ans. Janvier 1893.	19 jours.	Atrophie légère coïncidant avec une reproduction partielle du liquide.	Faiblesse peu accusée mais évidente du membre malade.	Disparition immédiate de la douleur qui était très vive.	Reproduction de l'épanchement.
Obs. VII. G. Nicolas, 44 ans. Août 1892.	10 jours.	Atrophie existant avant l'opération, qui n'a été pratiquée que 24 *jours* après l'accident, atrophie arrêtée par l'arthrotomie	Un peu de faiblesse du côté malade.	Disparition immédiate de la douleur qui existait très vive depuis l'accident, 24 jours.	Néant.
Obs. VIII. N. Louise. Septembre 1892.	18 jours.	Atrophie du triceps due à une arthrite anc. pas d'augm. d'atrophie à la suite de l'hemarthrose.	Revenus à ce qu'ils étaient avant l'accident	Disparition complète.	Néant.

Arthrites et synovites blennorrhagiques.
Résultats au point de vue de :

Nom du malade.	Durée du traitement et genre de traitement employé.	Atrophie.	Mouvements articulaires.	Douleur.	Complications.
Obs. I. Sal. Lucienne. 20 ans. Octobre 1892. Arthr.ᵉ blennorh.	40 jours. Arthrotomie. Appareil plâtré. Massages.	Atrophie marquée du triceps qui s'améliore par les massages.	Marche en traînant la jambe.	Il n'y a plus de douleur que dans les mouvements forcés.	Néant.
Obs. II. Kauf. Charles. 19 ans. Décembre 1892. Arthr.ᵉ blennorh.	Arthrotomie et drainage pendant 10 jours. Appareil plâtré.	Atrophie diminuée.	Ne marche pas encore facilement.	Douleur moins vive.	Néant.
Obs. III. C. Pierre. 37 ans. Novembre 1892. Synovite blenno.ᵗ	39 jours. Arthrotomie simple.	En voie de diminution.	Marche avec un peu de difficulté mais fléchit bien la jambe.	Douleur complètement disparue après l'opération.	Néant.
Obs. IV. M. F. 19 ans. Mai 1892. Synovite blennor.	10 jours. Arthrotomie. 15 jours de compression ouatée antérieur inefficace.	Atrophie considérable du triceps durant encore 5 m. après l'opération.	Mouvements articulaires absolument libres. Marche gênée par atrophie du triceps pendant 5 mois.	Douleur disparue 5 jours après l'opération.	Néant.
Obs. V. Genou droit M. F. 32 ans.	Hydarthrose datant de z.n m. 15 jours. Arthrectomie.	Pas d'atrophie.	Flexion extrême gênée.	Douleur disparue 15 jours après l'opération.	Néant.
Genou gauche.	Hydarthrose datant de 8 j. 12 jours Arthrotomie.	Pas d'atrophie.	Intégrité absolue.	Douleur disparue après l'arthrotomie.	

Hydarthroses rhumatismales. — *Résultats au point de vue de :*

Noms du malade.	Durée du traitement et genre de traitement employé.	Atrophie	Mouvements articulaires	Douleur.	Complication
A. E. J. 57 ans.	Hydarthrose rhumat. du genou gauche. Arthectomie. 18 jours.	Atrophie très marquée des deux vastes.	Retour ad integrum	Disparue.	Néant
L. H. 32 ans.	Hydarthrose rhumat. du genou droit. Arthrectomie. 20 jours.	Atrophie de 3 centim. du triceps droit.	Presque normaux. 5 cas de flexion extrême.	Disparue.	Néant

Hydarthrose traumatique.

H. C. 23 ans.	Hydarthrse traum du genou gauche arthrotomie. Drainage. Lavage au sublimé à 1/1000. 17 jours.	Nulle.	Retour ad integrum.	Disparu.	Néant

I. — HYDARTHROSES

Hydarthrose rhumatismale du [genou gauche. — Arthrotomie. — Guerison complète dix-huit jours après l'opération.

A. E. J..., 57 ans, cocher, entré à l'hôpital Beaujon, le 6 décembre 1892. Le malade est muet sur ces antécédants héréditaires. Il n'a jamais eu la chaudepisse. Pas de syphilis. — A l'âge de 17 ans, douleur dans le genou gauche qui augmente de volume. Vésicatoire. Guérison. Depuis cette époque il n'a jamais été malade.

Le 19 novembre 1892, à la suite de grandes fatigues et d'exposition prolongée au froid humide, il est pris de céphalalgie et de courbature générale. Il souffre dans toutes les articulations ; mais ces douleurs disparaissent pour se localiser dans le genou gauche. La marche devient rapidement impossible ; et le malade vient à l'hôpital. Son genou est très gonflé ; les culs-de-sac sont bombés ; le plus léger mouvement imprimé à l'article donne naissance à des douleurs intolérables. La fluctuation est nette. Le choc rotulien est difficilement perçu ; il existe une atrophie considérable des muscles vas'es interne et externe ; seul le droit antérieur dessine son relief.

Le 7 décembre, arthrotomie. Il sort environ 100 grammes d'un liquide séreux contenant en abondance des flocons de fibrine ; le liquide se teinte légèrement, à mesure qu'il s'écoule, pour devenir roussâtre à la fin de l'évacuation. Lavage de l'articulation au sublimé au 1/1000. Drainage. Pansement iodeformé. Compression

ouatée. Les jours suivants les douleurs diminuent considérablement ;
mais, le 12 décembre, le pansement enlevé, on constate que le
genou est de nouveau gonflé ; les culs-de-sac sont très distendus,
quoique moins que lors de la première intervention. Nouvelle arthrotomie. Il s'écoule 50 grammes de liquide séreux environ. Nouveau
lavage. Le drain est laissé en place. Pansement.

Le 15. — En pressant sur l'incision on a fait sortir de l'article un
caillot de fibrine. Mais le liquide a considérablement diminué. Le
genou est beaucoup moins douloureux ; on enlève le drain. Pansement.

Le 18. — Le malade ne souffre plus du tout et se lève dans la
salle. L'articulation est à sec, plus de douleur. Le malade nous
quitte, sans qu'il nous soit possible d'instituer un traitement par le
massage et l'électricité. L'atrophie du triceps est toujours considérable et c'est à elle qu'il faut attribuer la gêne de la marche ; les
mouvements du genou s'exécutent facilement en tous sens.

Hydarthrose rhumatismale du genou droit. — Arthrotomie. —
Guérison en vingt jours.

L. H..., 32 ans, femme de chambre. Fièvre typhoïde il y a dix-sept
ans. Erysipèle de la face en 1888. A eu plusieurs fois les oreillons.
Fièvres intermittentes pendant cinq ans. Battements de cœur fréquents. Crampes d'estomac. Ni enfants, ni fausses couches. Pas de
maladie vénérienne.

Au commencement de novembre 1892, douleur de sciatique à
gauche, elle est prise à cette époque de douleurs rhumatismales
dans la nuque, les épaules, les coudes et surtout dans les poignets.
On la traite par le salicylate de soude, repos pendant dix jours. La
malade se lève alors et ne peut travailler qu'un jour. Epistaxis, céphalalgie ; douleurs vives dans le genou droit ; elle est obligée de se
remettre au lit. Un médecin lui applique successivement des vésicatoires sur le genou qui est gonflé. Il ne se produit aucune amélioration ; le genou est toujours très douloureux, les jours suivants, et
ne diminue pas de volume. Elle entre à l'hôpital Beaujon, le 3 décembre. Le genou droit présente la forme d'une sphère ; les culs-de-
sac sont très distendus. La palpation même légère est très douloureuse. A 8 centim. au-dessus de la rotule la cuisse droite mesure
3 centimètres de plus que la gauche.

Le 5 décembre, arthrotomie. Il sort une centaine de grammes de
liquide séreux ; il y a d'abondants flocons fibrineux. Gaze iodoformée. Compression ouatée.

Le pansement est retiré le 12 ; le genou n'est presque plus douloureux ; il existe encore un peu de liquide dans la jointure, que décèle le choc rotulien. Continuation de la compression ouatée.

Massage à partir du 12. Le 24, la cuisse droite mesure 28 cm. 1/2 à 10 centim. au-dessus de la rotule. Le genou n'est plus douloureux ; il n'existe plus trace de liquide. La malade marche dans la salle, mais encore péniblement ; les mouvements du genou sont presque normaux ; la flexion extrême seule est gênée. Mais l'atrophie du triceps reste encore considérable.

Hydarthrose traumatique du genou gauche.— Arthrotomie.— Drainage. — Lavage au sublimé.— Guérison en dix-sept jours.

H. G., palefrenier, 23 ans, est tombé le 17 septembre sur le marchepied d'une voiture, au moment où il en descendait ; la douleur est vive, mais le malade peut cependant marcher et monter son escalier.

Le soir, le genou gauche commence à enfler, mais ce n'est que trente-six heures après la chute que l'épanchement atteint son maximum.

Ce n'est que six jours après l'accident, que le malade entre à l'hôpital. Epanchement considérable. Le genou est régulièrement gonflé. Choc rotulien. Le membre, très douloureux, est dans une légère flexion. Pas d'atrophie.

Arthrotomie le 26. Il sort 90 grammes de liquide séreux, environ. Pansement iodoformé. Compression ouatée.

Le 29. On enlève le pansement ; le genou est encore très gonflé, surtout au niveau du cul-de-sac supérieur et interne de la synoviale. Compression ouatée.

Le 2 octobre le genou a considérablement diminué de volume ; mais l'existence du choc rotulien dénote une certaine quantité de liquide.

Les mouvements sont encore douloureux. Un drain est introduit dans la cavité articulaire par l'incision dont les lèvres sont facilement écartées. Lavages au sublimé à 1/1000.

Le 4. On retire le drain, il ne reste plus de liquide dans l'articulation.

Le 13. — Le malade se lève et marche sans douleur. Il descend l'escalier le 15 ; les mouvements du genou sont normaux et nullement douloureux.

Il sort de l'hôpital le 21, complètement guéri!

Hémarthroses.— OBS. I.— H... (Gustave), âgé de 47 ans. Tombe le 7 septembre 1892 sur la bordure d'un trottoir. Il ne peut se relever et constate que son genou gauche est très enflé. Tuméfaction des culs-de-sac synoviaux. Fluctuation, choc rotulien. Jambe gauche légèrement fléchie.

Arthrotomisé le jour même par M. Tuffier. Incision externe de 4 centimètres environ. Il sort 90 grammes de sang pur. Pas de caillots. Pansement à la gaze iodoformée. Le malade reste dix jours au lit sans éprouver la moindre douleur.

Le 18 il se lève; il peut marcher en s'appuyant sur deux chaises qu'il traîne devant lui. Il reste levé deux heures.

Le 19, il reste levé six heures ; marche sans le secours d'une chaise.

A partir du 20 septembre il se lève toute la journée et fléchit la jambe sans la moindre douleur.

Le 22. Il est envoyé à Vincennes complètement guéri. Pas d'atrophie, plus trace d'épanchement.

OBS. II. — L... (François), âgé de 28 ans, a reçu le 28 septembre 1892, un coup de pied de cheval sur la rotule gauche.

Il entre le jour même à l'hôpital où on constate un épanchement considérable. Les culs-de-sac sont très distendus, on ne peut percevoir de choc rotulien. Les mouvements de la jambe sont très douloureux, l'impotence articulaire est complète.

Arthrotomie faite le soir même, 80 grammes de sang sortent de l'articulation. Pansement à la gaze iodoformée.

Le malade se lève le 28. — Cinq jours après la ponction, il marche sans appui, mais ne peut plier la jambe ; il reste debout pendant trois heures.

Le lendemain on enlève le pansement, la cicatrisation est faite, on peut plier la jambe sur la cuisse jusqu'à l'angle droit.

Le 29. Il se lève toute l'après-midi. Le lendemain il sort guéri de l'hôpital. Les deux jambes sont aussi fortes l'une que l'autre. Pas d'atrophie, en un mot, guérison complète.

OBS. III. — B... (Léon),âgé de 25 ans, est tombé en portant un sac d'avoine. L'accident est arrivé le 27 octobre et le gonflement du genou n'est apparu que le lendemain. Cet accident décide le malade à entrer à l'hôpital.

Le 28. Il est examiné et l'on constate que les culs-de-sac synoviaux sont tendus ; on perçoit le choc rotulien, de la fluctuation ; l'articulation est très douloureuse.

Le soir même on pratique l'arthrotomie. Il sort 35 grammes de liquide séro-sanguin. Pansement iodoformé.

Le 1er novembre, le malade se lève et marche pendant deux heures.

Le 2. Il descend l'escalier avec peine.

Le 3. Il sort sur sa demande presque guéri.

Le 7. Il revient, et l'on constate un léger épanchement dans le genou mais l'articulation n'est pas douloureuse.

Le 15. Le malade revient une deuxième fois, le genou est complètement libre. L'atrophie est nulle et la gêne articulaire a beaucoup diminué.

Obs. IV. — Van der M..., âgé de 49 ans. Tombé de voiture le 20 septembre 1892, sur le genou droit qui enfla le jour même, a continué à marcher bien qu'éprouvant de la douleur, peut plier un peu le genou, mais cette flexion est très douloureuse.

Entré le 23 septembre à l'hôpital. Distension des culs-de-sac synoviaux, choc rotulien. Fluctuation. Douleurs vives.

Arthrotomie le 26. Il sort 50 grammes environ de sang noirâtre et poisseux, pansement iodoformé.

Le 28 le malade se lève sans autorisation et peut marcher dans la salle.

Le 29, le pansement est enlevé, le genou droit n'est pas sensiblement plus gros que le gauche. Ne se lève pas.

Le 30, il marche sans souffrir, mais la flexion de la jambe est impossible.

Le 1er octobre il descend l'escalier mais se trouve fatigué et le soir en se couchant, il s'aperçoit que son genou est douloureux et un peu gros.

Le lendemain, 2 octobre, le genou est désenflé et il reste debout depuis 11 heures jusqu'à 5 heures. La flexion de la jambe est devenue possible.

Le 4, il part complètement guéri ; il ne boite pas, il n'y a pas d'atrophie du triceps.

Obs. V. — Ban... (Adélaïde), 24 ans; femme de chambre entrée le 8 novembre 1892. Tombée le 7 novembre sur le genou gauche d'une échelle de 1 m. 50 de haut. Ne peut marcher après s'être relevée. Le genou enfle de suite et trois ou quatre heures après la chute il est aussi gros qu'à son entrée à l'hôpital.

Le genou gauche est très douloureux, la flexion impossible et la circonférence du genou malade a 4 centimètres de plus que celle du genou sain.

Arthrotomie faite le soir même. Il sort 50 grammes environ de sang liquide et quelques caillots qu'on a quelque peine à détacher. Injection de sublimé à 1/1000 dans l'articulation.

Le pansement est retiré le 14, six jours après l'opération. Le genou est encore un peu gros, mais il n'y a plus d'épanchement, pas d'atrophie des muscles de la cuisse. La flexion de la jambe sur la cuisse est facile et se fait sans douleur.

Le 21 novembre la malade marche sans douleurs et part pour le Vésinet, il ne reste plus qu'un peu de douleurs dans les mouvements forcés de la cuisse.

Obs. VI. — « M... (Etienne), 34 ans, camionneur, entre à l'hôpital le 3 janvier 1893 une heure après l'accident. Cet homme a reçu sur le genou droit le choc d'un tonneau rempli de vin. Le genou a grossi immédiatement et l'hémarthrose dès le soir est des plus manifestes. La douleur est très vive et tout mouvement de la jambe impossible. Le malade ne put être opéré immédiatement et l'arthrotomie est remise au lendemain. Les douleurs ont été très vives pendant la nuit, l'épanchement est resté stationnaire.

Opération le 4 janvier du soir. Il sort environ 100 grammes de sang noir. Le résultat immédiat de l'opération est la disparition rapide de la douleur.

Le pansement est enlevé trois jours après. Il persiste un léger épanchement; les douleurs ont complètement disparu mais le malade ne peut se tenir debout.

Un nouveau pansement appliqué sur la plaie est laissé en place trois jours, et quand on l'enlève on constate que l'épanchement s'est reproduit en partie. Le malade peut marcher mais avec beaucoup de difficulté. Le membre malade est très faible. On fait alors la mensuration comparative des deux cuisses et l'on trouve à droite, du côté malade, une diminution de 1 centimètre.

Epanchement léger dans le genou ; atrophie peu considérable du triceps correspondant. Impotence relative.

Obs. VII. — G... (Nicolas), âgé de 44 ans, tombe sur le genou droit le 28 août 1892. En se couchant il s'aperçoit que son genou droit est enflé, le lendemain matin le volume de l'articulation a augmenté du double.

Le malade reste vingt-trois jours chez lui, il se lève pour manger mais ne peut appuyer sur la jambe droite. Il applique sur le genou, de la teinture d'iode, des vésicatoires, le genou enfle davantage.

Entré à l'hôpital Beaujon le 20 septembre 1892. Le genou est très enflé, il est sphérique. Atrophie du triceps.

. Le 21, arthrotomie, il sort 60 grammes de liquide séro-sanguin. La douleur qui était très vive avant l'opération disparaît complètement.

Le 27, le malade se lève pour la première fois. Il marche toute l'après-midi en s'aidant d'une canne.

Le 29, le malade s'est fatigué la veille, l'articulation est un peu douloureuse, le genou est plus enflé que la veille.

Le 30, la douleur disparaît de nouveau.

Le 1er et le 2 il marche presque sans boiter.

Le 3, il sort de l'hôpital, son membre est plus .solide mais l'atrophie persiste. Il est complètement guéri de son hémarthrose.

Obs. VIII. — N... (Louise) a eu de l'arthrite dans le genou gauche, cette affection a laissé une atrophie considérable du triceps.

Tombée le 16 septembre sur les marches d'un escalier la jambe gauche pliée sous la droite. Le genou enfle dès après l'accident.

Entre le 17 septembre à l'hôpital. On constate alors une atrophie considérable du triceps. Le genou est très douloureux ; il y a une large ecchymose à la face externe du genou : choc rotulien ; les cul-de-sac synoviaux sont remplis et fluctuants.

Arthrotomie le 17 septembre, on retire du sang mélangé de caillots, 40 grammes environ.

Le 27 septembre la malade essaye de se lever, ne peut s'appuyer sur la jambe gauche et ne reste qu'un quart d'heure debout. La flexion du genou est très faible et très douloureuse.

Le 30 septembre elle peut marcher en s'appuyant sur des béquilles.

Du 1er au 5 septembre, elle se lève tous les jours et s'améliore tous les jours un peu.

Le 5 octobre, elle quitte l'hôpital ; la flexion n'est pas complète mais elle est beaucoup moins douloureuse. La malade marche en s'aidant de béquilles. Son état est le même qu'avant l'accident.

II. — Synovites et arthrites blennorrhagiques

Obs. I. — *Arthrite blennorrhagique du genou droit. — Arthrotomie.*
Massage. — Guérison quarante-huit jours après l'opération.

Sab... (Lucienne), 20 ans ; chanteuse de café-concert, entre à l'hôpital Beaujon le 31 octobre 1892. A eu une blennorrhagie aiguë il y a un an ; le 26 octobre, elle est pris de violents maux de tête et perd connaissance, dans la soirée; elle se couche et, le lendemain, elle ressent une douleur aiguë dans la jambe droite, surtout quand elle essaie de la remuer; le genou droit augmente progressivement de volume jusqu'au 30 octobre. A son entrée à l'hôpital, les culs-de-sac synoviaux sont fortement distendus; choc rotulien; le genou est très douloureux à la pression; cependant, la flexion de la jambe sur la cuisse se fait assez facilement.

La malade perd en blanc depuis un an, depuis trois jours, elle éprouve des douleurs dans le poignet droit, qui disparaissent le 1er novembre.

Arthrotomie le 6 novembre; il sort 60 grammes de liquide séreux avec quelques flocons fibrineux. Pansement iodoformé. Compression ouatée Le 15 novembre, le pansement est enlevé; le genou est encore gros; il y a de l'empâtement périarticulaire; la jambe ne peut être mise dans l'extension complète. Le 24 novembre, on met un appareil plâtré pour maintenir l'extension; on le retire le 8 décembre. Le genou n'est presque plus douloureux, mais les condyles fémoraux et le plateau tibial restent volumineux. Les muscles de la cuisse sont atrophiés; il y a une différence de 2 centimètres entre les deux cuisses. Massage quotidien. Le 24 décembre, la cuisse droite a gagné 1 c. 1/2. Le genou a beaucoup diminué de volume et, depuis le 18 décembre, la malade marche sans douleur, mais en traînant un peu la jambe droite; les mouvements de flexion forcée sont seuls douloureux.

Obs. II. — *Arthrite blennorrhagique du genou droit.* — *Arthrotomie.* — *Lavage de l'articulation au sublimé.* — *Massage.* — *Disparition du liquide et des phénomènes articulaires aigus.* — *Persistance de l'hypertrophie des extrémités osseuses.*

K... (Charles), 19 ans, valet de chambre; entre à l'hôpital Beaujon le 26 décembre 1892. Blennorrhagie en juillet 1892. A continué à couler jusqu'à son entrée; le 22 décembre, céphalalgie, courbature, frissons. Le lendemain soir, douleur dans le genou droit, qui est augmenté de volume. Le 29 décembre, le genou est volumineux, rouge, les parties molles sont œdématiées, les extrémités osseuses épaissies; il existe des points douloureux osseux sur le fémur et le tibia. La températur est de 38,5. Arthrotomie le jour de son entrée; il sort 50 grammes de liquide louche. La fièvre tombe après l'opération, mais remonte le lendemain (38° le soir). Le pansement est enlevé; un drain est introduit dans l'articulation, par lequel, pendant dix jours, on injecte dans l'articulation du sublimé au 1/1000. Au bout de ce temps, le

drain est enlevé ; la plaie se cicatrise rapidement ; mais la température reste toujours la même ; normale le matin, elle atteint le soir 38°.
Cependant, le malade se trouve extrêmement soulagé ; toute douleur
a disparu ; il n'existe plus de liquide dans l'articulation, mais les
lésions périarticulaires n'ont pas été modifiées. Le 6 janvier, la fièvre
disparaît ; appareil plâtré. L'atrophie musculaire de la cuisse droite
est très peu accentuée. Massage pendant quinze jours. L'appareil
plâtré est enlevé ; le malade sort de l'hôpital le 21 janvier ; il ne
souffre plus, traine un peu la jambe ; les extrémités articulaires n'ont
pas diminué de volume.

Obs. III. — *Synovite blennorrhagique.* — *Gros épanchement dans le
genou droit.* — *Arthrotomie.* — *Guérison complète un mois après
l'intervention.* — *Pas traces d'ankylose.*

Pierre, 37 ans ; blennorrhagie déclarée il y a un mois ; persiste au
moment de son entrée à l'hôpital le 4 novembre 1892. Il y a huit
jours, douleur dans le genou droit pendant cinq jours, qui augmente
de volume en une nuit.

A l'examen, le genou est très gonflé ; la synoviale est fortement
distendue ; choc rotulien. Impossibilité de fléchir la jambe sur la
cuisse, douleurs vives. Atrophie de 1 centimètre de la cuisse droite.
Les extrémités articulaires ne sont pas augmentées de volume ; elles
ne sont pas douloureuses.

Arthrotomie le 17 novembre. On retire 70 grammes de liquide séro-
sanguin. Pansement iodoformé. Compression ouatée. Massage.

Huit jours plus tard, on enlève le pansement ; le genou a diminué
de volume, mais toujours douloureux. Pansement compressif. Les
jours suivants, le malade se sent beaucoup mieux ; il peut facilement
remuer la jambe et ne souffre plus.

Le 1er décembre, il commence à marcher, mais avec difficultés.

Le 15, il marche facilement, étend et fléchit la jambe sans douleurs, mais le soir, après la fatigue du jour, le genou enfle un peu et
devient rouge.

Le 16, il sort de l'hôpital en parfait état. L'atrophie persiste, mais
a diminué.

Obs. IV. — *Synovite blennorrhagique du genou droit.* — *Inefficacité
de quinze jours de compression ouatée.* — *Douleurs et épanchement.* — *Arthrotomie.* — *Guérison en sept jours.* (Communiquée
par M. Tuffier.)

M... F..., 19 ans, externe des hôpitaux, grand et assez bien cons-

titué, prend une blennorrhagie le 19 avril 1892. Le 12 mai, il ressent
les premières douleurs dans le genou droit; le 14, il est obligé de
s'aliter; l'articulation est très gonflée et très douloureuse. Deux chirurgiens, successivement appelés, conseillent et exécutent une compression ouatée méthodique de tout le membre; les douleurs persistent au point d'empêcher le sommeil. Le 28 mai, M. Tuffier constate
une tension extrême de la synoviale, tension douloureuse spontanément et à la pression au niveau des culs-de-sac. Les extrémités
osseuses ne sont pas augmentées de volume; elles ne sont pas douloureuses; il en est de même des gaines tendineuses et des tissus
périarticulaires. Le muscle triceps est atrophié. Dans ces conditions,
M. Tuffier conseille l'arthrotomie, qu'il exécute le 3 juin avec l'aide
de M. G. de Rouville. Asepsie. Incision de 3 centimètres sur la partie
externe du cul-de-sac sous-tricipital; évacuation d'un liquide citrin,
séro-fibrineux; il en sort environ 200 grammes. Pansement à la gaze
iodoformée. Compression ouatée. Au 5e jour, le malade se lève. Au
10e jour, son articulation examinée ne contient pas trace de liquide;
mais pendant quarante jours, la marche est uniquement gênée par
l'atrophie du triceps. Le malade est revu cinq mois après l'opération;
la cuisse malade a 1 centimètre de circonférence en moins que sa
congénère; mais la marche ne s'en ressent nullement; les mouvements du membre sont forts et étendus.

Obs. V. — *Synovite infectieuse d'origine uréthrale* (?) *du genou droit*
datant de deux mois — *Arthrotomie.* — *Guérison.*
Synovite du genou gauche datant de huit jours. — *Artrhotomie.* —
Guérison. (L'opération précoce à gauche donne un résultat bien
supérieur à celui qui est obtenu à droite.) (Communiquée par
M. Tuffier.)

M. F..., 32 ans, est un paludique algérien. Il a eu plusieurs blen-
norrhagies, qui lui ont laissé un suintement matutinal non gonococ-
cique (examen fait par M. Girode). Il y a deux mois est survenu un
gonflement douloureux du genou droit, traité en province par la
compression, l'immobilisation, les vésicatoires et les pointes de feu.
Après deux mois, les douleurs et la tuméfaction persistant, M. F...
vient me consulter; le genou droit est le siège d'une volumineuse
hydarthrose, avec immobilisation par distension de la synoviale.
Atrophie notable du triceps, surtout dans son tiers inférieur. Arthrotomie. Incision de 4 centimètres sur la partie externe du cul-de-sac
sous-tricipital; évacuation de 300 grammes environ de liquide séreux
contenant des flocons fibrineux. La synoviale est chagrinée. Je frotte

avec une éponge imbibée d'eau phéniquée à 5 0/0 toute la surface du cul-de-sac et je fais baigner l'article dans cette solution. Deux points de suture. Iodoforme et ouate. Au 7ᵉ jour, on enlève le pansement et les points de suture; l'articulation ne contient pas trace de liquide. Au 15ᵉ jour, le malade peut marcher sans souffrir. Trois mois après, il revient me trouver avec un épanchement du genou gauche, datant de huit jours, et il me demande de l'opérer. L'articulation était très tendue et très douloureuse ; il n'existait aucune réaction générale. Je fais, avec le concours de M. Donné, l'arthrotomie. Asepsie. Incision externe. Evacuation de liquide citrin ; synoviale lisse. Pas de drainage; pas de lavage. La douleur disparaît. Au 12ᵉ jour, le malade se levait et le 20ᵉ jour il pouvait quitter Paris et regagner sa province. Je l'ai revu au mois d'octobre suivant. La jambe gauche, la dernière opérée, présente une intégrité complète de ses mouvements, en force et en étendue. Le genou droit est, au contraire, limité dans sa flexion extrême et M. F. insiste lui-même sur le résultat plus favorable obtenu par la dernière opération pratiquée d'une façon précoce.

CONTRIBUTION A L'ÉTUDE DU FOIE INFECTIEUX.

D'UNE HÉPATITE INFECTIEUSE SUBAIGUE PRIMITIVE,

Par LÉOPOLD LÉVI, interne des hôpitaux.

(Suite et fin.)

Quand le tissu conjonctif est annulaire, on ne voit jamais de prolongements se diriger vers la veine centrale du lobule.

Parfois le tissu conjonctif parti d'un espace porte n'a pas rejoint un autre espace porte. Il reste en général en dehors du lobule veineux de Charcot.

A un plus fort grossissement (ocul. 1 obj. 4 de Leitz) la forme d'un espace porte est variable. Dans la lésion bien constituée il y a une forme quadrilatère, en rectangle ou trapèze et de chaque angle part un ou plusieurs prolongements de tissu conjonctif. Quelquefois il a une forme triangulaire à côtés très allongés. On est de plus en plus frappé de la richesse du tissu en canalicules biliaires de calibre différent et en néo-canalicules biliaires. Leur disposition apparaît plus nette. Ou bien coupés transversalement, ils s'étagent les uns au-dessus des autres en séries longitudinales ou circulaires ; ou bien coupés longitudinalement, ils présentent une longueur exagérée,

offrant parfois des sinuosités. On voit quelquefois ces canaux constituer un véritable tissu caverneux, de véritables angiomes biliaires.

Les prolongements sont constitués par du tissu conjonctif. Ils présentent parfois comme un bourgeonnement avec veines et canalicules
biliaires. C'est un prolongement qui faute d'un espace porte est venu
rencontrer un autre espace au niveau duquel les lésions sont au
début.

A un plus fort grossissement (ocul. 1. obj. 7 de Leitz), on voit dans
les lésions constituées le tissu conjonctif avoir les apparences du
tissu conjonctif adulte. Ce sont des faisceaux plus ou moins ondulés
colorés en rose par le picro-carmin avec des noyaux allongés, dirigés dans le sens des faisceaux lorsque les faisceaux sont coupés
longitudinalement. D'autres sont arrondis avec cercles concentriques
de noyaux. Nulle part, sur les préparations à l'hématoxyline ou à la
safranine, on ne voit à ce niveau de tissu conjonctif embryonnaire.
Les fibres élastiques, d'autre part, n'existent qu'en petite quantité et
n'apparaissent que par places.

Les canalicules biliaires sont en nombre considérable. Certains
sont assez volumineux. Ils sont entourés d'une zone conjonctive
médiocrement épaisse qui les circonscrit et présentent un épithélium
cylindrique à noyau fortement coloré siégeant à la partie périphérique de la cellule. Toutes les cellules sont détachées en masse de
la paroi. Jamais ils ne contiennent de masses pigmentaires.

D'autres canalicules apparaissent de moindre calibre à épithélium
encore élevé. Certains canaux coupés parallèlement à la paroi présentent un grand nombre de couches cellulaires qui vont jusqu'à
l'obstruction du canalicule.

Très nombreux sont les néo-canalicules biliaires, les uns très
allongés, les autres sinueux, les autres arrondis. Ils sont formés de
cellules à noyaux régulièrement arrondis, fortement colorés, qui se
juxtaposent sans laisser de lumière centrale. Ils n'ont pas de membrane d'enveloppe. On voit ces canalicules parfois juxtaposés ou
parallèles.

A un degré de plus, les canaux commencent à avoir une lumière
centrale.

Les veines sont entourées de faisceaux de tissu conjonctif abondants. Elles sont le siège de périphlébite, d'endophlébite et parfois
elles sont comme thrombosées.

La comparaison du degré des lésions des canaux biliaires et des
veines fait présumer que c'est par les branches de la veine porte
qu'a commencé le processus pathologique.

Les veines sus-hépatiques sont généralement indemnes de sclérose. On voit cependant sur certaines préparations des anneaux que le carmin colore en rose et qui sont parfois d'âge adulte.

Le tissu conjonctif qui circonscrit les cellules hépatiques ne forme pas, à proprement parler, enveloppe. Particulièrement, en ce qui concerne les noyaux, il y a pénétration des cellules de tissu conjonctif entre les cellules hépatiques les plus rapprochées. Parfois, entre les cellules hépatiques, se trouvent des formations nucléées qui ont toute l'apparence de néocanalicules biliaires. D'ailleurs, on peut voir sur telle préparation fixée à l'acide picrique, un canalicule biliaire englobé dans le reste du tissu hépatique, se continuer sans transition avec une travée de cellules hépatiques. La coloration spéciale des noyaux, différant dans les cellules et le néocanalicule, rend cette transformation évidente. Sur certaines préparations, on voit des noyaux de tissu conjonctif séparer les cellules hépatiques. C'est là une sorte de sclérose mono cellulaire, c'est la capillarité infectieuse des foies infectieux.

La travée hépatique offre des aspects différents. Dans les points les plus malades, elle est très amincie, laisse entre les cellules hépatiques qui la composent et les cellules parallèles, un espace considérable, parfois gorgé de globules rouges, et jusqu'à six ou sept fois plus étendu que la travée. Il y a à ce niveau une congestion capillaire très intense, avec augmentation des espaces intertrabéculaires. S'agit-il d'un processus actif ou d'une congestion passive ? Le foie, à ce niveau, a un aspect angiomateux.

La travée ne présente plus en cet endroit de direction uniforme. Tantôt elle se continue sur une certaine étendue, tantôt elle s'interrompt, n'étant plus composée que de quelques cellules sans relation avec les cellules des travées voisines. Elle forme des figures variées en ligne droite et brisée (S, Z, I), avec des parties renflées et surtout des parties rétrécies.

Dans l'espace intervallaire, on voit des cellules hépatiformes avec noyaux comparables à ceux des cellules hépatiques.

Quand l'espace capillaire est circulaire et circonscrit de toutes parts par des cellules périphériques, on a l'apparence d'une glande à épithélium polygonal et lumière centrale.

Dans les travées rétrécies, les cellules hépatiques sont diminuées dans le sens de la longueur et de la largeur. Elles ont une forme quadrilatère, quelquefois arrondie.

L'aspect trabéculaire est tout autre en général, et ce qui frappe, c'est l'état des cellules.

Des préparations fixées à l'acide osmique, examinées avec l'objectif 7 de Leitz et l'éclairage Abbé, montrent la cellule colorée d'une façon uniforme, contenant dans son intérieur d'extrêmement fines gouttelettes graisseuses en petit nombre, dont l'existence est physiologique, et un noyau qui apparaît vivement coloré par l'emploi du vert de méthyle. Il n'existe donc pas de dégénérescence graisseuse des cellules.

Nous n'avons point observé non plus la dégénérescence amyloïde, ni d'une façon accentuée la dégénérescence pigmentaire.

Il est par places des cellules hépatiques qui n'ont pas pris la coloration (sorte de nécrose partielle et limitée).

Sur des préparations fixées à l'acide picrique colorées à la safranine, et regardées à l'immersion homogène 1/12 de Leitz avec oculaire 1, la coloration des noyaux ne paraît pas uniforme. Leur volume et leur forme varie d'autre part. Le plus souvent, on a affaire à des formes rondes, quelquefois irrégulièrement arrondies, d'autres allongées en fuseau, ou en croissant, ou pentagonales.

Généralement, il existe un seul noyau par cellule. Ce noyau peut même manquer. Quelquefois on en trouve deux, rarement plus de deux, bien qu'on puisse observer exceptionnellement quatre noyaux arrondis, juxtaposés, ou trois.

Le volume est très inégal. A côté de la forme moyenne, il en est qui sont deux fois plus volumineux, d'autres plus petits avec tous les intermédiaires.

Quand on a étudié à un plus fort grossissement (obj. 1/12, oc. 3), on voit des figures de karyokinèse : deux asters sans partie intermédiaire, une plaque équatoriale, une plaque en croissant comprenant dans sa cavité un petit noyau, etc.

A côté des noyaux fortement colorés, il en est d'autres moins colorés, plus ou moins régulièrement arrondis.

Quand on examine la lésion au début, le tissu conjonctif commence à se développer au niveau des espaces portes, et déjà existent des néocanalicules biliaires souvent très nombreux. Il est difficile d'établir si le tissu conjonctif est plus épais autour de la veine ou des canalicules biliaires.

Le tissu conjonctif se montre parfois à l'état embryonnaire avec cellules à noyaux arrondis ou oblongs. A l'intérieur de ces cellules, se trouvent des néocanalicules constitués par une double paroi de cellules à noyaux arrondis, bouchant toute la lumière du tube, et sous forme de tractus longitudinaux des vaisseaux sans paroi.

Il se fait dans les parties voisines, entre des groupes de cellules hépatiques, une infiltration embryonnaire de cellules conjonctives.

On peut même observer par places de petits groupes de cellules embryonnaires au milieu du tissu hépatique.

Les veines sus-hépatiques qu'on aperçoit coupées, ne sont pas entourées de tissu conjonctif.

Il n'existe pas de modifications importantes du tissu hépatique de la granulation. Cependant, début de raréfaction de la trabécule.

A la périphérie, apparaît le tissu conjonctif.

Dans l'intérieur, la coupe d'un espace porte montre une sclérose commençante et des néo-canalicules biliaires.

En somme, il s'agit d'une affection hépatique caractérisée par une sclérose porto-biliaire, avec production considérable de néo-canalicules biliaires, capillarité et congestion vasculaire, sans dégénérescence cellulaire, raréfaction trabéculaire par places, et processus kariokynétique des noyaux.

Examen bactériologique. — L'examen bactériologique comprend l'examen du pus de la méningite et des coupes des organes ; l'inoculation à un cobaye de la pulpe de la rate, recueillie neuf heures après la mort, délayée dans l'eau stérilisée.

Dans le pus de la méningite, au milieu des globules blancs ne pénétrant que rarement dans leur intérieur, se voit un diplocoque qui se colore par les couleurs d'aniline, reste coloré par la méthode de Gram. Il ressemble au pneumocoque de Talamon-Frankel. Mais nous n'avons pu lui reconnaître une capsule. Il est formé de deux grains arrondis, quelquefois ovales ou allongés, rarement en forme de disque plano-convexe, s'opposant par leur surface plane. Il présente un volume variable, est plus volumineux quand il est isolé que quand il est par groupes très nombreux.

Les coupes ont été faites sur des morceaux fixés à l'alcool, durcis au collodion, reçus en coupes fines dans un ballon d'alcool, colorés avec les couleurs d'aniline, et suivant la méthode de Gram. La même technique a servi pour les coupes de végétation, de rate, de rein, de foie.

Nous avons retrouvé le même diplocoque dans nos coupes de végétations, tantôt isolé et facile à reconnaître, tantôt en amas indistincts. Mais on peut les reconnaître à la périphérie, et l'écrasement de la lamelle les disperse dans les parties avoisinantes.

Dans la rate, il s'est de même présenté, soit sous forme isolée soit en groupes.

Dans le rein, il constitue de véritables embolies microbiennes dans les espaces compris entre les tubes contournés. Déjà, à un faible grossissement après l'emploi de la méthode de Gram, on peut les reconnaître, et on remarque que la forme de ces colonies allongées représente bien la forme de l'espace qui sépare leurs tubes parallèles. Parfois elle est nettement contournée.

Nous l'avons en outre trouvé dans le foie ; sur quelques préparations au milieu des globules rouges dans les branches portes, ou bien entre les cellules hépatiques formant des agglomérats nombreux avec des individus isolés à la périphérie. Nous n'avons pas noté leur prédominance au niveau du tissu conjonctif ni au niveau des canalicules biliaires.

Sur toutes les coupes, le diplocoque s'est montré avec ses mêmes caractères déjà signalés plus haut, d'autant moins volumineux qu'il est en plus grand nombre, le plus souvent sous forme de diplocoque isolé, mais quelquefois groupé avec un autre élément.

Avec la pulpe de la rate prise huit heures après la mort, délayée dans l'eau stérilisée, il a été fait une injection de 1 cent. 1/2 sous la peau d'un cobaye, qui est mort trente-six heures après.

A l'autopsie, on est frappé de la quantité de sérosité qui existe sur toute la surface du corps, entre la peau et le tissu musculaire.

L'examen de la sérosité, du sang du cœur, des pulpes des organes, foie, rate, a fait constater le même diplocoque à l'état de pureté. Dans la sérosité, on a parfois une fausse apparence de courtes chaînettes. Quelques diplocoques sont très volumineux, et donnent à première vue l'impression d'une bactérie.

Les cultures faites avec le sang du cobaye, comme avec le pus de la méningite, n'ont pas donné de résultat concluant.

Cette observation nous paraît un fait indiscutable d'hépatite infectieuse subaiguë primitive. La bactériologie dit infection, l'anatomie pathologique dit foie infectieux, l'évolution clinique dit à marche subaiguë, — puisque la maladie a duré cinquante et un jours — et primitive. C'est là un des points les plus importants de l'observation que démontre l'analyse des symptômes.

Il s'agit d'un jeune homme de 17 ans 1/2 n'ayant dans ses antécédents ni syphilis, ni paludisme, ni alcoolisme, ni lithiase biliaire, qui brusquement se trouve pris d'une maladie à allures infectieuses, caractérisée seulement par une langue

rouge, une pharyngite érythémateuse, et dès le 3ᵉ jour, dès
le premier examen, par la présence manifeste dans l'urine
d'urobiline, à l'exclusion d'albumine, le tout accompagné
d'une fièvre à type intermittent. Au 24ᵉ jour, l'ictère s'installe sous forme de subictère, la température présente de
plus en plus le type rémittent et intermittent avec grands
accès irréguliers, la rate acquiert un volume considérable.
L'ictère devient permanent, très marqué, tandis que les selles
restent colorées et que parfois les pigments biliaires passent
dans l'urine où persiste d'autre part l'urobiline. Pendant ce
temps l'appétit est conservé, l'intelligence nette.

Le cœur droit se prend alors au 84ᵉ jour. Il se produit
au niveau des valvules de l'artère pulmonaire une endocardite végétante.

Puis les reins à leur tour deviennent malades. Au 38ᵉ jour
l'albuminurie apparaît. Bientôt il existe de l'oligurie, de l'anurie. Enfin apparaissent les phénomènes méningés par méningite purulente et le malade finit par succomber au 51ᵉ jour de
sa maladie.

Les derniers jours de sa vie il présenta sur la face, le cou,
au niveau du cuir chevelu, des cristallisations que nous
avons reconnu être des sueurs d'urée.

A cette conception d'une infection primitivement hépatique, la clinique peut opposer deux objections que nous voulons relever dès maintenant. Si l'urobiline a été constatée dès
le début dans l'urine indiquant que le foie a été touché, il
existait de la pharyngite érythémateuse. L'état de la gorge et
de la langue avait à la vérité suffisamment frappé dès le début
M. le Dʳ Florand qui suppléait notre maître le Dʳ Barth et
nous-même pour que nous ayons pensé à une scarlatine, à
une éruption fugace, d'autant que dans le milieu nosocomial,
chez les alcooliques au moins, l'urobiline recherchée systématiquement dans les maladies aiguës infectieuses est au
moins aussi fréquente, sinon davantage que l'albumine.

Mais ce qui existait, c'était plutôt une rougeur diffuse du
pharynx qu'une angine. Cette coloration accompagnait celle
de la langue, et toutes deux doivent, à notre avis, être mises

sur le compte de la fièvre accompagnant l'infection et pouvant
se traduire par des troubles de la sécrétion des glandes muqueuses de la cavité bucco-pharyngée.

D'ailleurs, au cas où on admettrait une infection générale,
il n'en est pas moins vrai que la localisation primitive essentielle s'est faite sur le foie.

L'évolution de la maladie permet [de rattacher tous les
symptômes à un processus hépatique initial et fait tomber
l'objection d'une infection secondaire surajoutée à l'infection
primitive. Fait intéressant, c'est au niveau du cœur droit que
s'est localisée l'endocardite végétante, comme dans les expériences de Gilbert et Lion où l'inoculation étant faite par voie
veineuse 7 fois sur 9 la tricuspide est atteinte. Et c'est seulement
quelques jours après que l'albumine apparaissait dans les urines. Puis dix jours encore après, les signes d'une méningite
se manifestent.

Il nous semble qu'on peut admettre :

1° Une infection limitée d'abord au foie (urobiline, puis ictère, accès intermittents hépatiques);

2° Qui gagne par voie veineuse (veines sus-hépatiques, veine
cave inférieure) le cœur droit ;

3° Puis infection par le sang artériel : néphrite infectieuse,
méningite purulente.

C'est le foie infecté qui devient infectant (Gastou) (1).

Pourquoi cette infection s'est-elle fixée initialement sur le
foie ? Ici doit intervenir la profession du malade : peintre en
bâtiment, il a eu une dizaine d'attaques, courtes à la vérité, de
coliques de plomb. Le foie, est-il besoin de le rappeler, subit
pendant la colique de plomb des modifications qui se traduisent
par une diminution appréciable portant sur ses diamètres
horizontaux et verticaux, trouvée 29 fois sur 47 cas par M. le
Dr Potain (2). N'y -t-il pas là une condition de terrain favorable pour l'évolution d'un micro-organisme venu, suivant
toute probabilité, de l'intestin ?

---

(1) Gastou. Loc. cit.
(2) Potain. Semaine médicale, 1888.

L'évolution a été subaiguë, la première localisation s'est faite sur le foie. Elle est traduite sous forme d'hépatite avec sclérose. La sclérose est presque exclusivement porto-biliaire à début probable par les veines, accompagnée d'une production considérable de néocanalicules biliaires. La disposition du tissu conjonctif se caractérise par des traînées constituant parfois des anneaux extérieurs en général au lobule veineux, et comprenant des étendues de foie variables, parfois considérables.

La sclérose est abondante, beaucoup moins cependant que dans les cirrhoses proprement dites. Elle est adulte, non vieille, ne contient pas beaucoup de fibres élastiques.

Les veines portes sont le siège d'endophlébite, de périphlébite, d'oblitération, les grands canalicules biliaires sont peu malades.

Les veines sus-hépatiques sont à peu près indemnes.

La travée hépatique conservée ou modifiée est parfois raréfiée. Il existe un processus vasculaire peut-être actif très accentué de congestion et de capillarité.

Les cellules n'offrent ni dégénérescence graisseuse — ou amyloïde — ni pigmentaire (d'une façon marquée). Nombre de noyaux sont en voie de karyokinèse.

Il s'agit donc bien là d'un foie infectieux offrant les caractères magistralement décrits par M. Hanot, mais qui s'accompagne de la formation d'une sclérose abondante.

La bactériologie fait avancer maintenant la question d'un pas. Nous n'avons pas réussi à faire des cultures pures du microorganisme incriminé. Mais sa présence dans le pus de la méninge à l'état isolé, son existence sur les coupes de la végétation, du rein, de la rate et du foie ; l'inoculation positive à un cobaye, avec examen du sang et des pulpes d'organe confirmatifs, nous permettent d'admettre qu'on a eu affaire à un microbe pathogène pour le cobaye et pour l'homme.

Quel est-il ? C'est un diplocoque qui prend le Gram et n'est pas encapsulé ? Les cultures eussent permis sans doute de l'identifier. Il est vraisemblable qu'il s'agit d'un microorganisme hôte habituel ou accidentel de l'intestin devenu pathogène. Un diplocoque a été assez souvent rencontré dans les coupes par Gastou (1).

II

Si, dans son ensemble, l'observation que nous publions représente un cas intéressant de la pathologie hépatique, il est dans l'histoire clinique, anatomique, bactériologique, telles particularités qui nécessitent d'être relevées.

Nous signalons seulement la conservation de l'appétit au cours d'un processus infectieux fébrile, la douleur spontanée de la rate par dilatation brusque de l'organe sans qu'il y ait eu périsplénite, l'endocardite végétante du cœur droit donnant lieu aux phénomènes de rétrécissement pulmonaire ; la diminution de l'urée allant presque jusqu'à la suppression qui a été étudiée seulement quand les reins ne fonctionnaient qu'imparfaitement, et liée à une causalité complexe. Nous voulons insister surtout sur les sueurs d'urée. C'est Schottin qui, en 1850, décrivit pour la première fois les sueurs d'urée pendant les attaques d'urémie. Puis Bartels dans son traité des maladies des reins publie deux observations : les cristaux sur la barbe présentaient tout à fait l'aspect du givre. Lécorché et Talamon ont publié 2 cas dans leur Traité de l'albuminurie. Talamon (2) en a observé un nouveau cas dans une urémie nerveuse. D'après lui les sueurs d'urée appartiennent surtout à la forme nerveuse des accidents urémiques. Mais il n'est pas impossible de les observer dans l'urémie gastro-intestinale. En dehors de l'urémie on les a signalées :

Drasche, dans 12 cas de choléra.

Hirschsprung, dans 5 cas de pyélonéphrite.

Bartels, dans 2 cas où il n'y avait pas maladie de reins.

C'est à la face seulement et jamais sur quelque autre partie du corps qu'apparaissent ces sueurs. Elles indiquent en géné-

---

(1) *Loc. cit.*

(2) Talamon *Méd. mod.*, 22 fév. 1893. Sueurs d'urée. Article auquel nous empruntons tous ces détails.

ral un pronostic fatal : la mort survenant dans le délai de
trois, quatre, cinq jours au plus.

Les sueurs d'urée accompagnent une anurie presque absolue. Sont-elles ici en rapport avec la maladie du foie? Il vaut
mieux penser qu'elles ont pu se produire malgré l'affection
hépatique.

Au point de vue anatomique, nous relevons la présence
d'un foie avec sclérose chez un jeune homme de 17 ans. Laure
et Honorat ont attiré l'attention sur la fréquence des
cirrhoses biliaires avec ictère chez les enfants à la suite de
maladies infectieuses (rougeole surtout et scarlatine). La
lésion dans ces cas semble avoir pour point de départ l'inflammation des canalicules biliaires et s'accompagne de néoformation canaliculaire. Le volume de la rate avec un poids de
1.400 grammes mérite d'être répété.

L'intérêt anatomique consiste dans la formation rapide de
la sclérose sous l'influence d'une infection.

Roger (1) a montré que, par inoculation du bacillus septi-
cus, dans les veines périphériques ou dans la peau, on déterminait des lésions variées chez le lapin, en outre une lésion
systématique du foie à point de départ conjonctif. D'ailleurs
cet auteur a obtenu des cirrhoses systématiques du foie avec
le bacterium coli à la condition d'injecter le microbe dans les
voies biliaires.

Quant à la formation du tissu conjonctif, si on accepte l'opinion de Kelsch et Kiener que toute cellule hépatique est au
début une cellule embryonnaire modifiée dans le sens de sa
fonction et susceptible de revenir à l'état conjonctif sous l'influence de l'irritation, on peut faire dépendre de l'infection la
production de la sclérose, ainsi que les altérations nucléaires
et la néoformation des canalicules biliaires formés aux
dépens des cellules hépatiques. Dans tout ce travail irritatif,
la cellule n'est pas modifiée dans le sens de la dégénérescence.
Aussi le pronostic tiré de l'état du foie n'était-il pas mauvais.
Dans les cirrhoses, au point de vue anatomo-pathologique,

_____

(1) Roger. Soc. biologie, 1893.

dit M. Hanot (1), le diagnostic est lié à la topographie de la néoformation conjonctive, le pronostic à l'état de la cellule hépatique. Dans notre cas, la terminaison fatale a été moins en rapport avec l'état du foie qu'avec les complications. N'étaient l'endocardite végétante, la néphrite, la méningite suppurée, l'hépatite subaiguë eût pu passer à l'état chronique.

La présence des micro-organismes dans le foie doit être signalée. Dans les expériences de M. Roger on ne trouve plus de microbes dans cet organe à partir du septième jour.

III.

Quelle place doit avoir le cas que nous décrivons dans la pathologie?

Il s'agit d'un foie infectieux avec sclérose, d'une cirrhose à petit foie avec grosse rate, ictère par polycholie, absence de circulation collatérale.

La maladie a eu une marche subaiguë, une forme fébrile. Il n'y a pas lieu de la rapprocher des différentes formes de la cirrhose atrophique avec ictère : soit la cirrhose alcoolique avec ictère par lésion profonde de la cellule, telle que M. Hanot l'a décrite, qui s'accompagne d'ascite et d'œdème précoce des membres inférieurs, ni de la cirrhose alcoolique avec ictère par concomitance de lithiase biliaire, comme il en existe quelques observations, ni de la cirrhose biliaire, suite de lithiase, avec atrophie du foie. Nous devons citer l'observation publiée sous le nom de cirrhose aiguë du foie par M. Debove (2). Il s'agit d'une malade de 34 ans non alcoolique, syphilitique (mais la syphilis n'a point été incriminée par l'auteur), qui présenta une cirrhose avec ictère, fièvre, tuméfaction de la rate, hémorrhagies, diarrhée. M. Debove vit le foie d'abord volumineux se rétracter.

L'examen anatomique reconnut une cirrhose périlobulaire, monocellulaire. Certaines cellules étaient graisseuses, d'autres granuleuses ou atrophiées.

---

(1) Hanot. *Arch. gén. de méd.*, 1882.
(2) Debove. Cirrhose aiguë du foie Soc. méd. des hôpit., 1887.

Notre cas nous semble être une variété d'ictère infectieux. La marche subaiguë a permis le développement de tissu conjonctif, en quantité insuffisante pour qu'il y ait véritablement cirrhose.

Nous pensons qu'il y a quelque rapprochement à établir avec la maladie de M. Hanot.

Dans les deux cas il y a rate grosse, énorme, ictère par polycholie, absence de circulation collatérale et d'ascite. Dans les deux cas l'appétit était conservé.

La lésion porte sur tous les éléments, système vasculaire, système biliaire avec intégrité relative de la cellule.

Mais la marche est subaiguë : les complications n'ont pas permis au processus hépatique de se développer davantage.

Le foie est plutôt atrophié : mais n'y a-t-il pas, dans des formes plus rapprochées, à côté de la cirrhose alcoolique atrophique de Laënnec, la cirrhose alcoolique hypertrophique d'Hanot et Gilbert, n'y a-t-il pas une cirrhose cardiaque à gros foie et une autre à petit foie. D'ailleurs, en général, les formes hypertrophiques représentent des cas cliniquement plus favorables que les formes atrophiques.

Cette forme nous paraît être un des anneaux d'une chaîne qui va de l'ictère grave (forme suraiguë) à la cirrhose hypertrophique avec ictère chronique, maladie d'Hanot (forme chronique). Elle vient encore, d'une façon indirecte, démontrer la nature infectieuse de cette dernière maladie.

CHIMIE MINÉRALE DES CORPS ORGANISÉS.

Sol animal.

Le microbe du tétanos (anaérobie); la bactéridie du charbon (aérobie),

Par J. GAUBE (du Gers).

Bouillons de culture.

Il était intéressant de savoir, au début de ces expériences, en quel état se trouvait la matière protéique dans les bouillons de culture avant l'ensemencement, c'est-à-dire dans les bouillons témoins.

Bouillons témoins préparés par M. le professeur Nocard (1). le 3 septembre, le 7 novembre, le 8 décembre 1893.

Liquides limpides, de couleur jaune, d'odeur agréable. Densité = 1.012 ; réaction neutre ou très légèrement alcaline.

Portés à l'ébullition, les bouillons se troublent; l'acide acétique éclaircit momentanément les bouillons qui se troublent de nouveau sans dégagement apparent de gaz ; une goutte d'acide azotique ne trouble pas sensiblement les bouillons; un excès d'acide azotique produit un précipité très marqué; le ferrocyanure et l'acide acétique troublent les liqueurs; le tanin précipite abondamment; l'iodhydrargyrate de potassium ou réactif de Tanret précipite dans les bouillons et le précipité n'est pas dissous par la chaleur, n'est pas soluble dans l'alcool.

Nous devons conclure des essais ci-dessus que l'albumine se rencontre dans les bouillons témoins telle qu'elle est dans les tissus vivants, à l'état de combinaison minérale, à l'état d'albuminates (2). Acide lactique, fer : caractérisés. Glucose : traces.

II

M. le professeur Nocard voulut bien ensemencer les 3 septembre, 7 novembre et 8 décembre 1893, quantités égales des bouillons de culture que nous venons d'examiner avec deux microbes puissants : un microbe *anaérobie*, le microbe du *Tétanos*, et, un microbe *aérobie*, la bactéridie du Charbon.

Les cultures paraissant arrivées à leur complet développement, *très riches en produits microbiens*, une partie des bouil-

---

(1) Je ne saurais trop vivement remercier M. le professeur Nocard de l'accueil plein de sympathie qu'il a daigné me faire et de l'empressement avec lequel il a bien voulu m'aider dans l'exécution de ce travail.

(2) J. Gaube (du Gers). De l'albuminaturie. Société de biologie. Années 1891-1892.

lons fut filtrée à travers une bougie Pasteur et le résidu de la filtration et le *filtratum* mis dans des flacons séparés.

Bouillons filtrés du Tétanos (1).

Liquides limpides, neutres ou très légèrement acides, d'odeur repoussante, d'une densité de 1.010.

Les bouillons précipitent par la chaleur; le précipité n'est pas soluble dans les acides; ils précipitent par l'acide azotique; ils ne contiennent pas de glucose, pas d'acide lactique, pas de peptones, ils contiennent de l'*albumine libre*.

Bouillons filtrés du Charbon.

Liquides limpides, plus souvent acides que neutres, ayant mauvaise odeur, d'une densité de 1.009.

Les bouillons précipitent à peine par la chaleur, par les acides, donnent la réaction du *Biuret* avec la liqueur de Fehling, précipitent par l'iodhydrargyrate de potassium; la plus grande partie du précipité est dissoute par la chaleur, par l'alcool. Acide lactique : caractérisé; pas de glucose; ils contiennent à peine de l'albumine; ils contiennent des *Peptones*.

Analyses rapportées à 1.000 cc. de bouillon.

Éléments dosés	Bouillons témoins		Bouillons filtrés (Charbon)		Bouillons filtrés (Tétanos)	
Eau...........	978 gr. 64	0/00	979 gr. 73	0/00	981 gr. 067	0/00
Extrait sec....	21	248	20	2687	18	933
Urée..........	0	6837	0	7646	1	3871
Chlore........	2	9264	2	815	2	7507
Acide phosphorique........	1	0312	0	87124	0	8125
Bases	**Bases**		**Bases**		**Bases**	
Chaux........	0 gr. 0630	0/00	0 gr. 052	0/00	0 gr. 0271	0/00
Magnésie......	0	0771	0	07824	0	0551
Potasse	0	2218	0	07460	0	1154
Soude........	4	6747	4	39	4	019

Total des bases.

5 gr. 0542 0/00   4 gr. 59434 0/00   4 gr. 2165 0/00

---

(1) La culture du microbe du tétanos a été faite à l'abri de l'air, au contact du gaz d'éclairage.

Bases minérales utilisées.

Charbon	Tétanos
0 gr. 45926 0/00	0 gr. 8376 0/00

Azote total (1) pour 1.000 cc. de bouillon.

Bouillons témoins	Bouillons filtrés (Charbon)	Bouillons filtrés (Tétanos)
1 gr. 5081 0/00	1 gr. 4098 0/00	1 gr. 5275 0/00

Azote total (2).

Résidu de la filtration du bouillon du charbon	Résidu de la filtration du bouillon du tétanos
1 gr. 742 0/00	1 gr. 77 0/00

Azote fourni par la matière protéique.

0 gr. 0983 0/00	0 gr. 000 0/00

Azote pris en dehors de la matière protéique.

0 gr. 1356 0/00	0 gr. 2813 0/00

Azote total pour 1.000 cc. de bouillon.

Bouillon témoin	Bouillon de culture du charbon, brut	Bouillon de culture du tétanos, brut
1 gr. 517 0/00	1 gr. 647 0/00	1 gr. 660 0/00

Azote pris en dehors de la matière protéique :

0 gr. 130 0/00	0 gr. 143 0/00

Moyenne de l'azote pris en dehors de la matière protéique, fourni par toutes les expériences :

0 gr. 1328 0/00	0 gr. 21215 0/00

III

La relation de la matière minérale et de la matière protéique entre elles, est, nous l'avons écrit, sinon démontré déjà plusieurs fois, la partie la plus intéressante de l'étude que nous

---

(1) La matière azotée a été attaquée par la méthode de Kjeldahl et l'azote dosé à l'aide de l'appareil de Schlœsing.

(2) Pour que ce résultat fût rigoureusement exact, il faudrait pouvoir en déduire la quantité d'azote fournie par le bouillon qui était dans le résidu.

avons entreprise sous le nom de CHIMIE MINÉRALE DES CORPS ORGANISÉS OU SOL ANIMAL.

L'*Azote*, l'élément principal de la matière protéique, se trouve impuissant sans le secours de la matière minérale chez les êtres occupant un rang élevé dans les deux règnes de la vie; les analyses précédentes démontrent que les infiniment petits se conduisent, au moins en certaines circonstances, comme les êtres chez lesquels les phénomènes de la vie sont le plus apparents. Nous voyons, en effet, le microbe qui a utilisé la plus grande quantité de matière minérale emmagasiner la plus grande somme d'azote.

Nous voyons en même temps le microbe du *Tétanos*, microbe *anaérobie*, reconstituer l'albumine, le sérum, absorber la soude, tandis que le microbe du *Charbon*, *aérobie*, absorbe la *Potasse*, toute la *Potasse* disponible.

Avant l'ensemencement, le bouillon de culture contenait la matière azotée à l'état de combinaison albumino-minérale et d'urée; le même bouillon au sein duquel s'est développé le microbe du *Tétanos* ne contient plus ou presque pas d'albuminates qui sont remplacés par de l'albumine. Quelle est l'origine de cette albumine? Elle ne provient certainement pas de la simple décomposition des albuminates, car elle ne serait pas soluble, elle n'aurait pas ses caractères particuliers; cette albumine est un vrai sérum restitué, reconstitué.

Le bouillon de culture du *Charbon* ne contient pas d'albumine, de sérum; il contient des *Peptones*; ici la matière protéique a subi des transformations moins profondes que dans le bouillon de culture du *Tétanos*.

L'*Azote* total contenu dans un litre de bouillon de culture avant l'ensemencement était de : 1 gr. 5081 0/00. Avec 0 gr. 8376 de bases minérales, le microbe du *Tétanos*, *anaérobie*, a fixé 0,281 d'*Azote*, et, le microbe du *Charbon*, *aérobie*, avec 0 gr. 45936 de bases minérales, a fixé 0,1356 d'*Azote* de plus que le bouillon de culture vierge pouvait en fournir.

Nous retrouvons dans les bouillons ensemencés et filtrés, à peu de chose près, la même quantité d'*Azote* que dans les bouillons témoins. Les microbes semblent avoir consommé peu d'*Azote*. Cependant les résidus nous donnent une somme d'*Azote* supérieure à celle que nous fournissait le bouillon vierge et qui paraît presque intacte dans le bouillon ensemencé et filtré. Cet *Azote* ne provient pas, en totalité du moins, des matières albuminoïdes retenues par la bougie; en effet, l'attaque directe des bouillons de culture non filtrés produit un excédent d'*Azote* sur les bouillons témoins. C'est donc aux milieux gazeux ambiants que les microbes ont pris l'*Azote* nécessaire pour vivre et se développer.

La fixation de l'*Azote* libre par les plantes est aujourd'hui élucidée grâce aux travaux de Berthelot (1876), de Schlœsing et Müntz, de Hellriegel et Wilfarth, de Noble, de Joh Lawes et Gilbert, etc., un *microrganisme* particulier permet aux plantes de fixer l'*Azote* de l'air; certains microbes sont des fixateurs d'*Azote* libre; les expériences de Frankland, celles plus précises de Winogradsky, ont établi que les microbes nitrificateurs façonnaient du protoplasma vivant, dans un milieu minéral privé de toute trace de matière organique; tous les microrganismes posséderaient-ils la faculté de fixer de l'*Azote* libre, de faire du protoplasma à l'aide de la matière minérale, au sein de la matière organique, sans y puiser le *Carbone* et l'*Azote*? C'est possible; en ce qui concerne le microbe du tétanos, *anaérobie*, et la bactéridie du charbon, *aérobie*, le fait semble certain dans les conditions de nos expériences, et, la quantité d'*Azote* fixé paraît en rapport avec la quantité de matière minérale utilisée par ces infiniment petits.

La *Potasse* est la dominante minérale propre du *Charbon* et la *Soude* la dominante minérale propre du *Tétanos*.

REVUE CRITIQUE

LES AFFECTIONS CONGÉNITALES DE LA RÉGION SACRO-COCCYGIENNE,

Par le Dr B. CALBET,

Ancien interne des hôpitaux.

Les tumeurs congénitales de la région sacro-coccygienne ont de tout temps attiré l'attention des chirurgiens ; mais la variété des formes sous lesquelles elles se présentent, la complexité de leur structure, l'obscurité qui entoure leur pathogénie, en ont fait un sujet ardu et c'est là ce qui explique la rareté des travaux d'ensemble sur cette question. Il faut, en effet, remonter à 1868, époque à laquelle M. S. Duplay (1) publia ici même une revue critique sur ce sujet, pour avoir le dernier résumé magistral de ce chapitre de pathologie externe. Or à ce moment, on ne possédait que des observations incomplètes, uniquement empruntées à la clinique avec examen macroscopique superficiellement fait. Depuis, de nombreux observateurs se sont plus spécialement attachés à faire un examen microscopique attentif et complet des tumeurs qu'ils avaient la bonne fortune d'étudier et leurs travaux, abordant ainsi tour à tour un ou plusieurs des multiples côtés de la question, ont révélé un certain nombre de faits fort intéressants. Aussi il nous a paru que le moment était très favorable pour présenter de nouveau un exposé de la manière dont il semble que l'on doive concevoir actuellement la description, la filiation et le traitement de ces diverses affections.

Nous passerons très rapidement sur l'historique de la question, renvoyant pour plus de détails au mémoire de M. Duplay et à la monographie que nous avons récemment publiée sur ce sujet (2). Nous citerons simplement les noms de

(1) Duplay (S.). Revue critique sur les tumeurs congénitales de la région sacro-coccygienne. *Arch. de méd.*, t. XII, 1868, p. 723-742.

(2) Calbet. Contribution à l'étude des tumeurs congénitales d'origine parasitaire de la région sacro-coccygienne. Th. Paris, 1893, 220 p., 2 fig.

Meckel (1), Ollivier d'Angers (2), Himly (3), Ammon (4), Wernher (5), Véling (6), Lotzbeck (7), Förster (8), Constantin Paul (9), Braune (10), qui a publié sur ce sujet un des travaux les plus importants, Molk (11) et enfin M. Duplay qui, reproduisant en partie la classification de Braune et s'inspirant en outre des travaux de Véling et Molk, décrivit : des inclusions fœtales, des spina-bifida sacrés, des kystes ou hygromas sacrés, des sarcomes et cysto-sarcomes, des fibromes et cysto-fibromes, des lipomes, des tumeurs caudales et enfin certaines tumeurs de nature très complexe. La même année Holmes (12) et un peu plus tard Virchow (13) et Böhm (14)

---

(1) Meckel (J.-F.). *Handbuch. des pathol. Anatomie*, 1812, Bd I, p. 373.

(2) Ollivier d'Angers. Sur les inclusions fœtales. *Arch. gén. de méd.*, 1827, p. 457 et 529.

(3) Himly. Geschichte des fœtus in fœtu. Hannover, 1831.

(4) Ammon. Die angeborene chirurgische Krankheiten. Berlin, 1840.

(5) Wernher. Die angeborene Cystenhygrome. Giessen, 1843.

(6) Véling. Essai sur les tumeurs enkystées de l'extrémité inférieure du tronc fœtal. Th. Strasbourg, 1846.

(7) Lotzbeck. Die angeborene Geschwülste der hintern Kreuzbeingegend. München, 1858.

(8) Förster (A.). Die Missbildungen. Iena, 1861, p. 28.

(9) Constantin Paul. De l'inclusion fœtale située dans la région sacro-périnéale, *Archiv. génér. de médecine*, t. XIX et XX, 1862.

(10) Braune. Die Doppelbildungen und angeborene Geschwülste der Kreuzbeingegend, Leipzig, 1862.

(11) Molk. Des tumeurs congénitales de l'extrémité inférieure du tronc. Th. Strasbourg, 1868.

(12) Holmes. Thérapeutique des maladies chirurgicales de l'enfance. Trad. franç., 1870, p. 2-30.

Entfernung der angeborene Gewächse der Kreuzbeingegend. *Journ. f. Kinderkr*, 1869, Bd LII, p. 6.

(13) Virchow. Krankhafte Geschwülste. Berlin, 1863.

Monatsch für Geburtshulfe, 1857, Bd IX, p. 259.

Ueber die Sakralgeschwulst des Schliewenerkindes. *Berlin. Klinisch. Wochensch.*, 1869.

(14) Böhm. Zur Casuistik der fœtalen Inclusionen in Steissbeingeschwülste. *Berl. Klin. Wochensch.*, 1872, n° 5.

reprennent de nouveau la question, Wagstaffe (1) réunit et compare 89 observations. Puis paraissent en Allemagne un grand nombre de travaux, les thèses de Kornalewski (2), Lustig (3), Glogner (4), Kauffmam (5), Pannwitz (6), les observations de Lüttkemüller (7) qui publie 4 cas semblables et de Schreiber (8) et deux leçons de Bergmann (9) dans lesquelles il décrit : 1° des spina-bifida et 2° des tumeurs coccygiennes proprement dites divisées à leur tour en parasites sous-cutanés, sarcomes et cysto-sarcomes, dermoïdes simples et dermoïdes complexes. En France, il faut citer après les mémoires inachevés de de Soyre (10) et Depaul (11) les observations de Panas (12), Brissaud et Monod (13), la leçon clinique de

---

(1) Wagstaffe. On certain congenital tumours the sacral and perineal region. Enormous perineal tumour in a child bron alive. *Saint Thomas'-Hospit. Rep. M. S.*, 1873, t. IV, p. 213-232.

(2) Kornalewski. Zur Casuistik der congenitalen Sakralgeschwülste. Th. Konigsberg, 1876.

(3) Lustig (J.). Beitrag zur Casuistik der Sakralen Tumoren mit fœtalen Inhalt. Th. Berlin, 1881.

(4) Glogner. Ueber congenitale Sakraltumoren. Th. Halle, 1883.

(5) Kauffmam (H.) Einige Beobachtungen uber angeborene Sarkaltumoren. Th. Berlin, 1883.

(6) Pannwitz. Ueber congenitale Sakraltumoren. Th. Berlin, 1884.

(7) Lüttkemüller. Quatre cas de tumeurs sacrées congénitales. *Strickers'-med. Jahrbuch.*, 1875, p. 65-76.

(8) Schreiber. Beitrag zur Casuistik der angeborenen Sakralgeschwülste. *Dutsch. Zeits. f. Chirur.* Leipzig, 1879, p. 331-349.

(9) Bergmann (E. V.). Zur Diagnose der angeborenen Sakralgeschwülste. *Berl. Klin. Wochensch.*, 1884, p. 761 et 780.

(10) De Soyre. Relation de 3 observations de tumeurs congénitales de la région sacro-coccygienne. *Arch. de Tocologie*, 1874, p. 156.

(11) Depaul. Tumeurs congénitales de la région fessière. *Arch. de Tocologie*, 1877, p. 449-465 et 523-537.

(12) Panas. Tumeur congénitale de la région sacro-périnéale chez un enfant de sept jours. *Bullet. de la Soc. anatom. et de la Soc. de chirurgie*, 1877.

(13) Brissaud et Monod. Contribution à l'étude des tumeurs congénitales de la région sacro-coccygienne. *Progr. méd.*, 1877.

Péan (1), l'article de Chauvel (2) et la thèse de Lachaud (3) reproduisant les anciennes classifications et donnant en outre quelques recherches personnelles sur la glande de Luschka (4), Puis Lannelongue et Achard (5), dans leur *Traité des kystes congénitaux*, consacrent un article spécial aux tumeurs congénitales de la région sacro-coccygienne et insistent à plusieurs reprises sur ce sujet, notamment à propos des kystes dermoïdes et de leur pathogénie. En 1891 Kiener (6), de Montpellier, décrit : 1° des tumeurs de structure très simple, appartenant ou à la peau (verrues pigmentées et pilifères, myômes, angiomes et lymphangiomes), ou au tissu cellulaire sous-cutané (lipomes et fibromes), ou au squelette (chondromes ou ostéomes) et dues à un excédent du matériel embryonnaire homologue à celui qui constitue ces parties ; 2° des kystes dermoïdes complexes et 3° des monstres doubles, certainement dus à deux centres de formation blastodermique. Notons en terminant, et pour être complet, les quelques lignes que leur consacrent Cornil et Ranvier (7) qui les décrivent sous le nom de tumeurs mixtes, Bard et Trévoux (8) qui les nomment tumeurs à tissus multiples, Quénu (9) qui les appelle tumeurs complexes et enfin Walther (10) qui, dans le traité de

---

(1) Péan. Des tumeurs congénitales de la région sacro-coccygienne. Leçons de clinique chirurgic., 1882-83, p. 97-108.

(2) Chauvel. Dictionn. Encyclopédique. Art. Sacro-coccygienne (Région). 1878.

(3) Lachaud. Recherches sur les tumeurs congénitales de la région sacro-coccygienne. Th. Paris, 1883.

(4) Luschka (H.). Der Hirnhang und die Steissdrüse des Menschen. Berlin, 1861. *Arch. f. path. Anat.*, 1860, Bd XVIII, p. 106.

(5) Lannelongue et Achard. Traité des kystes congénitaux. Paris, 1886, p. 447-471 et *passim*.

(6) Kiener. Sur une tumeur congénitale de a région sacro-coccygienne. *Gaz. hebd. des sciences méd. de Montpellier*, 1891, 409-413.

(7) Cornil et Ranvier. Histologie pathologique, t. I, p. 361.

(8) Bard. Lyon Médical. 1888.
Trévoux. Des tumeurs à tissus multiples. Th. Lyon, 1888.

(9) Quénu. Traité de chirurgie. Duplay-Reclus, t. I, 1890, p. 465-473.

(10) Walther. Traité de chirurgie. Duplay-Reclus, t. VII, 1892, p. 449-462

chirurgie de Duplay et Reclus publie un travail d'ensemble sur ce sujet.

Après avoir lu les observations publiées par ces divers auteurs, analysé et comparé les multiples classifications proposées jusqu'ici pour pouvoir englober tous les cas décrits, il nous a paru nécessaire de donner une nouvelle classification beaucoup plus simple. Il nous semble, en effet, que les affections congénitales de la région sacro-coccygienne peuvent être réparties en deux groupes : le premier comprend *toutes les productions qui résultent d'une anomalie de développement de cette région.* Cette anomalie, qui est ordinairement due à un *arrêt de développement,* est plus ou moins grave et va depuis les simples difformités (dépressions, fistules congénitales et kystes dermoïdes simples d'une part, appendices caudiformes de l'autre) jusqu'aux véritables monstruosités simples (spina-bifida à forme de myélocystocèle). Le second groupe doit renfermer, à notre avis, *l'immense majorité des autres cas de tumeurs congénitales de la région sacro-coccygienne.* C'est-à-dire qu'il comprend les néoplasmes formés de masses polykystiques et de tissus multiples décrits sous les noms de sarcomes, cysto-sarcomes, hygromas, fibromes, chondromes, ostéomes, myômes, lipomes, angiomes, etc., ainsi que les tumeurs composées en tout ou en partie par des membres supplémentaires ou des organes fœtaux tels que intestins, bronches, poumons, etc. Ces tumeurs sont formées par le *développement anormal d'un second embryon vivant en parasite sur un frère jumeau (l'autosite), le plus souvent normalement conformé et développé.* Leur union constitue en somme un monstre double qui doit être rangé dans la classe des monstres doubles parasitaires. On trouvera au chapitre de la pathogénie de ces diverses tumeurs les motifs qui nous paraissent devoir faire accepter une pareille classification.

Nous ne nions pas certainement la possibilité de la présence en ce point des diverses tumeurs malignes, carcinomes, sarcomes et lymphangiomes que l'on trouve quelquefois chez les enfants dès la naissance ; mais nous croyons qu'elles y sont tout à fait exceptionnelles, qu'elles ne sont pas plus fréquentes

dans cette région que dans les autres et qu'elles se distinguent
toujours des tumeurs que nous étudions par leur siège, très
variable, leurs symptômes, leur généralisation et leur structure uniforme. Nous n'avons trouvé dans nos recherches
qu'une seule observation pouvant, à la rigueur, rentrer dans
cette classe, c'est un cas de Buzzi (1) que l'auteur considère
comme un angio-sarcome ou un « endothéliome consécutif à
la prolifération de l'endothélium des vaisseaux sanguins » ou
comme un angiome développé aux dépens des éléments de la
glande de Luschker. Mais cette tumeur n'avait manifesté sa
présence que cinq mois après la naissance.

I. — ANOMALIES DE DÉVELOPPEMENT DE LA RÉGION SACRO-COCCYGIENNE.

1° *Dépressions et fistules congénitales sacro-coccygiennes.* —
La description des dépressions et des fistules sacro-coccygiennes ne peut guère être disjointe, car il n'y a entre elles
que des différences de degré. De plus, bien que dans ces cas
il n'y ait point [de tumeur véritable, il a paru indispensable
d'en donner ici une description succincte, en raison des connexions intimes qui, embryologiquement, les réunissent aux
kystes dermoïdes simples.

Il semble que ce soit Roser (2) qui le premier, en 1853, parla
de cette légère malformation. « Sous le nom de fistule par invagination cutanée à la période embryonnaire, dit-il dans son
anatomie chirurgicale, il faut comprendre un petit enfonce-
ment ou une sorte de fistule, ou un kyste qui siège dans cette
région. On observe, chez beaucoup de personnes, une petite
fossette située à la partie supérieure de la région coccygienne
et qui doit être considérée comme une invagination cutanée
d'origine fœtale. Suppose-t-on cette fossette plus profonde on
a une sorte de trajet fistuleux. Si ce trajet s'obstrue, on a un
kyste qui à son tour peut nécessiter une extirpation, soit à

---

(1) Buzzi (F.). Beitrag zur Kenntniss der angeborene Geschwülste der
Sacrococcygealgegend. *Arch. f. path. Anat.*, 1887, CIX, p. 9-20, Fall I.

(2) Roser. (Anatom. chirurgic., 1853), *in* Wendelstadt, th., p. 18.

cause de son volume, soit à cause de son inflammation. »
Cette remarque était inconnue, lorsque Kühn (1), en 1867, écrivit sa lettre à la Société de chirurgie, puis vinrent : les
observations de Després (2) et de Féré (3), les remarquables
travaux de M. Lannelongue résumés dans la thèse de Peyramauré-Duverdier (4) son élève, les mémoires de MM. Terrillon et Heurtaux (5) analysés dans la thèse de M. Couraud (6), la thèse de M. Wendelstadt (7), une discussion
récente de la Société de chirurgie (8) et enfin un travail de
M. Tapie (9).

M. Peyramaure-Duverdier a constaté que sur 160 enfants
âgés de 1 jour à 15 ans, 110 présentaient des dépressions
au niveau de la région sacro-coccygienne; et dans un certain
nombre de cas où elles paraissaient faire défaut, on trouvait
soit une différence de coloration de la peau, soit une mobilité
moindre, en certains points de la rainure interfessière. Il se
pourrait même que leur fréquence fût encore plus grande,
car sur 30 nouveau-nés, le même auteur a trouvé 28 fois des
dépressions manifestes, fait qui paraîtrait confirmer l'opinion
de M. Després, qui regarde ces dépressions comme constantes

---

(1) Kühn. Lettre à la Société de chirurgie, 1867, p. 334.

(2) Després. Kyste dermoïde de la région ano-coccygienne. Bullet. de la
Soc. anat., 1874, p. 302. Bullet. Soc. de chirurgie, 1859, XV, p. 614-617.

(3) Féré. Bullet. de la Soc. anatom., 1878, p. 532.

(4) Peyramaure-Duverdier. Dépressions et fistules de la région sacro-
coccygienne. Th. Paris, 1882.

(5) Bullet. de la Société de chirurgie, 1882. Terrillon, p. 54. Lannelongue,
p. 185. Heurtaux, p. 194 et *passim*.

(6) Couraud. Contribution à l'étude des dépressions, fistules congénitales
cutanées et kystes dermoïdes de la région sacro-coccygienne, Th. Paris,
1883.

(7) Wendelstadt (H). Ueber angeborene Hauteinstülpungen und haar-
haltige Fisteln der Sacrococcygealgegend. Th. Bonn, 1885.

(8) Bullet. de la Société de chirurgie, 1891, p. 614. (Després, Terrillon,
Schwartz.) Kystes dermiques congénitaux et fistule de la rainure coccygienne.

(9) Tapie. Fistule congénitale de la région sacro-coccygienne. *Rev. méd
de Toulouse*, 1890, n° 3.

chez le nouveau-né. Par suite du développement de l'individu, cette légère difformité tend à disparaître. Examinant à ce point de vue 30 adultes, M. Peyramaure-Duverdier n'a trouvé qu'une fois un très léger méplat et M. Heurtaux, chez 960 individus, 670 hommes et 290 femmes, n'a rien remarqué chez 918 ; 29 hommes et 13 femmes avaient des traces plus ou moins prononcées d'infundibula, ce qui fait 1 cas sur 23 sujets environ, avec égalité de fréquence pour chaque sexe (15 fois la dépression était mal circonscrite, 20 fois elle était légère et 7 fois seulement elle dépassait 3 millimètres).

Le siège de ces dépressions est fort variable. Sur les 110 cas cités plus haut, 40 fois elles occupaient le point correspondant à l'articulation sacro-coccygienne, 32 fois elles siégeaient à la pointe du coccyx, 28 fois elles se trouvaient à l'origine de la rainure interfessière, 10 fois elles étaient multiples. D'après M. Heurtaux elles siégeraient le plus souvent (32 fois sur 46) de 12 à 16 millimètres en arrière de la pointe du coccyx.

La forme et la profondeur de ces dépressions est des plus variables et l'on peut noter tous les degrés intermédiaires entre une dépression à peine visible se traduisant par un simple méplat avec changement de coloration de la peau et mobilité moindre sur les parties profondes, jusqu'à une dépression infundibuliforme à contours nets, à orifice arrondi ou ovalaire, auquel viennent souvent aboutir de légers replis cutanés avec un trajet de 3 à 5 millimètres de profondeur se terminant en cul-de-sac. Le plus souvent, on note une dépression pouvant loger l'extrémité d'un stylet, une tête d'épingle, une lentille. La profondeur augmente quand on tente de mobiliser la peau qui les forme. Le seul fait d'écarter les fesses du sujet peut suffire pour les faire apparaître. L'aspect de la peau qui les forme est tantôt lisse et rosée, présentant une légère desquamation épidermique, tantôt un peu plus colorée que sur les parties voisines. Des dissections et des coupes microscopiques auraient montré à M. Féré que le tégument adhère au cartilage sous-jacent, tandis que MM. Peyramaure-Duverdier et Lannelongue pensent que la peau est absolument mo-

bile sur la ligne médiane, fixée au contraire sur les parties
latérales par des « tractus fibreux denses qui vont directement
de la peau au sacrum ». MM. Hermann et Tourneux (1) auraient constaté qu'elle est à ce niveau dépourvue de follicules
pileux et très riche en glandes sudoripares, fait partiellement infirmé par l'existence fréquente, dans ces dépressions
et fistules, de poils enchevêtrés.

Les symptômes fournis par cette légère affection sont habituellement nuls: à peine y a-t-il parfois un léger suintement accompagné de démangeaisons; mais quand la profondeur de ces dépressions dépasse 5 millimètres, on se trouve en présence d'une
fistule et, dans ces cas, il se produit souvent des complications
intéressantes. Si l'orifice externe, parfois punctiforme, vient à se
fermer, il y a derrière lui rétention des produits épidermiques,
(matière sébacée, débris épidermiques, poils), il se forme une
tuméfaction légèrement douloureuse qui persiste tant que le
trajet ne s'est point débarrassé de son contenu et se reproduit
à intervalles irréguliers. Parfois enfin, à la suite d'un traumatisme, d'une éraillure coïncidant avec l'absence de soins
de propreté, les organismes de la suppuration envahissent ce
trajet et l'on voit survenir tous les accidents habituels, abcès
à répétition qui se terminent par des trajets fistuleux uniques
ou multiples mais persistants et qui défigurent la lésion primitive au point de faire croire à des fistules d'origine tuberculeuse ou osseuse. Il faut dans ces cas découvrir à côté des
fistules à orifice bourgeonnant et induré, souvent situé sur les
parties latérales, celle dont l'orifice net comme taillé à l'emporte-pièce a gardé toute sa souplesse et siège ordinairement
sur la ligne médiane. Si l'on trouvait plusieurs orifices remplissant ces dernières conditions, on serait en droit d'en conclure que les trajets fistuleux font communiquer plusieurs
infundibula.

---

(1) Hermann et Tourneux. Sur la persistance de vestiges médullaires
coccygiens pendant la période fœtale chez l'homme, et sur le rôle de ces
vestiges dans la production des tumeurs sacro-coccygiennes congénitales.
Journ. de l'Anatomie, 1887.

Une fois le diagnostic établi, le traitement de cette infirmité est fort simple; il faut inciser et racler ou cautériser les trajets fistuleux simples et surtout exciser la dépression cutanée, cause de tout le mal, sous peine de voir se reproduire indéfiniment des abcès à répétition.

Le mode de production de cette difformité et des accidents qui la compliquent si souvent a été diversement interprété. Mason Warren (1) incrimine le developpement exagéré d'un ou de plusieurs poils qui se recourberaient dans l'intérieur du follicule pileux. Hodges (2) émet la même hypothèse qui peut tout au plus expliquer les accidents inflammatoires dont ces fistules sont le siège. Kühn les considère comme les derniers vestiges d'une hydrorachis remontant à la vie embryonnaire. Il cite à l'appui l'existence fréquente des vices de conformation concomitants. Un tiers des cas se rencontrerait d'après lui dans la clientèle des établissements orthopédiques. Dunlop (3) après lui montre la coexistence fréquente de déformations du coccyx. Féré, Duverdier, Wendelstadt, Hardmann (4) mentionnent des vices de conformation divers (bec de lièvre, vagin et utérus doubles, dépressions et déformations auriculaires, spina-bifida). Malgré ces faits, cette opinion est peu soutenable si on songe à la rareté exceptionnelle de l'hydrorachis au niveau de l'orifice inférieur du sacrum et à l'intégrité du squelette sous-jacent. Lawson-Tait (5) admet qu'il s'agit de vestiges de la queue dont l'homme primitif a dû être pourvu, opinion peu discutable si on pense au siège et à la multiplicité assez fréquente de ces dépressions. Féré les considère comme des vestiges très atténués d'un léger défaut de fermeture de la partie postérieure de la gouttière médullaire avec persistance d'un ori-

---

(1) Mason Warren, 1867. In Poncl. Communicat. à la Soc. [de chirurgie, 1882.

(2) Hodges. Pilonidal sinus. *Boston med. and. surg. Journ*, 1880, n° 17.

(3) Dunlop. On sacral dimple abnormal coccyx. *Lancet*, London, 1882, t. I, p. 729.

(4) Hardmann. Congenital. sacral fistula. *Lancet*. London, 1882, t. I, p. 504.

(5) Lawson-Tait. Congrès de Dublin, 1877.

fice qu'il appelle ombilic postérieur. Mais outre que le mot
d'ombilic paraît mal choisi ; car il ne passe jamais à ce niveau
d'organes ou de vaisseaux, il n'explique point ainsi la multiplicité des fistules. Duverdier et Lannelongue attribuent leur
origine à une séparation incomplète, au niveau de la fermeture de la gouttière médullaire, des portions qui formeront la
moelle et de celles qui formeront la peau ; la moelle conservant
avec cette dernière des adhérences qui donneront naissance
aux dépressions. MM. Hermann et Tourneux paraissent avoir
définitivement élucidé la question dans leur étude sur les
vestiges coccygiens de la moelle. Ils ont montré que pendant
le cinquième mois de la vie intra-utérine, « la peau située
en regard des vestiges coccygiens reste fixée à la pointe du
coccyx par des fibres de faisceaux lamineux (ligament caudal)
de sorte qu'elle se déprime à ce niveau et parfois même s'in-
vagine et forme alors une dépression infundibuliforme plus
ou moins profonde qui n'est autre que la fossette coccygienne,
dont les parois sont tapissées par le revêtement cutané dépourvu
de follicules, mais très riches en glandes sudoripares ».

2° *Kystes dermoïdes simples.* — Les kystes dermoïdes
simples par opposition aux kystes dermoïdes *complexes* dont
nous parlerons plus loin, constituent le troisième et dernier
terme de ces anomalies. Que l'on suppose en effet l'orifice
externe d'une fistule congénitale fermée pendant la vie intra-
utérine et on aura de toutes pièces un kyste dermoïde simple.

Ces productions ont été mentionnées déjà en 1853 par Roser
ainsi qu'on l'a vu plus haut, mais c'est surtout M. Desprès qui,
en 1874, attira sur elles l'attention ; puis vinrent les observations de Féré, Ballet, Terrillon, etc., la clinique de Bergmann
et enfin la thèse de Hansen (1) qui rapporte 11 cas de kystes
dermoïdes de cette région et en parcourant les journaux médicaux de ces dix dernières années, on en trouverait facilement
au moins autant (2).

(1) Hansen. Des kystes dermoïdes et des fistules congénitales de la ré-
gion sacro-coccygienne. Th. Paris, |1893.
(2) Voir Beall (E.-J.). — Ceci, Friedlander, Gruget, Pousson, Wilde, etc.
In th. Calbet, 1893.

Ces tumeurs siègent toujours sur la ligne médiane, ont un volume très variable, depuis celui d'un pois jusqu'à celui d'une noix et même exceptionnellement d'une mandarine, des deux poings (Gruget) d'une tête d'adulte (Bergmann). Elles sont peu saillantes, arrondies ou ovoïdes, rarement bosselées, recouvertes par la peau normale et mobile à leur niveau. Hansen dit qu'en règle générale il existe un tractus fibreux qui relie les téguments à la tumeur, tractus pouvant être creusé d'un petit canal épidermique ; mais ce fait n'est point mentionné dans les observations qu'il donne à l'appui et nous ne l'avons pas retrouvé. Dans la profondeur, le kyste adhère au périoste qui recouvre le coccyx ou la face postérieure du sacrum par des tractus fibreux ou même par un véritable cordon fibreux. Dans quelques cas, incomplètement décrits par Bergmann, le point d'implantation aurait été la face antérieure du coccyx ou la face postérieure du rectum ; mais on doit se demander si dans ces cas il ne s'agissait pas plutôt de tumeurs parasitaires. La tumeur est généralement uniloculaire et sa paroi présente tous les caractères des kystes dermoïdes étant composée des éléments normaux de la peau, associés ou isolés. Le contenu est caséeux, granuleux, huileux, formé de débris épidermiques, contenant des poils pelotonnés. Dès que le kyste a été le siège d'accidents inflammatoires et s'est ouvert, au dehors on ne trouve plus qu'un trajet fistuleux compliqué d'abcès ou de fistules du voisinage, si bien qu'il est souvent impossible même au point de vue anatomique, de savoir si l'on se trouve en présence d'un trajet fistuleux ancien, d'une fistule congénitale enflammée ou d'un kyste dermoïde devenu fistuleux. M. Desprès considère même les fistules persistantes ou intermittentes de cette région, comme étant entretenues par la présence d'un kyste dermoïde.

La pathogénie de cette affection se trouve entièrement élucidée par ce qui a été dit plus haut à propos des fistules. Il est actuellement généralement admis que ces tumeurs sont dues à l'enclavement pendant la période embryonnaire d'un petit sac cutané qui se développera plus tard. Cependant quelques-

uns de ces kystes pourraient aussi bien provenir des petites
cavités d'origine ectodermique que MM. Hermann et Tourneux ont décrites sous le nom de vestiges coccygiens de la
moelle.

Les troubles auxquels ces tumeurs donnent lieu sont assez
uniformes. Disons tout d'abord qu'il est difficile de savoir si
elles affectent un sexe de préférence à l'autre. Les 11 observations que rapporte Hansen mentionnent 7 femmes et 4 hommes
par contre, sur 4 cas Bergmann a trouvé 3 hommes et 1 femme.
Quoiqu'il en soit à la naissance, ces productions kystiques
passent ordinairement inaperçues ou se révèlent par l'existence de petites tumeurs du volume d'un pois, paraissant
complètement indolentes et ne s'accompagnant d'aucun trouble
fonctionnel. Pris à l'époque de la puberté, de 14 à 20 ans et
souvent bien plus tard (43 ans, observation personnelle), les
malades constatent l'existence d'une petite tumeur dans la
rainure interfessière. Cette tumeur, dure, douloureuse après
avoir présenté des alternatives d'indolence et de douleur finit
par donner lieu à un abcès qui s'ouvre en dehors ; les traumatismes sont généralement la cause de ces incidents. Il se
produit une fistule qui, sous l'influence de quelques injections caustiques se ferme pour se rouvrir quelques mois ou
quelques années plus tard. Si on l'examine à ce moment,
l'orifice en est circulaire, net, comme fait à l'emporte-pièce,
les bords en sont souples, non indurés. Mais si l'inflammation
dépasse les limites du kyste il se produit autour de lui des
abcès et des trajets fistuleux qui dénaturent complètement
la tumeur primitive. On a déjà vu ces accidents décrits à
propos des fistules.

Le diagnostic différentiel de ces tumeurs a été soigneusement fait par Hansen. Le spina-bifida (apparaît généralement
dès la naissance, est plus volumineux, sensible à la palpation
en l'absence de toute inflammation, quelquefois partiellement
réductible et s'accompagnant toujours de quelque trouble
fonctionnel. Il faut savoir cependant qu'exceptionnellement
ces deux lésions pourraient se compliquer mutuellement (1).

(1) Fürst. Zur Diagnostik der angeborene Sakralgeschwülste unter De-

Les kystes sébacés sont beaucoup plus superficiels, adhèrent à la péau et non aux parties profondes. Les fistules consécutives à une lésion osseuse s'accompagnent généralement de troubles fonctionnels marqués, témoin le cas de fistule sacrée décrit par M. Verneuil qui donnait issue au liquide céphalorachidien et s'accompagnait d'une pseudo-sciatique et d'accès comateux. La profondeur du trajet, l'exploration au stylet permettront généralement de faire le diagnostic. Quant au diagnostic des kystes avec les fistules congénitales il est fort difficile et ne peut guère être fait que par les commémoratifs dès que le kyste est ouvert au dehors.

Le pronostic de ces lésions n'est point grave; mais les malades sont souvent exaspérés par la désespérante ténacité des récidives tant que le kyste n'a point été entièrement ou détruit par des caustiques énergiques, notamment le thermocautère, ou même enlevé à l'aide de la curette tranchante ou du bistouri, car ce sont là les seuls agents thérapeutiques qui doivent être employés.

3° *Appendices caudiformes*. — Toutes les monographies sur les tumeurs de la région sacro-coccygienne signalent quelques cas d'appendice caudal chez l'homme, mais sans les faire accompagner d'autres détails, et la littérature française est peu riche en observations de ce genre. Par contre, cette question a passionné un grand nombre d'auteurs allemands qui ont discuté et discutent encore pour savoir s'il s'agit là d'un simple arrêt de développement ou d'anomalies reversives, de retour vers un ancêtre qui aurait été constamment pourvu de queue : à l'appui de leurs discussions ils donnent des observations généralement très détaillées.

Dès 1878, Otto Mohnike (1) concluait par une pétition de principes qu'il n'y avait aucun exemple incontestable de véritable appendice caudal chez l'homme pour la bonne raison qu'un tel homme ne pouvait point exister. Mais à la même

monstrirung eines Falles von angeborene dermoiden? Sakralhygrom. Archiv. für Gynæhologie, 1872, t. IV, p. 370.

(1) Otto Mohnike. Ueber geschwänzte Menschen, 1878, Munster.

époque ou peu après, paraissaient les divers mémoires d'Ornstein (1), commentés par Virchow (2), un travail de ce dernier auteur, de nombreuses observations récemment publiées dans ses *Archives* (3), et enfin les remarquables mémoires de Bartels (4),complétés encore par les publications de Schæffer (5).

Il résulte de tous ces travaux : qu'il n'y a point de race humaine qui soit uniformément munie de queue. Les explorateurs ont à ce sujet donné des renseignements fantaisistes ou ont pu être trompés par certaines particularités ; quelques peuplades s'affublant, par exemple, à titre d'ornements, de faux appendices caudaux. Mais, par contre, il est hors de doute que cette anomalie existe fréquemment et paraît se produire avec une certaine prédilection dans quelques régions particulières.

En compulsant et réunissant les observations vraiment scientifiques d'appendices plus ou moins développés, formés par une saillie cylindrique ou cylindroïde, dépassant et paraissant prolonger l'extrémité inférieure de la colonne vertébrale, telle qu'on a l'habitude de la voir, Schæffer a recueilli 92 observations qui montrent bien la variété infinie des formes que revêtent ces productions. Tantôt on trouve au niveau de la région coccygienne une simple saillie conoïde de 1 à 2 centimètres de long, recouverte par la peau, présentant souvent

---

(1) Ornstein. *Geschwänzte Menschen Zeitsch. f. Ethnol.*, 1875, Bd VII et *Verhandl. der. Berlin. Gesellsch. f. Anthropol.*, p. 91 et 279, Taf. XVII. — *Zeitsch. f. Eth.*, 1876. *Verhandl.*, p. 287. *Zeitsch. f. Eth.*, 1877. *Verhandl.*, p. 484, Taf. XXI. *Zeitsch. f. Eth.*, *Verhandl.*, 1879, p. 303.— *Verhandl. der. Berl. Gesell. f. Anthr.*, 1882, p. 119-124.

(2) Virchow. Ueber Schwanzbildung beim Menschen. *Arch. f. path. Anat.*, 1880, Bd. 79, p. 176-180. — *Ber.'iner Klinis. Wochensch.*, 1884, n° 47. *Verhandl. d. Berl. Gesell. f. Anthr.*, 1885, p. 124-126.

(3) *Arch. f. path. Anat.*, — 1886, p. 531-529 (Freund). — 1886, CV (Henning u. Rauber), p. 83-109, 2 pl. — 1885, (Lissner), Bd 97, p. 191.

(4) Bartels. Ueber Menschenschwänze. *Arch. f. Anthrop.*, 1881, p. 1-41, 1 pl. — *Id.*, 1884, p. 45-131.

(5) Schæffer. Ueber Schwanzbildung beim Menschen. *Munch. med., Wochensch.*, 1890, 534-537. — Beitrag zur Aetiologie der Schwanzbildung beim Menschen. *Arch. f. Anthropol.*, 1891-92, p. 189-224.

à son extrémité une touffe de poils, et que Bartels décrit sous le nom de queue rudimentaire. Mais souvent aussi, cet appendice plus développé est formé par un prolongement conique ou cylindro-conique, pouvant présenter sur son parcours des renflements et des étranglements, se terminant en pointe plus ou moins effilée, ou par une partie arrondie parfois creusée d'une fossette ou exceptionnellement se bifurquant à son extrémité (Schæffer). La direction de ces appendices est rectiligne (queue de vache, queue de renard), ou coudée, parfois dès son origine courbée en S allongée ou en crosse. Dans ce dernier cas, qui est assez fréquent, l'appendice a une certaine longueur et Bartels le décrit sous le nom de queue de cochon. D'une façon générale, leur longueur varie depuis un à deux, jusqu'à dix et douze centimètres. Ils sont ordinairement libres sur toute leur longueur (79 fois sur 92), et se continuent sans ligne de démarcation tranchée avec les téguments qui avoisinent la région sacro-coccygienne, ou bien paraissent implantées au fond d'une fossette qui forme une collerette à leur base, et qui semble représenter la fossette coccygienne. Mais ils peuvent aussi être plus ou moins adhérents aux tissus sous-jacents (13 cas) et se présentent alors sous la forme d'une languette triangulaire aplatie et molle, dont la pointe parfois libre et mobile vient jusqu'à l'anus, ordinairement imperforé, qu'elle recouvre, et même jusqu'au scrotum bifide ou jusqu'aux grandes lèvres, auxquelles on l'a vu adhérer. Sur les parties latérales se voient deux enfoncements obliques en haut et divergents, qui isolent, mais incomplètement, cet appendice ; car sur la ligne médiane il reste attaché aux parties profondes. Il se continue insensiblement en haut avec les téguments de la face postérieure du sacrum (1).

La peau qui enveloppe la tumeur diffère souvent de celle des parties voisines. Elle est plus mince, décolorée, pourvue de poils plus ou moins longs, isolés ou réunis en touffes ; parfois absolument glabre, elle peut présenter à sa face inférieure un raphé médian.

---

(1) Labourdette. *Jour. général de méd., chir. et pharm.*, 1808, 12ᵉ année, t. XXXII.

Ces appendices sont le plus souvent entièrement mous ; mais dans certains cas la palpation y décèle des parties plus dures de consistance fibreuse ou ostéo-cartilagineuse. Ils n'ont jamais été le siège de mouvements spontanés ou volontaires ; cependant Grève (1) a publié un cas dans lequel la tumeur effectuait des mouvements quand on la piquait avec une aiguille, et Virchow, qui a fait l'examen histologique de la pièce, a montré qu'elle ne contenait point de fibres musculaires. Les mouvements étaient vraisemblablement dus à quelques fibres musculaires venues des fessiers, en connexion avec la base d la tumeur.

La structure de ces appendices est aussi variable que leur aspect. La peau qui en forme l'enveloppe peut être pourvue de tous ses éléments, glandes sudoripares et sébacées, follicules pileux, mais l'un d'eux ou tous ensemble peuvent aussi faire défaut. Dans ce sac cutané se trouve soit du tissu cellulaire, (queues molles), soit du tissu adipeux ou fibreux réuni en petits amas arrondis qui peuvent faire croire, à la palpation, à des noyaux ostéo-cartilagineux, d'autant mieux que dans quelques cas on a trouvé de petits fragments osseux ou cartilagineux. Dans une observation de Forster il y avait, indépendamment des 4 vertèbres coccygiennes, 6 osselets non soudés aux précédents qui furent considérés comme des vertèbres supplémentaires. D'autres fois, au contraire, dans certaines queues rudimentaires, on trouve des amas osseux qui ne sont autre chose que les vertèbres coccygiennes en nombre normal, mais très augmentées de volume. Dans le cas de Grève dont nous avons parlé, la tumeur ne contenait que du tissu adipeux et des artères; mais dans un cas de Gerlach (2) l'appendice était d'un bout à l'autre parcouru par des fibres musculaires striées. Il contenait en outre un cordon hyalin adhérant au coccyx, que Gerlach considéra comme la corde dor-

---

(1) Grève. *Archiv. f. pathol. Anat.*, 1878, Bd. LXXII, p. 129, Taf. III, f. 6

(2) Gerlach. Ein Fall von Schwanzbildung bei einem menschlichen Embryo. *Morphol. Jahrb.* Leipz., 1880, 106-124, 1 pl.

sale. D'ailleurs Ecker (1) a trouvé chez un embryon de 9 millimètres un prolongement caudiforme de 25 millimètres de
long, dans lequel se continuait la corde dorsale sans qu'il y
eut dans les masses cellulaires avoisinant ces formations, des
organes nettement définis; aussi est-il porté à considérer cette
production comme l'équivalent de la queue des animaux.
Voilà ce qui fait dire à Virchow qu'il y a des queues molles
qui doivent vraiment être considérées comme des prolongements de la colonne vertébrale, bien que ne contenant pas des
vertèbres, les amas cartilagineux pouvant être transformés en
tissus fibreux, peut-être même en tissus adipeux. Il en conclut
que ces productions sont des queues imparfaites ou incomplètes, mais non des queues fausses.

Ces appendices peuvent n'affecter aucune connexion intime
avec le squelette voisin ; mais parfois aussi ils lui adhèrent
intimement par des tractus ou même par un véritable cordon
fibreux, qui s'insère à la pointe du coccyx ou à l'extrémité
inférieure du sacrum, sur la ligne médiane ou au niveau de
ses cornes.

Nous ferons remarquer en somme que malgré la multiplicité de forme et la variété de structure de ces divers appendices, il n'y a encore aucun exemple authentique d'une véritable queue analogue à celle des animaux, c'est-à-dire formée
par des vertèbres supplémentaires bien distinctes, faisant
suite aux vertèbres coccygiennes, et munies de faisceaux musculaires striés.

L'explication de cette anomalie de développement paraît
assez facile à donner. Les embryologistes ont depuis longtemps fait remarquer que l'embryon humain possède normalement, depuis la troisième semaine jusqu'à la fin du troisième
mois et même plus tard, un prolongement conoïde débordant
en forme de queue, en arrière du cloaque et recourbé en
avant et en haut sur la face ventrale, cette portion terminale

---

(1) Ecker. *Arch. f. Anthropol.* Bd XII, p. 129.
· *Id. Besitzt der menschlich. Embryo einen Schwanz? Arch. f. Anat. u.
Entwicklungsgesch.* 1870 S. 421.

de la colonne vertébrale, située en dehors du tronc, contenant
à son centre les vertèbres coccygiennes. Depuis longtemps
aussi, on a montré que les 4 à 5 vertèbres coccygiennes étant
de véritables vertèbres caudales, l'homme adulte possède une
vraie queue rudimentaire, qui peut quelquefois être apparente au dehors, lorsque, par exemple, le coccyx est vertical
ou légèrement recourbé en arrière au lieu d'être dirigé en
avant. De plus, Ecker, His (1) et Gerlach ont montré l'existence
de la corde dorsale dans les prolongements caudaux de quelques embryons de 7 à 9 millim. de long. Mais c'est en somme
Fol (2) qui a, le premier, complètement élucidé la question.
Il a reconnu d'abord, que les somites et les vertèbres se
prolongeaient jusqu'à la pointe de ce prolongement caudal
dès son apparition. Mais tandis que sur un embryon humain
de 5 millim. 6 âgé de 25 jours, il ne trouve que 32 vertèbres,
His, sur un embryon de 7 millim. en a trouvé 33, et sur un
embryon de 8 à 9 millim. Fol en a trouvé 38, 4 de plus qu'à
l'âge adulte. Les somites vont jusqu'à la dernière extrémité
de la queue, l'extrémité même étant formée par la terminaison du tube médullaire recouvert seulement par la peau.
La corde dorsale s'étend ainsi jusque tout près de son extrémité. Sur un embryon de 12 millim. âgé de 6 semaines, les
38e, 37e et 36e vertèbres se confondent en une seule masse, la
35e n'a plus de limites parfaitement nettes. L'embryon de
19 millimètres n'a plus que 34 vertèbres, la 34e résultant de la
fusion des 4 dernières, et à ce moment la queue dans son
ensemble est déjà beaucoup moins proéminente. Hermann et
Tourneux disent en outre que ce prolongement caudal de
l'embryon de 8 à 10 millim. comprend deux segments, l'un
supérieur possédant des vertèbres, et l'autre qui en est
dépourvu. Ce dernier, qui renferme la portion terminale de

---

(1) His Anatomie menschlicher Embryonen I. S. 89. 97. — Ueber den
Schwanztheil der menschlichen. Embrho. *Arch. f. Anat. u. Entwicklungs-
geschi.* 1890. S. 431.
. (2) Fol. Sur la queue de l'embryon humain. Comptes rendus de l'Acad.
des sc. Paris, 1889, t. C. p. 1469-1472.

la corde dorsale et du tube médullaire, a été assimilé au filament caudal des mammifères et paraît destiné à se résorber comme lui. Physalyx (1) et plus récemment Keibel (2) ont confirmé les assertions de Pol. Keibel a montré, de plus, que chez trois embryons de 4 mm. 2, 8 mm., et 11 mm. 5, l'appendice caudal contenait en plus des vertèbres coccygiennes, le tube médullaire, la corde dorsale et l'intestin post-anal qui, cheminant côte à côte jusqu'à l'extrême pointe de l'appendice, se confondaient là dans une masse mésodermique. Tandis que chez l'embryon de 11 mm. 5 l'intestin post-anal présentait encore un soupçon de cavité sur un embryon de 20 mm., cette portion d'intestin avait complètement disparu. En admettant une persistance anormale de ce filament caudal, formé par l'extrémité inférieure du tube médullaire de la corde dorsale et de l'intestin post-anal accolés, on s'explique facilement l'existence des queues molles. S'il n'y a point fusion des 4 dernières vertèbres en une seule, il y aura ultérieurement un appendice caudal contenant des vertèbres surnuméraires rudimentaires. Si, après fusion des 4 dernières vertèbres en une seule, il y a hypertrophie de cette dernière vertèbre coccygienne et de celles qui la précèdent, on aura les appendices caudaux rudimentaires formés par une saillie anormale des 4 vertèbres coccygiennes hypertrophiées. Quant aux queues molles et adhérentes, elles paraissent dues à une anomalie de développement survenue vers le quatrième mois de la vie fœtale et reproduisent la dernière forme de la queue de l'embryon.

Quelle est la cause première de ces anomalies ? A n'en point douter, d'après ce que l'on vient de voir, c'est un arrêt de développement produit de la quatrième semaine au quatrième mois de la vie intra-utérine. Ainsi se trouvent confirmées les idées de Meckel et Virchow qui considèrent ces produits comme étant la suite d'arrêts de développement, par opposi-

(1) **Physalix**. Etude d'un embryon humain de 10 millimètres. *Arch. de Zoologie expériment, et gén.*, 1888, t. VI, p. 279-350.

(2) **Keibel**. Ueber den Schwanz der meuschl. Embryo. *Anatomischer Anzeiger*, 1891, p. 670-675.

tion à celles d'Ornstein et Raphaël Blanchard (1) qui veulent
que ce soient des anomalies reversives, des faits de retour à
un état primitif. Quelques circonstances militent encore en
faveur de la première hypothèse : ce sont les fréquents arrêts
de développement et les monstruosités qui coexistent avec ces
productions. Un tiers des fœtus sont atteints d'anomalies
plus ou moins graves. Sur les 92 cas recueillis par Schœffer,
on trouve 12 fois des atrésies de l'anus et du vagin, 2 fois un
anus très petit, 7 fois des fentes génito-urinaires, 10 fois des
courbures anormales de la colonne vertébrale avec ou sans
spina-bifida, 5 fois des pieds-bots, 7 fois la symélie, 8 fois
des appendices aberrants, 3 fois de l'hypertrichose généralisée
ou localisée, etc., etc.

Ces productions, qui paraissent plus fréquentes chez
l'homme que chez la femme (29 hommes, 19 femmes), sont
quelquefois héréditaires et n'exercent aucune influence fâcheuse sur la santé des sujets qui les portent, quand ils sont
en dehors de cela bien conformés et normalement développés.
Le diagnostic en est généralement facile. Cependant il ne faut
point les confondre avec les hypertrichoses lombo-sacrées localisées consécutives à un spina-bifida occulta. Il faut songer
aussi à l'existence fréquente en ce point des tumeurs parasitaires qui peuvent parfois les simuler (Köhler (2). Elles s'en
distinguent par leur volume ou leur consistance. Certains cas
de molluscum ou de petits lipomes pourraient aussi être
confondus avec ces petites tumeurs.

Il n'y a aucun danger à en pratiquer l'ablation, s'il y a quelque utilité à le faire.

(*A suivre.*)

---

(1) Raphaël Blanchard. L'atavisme chez l'homme. Bullet. et Mém. de la
Soc. d'anthropologie.

(2) Kohler Angeborene Missbildung am unteren Ende der Wirbelsœure.
Berlin. klin. Wochensch., 1887, p. 677.

REVUE CLINIQUE

REVUE CLINIQUE MÉDICALE

HÔPITAL SAINT-ANTOINE. — Service du Dʳ HANOT.

Lithiase biliaire chez une jeune fille de 17 ans 1/2. — Hérédité homologue. — Famille arthritique : lithiase biliaire chez la mère; affection hépatique indéterminée chez une tante maternelle.

Par Emile BOIX,
Interne médaille d'or des hôpitaux.

OBS. — Blanche Vand..., âgée de 17 ans 1/2, sans profession, entre le 25 novembre 1893 à l'hôpital Saint-Antoine, salle Grisolle, dans le service du Dʳ Hanot. Elle souffre de douleurs vives dans la région hépatique et présente une teinte ictérique franche.

Ses antécédents sont significatifs : son père était obèse et couperosé; il est mort à 39 ans, huit jours après s'être fracturé le crâne dans une chute. Sa mère, très-migraineuse dans sa jeunesse, a eu, il y a trois ans, à 36 ans, une première crise de colique hépatique franche avec ictère et vomissements. Depuis ce temps elle a eu deux nouvelles crises, mais elle éprouve d'une façon continue des douleurs sourdes dans la région du foie. Elle avait eu une fièvre typhoïde à l'âge de 34 ans. Elle a toujours été et est encore assez nerveuse.

Du côté maternel, la malade a eu une tante qui est morte à 39 ans en 1892. A 23 ans, à propos d'un refroidissement, elle aurait eu une maladie à la suite de laquelle une affection du cœur aurait été diagnostiquée. Elle était vite essoufflée en marchant et se plaignait de palpitations; elle avait aussi des quintes de toux. « Elle était hypocondriaque » dit la malade. Six mois avant sa mort, elle s'était jetée à deux reprises d'une fenêtre du second étage, sans autre mal que des contusions plus ou moins graves. Un peu avant elle s'était placée pendant la nuit, dans un baquet sous un robinet d'eau froide. Ces tentatives de suicide étaient causées par des souffrances qu'elle disait atroces. Elle a eu longtemps, paraît-il, un ictère plus ou moins foncé qui était devenu très intense pendant les derniers mois de sa vie; mais jamais elle n'a eu de crises de colique hépatique; elle n'avait pas non plus d'ascite. Elle a eu des hémoptysies, et, au moment de sa mort, elle toussait depuis fort longtemps et avait beaucoup maigri.

La grand'mère maternelle est encore bien portante.

Un frère âgée de 16 ans, bien portant actuellement, a eu une affec- de la peau dans son enfance.

Quant à la malade, elle n'a eu étant enfant, ni gourme, ni adénite, mais elle avait de la blépharite ciliaire qui persiste encore à un léger degré. Elle a eu la rougeole et la coqueluche. Réglée à 13 ans, elle n'a eu, jusqu'ici, aucun trouble de la menstruation.

Le 11 novembre dernier, au retour d'une visite au cimetière où elle avait eu froid et aussi quelque émotion, elle a été prise brusque- ment de vomissements et de courbature générale. Les jours suivants ont évolué les symptômes d'un'embarras gastrique avec constipation ; quelques douleurs vagues dans le côté droit ont commencé vers le quatrième jour.

Dans la nuit du 21 au 22, ces douleurs ont pris un caractère aigu. Une véritable crise s'est produite si douloureuse que la malade a eu des convulsions pendant dix minutes ; vers 9 heures du matin, elle s'est mordue profondément la langue ; elle a vomi deux fois. La dou- leur, dont le maximum correspondait à l'hypochondre droit, irradiait vers les lombes, vers l'épaule droite, et vers l'hypochondre gauche.

Cette crise s'étant un peu calmée dans la matinée, l'ictère a paru et les urines, rares, ont pris une teinte brun acajou ; la malade n'a pas observé la couleur de ses selles.

Cependant l'état gastrique persistait. Sur les conseils d'un méde- cin, la malade entre à l'hôpital, le 24 novembre. Elle souffre à peine à ce moment, mais la palpation et la pression de la région hépatique sont très douloureuses ; il y a même en ce point une hyperesthésie cutanée très-marquée.

L'ictère est encore assez prononcé. Les urines sont rares, brunes et contiennent des pigments biliaires et de l'urobiline. Les selles sont décolorées.

La malade n'a pas d'appétit et est très constipée. La langue, cou- verte au milieu d'un enduit saburral assez épais, est rouge sur les bords. Les lèvres sont sèches, l'haleine fétide.

Il n'y a pas de fièvre, mais plutôt tendance à l'hypothermie. La température à 37,2 le soir de son entrée, n'est qu'à 36,8 le lendemain matin ; elle reste le soir à 36,9 et descend à 36,3 le matin du 4e jour. On note encore 36,8 ce soir-là ; 36,6 le 5e jour au matin, 37° le soir. Les jours suivants les chiffres oscillent entre 36,5 et 37,4. (Températures vaginales).

Le foie ne dépasse pas le rebord costal. L'examen du cœur et des poumons ne révèle aucune anomalie.

La malade, très nerveuse, se laisse difficilement examiner. Il n'existe cependant aucun stigmate hystérique.

M. Hanot prescrit le repos au lit, le régime lacté absolu, et 1 gr. de salol a l'intérieur.

Au bout de quelques jours, malgré une légère douleur persistante au niveau du foie, l'ictère avait sensiblement pâli, les selles se montraient de nouveau colorées et les urines redevenaient plus claires. Mais le 3 décembre la malade ayant pris des aliments solides, eut dans la nuit des vomissements et une nouvelle crise douloureuse accompagnée de phénomènes nerveux, convulsions dans les membres, grincements de dents, secousses généralisées. Pourtant la coloration jaune des téguments et des conjonctives s'accentua fort peu.]

La malade, remise au lait pendant quelques jours, se rétablit bientôt. Le 19 décembre, sur sa demande, elle sort bien portante et présentant à peine une légère teinte jaunâtre des conjonctives.

Nous avons su depuis que, dans les premiers jours de janvier 1894, elle avait été reprise de douleurs et d'un ictère léger ; elle a passé une semaine environ dans le service du Dr Tapret à l'hôpital Saint-Antoine.

L'âge de notre malade, 17 ans 1|2 est celui où, sauf quelques exceptions connues (Trousseau, Portal, Lieutaud, Cruveilhier, Bouisson, etc.), on commence à observer la lithiase biliaire ; c'est le commencement de la période sexuelle, la plus favorable, dit M. Bouchard, à l'apparition de la première colique hépatique, car les oxydations sont, à cette époque, ralenties chez la femme. Cependant, s'il faut en croire la statistique que donne Harley, moyenne des statistiques de différents auteurs, les calculs biliaires sont encore assez rares au dessous de 20 ans, puisque, sur 1.000 cas il y en a :

750 chez des individus de plus de 40 ans
200 — — entre 30 et 40 ans
40 — — entre 20 et 30 ans
10 — — au dessous de 20 ans

Notre observation a donc déjà un intérêt statistique augmenté de cette considération qu'on ne publie guère aujourd'hui de cas de lithiase biliaire chez les adultes s'ils ne présentent quelque particularité, tandis qu'on enregistre ceux qu'on rencontre chez les jeunes gens.

Mais c'est surtout pour fournir une nouvelle observation d'hérédité homologue dans les maladies hépatiques en général et dans la

lithiase biliaire en particulier, que nous avons rapporté l'histoire
de notre jeune malade.

Nous n'insisterons pas sur les relations de la lithiase et de l'arthritisme bien reconnues aujourd'hui. Nous retrouvons nettement
cette étiologie dans l'observation ci-dessus.

Nous rappellerons cependant que notre maître, le Dr Hanot, a récemment établi dans une remarquable leçon clinique parue dans la
Semaine médicale, quelle part profonde, indispensable peut-être,
doit être faite à l'arthritisme dans l'étiologie de la cirrhose. Cette
notion paraît devoir s'étendre à plusieurs autres maladies du foie,
surtout à celles où le processus prolifératif, conjonctif ou biliaire,
est prédominant, quelle qu'en soit d'ailleurs la cause prochaine,
infection ou intoxication. C'est un grand progrès dans la connaissance du « déterminisme étiologique » de ces maladies, pour nous
servir d'une expression de M. Chauffard.

Mais ce qui mérite plutôt attention, c'est l'existence, chez la mère
de la malade, d'une lithiase biliaire s'affirmant non seulement par
des paroxysmes, mais encore par des douleurs sourdes et presque
continues dans la région hépatique, et, chez sa tante maternelle,
d'une longue affection douloureuse accompagnée d'un ictère qui était
devenu très intense pendant les derniers mois de la vie.

L'hérédité directe des coliques hépatiques est chose relativement
peu fréquente ; chaque médecin en connaît un petit nombre de cas
personnels ; mais le total n'en a jamais été fait, à notre connaissance,
non plus que n'a été établie sa proportion avec les manifestations
de l'arthritisme considérées comme « équivalents pathologiques »
de la diathèse. A en croire Harley « les calculs biliaires, comme du
reste les concrétions biliaires de toute sorte, sont souvent héréditaires ». Cet auteur, rapporte un exemple d'hérédité portant sur trois
générations. « J'ai eu bien des fois l'occasion, dit-il, d'observer le
fait (hérédité de la lithiase) sur des membres de ma propre famille.
En ce moment je soigne une dame âgée de 42 ans, dont la mère et
le fils, âgé de 18 ans, sont également atteints de lithiase biliaire. »

L'affection calculeuse paraît devoir prendre, chez notre malade,
l'allure qu'elle a prise chez sa mère, c'est-à-dire devoir donner lieu
à un état subcontinu d'hépatalgie sourde coupé par des paroxysmes
de coliques avec poussées d'ictère. Nous pensons volontiers que
l'état de nervosisme de ces deux femmes, très prononcé surtout chez
la fille, n'est pas étranger à la persistance d'un certain degré de
douleur dans l'intervalle des crises.

REVUE GENERALE

PATHOLOGIE MÉDICALE.

Sur le parasite du cancer : coccidium sarcolytus, par ADAMKIEWICZ.

> « Quæ fundata sunt in natura crescunt et perficientur; quæ vero in opinione varientur et non augentur ».   BAGLIVI.

Tenant pour fausses les diverses hypothèses sur la nature du cancer jadis formulées par Virchow, Waldeyer, Thiersch et Cohnheim, Adamkiewicz a entrepris depuis plusieurs années de nombreux travaux qui l'ont conduit à admettre la nature parasitaire du cancer et à considérer la « cellule cancéreuse » elle-même comme le parasite qu'il a dénommé : coccidium sarcolytus.

C'est sur ce sujet qu'Adamkiewicz attire de nouveau l'attention des pathologistes dans la *Wiener med. Presse* (28 janvier et 4 février 1894).

Les tentatives faites dans le but d'introduire la maladie cancéreuse dans le cadre nosologique des maladies infectieuses, firent naître la croyance à l'existence d'une substance quelconque renfermée dans le cancer, et, comme l'on tenait précisément les éléments du cancer pour des cellules épithéliales, on chercha quel champignon, quel parasite on pouvait incriminer de la prolifération épithéliale. Ces efforts furent vains, et l'on en vint à reconnaître que le développement et la prolifération des cellules épithéliales, dans le cancer, malgré tous les travaux faits dans le but d'éclairer la question, restaient toujours énigmatiques et qu'il fallait chercher dans une autre direction la solution du problème. C'est ce qu'a fait et ce que fait encore notre auteur qui rappelle ici ses travaux antérieurs : sur le polymorphisme des éléments du cancer, spécialement des tumeurs anciennes, que l'on ne rencontre jamais dans l'épithélium vrai ; sur l'envahissement des cellules cancéreuses gagnant jusqu'au tissu conjonctif émigrant ainsi de leur lieu de naissance ; sur ce fait que de petites parcelles de tissu cancéreux, n'ayant subi aucun changement et parfaitement exemptes de tout schizomycète, implantées dans le cerveau d'un lapin, le tuaient en quelques heures, le cerveau étant d'autant plus lésé que la mort avait été plus lente à venir et les lésions n'étant absolument pas semblables à celles

qu'aurait pu produire une inoculation de pus, par exemple ; enfin
sur la toxine, la cancroïne, qu'il est possible d'extraire par l'eau du
tissu cancéreux, l'épithélium et en général aucun tissu sain de l'organisme, ni aucune matière indifférente traités de même, ne pouvant
communiquer au liquide un pouvoir toxique semblable ; d'où il conclut : que la cellule propre du cancer n'était pas une cellule épithéliale, mais un parasite, un protozoaire de par son organisation, c'est-
à-dire qu'actuellement Adamkiewicz tient la cellule cancéreuse, qui
semble à la vue si analogue à la cellule épithéliale, pour le parasite
lui-même arrivé au plus haut point de son développement.

Cette compréhension de la cellule propre cancéreuse éclaircirait
les phénomènes de la fonte cancéreuse, expliquerait la propriété du
cancer à détruire les tissus et à provoquer des métastases.

Adamkiewicz ne sait encore rien du lieu de provenance des
germes sarcolytiques ni de leur mode de propagation ; il ne doute
pas qu'ils ne viennent du dehors, prospèrent et grandissent dans les
eaux croupies, stagnantes et qu'ils ne demandent aussi pour leur développement ultérieur certaines associations de liquides, une disposition toute spéciale de l'homme.

Si l'on songe à l'espace qu'il faut franchir pour passer de la cellule
épithéliale à la coccidie, de l'hypothèse de Cohnheim à la théorie
du parasitisme, on comprend que les idées d'Adamkiewicz n'aient
pas encore conquis tous les pathologistes. Quant aux auteurs qui
acceptent en principe le parasitisme (non pas le microbisme) et tels
sont par exemple Pfeiffer, Foa, Korotneff qui, avec Adamkiewicz
clament : «Dass der Krebs ein Thier ist und dass dieses Thier Gift
bildet», c'est-à-dire que le cancer est un animal et que cet animal
forme un poison, ils diffèrent de vues en plus d'un point, dont le
plus important est que les uns tiennent la pseudo-cellule cancéreuse
pour le parasite lui-même, tandis que les autres croient que le parasite
vit dans la cellule, qui alors est une cellule épithéliale.

C'est ainsi que, selon Korotneff, le parasite du cancer se développe
de larves (spores d'Adamkiewicz, zoospores de Pfeiffer). Ce sont de
petits éléments ovales, avec un nucléole dans le grand axe, qui se
trouvent dans le protoplasma des cellules épithéliales. Cet élément,
une grégarine, présente en avant un renflement claviforme pourvu
d'un noyau et s'amincit en arrière en une sorte de queue qui s'en-
roule. A cause du renflement, Korotneff dénonce cette grégarine :
Gregarine rhopalocephalus.

Si rien n'entrave la marche naturelle des choses, les coccidies se

développent des larves dans l'intérieur des cellules épithéliales
attaquées dont elles détruisent le protoplasma. De la coccidie et
tout spécialement de la chromatine de son noyau, se forment de
nouvelles larves, et cela sous deux formes : les unes affectent la
forme ovale, ci-dessus mentionnée, ce sont les zooites, les autres
ont la forme de croissants, ce sont les sporozoites. Les zooites
comme les sporozoites se libèrent du corps de la coccidie et s'en
vont dans les espaces intercellulaires pour de là gagner soit les cellules épithéliales, soit le tissu conjonctif. Dans le premier cas, ils
deviennent des coccidies, ou plus rarement des grégarines ; dans
le second cas, ils deviennent des amibes. Ces dernières ont le sort
suivant :

Dès que le sporozoite en forme de croissant a abandonné la cellule
épithéliale et a gagné l'espace intercellulaire, il s'accolle à la surface
externe de l'une de ces cellules et s'accroît en forme de disque qui
envoie des pseudo-podes à la périphérie. Cette amibe est si délicate
et si menue qu'elle peut facilement passer inaperçue. Elle peut se
mouvoir activement pendant un certain temps. Plus tard, elle s'encapsule entre les cellules épithéliales et le contenu de son noyau
forme toujours plusieurs exemplaires de zooites et un plus petit
nombre de sporozoites ; puis elle succombe, son protoplasma se
troublant, devenant visqueux et se peuplant de leucocytes. Finalement, la capsule de l'amibe se trouve transformée en une manière de
sac qui se remplit de leucocytes, de globules de pus, de larves et de
grégarines plus ou moins développées ; cet « amalgame » forme le
suc laiteux cancéreux. Korotneff est dans l'idée que la propagation
du cancer dans le corps se fait ainsi : que les larves et les coccidies
sont dispersées d'une façon passive, tandis que les amibes se transforment activement sur leur point de fixation. Il pense aussi que le
parasite se développe dans l'intérieur des cellules épithéliales (formes
jeunes) mais vit comme parasite développé d'une existence extracellulaire.

Quant à de vraies cellules épithéliales, Adamkiewicz admet parfaitement que l'on en rencontre dans le cancer, le parasite attaquant
l'organisme du dehors et pénétrant tout d'abord dans la couche
épithéliale où il se développe, pour ensuite, coccidie, détruire la cellule épithéliale attaquée. La cellule cancéreuse est donc l'ennemie
de la cellule épithéliale et ne peut, en conséquence, lui être analogue.
De cela bien établi, découle encore une conclusion importante : si
dans les nodosités cancéreuses, il y a une différence à établir entre

le parasite « cellule cancéreuse » qui se développe et s'accroît et les cellules épithéliales dans lesquelles le parasite s'est insinué et qu'il détruit, il est évident que dans le cancer envahissant, seules les cellules cancéreuses s'accroissent tandis que les cellules épithéliales sont détruites. Si malgré cela on trouve des nodules entiers de cellules épithéliales dans le cancer, il est probable que ces formations qui semblent être des amas de cellules épithéliales le semblent seulement et n'en sont nullement. A ce propos Adamkiewicz rappelle les différences morphologiques qui existent entre les cellules épithéliales vraies et les cellules cancéreuses ; la mitose régulière des premières; irrégulières des deuxièmes (Hansemann) ; la donnée de Mayet qui, si elle se confirmait, aurait une importance capitale confirmatrice du parasitisme du cancer, savoir : que le suc filtré du carcinome non ulcéré, injecté dans le sang de rats, provoque un carcinome à caractère épithélial, cette expérience prouvant sans plus de doute que la nature de ces pseudo-cellules épithéliales est parasitaire, car ce suc filtré carcinomateux ne peut contenir que des larves ou des spores. Or de larves sortent des parasites et non des cellules normales de tissu (travaux de Darier, maladie de Paget ; Sudakiewitsch ; Borrel).

Dans l'état actuel de la science, toujours selon Adamkiewicz, on peut dire que la cellule cancéreuse n'est pas une cellule épithéliale, mais une coccidie qui a dans les larves des amibes et des grégarines ses stades propres de développement ; qu'il existe de grandes difficultés, même pour le zoologiste et l'histologiste de profession pour établir une distinction histologique entre des organismes unicellulaires, des cellules épithéliales, des cellules cancéreuses, des amibes, etc., d'où la non valeur de la preuve histologique du non parasitisme du cancer ; que la nature vivante du cancer explique des remarques qu'il dit avoir faites avec une minutie extrême sur la contractilité du cancer ; que le cancer est toujours quelque chose de malin, tandis qu'il répugne à l'esprit scientifique d'admettre que des cellules épithéliales puissent être autre chose que des formations indifférentes incapables de provoquer des métastases, l'ulcération et la destruction des tissus ; que des parcelles de carcinome inoculées dans le cerveau d'un lapin le tuent d'une façon absolument spéciale tandis que du tissu épithélial dans les même conditions est nul dans ses résultats morbides, l'antisepsie étant vigoureuse dans tous les cas.

Voici les conclusions du travail d'Adamkiewicz : l'élément caractéristique propre déterminant et destructeur du cancer est une coccidie. D'elles proviennent des germes (larves) qui à leur tour donnent des coccidies et des amibes. Larves, coccidies et amibes se répandent dans l'organisme et forment des foyers métastatiques. Le développement des germes a lieu dans l'intérieur des cellules épithéliales du foyer envahi, mais le parasite développé vit d'une existence extracellulaire et forme la partie intégrante de la tumeur cancéreuse. La coccidie détruit l'épithélium attaqué, mais n'en provoque jamais la prolifération. S'il survient dans le foyer cancéreux des proliférations épithéliales pour une cause ou pour une autre, elles n'ont qu'une signification locale et mécanique.

CART.

PATHOLOGIE CHIRURGICALE.

La névralgie syphilitique, par le prof. OBOLENSKY. (*Berlin. Klin. Woch.*, n° 7, 1891.) — Après avoir rapporté une observation des plus intéressantes de névralgie intercostale datant de deux ans et demi et ayant résisté à tous les traitements, sauf enfin au traitement antisyphilitique, l'auteur essaie d'indiquer comment on pourra arriver à poser le diagnostic étiologique et alors quelle thérapeutique il faudra faire.

Les causes d'une névralgie intercostale sont nombreuses : maladies de la moelle, de la peau, de la colonne vertébrale et de l'aorte, une périostite costale, etc., enfin un empoisonnement soit par le poison malarien, soit par la syphilis.

C'est surtout au cas où l'on devra penser à la malaria ou à la syphilis que l'on peut être embarrassé. Mais, par exemple, le malade n'a jamais eu la malaria, il n'a pas habité une localité où la fièvre intermittente soit fréquente, sa rate n'est pas hypertrophiée, les accès douloureux sont plus violents la nuit, l'emploi de l'arsenic, de la quinine n'amène aucune amélioration : il faut alors penser à la syphilis.

Enfin, les divers auteurs qui ont abordé la question, en particulier Lancereaux, n'attribuent pas à la névralgie intercostale d'origine syphilitique un caractère spécial. Cependant Obolensky fait remarquer qu'elle a presque toujours l'aspect suivant : le malade dit avoir eu la syphilis et présente encore des traces de sa maladie (engorgements des ganglions cervicaux et inguinaux) ; les accès douloureux sont surtout aigus la nuit, constituant ainsi des sortes de dolores osteocopi bien caractéristiques ; d'autre part, la névralgie est bilatérale tandis qu'avec toute autre cause elle est unilatérale; enfin il y a absence de réaction de dégénérescence nerveuse malgré la longue durée de l'affection. A noter encore qu'elle semble survenir sans raison appréciable.

Quel est son pronostic ? Assurément favorable, si le traitement spécifique est institué. L'auteur a obtenu en dix-huit jours la guérison du malade dont il rapporte l'observation et qui souffrait depuis deux ans et demi, par deux injections de 0,12 de calomel, faites à sept jours d'intervalle, par des pointes de feu à deux reprises sur les espaces intercostaux, par des bains à 30° de quinze à vingt minutes de durée et sept séances d'électrothérapie (courant galvanique). Mais c'est aux deux injections de calomel surtout qu'il faut attribuer la guérison de cette névralgie spécifique.

Un cas de spina bifida latent, par M. Jens Schou (de Copenhague). (*Berlin. Klin. Woch.*, n° 5, 1894.) — M. Schou apporte à la liste encore bien petite des spina bifida occulta une observation personnelle. Il s'agit d'une fillette de 13 ans qui, jusqu'à l'âge de 7 ans, n'avait rien présenté d'anormal. A partir de ce moment, les parents. chez lesquels on ne trouve aucune hérédité au point de vue des déformations, s'aperçurent que leur enfant commençait à se mal tenir et à marcher sur le bout des pieds. Puis peu à peu, sans qu'aucune intervention thérapeutique n'ait pu rien empêcher, la colonne vertébrale s'est scoliotisée, le bassin s'est déformé, de sorte qu'il est aujourd'hui complètement asymétrique, le tronc est incliné à droite et cette difformité est en partie fixée, c'est-à-dire que la suspension ne peut complètement la corriger. En examinant le dos, on aperçoit, outre la scoliose convexe à droite dans la partie thoracique et convexe à gauche dans la région lombaire, une hypertrichose lombaire s'étendant jusqu'à la pointe du coccyx et dont le centre est à la réunion des colonne lombaire et sacrée. Entre, les apophyses épineuses de la 5° lombaire et de la 1re sacrée, on peut introduire la pulpe de trois doigts : à la pression, il n'y a aucune sensibilité.

L'enfant, un peu petite, est assez bien développée et ne présente aucun trouble moteur ou sensitif des membres inférieurs. Elle offre seulement un prognatisme très accentué. L'auteur fait remarquer en outre que sa malade a eu un frère (d'une autre mère) atteint de luxation congénitale unilatérale de la hanche. Il rappelle à ce propos que tous les auteurs qui se sont occupés de cette question ont remarqué un étroit rapport entre le spina bifida occulta et la luxation congénitale de la hanche.   CORONAT.

Sur un cas de foie mobile, par D. M. GORTCHARENKO (de Kovno).
(*Vratch*, 1893, 44, p. 1214.) — Après un aperçu rapide de l'historique
de la question, l'auteur combat, dans une courte analyse, les différentes théories qui existent pour expliquer l'étiologie de cette affection, en se basant sur des observations personnelles. D'après celles-
ci l'ectopie hépatique peut se développer en dehors de l'influence
directe de la grossesse, à la suite d'un grand effort physique (soulèvement d'un fardeau) ou d'une chute d'une hauteur sur les pieds,
des sauts intempestifs, etc.

L'auteur n'admet pas l'existence de cette affection exclusivement
chez les femmes (l'observation suivante en est la preuve) et en
explique la fréquence relative chez celles-ci par l'ensemble de causes
que l'on rencontre si souvent chez les femmes et qui contribuent à
l'abaissement du foie, à savoir, surtout la diminution de la pression
abdominale. Or, quant à l'étiologie de la maladie en question, l'auteur estime que les grossesses répétées, ainsi que d'autres conditions,
considérées à part, ne suffisent pas pour expliquer tous les cas d'ectopie du foie; c'est pourquoi il est à supposer que ce n'est que l'ensemble de causes prédisposantes, telles que : organisme jeune ou
affaibli par des maladies antérieures, faible élasticité des parois
abdominales et celle des ligaments hépatiques jointes aux troubles
de la nutrition générale, etc., qui peuvent aboutir à ce que l'une ou
toute une série de conditions importantes, jouant le rôle d'agents
provocateurs, amènent l'abaissement de l'organe le plus lourd qui
est le foie.

Il s'agit d'un soldat (paysan) âgé de 23 ans, entré au lazaret de
Kovno au mois de février 1892, pour une pleurésie, survenue à la
suite d'un refroidissement dont le début remonterait à cinq jours.
Actuellement il est atteint de diarrhée et se plaint d'avoir de la
pesanteur et une douleur sourde dans le ventre pendant les mouvements. Ces derniers phénomènes se sont accusés quelques jours
avant le refroidissement, après avoir soulevé un fardeau.

L'examen approfondi de tous les organes à permis de constater, en
outre, la pleurésie aigue sèche, une tumeur mobile dans la cavité
abdominale rappelant le foie normal par ses dimensions et son
siège (régions abdominales droite et supérieure). Quant aux propriétés de cette tumeur — indolore, de dureté et épaisseur moyennes,
à surface lisse, — on ne pouvait prendre celle-là, en se basant sur
les données, fournies principalement par la palpation et la percussion (modifications de celles-ci pendant les divers déplacements de

la tumeur dans la cavité abdominale), que pour un foie déplacé, une hépatoptose (hepar ambulans)

Les antécédents pathologiques du malade donnent la clé des conditions étiologiques ayant pu provoquer l'affection en question ainsi que celle (clé) des accès, par lesquels la maladie s'était manifestée. Or, jusqu'à l'âge de 16 ans le malade avait joui d'une santé parfaite. Il y a six ans il tombe malade pour la première fois après avoir soulevé un fardeau trop lourd. Immédiatement il avait ressenti une vive douleur dans le ventre, comme si quelque chose s'y était décroché. Une sueur froide et de la fièvre s'ensuivirent et ne quittèrent pas le malade pendant toute la nuit. En outre, apparurent des vomissements et autres troubles gastriques. Le malade ne pouvait rester couché que sur le dos et le côté droit, les mouvements provoquaient de la douleur dans le ventre, Au bout de dix jours le malade paraissait complètement rétabli, bien que depuis il se sente incapable de travaux physiques pénibles, ce qui provoque chez lui de la diarrhée, disparaissant, du reste, sous l'influence du repos, sans laisser de traces apparentes. L'appétit était presque toujours bon. Jamais de nausées, ni de vomissements après les repas, si ce n'était après un lourd travail. Pendant son séjour au lazaret, même après la guérison de la pleurésie, la diarrhée n'en avait pas moins persisté; la marche rapide a été impossible, n'était-ce au prix d'une sensation de pesanteur et de quelques douleurs dans le ventre; le soutien manuel de celui-ci diminuait cette sensation; en se dépla·çant du côté droit sur le côté gauche, il sentait que quelque chose se déplaçait en même temps dans le ventre.

Le traitement institué fut le repos et 1/2 grain de chlorhydrate de morphine à l'intérieur, pour calmer les douleurs d'une part, et agir contre l'influence réflexe du foie sur l'intestin, d'autre part. Les troubles gastro-intestinaux ont donné raison au traitement et le malade se sentit bientôt guéri, en gardant toutefois un certain degré de faiblesse générale.

En un mot, l'auteur admet que le déplacement du foie était la cause principale des troubles digestifs. C'est pourquoi il serait toujours à tenir compte de l'examen du foie ainsi que de l'étiologie, dans ces dernières affections, d'autant plus qu'en se basant sur les données objectives, il n'est pas toujours facile de déterminer un foie mobile, en raison de l'abaissement même peu prononcé, ou bien des obstacles, gênant l'examen des parois abdominales; et ce n'est que, peut-être, plus tard, lorsque l'abaissement du foie devient plus appréciable, grâce aux nouvelles influences contribuantes, qu'on arrive à le déterminer d'une façon plus exacte.

En définitive, l'auteur pense que le principal agent provocateur de la distorsion des ligaments hépatiques était l'effort physique excessif d'il y a six ans, pendant le soulèvement du fardeau, et ce n'est qu'en second lieu que les ligaments hépatiques intéressés (peut-être en raison de la diminution extrême de la pression abdominale et du diaphragme, ainsi que de la compression directe de la poitrine par le fardeau après son soulèvement) auraient pu subir la distorsion ultérieure, grâce à toute une série de nouvelles influences d'une part et par suite de la pesanteur propre du foie, d'autre part.

B. BALABAN.

BULLETIN

SOCIÉTÉS SAVANTES

ACADÉMIE DE MÉDECINE

Méthode séquardienne. — Ovariotomie post-partum. — Grossesse extra-utérine, intra-péritonéale. — Endartérite oblitérante. — Glaucome. — Eaux de Royat. — Hygiène des porteurs de fistules biliaires. — Epidémie de fièvre typhoïde. — Traitement du pneumo-thorax.

Séance du 20 février. — M. Cadet de Gassicourt offre à l'Académie, de la part de M. Mossé, professeur de clinique médicale à la faculté de Toulouse, un opuscule intitulé : La Médication séquardienne, notes et réflexions. Les conclusions ne sont pas fermes. « Quelques résultats positifs semblent acquis, dit l'auteur, mais on ne peut porter un jugement définitif sur la valeur de cette méthode, ni assigner aux injections séquardiennes une place définitive parmi les agents mis à la disposition des médecins pour soulager et guérir. »

— Élection de deux correspondants nationaux dans la première division (médecine) : MM. de Layet (de Bordeaux) et Alison (de Baccarat).

— Rapport de M. Pinard sur une observation d'ovariotomie pratiquée dans le cours d'une septicémie puerpérale à forme prolongée et suivie de guérison, observation communiquée par le Dr Le Roy des Barres, de l'hôpital Saint-Denis. Si les observations sont nombreuses qui démontrent la légitimité de l'intervention dans le cas de kyste de l'ovaire compliquant la grossesse, les observations d'ovariotomie post-partum sont infiniment moins nombreuses. Depuis la communication de M. Le Roy des Barres, le Dr Laurence, médecin accoucheur du Bristol general hospital, a publié un travail qui renferme dix observations d'ovariotomie qu'il a pratiquées pendant les suites de couches et dans lequel il s'efforce de démontrer qu'il vaut mieux opérer pendant la grossesse que de faire courir à la femme les dangers de la dystocie pendant le travail, de la rupture du kyste ou de la torsion consécutive du pédicule. Mais il n'est pas moins vrai que ces dix interventions post-partum ont été suivies de succès.

— Rapport de M. Pinard sur un travail de M. le Dr Houzel (de Boulogne-sur-mer) intitulé : grossesse extra-utérine ; variété intra-péritonéale ; laparotomie à dix mois ; enfant mort ; guérison de la mère. Ce succès obtenu par M. Houzel vient une fois de plus plaider victorieusement en faveur de l'intervention dans la grossesse ecto-pique. Mais a-t-il eu affaire à une variété de grossesse intra péritonéale, c'est-à-dire de grossesse abdominale primitive ? Pour s'assurer qu'il en est ainsi, il faut, comme l'a fait Rein, démontrer que l'utérus, les trompes, les ovaires sont sains et n'ont aucun rapport avec l'œuf. Du fait que l'on constate simplement la présence du fœtus à nu dans la cavité péritonéale, on ne peut conclure que la grossesse était abdominale primitive ou intra-péritonéale. Les cas sont nombreux dans lesquels on a trouvé, après incision de la paroi abdominale, le fœtus à nu au milieu des intestins, et ils ne doivent pas, de par ce fait, être considérés comme des cas de grossesse intra-péritonéale. Dans ces cas, le kyste a été rompu et le fœtus mis à nu dans la cavité abdominale, où, chose étrange, il peut vivre ainsi quelque temps, comme le prouvent les observations de Walter, de Bandl et de Martin. Dans deux cas que M. Pinard a observés le fœtus était tellement libre qu'il n'était même plus relié au placenta par le cordon; le cordon avait disparu, résorbé, absorbe plutôt par les cellules du péritoine ; mais il a eu la preuve qu'il existait primitivement un sac.

— Communication de M. Hervieux sur l'épidémie variolique de Paris. M. Hervieux saisit cette occasion pour défendre à nouveau la vaccine animale et réclamer encore une fois l'obligation de la vaccination et de la revaccination.

— Communication de M. Lagneau sur la mortalité par tuberculose selon les professions, selon l'habitat. Des statistiques recueillies en Suisse, en Italie, en Angleterre il résulte que la tuberculose sévit plus particulièrement parmi les ouvriers exposés aux poussières minérales, et parmi les individus qui se tiennent courbés et se livrent à des occupations sédentaires, soit intellectuelles, soit industrielles, mais minutieuses ; mais qu'elle ne se manifeste qu'exceptionnellement chez les personnes ayant une vie active, en plein air.

Séance du 27 février. — Après des présentations d'ouvrages et d'appareils, M. Laveran communique une observation d'endartérite oblitérante avec gangrène des extrémités inférieures. Dans cette observation on ne pouvait attribuer les accidents ni à la maladie de Raynaud, ni au paludisme, ni à la syphilis, ni à l'albuminurie, ni à l'artério-sclérose, ni à l'athérome, mais bien à la maladie qui a été décrite pour la première fois par Friedlander en 1876 sous le nom d'endartérite oblitérante. D'après Friedlander, dans cette forme d'entérite, le processus inflammatoire débute entre la lame élastique interne et l'endothélium des artères moyennes et petites, et le tissu embryonnaire de nouvelle formation détermine le rétrécissement et finalement l'oblitération des artères ; cette endartérite peut s'accompagner d'une lésion analogue des veines. Les causes de cette variété d'endartérite sont encore très obscures.

— M. le Dr Motais (d'Angers) lit un mémoire sur les troubles du cœur et de l'estomac produits par l'attitude scolaire habituelle.

— M. le Dr Marcadé lit un travail sur Salies-de-Béarn.

Séance du 6 mars. — Election de M. Porak dans la 7e section (accouchements).

— Rapport de M. Proust sur les dangers du chauffage des voitures publiques par les briquettes.

— Communication de M. Terrier sur un cas de cholédoctomie après cholécystectomie.

— M. le Dr Bousquet (de Clermont-Ferrand) lit un mémoire sur le traitement des grands abcès sous-péritonéaux par l'incision directe et le drainage.

Séance du 13 mars. — Election de M. Duclaux associé libre.

— Rapport de M. Chauvel sur un mémoire de M. le Dr Galezowski intitulé : le glaucome est une lymphangite de l'œil. Depuis une vingtaine d'années, c'est dans une altération de l'appareil vasculaire, dans une lésion du système lymphatique, dans un obstacle apporté à la circulation du sang et de la lymphe que l'on tend à localiser la cause première de l'exagération du tonus intra-oculaire. Plus encore que la circulation sanguine, la circulation lymphatique semble troublée dans le glaucome. Réunissant dans un tableau toutes les

lésions anatomiques relevées, le Dr Galezowski tire cette conclusion que presque toujours on a trouvé des altérations du canal de
Schlemm, des voies lymphatiques de la sclérotique, de la choroïde
et du nerf optique lui-même. D'où cette conviction que dans l'oblitération du canal de Schlemm, partielle ou totale, réside la cause principale des affections glaucomateuses. Et il fournit deux exemples de
glaucome traumatique dans lesquels le cristallin luxé aurait déterminé mécaniquement l'oblitération du canal de Schlemm, et l'extraction du cristallin rétabli la vue. Tout en admettant l'indication de
l'extraction du cristallin dans ces cas, M. Chauvel n'accepte la théorie mécanique précédente que comme une hypothèse et lui préfère la
vieille doctrine secrétoire. A plus forte raison se refuse-t-il à
admettre que le glaucome simple soit le résultat d'une oblitération
spontanée des voies lymphatiques. Le fait que la sclérotomie antérieure à ici d'heureux effets, ne saurait le prouver, car il s'agirait de
démontrer qu'ils sont dus au rétablissement du cours de la lymphe,
plutôt qu'au simple débridement de la coque fibreuse de l'œil. En
résumé il est bien probable que l'obstruction des voies lymphatiques
joue le rôle principal dans la production de certains glaucomes,
mais la formule de M. Galezowski : « Le glaucome sur une lymphangite de l'œil », ne saurait être acceptée jusqu'ici.

— Rapport de M. Albert Robin sur les travaux des stagiaires de
l'Académie aux eaux minérales. M. Bernard a constaté à Royat que,
sous l'influence de la cure, on voyait augmenter l'HCl combiné et
apparaître souvent l'HCl libre alors qu'il manquait auparavant, ce
qui rend justifiable de Royat les dyspepsies par insuffisance stomacale avec hypochlorhydrie puisque les bains à eau courante et l'eau
prise en boisson à petites doses avant les repas stimulent l'organe et
activent sa sécrétion. D'où contre-indication pour les hyperchlorhy-
driques.

Les bains hyperthermiques dont M. Bernard a étudié les effets sur
lui-même excitent puissamment la nutrition. Sous leur influence on
voit augmenter l'urée, l'acide phosphorique et les chlorures, et diminuer
l'acide urique. D'où leur indication dans le rhumatisme chronique,
les affections traumatiques qui ne s'accompagnent pas de suppurations osseuses, les arthrites sèches et blennorrhagiques, certaines
dermatoses sans réactions, les états torpides de l'utérus. Contre-indication chez les tuberculeux, les cardiaques, les artério-scléreux, les
alcooliques et dans toutes les affections morbides compliquées d'azoturie.

— Communication de M. Moissan sur les empoisonnements par l'oxyde de carbone et particulièrement par l'oxyde de carbone avec nos moyens de chauffage modernes. Les produits de la combustion des poêles mobiles sont riches en oxyde de carbone. Sans doute l'oxyde de carbone est plus léger que l'air et devrait s'élever, mais il est alourdi par l'acide carbonique toujours mélangé avec lui, et comme ce mélange est, en outre, économiquement refroidi à la sortie de l'appareil, il a une tendance à tomber et à s'accumuler dans les parties basses.

— Communication de M. Dujardin-Beaumetz sur quelques symptômes présentés par les individus porteurs de fistules biliaires intestinales et sur les préceptes de thérapeutique et d'hygiène qui leur sont applicables.

On sait que la véritable digestion se fait par l'action du suc pancréatique, que cette action n'a lieu que dans un milieu alcalin et que l'alcalinité est procurée par la bile. Or la fistule biliaire, chez les opérés, ne s'ouvrant pas près de l'ampoule de Vater il en résulte que la digestion se fait d'une façon anormale dans l'espace plus ou moins long qui les sépare ; elle est acide au lieu d'être alcaline, et le suc pancréatique ne peut agir sur les aliments azotés féculents et gras. D'où dyspepsie intestinale dans les premières portions du tube digestif, laquelle entraîne celle de l'estomac. Contre cet inconvénient M. Dujardin-Beaumetz propose de 0,50 à 1 gr. de bicarbonate de soude une heure après le repas, mais surtout l'usage du régime végétarien dont les œufs, les légumes verts, les féculents en purée, les fruits cuits, la pâtisserie constituent les bases, le régime carné paraissant augmenter l'acidité du suc gastrique et par cela même l'acidité du contenu stomacal qui passe dans l'intestin. Il conseille, en outre, les lotions et les frictions au gant de crin pour favoriser le fonctionnement de la peau.

Les fistules biliaires occasionnent aussi des phénomènes d'infection du foie par suite de la pénétration des microbes, devenue ainsi possible, et donnent lieu à des symptômes fébriles ; l'antisepsie intestinale (par le salol surtout) et la quinine y remédient.

— Communication de M. Péan sur les appareils prothétiques destinés à obtenir la réparation et la cicatrisation des parties dures de l'organisme.

Séance du 12 mars. — Élection de M. Nicaise dans la 3ᵉ section (pathologie chirurgicale) en remplacement de M. Le Fort. L'Académie s'est émue de l'envahissement subit de la population parisienne par

la fièvre typhoïde et s'est empressée d'en rechercher la provenance.
Des débats aujourd'hui connus de tous il résulte que l'épidémie doit
être attribuée à la contamination de l'eau de la Vanne qui alimente
la plus grande partie de Paris; et comme Sens, aussi alimenté par
la Vanne, a été atteint dans des proportions tout à fait exceptionnelles, la conclusion qui s'impose est qu'il faut chercher au-delà de
Sens, c'est-à-dire à l'origine de la Vanne, à laquelle les deux villes
s'abreuvent, l'adultération dont elles sont en même temps les victimes.
Une lettre du Dr Moreau, de Sens, nous apprend qu'il existait à Theil-
sur-Vanne des pièces d'eau entourant le château d'un M. Lecorchez
et qu'il y a une trentaine d'années, ces pièces d'eau ayant été
curées, une épidémie grave de fièvre typhoïde éclata dans ce château.
Depuis, les sources situées dans ces pièces d'eau elles-mêmes ont
été captées par la ville de Paris. Or l'été dernier, des curages et des
terrassements ont été effectués pour la création d'une nouvelle route
dans les parties des pièces d'eau qui subsistaient et qui sont voisines
des sources captées et la vase retirée avait très mauvais aspect. Il
y a donc des présomptions pour incriminer celle des sources de la
de la Vanne captée à Theil-sur-Marne. Serait-ce le travail de terras-
sement fait au voisinage de la source pendant les sécheresses de
l'été qui, avec les pluies de cet hiver, aurait entraîné des infiltrations
jusqu'à la Vanne captée pour l'alimentation de Sens et de Paris.
La question en est là. Une enquête se fait à cet égard.

— Communication de M. Moissan sur les eaux dites de seltz et
quelques eaux minérales sur la vente desquelles il appelle l'attention.

— M. Fernet fait une lecture sur le traitement du pneumothorax.
Il pense qu'il faut, avant tout, tenir compte des complications
septiques qui peuvent survenir du côté de la flèvre, complications
qui sont la règle dans le pneumothorax des tuberculeux et qui en
font la gravité toute spéciale. Pour le pneumothorax simple, il faut
s'en tenir aux moyens simples, pour calmer la douleur et la dyspnée.
Mais quand il y a infection, il faut désinfecter la plèvre, et les moyens
doivent être d'une énergie proportionnée à celle de l'infection. Dans
les cas légers, on peut s'en tenir aux injections intrapleurales
antiseptiques, avec la liqueur de van Swieten ou la teinture d'iode
diluée. Pour les cas plus graves, on aura recours au lavage, avec
ponction au trocart pour évacuer le liquide épanché dans la plèvre;
pour les lavages M. Ferner conseille le naphtol en solution
saturée.

Dans les cas graves d'emblée, ou lorsque les moyens précédents ont échoué, on n'hésitera pas à pratiquer la pleurotomie, sauf si on sait à l'avance que le poumon est atteint de lésions incompatibles avec l'existence. Cette opération moins favorable qu'en cas de pleurésie purulente laisse en général une fistule.

ACADÉMIE DES SCIENCES

FIÈVRE TYPHOÏDE.

Séance du 9 février 1894.

Décroissance de la *fièvre typhoïde* à Paris pendant la période de 1884-1893; ses exacerbations autumno-hivernales, par M. de Pietra-Santa.

Il résulte de mes recherches sur la statistique mortuaire de la ville de Paris pendant la période décennale de 1884-1893 que cette période se distingue de celle qui l'avait précédée par une diminution marquée des taux de léthalité afférents aux décès généraux, aux décès par maladies zymotiques, et plus particulièrement aux décès par *fièvre typhoïde.*

Sur une population moyenne de 2.404.520 habitants, le taux de la léthalité par dothiénenthérie, pendant cette période décennale, est descendu de 3,62 (pour 100 décès généraux) à 1,67 (1,07 0/0 en 1893), soit de 1883 à 1893, une différence de 2,55 décès typhoïdiques par 100 décès généraux.

A mon avis, ces heureux résultats doivent être attribués, pour la plus grande partie, aux progrès de la salubrité et de l'hygiène publique. Toutefois, il faut reconnaître que, partout et toujours, la *fièvre typhoïde,* maladie essentiellement humaine et endémique, est soumise à des exacerbations dites autumno-hivernales, en relation directe avec des conditions atmosphériques saisonnières, qui engendrent les constitutions médicales régnantes.

En Europe, comme aux États-Unis, le typhus abdominal a présenté, pendant ce dernier quart de siècle, une diminution régulière, en nombre et en gravité, au fur et à mesure que les grands travaux d'assainissement et les prescriptions de l'hygiène générale ont reçu un développement plus considérable et plus intelligent.

D'autre part, en Europe et aux États-Unis, comme en France, le plus grand nombre des décès par *fièvre typhoïde* a coïncidé avec la période de l'année comprise entre les mois d'octobre et de janvier. Les chiffres minima de morbidité et de mortalité ont été constamment enregistrés pendant les mois d'avril, mai, juin et juillet.

L'ensemble de ces faits m'autorise à conclure que la *fièvre typhoïde* ne peut être rattachée à une étiologie simple et unique (théorie fécale, hydrique, météorologique, de l'auto-infection, etc.). Un certain nombre de facteurs morbigènes concourent à sa production, et les principaux sont incontestablement : l'encombrement, la souillure et la malpropreté sous toutes ses formes, l'usage d'eaux impures et contaminées, les conditions professionnelles spéciales, l'auto-infection, et, enfin, les constitutions médicales régnantes.

VARIÉTÉS

— Dans sa réunion du jeudi 15 mars, l'assemblée des professeurs a dressé ainsi qu'il suit la liste de présentation des candidats à la chaire vacante de clinique des maladies nerveuses : *en première ligne*, M. Raymond ; *en deuxième ligne*, M. Dejerine ; *en troisième ligne*, M. Brissaud.

— Un concours pour la nomination à deux places d'accoucheur des hôpitaux et hospices de Paris s'ouvrira le 7 mai prochain.

Le *prix Lignières* (de la Société médicale des hôpitaux), destiné à récompenser le meilleur mémoire sur *les artérites infectieuses*, a été partagé entre MM. les docteurs Crocq fils (de Bruxelles) et Thérèse (de Paris).

— La soixante-deuxième session de l'Association médicale britannique aura lieu à Bristol, du 31 juillet au 3 août 1894.

— Depuis quelque temps un certain nombre de réformes relatives au fonctionnement des services hospitaliers de Paris avaient été mises à l'étude par l'Administration ; dernièrement, le Conseil de surveillance de l'Assistance publique, sur un rapport présenté par M. le Dr Périer, votait un projet de règlement qui, entre autres dispositions, comprenait les suivantes : division de Paris en circonscriptions hospitalières ; suppression de la consultation du bureau central, maintien du titre de médecin et chirurgien du bureau central et création de chirurgiens ou accoucheurs assistants pris dans le bureau central et pouvant être attachés à des services généraux ou spéciaux ; consultations pouvant être faites soit par les chefs de service, soit par des médecins ou des chirurgiens du bureau central, et, à leur défaut, par des assistants de consultation ; modifications apportées dans les remplacements et le service des vacances.

Saisi à son tour de l'examen de la question, le Conseil municipal de Paris, après avoir entendu le rapport de M. le Dr Dubois, vient d'adopter les résolutions suivantes :

Création de circonscriptions hospitalières; suppression du bureau central d'admission ; division du service des consultations et du service dans les salles des malades ; règlement des remplacements et du service des vacances plus conforme aux exigences hospitalières que celui qui existe actuellement.

Comme on le voit, le Conseil municipal est d'accord sur certains points avec le Conseil de surveillance de l'Assistance publique, notamment pour ce qui concerne la création de circonscriptions hospitalières et les remplacements pendant les vacances, mais cet accord cesse lorsqu'il s'agit du service des consultations et du service dans les salles de malades, que le Conseil municipal tient absolument à scinder. Il en est de même pour le bureau central d'admission, que le Conseil municipal veut purement et simplement supprimer, tout en acceptant le principe de la création d'un certain nombre d'assistants de chirurgie. (*Semaine médicale*, 14 *mars* 1894.)

Faculté de médecine.

PRIX DÉCERNÉS POUR L'ANNÉE 1893.

PRIX CHATAUVILLARD. — Le prix est partagé ainsi qu'il suit : 1° 900 francs à M. le Dr Laborde pour son *Traité de physiologie élémentaire;* 2° 500 francs à M. le Dr Huchard pour son *Traité clinique des maladies du cœur et des vaisseaux;* 3° 300 francs à M. le Dr Aviragnet pour son travail relatif à la *Tuberculose de l'enfance;* 4° 300 francs à M. le Dr Pilliet pour son travail sur la *Tuberculose expérimentale du foie.* Une mention honorable est, en outre, accordée à M. le Dr E. Berger pour ses leçons relatives aux *Rapports des maladies des yeux avec la pathologie générale.*

PRIX MONTYON. — Le prix est décerné à M. le Dr Paul Raymond pour son étude sur les *Epidémies de quartier d Paris en* 1892.

PRIX SAINTOUR. — Le prix est décerné à M. le Dr Mauclaire pour son travail sur la *Luxation congénitale de la hanche.*

THÈSES RÉCOMPENSÉES POUR L'ANNÉE 1893.

Médailles d'argent. — MM. Arrou, Artault, Claisse, Faure-Miller, Guillemain, Mauclaire, Renon, de Saint-Germain, Soupault, Vialet.

Médailles de bronze. — Bernheim, Chavane, Decréquy, Delord, Durand, Ettlinger, Gaston, Janet, Leray, Loisel, Marois, Maupaté, de Mello-Vianna, Ravé, Renault, Sonnié-Moret, Tchérépakhine, Tersos, Thérèse, Trognon.

Mentions honorables. — Archawski, Benoit, Bonneau, Bouquet, Breton, Brion, 'Brodier, Bureau, Calbet, Déhu, Ducellier, Flandre, Gallet-Duplessis, Gotchaux, Hélary, Houdaille, Le Coquil, Leredde, Papillon, Pécharman, Pérignon, Sorel, Triboulet.

— La session annuelle de la Société française d'otologie et de laryngologie s'ouvrira à Paris le 30 avril prochain.

Voici le titre des questions mises à l'ordre du jour :

1° *Traitement des suppurations mastoïdiennes ;*

2° *Traitement des polypes muqueux du nez.*

— Le troisième Congrès des médecins et chirurgiens américains aura lieu à Washington du 29 mai au 1er juin prochain.

PRIX GODARD, de la Société de biologie (1.000 fr.). — Ce prix sera décerné au meilleur mémoire sur un sujet se rattachant à la biologie. — Les mémoires doivent être envoyés avant le 15 octobre 1894.

L'épreuve écrite du concours du Bureau central (médecine) vient de se terminer. Ont été déclarés admissibles les 34 candidats dont les noms suivent :

MM. Thoinot, Darier, Girode, Ménétrier, Dalché, Capitan, Queyrat, Launois, Barbier, Florand, Toupet, Blocq, Wurtz, Courtois-Suffit, Lesage, Duflocq, Guinon (Louis), Vaquez, Gallois, Bruhl, De Gennes, Jeanselme, Klippel, Lyon (Raphaël), Lenoir, Mosny, Jacquet, Polguère, Laffitte (Baptiste), Springer, Hudelo, Lion (Camille), Legry, Létienne.

Le jury du concours est composé de la façon suivante : MM. Babinski, de Beurmann, Faisans, Hirtz, Landrieux, Schwartz, Talamon.

— Nous avons le regret d'annoncer la mort de M. le Dr Juhel-Rénoy, médecin de l'hôpital Cochin, qui a succombé le 19 mars, aux atteintes de la fièvre typhoïde.

— Le concours pour deux places de chirurgien du Bureau central des hôpitaux de Paris a commencé le 19 mars. La question posée a été : *Ombilic et hernie ombilicale de l'adulte.*

Les questions restées dans l'urne sont : *Paume de la main, rétractions de l'aponévrose palmaire ; — Région anale, imperforation de l'anus et du rectum.*

Le jury est composé de : MM. Bouilly, Campenon, Désormeaux, Humbert, Marc Sée, Siredey et Terrier.

BIBLIOGRAPHIE

LES AFFECTIONS PARASYPHILITIQUES, par le Professeur ALFRED FOURNIER.
(1 vol. in-8. Rueff et Cie, éditeurs, 1894.)

La syphilis n'est pas seulement coupable des accidents spécifiques, *elle fait plus que cela*, et il y a des maladies qui n'ont rien de syphilitique comme *nature*, mais qui n'en restent pas moins syphilitiques d'*origine*.

Telles sont les affections parasyphilitiques, épithète de longue date proposée par le professeur Fournier.

Cette thèse des maladies *para* est, on le voit, quoique facile à concevoir, un peu moins facile à admettre à une époque où la spécificité microbienne a pris une place si importante dans l'étiologie.

Le savant maître de Saint-Louis parvient pourtant à entraîner une complète conviction, et quiconque aura lu son livre des « affections parasyphilitiques », verra s'agrandir singulièrement le cadre des méfaits de la vérole. C'était d'ailleurs le primordial but du professeur Fournier, et les dernières lignes de son travail disent bien toutes ses préoccupations, et appellent l'attention des pouvoirs publics sur la prophylaxie de cette maladie, qui constitue un véritable péril social de par l'étendue des dangers qu'elle fait courir non seulement à ceux qui en sont atteints, mais encore à leur descendance.

C'est qu'en effet à l'ordre des dangers qu'on lui attribuait jusqu'ici, il faut en ajouter d'autres plus sérieux et plus menaçants « car elle est responsable notamment de toute une série d'affections nerveuses des plus graves, dont les types usuels ne s'appellent rien moins que paralysie générale et ataxie ».

L'importance des accidents parasyphilitiques relève de deux raisons ; la première c'est que ces accidents sont nombreux et pour la syphilis acquise et pour l'hérédo-syphilis ; la deuxième, c'est que ces affections sont réfractaires à l'action des spécifiques, mercure et iodure.

Comme type des affections parasyphilitiques, le syphiligraphe français a pris la *syphilide pigmentaire* ou maculeuse, leucodermie

syphilitique, cette singulière dermatose de la période secondaire de
la syphilis plus fréquente chez la femme, et dont le siège est, 29 fois
sur 30, la région cervicale.

Hyperchromie non spéciale à la syphilis et qu'on ne saurait différencier du chloasma utérin ou gravidique, la syphilide pigmentaire,
au contraire des accidents secondaires, est, non éphémère, mais
durable, et en outre absolument réfractaire au mercure, à l'iodure.

Puis vient la description de six autres manifestations parasyphilitiques : la neurasthénie et l'hystéro-neurasthénie, l'hystérie, le
tabes, la paralysie générale progressive, l'épilepsie, certaines amyo-
trophies à marche, à allures particulières.

Quelques-unes de ces affections sont plus spécialement dépeintes, différenciées. C'est entre autres avec un luxe de preuves véritablement
surprenant que le professeur Fournier nous montre l'origine syphilitique de la paralysie générale progressive. L'une des plus frappantes, à notre sens, est celle qui s'appuie sur ce fait que 8 fois sur
14, dans la paralysie générale juvénile, on a trouvé, incontestablement, la syphilis héréditaire dans les antécédents des petits
malades.

S'appuyant sur l'origine syphilitique du tabes et la théorie du
tabes cérébro-spinal, qui tend de plus en plus à se répandre,
l'auteur montre les analogies cliniques et anatomopathologiques
des deux maladies.

Nous nous permettrons de rappeler à ce propos deux belles observations de M. le professeur Raymond :

Deux frères contractent la syphilis à peu près à la même époque ;
l'un, grand industriel, accablé de soucis, de tracas, l'intellect toujours en éveil, devient paralytique général, tandis que son frère,
militaire fanatique, expert en tous les exercices du corps et malme-
nant son organisme physique, devient tabétique. Même origine,
mais localisations diverses selon la préparation du terrain.

Le chapitre de l'épilepsie parasyphilitique est aussi des plus suggestifs, et l'importance du diagnostic est ici très considérable, puisque dans un cas, épilepsie syphilitique, il y a guérison possible,
probable ; dans l'autre, incurabilité.

Mais outre ces sept affections, il en est bien d'autres que M. Fournier soupçonne de parasyphilisme : le diabète, l'hémoglobinurie,
l'adénie, le tabes oculaire, et même des pelades qu'on voit paraître
avec des caractères spéciaux chez certains syphilitiques.

Et nous ne l'avons pas close la liste de ces accidents, car voici les affections parasyphilitiques de la syphilis héréditaire : c'est la cachexie fœtale, ce sont les troubles dystrophiques généraux ou partiels : retard de la dentition, microdontisme. nanisme, infantilisme, rachitisme, arrêts intellectuels, hydrocéphalie, méningite parasyphilitique, maladie de Little, etc.

Nous ne saurions, on le pense, entrer dans le détail de toutes ces maladies ; en faire l'énumération c'est suffisamment exciter la curiosité du lecteur, et nous arrêterons là cette trop longue analyse.

Ecrit avec la plume alerte que l'on sait, ce nouveau volume de l'éminent professeur nous a paru si aimable à lire que notre surprise a été grande en apercevant que le nombre des pages s'élevait à près de 400.

CATRIN.

Thérapeutique des maladies des organes respiratoires, par M. Barth, médecin de l'hôpital Broussais. — Dans un résumé général de la physiologie pathologique du poumon, M. Barth montre la susceptibilité particulière de l'appareil pulmonaire à subir des troubles de divers ordres. Ceux-ci sont dus à des influences extérieures, à l'action des corps étrangers, de corps inertes ou vivants sur les canaux aériens et les alvéoles. Ils peuvent être encore le résultat de perturbations issues de l'organisme même, être la conséquence de troubles circulatoires ou nerveux.

M. Barth met en relief, dès le début, le rôle prédisposant que jouent les tares morbides héréditaires ou acquises dans l'évolution des maladies de l'appareil respiratoire. Il montre combien sont propres à appeler, à retenir, à fixer les germes morbides les états diathésiques antérieurs, l'arthritisme, le lymphatisme, la faiblesse congénitale. Les affections plus localisées comme les végétations adénoïdes du pharynx, les déformations thoraciques, rachitiques, scoliotiques ou tuberculeuses, diminuent encore la résistance aux agents pathogènes.

Telles sont les raisons individuelles pour lesquelles une maladie évolue plus sévèrement chez l'un que chez l'autre. Mais les causes plus directes qui en déterminent l'apparition sont rangées par M. Barth en quatre classes :

1° Les traumatismes forment la première classe, qui comprend les contusions thoraciques, les plaies, les efforts respiratoires ou vocaux, les inhalations de substances toxiques ou irritantes, l'action du froid soit directe, soit réflexe, les variations du milieu cosmique.

2° L'infection domine toute la pathologie de l'appareil respiratoire. Elle se fait soit par la voie bronchique, les microbes (pneumocoque, influenza, streptocoque, bacille tuberculeux) étant apportés par l'air inspiré ; — soit par la voie sanguine (fièvre typhoïde, infection puerpérale, septicémies diverses, endocardite infectieuse, granulie).

3° Les troubles circulatoires et nutritifs extrêmement variés. Le poumon est, en effet, le premier appareil sur lequel se répercutent mécaniquement toutes les lésions du cœur. Dans les maladies chroniques des vaisseaux, dans l'artériosclérose, il subit le processus morbide au même titre que les autres organes et avec la même lenteur.

Le sang, s'il est altéré par les causes les plus diverses (chlorose, diabète, paludisme, alcoolisme), outre qu'il nuit à la nutrition normale des tissus pulmonaires, peut favoriser le développement des germes morbides. Enfin, certaines maladies se localisent parfois sur le poumon, tels le rhumatisme et le mal de Bright.

4° Les troubles nerveux. — Une influence se démontre par l'importance que prend parfois l'élément spasmodique. L'asthme, la coqueluche, les dyspnées réflexes de lésions localisées, comme les polypes naso-pharyngiens, diverses intoxications en sont des exemples formels.

Après avoir établi ces principales causes des affections pulmonaires, M. Barth décrit sommairement les lésions anatomiques qu'elles déterminent : au début, l'hyperhémie et la dilatation du réseau capillaire, puis l'infiltration embryonnaire de la muqueuse, la chute des épithéliums vibratiles normaux, les modifications de leurs cellules, la fonte muqueuse de ces éléments, l'exsudation muco-purulente de la surface des bronches.

Dans les alvéoles mêmes, l'exsudat est dû à la présence des microbes. Il revêt, suivant le cas, le type pneumonique : globules rouges et leucocytes pris dans un réticulum fibreux abondant ; ou bien le type broncho-pneumonique : cellules épithéliales, leucocytes et quelques tractus fibrineux.

Quand les inflammations du parenchyme pulmonaire ont persisté longtemps, elles peuvent aboutir à la destruction des éléments nobles, à leur remplacement par du tissu conjonctif scléreux. La dilatation des bronches, la distension emphysémateuse des alvéoles en sont encore des conséquences.

L'artérite chronique par l'oblitération des artérioles et l'atrophie des cloisons alvéolaires amène également la production de l'emphysème.

Les troubles circulatoires graves, tels que l'embolie ou la thrombose, annihilant des territoires pulmonaires plus ou moins étendus, en déterminent la nécrose.

Cet exposé anatomo-pathologique succinct des lésions pulmonaires est suivi de l'étude thérapeutique générale. « Ici, plus qu'ailleurs, la tâche du médecin est double », dit M. Barth. Il lui faut, en effet, guérir et surtout prévenir. Toute la prophylaxie, M. Barth la résume en ces deux propositions : « Combattre la prédisposition morbide en fortifiant la résistance organique du sujet. Ecarter dans la mesure du possible les influences nocives ».

Aussi, le traitement prophylactique commencera-t-il dès l'enfance. Il consiste à affermir autant que possible l'appareil respiratoire, à en assurer le bon fonctionnement par la vie au grand air, les exercices corporels, escrime, équitation, marche, etc. Parallèlement, il faudra surveiller la peau, la tonifier par des pratiques d'hydrothérapie et porter des vêtements appropriés. Et M. Barth insiste avec force et raison sur l'état des cavités aériennes supérieures, conseillant de ne pas laisser développer les affections de leurs organes lymphoïdes et en particulier les végétations adénoïdes naso-pharyngiennes.

Écarter les influences nocives, c'est éviter le contact avec les personnes malades, les bronchitiques et surtout les phthisiques ; c'est respirer un air le plus pur possible, exempt de gaz, de corpuscules irritants ou toxiques ; c'est rechercher une habitation saine, chaude et sèche. Enfin, dans certains cas, le séjour dans une résidence dont les conditions climatériques seront judicieusement choisies, est d'une incontestable utilité.

Cette hygiène est plus puissante, plus efficace que les divers moyens curatifs à employer quand le mal est déclaré. M. Barth classe ceux-ci en diverses catégories.

Dans la première, se trouvent les médicaments qui agissent directement sur les voies respiratoires et qui y sont portés par inhalation, par fumigation, par injection ou insufflation intra-trachéale. Les pratiques d'aérothérapie, l'emploi de l'air comprimé ou raréfié sont de la même classe.

La seconde catégorie comprend la plupart des médicaments usités. Ce sont d'abord les expectorants : kermès, oxyde blanc d'antimoine, tartre stibié, chlorhydrate d'ammoniaque qui, à la fois, activent la sécrétion bronchique et déterminent un état nauséeux, modérateur de la congestion par vaso-constriction réflexe. Ils trouvent leur emploi au début des affections aiguës ou dans les catarrhes secs. Mais ce sont au fond des dépresseurs dont il faut se garder de perpétuer l'emploi. Puis les évacuants : vomitifs et purgatifs. Les premiers (ipéca, tartre stibié) sont dans certains cas de congestion active intense, des auxiliaires précieux (pneumonie des hommes robustes). Les seconds doivent être conseillés à dose laxative, dans un but d'asepsie intestinale, bien plutôt que comme révulsifs intestinaux.

Les balsamiques (goudron, térébenthine, créosote, eucalyptus, santal, etc.) représentent la médication substitutivé. Par leur élimination au niveau des glandes bronchiques, ils activent le renouvellement des éléments cellulaires et tendent à remplacer par des cellules jeunes et saines les éléments malades. Cette action ne peut se produire que grâce à une congestion intense : d'où certains dangers dans l'abus ou l'emploi non judicieux de ces médicaments. Les eaux sulfureuses sont exactement dans le même cas.

Les astringents ont en général l'inconvénient de généraliser leur action vaso-constrictive à toute l'économie. Les iodures sont à la fois, outre leur action résolutive, des dépresseurs de la tension artérielle et exercent une action substitutive appréciée. M. Barth fait une réhabilitation des antiphlogistiques. Il pose les indications de la saignée et des émissions sanguines locales au moyen de sangsues ou de ventouses scarifiées.

Les révulsifs, les antispasmodiques et les narcotiques ferment la longue liste des médicaments. Suivent les moyens qui s'adressent plutôt à l'état général qu'aux symptômes locaux. Au premier rang des antipyrétiques, se maintient le sulfate de quinine. Le rôle croissant que prend la balnéothérapie (et surtout le bain froid) y est exposé avec les indications et les inconvénients de la méthode.

Les toniques généraux : alcool, strychnine, digitale, caféine, éther, les modificateurs de la nutrition terminent cette étude générale de la pathologie et de la thérapeutique des affections de l'appareil respiratoire.

Puis M. Barth étudie les maladies en particulier, dans des chapitres spéciaux. En clinicien, il consacre toujours quelques pages à l'histoire symptomatique de chacune d'elles, et il s'en sert pour établir le traitement aux différentes phases de leur évolution.

Tout dans ce livre est raisonné et expliqué. On n'y trouve pas les explications confuses et insuffisantes, qui rendent si arides certains

ouvrages de thérapeutique. M. Barth ne complique pas à plaisir ses
formules : toutes sont simples et ne comportent à la fois qu'un
médicament actif. La *Thérapeutique des maladies des organes res-*
piratoires est plus qu'un livre-manuel, comme le qualifie trop
modestement son auteur, c'est un ouvrage où l'on apprend, conduit
par un guide sûr, clinicien expert et critique judicieux.

A. LÉTIENNE.

CRÉOSOTE ET TUBERCULOSE, par AUDÉOUD. (In-8°, 269 p. Genève, 1893.)
— La créosote, après être tombée dans un oubli profond, fut remise
en honneur en 1877 par Bouchard et Gimbert dans leur « Note sur
l'emploi de la créosote vraie dans le traitement de la tuberculose
pulmonaire » qui eut un tel retentissement que depuis cette époque,
il n'est point hardi de le dire, aucun tuberculeux n'a succombé sans
avoir été administré... avec de la créosote.

Dans son excellent travail, Audéoud passe en revue l'histoire de
ce médicament et de ses divers modes d'administration par les
voies gastrique, rectale, sous-cutanée et cutanée (frictions), respiratoire (inhalations, pulvérisations, applications laryngées, injections
intra-trachéales, injections intra-pulmonaires) et cela d'une façon
très minutieuse et fort complète.

Un chapitre est ensuite consacré au gaïacol, ce principe actif de
la créosote, dans lequel théoriquement on était en droit de mettre
tout son espoir puisqu'il semblait qu'avec ce produit fixe, bien déterminé et toujours semblable à lui-même on obtiendrait de meilleurs
résultats qu'avec la créosote car on évitait les inconvénients inhérents
à ce dernier médicament, tandis que cliniquement, malgré des
résultats très encourageants, pas plus que la créosote il ne peut être
tenu pour le spécifique de la tuberculose pulmonaire toujours à
chercher.

Il est une loi qui veut que tous les médicaments passent par le
laboratoire où l'on étudie leur action physiologique sur des animaux
ou bactéricide sur des cultures microbiennes. De là, dans cette Revue
générale sur la créosote les chapitres intitulés: « Expériences et cultures », « Physiologie pathologique » sans lesquels elle n'eût point
été complète.

Cette première partie est terminée par une statistique portant
sur 1.033 malades.

Si jusqu'ici l'auteur a fait preuve d'une solide érudition, il va se
montrer clinicien dans la seconde partie de son travail spécialement

consacrée à l'étude du traitement de la tuberculose par la créosote en lavements. Audéoud y expose les résultats qu'il a obtenus sur 20 malades dont il donne en détail les observations ; ces résultats ne sont pas trop mauvais mais pas assez fameux toutefois pour provoquer chez lui un enthousiasme irréfléchi, ce dont on ne saurait trop le féliciter car, s'il en était autrement, il s'exposerait en vieillissant dans la pratique à de cruelles désillusions. Oh ! pour cela non, ce n'est pas encore la créosote, même par la voie rectale, qui mettra à mal le bacille de Koch.

En terminant, j'attire l'attention sur un *Index* très complet puisqu'il ne comprend pas moins de 300 indications bibliographiques. En le publiant, Audéoud peut être certain qu'il rendra de nombreux services à ceux qui après lui reprendront l'éternelle question de la thérapeutique de la tuberculose pulmonaire.

CART.

Le rédacteur en chef, gerant,

S. DUPLAY.

Paris. — Typ. A. DAVY, 52, rue Madame. — Téléphone.

ARCHIVES GÉNÉRALES
DE MÉDECINE

MAI 1894

MEMOIRES ORIGINAUX

ÉTUDES CLINIQUES SUR LA NUTRITION DANS LA PHTISIE PULMONAIRE CHRONIQUE.

Par ALBERT ROBIN,
Membre de l'Académie de médecine.

PREMIÈRE PARTIE.

Des variations de la quantité d'urine.

A.

LA POLYURIE DANS LA PHTISIE PULMONAIRE CHRONIQUE

I

Depuis la découverte du bacille de Koch, l'histoire de la phtisie pulmonaire a paru complètement transformée, et l'on pense qu'il reste peu de chose à faire pour compléter la connaissance de cette maladie. Cependant, l'on n'a oublié qu'une chose, c'est de rechercher comment s'accomplissait la nutrition dans cette affection où les troubles nutritifs prennent une place souvent si prépondérante. Les propriétés du bacille et l'anatomie pathologique des lésions qu'il provoque, ont absorbé d'une façon presque exclusive l'attention des chercheurs. Et sous l'empire des *idées organiciennes* qui dominent encore la médecine, on a négligé l'acte le plus important, l'*acte dynamique* ou *vital*, c'est-à-dire les procédés réactionnels de la *vie* organique à l'encontre de l'agression bacillaire. On a fait la bactériologie de la phtisie pulmonaire, mais on ne s'est, pour ainsi dire, pas préoccupé des atteintes portées au *potentiel vital* des tuberculeux.

Je n'ai pas la prétention de remplir cette lacune ; mais comme j'ai remarqué depuis bien des années, certains troubles de la nutrition dans la tuberculose chronique des poumons, je crois utile de publier sommairement mes premières recherches ne fût-ce que pour attirer l'attention de ceux qui estiment avec moi qu'entre la connaissance du bacille et les résidus de sa lutte contre la cellule vivante, il y a place pour une étude qui n'est pas sans portée et dont le diagnostic comme la thérapeutique peuvent tirer un certain profit.

Le travail actuel a trait aux indications tirées des variations de la quantité des urines. Il forme la première partie d'une série où les divers troubles de la nutrition seront successivement passés en revue.

II

Dans la tuberculose chronique, surtout aux premières périodes, la quantité d'urine tend plutôt à augmenter qu'à diminuer.

Plus tard, malgré les pertes liquides auxquelles les sueurs, la fièvre, la diarrhée, l'expectoration, soumettent le malade, cette quantité d'urine diminue moins que l'on ne penserait au premier abord.

32 phtisiques à la *première période* m'ont donné les résultats suivants, l'urine des malades ayant été recueillie chaque jour, et les chiffres ci-dessous exprimant la moyenne obtenue pour chaque malade :

1.000 à 1.100 cc.	1 cas	⎫	
1.100 à 1.200	1 —	⎪	
1.200 à 1.300	12 —	⎬ 19 cas	
1.300 à 1.400	3 —	⎪	
1.400 à 1.500	2 —	⎭	
1.500 à 1.600	3 —	⎫	
1.600 à 1.700	3 —	⎪	
1.700 à 1.800	1 —	⎬ 10 cas	
1.800 à 1.900	2 —	⎪	
1.900 à 2.000	1 —	⎭	
2.000 à 2.100	1 —	⎫	
2.100 à 2.200	1 —	⎬ 3 cas	
4.200 à 4.300	1 —	⎭	

La moyenne est de 1.200 à 2.000 cc.

A la *deuxième période*, la quantité s'abaisse un peu, mais elle se maintient néanmoins dans des limites normales ; en effet 27 malades m'ont donné les chiffres suivants :

400 à 500	2 cas	
600 à 700	2 —	10 cas
900 à 1.000	6 —	
1.100 à 1.200	3 —	
1.200 à 1.300	2 —	
1.300 à 1.400	2 —	9 cas
1.400 à 1.500	2 —	
1.600 à 1.700	1 —	
1.800 à 1.900	1 —	3 cas
1.900 à 2.000	1 —	
2.000 à 2.200	1 —	
2.200 à 2.400	1 —	
2.400 à 2.600	1 —	5 cas
2.600 à 2.800	2 —	

La moyenne est de 900 à 1.500.

Enfin, à la *troisième période*, les diminutions sont plus accentuées si on les relève en bloc ; mais, comme dans la période précédente, il est un certain nombre de malades qui s'écartent totalement de la règle, et rendent des quantités d'urine considérables. En effet, chez 19 malades, j'ai trouvé :

200 à 300	4 cas	
400 à 500	1 —	
600 à 700	1 —	8 cas
700 à 800	1 —	
900 à 1.000	1 —	
1.000 à 1.100	3 —	
1.100 à 1.200	1 —	
1.200 à 1.300	1 —	8 cas
1.300 à 1.400	2 —	
1.400 à 1.500	1 —	
2.300 à 2.400	1 —	2 cas
2.900 à 3.000	1 —	

La moyenne est de 200 à 1.400 cc.

Il résulte de ces premiers tableaux :

1° *Que la quantité de l'urine légèrement augmentée dans la première période de la phtisie pulmonaire, est normale dans la seconde, et diminue dans la troisième* ;

2° *Qu'à chacune des périodes, il est un certain nombre de malades qui s'écartent notablement de la règle, et émettent des quantités d'urine supérieures à la normale.*

Sur 28 phtisiques, 15 ont rendu dans les vingt-quatre heures une quantité moyenne d'urine variant de 1.800 à 4.300 cc., avec 1.530 cc. comme minima et 6.500 comme maxima, soit une proportion de près de 20 0/0 de polyuriques ; cette proportion se répartit ainsi suivant les *périodes :*

1re période 18,7 polyuries pour 100 tuberculeux
2e   —   25,9   —   —
3e   —   10,5   —   —

Toutes proportions gardées, les polyuries paraissent moins fréquentes dans la *phtisie des vieillards.* que dans celle de l'adulte ; mais je n'ai pas une statistique assez nombreuse pour pouvoir établir une comparaison décisive.

III

Il importe maintenant de rechercher s'il existe un rapport entre ces polyuries et telle ou telle particularité de la maladie, c'est-à-dire de remonter à la cause de celle-ci, et d'en tirer par conséquent les indications qu'elles peuvent fournir.

Je laisse évidemment de côté toutes les *polyuries temporaires* qui proviennent de conditions latérales à la maladie, et non directement de celle-ci ; ce sont les *polyuries permanentes* qui seules sont en cause.

Or il est indispensable d'établir tout d'abord que les polyuries ne relèvent pas d'une cause unique ; elles dépendent de plusieurs conditions morbides qu'il me reste à catégoriser.

A. Polyuries phosphaturiques. — D'après M. Tessier, l'une des causes principales de la polyurie des tuberculeux résiderait dans une modalité particulière de la nutrition caractérisée par une élimination exagérée des phosphates, principalement des phosphates terreux. Dans ces conditions, suivant les observations de M. Tessier, la quantité de l'urine peut atteindre 5 à 6 litres, et l'acide phosphorique varie de 4 gr.50 à 10 grammes, chiffre vraiment colossal, surtout quand on considère qu'il a été noté chez des malades souvent cachectiques ou arrivés à une période parfois avancée de leur maladie.

J'ai eu l'occasion de vérifier plusieurs fois l'exactitude des vues de M. Tessier, pour ce qui concerne l'existence simultanée de la polyurie et de la phosphaturie ; mais jamais je n'ai encore rencontré des chiffres aussi élevés que ceux de ses observations ; de plus, chez la plupart de mes tuberculeux polyuriques, l'élimination des phosphates n'a pas dépassé la normale tandis que j'ai rencontré des phtisiques phosphaturiques sans polyurie ; enfin chez les tuberculeux phosphaturiques et polyuriques, je n'ai pas trouvé de parallélisme absolu entre les quantités respectives d'acide phosphorique et d'urine (1).

Il résulte de ces faits, qu'il est difficile d'admettre, avec M. Tessier, que la polyurie soit la conséquence de la phosphaturie ; mais ces deux accidents peuvent se développer simultanément où isolément sous l'influence de la tuberculisation, sans qu'il y ait nécessairement entre eux, un rapport de cause à effet.

Néanmoins la coïncidence assez fréquente de la phospha-

---

(1) Obs. I. H. 31 ans. Ph. au 1er degré.

Quantité d'urine	Acide phosphorique
1.800 à 2.000	3 gr.
2.000 à 2.500	5 gr.
2.500 à 3.000	4 gr. 90
3.000 à 3.500	5 gr. 64

Obs. II. Ph. 1er degré.

2.000 à 2 500	4 gr. 84
2.500 à 3.000	4 gr. 10
3 000 à 3.500	5 gr. 68

Voici les chiffres d'une obs. de M. Tessier.

3.300	6 gr. 60
3.500	7 gr. 40
3.800	6 gr. 27
5.000	10 gr.
6.500	7 gr. 80

turie avec la polyurie permet de désigner ces cas sous le nom
de *polyurie avec phosphaturie*, et de catégoriser aussi tout un
ordre de polyuries chez les tuberculeux. Cette variété de
polyurie n'est pas la plus fréquente; à peine peut-elle être
évaluée comme fréquence à un quart environ des cas totaux
de polyurie.

La polyurie phosphaturique paraît se rencontrer plus fréquemment aux premières périodes de la maladie. Aux périodes
plus avancées, un grand nombre des cas d'augmentation
de la quantité de l'urine dépendent de lésions rénales, que
celles-ci soient une néphrite caséeuse, une dégénérescence
amyloïde ou une néphrite mixte. Dans les cas que j'ai observés, il existe quelques différences entre ces variétés relativement à la quantité de l'urine.

IV

B. Des polyuries rénales. — La polyurie due à la *néphrite
caséeuse* n'est jamais très considérable; rarement on la voit
dépasser 2.500 cc. Dans quelques cas, cette polyurie est intermittente; dans d'autres, la quantité de l'urine dépasse constamment la normale mais dans d'assez faibles proportions. Le
plus ordinairement l'urine contient du sang ou du pus et des
débris caséeux. La polyurie cesse souvent aux dernières
périodes de la maladie, mais cette règle est loin d'être absolue,
comme on peut s'en convaincre par la lecture des observations
ci-dessous (1).

Quand la polyurie est due à une *néphrite mixte* ou à prédo-

---

(1) Obs. III.

Néphrite caséeuse. — 9 cavernes du rein droit, ayant chacune le volume
d'une petite noix.—Ramollissement du sommet du poumon droit; cavernes
à gauche.

1ʳᵉ série. —	Six jours d'obs.	Quantité	Densité	M. S.	Observations
Moyennes	20 novembre	1.400	1.015	49,14	
Qu.— D.— M. S.	21 —	1.400	1.014	45,80	hémoptysie
1.589 1.014 53,60	22 —	1.500	1.015	52,65	considérable.
	23 -	1.600	1.015	56,16	2 litres de lait
	24 -	1.600	1.014	62,24	—
	25 -	1.700	1.014	55,60	—

minance parenchymateuse, il est nécessaire de distinguer
deux types. Dans le premier, la quantité d'urine reste très
élevée pendant toute la durée de la maladie et même aux
approches de la mort. J'ai recueilli trois observations de ce
groupe dans lesquelles les moyennes furent 2.720 cc., 2.343 cc.
et 2.000.; rarement les minima descendirent au-dessous de
1.600, tandis que les maxima s'élevèrent au-dessus de 5.000 cc.
Ces chiffres subirent un abaissement dans les derniers jours
de la vie, mais sans descendre plus bas que les minima des
périodes précédentes (1).

2ᵉ série. — Huit jours d'observation.

Moyennes					
Qu. — D. — M. S.	14 décembre	1.600	1.011	41,18	Emphysème
	15 —	1.300	1.012	36,50	sous-cutané
	16 .	1.500	1.011,5	39	à la suite
	17 .	1.250	1.012	35,10	d'efforts de
1.370 1.011 33,89	18 —	1.200	1.013	36,59	toux. 2 litres
	19 .	1.300	1.010	30,42	de lait.
	20 ..	1.300	1.011	32,46	
	21 —	1.500	1.011,5	40,03	

3ᵉ série. — Quatre jours.

Qu. — D. — M. S.	22 —	1.850	1.010	43,10	1 litre de lait
					1 degré.
1.640 1.011 41,92	23 —	1.700	1.011	43,75	
	24 .	1.500	1.011	38,67	
	25 .	1.500	1.102	32,12	

Obs. IV (Rosenstein) H. 46 ans.	2.340	1.004
	2.309	1.004
	2.500	1.005
	2.600	1.005
	2.050	1.006

(1) Obs. VI. — Phtisie pulmonaire au 2ᵉ degré. Ramollissement des deux
sommets sans caverne. Néphrite mixte.

	Moy.	Minima Maxima
1ᵉʳ mois du séjour à l'hôpital......	2.316	2.050 à 2.720
2	3.102	1.800 à 5.120
3	3.483	1.600 à 5.010

Les jours qui précèdent la mort, la quantité d'urine s'abaisse, mais reste
pourtant au-dessus de la normale :

Avant-veille de la mort................	3.650 cc.
Veille..............................	3.545 cc.
Jour................................	1.610 cc.

Dans un second type, la polyurie plus ou moins marquée dure un temps très long, diminue graduellement pendant les derniers mois de la vie, puis s'abaisse encore aux approches de la mort (1).

Mais ce serait une erreur de croire que les tuberculeux atteints de néphrite parenchymateuse sont toujours polyuriques; chez l'un de mes malades, la quantité a oscillé de 750 cc. à 1.300 cc. et la densité de 1.010 à 1.018, avec des moyennes de 930 cc. et de 1.015.5 (2).

La *dégénérescence amyloïde* est aussi une cause de polyurie, mais beaucoup plus rarement. Et si quelques malades présentent pendant leur séjour à l'hôpital une polyurie toujours plus ou moins marquée, ce fait constitue une grande excep-

---

(1) Obs. VII. — Phtisie pulmonaire au 3ᵉ degré, compliquée de néphrite mixte et de dégénérescence amyloïde.

	Moyenne.	Maxim.	Maxima.
Juin	1.304 cc.	900	2.000
Juillet	1.240 cc.	500	2.500
Août	1.500 cc.	900	1.900
Septembre	1.050 cc.	400	1.700
Octobre	854 cc.	300	1.400

Pendant les six jours que précèdent la mort, la quantité tombe de 1.200 à 250 cc.

(2) Obs. V. — Phtisie pulmonaire au 3ᵉ degré. Néphrite parenchymateuse.

	Quant.	Dens.	M. S.	
22 juillet......	750	1.016	28,10	
24 —	900	1.016	33,65	
25 —	950	1.016	34,50	
26 —	1.300	1.016	48,65	
27 —	750	1.016	28.20	
28 —	700	1.014	22,95	Moyennes 923—1.015,5 — 34,55
29 —	1.150	1.016	34,95	
1ᵉʳ août.......	1.000	1.018	42,12	
2 —	1.000	1.018	42,12	
3 .	1.000	1.017	39,78	
5 .	800	1.010	18,72	

tion ; de plus la polyurie observée dans ces conditions est peu marquée, oscille entre 1.300 et 2.500 ou 3.000, avec une moyenne de 1.500 cc. à 1.800 environ (1).

Ordinairement la polyurie n'existe qu'au début de la maladie ; puis elle diminue peu à peu, et l'on voit, dans les dernières périodes de la vie, l'urine tomber au-dessous de la normale (2). J'ai observé un malade qui ne rendait alors que 80 à 200 cc. par vingt-quatre heures.

Enfin, dans un troisième type, cette polyurie des premières phases est essentiellement irrégulière, et l'on voit des malades qui, sans cause apparente, rendront pendant un ou plusieurs jours, de 1.800 à 2.500 cc. d'urine et passeront subitement ou très rapidement aux quantités de 400 à 900 cc. Il est évident que la densité subira alors des variations analogues ; en effet, dans les cas auxquels je fais allusion, celle-ci a varié de 1.004 à 1.029, et cela dans un espace de temps relativement restreint.

V

Les deux ordres de polyurie que je viens d'étudier sont les plus compréhensifs parmi ceux auxquels il est possible d'assigner actuellement une étiologie ou une évolution particulière ; aussi n'allons-nous plus avoir à considérer que des exceptions.

Kiener cite dans sa thèse un cas de *polyurie avec azoturie*.

---

(1) Obs. VIII. — H..., 20 ans. Phtisie pulmonaire au 3e degré. Dégénérescence amyloïde du foie et des reins.

	Quantité	Densité	Matériaux solides
Minimum......................	1.300	1.010	35,10
Maximum......................	2.000	1.016	59,90
Moyenne......................	1.510	1.013,5	47,40

(2) Obs. IX. — H..., 25 ans. Phtisie pulmonaire au 3e degré. Dégénérescence amyloïde des reins.

	Quantité	Densité
1er mois, moyenne.............	1.900 à 2.600	1.005 à 1.010
2e mois —	1.000 à 1.600	1.010 à 1.013
3e mois —	250 à 900	1.015 à 1.028

Avant d'admettre cette variété que je n'ai jamais encore rencontrée, il serait bon de s'assurer d'abord que l'azoturie est permanente et ne relève pas de quelque circonstance accidentelle (1). Ainsi dans la thèse récente de Ronsin, on trouve plusieurs observations dans lesquelles les malades rendaient de 30 à 40 grammes d'urée par jour, et cela avec des quantités d'urine dépassant ordinairement 2 litres; mais, comme l'auteur le fait justement remarquer, ces chiffres élevés perdent de leur valeur si l'on considère que la moyenne de l'urée chez les individus qui suivent le régime de l'hôpital où il a observé est de 30 à 35, tandis que cette moyenne est de 16 à 18 dans les hôpitaux de Paris. Jusqu'à plus ample informé, je n'admettrai donc pas cette variété de polyurie.

Je rangerai dans la même catégorie des faits exceptionnels, comme ceux de Watson, où la polyurie dépendait de *tuberculose des méninges de la base* (2).

Mais toutes les polyuries dont le tableau a été donné plus haut ne rentrent pas dans les catégories qui viennent d'être établies, et il m'a été impossible de fixer l'étiologie de plusieurs d'entre elles, auxquelles doit être provisoirement réservé le nom de *polyurie simple des tuberculeux*. Celles-ci s'observent pour la plupart à la première période de la maladie et coïncident avec une polydipsie assez marquée.

Enfin je cite pour mémoire les cas de *polyurie chez les phthisiques diabétiques* que je n'ai pas compris dans ma statis-

---

(1) Obs. X. — Phtisie pulmonaire au 2e degré. Ramollissement du sommet droit. État général relativement satisfaisant (Thèse de Kiener, 1866).

Eau.................................	3.663 grammes.
Matériaux solides............	96,77
Urée...........................	44,04
Matières extractives.........	12,70
Matières inorganiques.......	40 »
Chlorures....................	27,92

(2) T. Watson. *Lect. on the princip. and pract.*, 4e éd. p. 665. On pourrait en rapprocher les cas de Dickinson (*Diseases of the Kidney*, 1875) et de Longuet (*Arch. de Phys.*, 1873).

tique ; ici, en effet, il n'existe pas de rapport entre la phthisie et la polyurie, cette dernière étant en rapport direct avec le diabète antécédent. D'ailleurs, sauf quelques exceptions, la polyurie diabétique diminue avec l'invasion et les progrès de la phthisie.

Il faudrait maintenant, pour suivre la méthode classique, discuter le mécanisme des polyuries précédentes ; mais, comme il faudrait entrer en plein dans l'hypothèse, je préfère m'abstenir et me borner à formuler la conclusion pratique que comporte cette première étude.

La polyurie est un symptôme assez fréquent chez les tuberculeux ; quand elle est permanente et qu'elle ne dépend pas du régime lacté auquel les malades sont quelquefois soumis, elle doit attirer l'attention du médecin du côté d'une complication rénale ou de la phosphaturie. (*A suivre.*)

TRAITEMENT DES HERNIES GANGRENÉES
Par M. le Dr CHAPUT, chirurgien des hôpitaux.

Le traitement des hernies gangrenées est un des problèmes les plus complexes de la thérapeutique chirurgicale.

Que doit-on faire lorsque l'intestin présente des lésions douteuses, lorsqu'il présente des perforations petites, allongées, larges, ou encore une gangrène de toute une anse ?

Quels sont les procédés à employer pour les lésions partielles ? En cas de gangrène totale, faut-il faire l'anus contre nature ou la suture intestinale ? Quelle est la meilleure suture ? Faut-il réduire ou non l'intestin suturé ? Doit-on ménager une fistule de sûreté ? Y a-t-il avantage à débrider largement, à faire la laparotomie médiane ? Le drainage du péritoine est-il utile ?

Telles sont les questions auxquelles nous nous efforcerons de répondre dans ce travail.

Nous partageons tout à fait l'avis de M. Verneuil qui considère comme incompatibles avec la réduction toutes les lésions suivantes :

1°. Les points à surface dépolie, noirs, bruns ou feuille morte.

2° Une coloration uniforme, noire ou brune ne se modifiant pas après le débridement.

3° Les fissures de l'intestin au niveau du collet du sac.

4° Les épanchements sanguins considérables avec friabilité des parois.

Lorsque la vitalité de l'anse tout entière paraît compromise, nous ferons avec notre collègue Richelot la kélotomie sans réduction et nous réduirons au bout de quarante-huit heures si la vitalité s'affirme. S'il existe une érosion, un amincissement inquiétant, on enterrera le point suspect sous un double étage de sutures séro-séreuses, et on gardera l'intestin en observation pendant quarante-huit heures.

S'il existe de la gangrène confirmée avec ou sans perforation, la lésion peut être petite, longue ou large. Si la lésion est petite on la fera disparaître sous un double étage séro-séreux de sutures en bourse ; si elle est longue, on l'enterrera au fond d'un pli maintenu par des sutures, comme l'a fait M. Martinet. (Procédé de l'invagination).

Lorsque la lésion est étendue en largeur sans occuper toute la circonférence de l'intestin, la plupart des chirurgiens exécutent la résection de toute l'anse ; je crois qu'on peut opérer plus simplement et plus économiquement lorsque les tissus voisins sont en bon état.

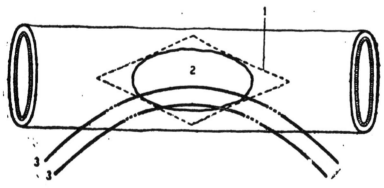

Figure. — Excision losangique d'une plaque gangrenée.
1. Tracé de l'excision losangique.
2. Plaque de sphacèle.
3.-3. Sutures réunissant les bords contigus du losange.

Je conseille, en pareil cas, de faire une excision losangique de l'intestin mesurant 4 à 5 centimètres dans son grand diamètre, comprenant l'eschare ou la perforation. En suturant les bords contigus du losange, on oblitère la solution de continuité tout en ménageant une très large communication entre les deux bouts. L'anse suturée ne devra pas être réduite, on la tiendra en observation pendant quarante-huit heures.

J'ai pratiqué cette opération de l'excision losangique au cours d'une laparotomie pour fibrome dans laquelle l'intestin fut largement déchiré ; et je puis affirmer que l'opération est facile et très pratique ; je pense qu'on l'appliquerait très avantageusement aux larges plaies de l'intestin.

En cas de hernie gangrenée de toute une anse, vaut-il mieux faire la résection et la suture intestinale que l'anus contre nature ?

Avant de répondre à cette question, je dois rappeler les dangers multiples qui menacent les malades atteints de hernie gangrenée. Les travaux de Verneuil et Nepveu (1864), Garré, Bönnecken, Clado ont montré le passage des microbes à travers les parois intestinales et leur prolifération dans le liquide du sac herniaire. Si Garré et Clado, contrairement à Bönnecken nient ce passage dans les premières périodes de l'étranglement, tous sont d'accord pour l'admettre dans les cas de hernies gangrenées. Du sac, les microbes gagnent l'abdomen au niveau de l'anneau.

Le péritoine se trouve aussi infecté par un autre procédé, le bout supérieur, distendu et altéré, parfois gangrené, laissant aussi transsuder les bactéries qu'il contient. L'infection péritonéale est donc réalisée par définition dans tous les cas de hernie gangrenée, mais elle est assez fréquemment curable, si le pouvoir de résorption du péritoine est assez puissant pour détruire les germes.

Ces microorganismes envahissent constamment l'appareil circulatoire, résorbés qu'ils sont par le sac, par le péritoine et par la muqueuse altérée du bout supérieur. Cette septicémie intestino-péritonéale, bien étudiée par Verchère, est des plus graves; elle dissémine les germes dans tous les viscères et produit, entre autres lésions, de la pneumonie et de la néphrite qui contribuent d'une manière redoutable à l'évolution des accidents mortels.

La pneumonie peut encore se produire par un autre mécanisme ; ou bien c'est une pneumonie de déglutition causée par l'introduction dans les voies aériennes des vomissements fécaloïdes (Lesshaft) ou bien, elle est provoquée par des embolies septiques provenant des veines mésentériques thrombosées, mécanisme indiqué par Gussenbauer et Pietrizikowski.

Avec les lésions constantes et fatales du péritoine, avec l'envahissement de l'appareil circulatoire, on s'étonnera que la mort ne soit pas la terminaison constante et fatale des hernies gangrenées, traitées ou non. Effectivement la mortalité générale est très grande, et, si certains auteurs ont publié des statistiques brillantes de résection avec suture intestinale on peut affirmer qu'ils ont été servis par le hasard et qu'on ne doit pas compter sur des succès habituels, quel que soit le procédé opératoire qu'on adopte. On peut comparer les procédés de traitement des hernies gangrenées aux méthodes employées pous combattre la pyohémie, méthodes qui échouent dans l'immense majorité des cas, parce que le malade est perdu d'avance et que rien ne peut le sauver.

Ces réserves faites, examinons les avantages et les inconvénients comparés de l'anus contre nature et de la suture intestinale.

L'établissement d'un anus contre nature pour une gangrène herniaire est une opération des plus simples que tout praticien peut faire. Il est inutile d'avoir une installation chirurgicale luxueuse, des instruments compliqués, ou des aides expérimentés. Avec des aiguilles de trousse et quelques instruments usuels, il est facile d'exécuter cette opération, sur un malade non endormi. L'opération est courte, elle ne fatigue pas le patient. Elle présente l'avantage considérable de vider rapidement le bout supérieur dont les produits contribuent à empoisonner l'organisme ; enfin, elle remédie très efficacement aux phénomènes de paralysie intestinale qu'on observe souvent à la suite de la kélotomie.

Mais voici venir les inconvénients : l'écoulement des matières provoque fréquemment un phlegmon grave de la région du sac, qui peut inoculer le péritoine, provoquer des suppurations sous-péritonéales graves, occasionner des thromboses septiques de la veine fémorale avec embolie pulmonaire mortelle, comme c'est arrivé à Mikulicz.

Les malades meurent souvent d'épuisement occasionné par la déperdition excessive des matières, non seulement quand l'orifice occupe un siège élevé sur l'intestin, mais aussi quand il est situé assez près du cæcum. L'anus artificiel ne met pas à l'abri de certaines complications qu'on a l'habitude de reprocher à la suture intestinale ; dans une observation de Chapplain, communiquée à la Société de chirurgie en 1859, malgré l'établissement d'un anus contre nature, il se fit en un autre point de l'intestin, une perforation du bout supérieur qui provoqua la formation d'un anus artificiel dans un autre endroit.

Dans une observation de Englisch (1890), il s'agissait d'une hernie obturatrice traitée par l'anus contre nature : le malade mourut d'une perforation du bout supérieur.

Dans une observation de Mickulicz, il y eut une coudure du bout supérieur au voisinage de l'anneau, qui contribua, avec un phlegmon herniatre grave, à l'issue fatale.

Dans un cas de Bouilly, le bout supérieur resté dans la plaie se sphacéla et compromit la vie du malade.

La mortalité de cette opération est considérable. D'après M. Franks, elle s'élève à 80 0/0 ; pour Lockwood à 88 0/0. Mikulicz sur 94 cas appartenant à divers opérateurs indique 72 morts (76 0/0) ; sur 7 cas qui lui sont personnels, il a eu 7 morts, dont 2 d'épuisement, 1 par suppuration enkystée du bassin provenant du sac, 1 par phlegmon rétropéritonéal avec thrombose de la veine fémorale et embolie pulmonaire, 1 enfin, par phlegmon herniaire avec coudure du bout supérieur, — 2 morts sont indépendantes du procédé opératoire (péritonite antérieure), mais les 5 autres décès sont le résultat de l'opération elle-même. Dans cette statistique, la mortalité due au procédé opératoire est de 71 0/0, la mortalité inévitable 28 0/0.

Le chiffre de la mortalité inévitable est certainement trop peu élevé, car il est presque certain que plusieurs des morts liées au procédé opératoire auraient également eu lieu si l'on avait fait la suture intestinale.

La statistique de Mikulicz me paraît trop poussée au noir, relativement à la mortalité du procédé (71 0/0). J'ai fait sept anus contre nature avec 1 guérison et 6 morts. 4 malades sont morts de collapsus (57 0/0 de mortalité inévitable), 2 autres moururent tardivement de phlegmon herniaire et d'épuisement (28 0/0 de mortalité due au procédé).

Quand le malade a échappé aux accidents primitifs, il reste affligé d'une maladie dégoûtante, qu'on ne peut guérir que par une série d'opérations graves ou répétées.

La résection suivie de suture intestinale ne présente pas les mêmes inconvénients ; quand le malade y survit, il est guéri complètement et en quelques jours sans avoir à redouter le phlegmon herniaire, l'épuisement par inanition, ni les inconvénients d'une infirmité nécessitant une série d'opérations ultérieures.

J'ajoute que la mortalité de la suture est très inférieure à celle de l'anus contre nature. Mikulicz, réunissant les statistiques personnelles de Czerny, Riedel, Kocher, Hagedorn, Hahn, Poulsen et Mikulicz, arrive à un total de 64 cas, avec 32 morts (50 0/0). La statistique personnelle de Mikulicz est plus brillante encore : sur 21 cas, il accuse seulement 7 morts (33 0/0).

A dire toute ma pensée, ces chiffres sont trop beaux pour être l'expression exacte de la vérité, non pas que je veuille mettre en doute la probité scientifique des hommes éminents que je viens de citer ; je veux dire seulement que tous ces opérateurs réservent habituellement les meilleurs cas à la suture et les plus mauvais à l'anus contre nature. L'une des deux statistiques est trop belle, l'autre est trop poussée au noir.

La suture intestinale, en effet, ne peut supprimer les dangers de la septicémie généralisée que nous avons signalés plus haut, et de plus, elle présente en propre des inconvénients très sérieux que nous allons maintenant signaler.

La suture intestinale donne un écoulement moins facile aux matières que l'anus contre nature, elle augmente la tension intra-intestinale d'autant plus efficacement qu'elle rétrécit l'intestin par le production d'une valvule sur les inconvénients de laquelle Bouilly, Barette et moi-même avons beaucoup insisté.

Au niveau du point rétréci, la ligne de réunion facilite la coagulation et l'arrêt du mucus intestinal, du lait ingéré dans l'intestin, il en résulte, dans certains cas, une occlusion véritable qui tue les malades.

L'augmentation de la tension intestinale, empêche dans une certaine mesure la rapide évacuation du contenu septique de l'intestin, elle le distend, et, parfois, à tel point que les sutures coupent les tissus et que les matières s'échappent, soit dans le péritoine, soit en dehors. Cet accident est si fréquent que sur 49 observations réunies par Barette, il s'est produit 9 fistules stercorales et 2 morts par sutures insuffisantes. Cette tension excessive facilite encore la production des perforations spontanées du bout supérieur signalées par Nicaise, Labbé, Cornil, et par moi-même dans une observation de résection et suture circulaire communiquée en 1890 à la Société anatomique.

Très souvent : les sutures se font en tissus sains en apparence, mais altérés histologiquement ; la réunion se trouve alors compromise, les fils coupent les tissus. Souvent aussi la gangrène envahit secondairement la région opérée comme j'en ai observé un exemple personnel, après Kocher, Taendler et Mikulicz. On fait encore un dernier reproche à la suture ; elle serait difficile, longue, réclamerait des aides instruits, un milieu convenable et une instrumentation spéciale. En réalité l'exécution de la suture est des plus simples, on peut la faire partout, même sans aides, au besoin avec une simple aiguille de couturière.

Dans la statistique de Barette, sur 41 cas de résection primite, on compte 23 morts (47 0/0). En analysant les observations, on constate que la mort a été indépendante de l'opération dans 16 cas (6 cas de collapsus, 1 asphyxie par introduc-

tion des vomissements dans la trachée, 7 péritonites sans
perforation dont une par indigestion — 1 mort par diarrhée
persistante, 1 occlusion par bride. Dans 7 autres cas, la mort
a été le résultat de l'opération elle-même : on constate, en effet,
  cas de rétrécissement valvulaire et de coudure de l'intestin,   mort par fistule stercorale, 1 par coudure intestinale,
2 sutures insuffisantes, 2 gangrènes secondaires.

Il y a donc 16 morts inévitables sur 49 cas, soit 32 0/0 de
mortalité inévitable et 14 0/0 de morts causées par le procédé opératioire.

Dans la statistique personnelle de Mikulicz où la technique
opératoire a été bonne, on compte 7 morts pour 21 sutures.
Les 7 morts ont été causées deux fois par la péritonite antérieure à l'opération, 1 fois par collapsus, 2 fois par gangrène
secondaire, 1 fois par suture perforante sur un intestin friable. En résumé, 3 morts inévitables (14 0/0,) et 4 morts causées par le procédé opératoire 19 0/0.

Si on compare la mortalité inévitable de la statistique de
Barette à celle de Mikulicz (32 0/0 dans un cas et 14 0/0
dans l'autre) on trouve la confirmation de ce que je disais
plus haut, à savoir que Mikulicz est tombé sur une série favorable. Quant à la mortalité du procédé, elle est plus forte chez
Mikulicz que chez Barette (19 0/0 chez le premier et 14 0/0
chez le second).

En résumé la mortalité due aux procédés opératoires s'élève
à 28 0/0 d'après mes observations d'anus contre nature et
à 14 et 19 0/0 seulement dans les sutures de Barette et Mikulicz.

Donc, en tant qu'opération, la suture intestinale est préférable à l'anus contre nature. Il est probable qu'en perfectionnant la technique, on arrivera à réduire la mortalité de la
suture au chiffre des accidents inévitables.

Examinons maintenant comment on pourrait réduire au
minimum les dangers inhérents à l'opération de la suture intestinale.

Les desiderata de la suture sont relatifs à la tension qu'elle
provoque, à l'insuffisance fréquente des sutures, au rétrécisse-

ment valvulaire, à la fréquence relative des perforations spontanées des coudures et de la gangrène secondaire.

La suture circulaire classique, qui a été presque constamment employée, expose en effet au rétrécissement, si on exécute deux rangées de sutures, et à l'insuffisance des sutures
avec un seul étage de points.

M. Bouilly a imaginé son procédé de suture mixte qui
consiste à laisser ouverte une partie de la suture circulaire
qu'on fixe à la peau, de façon à produire de parti-pris une fistule stercorale qui guérit ensuite spontanément; on combat
ainsi efficacement la tension intestinale excessive et les dangers de l'insuffisance des sutures. Les premières opérations
de Bouilly n'ont pas été heureuses, mais Dayot a publié en
1891 un beau succès obtenu par ce procédé.

Malheureusement, il est à craindre que la fistule ne s'agran-
disse au lieu de se fermer et n'aboutisse à la formation d'un
véritable anus contre nature. J'ai trouvé la confirmation de
cette objection, que j'avais formulée à priori, dans une observation de Mikulicz. Le procédé de notre collègue avait été
employé et la fistule s'agrandit au point de former un anus
complet qui nécessita ultérieurement une résection secondaire
suivie de guérison.

Mikulicz pense éviter le rétrécissement en sectionnant les
deux bouts obliquement, mais je dois dire que l'augmentation
de calibre réalisée par cette pratique est tout à fait insignifiante.

A. Lane a employé dans 2 cas avec succès l'entérorraphie
par anastomoses de Senn avec des plaques ou des anneaux
de caoutchouc. Cette méthode est plus avantageuse que les
précédentes, mais elle est dangereuse quand on emploie les
plaques de Senn qui sont très défectueuses, et elle est très longue
d'exécution quand on emploie les sutures pour l'anastomose
et pour l'oblitération des deux bouts.

Pour remédier à la gangrène secondaire et aux perforations
spontanées, Mikulicz conseille de réséquer une grande étendue
du bout supérieur de façon à opérer en tissus sains. Il conseille en outre de drainer la plaie et le péritoine avec de la

gaze iodoformée entourant toute la région suturée. Malgré ces précautions, malgré la résection d'une grande étendue d'intestin (jusqu'à 60 et 80 centimètres) Mikulicz eut deux morts par gangrène secondaire, et une autre par insuffisance des sutures sur un intestin friable.

Quant à la coudure, on n'a rien trouvé de plus rationnel pour y remédier que de laisser l'intestin non réduit comme le font Bouilly et Poncet.

Pour éviter les inconvénients de la suture circulaire classique je conseille d'employer la suture circulaire avec fente que j'ai décrite dans mon manuel.

Voici comment s'exécute cette opération: on commence par placer un point de suture séro-muqueux à l'insertion du mésentère et un autre à l'opposite, sur le bord convexe de l'intestin. On réunit la 1/2 circonférence postérieure de l'intestin comme dans le procédé classique, on fait ensuite sur la 1/2 circonférence antérieure et sur chaque bout, une fente longitudinale de 2 à 3 centimètres située à égale distance entre le mésentère et le bord convexe. Chaque fente détermine la production de deux lambeaux triangulaires dont j'excise les sommets flottants. L'aspect de la solution de continuité devient alors celui d'un losange dont je suture les bords contigus. On renforce la première rangée de sutures par un 2ᵉ étage de Lembert.

Grâce à la fente en question, on n'a pas à compter avec la disproportion de calibre des deux bouts, on augmente tellement l'orifice de communication que l'intestin présente au niveau de la suture un diamètre plus considérable que son diamètre normal. La suture avec fente a déjà fait ses preuves ; Deschamps de St-Etienne en a publié deux succès dans la thèse de son élève Marin. Le Dr Le Grix a fait paraître l'an dernier une observation de guérison par la même méthode qu'il pense d'ailleurs avoir inventée. Enfin, mon élève et ami Beaussenat a exécuté en ma présence une suture circulaire avec fente dans un cas de hernie gangrenée; le malade a guéri parfaitement. Il existe aussi plusieurs observations de guérison d'anus contre nature par ce procédé.

Nous avons dit plus haut qu'avec la suture, on avait à redouter : la gangrène secondaire, les sutures insuffisantes, ou
la perforation spontanée du bout supérieur.

Je crois qu'il est facile de remédier à ces dangers. En effet,
la gangrène secondaire ne dépasse jamais la région suturée,
et les perforations spontanées sont toujours à une faible distance de la suture; on sera donc absolument garanti contre
ces inconvénients en ne réduisant pas l'anse suturée. Si la
gangrène survient, si les sutures sont insuffisantes, le piré
qui puisse arriver c'est l'établissement d'une fistule stercorale
spontanément curable, ou à la rigueur d'un véritable anus
contre nature dont la guérison spontanée est presque certaine
puisque grâce à la fente que je conseille, l'éperon se trouve
supprimée par définition. La non réduction de l'anse évite
encore la coudure du bout inférieur qu'on a observé plusieurs
fois avec la suture circulaire classique. Je ne saurais donc
assez recommander cette pratique. L'anse suturée sera maintenue en observation pendant quarante-huit heures; si, au
bout de ce temps, elle reste saine, on peut la réduire sans
arrière-pensée.

Avec Mikulicz, je recommande de faire un large débridement de l'anneau herniaire dans les cas de gangrène. Il faut
prolonger l'incision sur l'abdomen, débrider l'anneau et le
collet de dehors en dedans.

On évite ainsi de compléter comme dans le débridement
classique, une perforation imminente du collet ; on peut aussi
laver et drainer le péritoine et pratiquer la suture au dehors
de la région infectée du sac.

Je n'approuve en aucune façon la pratique de Hahn qui
exécute la laparotomie médiane et attire dans cette nouvelle
plaie les deux bouts d'intestin pour en faire la suture tout à
son aise. Le passage des deux bouts infectés à travers le péritoine expose à des dangers sérieux d'inoculation de la
séreuse.

En résumé, voici la marche de l'opération : faire une incision empiétant sur l'abdomen ayant son milieu au niveau du
collet du sac; ouvrir le sac, constater la gangrène, laver lar-

gement les parties malades avec une solution antiseptique;
l'opérateur a évité soigneusement de se souiller les doigts, et
il met de côté les instruments infectés.

On débride alors l'anneau et le collet, de dehors en dedans,
et on attire l'anse au dehors.

On résèque bien au-delà de l'anse étranglée, de façon à
n'opérer qu'en tissus sains.

On exécute la suture circulaire avec fente. On lave le péritoine, s'il y a lieu, avec une solution salée, stérilisée à 7 gr.
pour 1.000, on draine le péritoine avec une mèche de gaze
salolée pour éviter l'intoxication par l'iodoforme et on maintient au dehors l'anse opérée entre deux lits de gaze antiseptique.

On extirpe enfin le sac gangrené, et on bourre la région
herniaire.

Pour éviter l'issue d'une grande quantité d'intestin, il sera
bon de suturer la plaie provisoirement par dessus le tamponnement ainsi que le conseille Mikulicz. On évitera de com-
primer trop fortement l'anse suturée afin de ménager sa vitalité et la circulation des matières.

. Au bout de quarante-huit heures, si l'anse est saine, on la
réduira entre deux mèches de gaze salolée, et on fera la suture
des parois abdominales.

L'opération peut s'exécuter tout entière sans chloroforme;
à la rigueur on peut employer l'anesthésie à la cocaïne ou à
l'éther que je crois beaucoup moins redoutable que le chloroforme, pour ces sortes de malades. J'ai vu bien souvent en
effet, des malades, atteints de hernie étranglée ou d'occlusion
présenter un bon état général et un pouls vigoureux; après
une opération sous chloroforme, très simple et très courte,
telle que l'anus contre nature, le pouls devenait insensible et
le malade mourait de collapsus en quelques heures; je crois
donc devoir renoncer au chloroforme pour les opérations de
hernie gangrenée.

La suture intestinale me paraît être la méthode de choix
dans le traitement des hernies gangrenées, puisqu'elle est
plus bénigne et qu'elle guérit d'emblée les malades, à l'in-

verse de l'anus contre nature. Il est permis d'y renoncer quand les malades présentent un état de collapsus grave ou une péritonite déclarée; il est formellement indiqué de s'en dispenser quand on n'a pas l'expérience nécessaire.

On se contentera alors de l'anus contre nature. L'opération sera conduite comme il a été dit plus haut : longue incision empiétant sur l'abdomen, débridement de l'anneau et du collet de dehors en dedans, résection de l'anse gangrenée et des parties voisines altérées. Lavage du péritoine s'il y a lieu. On suturera les deux bouts en canons de fusil dans la partie supérieure de la plaie, on extirpera le sac gangrené et on bourrera d'iodoforme. J'insiste sur la nécessité de débrider largement l'anneau, car j'ai vu dans deux cas le bout inférieur s'oblitérer complètement sous l'influence de la pression exercée par l'anneau et des adhérences de la muqueuse ulcérée ou desquamée. Lorsque la gangrène est peu étendue et que les tissus voisins sont sains, on peut se contenter de suturer l'anse à la peau sans la réséquer.

Dans les cas d'abcès stercoral, il suffit parfois d'une simple incision du sac lorsque l'écoulement des matières se fait lui-même. Le débridement est alors inutile et il vaut mieux ne pas le faire pour ne pas détruire les adhérences protectrices.

. Si le malade présente au bout de quelques jours un bon état général, on procédera à la cure de son anus contre nature, non pas par l'entérectomie, dangereuse à cette période, non pas par la résection qu'il est difficile d'exécuter aseptiquement, mais par l'entéro-anastomose des deux bouts avec ligature au-dessous à la gaze iodoformée. Je compte d'ailleurs développer ce thème dans une prochaine communication.

Avant de clore ce mémoire, nous rapporterons une observation personnelle et inédite de hernie gangrenée traitée par la résection suivie de suture avec fente, la malade guérit parfaitement.

Hernie inguinale étranglée et gangrenée. Résection de 20 centi-
mètres d'intestin. Entérorraphie circulaire avec fente. Réduction.
Guérison par M. Chaput, chirurgien des hôpitaux et M. Beaus-
senat, interne des hôpitaux.

Il s'agit d'une femme de 46 ans, ayant eu 3 enfants. La hernie s'est
développée à l'occasion de son premier accouchement il y a vingt-
cinq ans. La hernie a toujours été petite et facilement réductible.

Le 17 septembre 1892, après un copieux repas, et en état de légère ébriété, la malade prit part à une dispute sur la voie publique.
En voulant protéger un de ses enfants menacé d'un coup de bâton,
elle fit un violent effort et ressentit aussitôt une vive douleur au niveau de la hernie. On dut la transporter chez elle et elle n'eût plus
à partir de ce moment ni selles ni gaz par l'anus. Un médecin appelé
le jour même tenta un taxis de près d'une heure sans résultat.

Le lendemain, nouveau taxis d'une demi-heure sans résultat. La
malade arrive à l'hôpital à minuit. Elle avait eu dans la journée
3 vomissements.

A l'entrée, la malade a les traits tirés et gémit constamment. Elle
se plaint d'une douleur très vive dans le ventre.

Dans l'aine droite existe une tumeur du volume d'un œuf de pigeon recouverte d'une peau qui présente une couleur érysipélateuse
et très chaude. La tumeur est dure, tendue, douloureuse et mate.

La malade est opérée par M. Beaussenat, avec l'autorisation et sur
les indications de M. Chaput qui ne pouvait opérer étant souffrant.
Aucun taxis n'est fait.

La malade est anesthésiée simplement à la cocaïne.

A l'incision des parties molles, on trouve un peu de sérosité
roussâtre dans le tissu cellulaire. Le sac très noir en impose pour
l'intestin congestionné. Il contient un liquide brun, très fluide,
d'odeur fade. L'intestin est sphacélé. L'étranglement est très serré ;
le débridement est fait en haut avec le bistouri de Cooper. L'intestin
est attiré au dehors ; la région sphacélée mesure 6 à 7 centimètres de
longueur et toute la largeur de l'anse. Résection faite à 8 centimètres de chaque extrémité de l'anse étranglée. Ligature du mésentère. Les deux bouts sont désinfectés avec une solution boriquée
chaude. Une pince à pression empêche l'écoulement des matières du
bout supérieur.

M. Beaussenat procède alors à la suture circulaire avec fente de
M. Chaput.

On commence par une première rangée de sutures muco-muqueuses de la demi-circonférence postérieure de l'intestin.

On exécute ensuite une fente de 3 centimètres sur chacun des deux bouts à égale distance entre le mésentère et le bord convexe. Le sommet des quatre lambeaux flottants triangulaires est excisé aux ciseaux, ce qui transforme la perte de substance en un losange. Les bords contigus du losange sont réunis par une rangée muco-muqueuse. Par dessus cette première rangée, on ajoute deux autres étages séro-séreux.

L'intestin est réduit, le sac est isolé très haut, lié à sa base et réséqué. Suture de tout le trajet inguinal à la soie; suture de la peau aux crins.

Opium à haute dose. Pendant les quatre premiers jours la malade prend seulement 2 verres de lait par jour. Au bout de ce temps on augmente un peu la dose des liquides.

Le septième jour, lavement à la glycérine.

A partir du quinzième jour, alimentation solide.

Réunion per primam le huitième jour. Guérison définitive.

CONCLUSIONS.

1° La hernie gangrenée comporte un pronostic très grave; quel que soit le traitement employé, on aura toujours une mortalité inévitable liée à l'infection généralisée.

2° La suture intestinale est supérieure à l'anus contre nature; elle n'expose pas au phlegmon herniaire ni à l'épuisement par inanition; elle guérit en une seule séance tandis que la seconde méthode laisse subsister une infirmité dégoûtante qui nécessite ultérieurement des opérations multiples et graves.

La mortalité liée à la méthode elle-même est considérable avec l'anus contre nature (28 0/0) et il est impossible de songer à la diminuer par une technique plus parfaite. La suture comporte moins de dangers propres à la méthode (seulement 15 à 20 0/0) et le jour n'est pas loin où ses inconvénients seront réduits à néant. La mortalité de l'anus restera donc toujours égale à 80 ou 90 0/0, tandis que celle de la suture tombera à 30 ou 40 0/0.

3° Les principaux perfectionnements de la suture consistent

dans un large débridement de l'anneau de dehors en dedans, une résection large de l'intestin emportant tous les tissus malades ou sucpects, l'emploi de la suture circulaire avec fente, la non réduction de l'anse, le drainage du péritoine.

4° La suture est contre-indiquée quand il existe du collapsus, une péritonite grave, et quand on est dans de mauvaises conditions pour opérer.

5° Si les lésions sont peu étendues, il est avantageux de les enterrer au fond d'un pli maintenu par un double étage de sutures (procédé de l'invagination).

6° Si les lésions étendues en largeur n'occupent pas toute la circonférence de l'intestin, on pourra, si les régions voisines sont saines, se contenter d'une excision losangique qu'on réunira comme dans la suture circulaire avec fente.

DE LA CONFUSION MENTALE PRIMITIVE
Par le Dʳ J. SÉGLAS (1).

Parmi les formes diverses que peut revêtir l'aliénation mentale, il en est une qu'on observe peu souvent dans les services d'aliénés, mais qui, en revanche, se rencontre assez fréquemment dans la clientèle de ville. Je veux parler de la *Confusion mentale*. Comme on peut être exposé fréquemment à se trouver en présence de cas de ce genre dans la pratique courante, il ne sera pas sans intérêt de jeter un coup d'œil sur cette forme vésanique, généralement peu étudiée en France aujourd'hui.

On n'en trouve pas de description en effet dans les traités français, à l'exception de celui de M. Dagonet. Et c'est même chose assez singulière de constater, en face de l'abondance des travaux étrangers sur le sujet, le silence des auteurs français actuels sur cette question de médecine mentale qui,

---

(1) Extrait des conférences faites à l'hospice de la Salpêtrière, les 4 et 11 février 1894 et recueillies par le Dʳ Henry Meige. — Les observations des malades, présentées au cours de ces conférences, seront publiées en détail dans un travail ultérieur.

comme tant d'autres, fut cependant, à l'origine, mise en lumière dans notre pays.

Les premières indications, en effet, se rencontrent, dans les œuvres d'Esquirol qui, dans le cadre trop vaste assurément de sa démence, décrit cependant une *démence aiguë*, variété « survenant à la suite d'écarts passagers de régime, d'une fièvre, d'une hémorragie, d'une métastase, de la suppression d'une évacuation habituelle, du traitement débilitant de la manie. »

Cette démence aiguë d'Esquirol est distinguée ensuite nettement et décrite à part par Georget sous le nom de *stupidité*.

Puis vinrent sur le même sujet les travaux d'Etoc-Demazy, Ferrus, Brierre de Boismont...Mais c'est surtout à Delasiauve que nous devons les études les plus importantes sur la stupidité. Dans une série d'articles il a donné, et de main de maître, une monographie complète de la stupidité et des confusions intellectuelles à laquelle, aujourd'hui encore, il y a bien peu à reprendre et à ajouter.

Devant ce modèle d'analyse clinique et psychologique, on s'étonne que les idées de l'auteur, malgré le talent, la conviction qu'il mit à les défendre, n'aient point été adoptées par la grande majorité des aliénistes français et que l'on n'ait pas prêté également plus attention aux travaux et observations à l'appui dus à quelques autres écrivains (Sauze, Berthier, Ach. Foville, Becquet, Dagonet, etc...).

On s'est rangé plutôt en France à l'opinion soutenue à la même époque par Baillarger, rattachant tous ces faits à la mélancolie sous le nom de mélancolie avec stupeur. Or les vues de Baillarger sont beaucoup trop exclusives et ne s'appliquent qu'à certains cas particuliers, tandis que Delasiauve et ses partisans, tout en reconnaissant pour une part l'exactitude des vues de Baillarger, décrivent d'autre part isolément un groupe de faits particuliers auxquels ils réservent le nom de stupidité ou confusions intellectuelles.

Plus tard une autre cause qui a puissamment contribué à faire oublier les idées de Delasiauve, c'est l'apparition de la théorie de Morel sur la *dégénérescence mentale*. Cette théorie,

qui mérite évidemment une place importante dans la pathologie générale, a été appliquée d'une façon excessive à la clinique, et c'est là, à mon avis, une tendance fâcheuse contre
laquelle il est indispensable de réagir. Grâce à cette conception, en effet, on en arrive à faire rentrer dans la folie dégénérative une foule de formes morbides disparates que l'on ne
se donne même pas la peine de classer. Peu à peu, le mot dégénéré devient un simple synonyme d'aliéné, et la dégénérescence mentale n'est plus guère qu'un *caput mortuum* dans
lequel s'entassent pêle-mêle les cas les plus divers de vé-
sanie.

Ce n'est qu'en 1892 que la question de la confusion mentale
fut reprise en France par M. Chaslin dans une communication au Congrès de Blois.

Très discutée à ce moment, la tentative de M. Chaslin fit
cependant rapidement son chemin, et un an après, sans compter quelques mémoires à l'appui publiés dans l'intervalle par
différents auteurs, au Congrès de la Rochelle, la plupart des
aliénistes français, à propos des auto-intoxications dans les
maladies mentales, semblaient admettre la confusion mentale
qui prenait ainsi désormais droit de cité en France comme à
l'étranger.

C'est qu'en effet, mieux inspirés que nous, les étrangers
avaient mis à profit les premiers travaux français sur la
question et continué d'étudier la confusion mentale, qu'ils
décrivaient sous des noms divers, le plus ordinairement ceux
de Verwirrtheit, amentia, dysnoia, et d'autres encore que je
ne citerai pas ici (tels que acute primare Verrücktheit, Hallucinatorische Wahnsinn, etc.), pour ne pas compliquer cette
étude déjà difficile. On peut trouver d'ailleurs pour la syno-
nymie et l'historique tous les renseignements désirables dans
l'excellent travail de M. Chaslin (*Ann. méd. psych.*, 1892). Je
ne connais depuis cette époque que quelques mémoires sur
des points particuliers du sujet, mais aucun travail d'ensemble.

Sans plus insister sur ce côté de la question qui sort de
notre programme, nous nous bornerons à l'étude clinique de

ces cas intéressants, non seulement au point de vue nosographique, mais aussi et surtout au point de vue pratique,
car s'ils soulèvent des problèmes de diagnostic et de pronostic souvent fort ardus, le traitement lui-même comporte parfois des indications d'une grande importance. Sans doute, je
n'ai pas la prétention de trancher ici ces questions, il restera
encore longtemps des inconnues à dégager, mais ce but sera
d'autant plus vite atteint que l'attention des médecins se
fixera davantage sur ces formes délirantes.

Un premier point à établir, c'est que la confusion mentale,
prise au sens strict du mot, n'est qu'un symptôme banal qu'on
peut rencontrer dans presque toutes les formes de l'aliénation,
mais sous des aspects divers et avec une valeur différente,
ainsi que l'a très bien indiqué M. Chaslin dans son travail.

C'est ainsi que l'on peut constater la confusion mentale, au
cours d'affections psychopathiques variées, à titre de *symptôme secondaire* et comme origine et comme importance. C'est à
ce titre qu'on peut la rencontrer dans la paralysie générale par
suite de l'état d'affaiblissement des facultés, d'un paroxysme
d'excitation ; dans le délire systématisé aigu hallucinatoire,
où elle se présente comme un symptôme surajouté, simple
conséquence de l'intensité et de la multiplicité des hallucinations ; dans la mélancolie, dite avec stupeur, etc.

Dans d'autres cas, la confusion mentale est *symptomatique*, comme c'est le cas dans les délires toxiques (alcool,
plomb, etc...), dans certains états dyscrasiques (uricémie, albuminurie, glycosurie, etc...) ou infectieux (délires fébriles),
dans certaines affections organiques (tumeurs cérébrales, etc.)
dans certaines névroses (épilepsie, hystérie)... Outre quelques variations dans l'aspect clinique, ces cas de délire à forme de confusion se distinguent en ce que ce trouble intellectuel suit pas à pas les manifestations de la maladie générale
dont il fait partie.

D'autres fois, la confusion mentale vraie peut se présenter
d'une façon *épisodique*, à titre de complication au cours ou à la
suite d'une autre affection mentale, marquant ainsi non plus
seulement un symptôme secondaire, mais un accident de com-

plication dans la maladie principale. Cela se présente surtout
lorsque cette autre maladie mentale amène un état d'épuisement. Ce fait n'est pas rare chez les mélancoliques, par
exemple, lorsqu'ils refusent les aliments : si ce refus se prolonge, que l'alimentation soit insuffisante, il se produit alors,
à côté des symptômes délirants préexistants, de nouveaux
troubles intellectuels, présentant l'aspect de ce que certains
auteurs ont décrit d'autre part sous le nom de délire d'inanition et qui ne sont autre chose qu'un état épisodique de confusion mentale au cours de la maladie préexistante.

Mais, en regard de ces cas divers, il en est d'autres où la
confusion mentale semble constituer une forme essentielle,
autonome, ayant son évolution *per se*. C'est sur cette forme
primitive que je désire attirer aujourd'hui l'attention plus
particulièrement.

Dans cette étude, je laisserai un peu de côté les descriptions
courantes pour m'appuyer surtout sur les faits déjà nombreux que j'ai pu observer par moi-même et dont je compte
me servir pour tracer le tableau clinique de l'affection.

La *symptomatologie* présente d'emblée un caractère important : c'est qu'en dehors des symptômes psychiques, il existe
aussi des signes physiques, qui parfois même tiennent le premier rang. De ce chef, la confusion mentale se distingue déjà de
la plupart des formes de l'aliénation, où les signes physiques
font en général défaut et elle semble rentrer davantage dans
le domaine de la pathologie interne.

Voyons d'abord les symptômes *psychiques* et étudions-les
dans un cas complet, d'intensité moyenne, à la période d'état.

Les symptômes psychiques ne sont pas tous de même
importance. Les uns sont prédominants, essentiels, *fondamentaux*. Ils se résument dans la gêne de l'exercice volontaire des
facultés intellectuelles qui se traduit par la confusion mentale.

Les autres sont instables, accidentels, *secondaires* : ce sont
des phénomènes d'automatisme cérébral qui sont une conséquence des précédents et se traduisent par les hallucinations,
le délire, les réactions du malade.

Quels sont donc, pour commencer, les symptômes fondamentaux ?

Quand on est appelé auprès d'un malade atteint de confusion mentale, une chose nous frappe dès l'abord, son *facies*. Ce qui domine ici, c'est l'étonnement, l'égarement, l'hébétude, ou bien la physionomie est absolument inerte, abrutie, stupide.

On commence l'interrogatoire et l'on remarque alors tout de suite que le malade, comme ahuri, se perd, s'embrouille dans ses réponses. Il est tout désorienté, semble ne reconnaître ni les objets familiers, ni les personnes qui l'entourent, ne se souvenir de rien ; avoir perdu les notions de lieu, de temps ; ne se rendre pas compte de quoi que ce soit. Cette confusion des idées devient plus évidente à mesure que l'on approfondit l'examen, que l'on cherche à entrer en rapport avec le malade, ce qui n'est pas toujours facile.

Le premier obstacle réside dans les troubles fréquents de la fonction langage, et qui consistent soit dans la perte de certaines images du mot, soit, lorsqu'elles sont conservées, dans la difficulté qu'éprouvent les malades à adapter les mots à l'idée qu'ils veulent exprimer et à les coordonner ensemble pour comprendre ou exprimer une pensée. Veulent-ils parler, ils ne peuvent y réussir ; les fait-on lire, ils ne comprennent pas soit les mots, soit plutôt le sens des phrases ; leur parle-t-on, s'ils entendent encore isolément les mots que vous prononcez, s'ils comprennent la première partie de votre question, ils en saisissent plus malaisément le sens général. « On dirait les demandes saisies. Des efforts visibles annoncent l'intention d'y répondre. Mais le plus souvent ces velléités avortent soit qu'en réalité la compréhension ait été insuffisante, que les éléments de l'énonciation n'aient pu être rassemblés ou qu'échappant à la mémoire, les mots expirent sur les lèvres. Si quelques phrases sont articulées lentement, tardivement, rarement elles expriment autre chose que l'inertie et l'indifférence. » (Delasiauve.)

Il y a donc à la fois des troubles du langage de transmission et de réception.

Ces troubles se traduisent par des particularités cliniques qu'il est bon de connaître.

Certains malades se servent à chaque instant d'une péri-
phrase ou des mots « machin, chose », parce qu'ils ne peuvent pas retrouver le mot propre. D'autres fois, ils commencent correctement une phrase ; mais ils la terminent par des
mots sans suite qui ne sont pas en rapport avec l'idée initiale.
On croirait entendre parler des paraphasiques.

Souvent, ils font répéter la question, et lorsqu'ils en ont
compris le sens, ils essayent d'y répondre. Mais souvent aussi
ils s'arrêtent au milieu de leur phrase, en répétant leur dernier
mot sans finir la phrase, ou bien s'ils la terminent, la fin n'a
aucun rapport avec le commencement.

Quand on demande à l'une de nos malades quel âge elle a,
elle répond d'abord : « Je m'appelle Elmina. » On réitère la
question et l'on obtient la réponse suivante : « J'ai à peu
près... à peu près... à peu près... l'habitude... de ne pas avoir...
de ne pas avoir... de grandes machines. »

Dans certains cas, le trouble du langage est si profond que
les mots répondus ne sont qu'un simple écho de la question
posée. Nous demandons à une malade : Avez-vous vu votre
mère ?—Elle répond : votre mère ?...—Ou êtes-vous ici ?—Vous
ici ?... » Ces troubles du langage sont souvent si accentués
qu'ils donnent en quelque sorte à la maladie un aspect spécial.
Ce sont ces cas que Meynert avait désignés plus particulièrement du nom de confusion mentale pseudo-aphasique (pseu-
daphasische Verwirrtheit).

Ces symptômes sont importants à connaître et puisque le
but de cette étude est surtout de faire de la clinique, il faut en
tirer tout de suite des règles pour la direction des interroga-
toires. On devra donc poser des questions très simples, très
nettes, ne nécessitant que de courtes réponses. On les répétera
souvent, en insistant avec patience, et en s'efforçant d'en faire
comprendre le sens au malade.

Parmi les troubles du langage dans la confusion mentale,
il en est d'autres qui portent sur l'articulation même des mots.
Comme chez les malades la pensée est très lente, ils ont grand'
peine à réunir les termes nécessaires pour l'exprimer. Aussi
parlent-ils comme les enfants qui ânonnent en récitant une
leçon qu'ils ne savent pas.

Cet ânonnement donne parfois à leur parole une grande ressemblance avec celle des paralytiques généraux au début, et le diagnostic peut être alors assez difficile à faire.

Outre ces troubles du langage, ce qui rend l'interrogatoire pénible, c'est la difficulté de fixer l'attention.

Tantôt les malades sont distraits par des rêvasseries tenaces, muettes ou se traduisant par un bavardage incoercible, monotone et incohérent ; tantôt la gêne de leurs facultés est telle qu'on ne peut arriver à fixer leur esprit sur un sujet. Lorsqu'on y réussit, ce n'est que pour peu de temps. Bien plus, à la suite de la fatigue que leur cause cet effort, si minime soit-il, leur confusion s'augmente et ils sont encore moins aptes à diriger leur pensée. On entrevoit tout de suite une déduction qui s'impose pour la conduite à tenir vis-à-vis de ces malades dans l'interrogatoire et que nous retrouverons à propos du traitement moral : il faut éviter ¡toutes les causes de fatigue pour leur attention.

On voit déjà par là l'entrave à l'exercice des facultés : on la retrouvera dans toutes les opérations intellectuelles, entraînant un effort d'attention, de volonté, devenu difficile, sinon impossible pour le malade.

En ce qui concerne par exemple la perception des objets extérieurs, on s'aperçoit vite qu'elle ne se fait que d'une façon très défectueuse. Il n'existe pas, la plupart du temps, de troubles constatables de la sensibilité. Les sensations élémentaires sont normales, mais le sujet est dans l'incapacité de grouper ces sensations les unes avec les autres et de les assimiler à ce consensus d'éléments psychiques qui constitue la conscience personnelle.

Aussi le confus est-il toujours dans le doute, l'incertitude. Les objets lui paraissent déformés parce qu'il ne perçoit qu'un certain nombre de qualités de ces objets ; souvent même il ne peut rien en percevoir, et il est égaré au milieu des choses qui l'entourent, qu'il ne sait pas interpréter et qui lui semblent tout étranges.

J'ai vu un malade de ce genre absolument perdu dans son propre appartement. Il demandait sans cesse à revenir chez lui ; il ne pouvait s'y retrouver et disait lui-même : « Je vois bien les objets qui sont dans cette pièce ; mais je n'en reconnais aucun… je ne me rends pas compte. Je ne comprends pas. »

De même il ne reconnaissait pas ses parents. C'étaient pour lui d'autres personnes qui leur ressemblaient un peu, mais sans qu'il fût possible de s'y tromper. Lui-même se regardait souvent dans sa glace comme s'il avait peine à se reconnaître.

Un jour, on lui coupa les cheveux, et depuis ce moment, il fut tellement dérouté qu'il devint incapable de reconnaître sa propre figure, jusqu'à l'époque de sa guérison survenue plusieurs mois plus tard.

Pendant la plus grande partie de sa maladie, dans les premiers mois, ce malade, que je voyais tous les jours pour ainsi dire, ne me reconnaissait jamais. A ce propos, voici un détail qui a bien son importance pour l'interprétation de ces phénomènes. Lorsque j'entrais auprès du malade sans être annoncé je lui disais : « Bonjour, Monsieur ». Il répondait parfois de suite comme machinalement : « Bonjour, Docteur » puis me regardant attentivement il me disait : « Qui êtes-vous ? Que me voulez-vous ? » ou bien il me prenait pour une autre personne et soutenait ne m'avoir jamais vu. De même tout en ne reconnaissant pas ses parents, disparus il ne savait où, peut-être même morts, il n'a jamais cessé de les tutoyer comme avant sa maladie, formule qu'il n'employait avec aucune autre personne.

Ces faits nous montrent bien qu'il s'agit là de troubles portant, non pas sur des sensations élémentaires, mais bien sur l'assimilation psychologique de ces sensations, en un mot de troubles de la conscience personnelle.

Les remarques précédentes s'appliquent aussi bien aux impressions qui viennent du dehors qu'à celles qui viennent du dedans, à la perception des objets extérieurs qu'à celle des sensations internes. Aussi le malade se trouve-t-il changé, il ne se reconnaît pas, n'arrive pas à se comprendre lui-même, doute de sa propre personnalité.

Le malade auquel je viens de faire allusion était également dérouté au sujet de son propre individu; son corps lui semblait construit d'une façon bizarre : il se trouvait les dents soudées, son palais comme décroché à la suite d'une opération imaginaire; il ne cessait de se tâter la peau parce qu'il ressentait en divers endroits la sensation intérieure d'une consistance singulière et il prétendait qu'on lui avait coulé un masque sur le visage.

Une autre malade, dont j'ai rapporté l'observation (*Ann. méd.psych.*, 1893), s'égratignait le cou pour se faire un signe de reconnaissance, car elle n'a plus sa tête à elle, on lui a substitué des ossements de femme de chambre, elle est toute changée; et elle de- mande sans cesse à son mari de la reconnaître publiquement pour sa femme.

Ces troubles de la perception, ce défaut de synthèse mentale ne sont pas sans retentir profondément sur la mémoire. On ne retient bien, dit-on, que ce que l'on a compris. Aussi chez ces malades qui comprennent peu ou difficilement, n'est-il pas rare de constater des défectuosités, des lacunes de la mémoire. Si les souvenirs qui se rapportent à la période antérieure de la maladie sont les plus aisément évoqués, ceux des faits survenus depuis la maladie sont plus ou moins absents. Les lacunes de la mémoire relativement à cette période sont quelquefois énormes et l'amnésie même peut être totale ; les malades ne se rappellent que confusément ou même pas du tout les faits, les personnes, les lieux. Ils n'ont que peu ou pas de points de repère dans toute cette période ; aussi conçoit-on aisément que la notion du temps soit imparfaite ou nulle. Certains, si on leur demande de préciser leur âge, celui de leurs enfants... répondent en donnant la date de leur naissance ou disent j'avais tel âge à telle date (antérieure à la maladie). Qu'on essaye de leur faire raconter quelque fait plus récent, ou ils l'ont oublié ou ils le racontent d'une façon imparfaite, dénotant que s'ils ne l'ont pas retenu c'est que d'abord ils ne l'avaient pas compris ; et encore n'ont-ils aussi mal retenu que ceux qui les avaient le plus frappés. Le trouble de la mémoire, dans les cas où la confusion mentale

ne va pas jusqu'à l'abolition de toute opération intellectuelle,
n'est pas un des moins curieux et certainement un des plus
frappants, de ceux qui se présentent à l'observation.

Ici encore l'on retrouve, à propos des images qui sont la
base des souvenirs, le même défaut d'assimilation psychologique, la même altération de la conscience personnelle que
nous signalions à l'occasion de la perception. Pour les souvenirs anciens par exemple, si le malade ne peut les évoquer
volontairement lorsqu'on l'interroge, on les voit reparaître
d'eux-mêmes, souvent très précis, au cours d'une période d'excitation, de bavardage automatique. Il en est de même pour
certains faits survenus depuis la maladie qu'on eût pu croire
avoir passé inaperçus pour le malade et dont le souvenir
reparaît dans les mêmes conditions. L'observation clinique
peut encore fournir des renseignements à l'appui de cette
manière de voir. C'est ainsi que le cas du malade auquel je
faisais allusion tout à l'heure, qui tutoyait ses parents seuls,
tout en prétendant ne pas les reconnaître, et me saluait machinalement des mots « bonjour, docteur » alors qu'il me demandait ensuite qui j'étais, met bien en lumière l'obnubilation de
la conscience personnelle à propos des faits de perception et
aussi de mémoire, qui peuvent être conservés et même repro-
duits sinon *volontairement*, au moins d'une façon *automatique*,
presque ou même totalement inconsciente.

Comme la mémoire, l'imagination active, créatrice, est
affaiblie ou totalement abolie. Les malades se représentent
l'avenir aussi mal qu'ils évoquent le passé ou comprennent le
présent. A propos de tout ils restent dans le vague, l'incertitude.

On retrouve les mêmes altérations dans l'exercice des mouvements volontaires. — Beaucoup de ces malades demeurent
inertes, dans l'attitude de l'affaissement le plus complet.

Si cet état de dépression est moins accentué, les mouvements volontaires sont lents à commencer, à s'accomplir; ils
sont hésitants, maladroits, n'arrivent pas à leur but et
semblent coûter un effort pénible. Cela n'a rien de surprenant
lorsqu'on réfléchit que tout mouvement exige la synthèse
préalable d'une foule de représentations mentales, (kinesthé-

siques, visuelles, etc.), et que c'est justement le pouvoir de faire cette synthèse mentale qui fait défaut chez ces individus. Dans les cas légers ils accusent fort bien cette impuissance d'action, l'effort pénible que leur coûte tout acte volontaire, souvent des plus simples, cet état d'aboulie dans lequel ils sont plongés.

C'est de ces troubles variés, à début, à généralisation rapides, dans l'exercice volontaire des opérations intellectuelles que résulte l'état d'obtusion, de torpeur, de confusion mentale qui constitue la caractéristique, le fait capital, le fondement de l'état mental pathologique.

Dans les cas d'intensité moyenne que nous envisageons actuellement les malades ne s'en rendent pas bien compte la plupart du temps. Il y a cependant des intervalles dans lesquels ils semblent avoir une certaine conscience de leur état. C'est alors qu'on les entend dire :« Je ne comprends plus rien, ma tête n'est qu'un chaos..... J'ai les idées embrouillées... J'ai de la confusion dans mes idées. »   (A suivre.)

CONTRIBUTION A L'ÉTUDE DES PHLEGMONS SUS—HYOÏDIENS.

(*Phlegmons sublinguaux, angines de Ludwig*),

Par les Docteurs
J. HUGUET ET R. DE BOVIS
Médecins aides-majors de l'armée.
(*Suite et fin.*)

DIAGNOSTIC.

I. — *Phlegmons sublinguaux antérieurs ou proprement dits.*

Trois signes principaux les caractérisent : l'induration extrême de la région sous-maxillaire, l'état des téguments qui ont le plus souvent conservé leurs caractères normaux, et surtout le soulèvement du plancher buccal : ce dernier signe est d'une telle importance que M. Delorme est tenté de le considérer comme pathognomonique (1). Ainsi caractérisé, le phlegmon sublingual antérieur est assez typique pour que le diagnostic soit rendu facile.

Nous n'avons à parler des tumeurs du plancher que pour les éliminer; leur évolution spéciale, dépourvue de symp-

---

(1) *In* Th. Leterrier, 1843, p. 85.

tômes pyrétiques ou fonctionnels, aigus, rend toute erreur impossible.

Nous rappelons seulement, pour mémoire, l'existence possible d'un lipome (grenouillette, graisseuse sus-hyoïdienne) ou encore d'un kyste dermoïde ayant pour siège la même région. Ces affections sont rares et le diagnostic facile à établir. M. Reclus dans ses Cliniques chirurgicales de l'Hôtel-Dieu, a consacré une intéressante leçon à la relation d'un cas curieux de kyste sus-hyoïdien.

Les inflammations de la glande sublinguale (1) et du canal de Wharton n'ont pas de retentissement dans la région sus-hyoïdienne. Cependant la whartonite pourrait s'accompagner d'une sous-maxillite; mais, dans ce cas, on trouverait un gonflement sublingual limité à un seul côté, et reproduisant la forme anatomique des organes.

D'un diagnostic plus délicat pourraient être les inflammations de la face interne du maxillaire; d'autant qu'elles sont susceptibles de donner quelquefois naissance à un phlegmon sublingual. Il nous semble cependant que la palpation attentive des faces interne et même externe de l'os, peut permettre de faire la distinction.

L'adéno-phlegmon sous-maxillaire, sous angulo-maxillaire, précarotidien, la périostite de la face externe du maxillaire, la fluxion dentaire, le phlegmon sous-hyoïdien, toutes ces affections peuvent être mises en cause au lieu du phlegmon sublingual; mais leur siège est souvent très différent, la peau s'enflamme d'ordinaire dès les premiers jours, fait corps avec la tumeur; enfin et surtout, le soulèvement du plancher fait défaut (2).

---

(1) Voir à ce sujet, Altemaire et de Rovis : Un cas de sublinguite primitive (contr. à la path. de la glande sublinguale). *Archiv. de méd. mil.*, juillet 1893.

(2) M. Aussilloux (*Revue de clin. et thér.*, 1892) a décrit un phlegmon sus-hyoïdien gangreneux sous-aponévrotique avec soulèvement du plancher. Nous serions volontiers tentés de croire que ce phlegmon n'était devenu superficiel que secondairement.

II. — *Phlegmon sublingual postérieur ou de la loge glosso-thyro-épiglottique.*

Disons de suite avec Brousses et Brault, que le diagnostic de cette forme ne paraît possible qu'au début ; à cette période, la confusion est permise avec les phlegmons superficiels ou profonds de la région sous-hyoïdienne : les premiers sont de suite écartés grâce aux modifications inflammatoires des téguments. Le phlegmon de la gaine du sterno-mastoïdien, les adéno-phlegmons cervicaux ont un siège très spécial et caractéristique. Quant aux phlegmons latéraux laryngés et pharyngiens qui, eux aussi, s'accompagnent de symptômes fonctionnels graves, ils ne pourront être différenciés que par une observation attentive du siège de l'inflammation ; dans le phlegmon glosso-thyro-épiglottique, le maximum de l'induration et du gonflement se trouve immédiatement au-dessus du cartilage thyroïde.

D'autre part, l'absence de contracture des mâchoires et de soulèvement sublingual empêcherait de songer à un phlegmon antérieur proprement dit ; mais, les premiers jours une fois passés, la distinction devient impossible.

Enfin une dernière question peut se poser : le diagnostic de phlegmon sublingual antérieur étant fait, est-il possible de prévoir l'évolution clinique et de déterminer assez à l'avance la marche vers la forme franche, ou la forme septico-gangreneuse. La réponse sera fournie par l'étude de la température et l'analyse attentive des symptômes généraux ; attendre, pour se prononcer, la fluctuation, la crépitation gazeuse ou les eschares, constituerait, en somme, une grande faute pour le chirurgien.

Pronostic. — Le pronostic est variable suivant l'âge du malade : les enfants semblent être atteints de préférence par la forme phlegmoneuse franche ; sur cinq enfants, nous ne trouvons dans aucun cas, signalée, la tendance gangreneuse. Il y a eu cependant une mort, mais il s'agissait d'un nouveau-né de 8 jours, chez lequel aucune intervention ne fut pratiquée (1).

---

(1) Dans un cas (obs. 49 pers.), la mort serait survenue par inanition si

Les états diathésiques exercent une influence évidente : sur
12 cas terminés par la mort, 6 fois elle est survenue chez des
cachectiques, des goutteux, des albuminuriques, des diabétiques, des alcooliques.

En outre, il est particulièrement intéressant de constater
combien le pronostic est variable suivant le mode de traitement employé. Le phlegmon à forme franche donne comme
résultats 1 mort sur 6 cas qui furent abandonnés à eux-
mêmes (1). Le phlegmon gangreneux a déterminé 4 fois la
mort, sur 5 cas qui ne furent pas traités chirurgicalement, et
3 fois sur 5 autres cas où l'intervention fut tardive ou incomplète ; par intervention tardive, nous entendons ces ponctions
in extremis, pratiquées dans les foyers ramollis du cou.

Sur 14 cas où l'intervention fut pratiquée largement, et en
général de bonne heure, il y eut 4 morts seulement, et encore
3 des décès survinrent-ils chez des alcooliques, diabétiques
ou albuminuriques.

Ces chiffres nous semblent suffisamment éloquents.

Ajoutons que sur 10 cas de guérison, on compte 7 jeunes
soldats ou sujets de corps d'élite, fait qui confirme ce que nous
avons dit, à propos de l'influence du terrain et des diathèses.

Il reste enfin à remarquer que, pour si utile et justifié que
soit l'acte chirurgical, le coup de bistouri ne supprime pas
toujours d'emblée la fièvre, abstraction faite des poussées
secondaires. Dans l'observation 15, la température se maintient quelques jours encore à 39°; dans les observations 8
et 20, elle met huit jours pour revenir à la normale. Dans
l'observation 8, cette régression s'accompagne même de trois
ou quatre grandes oscillations.

---

l'intervention avait été différée, l'enfant n'ayant plus tété depuis environ
douze heures. Le mouvement de succion était rendu impossible par la
contracture violente des masséter<, et par le refoulement de la langue en
haut. Il faut ajouter à cela l'état <e prostration du petit malade qui venait
d'avoir des convulsions la veille du jour où la sage-femme se décida à
prendre avis d'un médecin.

(1) Sur les 5 autres cas, dans 4 il n'y eut pas de suppuration à proprement parler ; dans le 5e, l'ouverture se fit par la bouche ; le malade eut
des arthrites infectieuses et la guérison fut lente (obs. 33, Hœring).

Le retour à la santé parfaite ne s'est, dans certains cas, effectué qu'après plusieurs mois (1).

Localement, on a pu voir persister la raideur de la mâchoire (2), l'œdème dur du plancher de la bouche (Delorme) pendant plusieurs semaines (3), et même pendant plusieurs mois (4).

Traitement. — Rappelons, pour mémoire, la thérapeutique ancienne : elle était basée sur la méthode antiphlogistique ou dérivative ; les résultats furent le plus souvent désastreux ; de nos jours, sangsues, vésicatoires, saignées, ipéca, calomel, émétique, doivent céder le pas au bistouri. On pourra sans doute trouver dans ces agents, d'utiles auxiliaires pour combattre la fièvre, la douleur, l'asphyxie ; mais, à tout prendre, il ne faut rien espérer des moyens médicaux dont l'efficacité est d'ordinaire peu durable.

Dans les formes septiques graves, le chirurgien doit se garder de leur emploi. L'intervention doit être à la fois hâtive et active ; elle sera pratiquée avant même toute apparence de fluctuation, celle-ci étant, comme nous l'avons dit, un symptôme tardif et inconstant.

La première idée qui se présente à l'esprit, est d'inciser la tuméfaction du plancher de la bouche. Mais cette opération rendue à peu près impossible par la contracture des masséters, offrirait plusieurs inconvénients : la difficulté des lavages, de l'écoulement des liquides, de l'aseptisation du foyer suivie de tous les dangers d'une infection post-opératoire. D'ailleurs il ne faut pas compter trouver le pus dans le voisinage de la muqueuse. Plusieurs opérateurs (5) n'ont obtenu que du sang par les incisions : Robert Cuffe (6) a été plus heureux, mais il n'est arrivé sur le foyer qu'après une incision très profonde et des manœuvres assez laborieuses ; de même M. Guillet (7), dans l'intervention qu'il a eue a pratiquer.

---

(1) Obs. 12, 14, 15.
(2) Plus d'un mois, dans l'obs. 20.
(3) Obs. 15, 16, 26, 27, 46.
(4) Obs. 14 (Bull. et Mém. Delorme).
(5) Obs. 8, 13, 26, 33.
(6) Obs. 36 (Robert Cuffe).
(7) Obs. 25. (E. Guillet).

Bien plus facile et heureuse est l'intervention par la voie sus-hyoïdienne. L'incision peut être pratiquée latéralement ou sur la ligne médiane. L'incision latérale (Delorme) est applicable aux cas où l'empâtement de la région, siégeant au niveau de l'un des côtés, ne présente aucun point localisé de ramollissement et n'empiète que peu, ou pas, sur la ligne médiane. L'incision latérale présente certains avantages : l'écoulement des liquides se fait mieux que par l'incision médiane antérieure qui, quand le malade est dans le décubitus, n'offre pas une déclivité suffisante. Elle donne surtout plus de jour ; l'ouverture n'est pas bridée par les fibres parallèles des mylo-hyoïdiens. L'incision, prolongée en arrière, permet au chirurgien d'atteindre la loge sous-maxillaire, si elle contient du pus, ce qui arrive quelquefois.

L'incision médiane est la plus employée par les chirurgiens (incision médio-sus-hyoïdienne); elle a l'avantage de laisser une cicatrice presque invisible, et, en outre, elle donne un jour suffisant, dans la plupart des cas. Cependant, il est bon de la compléter par un débridement latéral, pour peu que la nécessité s'en fasse sentir, et, principalement, dans le [cas de foyers multiples (1).

Le manuel opératoire pour l'incision par voie latérale (2) est le suivant; incision sous-maxillaire de 5, 6 et même 7 centimètres partant du raphé médian-sus-hyoïdien, et cheminant à un doigt au-dessous du bord libre de la mâchoire. Dans quelques cas, l'incision peut être double (3), ou en fer à cheval (4) (Chauvel). Il faut inciser couche par couche jusqu'au mylo-hyoïdien, déchirer celui-ci avec la sonde cannelée et, en continuant cette manœuvre au-dessus de lui, on ne tarde pas à ouvrir le foyer. Le chirurgien doit alors, avec l'index, explorer la cavité, non seulement pour assurer l'évacuation complète, mais surtout pour se rendre compte s'il

---

(1) Obs. 14, 15, 16, 28.

(2) Delorme.

(3) Obs. 14, 15, 16 (Delorme).

(4) Obs. 20.

n'existe pas, de l'autre côté de la ligne médiane, un autre foyer (1).

S'il n'y a pas de communication avec la bouche, les lavages sont faits avec du sublimé ; dans le cas contraire, à l'eau boriquée. Ces lavages sont renouvelés jusqu'à nettoyage complet de la cavité. En outre du pansement local, il y a lieu de ne pas oublier de pratiquer l'antisepsie buccale par les moyens habituels.

Un traitement tonique et reconstituant (café, alcool) rend les plus grands services ; il est au traitement chirurgical un adjuvant indispensable.

Quant aux diathèses, s'il en existe, il faut les pallier par tous les moyens accoutumés.

En ce qui concerne la variété glosso-thyro-épiglottique, à ses débuts, il y aurait lieu, d'après Brousses et Brault, de pratiquer l'incision de la laryngotomie, suivant la méthode de Velpeau ou celle de Malgaigne.

Les fusées purulentes de la région sous-hyoïdienne nous ramènent aux phlegmons du cou et leur thérapeutique n'est pas différente ici de ce qu'elle est ailleurs.

Enfin, la trachéotomie devra quelquefois précéder toute intervention locale en raison des menaces d'asphyxie. Mais le meilleur moyen de la combattre et surtout de la prévenir, est encore le débridement sous-maxillaire.

Observations personnelles inédites.

I

(Obs. n° 30 de l'index analytique.)

Un jeune soldat de 23 ans est envoyé d'urgence à l'hôpital le 25 octobre, vers 7 heures du soir. Le médecin du régiment l'accompagne et nous donne sur son malade les détails suivants :

Cet homme a été trois jours en traitement à l'infirmerie, pour angine et légère tuméfaction consécutive de la région sublinguale droite.

Dès le 2e jour, du côté de la cavité buccale, on note les troubles suivants : bourrelet dur assez volumineux développé au niveau de la

_____

(1) Obs. 23 (Delorme *in* th. Leterrier).

région sublinguale droite et gênant considérablement les mouvements de la langue. La muqueuse qui le recouvre est rouge, violacée et masquée par un · enduit grisâtre; elle a gardé sa mobilité par rapport aux plans sous-jacents : loin d'être adhérente, elle se laisse pincer. L'examen des téguments permet de constater un gonflement notable des parties; la peau est tendue, légèrement adhérente. Pas de rougeur des tissus. Par la palpation, on détermine une douleur intense. Phénomènes généraux : fièvre (39,2), diarrhée, troubles de la déglutition, dyspnée.

Dans le courant du 3e jour, le malade, étant encore à l'infirmerie, est pris de douleurs plus aiguës ; dans la nuit, elles deviennent extrêmement vives ; la déglutition de la salive même devient de plus en plus pénible. Contracture très accentuée des masséters. La température est de 40°. Les troubles respiratoires augmentent; le malade étant en imminence d'asphyxie, on le transporte à l'hôpital, au cas où la trachéotomie serait nécessaire.

C'est à ce moment que nous voyons le malade pour la première fois. Nous sommes frappés de l'intensité des phénomènes généraux qui semblent en opposition absolue avec les désordres locaux, car les téguments ne présentent presque pas de rougeur. Aucune fluctuation n'est révélée par la palpation.

La situation est jugée grave, mais la trachéotomie est différée. L'un d'entre nous est chargé de rester auprès du malade, au cas où le moindre incident légitimerait l'intervention.

Cette dernière a été rendue inutile, une légère amélioration s'étant produite. La température descend graduellement à 38,3.

C'est seulement quatre jours après l'entrée du malade à l'hôpital que la palpation permet de reconnaître une zone de fluctuation très limitée. Une incision est pratiquée du côté droit, d'après le procédé de M. Delorme, et détermine la sortie d'une très minime quantité de pus de coloration brune, mal lié et mélangé de quelques grumeaux blanchâtres.

A partir de ce moment, la rémission graduelle des phénomènes locaux et généraux s'est opérée.

La guérison est complète après dix-neuf jours. Au moment où le malade quitte l'hôpital, la résolution du bourrelet sublingual s'est déjà opérée.

II

(Obs. n° 48.)

Le nommé P..., âgé de 21 ans, est admis à l'hôpital le 16 octobre pour une angine. Cinq jours après son entrée, il accuse quelques troubles de la déglutition ; du côté droit, la région sublinguale est tuméfiée et légèrement douloureuse. Au 7ᵉ jour, le médecin traitant constate l'apparition de phénomènes dyspnéiques peu.intenses,il est vrai, mais des plus nets. Quoique le malade ait peu de fièvre (la température n'a jamais été supérieure à 39°); on l'évacue sur la division des blessés, avec le diagnostic de phlegmon sublingual au début. En effet, la maladie ne tarde pas à se confirmer. Le bourrelet sublingual devient, après quelques jours, dur, volumineux, de teinte rouge violacée. La contracture des masséters est peu considérable, mais elle existe. Au niveau des téguments on remarque que les régions sus et sous-hyoïdiennes sont le siège d'une inflammation subaiguë qui s'étend en arrière, vers l'angle de la mâchoire. La dépression cervico-maxillaire est complètement effacée, masquée par le gonflement et l'induration des tissus. Il ne survient aucune modification dans l'état du malade, jusqu'au 30 octobre. La dyspnée n'augmentant pas, la température continue à osciller entre 38,2 le matin, et 38,8 à 39° le soir.

Le 31 octobre, le malade se plaint de n'avoir pu reposer un seul instant la nuit précédente ; il a souffert beaucoup de lancements ayant leur point de départ dans la région sus-hyoïdienne droite, à deux travers de doigt de la ligne médiane. A la palpation, on trouve en cet endroit, une zône de fluctuation évidente ; par l'incision pratiquée, s'échappe une quantité notable de pus bien lié, de couleur jaunâtre mais fétide, au point de nous rappeler par l'odeur le pus des abcès de la marge de l'anus.

A la suite de cette intervention, le malade se trouve bien soulagé, la dyspnée disparaît complètement.

Cependant, la température reste toujours au-dessus de 38°, fait dont l'explication est vite donnée par la constatation, le 5 novembre, d'un second foyer, en communication avec le premier, et situé plus en arrière dans la région sous-maxillaire.

Malgré une incision suffisante et des lavages répétés, on ne parvient pas à empêcher la formation d'une troisième fusée purulente dans la région sous-hyoïdienne, au point le plus déclive. Le 12 novembre, une incision est faite à la limite des tissus sains. Le drainage est pratiqué avec des mèches de gaze iodoformée. A partir de ce jour, la fièvre cesse et la période de réparation commence. Toutefois, la suppuration ayant persisté assez longtemps, la guérison s'effectue lentement et n'est complète que le 5 janvier.

(Obs. n° 49.)

L'enfant C..., du sexe masculin, présente au 6° jour après la naissance, un peu d'empâtement de la région sublinguale droite. En
même temps, la fièvre envahit le petit malade qui a de fréquentes
lipothymies. Toute la région cervico-maxillaire devient bientôt très
volumineuse, la peau est tendue, très rouge. Comme ces phénomènes
se sont produits très rapidement, la sage-femme qui donne les soins,
croyant avoir affaire à un érysipèle, nous fait demander en consultation.

Nous trouvons l'enfant (qui est au 9° jour), très affaissé. La respiration est pénible et saccadée. Il a eu la veille des convulsions et il
n'a plus tété dans la nuit, ni dans la matinée, ne pouvant plus pratiquer le mouvement de succion. L'examen nous révèle les faits
suivants : bourrelet sublingual dur, assez volumineux, refoulant la
langue en haut ; la contracture des masséters rend l'exploration très
difficile. Au niveau de la peau, phénomènes inflammatoires intenses,
tissus indurés, et, au centre, un point, plus facilement dépressible au
palper, nous permet d'affirmer la présence d'une collection purulente.
L'intervention est reconnue nécessaire ; de l'incision, pratiquée
immédiatement, s'échappe une quantité relativement considérable de
pus (plus d'une cuillerée à soupe).

On fait des lavages répétés à l'eau phéniquée très faible (1 0/0) et
du drainage. L'état général est relevé avec un peu d'alcool (grogs, thé
alcoolisé).

La guérison est complète douze jours après l'intervention.

INDEX ANALYTIQUE ET BIBLIOGRAPHIQUE

I. — *Phlegmons sublinguaux antérieurs.*

A. — FORME SEPTICO-GANGRENEUSE.

OBSERVATION I. (Hein. Th. Boehler, 84-85, n° 295. Obs. V.) — Officier. Refroidissement. Côté gauche. Observé au 5° jour : signes habituels (1), pas de dyspnée ; 10° jour : tumeur sous-maxillaire augmente,
dyspnée ; 12° jour : points ramollis à la partie déclive ; incision d'un
point ramolli, pas d'amélioration. Mort par asphyxie le 18° jour.

----

(1) Par signes habituels, nous entendons l'induration sous-maxillaire, le
soulèvement sublingual, la constriction des mâchoires et la dyspnée.

Obs. II. (*Ibid.* Obs. XIV.) — Homme de 37 ans, goutteux. Refroidissement. Côté droit ; 1er jour : courbature, frissons, douleurs dans la région sus-hyoïdienne ; 2e jour : tumeur sous-maxillaire, dysphagie ; 3e jour : bourrelet sublingual ; peau normale ; dysphonie, teinte ictérique ; 7e jour : tumeur se ramollit par places et crépite sous le doigt, sueurs visqueuses ; ponction : pus fétide et gaz ; 8e jour : grande incision, du menton à la parotide ; tissus gangrenés ; 9e jour : coma. mort. Autopsie : gangrène gazeuse du cou, glande sous-maxillaire bleuâtre à la périphérie, normale au centre ; même aspect du corps thyroïde. Teinte rouge sale des pneumogastriques et récurrents. Abcès pulmonaires. Arachnoïde laiteuse.

Obs. III. (Bermann. *Ibid.* Obs. XV.) — Jeune fille de 18 ans. Refroidissement et névralgie dentaire ; 2e jour : tumeur parotidienne peu douloureuse, périostite alvéolo-dentaire ; 3e jour : dysphonie, ouverture spontanée sous la langue ; 4e jour : le gonflement envahit le cou, jusqu'au sternum (5e jour) puis le thorax ; dureté ligneuse ; peau rouge violacée, dyspnée, traitement médical ; 10e jour : mort. Autopsie : sphacèle étendu du menton au sternum, épiglotte détruite. Muqueuse laryngée, tuméfiée.

Obs. IV. (Blasberg. *Ibid.* Obs. XIX.) — Charretier, 36 ans. Porteur d'une tumeur sous-maxillaire indolente, depuis huit jours ; peau normale ; 11e jour : tumeur envahit le cou ; bourrelet sublingual, dyspnée, dysphonie, etc. On fait coucher le malade sur le ventre, trois jours après, pus collecté dans la région laryngienne. Incision et évacuation du foyer. Guérison complète au bout de trois ou quatre semaines.

Obs. V. — (Finger. *Ibid.* Obs. XXII.) — Femme de 29 ans. Typhus exanthématique. Côté gauche. Le 12e jour de son typhus, elle offre les signes habituels du phlegmon sublingual. Marche foudroyante. Mort le soir même. Autopsie : sérosité purulente pâle, infiltrent le cou, le larynx, le pharynx, le voile du palais et la moitié gauche de la langue.

Obs. VI. (Dolg. *British Medical Journal*, 1876.) — Soldat. Côté gauche. Vu le 3e jour ; signes habituels, hypersécrétion salivaire. Peau presque normale. Aggravation et dyspnée progressive. Ponction sur l'angle de la mâchoire qui est un peu rouge et œdématiée : pas de pus. 7e jour : mort par asphyxie. Autopsie : la région cervicale presque entière est gangrenée, le périoste maxillaire est décollé. L'épiglotte et ses replis sont larges et tuméfiés. Infarctus.

Obs. VII. (Tissier. Angine sous-maxillaire infectieuse, *in Progrès médical*, 1886. Obs. III.) — Employé des postes ambulant, 43 ans. Refroidissement? dents cariées. Côté droit. Douleurs, puis tumeurs sous-maxillaires. Vu le 3ᵉ jour : signes habituels. Palpation peu douloureuse. Peau normale. Dents cariées indolentes, salive fétide; le soir, dyspnée et menaces d'asphyxie. Trachéotomie. 4ᵉ jour : respiration libre, mais aggravation de l'état général. Le soir : incision médiane sus-hyoïdienne : sang noirâtre et détritus gangrenés. Coma. Mort la nuit du 4ᵉ au 5ᵉ jour.

Obs. VIII. (Tissier. *Ibid.*) — Employé des postes ambulant, 35 ans, camarade du précédent. Côté droit. Carie dentaire. Courbature, puis douleur et tumeur sous-maxillaire au début. 2ᵉ jour : douleurs dans le genou gauche. En ville, on incise sans succès le bourrelet sublingual. 3ᵉ jour : entre à l'hôpital (en Médecine); signes habituels, peau normale. Tête penchée en avant et à droite. Dents cariées, mais indolentes; salive grisâtre, sanieuse. Ulcérations de la muqueuse. 4ᵉ jour : salive sanieuse et grumeaux gangreneux. Haleine fétide. Aggravation. 5ᵉ jour : apparition d'un point ramolli large comme une pièce de 5 francs. Albuminurie vague. Incision du point ramolli : sang et débris sphacélés.

Amélioration progressive; demande à sortir le 12ᵉ jour. Le malade revient de temps en temps se faire panser; il persiste pendant longtemps de l'induration sous-maxillaire et une pâleur un peu terreuse des téguments.

Obs. IX. (Weiss, *in Bull. et Mém. Soc. Chir.*, 1887, p. 52.) — Étudiant de 24 ans, carie de la dent de sagesse inférieure gauche. Vu le 3ᵉ jour : signes habituels, présente en plus une tuméfaction non fluctuante de la joue gauche et du gonflement de la langue. Dyspnée paroxystique et menaces d'asphyxie; le soir, trachéotomie. 4ᵉ jour : la joue crépite sous le doigt, ponction de l'abcès de la joue et incision sus-hyoïdienne médiane. Débridement du mylo-hyoïdien. Guérison au bout de trois semaines.

Obs. X. (Michel, *in Bull. Soc. Anat.*, 1890, p. 513.) — Homme de 52 ans. Carie dentaire et refroidissement. Côté gauche. Observé le 5ᵉ jour : signes habituels, peau légèrement rouge, palpation très douloureuse, pas de fluctuation. Salivation grisâtre et visqueuse. Le soir : aggravation et menaces d'asphyxie. 6 heures : incision médio-sus-hyoïdienne. 11 heures : mort par asphyxie. Autopsie; infiltration et foyer gangreneux, côté droit du cou. Foyer phlegmoneux rétro-maxillaire. Glandes congestionnées et un peu indurées. Œdème blanc, tremblotant, de la partie supérieure du larynx.

Obs. XI. (T. A. Jones, in *Lancet*, 1891, juin.) — Boucher, 50 ans.
Côté? 1er jour : début brusque, signes habituels. Une spatule peut à
peine passer entre les dents. Albuminurie. Scarifications sublinguales et sangsues sous-maxillaires. 2e jour : incision profonde sus
et sous-hyoïdienne. 3e jour : le gonflement a gagné le sternum.
Application de sangsues à ce niveau. Amélioration le soir. Guérison.
Le malade est suivi jusqu'au 17e jour. Convalescence lente.

Obs. XII. (Linon. *Bull. et Mém. Soc. Chir.*, 1892.) — Soldat, 24 ans,
Extraction incomplète d'une dent de sagesse cariée, de la mâchoire
inférieure. Observé dix jours après l'extraction de la dent ; signes
habituels : bourrelet sublingual énorme avec liséré diphtéroïde.
État typhoïde. T. 40°6. 10e jour : incision médio-sus-hyoïdienne ;
14e jour, aggravation, haleine fétide, adynamie; 16e jour : tumeur
gazeuse sus-claviculaire à droite ; 17e jour : incision sus-claviculaire,
pas de pus ; 18e jour : issue de pus et de gaz par cette incision ;
30e jour : tuméfaction phlegmoneuse présternale; 31e jour : incision
présternale et résection partielle du sternum. Drainage du médiastin. Guérison, mais convalescence longue. Le malade ne peut partir
que cinq mois après la dernière intervention.

Obs. XIII. (Nélaton. *Ibid.*) — Femme, 40 ans. Carie dentaire. Côté
gauche. Observée le 4e jour : signes habituels. Le gonflement a déjà
envahi le côté droit. Peau non rouge, violacée par places ; face terreuse. 1re incision médio-sus-hyoïdienne : foyer putride entre les
muscles génio-glosses; 2e incision sur la glande sous-maxillaire
gauche : sérosité infecte dans sa loge. Ponction du bourrelet sublingual : ne donne que du sang. Amélioration à la suite de l'intervention.
4e jour, soir : mort par syncope.

Obs. XIV. (Delorme. *Ibid.* Obs. I.) — Jeune soldat. Entre dans un
service de Médecine pour angine. Observé le 8e jour : signes habituels.
Peau rouge sombre. Palpation douloureuse. Salivation. Ouverture de
la loge sous-maxillaire: pas de pus. Débridement du mylo-hyoïdien: pus
mal lié et infect. Même opération des deux côtés. En dix, douze jours
les plaies se tarissent. Il s'écoule plusieurs mois avant le retour de la
santé parfaite, et la disparition du bourrelet sublingual.

Obs. XV. (Delorme. *Ibid.* Obs. II.) — Jeune soldat. Carie dentaire.
Observé le 5e jour : signes habituels. Dysphonie. 6e jour : peau rouge
sombre. OEdème de la face. Empreinte des dents sur le bourrelet
sublingual. Débridement du mylo-hyoïdien: pus mal lié, infect. Guérison : le bourrelet sublingual met plus de quinze jours à se
résoudre.

OBS. XVI. (Delorme. *Bull. et Mém. Soc. Chir.*, 1892. Obs. III.) —
Jeune soldat. Côté droit puis gauche. Vu le 5ᵉ jour : signes habituels.
Salivation. Sensation de soulèvement de la langue. Incision du
mylo-hyoïdien : pus jaune, fétide, 12ᵉ jour : la température s'élève de
nouveau. Gonflement sus-hyoïdien gauche. Incision du mylo-hyoïdien à gauche : pus mal lié. Guérison. Au 24ᵉ jour : il existe encore
de la raideur dans la mâchoire et du gonflement sublingual.

OBS. XVII. (Schwartz. *Ibid.* Obs. I.) Marchand de vin, alcoolique ;
29 ans. Angine au début. Pas de carie dentaire. 3ᵉ jour : signes habituels ; teinte rougeâtre vague de la peau sus-jacente. Haleine fétide,
subdélirium. T : 40°5 le soir. Ni sucre, ni albumine. Incision sous-
maxillaire double : foyer profond paraissant siéger à la base de la
langue ; un dé à coudre de pus fétide. Thermo-cautère. Mort le
5ᵉ jour.

OBS. XVIII. (Schwartz. *Ibid.* Obs. II.) — Maître d'hôtel, 23 ans.
Carie de la deuxième petite molaire inférieure droite. 3ᵉ ou 4ᵉ jour :
signes habituels, haleine fétide. Peau sèche et brûlante. 6ᵉ jour :
crachat d'une cuillerée à soupe d'un liquide noirâtre et fétide. Amélioration. Traitement. Cataplasmes, gargarismes ; calomel. Guérison au bout de trois ou quatre semaines.

OBS. XIX. (Schwartz. *Ibid.* Obs. III.) — Commis voyageur,
45 ans. Angine au début. Signes habituels, douleurs vives. Mort le
soir du 3ᵉ jour, par syncope.

OBS. XX. (Chauvel. *Ibid.* Obs. I.) — Gendarme ; côté gauche. Pas de
carie dentaire ; 2ᵉ jour : tuméfaction sus et sous-hyoïdienne, surtout
à gauche. Crachement de pus et de sang pendant la nuit, sans amélioration. 4ᵉ jour : incision de la loge sous-maxillaire : un peu de pus.
6ᵉ jour : aggravation et dyspnée paroxystique. Débridement du mylo-
hyoïdien : issue du pus gangréneux. Guérison. Mais la température
ne revient à la normale qu'au 12ᵉ jour.

OBS. XXI. (Chauvel. *Ibid.* Obs. II.) — Garde de Paris. Extraction
de la dent de sagesse à droite ; 3ᵉ jour : signes habituels. Pâleur de
la face. Dyspnée extrême. Tuméfaction légèrement rosée et œdémateuse, étendue jusqu'aux clavicules. Anesthésie. Incision (double) de
la sublinguale. Foyer gangréneux au-dessus du mylo-hyoïdien, s'é-
tendant jusqu'au bord supérieur du cartilage thyroïde. Maxillaire
inférieur dénudé à droite. Amélioration immédiate après l'opération.
Guérison.

OBS. XXII. (Reynier. *Ibid.* Obs. I.) — Homme de 55 ans, albuminurique. Carie et névralgies dentaires. 4ᵉ jour : l'affection du malade

est prise pour une fluxion dentaire simple. Vu le 6ᵉ jour : signes habituels. Face terreuse. Pas de pus dans la loge sous-maxillaire. Sanie fétide et gaz infiltrent le tissu cellulaire et les muscles sus-hyoïdiens. Thermo-cautère. Mort dans le coma du 6ᵉ au 7ᵉ jour.

OBS. XXIII. (Reynier. *Ibid.* Obs. II.) — Homme alcoolique, diabétique et albuminurique. Extraction de deux dents cariées à droite; 2ᵉ jour (après l'extraction) : engorgement sous-maxill. droit; 4ᵉ jour : signes habituels, salive sanieuse, fétide; masse pulpeuse, noirâtre, s'élevant de l'alvéole des dents extraites; 6ᵉ jour : peau devient noirâtre dans les points déclives, le traitement chirurgical ne put être tenté à temps; 7ᵉ jour : Mort.

OBS. XXIV. (Reynier. *Ibid.* Obs. III.) — Homme de 25 ans. Dents cariées. Epuisé par les privations et de très longues marches. Côté droit. Malade depuis cinq jours, a déjà eu un frisson violent. Observé le 5ᵉ jour : signes habituels, peau normale, pas de fluctuation. Raideur de la nuque. Yeux ictériques. Incision au thermo-cautère; foyer putride sous-aponévrotique. 9ᵉ jour : coma, mort. Autopsie. Glande sous-maxillaire infiltrée de pus. Les régions sus et sous-hyoïdienne forment une bouillie gangréneuse.

OBS. XXV. (Guillet. *Arch. Prov. Chir.*, n° 5, 1892.) — Homme; bonne santé. Coup de pied de cheval, région du menton, petite plaie muqueuse. 2 incisives inférieures cassées; quatre jours après, gonflement très marqué de la région sus-hyoïdienne, avec prédominance à gauche. Tuméfaction dure, ligneuse, langue gonflée, tuméfiée, petite plaie de la muqueuse, sanieuse à bords décollés. Fièvre, état adynamique. 12 sangsues sur la région malade. Respiration très difficile, impossibilité d'avaler les liquides. Température élevée; 2 incisions parallèles par voie buccale de chaque côté de la base de la langue. Hémorragie. Apparition du pus, après exploration faite avec la sonde cannelée, à plusieurs centimètres de profondeur. Le lendemain état satisfaisant. Amélioration progressive, guérison après quinze jours.

OBS. XXVI. (Delorme. *In. th. Leterrier.* Paris, 1893. Obs. 28.) — Soldat, 24 ans. Douleurs et carie dentaires. Côté gauche. 3ᵉ jour : signes habituels. Douleurs vives. Œdème de la moitié gauche de la face. Incision de la gencive sans résultat. 4ᵉ jour, débridement du mylo-hyoïdien. Amélioration immédiate et guérison. Trente-huit jours après l'opération, le bourrelet sublingal persistait encore.

OBS. XXVII. (Delorme. *In. th. Leterrier.* Paris, 1893, Obs. 29.) — Soldat, 23 ans. Côté droit. Carie et névralgies dentaires. 2ᵉ jour : apparition des signes habituels. Salivation abondante. Observé le

5e jour : mêmes signes, pâleur de la face. Débridement du mylo-hyoïdien. Issue d'un dé à coudre de pus fétide, mal lié. Guérison rapide, mais le bourrelet sublingual persiste plus de trois semaines.

Obs. XXVIII. (Delorme. *Ibid*. Obs. 30.) — Soldat, 21 ans. Côté droit. 1er jour : signes habituels ; 2e jour : grand frisson, salivation ; 5e jour : œdème de la face. Fluctuation profonde sous-maxillaire. Débridement du mylo-hyoïdien à droite, pus mal lié et fétide. Second foyer à gauche. Guérison complète le 30e jour. Le pus contenait des streptocoques.

Obs. XXIX. (Debrie. *Arch. Méd. Milit*., mars 1893.) — Soldat, 21 ans. Fluxion dentaire (carie d'une grosse molaire inférieure gauche). La fluxion s'accroît et le gonflement gagne le cou. Frissons. Dyspnée. 3e jour : signes habituels. Teinte érysipélateuse de la peau. Enduit diphtéroïde sur la muqueuse. Salivation. Soir : la température remonte. Incision de la sublinguale : pus sanieux, mélangé de gaz. 4e jour : débridement dans le fond de la plaie, nouvelle issue de pus ; 5e jour : amélioration. Guérison.

Obs. XXX. (Obs. pers., inédite; Huguet-de Bovis.) Soldat, 23 ans. Côté droit. Angine. 2e jour : signes habituels. Gêne considérable des mouvements de la langue. Enduit diphtéroïde sur la muqueuse qui reste encore mobile. 3e jour : douleurs très vives, déglutition presque impossible. Imminence d'asphyxie. Intensité des phénomènes généraux. T. 40°. 7e jour : incision (procédé Delorme). Pus brunâtre, sanieux, en minime quantité. Guérison après dix-neuf jours.

b. — Forme phlegmoneuse franche.

Obs. XXXI. (Dubois, *Arch. gén. Méd*., 1827, XIII, p. 81.) — Nouveau-né, naît avec son phlegmon. Observé le 5e jour : dysphagie complète ; 5e jour : incision sublingnale, issue de pus phlegmoneux. Guérison.

Obs. XXXII. (Ludwig, *in* th. Bœhler, Paris, 84-85, n° 295. Obs. II.) — Jeune femme. Côté gauche. Refroidissement. Angine. Observé le 4e jour : tumeur sous-maxillaire peu douloureuse ; 6e jour : apparition du bourrelet sublingual, dysphagie ; 7e jour : le gonflement gagne la parotide et le côté droit. Aggravation de l'état général. Voix croupale. Traitement antiphlogistique. Guérison. Au bout de trois semaines, la tumeur disparaît. Pas de suppuration.

Obs. XXXIII. (Haering. *Ibid*. Obs. VI.) — Fillette de 11 ans. Côté droit. Refroidissement. 1er jour : apparition d'une tumeur paroti-

dienne; 4ᵉ jour : elle augmente. Peau normale et mobile. Frisson
violent. 7ᵉ jour : gonflement sublingual. La tumeur parotidienne a
gagné le menton en avant, la clavicule en bas. Scarifications buccales, pas de résultat immédiat. Traitement médical et antiphlogistique, le reste du temps. 8ᵉ jour : la tuméfaction s'accroît toujours;
douleurs vives ; 10ᵉ jour : amélioration ; 11ᵉ jour : petites ulcérations
sur la muqueuse sublinguale. Guérison. Elle n'est complète qu'au
bout de sept semaines.

Obs. XXXIV. (Haering. *Ibid.* Obs. VII.) — Enfant de 5 ans. Signes
habituels. Traitement médical antiphlogistique. Guérison en quatre
ou cinq jours. Pas de suppuration.

Obs. XXXV. (Leube. *Ibid.* Obs. XII.) — Jeune femme, 28 ans.
Angine. Côté? 2ᵉ jour : induration sublinguale peu marquée ;
3ᵉ jour : signes ordinaires. Peau mobile, normale. Pas de douleurs à
la pression. État général grave. 4ᵉ jour : amélioration ; 11ᵉ jour :
début de la convalescence. Le malade accuse la sensation d'une
ulcération dans sa gorge. Rien à l'examen.

Traitement médical. Guérison. Le malade n'a jamais craché de pus.

Obs. XXXVI. (Robert Cuffe. *Lancet*, décembre 1867, p. 733.) —
Homme alcoolique, Age? Côté? 1ᵉʳ jour : tumeur à l'angle de la
mâchoire. Dysphonie ; 2ᵉ jour : langue volumineuse, sortant de la
bouche ; 3ᵉ jour : aggravation de l'état général, sans dyspnée; même
jour, soir, incision vers la partie postérieure de la langue, il ne sort
que du sang ; 4ᵉ jour : menaces d'asphyxie. Reprise de l'incision
buccale, flot de pus. Guérison.

Obs. XXXVII. (Holthouse. *Clin. Soc. trans.*, 1869, II, p. 140.) —
Homme 31 ans. 2ᵉ jour : signes habituels, mais sans dyspnée. Enduit
blanchâtre sur le bourrelet sublingual, qui est de niveau avec les
dents. 5ᵉ jour : diminution de la tumeur, en même temps que salivation très abondante. Scarifications buccales, pas de résultat. Guérison complète le septième jour.

Obs. XXXVIII. (Maunder. *Brit. Med. Journal*, 1873, I, p. 117.) —
Jeune homme de 21 ans. Côté gauche. Vu le 4ᵉ jour : signes habituels. Pas de dyspnée. Empreinte des dents sur le bourrelet sublingual de niveau avec les dents. 6ᵉ jour : incision sous-maxillaire, un
peu de pus ; 7ᵉ jour (soir) : dyspnée extrême. Laryngotomie. Le
larynx est dévié à droite. Guérison. Le tube est enlevé huit jours
après la laryngotomie.

Obs. XXXIX. (Dumontcil-Grandpré. Th. Paris, 1875, n° 212. Obs. I.)
Terrassier, 31 ans. Refroidissement. Côté droit. 1ᵉʳ jour : angine ;

2ᵉ jour : sensation de soulèvement de la langue. Vu le 6ᵉ jour : signes habituels. Langue œdématiée, surtout vers sa base. Douleurs vives. Empreintes des dents sur la muqueuse ; 6ᵉ jour : incision sous-mentale, pus mal lié ; 11ᵉ jour : la plaie est presque fermée. Le gonflement de la langue et du plancher a presque disparu.

Obs. XL. (Duplay, *in* th. Dumonteil-Grandpré, 1875, n° 212. Obs. IX.) — Menuisier, 23 ans, alcoolique. Refroidissement ? Côté ? Vu le 3ᵉ jour : signes habituels. Douleurs lancinantes. Les deux côtés sont envahis. 5ᵉ jour : le gonflement diminue, délire ; 7ᵉ jour : ouverture spontanée à droite du frein de la langue. Traitement médical au début ; 10ᵉ jour : incision de la région sus-hyoïdienne, qui est devenue rouge et tendue ; 19ᵉ jour : guérison complète.

Obs. XLI. (Parker. *Lancet*, 17 octobre 1879. Obs. III.) — Enfant de 7 ans. Névralgie dentaire. Signes habituels du phlegmon sublingual. Fistule sublinguale conduisant jusqu'à l'os hyoïde. Au bout de quelques jours, fluctuation sous le menton. Incision du point fluctuant. Guérison. Les mouvements de la langue demeurent gênés quelque temps.

Obs. XLII. (Tordeus, *in Revue mens. des mal. de l'enfance*, 1885, p. 579.) Nouveau-né. Apparition des signes habituels, deux jours après la naissance ; 3ᵉ jour : évacuation spontanée de pus par la bouche. Amélioration. Traitement médical. 8ᵉ jour : convulsions. Mort. Autopsie. Le foyer est situé entre les muscles myloïdien, hyo et stylo-glosse. La glande sous-maxillaire est détruite.

Obs. XLIII. (Barker. *Lancet*, 1885, p. 571. Obs. I.) — Enfant de 8 ans. Douleurs dentaires. Refroidissement. Côté droit. Observé le 4ᵉ jour : signes habituels, peau sus-jacente pâle, sauf une tache rouge sous le menton. Fluctuation vague à ce niveau. Incision sous-mentale, pus fétide en petite quantité ; 8ᵉ jour : évacuation spontanée de pus par la bouche ; 10ᵉ jour : pneumonie. Guérison le 28ᵉ jour. Les mouvements de la mâchoire et de la tête sont encore un peu gênés.

Obs. XLIV. (Barker, *Ibid*. Obs. II.) — Femme 25 ans. Carie dentaire. Côté droit. Observée le...., signes habituels. Teinte érysipélateuse de la peau, gonflement s'étendant jusqu'aux clavicules ; 4ᵉ jour : évacué dans un service d'érysipèle ; 5ᵉ jour : point fluctuant sus-hyoïdien. Incision médio sus-hyoïdienne, sans résultat. Incision du point fluctuant, pus crémeux. 9ᵉ jour : la malade, presque guérie, quitte l'hôpital ; 16ᵉ jour : elle rentre avec les mêmes symptômes. On rouvre sa plaie et on lui arrache une dent. Guérison le 33ᵉ jour.

Obs. XLV. (Hager (1), *Berl. klin. Wochen*, mars 1888, n° 12, p. 225.) — Homme 89 ans. 1ᵉʳ jour : fièvre, céphalalgie, angine, délire ; 6ᵉ jour : tumeur sous-maxillaire ; 21ᵉ jour : la tumeur s'est accrue, dyspnée ; 25ᵉ jour : la tumeur a gagné la clavicule, menaces d'asphyxie; 27ᵉ jour : tumeur en voie de régression ; 30ᵉ jour : les articulations du membre inférieur deviennent douloureuses.

Traitement médical. Guérison. Convalescence de plusieurs mois.

Obs. XLVI. (Delorme. Bull et Mém. Soc. chir., 1892. Obs. IV.) — Garde républicain. Observé le 5ᵉ jour : signes ordinaires, sensation, de soulèvement de la langue. Incision de la loge sous-maxillaire, pas de pus. Débridement du mylo-hyoïdien, pus bien lié. Devient diabétique au début de sa convalescence. Guérison. Le bourrelet sublingual persiste trois semaines. Bactériologie : staphylocoques.

Obs. XLVII. (Leterrier. In th. Paris, 1893. Obs. XXXI.) — Désiré J..., 46 ans. Côté gauche. Angine au début. Observé le 10ᵉ jour : signes habituels, douleurs vives, sensation de soulèvement de la langue. Pas de dyspnée. Voix nasonnée. T. 37°. 4. 11ᵉ jour : chloroforme ; débridement du mylo-hyoïdien, pus inodore. Guérison complète le 23ᵉ jour. Bactériologie : présence d'un microbe non classé.

Obs. XLVIII. (Obs. pers. inédite. Huguet-de Bovis.) — Soldat, 21 ans. Angine. Evacué d'un service de Médecine, sept jours après son entrée à l'hôpital. Côté droit. Signes habituels. Température ne dépassant pas 89°, fusées purulentes, une sous-maxillaire, une sous-hyoïdienne. Suppuration persistante, pus franc, mais fétide. Trois incisions les 15ᵉ, 20ᵉ et 27ᵉ jours après le début de l'angine. Guérison lente, complète après plus de deux mois et demi.

Obs. XLIX. (Obs. pers. inédite. Huguet-de Bovis.) — Enfant (garçon), âgé de 6 jours. Côté droit. Signes habituels. Aspect érysipélateux des téguments. Au 3ᵉ jour, convulsions, impossibilité de téter pendant douze heures. Une incision, pus en notable quantité. Guérison, douze jours après l'intervention.

II. — *Phlegmon sublingual postérieur ou de la loge glosso-thyro-épiglottique.*

Obs. L. (Brousses et Brault. *Rev. de chir.*, février 1893.) — Soldat, 23 ans. Refroidissement, 1ᵉʳ jour : frissons, fièvre et douleur côté

---

(1) Hager et non Hayes comme il a été imprimé dans les Bulletins et Mémoires de la Société de chirurgie.— L'observation de cet auteur ne nous araît pas très concluante.

très rare chez ces peuples. La gouttière sacrée est ordinairement dans ces cas transformée en canal par une lame fibreuse réunissant les rudiments des lames vertébrales. La moelle peut être complètement formée et la peau unie à la lame fibreuse a un aspect cicatriciel et est souvent abondamment recouverte de poils.

Le plus souvent, cependant, cette fissure se complique d'une poche remplie de liquide faisant saillie au dehors au travers de l'orifice. La tumeur que l'on trouve dans ces cas sur la ligne médiane de la région sacrée est enveloppée par la peau d'aspect fort variable. Quelquefois elle a ses caractères normaux. Plus souvent peut-être elle présente des altérations, est très vasculaire, rouge, enflammée et même ulcérée ou simplement distendue, amincie au point de devenir transparente, ne ressemblant alors nullement à la peau. Souvent elle présente en un point de dimensions plus ou moins étendues, un aspect cicatriciel très spécial et peut paraître recouverte de bourgeons charnus. On peut aussi y découvrir une petite dépression ombiliquée ou même un petit orifice signalé par Virchow et qui serait l'orifice inférieur du canal de l'épendyme. Au-dessous de la peau se trouve une couche de tissu cellulaire plus ou moins abondant, disparaissant au niveau de la cicatrice quand elle existe. Au-dessous, formant la paroi propre de la poche, se voit une membrane cellulaire mince, d'aspect blanchâtre et unie ou aréolaire, pouvant présenter en certains points des épaississements grisâtres formés par du tissu nerveux embryonnaire constituant l'extrémité terminale de la moelle. Dans la profondeur cette enveloppe se continue par un pédicule creux plus ou moins court passant à travers l'orifice osseux, avec les méninges restées dans le canal sacré. En haut, le tissu nerveux, quand il existe, se continue avec la moelle. Cette poche est remplie de liquide céphalo-rachidien et traversée quelquefois par des filets nerveux qui, partis des épaississements nerveux, faisant corps avec les parois, suivent parfois un trajet récurrent pour rentrer dans le canal sacré et en ressortir aussitôt par leurs trous de conjugaison.

Le liquide céphalo-rachidien contenu dans la poche peut siéger en deux points : 1° entre la moelle et ses enveloppes, constituant l'*hydrorachis externe* de Cruveilhier, l'*hydro-méningocèle* de Virchow, la *myélo-méningocèle* de Recklinghausen (1) et 2° dans le canal central de la moelle formant l'*hydrorachis interne* de Cruveilhier, l'*hydro-myélocèle* de Virchow, la *myélocystocèle* de Recklinghausen. Dans ce dernier cas, les parois sont formées par les enveloppes molles de la moelle tapissées par une couche continue d'épithélium cylindrique et présentant en un point des restes du tissu médullaire. La cavité n'est jamais traversée par des filets nerveux. En outre, on rencontre ordinairement, soit une fissure latérale de la colonne vertébrale, scit des asymétries du rachis, soit un arrêt de développement en longueur de la colonne vertébrale et généralement un arrêt de développement de la partie inférieure de l'abdomen et du tube intestinal donnant lieu à une fente abdomino-vésico-intestinale. On observe d'ailleurs assez souvent d'autres vices de conformation, les pieds bots, l'exstrophie de la vessie, le bec-de-lièvre, l'encéphalocèle, l'hydrocéphalie.

On a décrit aussi l'existence fréquente d'un sac d'hydrorachis faisant saillie à travers l'orifice inférieur du canal sacré, mais sans malformation de cet os. La communication avec les cavités méningiennes intra-sacrées venant à s'oblitérer, il n'y avait plus qu'un kyste et c'est ainsi que l'on expliquait l'existence des hygromas kystiques congénitaux de cette région. Malheureusement les cas de ce genre avec examen anatomique sont exceptionnels ; nous n'en connaissons pas. Dans la plupart de ceux qui sont publiés il y avait coexistence de tumeurs mixtes qui étaient la cause occasionnelle de ces productions.

Les lésions du spina-bifida antérieur ne sont guère connues que par l'observation de Marchand. Il y avait dans ce cas, fente totale du corps de la première vertèbre sacrée, un grand

---

(1) Recklinghausen. Untersuchungen ueber die spina bifida. *Aroh. f. path. Anat.*, 1886, Bd C. V. 213, 373, 2 pl.

trou dans le corps de la deuxième comprenant sa moitié droite et communiquant avec le canal sacré et une déformation de la terminaison du sacrum avec soudure du coccyx. Par l'orifice faisait saillie une très volumineuse poche d'origine méningée, remplie de liquide céphalo-rachidien.

La pathogénie du spina-bifida a donné lieu à un grand nombre de travaux et est cependant encore fort obscure. Morgagni faisait intervenir l'hydropisie des méninges. Cruveilhier paraissant beaucoup se rapprocher de la vérité, croyait à un obstacle empêchant la formation des lames médullaires, il trouvait cet obstacle dans des adhérences amniotiques. Lannelongue (1) pense que dans certains cas il y a simplement hernie des membranes profondes ayant empêché la soudure des arcs vertébraux. Dans ceux où la peau recouvre complètement la tumeur, la hernie des membranes s'est opposée non seulement à la soudure des vertèbres mais encore au développement de la peau. Dans les cas enfin où la tumeur est enveloppée par un tissu cicatriciel, il faudrait faire intervenir un processus pathologique mal connu. Or, la soudure des vertèbres paraissant se faire avant la différenciation des portions mésodermiques qui formeront les méninges, il semble que le point de départ de ces fissures doive être cherché dans un défaut de soudure des lames médullaires. On paraît actuellement admettre avec Recklinghausen, que le spina-bifida a plusieurs origines, suivant le siège anatomique du liquide. Quand il se trouve dans les méninges Virchow pense qu'il y a eu d'abord épanchement de liquide intra-médullaire, Hydromyélie, puis rupture de cette poche. Il explique ainsi la présence de l'ombilic cutané qu'il a le premier décrit. Recklinghausen cherche la cause première de la myéloméningocèle dans une anomalie de développement du blastoderme « dans une difformité primitive du germe ». Mais c'est, en somme, Dareste (2) qui semble avoir donné la véritable origine de

---

(1) Lannelongue. Pathogénie du spina-bifida. *Bullet. de la Société de chirurgie*, mars 1894.

(2) Dareste. Recherches sur la production artificielle des monstruosités. Paris, 1891, 323-332.

cette variété de spina-bifida. Pour cet auteur l'hydrorachis ne
serait qu'une complication secondaire. Elle serait toujours précédée par le défaut de soudure des lames vertébrales postérieures. Ce défaut de soudure serait, lui, consécutif à un arrêt
de développement de la gouttière médullaire qui ne pourrait se
fermer complètement, et resterait étalée présentant au dehors
les parties qui auraient dû constituer son canal central. Ainsi
se trouveraient expliqués : la nappe médullaire que MM. Tour ·
neux et Martin (1) ont décrite sur un embryon humain af-
fecté de spina-bifida et l'ombilic cutané représentant l'orifice
inférieur du canal de l'épendym e. En outre, le tube médullaire
ne s'étant pas fermé en ce point, les parties de l'ectoderme
qui le forment n'ayant pu se séparer du reste de l'ectoderme,
qui devait le recouvrir, on comprend que les lames dorsales
ne peuvent se rejoindre en arrière sur la ligne médiane et
comme ces lames dorsales doivent former l'arc vertébral postérieur et les méninges, ni l'un ni l'autre ne pourront se
développer. S'il se produit alors une nappe de liquide en
avant du tube et de la nappe médullaire dans les parties antérieures et latérales des méninges qui seules ont pu se former,
la nappe médullaire sera refoulée en arrière, hors de la gouttière sacrée, formant une partie de la paroi de la poche. On
comprend ainsi comment les racines nerveuses qui en partent
sont obligées de traverser toute la cavité pour rentrer dans le
canal sacré. Quant au tissu cicatriciel qui recouvre et protège
parfois la pie-mère formant la paroi, on pense qu'il est produit
par la peau qui entoure la tumeur. Mais il peut manquer, et
dans ces cas, les méninges, la pie-mère et l'arachnoïde sont
à nu et se différencient par leur minceur et leur transparence
de la peau du voisinage qui se termine à leur niveau par un
bourrelet circulaire parfois très épais. Si le liquide ne se produit ou se résorbe avant la naissance, il y a un spina-bifida
latent « occulte ».

Recklinghausen a donné une longue explication du mode de

---

(1) Tourneux et Martin. Contribution à l'histoire du spina-bifida. *Journal
de l'anatomie et de la physiol.*, 1881, t. XVII, p. 1 et 283.

production de la myélo-cystocèle. Pour lui il y a dans ce cas, un arrêt de développement particulier de la colonne vertébrale qui cesse de s'accroître en longueur, et ce fait est surabondamment prouvé par la petitesse régulière des corps vertébraux, la différenciation caractéristique d'un fragment cunéiforme osseux dans le corps des vertèbres et l'absence généralement unilatérale des arcs vertébraux, symptômes que l'on trouve isolés ou réunis dans tous les cas. La colonne vertébrale cessant de s'accroître tandis que la moelle continue à s'allonger celle-ci devient trop longue, se replie sur elle-même et il se fait au niveau du coude une dilatation du canal central qui formera la myélo-cystocèle. Cette moelle dilatée fera par suite saillie vers le point où il y aura le moins de résistance, c'est-à-dire sur les parties latérales ; car il y a constamment dans ces cas soit des fissures latérales de la colonne vertébrale, soit un développement inégal asymétrique dû à l'absence ou au peu de développement des arcs vertébraux d'un même côté.

Il se pourrait aussi qu'une hydromyélie générale ou localisée puisse allonger la moelle et produire par suite les mêmes phénomènes.

La cause qui produit cet arrêt de développement asymétrique est peu connue. Cependant il pourrait fort bien être dû à une compression de la partie postérieure de l'embryon par le capuchon caudal de l'amnios trop étroit. Dans un cas de Recklinghausen, en effet, cette lésion coïncidait avec une symélie et Dareste a montré que cette monstruosité est due à une compression de l'amnios. Quant aux relations de la myélo-cystocèle avec la fente abdomino-vésico-intestinale qui existe 9 fois sur 10 ainsi qu'avec les lordoses et scolioses concomitantes Recklinghausen n'a pu les découvrir, mais il pense qu'elles ont une cause commune.

Le spina-bifida sacré antérieur est dû à un arrêt de développement de l'arc vertébral antérieur.

Le spina-bifida se montre avec une égale fréquence dans les deux sexes. La myélo-méningocéle qui constitue de 60 0/0

(Demme) (1) à 63 0/0 (Comité de Londres) des cas observés, est caractérisée à la naissance par une tumeur généralement médiane dont le volume varie depuis celui d'une noix jusqu'à celui d'une tête d'adulte. Dans ces cas la tumeur peut descendre jusqu'au creux poplité et même jusqu'aux talons, entraînant en arrière le corps de l'enfant. De forme sphérique, ovoïde ou elliptique elle a une surface uniforme ou bosselée quand sa cavité est cloisonnée. On note souvent un sillon médian vertical divisant la tumeur en deux lobes. Elle est de plus ou sessile ou pédiculée. Sa consistance est molle ou rénitente. La fluctuation y est généralement évidente, surtout au centre. Dans la profondeur, au niveau de l'insertion de la tumeur, la palpation attentive permet ordinairement de reconnaître et délimiter les bords osseux de l'orifice ou la série des tubercules osseux représentant les lames vertébrales. Cette palpation est généralement sensibles au moins en quelques points, et elle produit parfois une réduction partielle de la tumeur. Cette réduction s'accompagne le plus souvent de phénomènes convulsifs ou paralytiques du côté des membres inférieurs, et d'accidents cérébraux ou cardio-pulmonaires graves (dyspnée, pâleur de la face, syncope) et qui peuvent même se terminer fatalement. Quand il y a hydrocéphalie concomitante, on peut faire refluer le liquide dans le cerveau ce que montre la tension exagérée des fontanelles. De plus, cette tumeur augmente sous l'influence de la station assise et de l'expiration ainsi qu'au moment des efforts et des cris.

Les signes fonctionnels qui peuvent en pareil cas faire totalement défaut, consistent en troubles de la sensibilité, anesthésie ou hyperesthésie des membres inférieurs et de la motilité ; il y a parésie ou paralysie des membres inférieurs avec production très fréquente de pieds bots, incontinence partielle ou complète des matières fécales et de l'urine et en troubles trophiques constitués par des éruptions diverses et des ulcérations analogues à celles des maux perforants.

Dans les cas où il y a spina-bifida sans tumeur, la peau

---

(1) Demme, Comité de Londres. Cités par Recklinghausen.

peut être à son niveau normalement développée et la lésion
être complètement latente ; mais souvent la perte de substance est comblée par le tissu cicatriciel dont nous avons déjà
parlé qui est le siège d'une hypertrichose localisé très prononcée et qui est soulevé par une saillie lipomateuse. (Recklinghausen (1), Brunner (2).) On peut retrouver dans ces
spina-bifida occulta tous les troubles fonctionnels signalés
plus haut, paralysies, pieds-bots, maux perforants, etc.

La myélo-cystocèle constitue une véritable monstruosité
incompatible avec l'existence. Le sujet, généralement petit de
taille, présentant des courbures anormales de la colonne vertébrale (lordose et scoliose), porte au niveau du siège une tumeur molle, fluctuante, généralement située sur la ligne médiane. Il présente en outre le plus souvent : une fente médiane
de la paroi abdominale et de l'intestin qui ne forment qu'une
simple gouttière développée aux dépens du cæcum et de la
portion supérieure du côlon et de l'exstrophie de la vessie.

Le spina-bifida sacré antérieur observé par Marchand chez
une jeune fille de 20 ans, ayant un pied bot droit et la jambe
droite atrophiée, était caractérisé par l'existence d'une volumineuse tumeur kystique que l'on avait prise pour un kyste
paraovarien ou pour un kyste hydatique du bassin. Il fut incisé par le vagin et il y eut une méningo-myélite purulente
qui emporta la malade.

L'évolution du spina-bifida est très variable. Il peut se faire
que la tumeur, très petite à la naissance, augmente progressivement sans causer les moindres douleurs. Dans une observation que nous avons publiée la tumeur, très petite à la
naissance, avait, à 24 ans, atteint 70 centimètres de circonférence à sa base adhérente et n'était gênante que par son volume. Mais ces faits sont rares. Plus fréquemment la poche
augmentant de volume finit par se rompre et il y a écoulement
du liquide puis inflammation de la poche et des méninges

---

(1) Recklinghausen. *Loc. cit.*, p. 243.

(2) Brunner. Ein weiter Beitrag zur Casuistik der spina-bifida occulta
mit hypertichosis lumbalis. *Arch. f. pathol. anat.*,1892, CXXIX, 246-254.

rachidiennes. D'autres fois les parois de la poche s'enflamment et s'ulcèrent et les mêmes accidents se produisent encore plus rapidement. Enfin certains enfants peuvent succomber par suite de la cachexie qui résulte de la seule présence de la tumeur. Mais il peut se faire aussi que spontanément ou sous l'influence d'une intervention, le conduit qui fait communiquer la poche avec les lacunes arachnoïdiennes, intrarachidiennes s'oblitère à la suite d'une minime inflammation et la tumeur constitue alors un kyste indépendant uni ou multiloculaire, renfermant un liquide épais parfois sanguinolent qui peut finir par s'atrophier, ne laissant à sa place qu'une masse de tissu cellulo-adipeux.

Le diagnostic du spina-bifida est en général simple. Cependant il est parfois difficile de le différencier des tumeurs polykystiques d'origine parasitaire, d'autant plus que ces tumeurs se compliquent, elles aussi parfois, d'un spina-bifida. On se basera sur la forme et la consistance de la tumeur, sur la perception d'une fente sacrée et sur les troubles fonctionnels. Dans les cas de tumeurs parasitaires compliquées de spina-bifida, le sac d'hydrorachis n'occupe qu'une place secondaire et constitue une simple poche kystique, souvent la plus volumineuse de toutes, située en avant de la tumeur. Le diagnostic du contenu de la poche est encore plus difficile. Les troubles trophiques et moteurs démontrent que la moelle ou les nerfs sont intéressés. L'absence de réduction fait penser à un orifice étroit ou oblitéré. En outre Recklinghausen fait remarquer que là où il existe du tissu médullo-vasculaire les téguments qui le recouvrent sont incomplètenent formés. D'une façon générale ces vestiges de la substance médullo-vasculaire se trouvent dans les tumeurs larges, sur la ligne médiane et surtout au niveau des pôles.

Le pronostic de ces lésions est fort grave, la plupart des enfants qui en sont porteurs succombent au cours du premier mois ou restent constamment chétifs. Certains cependant peuvent guérir spontanément ou après une intervention et vivre jusqu'à un âge avancé.

On a préconisé un grand nombre de procédés pour le trai-

tement de cette affection [Kirmisson (1), Monod (2), Wichmann (3)]. Mais la plupart doivent être abandonnés ; ce sont:
la compression, la ponction simple, l'électrolyse, la ligature
élastique et l'excision en masse qui sont des procédés aveugles. On ne doit guère employer que les injections de liquide
iodoglycériné de Morton dans les cas où la communication
avec le canal rachidien est étroite et l'excision après ouverture du sac suivie ou non d'opérations ostéoplastiques destinées à fermer complètement l'orifice par une barrière osseu se.
C'est là l'opération de choix qui a donné de 60 à 70 0/0 de
succès (Bellanger) (4). Elle consiste à inciser la tumeur; s'il
n'y a pas d'éléments nerveux on l'excise totalement; s'il y en
a on les dissèque et on les refoule dans le canal vertébral,
excisant ensuite la poche. On doit, si la chose est possible,
enfermer les éléments nerveux dans un sac formé par les
méninges disséquées. Cette intervention doit être immédiate
quand la tumeur est ulcérée ou près de se rompre, sinon il
vaudra mieux attendre que l'enfant ait pris assez de force
pour supporter l'opération.

II. Tumeurs d'origine parasitaire.

(Monstruosités doubles.)

Anatomie pathologique. — Les tumeurs d'origine parasitaire
sont beaucoup trop complexes pour pouvoir être décrites
d'emblée dans leur ensemble. Elles peuvent affecter les formes
les plus diverses et contenir à peu près tous les organes et
tous les tissus fœtaux; aussi énumérerons-nous d'abord les
diverses parties qui peuvent les composer pour en présenter
ensuite une description générale.

On peut trouver dans ces tumeurs 1° *des extrémités supplémentaires* uniques ou multiples, plus ou moins bien déve-

---

(1) Kirmisson. Traité de chirurgie. Duplay-Reclus, t. III, 1891, 763-782.
(2) Monod. Traitement chirurgical du spina-bifida. *Bullet. méd.*, 1899,
p. 265.
(3) Wichmann. Spina-bifida sacralis. Ein geheilter Fall. Th. Greifswald,
1890.
(4) Bellanger. *Loc. cit.*

loppées, mais ordinairement rudimentaires, généralement composées d'un sac cutané terminé par de petits prolongements ressemblant aux doigts ou aux orteils munis d'ongles et souvent soudés entre eux. Dans ce sac se trouve un squelette osseux ou cartilagineux plus ou moins complet. On a pu y rencontrer toutes les pièces du squelette depuis les phalanges jusqu'à la clavicule et l'os iliaque, sauf toutefois la rotule, ce qui s'explique par ce fait que ces os ne sont presque toujours entourés que de tissu cellulaire (une seule fois, ils étaient accompagnés de muscles, de vaisseaux et de nerfs). Ces os sont généralement incomplets, souvent soudés entre eux, ont des extrémités articulaires arrondies ou informes, revêtues ou non de cartilage et imparfaitement unies aux extrémités voisines par des ligaments fibreux très résistants qui font croire à une ankylose; 2° les *os de la tête* et *de la face*, notamment les maxillaires pourvus de dents (Kleinwächter) (1), les autres os du crâne et de la face étant difficilement reconnaissables pour peu que leurs formes soient changées; 3° la *colonne vertébrale* toujours très rudimentaire; 4° le *tube digestif* représenté par des anses intestinales souvent bien conformées, avec leurs diverses couches, leurs villosités et leurs glandes et contenues dans une cavité péritonéale (Simmonds (2), parfois contiguës ou adhérentes aux parois du rectum, mais ne communiquant jamais avec sa cavité; 5° le *système respiratoire* sous la forme du larynx et de la cavité thoracique, des poumons à l'état embryonnaire (Buzzi) (3) et enfin de tout « le matériel mésoblastique nécessaire à la formation de l'appareil broncho-pulmonaire » (Kiener) (4) ; 6° le *système nerveux* sous la forme de tissus tellement analogues

---

(1) Kleinwächter (L.). Ueber operirte Kreuzbeinparasiten nebst Mittheilung eines einschlägigen Falles. *Zeitsch. f. Heilkund*, 1888, 1-44, 2 pl.

(2) Simmonds. Ein parasitischer Steisszwilling. *Arch. f. path. Anat.* Berlin, 1880, LXXXII, 374-76, 1 pl.

(3) Buzzi (F.). Beitrag' zur Kenntniss der angeborenen Geschwülste der Sacrococcygealgegend. *Archiv. f. path. Anat.*, 1887, CIX, 9-20.

(4) Kiener. Sur une tumeur congénitale de la région sacro-coccygienne. *Gaz. hebd. des scien. méd. de Montpellier*, 1891, 409-413.

aux tissus cérébral et médullaire, qu'on a pu ne trouver
aucune différence entre les coupes du tissu de la tumeur et
celles de la substance cérébrale du fœtus (Freyer) (1) et de
tubes nerveux plus ou moins complètement développés; 7° l'*appareil génito-urinaire*. Freyer a vu un pénis hypospade avec
une vessie rudimentaire s'ouvrant à la racine du pénis. Simmonds a observé un scrotum, un pénis pourvu d'un gland
imperforé et un petit corps représentant un rein ou un testicule; 8° *appareil circulatoire*. Les vaisseaux sanguins y sont
très fréquents, souvent bien développés; mais avec des parois
minces et fragiles. Les vaisseaux lymphatiques s'y retrouvent
ainsi que les ganglions lymphatiques. Le cœur n'y a
jamais été reconnu et la tératogénie nous donnera plus tard
l'explication de cette absence; 9° les *organes glandulaires* sont
très nombreux et se présentent sous la forme de petits corpuscules jaunâtres ayant la structure des glandes acineuses assez
analogues aux glandes salivaires, mais sans croissants de
Gianuzzi. On y a enfin trouvé des glandes lymphatiques et
des follicules analogues à ceux du corps thyroïde; 10° les
organes des sens peuvent aussi se trouver quelquefois inclus
dans la tumeur, c'est ainsi que Kummel (2) a trouvé au
milieu de tissus variés un globe oculaire paraissant être
arrivé à la sixième semaine de son développement; mais ils sont
le plus souvent eu saillie sur la peau qui englobe la tumeur.
Kleinwächter a vu une bouche et une langue rudimentaires,
Léon (3) des paupières garnies de leurs cils et sourcils, une
conjonctive, une lèvre supérieure, un maxillaire supérieur
rudimentaire et une petite cavité buccale contenant une
langue. La peau et ses annexes s'y trouve aussi fréquemment,
tantôt entourant des extrémités supplémentaires incluses

---

(1) Freyer. Zur Casuistik der Kreuzbeinsgeschwülste mit fœtalen Inhalt.
Arch. f. path. Anat., 1873, LVIII, p. 509, 527.
(2) Kummel (W.). Ein Fall von congenitalen Steisstumor mit augenar-
tigen Bildungen. *Arch. f. path. Anat.*, 1889, p. 37-46, 1 pl.
. (3) Léon. Monstre double parasitaire endocymien dermocyme. *Archives
de tocologie et de gynéoologie*, 1892, 117-119, 1 pl.

dans des cavités kystiques; plus souvent sous forme de kystes dermoïdes inclus dans la tumeur.

Mais, indépendamment de ces organes assez différenciés, on y rencontre encore un très grand nombre de tissus, presque tous ceux qui composent l'organisme normal. Le *tissu conjonctif* est celui qui reparaît le plus souvent et c'est aussi le plus abondant. Il existe, on peut dire, dans toutes les tumeurs dont il forme le stroma. Il y est sous toutes ses formes, embryonnaire, adulte, ou en dégénérescence muqueuse, adipeuse, fibreuse; et, suivant qu'une de ces formes est prédominante, la tumeur prend macroscopiquement l'aspect d'un sarcome, d'un myxome, d'un lipome ou d'un fibrome. Les *tissus cartilagineux* ou *osseux* s'y voient à toutes les phases de leur développement. Ce dernier est souvent pourvu d'ostéoplastes et de canaux de Havers. Le *tissu musculaire* s'y présente sous ses deux formes striée et lisse, les fibres striées s'insérant parfois sur des pièces osseuses par l'intermédiaire de filaments fibreux ressemblant à des tendons rudimentaires.

Enfin, l'*élément kystique* occupe, le plus souvent, une place prépondérante et forme, dans bien des cas, avec le tissu conjonctif, la masse de la tumeur. Les cavités kystiques sont rares et volumineuses dans les tumeurs très différenciées contenant des extrémités supplémentaires, nombreuses et petites dans les tumeurs mixtes appelées aussi polykystiques. Leur contenu, tantôt liquide, limpide, muqueux, gélatineux ou colloïde, peut être aussi caséeux, rougeâtre, athéromateux, suivant la paroi qui l'a sécrété; car cette paroi, loin d'être uniforme, est tantôt formée par les éléments cutanés retournés (kystes dermoïdes), tantôt, au contraire, par une ou plusieurs couches de tissu lamineux, parfois doublées de rares fibres musculaires lisses, et tapissées par des cellules endothéliales ou épithéliales pavimenteuses ou stratifiées, cubiques, cylindriques, à plateau ou à cils vibratiles et caliciformes. Quelques-uns de ces kystes possèdent une véritable muqueuse avec une sous-muqueuse, des villosités et des glandes et ressemblent à de minuscules segments d'intestin rudimentaire. D'une façon générale, on peut dire qu'ils sont formés aux dépens soit de l'ectoderme (kystes dermoïdes et peut-être quelques kystes tapissés par un épithélium à cils vibratiles et pouvant provenir des parties qui formeront le canal de l'épendyme), soit de l'entoderme (kystes d'origine intestinale, bronchopulmonaire et glandulaire, kystes muqueux et gélatineux), soit du mésoderme (kystes d'origine vasculaire et vestiges d'extravasats sanguins).

Tels sont les organes et tissus que l'on peut rencontrer dans ces tumeurs. Nous n'avons pas parlé à dessein du *placenta* que les anciens observateurs avaient souvent cru voir. Les examens histologiques récents ont montré son absence et, de plus, Ercolani (1) ayant, en 1874, examiné les pièces décrites en 1815 par Fattori comme représentant, à n'en pas douter, un placenta, les trouva composées d'îlots cartilagineux, de fibres musculaires et de tissu conjonctif.

Pour montrer rapidement la fréquence relative de ces divers organes ou tissus, on peut dire en résumé que sur 78 observations avec examen histologique complet, on a trouvé 14 fois des extrémités supplémentaires, 9 fois des anses intestinales et 1 à 2 fois le scrotum, le pénis, la vessie, les bronches, les poumons, le rein ou le testicule, l'œil et ses annexes, l'oreille, la bouche, la langue et les maxillaires. En outre, il y avait 72 fois des cavités kystiques, 49 fois de l'os ou du cartilage, 45 fois du tissu conjonctif de forme variable, 31 fois des muscles lisses ou striés, 26 fois du tissu adipeux, 23 fois des tubes glandulaires, 20 fois des vaisseaux, 8 fois de la substance cérébrale, 4 fois des tubes nerveux et 6 fois des vaisseaux ou des ganglions lymphatiques.

Que l'on suppose maintenant tous les organes et tissus que nous avons décrits, mêlés ensemble, juxtaposés et se trouvant dans toutes les proportions possibles, que l'on se pénètre de cette idée qu'il y a entre les tumeurs les plus différenciées et celles qui le sont le moins toutes les transitions désirables, et on pourra se faire une idée de ce que peut être l'ensemble de

---

(1) Ercolani. Della placenta nei mostri per inclusione. *Memoria dell' Academia delle Science*. Bologne, 1874.

ces tumeurs qui ne sont jamais complétement similaires tout en ayant un certain air de famille.

Quand on a la bonne fortune d'examiner et de disséquer une des tumeurs qui nous occupent, on constate que la peau qui les entoure, parfois normale, simplement distendue, amincie et pourvue de touffes de poils et de petites tumeurs vasculaires (nævi) est souvent rouge violacée, parcourue par des veines volumineuses. Parfois, au point le plus saillant, elle est dépourvue de glandes, de follicules pileux et de papilles ; quelquefois elle est remplacée en ce point par du tissu cicatriciel ou par une lame amincie ressemblant à la membrane qui recouvre certaines hernies ombilicales congénitales (Renault) (1). Ce revêtement cutané peut s'enflammer par suite du frottement, des traumatismes, du contact de l'urine et des matières fécales, et donne lieu à des abcès, à des plaques de sphacèle qui finissent par donner issue au liquide contenu dans les cavités kystiques et produisent alors des fistules interminables. Sous la peau se trouve : du tissu conjonctif lâche, souvent le siège d'extravasats sanguins, puis les muscles fessiers dont on peut voir les bords inférieurs amincis, étalés à la partie supérieure de la tumeur et maintenus entre leurs deux facias épaissis. On a voulu même que cette délimitation de la partie supérieure de la tumeur par les bords inférieurs des muscles fessiers fût un signe caractéristique.; mais il n'en est rien ; bien que cette disposition soit habituelle, elle n'est point constante.

Enfin, au-dessous se trouve la tumeur généralement encapsulée se détachant assez facilement des parties qui l'entourent, sauf à son point d'adhérence ; car ces tumeurs adhèrent toujours aux parties profondes et ont comme insertion trois sièges de prédilection qui sont : la face postérieure du sacrum et du coccyx, 41 fois sur 155 observations ; la pointe du coccyx, 46 fois ; la face antérieure du sacrum et la face postérieure du rectum ou

(1) Renault. Tumeur sacro-coccygienne congénitale. *Prog. méd.* Paris, 1885, II, p. 122.

même simplement les vaisseaux de la région (Jastreboff) (1)
58 fois. Exceptionnellement, elles adhèrent aux aponévroses
du périnée postérieur 7 fois ou à l'échancrure sciatique 3 fois.
Cette adhérence plus ou moins intime se fait, soit par des
liens fibreux, soit par des fragments ostéo-cartilagineux.

Quand la tumeur siège en arrière du sacrum, elle se développe
entièrement à l'extérieur et en arrière, envoyant simplement
dans le bassin des prolongements qui contournent le sacrum ;
de plus, les os ne sont que peu ou point déplacés. Il en est de
même quand elle siège à la pointe ou sur les aponévroses
du périnée. Quand elle siège en avant, au contraire, elle se
développe d'abord dans le petit bassin avant d'envoyer des
prolongements au dehors, à tel point qu'elle peut remplir complètement cette cavité et envahir même la cavité abdominale
remontant jusqu'au niveau du foie et des piliers du diaphragme. Dans ces cas, le coccyx et le sacrum sont largement
repoussés en arrière, faisant parfois un angle droit avec la
portion non déviée.

Sur une coupe, ces productions se montrent composées
tantôt d'un grand kyste contenant un membre rudimentaire
totalement inclus, existant seul ou associé aux néoformations
suivantes, tantôt d'organes fœtaux inclus au milieu de kystes
ou de tissus fœtaux ; mais le plus souvent elles ont un aspect
spongieux aérolaire dû à la multiplicité des cavités kystiques.
En certains points se voient des parties sarcomateuses, lipo-
mateuses, graisseuses ou encéphaloïdes. Fréquemment le
toucher y révèle l'existence de fragments osseux ou cartilagineux. Enfin, dans bien des cas, on trouve une volumineuse
cavité kystique, lisse ou bosselée, qui se rapproche beaucoup
de la périphérie de la tumeur, c'est-à-dire de sa capsule. C'est
cet aspect qui a fait décrire à certains auteurs comme constante, l'existence d'une membrane muqueuse tapissée d'épithéliums variés et enveloppant la tumeur.

Ces néoplasies sont, dans le plus grand nombre des cas, nour-

---

(1) Jastreboff. Zur Casuistik der angeborenen Geschwülste in der Gegend
des Kreuzbeins. *Arch. f. path. Anat.*, 1885, XCIX, 500-511, 1 pl.

ries par des branches de l'artère sacrée moyenne généralem ent augmentée de volume (on l'a vue avec un diamètre égal à celui de la fémorale) et envoyant des rameaux jusque dans la profondeur de la tumeur. Toutefois, dans une observation due à Jastrehoff, les artères naissaient des honteuses, des sacrées latérales et des fessières supérieures, et se terminaient dans une sorte de tissu caverneux, la sacrée moyenne étant plus petite que normalement. Dans ce même cas, les nerfs provenaient des deux nerfs sympathiques et des plexus sacré et coccygien.

Ces tumeurs ne se produisent point sans gêner le développement das organes voisins. Quand elles siègent en avant du sacrum, elles s'accompagnent souvent de l'allongement et de la dilatation du rectum, des uretères, de la vessie et de l'urèthre. Le rectum est repoussé en avant, accolé à la vessie, souvent dévié du côté où la tumeur a un moindre développement. Dans certains cas, la compression s'est exercée dès la période de formation des divers organes contenus dans le bassin. C'est ainsi que se sont produits certains arrêts de développement tels que : la persistance du cloaque (orifice faisant communiquer le rectum, le vagin et le col de la vessie) (Beatson) (1), l'atrésie du vagin avec utérus double (Schilling) (2), l'absence de formation d'une portion du rectum (Tourneux) (3), l'imperforation du rectum (Wedemeyer), l'absence du sacrum et du coccyx (Fawel et Jackson) (4) ou leur destruction partielle (Buzzi, Schmidt (5), Otto). La bifidité du scrotum (Scotti), l'existence d'un anus inguinal compliquant

(1) Beatson. Post mortem examination of the case of large sacraltumor shown at a recent meething of the society. *Glasgow Med. Jour.*, 1891 XXXV, p. 394-397.

(2) Schilling. Cystosarkom des Steinssbeindruses.Hydramnion undFrühgeburt. *Deutsch. med. Zeit.*, 1811, n° 25.

(3) Tourneux. Contribution à l'histoire des tumeurs congénitales de la région sacro-coccygienne. *Bullet. méd. du Nord*, 1881, p. 359-371, 1 pl.

(4) Fawel et Jackson (A.). Congenital coccygeal tumour, death necropsy. *Lancet*. Lond., 1883, I, p. 843.

(5) Schmidt. Ein Beitrag zur Kenntniss der congenitalen Sacraltumoren. Th. Greifswald, 1889.

une imperforation du rectum (anonyme J. D.). Les éventrations (Sangalli) (1), les hernies ombilicales (Rizzoli) (2) peuvent avoir la même origine et être dues à la distension des parois abdominales par la masse intestinale trop à l'étroit dans la cavité abdominale en partie comblée par le néoplasme.

Quand ces tumeurs siègent en arrière du sacrum, elles peuvent donner naissance à une hernie des enveloppes de la moelle à travers l'hiatus sacré, à la bifidité du sacrum, au spina-bifida sans hydrorachis, la tumeur adhérant à une lame fibreuse qui ferme l'orifice osseux ; mais surtout au spina bifida sacré avec hydrorachis ; nous avons recueilli 23 cas dans lesquels cette complication existait. Par contre, certaines anomalies ne relèvent point du même processus et peuvent être rapportées à la cause première qui a produit les tumeurs. Telles sont : l'existence d'une division du voile du palais (V. Baer), l'hémicéphalie (Alessandrini), l'existence d'un seul rein (Mazzoni) ou d'un rein supplémentaire (Sangalli), l'absence des capsules surrénales (Manninke), l'existence d'un utérus cloisonné, bicorne (Frank).

Il y aurait enfin toute une série de recherches à faire sur l'état des annexes du fœtus dans ces cas, car les observations sont généralement muettes à ce sujet. Le placenta paraît devoir être plus volumineux qu'à l'état normal et Ahlfeld (3) a trouvé dans le délivre « une vésicule ombilicale (?) de 1 centimètre de diamètre, à laquelle s'attachait un filament du conduit omphalo-entérique long de 1 centimètre ».

Pathogénie. — Voyons maintenant comment les différents auteurs ont classé ces tumeurs et quelle origine ils leur ont attribuée. La plupart ont considéré les néoplasies composées en tout ou en partie par une extrémité supplémentaire ou par des organes fœtaux macroscopiquement reconnaissables, comme

---

(1) Sangalli (G.) La scienza e la pratica dell' Anatomia pathol. Milan et Pavie, 1876.

(2) Rizzoli. Monstruosité par inclusion à la région sacro-coccygienne, *Arch. de méd.*, 1877, II, 97.

(3) Ahlfeld (F.). Ein zweites Schlievvenerkind. *Arch. f. Gynæcologie*, 1875, Bd. VIII, p. 280-286 et XII, p. 473.

appartenant aux diplogénèses, c'est-à-dire comme étant dues au
développement d'un embryon rudimentaire, vivant en parasite sur un frère jumeau bien conformé. Ils leur ont donné les
appellations les plus diverses : fœti gravidi, fœtus intrafœtum,
duplicité monstrueuse par inclusion, intrafœtation, etc. Mais
les tumeurs mixtes polykystiques et à tissus multiples ont
donné lieu à beaucoup de controverses. On a voulu les considérer comme d'anciens spina-bifida guéris, hypothèse que l'a-
natomie pathologique a montré fausse, le spina-bifida ne coexistant que rarement avec ces tumeurs mixtes et n'intervenant
d'ailleurs qu'à titre de complication, la tumeur occupant le premier plan. Ces mêmes considérations s'appliquent à ce que l'on
a appelé des sacs d'hydrorachis formés par une hernie des
méninges à travers l'orifice inférieur du canal sacré. Lotzbeck
les considérait comme des tumeurs simples, opinion manifestement fausse, ainsi qu'on l'a vu. Muller les faisait dériver des
vestiges de la corde dorsale, hypothèse dont Braune démontra
le peu de vraisemblance. Ce dernier auteur décrivait, outre
les monstruosités doubles, des productions kystiques, des
lipomes et des néoplasmes malins comprenant : les tumeurs
communiquant avec le canal vertébral (spina-bifida), celles qui
provenaient de la dégénérescence de la glande de Luschka, de la
colonne vertébrale, et enfin des tumeurs fibreuses ou sarcomateuses. Or, les lipomes ne sont presque jamais simples.
Molk et Juda (1) dans leurs thèses, n'en rapportent en tout
que 6 cas, et aucun n'est démonstratif. Pour notre part, nous
n'en avons point trouvé une seule observation avec examen
histologique. Les mêmes considérations s'appliquent aux
tumeurs kystiques. Les cysto-sarcomes et fibromes sont aussi
passibles de la même objection. On ne trouve point d'observation dans laquelle la tumeur soit dans toutes ses parties
formée d'un seul tissu. A côté du tissu sarcomateux, type
formé par de nombreuses cellules embryonnaires, agglomé-
rées ou isolées par de rares fibres conjonctives, on trouve des

(1) Juda (I.). Des lipomes du périnée envisagés particulièrement chez les
enfants. Th. Paris, 1884.

îlots de tissus fibreux, muqueux, adipeux, si même on n'y trouve point des tissus musculaires ou ostéo-cartilagineux, ce qui oblige parfois aux dénominations les plus complexes. C'est ainsi que Beyer (1) caractérise une des tumeurs qu'il décrit par les mots de « cysto-fibro-sarcome myxœmatode compliqué d'une intrafœtation ». Ses cavités kystiques ne ressemblent nullement d'ailleurs à celles des cysto-sarcomes, elles ont un contenu variable et des parois tapissées d'épithéliums divers. Enfin ces tumeurs ne se comportent en rien comme des sarcomes. Leur forme, leur délimitation nette, sauf au niveau de leur insertion qui se fait toujours au même point, leur pédiculisation, leur consistance les en distinguent. Elles ne s'accompagnent point d'adénopathies et ne se généralisent jamais ; car le cas de Bowlby (2), peu détaillé, a été trop discuté au moment même de la présentation des pièces pour que l'on puisse l'accepter sans les réserves les plus formelles. Le cas tout récemment publié par E. Frank (3) a encore moins de valeur à ce point de vue. Il s'agit, en effet, d'une tumeur remplissant l'une des fosses ischio-rectales d'une fille âgée de 7 semaines, adhérant à la face antérieure du sacrum par des tractus fibreux très résistants. Cette tumeur fut enlevée avec beaucoup de difficulté. Elle contenait : des noyaux cartilagineux, des fibres musculaires lisses et striées, des amas très consistants de tissu adipeux, des tissus conjonctifs, fibreux, muqueux, riches en éléments cellulaires « myxosarcome » des kystes dermoïdes et des kystes à épithélium cylindrique en plusieurs points pourvus de cils vibratiles. L'enfant étant morte d'accidents septiques on trouva à l'autopsie, dans la fosse ischio-rectale, du côté opposé à celui de la tumeur principale, une tumeur du volume d'une petite noix présentant la

---

(1) Beyer Otto. Beitrag zur Casuistik der congenitalem Sacraltumoren. Th. Halle, 1885, 1 pl.

(2) Bowlby. Three case of coccygeal tumours. *Brit. Med. J.* Lond., 1890, I, p. 663.

(3) Frank (E.) Ueber einen Fall von Tumor sacralis congenitus mit maligner Degeneration und Metastasenbildung. *Prag. medic. Wochensch.* 1894, pp. 16-18, 11 janvier.

structure des myxosarcomes. Il n'est pas douteux pour nous que cette dernière petite tumeur, considérée par l'auteur comme d'origine métastatique, n'était qu'un prolongement de la tumeur principale qui avait passé inaperçu au moment de l'opération.

Par contre Czerny a observé un homme âgé de 48 ans présentant une tumeur dermoïde du siège dont le revêtement cutané était, depuis quelque temps, le siège d'un cancroïde ou épithélioma. Pour toutes ces raisons il ne nous semble point que ces tumeurs puissent être considérées comme des sarcomes ou des fibromes.

La glande vasculaire coccygienne découverte par Luschka (1), située immédiatement au-devant du coccyx entre les deux insertions tendineuses du releveur de l'anus et dont on a tant parlé depuis à ce sujet, ne saurait être incriminée, malgré l'avis de Heschl, Perrin, Braune et Arnold (2). Virchow a fait remarquer en effet que ces tumeurs ont la même composition, qu'elles siègent en avant du sacrum, en arrière ou à la pointe du coccyx. Bumann (3) se demande pourquoi cette glande ne serait jamais, chez l'adulte, le siège d'une tumeur analogue. Ahlfeld remarque que l'on n'a jamais vu de petit cysto-sarcome de cette glande. D'ailleurs cet organe étant une glande vasculaire, ne pourrait donner naissance qu'à des angiomes ou à des angio-sarcomes, tumeurs exceptionnelles, car nous n'en avons trouvé qu'un cas (Buzzi) développé d'après l'auteur aux dépens des vaisseaux sanguins appartenant au tissu ostéogène destiné à former les vertèbres sacrées et coccygiennes qui manquaient dans le cas particulier et qui ne s'était manifesté qu'à l'âge de cinq mois. Nasse (4) a de plus fait remarquer que si cette glande prenait part au déve-

(1) Luschka (H). Der Hirnhang und die Steissdruse des Menschen. Berlin 1861. *Arch. f. path. Anat.*, 1860, XVIII, p. 106.

(2) Arnold. Beitrag zur Structur des sogenanntes Steissdruse, 1885.

(3) Bumann. Relation de deux observations pour servir à l'histoire des tumeurs congénitales de la région sacro-coccygienne. *Bullet. de la Soc., méd. de la Suisse romande*, 1872, 144, 167, 2 pl.

(4) Nasse. Beitrag zur Genese der sacro-coccygealen Teratome. *Arch. f. clin. chirurg.* 1893. T. XLV, pp. 685-699. 1 pl.

loppement de ces tumeurs, elles devraient être beaucoup plus
riches en vaisseaux qu'elles ne le sont habituellement. Enfin
Klebs et Schmidt (Martin) (1) ont retrouvé la glande de Luschka
intacte et normalement développée à côté de tumeurs à tissus
multiples. Dans un cas dû à Jastreboff, la tumeur n'adhérait, il
est vrai, que par les vaisseaux et les nerfs ; mais elle avait
une structure assez complexe pour que l'auteur ne mît point en
doute son origine parasitaire. De plus, toutes ces tumeurs
font plus ou moins saillie sous la peau. Si elles étaient développées aux dépens de la glande de Luschka, elles devraient
plutôt se développer vers la cavité abdominale.

Ziegler (2) en 1881 a indiqué la possibilité de rattacher
quelques tumeurs sacrées à une perturbation du développement de l'intestin post-anal et du canal neurentérique. L'intestin post-anal est la portion du gros intestin située en arrière
du point où se forme l'orifice anal. Le canal neurentérique
découvert par Kowalewsky fait communiquer à une période
du développement l'intestin post-anal et le tube médullaire.
Middeldorpf (3) en 1885 vulgarise l'opinion émise par Ziegler,
mais ne donne à l'appui que des analogies lointaines avec les
fistules intestinales congénitales consécutives au défaut d'oblitération du canal omphalo-mésentérique et avec les fistules persistantes du cou dans les cas d'anomalie de fermeture des fentes
branchiales. Il a conscience, dit-il, en manière de conclusion,
qu'il n'a apporté aucune preuve absolument convaincante
en faveur de l'hypothèse qu'il admet comme possible ou vraisemblable. Cette explication est, en effet, fort discutable. Elle
ne rend point compte de la coexistence des tissus multiples et
des organes fœtaux avec les anses intestinales. De plus il est

---

(1) Schmidt (Martin B.). Ueber die Beziehungen der sogenannten Steissdrüse zu den Steisstumoren. *Arch. f. path. Anat. und. Physiol.*, 1888,
Bd. CXII.

(2) Ziegler. Lehrbuch der allgem. und speci. pathologischen Anatomie.
1881, p. 5, 32.

(3) Middeldorpf. Zur Kenntnin der angelornew Sacralgeschwülste. *Arch.
f. pathol. Anat.*, 1885, CI, 37-44.

exceptionnel que les anses intestinales adhèrent au rectum comme dans le cas de Middeldorpf ; souvent elles sont pourvues d'un véritable mésentère, quelquefois incluses dans une cavité péritonéale. De plus, en admettant un arrêt de développement on ne devrait trouver qu'un simple cordon creux, et dans l'hypothèse d'un développement anormal, le fragment d'intestin devrait s'ouvrir ou tout au moins adhérer intimement au rectum. En outre, dans les cas de néoformations formées aux dépens d'organes embryonnaires, kystes paraovariens, de l'épididyme, du vagin, il n'y a que des produits kystiques simples ne rappelant point la structure des organes dont ils proviennent. Enfin, dans les cas cités comme analogues par Middeldorpf, fistules du cou ou intestinales, il n'y a jamais production de tumeurs concomitantes.

Plus récemment MM. Tourneux et Hermann (1) ont pensé que quelques tumeurs trouvaient leur origine dans les vestiges coccygiens qu'ils ont les premiers décrits. Au troisième mois de la vie fœtale, disent ces auteurs, le tube médullaire se prolonge dans l'éminence coccygienne et son segment terminal légèrement renflé contracte par sa face postérieure, au niveau de la dernière vertèbre du coccyx, des adhérences avec les couches profondes de la peau. A la fin du troisième mois, la colonne vertébrale, se développant plus rapidement que les parties molles, s'allonge et entraîne avec elle les portions attenantes de la moelle qui, fixée par son segment terminal, décrit une anse à concavité supérieure dont la branche superficielle, remontant obliquement de bas en haut, forme le segment coccygien réfléchi du névraxe. Le segment coccygien direct s'atrophie et disparaît dans le courant du quatrième mois. Le segment réfléchi constitue les vestiges coccygiens qui atteignent au cinquième mois leur plus grand développement (2 millimètres) et diminuent ensuite pour n'avoir plus que 1 millimètre à la naissance. Ces productions ne pourraient, dans

(1) Hermann et Tourneux. Sur la persistance des vestiges médullaires coccygiens pendant la période fœtale chez l'homme et sur le rôle de ces vestiges dans la production des tumeurs sacro-coccygiennes congénitales. *Journal de l'anatomie*, 1887. Académie des sciences, mai 1887.

tous les cas, rendre compte que des tumeurs mixtes siégeant en arrière du coccyx ou à sa pointe et il n'y a entre ces dernières et toutes les autres aucune différence de structure. D'autre part ces vestiges coccygiens ne contiennent que les éléments de la moelle et ne sauraient donner naissance aux tissus musculaire et osseux et aux divers kystes glandulaires contenus dans ces tumeurs. Enfin dans une des observations que M. Tourneux donne à l'appui de cette hypothèse, la tumeur très volumineuse, en communication avec le canal médullaire, avait produit par sa présence une interruption dans la continuité du rectum. Il fallait pour cela qu'elle existât au moment de la formation du rectum, c'est-à-dire dans le cours du premier mois, époque à laquelle les vestiges coccygiens n'existent pas encore. Ce ne serait donc, en somme, que bien exceptionnellement que ces vestiges médullaires pourraient produire des tumeurs analogues.

Les théories de M. Conheim et de M. Bard, ne reposant sur aucun fait matériellement constaté, ne peuvent guère être contestées. MM. Cornil et Ranvier, repoussant la dénomination de *tératomes* donnée à ces tumeurs par Virchow, les considèrent comme d'énormes bourgeons embryonnaires végétant à la surface d'un être en voie de développement. M. Nasse reprend en partie cette théorie, car il considère ces tumeurs comme formées par une hyperplasie de portions d'organes de l'extrémité inférieure du tronc. Il admet cependant l'intrafœtation dans les cas où il y a dans la tumeur des portions d'organes qui ne se trouvent point au niveau de la moitié inférieure du tronc. M. Kiener, faisant remarquer qu'au niveau du sillon primitif les trois feuillets externe, interne et moyen restent longtemps fusionnés, suppose que « si par suite d'un trouble d'évolution un matériel exubérant est resté sans emploi, il pourra ultérieurement donner naissance à des tumeurs d'une grande complexité de structure ». Hypothèse vague et un peu spécieuse, qui d'ailleurs, ainsi que l'auteur le reconnaît lui-même, ne rend pas compte de la formation de toutes les productions que l'on trouve dans ces tumeurs.

Certains auteurs ont surtout porté leur attention sur l'élément dermoïde. Bergmann a décrit d'abord des kystes dermoïdes simples, des kystes dermoïdes complexes et des parasites sous-cutanés. M. Lannelongue ensuite a fait faire de grands progrès à l'étude de ces tumeurs, il a soutenu qu'elles sont vraisemblablement toutes de même nature et qu'elles dépendent d'un trouble de développement; mais ayant constaté qu'il y a entre les kystes dermoïdes simples et les tératomes les plus complexes tous les types intermédiaires, il a eu le tort, à notre avis, de vouloir les expliquer toutes de la même façon par l'enclavement qu'il a si complètement étudié. Les kystes dermoïdes complexes sont pour lui le résultat d'un enclavement de tous les tissus composants lié à un accident d'évolution des lames dorsales. Quant aux tératomes avec parties fœtales ils seraient dus à une double inclusion : 1° enclavement d'un deuxième centre de formation embryonnaire développé soit aux dépens d'un deuxième germe soit aux dépens d'un seul individu ; 2° enclavement des éléments ectodermiques de ce deuxième centre de formation. Or on sait que dans le plus grand nombre des cas les lames dorsales ne présentent point de traces d'un trouble d'évolution et d'autre part les cavités de nature dermoïde ne sont point constantes et c'est cependant le seul élément dont la théorie donne une explication satisfaisante.

Si ces diverses hypothèses ne peuvent rendre compte que de l'existence d'un nombre restreint de ces tumeurs, il en est une autre, par contre, qui les explique toutes avec la plus grande facilité, c'est celle qui les considère comme des monstruosités parasitaires, c'est-à-dire comme consécutives au développement anormal d'un second embryon vivant en parasite sur un frère jumeau (l'autosite) ordinairement bien conformé. C'est Geoffroy Saint-Hilaire (1) qui, le premier, émit cette hypothèse, décrivant ces tumeurs sous le nom de monstres endocymiens dermocymes. Son opinion fut acceptée et défendue par Forster, Virchow, Ahlfeld (2) et surtout par

---

(1) Geoffroy Saint-Hilaire (Isidore). *Traité de tératologie*, 1836, t. III, *passim*.
(2) Ahlfeld. Die ·Missbildungen des Menschen.· Leipzig, 1880, p. 52-57, Atlas Taf. VII.

Taruffi (1) qui, dans son *Histoire de la tératologie*, décrivant toutes les monstruosités parasitaires qui s'insèrent au pourtour du bassin, au niveau de l'ischion, de l'iléon, du [pubis, de l'échancrure ischiatique, des parties molles du périnée, du sacrum et du coccyx, montre les ressemblances qu'il y a entre toutes ces néoproductions et leur donne le nom de lecanoparasites (de ἡ λεϰάνη le bassin) faisant connaître la fréquence relative du siège et des formes de ces tumeurs suivant les diverses espèces animales.

On a reproché à cette théorie d'être trop compréhensive, critique à notre avis plutôt en sa faveur. On a publié partout le cas de Ploucquet qui avait trouvé 300 dents dans un kyste dermoïde de l'ovaire, ce qui aurait supposé 6 germes inclus dans un septième. Ce fait ne prouverait à notre avis qu'une seule chose, c'est que le maxillaire qui avait donné naissance à ces productions provenait d'un germe anormal et s'était anormalement développé. Broca, adversaire acharné de l'inclusion, voulait que l'embryon inclus fût plus mou que l'autre et ne pût par conséquent le pénétrer. Il croyait aussi que l'inclusion devait produire des dégâts plus considérables que ceux que l'on observait ; objections qui sont aujourd'hui toutes sans valeur.

Par contre toute sortes de bonnes raisons militent en faveur de cette hypothèse : 1° On a depuis longtemps fait remarquer les analogies de forme, de texture et de structure qui existent entre toutes ces tumeurs et les acardiaques, notamment les anidiens, monstres unitaires, ainsi qu'entre les épignathes, monstres doubles parasitaires. 2° Il y a toutes les transitions désirables entre les tumeurs composées d'un ou plusieurs membres supplémentaires seuls ou associés à d'autres organes ou tissus fœtaux et les tumeurs polykystiques et à kystes de structure variable en passant par les tératomes, tumeurs formées par la réunion de plusieurs tissus fœtaux. 3° Il y a aussi toutes les transitions entre les tumeurs

_____

(1) Taruffi. Dei teratomi sacrali. Bologne, 1881. Storia della teratologia, t. II, parte I, p. 362-407. Bologne, 1882, t. III, parte I, p. 20, 1884, parte II, p. 315 à 408, 1806; t. IV, parte II, p. 395-443, Bologne, 1886.

composées de portions fœtales (extrémités supplémentaires) complètement libres au dehors et celles qui sont incluses en totalité dans la tumeur en passant par les semi-inclusions. 4° Dans les tumeurs les plus différenciées on peut trouver, à côté de la partie qui les différencie (anse intestinale, etc.), les tissus et les assemblages de tissus qui forment à eux seuls les tumeurs les moins différenciées. 5° Le mode d'union fréquent de ces tumeurs par un pédicule fibreux ou par un fragment osseux et les points constants (sacrum, coccyx) où se fait cette union indiquent une adhérence intime très précoce, due à une cause uniforme. 6° Leurs rapports identiques, leurs limites presque toujours données par les fessiers, indiquent des tumeurs analogues. 7° Leur nutrition, qui se fait presque exclusivement par l'artère sacrée moyenne, rappelle de très près les anastomoses vasculaires qui ont lieu chez les ischiopages. 8° Certaines des complications qui les accompagnent, (anomalies de développement de la région) indiquent que ces tumeurs existent depuis une période très rapprochée du début du développement, tandis que d'autres (bec de lièvre, etc.) indiquent l'existence d'une cause tératologique qui a exercé son influence sur le fœtus. 9° Dans un cas enfin (1) il existait sur une de ces tumeurs un cordon ombilical qui avait été lié et coupé par la sage-femme.

Nous croyons donc pouvoir conclure, avec tous les auteurs qui se sont spécialement occupés de tératologie, que ces tumeurs sont toutes des monstruosités parasitaires.

Tératogénie. — Comment peut-on se représenter le mode de formation de ces diplogénères? Les théories de l'unité et de la dualité primitive des monstres doubles sont actuellement à peu près confondues. La gémellité univitelline qui seule peut donner naissance à la monstruosité double (Dareste) (2) est due à la production sur une même cicatricule de deux centres de formation embryonnaire. Ou bien ces deux centres embryonnaires existent virtuellement dans la cicatri-

(1) Alessandrini Antonio in Taruffi. Storia della teratologia, t. III, p. 385.
(2) Dareste (C.). Recherches sur la production artificielle des monstruosités ou essais de tératogénie expérimentale. Paris, 1891, 433, 535, *passim*

cule comme conséquence de la fécondation (dualistes, Dareste)
ou bien ils sont dus à une division spontanée d'un seul centre
existant dans la cicatricule (unicistes, Ahlfeld, Windle). Quoi
qu'il en soit, ces deux centres de formation sont unis entre
eux presque aussitôt après leur apparition par l'ectoderme et
l'entoderme, puis par les parties extra-embryonnaires des
splanchnopleures. S'ils sont assez rapprochés pour pouvoir
entrer en contact au cours de leur développement au moment
où leurs tissus ne sont encore constitués que par des cellules
homogènes qui seules possèdent la propriété de s'unir (Dareste)
ils se fusionneront. Si pour une raison quelconque l'un de
ces corps embryonnaires se trouve retardé, plus petit que
l'autre, atrophié, la soudure se fera encore; mais le corps
embryonnaire atrophié produira un parasite qui pourra, dans
certaines conditions encore mal connues, être inclus dans
l'autosite. L'arrêt de développement pourra encore se produire
après la soudure; mais sera de toutes façons très précoce.

La néoformation se rapprochera d'autant plus de l'embryon
normal, que la soudure et l'arrêt de développement auront été
plus tardifs ayant permis au second centre embryonnaire de
subir un commencement de différenciation. C'est ainsi que
les soudures les plus précoces et qui se feront bout à bout
(par rapport au sillon primitif) produiront les tumeurs de la
face antérieure du sacrum. Celles qui seront plus tardives
donneront lieu aux tumeurs insérées à la pointe du coccyx
puis aux tubérosités ischiatiques, pour former enfin, au point
le plus parfait de leur développement, les monstres doubles
ischiopages.

Les centres de formation peuvent être trop éloignés pour
que l'extrémité postérieure de l'embryon normal puisse
entourer complètement le futur parasite, il y aura alors
semi-inclusion. Il se pourrait même que quelques-unes
de ces inclusions d'abord incomplètes se complétassent au
cours du développement par un processus analogue à celui
qui se produit dans certains cas de spina-bifida, ce qui expliquerait la présence des cicatrices observées à la naissance sur
le point culminant de la peau de certaines tumeurs. Mais il y

aurait, en somme, pour nous toute une série de transitions depuis les ischiopages types jusqu'aux monstruosités parasitaires incluses, en passant par les hétérotypes et les hétéromorphes de Geoffroy Saint-Hilaire, monstres doubles analogues aux ischiopages, mais dont l'un des sujets composants est paracéphale ou acéphale.

Les parasites siégeant à la face postérieure du sacrum se produiraient d'une façon analogue; seulement l'union serait latérale et non terminale. Les disques embryonnaires se trouveraient côte à côte et non bout à bout. De plus la soudure serait dans ces cas généralement plus tardive, ce qui expliquerait pourquoi les parasites de cet ordre sont ordinairement les plus développés de la région. Là aussi il y aurait toutes les transitions entre les pygopages types et les tumeurs mixtes compliquées ou non de spina bifida sacré en passant par les pygomèles, ainsi que l'avait le premier pensé Forster.

Ces monstruosités paraissent au premier abord échapper à la loi d'union des parties similaires; mais ainsi que l'a fait remarquer M. Dareste, « le sujet autosite se développe complètement, tandis que le parasite est frappé d'arrêts multiples de développement qui ne permettent pas de reconnaître la disposition des parties homologues. Il y a tout lieu de croire qu'en les observant à un âge embryonnaire très peu avancé, on reconnaîtrait que l'union des embryons s'opère toujours entre les parties similaires ».

Que va devenir cet être parasite? Les recherches de M. Dareste vont nous l'apprendre. « La prolongation, dit-il, de l'existence d'un monstre parasite grâce aux éléments nutritifs que lui envoie l'autosite, s'accompagne de la continuation de l'évolution qui substitue dans bien des cas les éléments histologiques définitifs aux éléments histologiques homogènes qui apparaissent les premiers. » De plus étant données les connexions de ces organismes avec le système vasculaire de l'autosite, leur cœur ne se développera pas; à moins que primitivement et par suite d'arrêts de développement antérieurs à leur soudure cet organe ne se soit pas développé. Or ce n'est qu'après l'apparition du cœur et la mise en contact du sang

avec toutes les parties de l'organisme, que celui-ci, jusque-là
entièrement constitué par des matériaux homogènes nullement solidaires les uns des autres, commence à se différencier. Si le cœur ne se forme pas, la solidarité entre les diverses
parties de l'organisme ne s'établit pas, « chaque partie de
l'embryon peut, dans une certaine mesure, vivre de sa vie propre, sans avoir besoin du concours des parties voisines et parcourir isolément plusieurs phases de son évolution ». C'est
là ce qui se passe au plus haut degré chez les monstres parasites, c'est là ce qui explique pourquoi ils peuvent, non seulement être réduits à certaines régions du corps, mais encore
pourquoi, dans chacune de ces régions, chaque organe peut
manquer ou exister isolément. Dans quelques cas l'homogé-
nité est encore plus marquée, l'embryon ne se présente plus
que sous la forme de masses de tissu conjonctif enfermées dans
une enveloppe cutanée, naissant toujours avec un frère
jumeau bien conformé sur le placenta duquel elles sont
implantées par des branches vasculaires [(monstres anidiens).
Que l'on suppose cet organisme implanté sur l'embryon lui-
même et non plus sur son placenta et l'on aura un monstre
parasitaire qui sera certainement décrit sous le nom de lipome
congénital. D'autre part M. Dareste a rencontré à plusieurs
reprises « des blastodermes dont le centre était occupé par
une lame mésodermique circulaire située entre l'ectoderme et
l'entoderme qui présentait un réseau de vaisseaux capillaires,
généralement formés d'une manière complète et remplis de
sang rouge ». Cette formation serait constante, mais n'aurait
dans l'évolution normale qu'une durée extrêmement courte.
« Mais si par l'action d'une cause tératogénique sa différenciation ne se produit point, cette lame mésodermique conserve son premier état, prend un développement de plus en
plus considérable et donne naissance à un réseau de vaisseaux capillaires ». On voit combien cette production ressemble à un angiome ou à un lymphangiome. Que l'on suppose
un germe embryonnaire ayant subi un développement semblable soudé au niveau du siège d'un embryon bien conformé,
on aura de toutes pièces ce que l'on a décrit sous le nom d'an-

giomes et de lymphangiomes congénitaux de la région sacro-coccygienne (Jastreboff).

MM. Lereboullet et d'Audeville ont, il est vrai, signalé chez les poissons certains cas de régression et de résorption de l'un des deux embryons de quelques monstruosités doubles, cette atrophie pouvant même se produire après l'éclosion. Procédant par analogie, quelques auteurs ont admis que les monstres doubles parasites sont le résultat de l'atrophie d'un embryon complet et normalement conformé au début. Mais nous ferons remarquer que dans la plupart des tumeurs étudiées ici, il n'y a point dégénérescence régressive, mais bien développement anormal, ce qui nous porte à croire que l'arrêt ou l'absence de développement de certaines parties et le développement anormal des autres doivent être le plus souvent incriminés.

Quelle est la cause prochaine de l'arrêt de développement de l'un des embryons ? Meckel l'attribuait à l'enroulement des deux cordons ombilicaux. Or il n'y en a généralement qu'un seul, Schultze l'expliquait par l'absence du vitellus d'un des embryons qui, se développant moins que son voisin, finissait par y adhérer et s'y inclure, hypothèse qui tombe devant ce fait que les deux embryons se développent sur le même vitellus. Schwarz, s'inspirant de Claudius de Kiel, prétendait que dans ces cas le sang recevait deux impulsions et que sa direction générale résultait de l'impulsion la plus forte. Mais les embryons se soudent avant la formation du cœur et des vaisseaux.

L'explication doit être cherchée plus loin, c'est-à-dire, dans une perturbation de la cause qui produit la gémellité. Or on paraît vouloir admettre que la gémellité est due à la pénétration de deux ou plusieurs spermatozoïdes dans un même ovule (Hertwig, Fol, Selenka), qui peut lui-même posséder 2 noyaux et Fol a vu sur les œufs d'oursins que, dans certaines circonstances, deux ou plusieurs spermatozoïdes ayant pénétré dans le vitellus, la segmentation se produit quelquefois d'une manière insolite et constitue des embryons qui donnent naissance à des larves monstrueuses par la multiplication de cer-

taines de leurs parties. On peut donc admettre, avec M. Bugnion (1) « que si l'un des noyaux de segmentation dont dépend la division du vitellus, possède dès l'origine un pouvoir
d'attraction inférieur à celui de l'autre, ce noyau plus faible
n'attirera à lui qu'une partie minime du vitellus et la segmentation de cette partie se fera d'une manière irrégulière et
imparfaite; l'ébauche embryonnaire disposant dès lors de
matériaux insuffisants, donnera lieu à un sujet incomplet,
atrophié, en un mot à un parasite incapable de vivre d'une
vie propre ».

Étiologie. — On ne connaît que peu de chose sur l'étiologie
de ces tumeurs. Elles sont fort rares. M. Fochier (2) n'en a
observé qu'un seul cas en six ans à la maternité de Lyon où
il se fait environ 1.200 accouchements par an. En additionnant les statistiques des deux maternités du boulevard Port-
Royal et de l'hôpital Cochin depuis 1881 on trouve un cas
pour 34.500 accouchements et M. Bar nous a dit que cette
dernière proportion concordait avec celle qu'il avait établie
lui-même.

Ce sont cependant de toutes les inclusions les plus fréquentes. Himly, sur 12, en mentionnait 10 à la région sacro-
coccygienne. M. Répin (3) n'a trouvé dans la littérature médicale que 28 inclusions abdominales, 23 scroto-testiculaires
et 18 ovariennes tandis que nous avons pu facilement recueillir plus de 200 observations d'inclusion sacro-coccygienne.
Ces tumeurs sont plus fréquentes chez les filles que chez les
garçons. En compulsant les observations publiées par Taruffi jusqu'en 1868 et en y joignant celles que nous avons

---

(1) Bugnion. Description d'un monstre pygomélien, suivie de quelques
considérations sur l'origine de la monstruosité double. *Rev. méd. de la
suisse romande*, Genève 1889, p. 333, 347, 1 pl. (Monstre attaché au niveau du pubis.)

(2) Leclerc (F.). Sur un cas de tumeur congénitale de la région sacro-
coccygienne ayant nécessité une embryotomie. *Lyon médical*, 1885, t.
XLIX, p. 185-197.

(3) Répin. Origine parthénogénétique des kystes dermoïdes de l'ovaire.
Th. Paris, 1891.

publiées dans notre mémoire, on trouve 126 filles et 60 garçons sur 203 cas, sans qu'on ait pu en donner une raison plausible.

Quant à la cause occasionnelle qui les produit, elle est totalement inconnue, la syphilis, la tuberculose, l'alcoolisme, la misère physiologique et les chagrins pas plus que les traumatismes, quoi qu'en pensent les auteurs allemands, ne paraissent jouer un rôle effectif.

Symptômes. — Ces tumeurs ne se révèlent pendant la grossesse que par l'hydramnios qui paraît exister dans les deux tiers des cas au moins et s'accompagne de ses complications habituelles, dyspnée qui, dans certains cas, a nécessité un accouchement prématuré (Tourneux), œdème sus-pubien et des membres inférieurs, réseaux variqueux. Dans les cas où cette complication a manqué, on a pu sentir deux extrémités arrondies ressemblant à la tête et pouvant appartenir au même sujet sans toutefois que le diagnostic ait jamais été fait.

L'accouchement se produit généralement avant terme; sur 107 observations, 19 fois les fœtus étaient avant terme et 10 fois sulement il est spécifié qu'ils étaient à terme. Il se produit ou au sixième mois (Calbet) ou au septième (Coudère) (1). Les présentations anormales sont très fréquentes, 9 fois sur 107 cas, 6 fois l'épaule et 3 fois le siège, le sommet n'étant d'ailleurs mentionné que 9 fois.

L'accouchement est souvent anormal. Quand il y a présentation du sommet, il n'y a parfois qu'un peu de longueur du travail consécutive à l'hydramnios; mais souvent l'expulsion se fait normale jusqu'à l'ombilic, l'enfant crie, on croit tout terminé et au contraire le travail s'arrête; malgré les contractions utérines et des tractions énergiques, on ne peut extraire le siège. On a vu des enfants rester ainsi pendant une heure trois quarts (Depaul) la moitié du tronc hors des parties génitales et continuant à vivre; mais le plus souvent en pareil cas ils meurent rapidement. On est obligé, pour ter-

(1) Coudère. Les tumeurs congénitales de la région sacro-coccygienne comme cause de dystocie. Th. Paris, 1890.

miner l'accouchement, soit d'extraire isolément chaque
membre inférieur, manœuvre pénible et incertaine, soit de
rompre, soit de détacher artificiellement (ciseaux, rugine) la
tumeur de son point d'implantation, accident qui se produit
heureusement parfois sous l'influence des seules tractions.
On peut même être obligé de recourir à l'embryotomie (Bar-
Lamotte) (1). Quand le fœtus se présente par le siège, les
signes sont peu nets, la tumeur peut être prise pour une
deuxième poche des eaux, pour un placenta prævia ; mais ordinairement l'accouchement se passe bien. Quand il y a présentation de l'épaule, la version est rendue très pénible par
la présence de la tumeur, de plus l'épaule est encore plus
élevée que d'habitude, ce qui complique le diagnostic. La
version n'est souvent possible qu'après que les tractions ont
détaché la tumeur du tronc du fœtus. Trois fois on a été obligé
de faire l'embryotomie.

A la naissance ces tumeurs se présentent sous des aspects
variables suivant leur constitution. Quand elles sont constituées par des extrémités supplémentaires entièrement libres, on
trouve un bras ou une jambe ou même les deux ensemble adhérant aux parties profondes par un pédicule osseux cartilagineux
ou fibreux plus ou moins long. On peut leur faire exécuter
des mouvements passifs en rapport avec la longueur du pédicule : mais on ne les a jamais vus animés de mouvements propres. Quand ces membres sont composés de plusieurs segments
ceux-ci sont unis par une ankylose angulaire, et constituent
une gêne pour le malade sans lui être d'aucune utilité. La
station assise est empêchée et la marche est gênée. Quand ils
sont insérés au niveau du périnée postérieur, ou à la face
antérieure du sacrum, ce qui est rare, l'anus est dévié en avant
et le coccyx en arrière. Quand ces productions se compliquent de spina-bifida on voit apparaître les signes qui caractérisent cette affection, paralysie des membres inférieurs,
incontinence d'urine, pied bot, etc. Quand l'extrémité sup-

(1) Bar-Lamotte. In Th. de Calbet, p. 173.

plémentaire est partiellement incluse elle peut faire saillie à travers un orifice cutané à bords muqueux, ou à la surface de la tumeur dans la profondeur de laquelle elle se continue sans ligne de démarcation. Parfois, au contraire, elle est complètement incluse dans la profondeur des tissus ou dans une cavité kystique qui peut, soit pendant la vie intra-utérine soit après la naissance, se rompre et donner issue à ce membre surnuméraire, qui continue à se développer, en restant rudimentaire.

Les tumeurs qui contiennent des organes fœtaux ne se distinguent point par leurs symptômes de celles qui en sont dépourvus. Il faut en excepter celles qui montrent à l'extérieur des rudiments des organes des sens : oreille, nez, bouche, etc., ainsi que celles qui contiennent des fragments d'intestin communiquant au dehors par un ou plusieurs trajets fistuleux et sécrétant un liquide analogue au méconium.

Les tumeurs uniquement composées de tissus fœtaux, les plus fréquentes, ont une symptomatologie bien connue. Elles se présentent sous la forme de masses sphériques, coniques, pyriformes, allongées. Leur volume, qui atteint ordinairement celui d'une tête de fœtus à terme, peut être beaucoup plus volumineux quand l'élément kystique est prédominant. Dans une observation due à Prochaska, les deux membres inférieurs faisaient partie de la cavité kystique et avaient en partie disparu dans leur paroi. Mais leur volume peut être beaucoup moindre, et même ne pas dépasser celui d'une mandarine, celui d'une pomme. Elles sont bosselées, bilobées par un sillon longitudinal médian, en partie fluctuantes, en partie fermes, parfois d'une dureté osseuse ou cartilagineuse. Elles sont exceptionnellement transparentes. Sessiles ou munies d'un pédicule plus ou moins long qui les rattache aux divers plans de la région sacro-coccygienne, elles peuvent, dans tous les cas, subir des mouvements passifs en rapport avec la longueur du pédicule. Mais de plus, dans six observations, on a constaté l'existence de mouvements spontanés propres à la tumeur.

Dans un cas (Trèves) (1) ces mouvements se passaient dans
des mamelons cutanés analogues à des doigts. Dans tous les
autres ils intéressaient l'ensemble de la tumeur. C'étaient
tantôt des contractions rytbmiques, tantôt des ondulations,
des frémissements provoqués par les examens, le froid. Ils
étaient dus, d'après les auteurs, à des contractions du tissu
musculaire. Dans tous les cas suivis d'examen microscopique
on a trouvé du tissu musculaire lisse ou strié. De plus dans
le cas de Bergmann, la tumeur enlevée a été mise en contact
avec les deux pôles d'une pile et il y a eu une contraction
intense faisant ployer la tumeur tout entière en forme de
gouttière et dans l'observation III de Nasse la tumeur, après
son ablation, se contractait sous l'influence de l'électricité.
Tous ces cas sont décrits en Allemagne sous le nom de
Schliewenerskind, Schliewener étant le lieu d'origine du premier enfant (Preuss (2), Virchow (3) porteur d'une semblable
tumeur.

Les signes les plus caractéristiques mentionnés par tous les
observateurs sont fournis par les déviations des orifices naturels. Qnand ces tumeurs siègent à la face antérieure du
sacrum, à la pointe du coccyx, au périnée postérieur et à la
face postérieure du sacrum, empiétant sur le périnée, l'anus
est toujours déplacé en avant plus ou moins suivant le volume de la tumeur. A son maximum de déplacement il est
refoulé sous la symphyse, accolé à la vulve repoussée contre
l'arcade pubienne. Quand la tumeur est asymétriquement développée l'anus est dévié du côté du moindre développement.
Parfois le rectum est partiellement adhérent à la néoplasie,
il l'a suivie dans son développement, s'est allongé et alors
l'anus s'ouvre sur la face antérieure de la masse, au front de

---

(1) Trèves. Congenital coccygeal tumour attached by fœtus. *Tr. path.
soc.* Lond. 1881-82, t. XXXIII, p. 285, 288, 1 pl.

(2) Preuss. Ueber die Sakralgeschwulst des Schliewenerskindes. *Arch. /
path. Anat.*, t. XLVI, p. 479.

(3) Virchow. Ueber die Sakralgeschwulst des Schliewener Kindes. *Berlin, Klin Wochenchs.*, 1869.

la tumeur, regardant directement en avant au lieu de regarder en bas.

En arrière on sent parfois la pointe du coccyx refoulée par la tumeur. Les examens sont indolents, bien supportés sauf quand il y a inflammation de la peau ou coexistence d'un spina-bifida. Dans ce dernier cas la pression peut réduire partiellement la tumeur et on voit survenir les accidents (cris, convulsions, asphyxie) particuliers au spina-bifida. Le toucher rectal qui doit toujours être pratiqué donne de précieux renseignements sur l'existence et l'étendue des prolongements que la tumeur envoie fréquemment dans le petit bassin. Il révèle tantôt l'existence d'un pédicule fibreux inséré à la face antérieure du sacrum, tantôt celle d'un empâtement diffus, comparé à la sensation que donnerait une masse de caoutchouc et qui indique qu'il y a une infiltration diffuse dans toute la portion rétro-rectale du bassin. Si pendant que l'on pratique le toucher rectal, on mobilise la tumeur, on peut partiellement se rendre compte des adhérences que celle-ci a contractées avec les organes voisins, notamment le rectum, et des difficultés que l'on pourra rencontrer dans son énucléation.

Quand ces productions remplissent la cavité pelvienne elles peuvent être perçues par la palpation abdominale et peuvent même venir faire saillie au-dessus de la symphyse pubienne et de l'arcade crurale.

Les troubles fonctionnels sont légers, la défécation est normale, il y a parfois rétention d'urine par compression et dans un cas cette rétention disparaissait dès que l'on exerçait des tractions sur la tumeur. Une autre fois la compression de la masse produisait la miction ou la défécation. Mais d'une façon générale on peut dire que les enfants ne paraissent pas trop incommodés par la présence de ces tumeurs, jusqu'au jour où elles deviennent le siège d'accidents inflammatoires ou même de simples extravasats sanguins.

Diagnostic. — Le diagnostic de ces tumeurs pendant la grossesse est impossible et ne présente d'ailleurs pas beaucoup d'intérêt. Par contre au moment de l'accouchement il est de toute nécessité de le faire et dans la plupart des cas ce diagnostic est possible. Il suffit pour cela d'être pénétré de sa nécessité et de faire à la moindre anomalie dans l'expulsion, un examen complet, introduisant au besoin la main tout entière dans la cavité utérine pour explorer minutieusement le tronc du fœtus.

Après la naissance, il faudra toujours songer, en présence d'une tumeur du siège, aux cas exceptionnels de hernie de l'intestin (Meinel cité par Braune), de la vessie (Schregel cité par Lotzbeck) qui s'étant faites à la partie postérieure du tronc, furent excisées (vessie) et ponctionnées (intestin) et déterminèrent rapidement la mort. Cette erreur n'eût probablement pas été commise si le toucher rectal avait été pratiqué. Quant au diagnostic des fistules et kystes dermoïdes simples, des spina-bifida et des appendices caudaux, après les chapitres que nous leur avons consacrés il paraît inutile d'insister.

Il est fort difficile de savoir quelles sont les parties constituantes de ces néoproductions en dehors des cas où des organes fœtaux font saillie à l'extérieur. Les mouvements nettement constatés dans la tumeur indiquent simplement la présence du tissu musculaire. Ces constatations n'ont d'ailleurs pas grande importance. Il en est d'autres, par contre, sur lesquelles il faudra insister, ce seront celles qui concernent les rapports de la tumeur avec le squelette sacro-coccygien et les organes contenus dans le petit bassin. Il ne faudra jamais négliger de pratiquer soigneusement le toucher rectal.

Pronostic. — Le pronostic de ces tumeurs est fort grave. Plus d'un cinquième des enfants qui en sont atteints naissent avant terme et presque tous ceux-là sont morts ou meurent quelques heures après (16 sur 19). Plusieurs de ceux qui naissent à terme sont morts avant le travail et un certain nombre meurent pendant le travail. Ceux qui naissent vivants, bien conformés et viables, sont ordinairement chétifs, anémiés et affaiblis par la tumeur généralement volumineuse qu'ils présentent. De plus, dès les premiers jours cette tumeur augmente rapidement de volume. Si elle s'étend dans le petit bassin, elle comprime les organes qui y sont contenus et gêne l'absorption intestinale ; aussi les enfants succombent-ils rapidement par suite des troubles intestinaux, de l'athrepsie, quand un accident pulmonaire ou infectieux ne vient pas encore abréger leur existence. Même quand ils sont vigoureux ou bien portants, les lymphangites, les abcès et les accidents septicémiques ont une grande tendance à se produire. La peau distendue, mal nourrie, dilacérée par des entravasats sanguins siège de thromboses artérielles ou veineuses, constitue un terrain très favorable au développement de tous les organismes septiques. Aussi un grand nombre d'enfants sont rapidement emportés par des érysipèles généralisés ayant débuté au niveau de la tumeur, ou par des accidents gangreneux. C'est donc avec raison que l'on a dit que ces tumeurs ne constituent pas « un brevet de longue vie ».

En résumé sur 107 observations, nous avons trouvé 20 mort-nés, 7 morts pendant le travail, 16 morts spontanément avant un an et sur 29 opérés avant un an, 15 morts, ce qui porte à 57 le chiffre des enfants morts avant la deuxième année. Encore parmi ceux qui restent et sur lesquels on n'a que des renseignements anatomiques, il y en a certainement eu quelques-uns morts avant un an. Ce qui fait que l'on peut dire, sans s'éloigner beaucoup de la vérité, que les 3/5 des enfants qui naissent avec des tumeurs de ce genre, n'atteignent pas la deuxième année. Par contre, passé cet âge, le pronostic n'est plus très sombre, car on ne trouve plus que 8 cas de mort spontanée et 1 cas de mort opératoire et on a cité plusieurs sujets ayant atteint un âge avancé, 21 ans (Broca), 22 ans (Bergmann), 26 ans (Walzberg) (1), 40 ans (Schmidt).

Le pronostic est encore variable suivant la nature de la néoplasie. Les tumeurs formées de tissu conjonctif jeune ayant l'aspect des sarcomes et contenant des kystes (cysto-sarcomes) sont de toutes les plus redoutables. Sur 12 cas de ce genre

---

(1) Walzberg Ein Fall von Steissgeschwulst. *Deutsch. Zeitschr. f. Chir.*, 1878. Bd. X, in *Rev. des sciences médicales*, XV, p. 618.

Molk a trouvé 11 décès, tous avant quatre mois. Sur 18 cas de tumeurs kystiques, nous avons trouvé 13 morts et 5 guérisons dont 1 mort-né, 4 morts dans les premiers jours et 5 dans les premiers mois. Sur 43 cas de tumeurs contenant des tissus fœtaux il y avait 50 morts et 23 guérisons ou améliorations.

Les néoformations qui sont, au contraire, constituées par des tissus arrivés à une période plus avancée de leur développement (organes fœtaux, extrémités supplémentaires), comportent un pronostic moins grave. Braune avait déjà constaté que, sur 52 cas de diplogenèse, 37 enfants naissaient vivants. De notre côté sur 24 cas de tumeurs contenant des organes fœtaux, nous avons trouvé 1 mort-né, 1 mort pendant le travail, 1 mort à 2 ans 1/2 et 6 morts opératoires avec 11 guérisons, ce qui fait 9 morts sur 24 cas.

Le pronostic se trouve être par suite très favorable dans le cas où le tissu conjonctif est arrivé à son maximum de développement (fibromes) ou même quand il a subi une transformation spéciale qui indique une vitalité moindre (dégénérescence granulo-graisseuse produisant des lipomes). Il semble, en effet, que l'on peut, dans une certaine mesure, s'expliquer la gravité du pronostic de ces tumeurs sans faire appel à la malignité qui caractérise les sarcomes et les cysto-sarcomes dont elles s'éloignent beaucoup, ainsi que nous l'avons vu. Ces tumeurs sont immenses par rapport à l'organisme sur lequel elles vivent. Elles sont quelquefois plus volumineuses que lui. On comprend donc que leur seul volume soit une grande cause d'anémie et de troubles circulatoires et nutritifs d'autant plus qu'elles ne sont, le plus souvent, constituées que par des tissus embryonnaires qui en raison de leur homogénéité et de l'absence de coordination qui existe entre eux, ont tendance à se développer avec exubérance aussi bien pendant la vie intra-utérine qu'après la naissance. L'avenir de ces tumeurs est encore assombri par la facilité déplorable avec laquelle elles récidivent sur place quand elles n'ont pas été complètement excisées.

Les renseignements font totalement défaut pour établir le pronostic en ce qui regarde la mère ; mais étant donné le nombre des enfants mort-nés avant terme ou à terme, celui des cas de dystocie et des cas de mort pendant le travail, la mortalité maternelle doit être assez élevée.

Traitement. — Nous avons déjà, au chapitre des symptômes, parlé du traitement obstétrical. Cazeaux et Tarnier en ont d'ailleurs fort bien posé les principales indications. « Dans tous les cas, disent-ils, on ne peut prévoir la difficulté ; car il n'est facile de la soupçonner qu'au moment même qu'elle exerce son influence sur le travail. Des tractions sur la tête, les bras ou les aisselles dans les cas de présentation de l'extrémité céphalique, sur les membres inférieurs dans les autres circonstances, seront faites d'abord avec modération, plus tard avec énergie. Si elles étaient infructueuses et que le fœtus eût cessé de vivre, il vaudrait mieux pratiquer l'embryotomie que de continuer trop longtemps ces tractions et s'exposer à des déchirures des organes maternels. Il est évident que si la tumeur était liquide, on la viderait par une ou plusieurs ponctions. »

Après la naissance tous les chirurgiens ont été pénétrés de la nécessité d'enlever ces néoplasmes et si les premières tentatives ont échoué, de plus récentes ont donné de brillants résultats. Molk en 1868 mentionnait 17 guérisons sur 29 opérations. Taruffié 14 sur 31. Kleinwächter 7 sur 29. Pour nous, sur 53 opérations nous avons trouvé 25 guérisons, 9 améliorations et 16 morts. M. Duplay en 1883 dit que « toutes les fois que l'on aura acquis la certitude que la tumeur ne communique pas avec la cavité rachidienne, ni avec un organe interne et qu'elle ne s'étend pas assez loin du côté du bassin pour que l'on ait à craindre de ne pouvoir arriver jusqu'à ses limites supérieures, il y a tout avantage à en tenter l'ablation si toutefois il n'existe pas de contre-indication particulière dépendant de l'état de santé de l'enfant ». Kleinwächter pense aussi que l'on ne doit pas intervenir quand la tumeur se complique de spina-bifida. Mais Bornermann (1) et Leriche (2) ont opéré des cas ana-

(1) Bornemann. Em Fall von Doppelbildung. *Arch. f. Gynækologie*, 1868, Bd XXI, p. 205-211.

(2) Leriche. Tumeur cocygienne congénitale. Congr. franç. de chirurgie 1885, p. 519-523 1 fig.

logues et ayant respecté la poche du sac d'hydrorachis, ont
obtenu la guérison. On sait d'ailleurs qu'actuellement le traitement du spina-bifida par excision du sac est couramment
mis en pratique et donne d'assez bons résultats. (Cf. Thèse
de Bellanger.) Cette complication assombrit donc le pronostic
opératoire, mais ne constitue pas une contre-indication formelle. Elle doit surtout engager à augmenter si possible les
précautions antiseptiques.

À quel moment doit se faire l'opération ? A notre avis le
plus tôt possible ; car aussitôt après la naissance ces tumeurs
augmentent rapidement de volume, si bien que plus on attend,
plus le pronostic devient sombre. On peut être hésitant quand
on se trouve en présence d'un enfant chétif et paraissant incapable de supporter une opération de quelque importance s'accompagnant d'une perte de sang pour aussi minime qu'elle
soit ; mais il faut savoir que plus on attendra, plus l'état général deviendra mauvais et qu'il y a tout intérêt à opérer de
bonne heure après la première semaine, dès que l'allaitement
sera bien établi.

Comment doit-on opérer ces tumeurs ? Les ponctions suivies ou non d'injections caustiques, les ligatures doivent être
rejetées parce qu'elles sont aveugles pour ne conserver que
l'excision méthodique au bistouri avec pincement progressif
des vaisseaux. On pourra appliquer, si la chose est possible,
la bande d'Esmarch sur la tumeur afin de refouler le sang qu'elle
contient. On devra prendre les plus grandes précautions en se
rapprochant du point d'attache. S'il y a un spina-bifida avec
hydrorachis, il sera peut-être préférable de ne point inciser la
poche : mais si cette ouverture se produit, il faudra se comporter comme en présence d'un spina-bifida simple. Quand les tumeurs envoient des prolongements dans le petit bassin, il faut
les énucléer ou les disséquer soigneusement, après avoir réséqué le coccyx ou même la pointe du sacrum si la chose est nécessaire. La dissection de la tumeur des parois rectales présente
parfois de grandes difficultés. Il faudra avoir soin de se guider
toujours sur le doigt d'un aide introduit dans le rectum. Dans
tous les cas les opérations devront être aussi complètes que

possible pour éviter les récidives qui ne sont pas rares.

Il faut savoir que les suites opératoires sont presque toujours longues et fertiles en accidents. L'ablation d'une tumeur siégeant en arrière du rectum laisse un vide qui ne peut être comblé que par bourgeonnement, le squelette voisin s'opposant au rapprochement des parties cruentées. Aussi la suppuration est-elle toujours longue et il s'établit parfois des fistules intarissables. D'autre part, la plaie opératoire se trouvant dans le voisinage du rectum, il est très difficile de la maintenir aseptique. Chez les enfants, on y obvie dans une certaine mesure par le décubitus abdominal et les grands bains répétés. Enfin quand la tumeur adhère au rectum, les parois de cet organe sont amincies par la dissection et il s'y produit souvent un point de sphacèle. Les matières fécales passent alors par la plaie et il s'établit une fistule stercorale très difficile à guérir et pour laquelle on peut être amené à pratiquer de multiples opérations autoplastiques (Schmidt). De même quand les parois rectales ont été complètement incisées pendant l'opération, la suture ne tient souvent point et on voit apparaître les mêmes incidents.

Le pronostic opératoire varie peu suivant la nature des tumeurs. Molk pensait qu'il était moins grave pour les tumeurs contenant des organes fœtaux que pour les cysto-sarcomes ou les kystes : il résulte, au contraire, de notre statistique, qu'il est plus favorable dans les cas de tumeurs contenant des tissus fœtaux que dans ceux où elles contiennent des organes fœtaux.

REVUE CLINIQUE

REVUE CLINIQUE MÉDICALE

LUXATIONS CHONDRO-COSTALES MULTIPLES, SPONTANÉES, CONSÉCUTIVES A UNE PNEUMONIE CHRONIQUE ET A UNE PLEURÉSIE PURULENTE,

Par le Dr GEORGES ÉTIENNE,
Ancien interne des hôpitaux de Nancy.

Le nommé G..., soldat au 69e régiment d'infanterie, est envoyé, le 9 mars 1890, à l'hôpital militaire de Nancy, pour un phlegmon du

,cou. C'est un grand garçon d'aspect souffreteux, à développement
intellectuel très arriéré.

Onze jours après son entrée au service des blessés,il contracte une
rougeole et est évacué à la 1re division des fiévreux dans le service
de M. le médecin-major de première classe Bar.

Consécutivement à cette maladie générale, il est atteint d'une otite
droite, d'une broncho-pneumonie, et d'une pleurésie qui devient
rapidement purulente. La température reste alors pendant trois
jours au-dessus de 41°; puis, du 1er au 16 avril, elle oscille entre 38°
le matin et 40° le soir ; elle se tient à 39° du 18 au 24. Le 25 avril,
on pratique l'opération de l'empyème ; le thermomètre reste pendant
quelques jours à 37°, mais remonte bientôt autour de 38°.

C'est le 24 juin que nous voyons pour la première fois le malade :
il présente l'aspect d'un tuberculeux à la dernière période. La portion gauche du thorax est rétractée, complètement déformée par la
modification de la direction des côtes, qui, pivotant autour de leurs
insertions, ont basculé en bas et restent immobiles pendant la respiration. Pas de déviation notable de la colonne vertébrale.

A la percussion et à l'auscultation, on constate les signes d'un
épanchement pleurétique; silence respiratoire absolu. A droite,signes
de congestion.

Dyspnée très vive. Il s'écoule tous les jours, par l'ouverture chirurgicale restée fistuleuse, environ 100 c.c. de pus d'aspect franc. A
partir de ce moment, l'état général décline de plus en plus, l'amaigrissement devient excessif, au point que le malade peut embrasser
sa cuisse gauche dans l'une de ses mains. Dans les premiers jours
d'août, l'œdème cachectique apparaît; *l'extrémité de la 6e côte,
luxée en avant,* a déterminé une eschare cutanée par laquelle s'écoulent
des gouttelettes de pus, Enfin, le malade succombe dans le marasme
le 17 août.

A l'autopsie, ce qui frappe tout d'abord, c'est l'excessive émaciation
du adavre. Tous les muscles, décolorés, sont extrêmement réduits
de volume ; les os sont saillants, à nu sous la peau.

Circonférence moyenne de la cuisse gauche 19 cm.,à droite 27 cm.;
la cuisse et la jambe ont le même volume; à gauche pied bot en
varus équin par décubitus.

Thorax.—Il existe à la paroi thoracique deux ouvertures,l'une pos-
téro-latérale gauche, dans le 9e espace intercostal, restée fistuleuse
depuis l'opération qui l'a créée et donnant journellement passage à
une grande quantité de pus ; l'autre antérieure, ayant 0 cm. 5 de dia-

mètre, située au niveau de l'union de la 6ᵉ côte avec son cartilage costal, regardant de haut en bas et en dedans, s'est spontanément établie dans les premiers jours d'août.

Le côté gauche du thorax est manifestement aplati; la distance de la fourchette du sternum à l'extrémité libre de la dernière côte flottante est un peu plus grande de ce côté: 36 cm. à gauche, 35 à droite.

La direction des côtes a notablement dévié : suivant la paroi thoracique gauche, dans son mouvement de rétraction, elles ont pivoté autour de leur articulation vertébrale en prenant une direction presque verticale, s'imbriquant les unes sur les autres, au point que les espaces intercostaux sont devenus insuffisants à laisser passer une sonde cannelée. Cette rotation des côtes autour de leur axe est tellement exagérée, qu'*elle a déterminé la luxation chondro-costale complète, spontanée, de la 6ᵉ, puis de la 5ᵉ côte ; ce travail était en voie d'évolution pour la 4ᵉ côte, qui, subluxée, présentait à la partie inférieure de l'union de son extrémité avec son cartilage costo-sternal, une encoche à concavité inférieure profonde de 1 c. environ. La désinsertion porte exactement au point d'union du cartilage et de la côte, au niveau de la facette elliptique.*

Les extrémités antérieures des 5ᵉ et 6ᵉ côtes, devenues libres, ont provoqué par pression excentrique la formation des eschares, dont l'une correspondant à la 6ᵉ articulation, a produit l'orifice antérieur précité.

Les autres cartilages costaux, également altérés, sont très mous. Les muscles thoraciques intercostaux sont réduits à l'état de simples lamelles.

A l'ouverture du thorax, on constate à gauche, une union complète entre la paroi, le poumon et la plèvre qui est très épaissie, cartilaginiforme. C'est une véritable *symphyse pariéto-pleuro-viscérale.*

Le poumon gauche, réduit à l'état d'un moignon informe refoulé dans la gouttière vertébrale, apparaît comme une masse grise, ardoisée, dure, fibreuse, dans laquelle on ne distingue plus que la section des bronches de fort calibre, non dilatées.

Tout le tiers inférieur de la cavité thoracique gauche est occupé par une poche contenant environ 50 c.m.c. de pus verdâtre, communiquant directement avec l'ouverture postérieure chirurgicale, et, d'autre part, avec l'orifice antérieur par un trajet fistuleux creusé dans la masse pulmonaire sur une longueur de 10 c m. environ. Au sommet,

le cul-de-sac supérieur de la plèvre est également occupé par une
notable quantité de pus; la plèvre a été détruite sur une surface semblable à celle d'une pièce de 0 fr. 50 c. et il y a tendance manifeste à
l'établissement d'une nouvelle fistule dans le triangle sus-claviculaire.

Le poumon droit est congestionné à la base; quelques noyaux isolés de sclérose semblable à celle du côté gauche; quelques très rares
tubercules disséminés.

Le péricarde, libre de toute adhérence, renferme un peu de liquide.
Le cœur est très petit, le muscle cardiaque est un peu flasque.

Le colon transverse ayant contracté quelques adhérences avec le
diaphragme, sa partie moyenne avait été entraînée en haut et présentait une courbure à convexité supérieure.

Habituellement après une pleurésie purulente, la rétraction costale
se fait comme suit : aplatissement latéral du thorax, une concavité
remplaçant la convexité ; courbure scoliotique, qui détermine un
rapprochement des espaces intercostaux.

La rotation dans les articulations costo-vertébrales et chon-
dro-costales est plus rare ; nous la voyons généralement à peine indiquée. Pourquoi existe-t-elle dans le cas qui nous occupe ? La scoliose
faisant défaut ne peut pas être invoquée.

Voici comme nous pensons pouvoir l'expliquer :

La rétraction costale se fait d'après deux mécanismes différents :
d'une part, il peut se produire, à la suite d'une pleurésie simple, des
adhérences pleurales; si le poumon reste sain, il n'y a pas de déformation thoracique ; si, au contraire, la transformation fibreuse du
poumon (pneumonie fibreuse systématique de Charcot) s'opère, ce
poumon se rétractant vers le hile, entraîne avec lui la paroi du
thorax. C'est l'état du poumon qui gouverne la déformation thoracique.

D'autre part, lorsqu'il existe une poche purulente un peu considérable qu'une opération a vidée, il persiste une cavité que la cicatrisation tend à oblitérer : le poumon, dans ce cas, ne peut pas venir
le combler, parfois à cause de cette membrane enkystante signalée
dernièrement par Delorme (1), parfois à cause de la rétraction fibreuse du poumon.

Ce sera le rôle des côtes de tendre au rapprochement. Dans notre
cas, la poche purulente siégeait très bas ; la preuve est que l'on dut

_____

(1) Delorme, Acad. méd., 23 janvier 1894.

pratiquer l'incision dans le 9ᵉ espace, que le diaphragme a pu, avant l'opération, contracter des adhérences avec le côlon transverse. C'est à l'attraction pour combler cette poche sus-diaphragmatique, pour ainsi dire, que nous devons la luxation chondro-costale. Les côtes inférieures se sont mises les premières en mouvement; les autres ont suivi, ce qu'elles n'ont pu faire qu'en subissant un mouvement de rotation dans leurs articulations postérieures et antérieures, jusqu'au moment où celles-ci ont cédé par disjonction.

Ce qui a dominé, c'est la rotation des côtes; l'aplatissement du thorax a été moins considérable qu'habituellement.

Il n'y a pas lieu de faire intervenir, dans ce mécanisme, l'action musculaire, puisqu'il y a toujours atrophie des muscles thoraciques, quand il y a pleurésie, et notre malade a suivi la règle générale.

Nous devons classer cette luxation parmi les *luxations spontanées lentes et progressives.*

Dans les très rares cas signalés, c'est le traumatisme qui détermine la luxation.

Chaussier rapporte l'histoire d'un officier atteint d'une toux opiniâtre; il présentait une luxation chondro-costale diagnostiquée sur le vivant et une double hernie pulmonaire issue entre les 8ᵉ et 9ᵉ côtes gauches et les 7ᵉ et 8ᵉ côtes droites.

L'autopsie n'a pas été faite. La luxation nous paraît problématique; elle ne présentait comme symptôme qu'une saillie costale accompagnée de crépitation à la toux, cette crépitation pouvant être le signe de la hernie pulmonaire; il est tout aussi possible que le gonflement et la crépitation devant indiquer la hernie pulmonaire, aient été de l'emphysème et la saillie costale une fracture.

La luxation aurait-elle même existé, elle n'avait rien de spontané comme dans notre cas; l'accès de toux était suffisant, pour la produire brusquement et la ranger parmi les lésions traumatiques.

Dans les autres cas, le traumatisme est avéré : Malgaigne, et après lui (1) Demarquay, n'en signale que quatre cas « à peine authentiques ». Ce sont, outre celui de Chaussier, ceux de Ch. Bell, Buisson et Kimpe. Dans l'observation de Buisson, la 1ᵉ côte droite fut atteinte par un coup de pied d'âne; il n'y eut pas fracture de côte, mais peut-être fracture du cartilage en dehors de son point d'union.

Chez un cavalier qui fit une chute de cheval de si malheureuse

(1) Demarquay. Art. Côtes, Diction. des Sciences méd. de Jaccoud, t. IX, 1892.

façon que la poitrine porta contre une borne kilométrique, Kimpe posa le diagnostic de luxation, parce que le cartilage lésé avait la même longueur que ses voisins : c'est peu concluant, puisque les cartilages sont loin d'avoir la même longueur, et celui-ci a pu, par choc direct, être brisé en un point très voisin de l'insertion.

L'observation de Bell est plus nette ; il s'agit d'un homme qui fut comprimé entre une voiture et une borne chez qui la plupart des côtes furent luxées.

Paulet (1) rapporte encore le cas de Carbonell, consigné dans le Bulletin de la Société anatomique (1865) : un individu de 50 ans fut atteint de lésions multiples: déchirure de la trachée, fracture des cinq premières côtes à leur angle ; de l'autre côté, la première côte était brisée à son extrémité sternale; les 2ᵉ, 3ᵉ et 4ᵉ étaient luxées. La cause n'est pas indiquée.

Cet accident est si rare qu'il a même été nié. M. Peyrot (2) estime qu'étant donné le mode de continuité de la côte avec son cartilage, la difficulté qu'il y a à reconnaître sur le vivant le siège exact de la solution de continuité, les quelques faits connus doivent être considérés comme de simples fractures du cartilage.

Il est possible que l'union de la côte avec son cartilage ne soit pas une articulation au sens anatomique du mot, mais seulement une articulation rudimentaire. Néanmoins, Puel (3), dans ses expériences sur le cadavre, a démontré que la fracture se fait toujours au niveau de cette ligne d'union.

Quoi qu'il en soit du mécanisme de luxation traumatique, les luxations spontanées reconnaissent un mécanisme différent : dans le traumatisme l'action est brusque et cesse rapidement, les parties *dures, mais fragiles* céderont en premier lieu : il est donc possible que nous ayons plus facilement une fracture qu'une luxation dans ces conditions. Au contraire, lorsqu'une action lente et progressive, telle que la rétraction cicatricielle, tend à déformer le thorax dans un sens toujours le même, les parties les plus molles céderont les premières ; la disjonction se produira alors entre la côte et son cartilage.

Si des observations semblables à celle que nous venons de rappor-

---

(1) Paulet, art. CÔTES, Dictionnaire encyclopédique, t. 21, p. 93.

(2) Peyrot, *Traité de chirurgie*, t. VI, p. 87.

(3) Puel. Fracture des cartilages costaux, de leur mécanisme (Anvers, 1876).

ter n'ont pas encore été publiées, c'est qu'il est assez rare de voir
combinés les différents facteurs nécessaires à la production de cet
accident : d'abord durée très longue de la rétraction (5 mois), siège
sus-diaphragmatique de la poche purulente, ratatinement considérable du poumon (grosseur du poing).

Il est donc à souhaiter que l'on observe de très près l'inclinaison
progressive des côtes, lorsqu'il s'agira de pleurésie siégeant très
bas.

REVUE GENERALE

PATHOLOGIE MÉDICALE.

Un cas particulier de cirrhose hépatique (*combinaison d'hypertrophie partielle et d'atrophie de la substance du foie*), par MARCK-
WALD. (*Archiv für path. Ana. de Virchow*, 5 février 1894.) —
Après avoir, au début de cet article, mentionné les noms qui sont
et qui seront toujours liés à l'étude des cirrhoses, qu'ils appartiennent au camp des unicistes, des dualistes ou des mixtes, c'est-à-
dire ceux de Laënnec, Rokitansky, Frerichs, Bamberger, Hanot,
Charcot, Hayem, Litten, Mangelsdorf, etc., et rappelé leurs travaux et leurs luttes dans un résumé qu'il n'y a pas lieu d'analyser
ici, car il ferait double emploi avec le récent travail de Legry
(page 80 de ces *Archives*, 1894), Marckwald cite les paroles d'Ackermann en ces termes : « Il y a lieu, selon moi, de répondre à la question si discutée de l'identité ou de la non identité de la cirrhose
atrophique et de la cirrhose hypertrophique que toutes deux, dans
la pluralité des cas, sont identiques ; que cependant, par des auteurs
français, et notamment par Hanot, il a été introduit dans la pathologie hépatique, sous le nom de cirrhose hypertrophique, des cas de
prolifération diffuse du tissu conjonctif liés à une hypertrophie considérable qui n'ont rien à faire avec la cirrhose au sens propre du
mot, mais qu'en dehors de ces cas, les autres ne se différencient
essentiellement ni histologiquement, ni étiologiquement, et que
la raison de la différence de volume de l'organe n'est probablement
à rechercher que dans les circonstances concomitantes, savoir, que
la quantité des cellules hépatiques qui s'effondrent, soit ne sont pas
atteintes dans leur volume d'ensemble par le tissu conjonctif de
nouvelle formation (cirrhose atrophique) ou sont atteintes (cirrhose

hypertrophique). Il peut aussi se produire des cas isolés de cirrhose hépatique, dans lesquels une partie de l'organe, et cela en des régions nettement délimitées, est manifestement hypertrophique, l'autre partie, c'est-à-dire le reste de l'organe, étant atrophique. »

C'est d'un de ces cas rares, présentant nette réunion de cirrhose atrophique et de cirrhose hypertrophique, que Marchwald donne aujourd'hui le protocole de l'autopsie qu'il eut l'occasion de pratiquer.

. L'organe provenait du cadavre d'un potier, âgé de 43 ans, atteint d'une ascite considérable, entré en octobre 1891 à la clinique médicale de Halle, où il succomba, après de nombreuses ponctions et de profuses hémorrhagies stomacales. Six ans auparavant, le patient avait eu déjà de telles gastrorrhagies, dont il s'était bien remis. Alcoolisme. Homme bien musclé ; pas d'ictère ; l'abdomen renferme environ 500 grammes d'un liquide citrin.

Le foie ne dépasse pas les fausses côtes ; son bord libre se trouve sur la ligne médiane à 1 centimètre au-dessus de l'extrémité du processus ensiforme. La rate est un peu grosse ; la capsule légèrement épaissie et ridée ; le parenchyme mollasse, anémique sur une coupe ; la substance trabéculaire peu épaissie. La muqueuse stomacale a l'aspect bigarré, au centre elle est ridée, parcourue de veines variqueuses très enchevêtrées. En certains points, la muqueuse stomacale est épaissie, et en d'autres elle présente l'état mamelonné. Le liquide contenu dans l'estomac se trouve, à l'examen, être du sang ; on en trouve aussi en grande quantité dans le tractus intestinal.

La forme normale du foie est encore reconnaissable avec certitude quoique l'organe soit étrangement modifié d'aspect par de volumineuses proéminences qui se trouvent sur ses surfaces convexe et concave. Les parties du foie qui représentent sa forme normale, apparaissent atrophiées, avec une surface en partie grossièrement, en partie finement granulée ; si par la pensée on supprimait les proéminences, on aurait par devers soi la forme classique d'un foie atteint de cirrhose atrophique. D'autre part, à cause des proéminences, le volume du foie est tellement accru, que l'organe ne pèse pas moins de 1.990 grammes. L'une de ces proéminences se trouve sur la surface convexe du lobe droit ; de la grosseur d'un poing d'adulte, elle s'élance hors de l'organe, soit à pic, soit en pente plus douce, mais en tout endroit, en nette délimitation. Tout autour de sa base, se trouve un sillon mesurant jusqu'à 1 centim. 1/2 de profondeur. A droite de cette proéminence, on en trouve une autre infiniment plus petite, puisqu'elle n'est guère plus grosse qu'une moitié de noix, et séparée d'elle par un sillon étroit et profond. A la surface concave du foie, il existe deux grosses proéminences réunies entre elles par une manière de pont assez large qui proémine également sur le niveau du foie et dont l'une, située à droite, appartient au lobe droit, tandis que l'autre répond au lobe de Spiegel et n'est probablement précisément rien autre que ce lobe en état de considérable hypertrophie ; la proéminence de droite atteint le volume d'un poing d'adulte, celle répondant au lobe de Spiegel étant à peu près de moitié moins grande. Les surfaces des diverses régions ci-dessus décrites sont, soit grossièrement, soit finement granulées. Quant à la capsule, elle se comporte différemment suivant les régions : sur les grosses proéminences, elle est mince et délicate, transparente, et seulement de-ci de-là, dans la profondeur de leur base, légèrement épaissie et opaque, tandis que dans les portions représentant le vrai foie, elle est épaissie et opaque sur d'assez vastes étendues, les parties les plus épaissies se trouvant sur les régions hépatiques les plus atrophiées. L'organe tout entier mesure dans son grand diamètre transversal 23 centimètres soit 12 centimètres pour le lobe droit et 11 centimètres pour le gauche.

Aux parties dépourvues de proéminences, le diamètre vertical se trouve très réduit : lobe gauche de 2 à 4 centimètres ; lobe droit, bord externe, 4 centimètres environ ; dans le voisinage du bord antérieur, 5 centimètres. Les autres portions du lobe droit sont, par contre, de par les proéminences surgissant sur les surfaces convexe et concave très épaissies et cela est d'autant plus saillant que les deux grosses proéminences sont dans le même axe vertical. Aussi, le diamètre vertical ne mesure-t-il pas moins de 18 centimètres, cette longueur représentant le diamètre du foie augmentée de ceux des deux proéminences. La vésicule biliaire est déformée par un collet qui la divise en deux.

Ces divers détails de structure sont facilement saisis par l'examen de la figure qui accompagne le travail de Marckwald.

Quant à la substance du foie, elle est extrêmement dure et crie sous le scalpel ; peu de sang sur une coupe.

On a donc affaire ici à un foie atrophié dans une partie de sa substance et notoirement hypertrophié dans l'autre, les masses proéminentes devant être considérées avec certitude comme du parenchyme hépatique hypertrophié. On ne peut en effet admettre que ces proéminences soient des restes du parenchyme hépatique normalement développé qui n'auraient pas pris part au processus atrophique, car

elles sont beaucoup trop volumineuses pour cela. Le diamètre vertical mesurait 18 centimètres ainsi qu'il a été dit plus haut, c'est-à-dire
le double d'un parenchyme normal mesuré à la région analogue. Il
en est de même pour la proéminence qui occupe le lobe de Spiegel.
On peut donc, du simple examen macroscopique de l'organe, conclure
qu'il s'agit en partie d'un foie atrophique, en partie hypertrophique,
et, comme tout l'organe se trouve en état de cirrhose, d'une combinaison de cirrhose atrophique et de cirrhose hypertrophique.

L'examen microscopique fit voir que les lésions histologiques
étaient les mêmes, quels que fussent les fragments étudiés; et bien
qu'empruntés à des régions macroscopiquement si différentes, elles
n'étaient autres que celles de la cirrhose atrophique. A un fort grossissement, les cellules hépatiques apparaissent modifiées dans leur
noyau et dans leur protoplasma. Les noyaux ont perdu leur forme et
leur délimitation nette est de-ci de-là interrompue, des saillies alternant avec des incisions plus ou moins profondes; on rencontre même
des brèches qui ont perforé la membrane du noyau, qui prend ainsi
un aspect tout à fait irrégulier. Le protoplasma est soit plus sombre
que normalement et montre alors un entassement de petits noyaux
qui, lorsqu'on les colore, se présentent comme la chromatine de
noyaux malades, soit a perdu sa couleur normale pour devenir clair,
voire même tout à fait transparent en certains points.

Les modifications dans les noyaux suivent ainsi les modifications
dans le protoplasma, de sorte que les noyaux les moins malades ont
un protoplasma coloré, tandis que les noyaux dont la périphérie
même est devenue irrégulière ont un protoplasma transparent. Ces
dernières cellules appartiennent spécialement à la périphérie des
acini et sont pour ainsi dire la frontière entre les cellules point encore
trop malades et les cellules si malades qu'elles n'appartiennent plus
à aucun lobule hépatique, mais comblent les interstices séparant les
lobules, interstices dans lesquels un bon éclairage permet encore
d'apercevoir quelques contours de protoplasma et de noyaux absolument décolorés; puis ces vestiges de cellules hépatiques disparaissent
eux-mêmes et font place à une substance formée de détritus de
cellules hépatiques; d'où cette succession : cellules malades, cellules
frontières très malades, vestiges de cellules et magma résidual. C'est
dans les points où les modifications sont le plus accentuées que le
tissu conjonctif commence tout d'abord, en prolongements extrême-
ments délicats, à envahir les acini, le fait ne se passant du reste que
dans les îlots envahis jusqu'au centre et n'ayant plus une seule

cellule colorée, ce qui, dans le cas présent tout au moins, semble ainsi puissamment démolir la donnée qui veut que la décadence des cellules hépatiques soit la conséquence, dans la cirrhose, de la compression exercée sur elles par les néoformations conjonctivales. Le contraire est précisément le cas ici puisque ce n'est que là où de grandes portions de cellules hépatiques sont complètement détruites que se montrent les premières traces de ces néoformations conjonctivales.

On rencontre cependant dans ce foie des acini répondant aux idées classiques; ces parties de tissu se trouvent, dans des régions très malades, complètement isolées, de sorte qu'elles semblent à l'œil nu être bien éloignées des autres lobules hépatiques d'au moins un millimètre : elles sont entourées de tissu conjonctif scléreux presque complètement dépourvu de noyaux. En ces points, pressées les unes contre les autres, quelques cellules des acini sont ramollies, avec noyau et protoplasma de coloration identique, montrant ainsi une nécrose totale dans un stade encore peu avancé. Le fait, toutefois, que le degré de nécrose en est au même point dans un ensemble de cellules, indique que ces cellules-là sont frappées de déchéance de par une cause commune, savoir le tissu conjonctif dépourvu de vaisseaux sanguins qui les enserrent est d'autant plus digne de remarque qu'il fait ressortir l'hétérogénéité de la manière d'être malade du tissu hépatique. En quelques mots : d'un côté, nécrose primitive des cellules du parenchyme, développement secondaire du tissu conjonctif dans un tissu sain auparavant; d'un autre côté, ratatinement du tissu conjonctif, destruction secondaire des lobules hépatiques restés indemnes lors du processus morbide primaire.

. Quant au tissu conjonctif qui encercle les lobules hépatiques il montre en divers endroits un aspect des plus différents avec des phases intermédiaires aux formes extrêmes : aux endroits les moins malades, les lésions communes de la cirrhose, c'est-à-dire que dans un tissu riche en noyaux, de trame très délicate et à cellules fusiformes, se trouvent de grandes quantités de vaisseaux capillaires et de vaisseaux de plus fort calibre injectés formant tantôt un réseau en courtes mailles, tantôt s'allongeant, se dichotomisant et qui, de par leur grand nombre et plus encore de par leur disposition, sont faciles à reconnaître pour des vaisseaux de nouvelle formation. Ils sont tout particulièrement fins et nombreux où, ainsi qu'il a été dit, les néoformations conjonctivales commencent à pénétrer dans les acini. Près de ces néoformations vasculaires, on trouve encore d'autres néoformations : de nouveaux canalicules biliaires si nombreux en certains points qu'associés aux vaisseaux sanguins néoformés, ils occupent toute l'étendue du champ visuel. Ils se trouvent, par contre, à l'inverse des vaisseaux sanguins, en plus grand nombre là où la substance du foie est complètement déchue.

Près des cellules fusiformes, on voit aussi dans les parties riches en noyaux une grande quantité de cellules rondes si nombreuses par places que l'on a l'impression d'une infiltration de petites cellules ; la signification de ce phénomène est d'autant plus difficile à saisir que l'apparition de ces petites cellules rondes n'est pas spéciale à des régions nettement différenciées, et que rien dans leur dissémination ni dans leur structure ne donne un indice explicatif de leur lieu de provenance.

Peu à peu, le tissu conjonctif devient plus pauvre en noyaux qui sont alors fort éloignés les uns des autres et de forme allongée. La substance fondamentale dans laquelle se trouvent les noyaux est en partie grenue, en partie striée. On ne peut percevoir avec certitude aucune liaison, par quelque prolongement étoilé, entre les cellules isolées du tissu conjonctif.

La pauvreté en noyaux du tissu peu à peu marche à la perte complète, de sorte le tissu conjonctif nettement caractérisé comme tel fait place à une masse homogène de faible coloration diffuse et striée en de rares points. Les vaisseaux sanguins et les canalicules biliaires néoformés qui sont développés d'une façon si extraordinaire dans les parties décrites plus haut décroissent proportionnellement à la pauvreté du tissu en noyaux pour finir par disparaître complètement dans les tissus sans noyaux. Toutefois, s'il n'y a plus de vestiges de vaisseaux injectés, les canalicules biliaires partageant le sort des cellules hépatiques sont aussi, là encore, reconnaissables, bien que nécrotiques.

A l'examen histologique, on peut donc distinguer :

1). Macroscopiquement des parties hypertrophiées, microscopiquement renfermant encore beaucoup de cellules hépatiques, des acini généralement réunis en groupes, relativement peu de tissu conjonctif avec une augmentation modérée de vaisseaux artériels et peu de canalicules biliaires néoformés. Peu de parties complètement nécrotiques.

2) Macroscopiquement des parties paraissant identiques en volume, microscopiquement renfermant un assez grand nombre de cellules hépatiques, des acini généralement isolés ou réunis en tout

petits groupes ; abondante prolifération conjonctivale avec un riche réseau de vaisseaux et de canalicules biliaires néoformés.

3) Macroscopiquement des parties atrophiées, microscopiquement extraordinairement peu d'acini ; çà et là quelques dépôts de cellules malades et occupant tout le champ visuel un tissu conjonctif riche en noyaux avec d'innombrables vaisseaux injectés et canalicules biliaires ; un grand nombre de points complètement nécrotiques.

4) Macroscopiquement des parties atrophiées, microscopiquement tissu conjonctif sclérosé. Point de cellules hépatiques, point de vaisseaux injectés, point de canalicules biliaires de nouvelle formation et très peu de cellules parenchymateuses nécrotiques.

C'est ainsi que la maladie qui macroscopiquement semblait devoir être divisée en cirrhose atrophique et en cirrhose hypertrophique, apparaît, de par l'examen microscopique, comme une seule et même affection les modifications histologiques étant identiques c'est-à-dire étant celles de la cirrhose atrophique.

La particularité du cas étudié ici par Marchwald provoque les questions suivantes : comment le même processus pathologique dans le même organe peut-il donner un aspect si divers macroscopiquement ?

Comment expliquer le voisinage immédiat de parties nettement atrophiées avec des parties extraordinairement hypertrophiées ? Et si les parties atrophiées trouvent leur explication dans le processus morbide lui-même, la question à résoudre se pose alors de la manière suivante : comment une cirrhose hépatique peut-elle conduire à une hypertrophie circonscrite de parties du foie?

Lorsque, ainsi que cela est dans le cas présent, la caractéristique spécifique de la cirrhose hypertrophique manque dans les préparations histologiques, les auteurs dualistes estiment que la cause de la formation hypertrophique du foie réside en ceci : que le tissu conjonctif néoformé de par un manque complet et d'origine inconnue de tendance à la contraction reste dans son volume originel et qu'alors c'est par l'addition au parenchyme que l'on est conduit à l'hypertrophie de tout l'organe. Il faudrait donc, dans le cas présent, admettre que dans les parties macroscopiques si différentes, du tissu conjonctif ayant des propriétés physiologiques diverses aurait proliféré, ce qui est invraisemblable et de plus combattu par l'examen histologique le tissu conjonctif de notre foie ayant dans toutes ses parties une tenue identique, il ne manque pas non plus dans les parties hypertrophiées de tissu conjonctif nettement sclérosé qui laisse parfaitement reconnaître la tendance du tissu à la contraction.

Marckwald, lui, pense qu'aux diverses formes de la cirrhose répond un seul et unique processus morbide et cherche à expliquer ses vues par diverses hypothèses dont il avoue du reste ne pouvoir tirer une conclusion ferme pour le cas présent. L'analyse de ce passage du travail de Marckwald est impossible ici : le lecteur consultera le texte original et cherchera à comprendre.

Depuis quelque temps, d'une façon réitérée l'attention a été attirée sur la faculté de régénérescence du foie dans ses diverses parties et de nombreux travaux ont prouvé jusqu'à l'évidence (Ponfick, Kelsch, Kiener, Ruppert, Pick, Steinhaus, Mangelsdorf, Podwyssoky) qu'une nouvelle formation de substance hépatique pouvait succéder à la destruction. Durig (*Ueber die vicariirende hypertrophie der Leber bei Leberechinococcus*, Marckwald (dans un fait encore inédit) ont vu le fait se produire dans des foies à échinocoques. Janowsky dans son travail : *Beitrag zur pathologischen Anatomie der biliären Leber-cirrhose* (Ziegler's Beitrage, volume XI, p. 323) décrit un cas de régénérescence du tissu hépatique dans une forme biliaire de cirrhose.

Quoi qu'il en soit de ces hypothèses, Marckwald en dernier examen croit pouvoir admettre avec quelques probabilités que les prééminences du foie sujet de cet article doivent leur origine à une néoformation régénératrice de tissu hépatique. L'aspect macroscopique parle en faveur de cette hypothèse et le manque de critérium microscopique (petitesse des cellules, riche apparition de noyaux) ne devrait pas s'élever contre elle car, comme le processus morbide assez avancé le fait pressentir, le tissu hépatique supposé de nouvelle formation existe depuis trop longtemps pour ne pas avoir perdu les propriétés du tissu en voie de nouvelle formation.

CART.

___

PATHOLOGIE CHIRURGICALE.

Sarcome primitif des capsules surrénales chez un enfant de neuf mois, par MICHAEL COHN. (Berlin. Klin. Woch., n° 11, 1894.)

Une mère amenait, le 17 octobre, à la policlinique infantile de Berlin, son enfant de 9 mois, pour une grosseur à la région temporale droite avec exophthalmie de l'œil droit, apparue depuis huit jours.

En l'examinant on trouvait des tumeurs analogues, mais beaucoup plus petites, derrière l'oreille gauche et sur le sommet du crâne.

L'espace rétro-pharyngien droit paraissait au doigt explorateur légèrement soulevé. Enfin on constatait encore dans la cavité abdominale, à droite et au-dessous du foie, une tumeur qui avait déplacé légèrement le foie, la rate était également accessible à l'exploration. Malgré tous ces phénomènes, l'enfant ne semblait souffrir de rien.

L'idée vint immédiatement à l'auteur qu'il devait s'agir d'une tumeur maligne du rein droit avec métastases consécutives. L'affection évolua avec une rapidité effrayante, si bien que le 4 novembre l'enfant mourait au milieu de symptômes comateux.

L'autopsie vint démontrer qu'il s'agissait d'un sarcome médullaire primitif de la capsule surrénale droite, avec multiples métastases, en particulier dans la voûte cranienne, le thorax, les deux reins, les ovaires, et à un faible degré le foie. Ce dernier avait basculé sur son axe de façon à diriger tout à fait en haut sa face supéro-postérieure. Ce qui permet d'affirmer la nature primitive de la tumeur capsulo-surrénale, c'est la multiplicité des tumeurs à la voûte cranienne, qui serait pourtant, en dehors de la capsule surrénale, le point où le sarcome pourrait paraître de nature primitive.

Or ces sarcomes primitifs des capsules surrénales sont très rares. Mankiewicz dans sa thèse de 1887 n'en avait réuni que 7 cas. L'auteur fait remarquer que dans son cas l'affection s'est développée chez un enfant extraordinairement jeune, qu'elle a présenté un très haut degré de malignité, et qu'enfin certaines métastases ont siégé en des points que l'on aurait pu prévoir. Ainsi cette enfant était à la période de la croissance osseuse la plus intense, en particulier pour ce qui concerne le crâne et le thorax (au point d'union des côtes avec leurs cartilages), aussi est-ce en ces points que les métastases se sont faites le plus manifestement.

CORONAT.

Prolapsus du rectum d'origine traumatique, par HIRSCHBERG (Berlin. Klin. Woch., n° 14, 1894).

Un homme de 34 ans tombe sur la région sacrée, se fait plusieurs blessures, perd les jours suivants involontairement par l'anus, à la suite de quoi apparaît un prolapsus du rectum. Ce prolapsus du rectum est-il dû au traumatisme? L'auteur ayant à répondre à cette question au point de vue médico-légal, demande à Esmarch et à Bardeleben leurs avis.

Pour le premier il pouvait bien s'agir d'une paralysie partielle du sphincter anal, « parce que le prolapsus se réduisait et se reproduisait aussi facilement, et parce que le malade souillait ses linges

tent comme un jeune enfant ». Cette paralysie pouvait être le résultat d'une forte contusion de la région sacrée, peut-être d'une fracture de l'os sacré sans déplacement, peut-être aussi d'un épanchement sanguin en avant de cet os, épanchement qui serait descendu dans le tissu conjonctif du rectum et aurait repoussé les plis de la muqueuse hors de l'anus.

V. Bardeleben admet aussi l'origine traumatique de ce prolapsus, bien qu'il n'en ait constaté aucun cas. Sa production, dit-il, a dû être favorisée par l'existence antérieure de bourgeons hémorrhoïdaires. Bardeleben a constaté une fois un prolapsus de l'utérus avec inversion complète du vagin chez une jeune fille vierge à la suite d'une chute de voiture, et cependant l'utérus est bien mieux fixé que le rectum.

Le malade fut opéré par V. Bardeleben. On constata alors qu'il s'agissait d'une inversion complète du rectum, qu'il n'y avait pas seulement prolapsus de la muqueuse mais aussi de toute l'épaisseur de la paroi rectale.

Au point de vue opératoire notons que le chirurgien, en raison de la longueur énorme du prolapsus (10 centimètres) se contenta de faire des cautérisations énergiques des parois antérieure, postérieure et latérale de la muqueuse rectale avec le fer rouge.

CORONAT.

Un cas d'anurie de longue durée, par KARFER (Berl. Klin. Woch., n° 13, 1894.)

L'observation suivante est assez intéressante à cause de sa rareté. Un individu de 68 ans rentre à l'hôpital d'Odessa parce qu'il n'a pas uriné depuis six jours. Cette anurie est survenue sans trouble aucun, sans douleur, et le malade a conservé pendant quatre jours une santé relativement bonne. Il vomit depuis deux jours, et se plaint maintenant d'une douleur sourde, spontanée, dans l'hypochondre gauche, douleur qu'on réveille à la pression entre le nombril et l'épine iliaque antérieure et supérieure. Pas le moindre signe de colique néphrétique ; aucune tumeur n'est sensible dans le ventre, rien enfin du côté droit ; et cependant en cathétérisant le malade on ne retire aucune goutte d'urine.

On fait le diagnostic d'anurie par calcul rénal siégeant probablement à gauche seulement, mais ayant produit un arrêt réflexe de la sécrétion urinaire des deux côtés. En conséquence on cherche à faciliter cette sécrétion rénale par d'abondantes boissons (Vichy), de la pipérazine, et des bains chauds et de l'opium pour lutter contre le spasme. Deux jours après, puis cinq jours après encore, le malade rend chaque fois une certaine quantité d'urine, mais l'anurie réapparait et la mort s'en suit sept jours après.

A l'autopsie on trouve alors une néphrite artérioscléreuse et à la partie terminale des deux uretères un calcul qui avait amené à gauche un commencement d'hydronéphrose, et à droite une dilatation de tout le tractus urinaire. On était donc en présence ici d'un cas bien rare où un calcul (à droite) n'avait produit aucune douleur, et où enfin le malade n'avait présenté aucun signe de colique néphrétique.

CORONAT.

Sur un cas de myosite ossifiante progressive multiple chez un enfant de 19 mois (myositis ossificans progressiva multiplex), par A. A. KISSEL, de Moscou (*Vratch*, 1893, 32, p. 682). Il s'agit d'un enfant de 19 mois, admis à l'hôpital des Enfants-malades à Moscou le 8 avril 1893. D'après la mère, la maladie de l'enfant remonterait à un an et aurait débuté par une tuméfaction dure à la nuque, de la grosseur d'une petite noix. Bientôt après apparurent d'autres tumeurs analogues (dépassant quelquefois les dimensions d'une petite noix) à la poitrine, à la face postérieure du cou et au dos. Le développement des tumeurs fut insidieux, sans fièvre ni douleurs, ni rougeur de la peau. Au bout de trois ou quatre semaines, la plupart des tumeurs disparurent sans laisser de traces; d'autres (tumeurs), au contraire, paraissaient se ramollir, en donnant issue à un liquide puriforme. Aucun phénomène inflammatoire local n'a jamais précédé le ramollissement. L'état général du petit malade a été toujours parfait. Cependant, depuis quelque temps on a remarqué que la tête de l'enfant était constamment inclinée en avant, en même temps que la partie postérieure du cou était devenue très rigide et tout à fait immobile : impossible de tourner la tête en arrière. Pas d'antécédents pathologiques héréditaires, ni personnels.

A l'examen à l'entrée : Bonne constitution. Pas de traces de rachitisme. Pas de troubles appréciables de la peau, ni des muqueuses (visibles). Pas d'engorgement ganglionnaire. Le foie et la rate sont inaccessibles à la palpation. Rien dans les organes internes.

Le tronc offre une attitude particulière : la tête est fortement inclinée en avant, au point de mettre le menton en contact avec la cage thoracique. Les mouvements de la tête sont très limités, surtout en arrière. Toute la partie postérieure du cou paraît considérablement tuméfiée, dure comme du bois, et à la palpation on sent de chaque côté les bords des muscles très épaissis. Les muscles sterno-

mastoïdiens et les pectoraux présentent les mêmes induration et
épaississement. Les mouvements de l'épaule droite sont très limités
surtout l'abduction et l'élévation. La peau n'est nullement adhérente
aux tissus sous-jacents et ne présente aucune modification anormale;
le tissu cellulaire sous-cutané ne paraît pas non plus altéré, et tous
les épaississements se trouvent sous elle. Les ponctions explora-
trices, faites dans le but de s'assurer de la nature osseuse ou cartilagineuse des tumeurs, sont restées sans résultat positif.

Le 25 avril 1893 il apparaît dans le flanc droit une nouvelle tumeur sous-cutanée, présentant les mêmes caractères que les précédentes et ayant atteint les dimensions d'une petite noix dans l'espace
de quelques jours. Le 27 avril on pratique une incision, le long de
la tumeur récente, de la peau et du tissu cellulaire qui ont été
trouvés intacts tandis que le muscle au niveau de l'incision était
très tuméfié, proéminant sous forme de tumeur et ressemblant par
son épaisseur au fromage de gruyère, de couleur jaune rosée; la
surface en était polie, brillante, œdématiée, anémiée. L'épaisseur en
était partout égale. Pas de contractions fibrillaires sur la coupe.

A l'examen microscopique on trouve la tumeur constituée par du
tissu embryonnaire très jeune, à savoir : par de grandes cellules
étoilées avec des prolongements de différentes formes; beaucoup
plus rarement on rencontre des fibres musculaires striées très modifiées.

Au bout de huit jours la tumeur en question disparaît presque
complètement.

Pendant tout le séjour de l'enfant à l'hôpital de nouvelles tumeurs
apparaissaient insidieusement aux différentes parties du tronc seul,
pour disparaître en peu de temps, sous l'influence exclusive de la
médication iodurée interne.

Seule la tumeur du grand pectoral est restée stationnaire, sans
modifications, rappelant le tissu osseux par sa consistance. Dans
ces derniers temps l'amélioration est très appréciable, surtout dans
les muscles postérieurs du cou ; la tête est moins inclinée en avant
et beaucoup plus mobile dans tous les sens.

L'auteur, considérant son cas comme appartenant à la myosite
ossifiante progressive multiple, rapporte l'historique de la question,
fait le diagnostic différentiel avec la paralysie musculaire pseudo-
hypertrophique et, en définitive, pense que son observation présente
les particularités suivantes : 1° le ramollissement des tumeurs et la
présence de pus dans celles-ci (cas analogues de Kummel et de

Rabeck de Varsovie) ; 2° l'absence complète des phénomènes inflammatoires de la peau, observés par tous les auteurs.

Quant à la disparition temporaire des tumeurs, vu cette fréquence relative, l'auteur croit qu'on pourrait la considérer, à la rigueur, comme un des caractères principaux de l'affection. Pour ce qui est de la constitution de la tumeur analysée (tissu conjonctif embryonnaire, riche en éléments cellulaires) il faut tenir compte de l'âge de celle-ci, et ne pas oublier que parfois on n'arrive pas à la transformation osseuse.

L'auteur incline à admettre que le processus pathologique de la tumeur en question ne serait pas encore arrivé au stade de la formation du tissu osseux (vu la pénétration facile de la seringue de Pravaz dans l'épaisseur de la tumeur), quoique la supposition ne soit pas impossible que certains endroits de la tumeur aient déjà subi cette transformation.

B. BALABAN.

Le rôle de la rate dans la fièvre récurrente, par le Dʳ O. J. RIKTINE (*Revue médicale* de Moscou, t. XL, 18.) — L'auteur avait profité de l'épidémie de fièvre récurrente à Odessa en 1892 pour faire sur des singes quelques expériences, ayant pour but de rechercher quel est le rôle de la rate dans l'affection en question. Les expériences consistaient en l'introduction sous la peau des singes de quelques gouttes de sang, contenant des *spirochaete obermeiri*; chez plusieurs singes, on avait fait l'ablation préalable de la rate. Les singes dératés n'ont été inoculés qu'un mois après l'opération (ablation de la rate). L'auteur insiste particulièrement sur ce fait que toutes lés expériences ont été pratiquées en été, par conséquent pendant la saison favorable, permettant de tenir les singes à l'air frais et libre.

Il est probable que si les expériences avaient été faites pendant l'hiver, les résultats seraient tout à fait contraires, si l'on tient compte de la grande sensibilité, bien connue des singes, pour le froid et la qualité d'air qu'ils respirent. En se basant sur ses recherches, l'auteur arrive aux conclusions suivantes :

1° Les singes inoculés du sang des *spirochaete* guérissent des accès de fièvre récurrente quand même la rate fait défaut chez ceux-ci ;

2° Quelquefois, outre la guérison, les singes confèrent l'immunité vis-à-vis de cette affection ;

3° Les singes dératés supportent plus difficilement les accès de fièvre récurrente que les témoins ;

4° On n'a pu mettre en évidence les phénomènes de phagocytose dans le sang des singes ni pendant, ni après l'accès;

5° Les singes immunisés vis-à-vis de la fièvre récurrente (par l'inoculation) conservent leur immunité même après l'ablation de la rate. Ainsi, l'auteur est arrivé à des résultats tout à fait contradictoires aux conclusions du professeur Soudakevitch. Celui-ci avait démontré « que l'organisme, privé de rate, offre un milieu favorable pour la culture des spirilles qui s'y multiplient librement, sans que les glandes, ni la moelle osseuse, ni le foie, ni même les cellules endothéliales des vaisseaux (malgré leur proche connexion avec les spirilles) le (organisme) défendent des parasites qui s'emparent du sang de plus en plus », et que les singes dératés meurent pendant le premier accès de fièvre récurrente. Riktine explique cette contradiction par des circonstances d'ordre secondaire. « Si l'on pense, » dit-il , « que les singes dératés se trouvent souvent pendant l'accès de fièvre récurrente dans un état de prostration tel que la moindre influence des mouvements fâcheux suffit pour les tuer; on comprendra alors la cause du désaccord qui existe entre les résultats de Soudakvitch et les miens. » Les conclusions de l'auteur sont également en contradiction avec les indications de I. L. Metchnikoff sur ce fait, que chez les singes normaux, c'est-à-dire non dératés, les spirochaete se seraient accumulés avant la fin de l'accès dans la rate, où ils périraient. Il est possible qu'il se produise chez les singes dératés une sorte de compensation pendant la lutte de l'organisme avec les spirochaete, à l'aide des éléments cellulaires des autres organes. Malheureusement cette dernière hypothèse n'a pu être vérifiée par l'auteur, vu la cessation de l'épidémie.

B. BALABAN.

BULLETIN

SOCIÉTÉS SAVANTES

ACADÉMIE DE MÉDECINE

Qualité des eaux minérales. — Traitement des enfants par le transport sur des sommets élevés. — Hygiène de l'enfance. — Suture de la capsule articulaire dans les luxations et le relâchement des ligaments. — Urétéro-cystonéostomie.

Séance du 27 mars. — Il était véritablement opportun que l'attention fût enfin appelée sur la qualité des eaux plus ou moins minérales qui encombrent nos tables et qui se vendent partout jusque chez les charbonniers, dans des conditions naturellement qui ne sauraient être favorables à l'intégrité du produit. En signalant ces abus, M. Moissan a constaté que beaucoup d'eaux dites de seltz renferment un peu de cuivre, d'étain et de plomb; l'analyse bactériologique des échantillons étudiés a donné par centimètre-cube de 600 à 700 colonies. Un certain nombre d'eaux minérales examinées dans les mêmes conditions ne renfermaient pas le bacille d'Éberth, mais contenaient en abondance le bacille coli, et le nombre des colonies était tel qu'il indiquait que les précautions prises pour l'embouteillage étaient tout à fait insuffisantes. Enfin la présence du plomb, de l'étain et du cuivre démontre que certaines eaux minérales sont gazéifiées et cette pratique semble condamnable. Il est vraisemblable que cette contamination des eaux minérales doit être pour beaucoup dans la différence d'action qu'exerce l'eau mise en bouteilles et l'eau prise à la source. Au lieu de conserver ces eaux de source dans toute leur pureté, on les recueille dans de grands bacs pour les laisser reposer, puis on les gazéifie avant de les embouteiller. Le grand nombre des bactéries contenues dans certains échantillons et la présence du coli s'expliquent alors avec facilité. Ce sont là des manipulations regrettables. St-Galmier, par exemple, est une vraie écumoire; tous les propriétaires font des trous pour avoir de l'eau et de plus il y a des infiltrations de la rivière souillant les sources; enfin les bouteilles sont très mal lavées et il en est de même des bouchons, toutes causes multiples de contamination des eaux. Aussi l'Académie émet-elle le vœu: 1° qu'on doive surseoir à l'autorisation de toutes les eaux minérales qui ont subi le décantage ou la gazéification; 2° que l'autorisation ne soit accordée que si l'eau en instance ne contient aucun bacille patho-

gène ; enfin que le laboratoire de l'Académie soit doté du local, du
personnel et des appareils nécessaires pour que la Commission
puisse certifier qu'une eau joint la pureté microbienne à la stabilité
de sa composition chimique.

— M. Pamard, correspondant national, fait une communication
extrêmement intéressante relativement au traitement par le transport
sur des sommets élevés, dont la température est froide, des jeunes
enfants atteints dans le mois de juillet et d'août (dans le sud-est de
la France) de diarrhée persistante avec fièvre et vomissements. Ce
sont ordinairement des enfants sevrés ou ayant une mauvaise nourrice : s'il survient une période dentaire pendant les mois d'été, la
diarrhée se montre persistante, résistant aux règles de la meilleure
hygiène et à la thérapeutique connue ; l'enfant maigrit, se décolore,
s'affaiblit, la diarrhée augmente, la fièvre apparaît ainsi que les
vomissements, et la mort enlève facilement le pauvre petit être,
depuis longtemps affaibli. Le traitement indiqué par M. Pamard a
donné les meilleurs résultats ; et les Conseils généraux du Gard et de
Vaucluse viennent de choisir comme emplacement d'un sanatorium
infantile les prairies situées dans la partie la plus élevée d'une vallée,
dépendant de la commune d'Arrigas, dans le canton d'Alzon, où l'on
trouve réunies toutes les conditions d'altitude, d'orientation et de
salubrité qu'on pouvait désirer.

— Rapport de M. Charpentier sur la prévention de la cécité chez
les nouveau-nés.

L'Académie appelle de nouveau l'attention sur les préceptes qu'elle
a formulés à cet égard en 1892 et de s'en tenir à ces préceptes, insérés dans le rapport de la Commission permanente de l'hygiène de
l'enfance pour cette même année et qui sont ainsi conçus : Dès les
premiers moments qui suivent la naissance de l'enfant, la sage-
femme doit lui laver tout spécialement les yeux avec de l'eau qu'on
a fait bouillir pour la purifier et que l'on emploiera tiède.

Séances des 3 et 7 *avril.* — Élections de deux correspondants nationaux dans la division de chirurgie : MM. Dezaneau (d'Angers) et
Hergott (de Nancy).

— Rapport de M. Verneuil sur un travail de M. le Dr Ricard intitulé : Traitement des luxations récidivantes de l'épaule par la suture
de la capsule articulaire ou arthrorraphie. La récidivité est évidemment attribuable à une lésion permanente, reliquat du premier accident. Comme dans la première luxation la tête s'échappe indubita-
blement par une déchirure plus ou moins large de la capsule, l'esprit

émet aussitôt l'hypothèse de la persistance de cette déchirure ou boutonnière ; et M. Ricard s'est proposé de pratiquer dans ces cas la suture capsulaire. Or, au lieu de la fameuse boutonnière, il n'a trouvé, dans ses deux observations, qu'une capsule lâche, mince, dilatée, flottante, sacciforme, n'étant plus constituée que par quelques faisceaux fibreux épars, étalés sur la surface externe de la synoviale, sous laquelle le doigt rencontrait la tête humérale en son lieu et place. L'opérateur changeant son plan primitif, a, alors, cherché à obtenir la condensation, le froncement de la bourse fibro-séreuse et l'effacement de sa cavité à l'aide d'une suture en plein sac. En conséquence, le bras étant fortement en adduction et en rotation interne, il a fait passer verticalement, en bas, dans l'épaisseur du tendon du muscle sous-scapulaire, en haut dans la partie de la capsule restée épaisse et résistante au-delà de la région amincie, trois fils de grosse soie plate, situés à 2 centimètres environ de distance, serrés de façon à changer la partie amincie de la capsule en un bourrelet épais, saillant, solide, indépressible, à travers lequel on ne pouvait même plus sentir la tête humérale. L'opération a eu les meilleurs résultats.

Trois faits se dégagent de ce travail : constitution de la lésion capsulaire, probablement constante, expliquant et permettant la luxation récidivante ; création d'un procédé opératoire faisant disparaître cette lésion ; nouveau triomphe de la thérapeutique rationnelle basée sur les causes et la nature du mal.

Le pansement fini, le bras appliqué sur le thorax avec la main reposant sur l'épaule saine a été rigoureusement immobilisé dans un cas pendant trente-huit jours et au moins trente-et-un dans l'autre : ce qui, ajoute, M. Verneuil, prouve une fois de plus que c'est l'in-flammation et non l'immobilité qui amène l'ankylose, que la mobili-sation artificielle surtout aggrave l'arthrite : que l'immobilité, par contre, est, pour les articulations enflammées, l'antiphlogistique le plus puissant, qu'en conséquence l'immobilisation artificielle cons-titue un des moyens les plus efficaces, sinon le meilleur, pour pré-venir l'ankylose si redoutée. M. Verneuil pense, en outre, qu'on pré-viendrait peut-être la récidivité des luxations si, sans craindre l'ankylose, on immobilisait plus longtemps et d'autant plus long-temps que les lésions primitives auront été plus graves, la réduction plus difficile et plus tardivement obtenue. Et c'est aussi l'opinion exprimée par M. Berger.

M. Le Dentu a aussi réussi dans une opération analogue. Il s'agissait d'un relâchement considérable de la capsule articulaire du genou chez une petite fille de 7 ans et demi. Il y avait des mouvements de latéralité étendus et les ligaments croisés ne s'opposaient plus au refoulement du plateau supérieur du tibia sous les condyles fémoraux. L'articulation ne contenait pas une goutte de liquide. La rotule était tellement mobile qu'on peut dire qu'elle était flottante, et on pouvait la luxer à volonté sur la face externe du condyle externe du fémur. Elle s'y maintenait difficilement et la petite malade se faisait un jeu de réduire la luxation et de la reproduire par la simple contraction des faisceaux du triceps, correspondant au bord interne ou au bord externe de la rotule.

Par une longue incision verticale des téguments au côté interne de l'articulation du genou, à environ 2 centimètres en avant du bord postérieur du condyle, M. Le Dentu mit à nu toute la surface superficielle de la capsule articulaire et la releva en un large pli parallèle à l'incision cutanée, qu'il maintint au moyen de trois pinces hémostatiques. Ce pli comprenait toute la partie exubérante de la capsule ; il plaça sur lui deux sutures continues pour le convertir en un bourrelet épais ; l'une à la base, suture en créneaux par points passant alternativement d'une face à l'autre, l'autre en surjet comprenant toute l'épaisseur du pli au-dessus de la suture de la base et le convertissant en un bourrelet dense, à grand axe vertical.

Il fit passer les sutures superficielles au crin de Florence par le sommet du bourrelet, de manière à le solidariser avec la face profonde des téguments. Un petit drain fut placé sous l'angle inférieur de la plaie, et le membre dans un appareil plâtré. Les suites furent excellentes; mais pour combattre la laxité des ligaments, il maintint le membre dans un appareil silicaté pendant plus de quatre mois. Le succès fut complet.

— Rapport de M. Tillaux sur un travail de M. le Dr Bazy, intitulé : Urétéro-cystonéostomie. Cette opération est destinée à la cure des fistules urétérales et en particulier des fistules urétéro-vaginales : c'est en effet à la suite de l'hystérectomie vaginale que se produisent ces fistules lorsque l'uretère a été pincé ou sectionné au cours de l'opération. M. Bazy s'est proposé de rétablir l'état physiologique, d'aboucher l'uretère à la vessie en créant sur cet organe un nouvel orifice, de faire ce qu'il a désigné sous le nom de urétéro-cystonéostomie. Il y a réussi deux fois.

— Communication de M. Gibert sur les maladies épidémiques au Havre et son assainissement, par M. le Dr Gibert.

ACADÉMIE DES SCIENCES.

Oxyde de carbone. — Microbe. — Nerfs. — Valvules. — Antisepsie.

Séance du 12 mars 1894. — Influence du temps sur l'absorption de l'*oxyde de carbone* par le sang, par M. Gréhant. Si l'on fait préparer dans un grand gazomètre un mélange de 600 litres d'air et de 600 cc. d'*oxyde de carbone* pur, on peut faire respirer ce mélange ainsi titré à 1/1000° pendant deux heures et demie à un chien du poids de 6 kilogrammes. En prenant de demi-heure en demi-heure un échantillon de sang artériel égal à 25 cc., on extrait à l'aide du vide et de l'acide acétique bouillant l'*oxyde de carbone* absorbé, qui est analysé chaque fois à l'aide du grisoumètre. Les résultats suivants ont été obtenus de :

Une demi-heure........	6 cc.	*Co* pour 100 cc. de sang.	
Une heure.............	9 » 2	»	
Deux heures..........	10 »		
Deux heures et demie..	9 » 3	»	

On voit donc que chez l'animal la proportion d'*oxyde de carbone* a augmenté dans la seconde demi-heure de 3 cc. 2, puisqu'elle est restée sensiblement constante dans les heures suivantes.

Dans une autre expérience conduite de la même manière, j'ai fait respirer un mélange à 1/10000°, c'est-à-dire que 100 litres d'air contenaient seulement 10 cc. d'*oxyde de carbone* pur, et j'ai obtenu au bout de :

Une demi-heure.....	1 cc.	42 *Co* pour 100 cc. de sang.	
Une heure..........	2 »	05	»
Une heure et demie..	2 »	9	
Deux heures........	3 »	15	
Deux heures et demie.	3 »	6	»

On voit ici que la quantité d'*oxyde de carbone* absorbée par le sang a été toujours en augmentant, ce qui montre qu'il existe une différence complète, impossible à prévoir, entre la marche de l'absorption du gaz toxique par le sang, quand on fait respirer des mélanges d'air et d'*oxyde de carbone* à 1/1000° et à 1/10000°.

— De la présence d'un *microbe* polymorphe dans la syphilis, par M. Galass. J'ai trouvé, en 1868 d'abord, sous forme de bâtonnets, dans des végétations syphilitiques, un bactérium rappelant par sa morphologie le bacille de la tuberculose, mais en différant par certains caractères ; puis, en 1890, dans un cas de syphilis aiguë, suivi de mort, les mêmes bâtonnets accompagnés de cellules ovoïdes (spores) et de nombreux filaments articulés présentant une longueur moyenne de 60 μ.

De l'association de ces formes j'ai cru pouvoir conclure à l'existence d'un *microbe* polymorphe appartenant à une espèce très voisine des leptothrix et des cladothrix, mais plus rapprochée de cette dernière. J'ai cherché ensuite à cultiver ce *microbe*, et je n'y suis parvenu, après un certain nombre d'expériences, qu'en employant, comme terrain de culture, une solution aqueuse de nucléine provenant de la rate de sujets indemnes de syphilis.

Séance du 19 mars 1894. — Les *nerfs* glycosécréteurs, par MM. Morat et Dufour. De l'étude à laquelle se sont livrés les auteurs sur ce sujet, il résulte que l'on peut, en dehors de toute circulation, de tout déplacement du sang à travers le foie, par la seule excitation des *nerfs* de cet organe, provoquer la destruction de son glycogène. Cette destruction peut atteindre plus de la moitié de sa quantité totale en un laps de temps n'excédant pas vingt minutes. Il n'y a donc aucun doute que le système nerveux a, sur les éléments du foie, une action directe, c'est-à-dire indépendante de celle qu'il exerce sur le cours du sang par les vaisseaux et comparable, en somme, à celle des *nerfs* moteurs sur les muscles.

En appelant cette action une action directe, les auteurs n'entendent dire que cela, car il est bien vraisemblable que les différents *nerfs* centrifuges, pour exciter tant d'actes divers dans les parenchymes où ils se rendent, doivent présenter à leurs extrémités des modes de terminaison en rapport fonctionnel avec chacun de ses actes.

Séance du 27 *mars* 1894. — Inscription électrique des mouvements des *valvules* sigmoïdes déterminant l'ouverture et l'occlusion de l'orifice aortique, par M. A. Chauveau. Tous les physiologistes et tous les pathologistes, à quelques exceptions près, ont bien voulu reconnaître que la méthode graphique appliquée par M. Marey et moi à la détermination du mécanisme général du cœur avait donné, sur les mouvements des *valvules* auriculo-ventriculaires et sigmoïdes, des renseignements paraissant mettre hors de doute les caractères de ces mouvements valvulaires. Cependant quelques dissidents existent encore qui cherchent a faire des prosélytes, surtout en Allemagne; il m'a paru utile d'enrayer ce recul en introduisant un nouvel élément dans la démonstration du mécanisme des valvules du cœur.

L'un des procédés auxquels j'ai eu recours consiste dans l'inscription à l'aide d'un signal électrique, du moment où les *valvules* ouvrent ou ferment les orifices du cœur. On inscrit en même temps les modifications imprimées aux pressions intra-cardiaques et intra-artérielles par les systoles et les diastoles de l'organe. L'outillage a été disposé pour l'étude des mouvements des *valvules* de l'orifice aortique, de telle sorte que j'ai pu recueillir trois graphiques superposés, dont la comparaison renseigne exactement sur le synchronisme des phénomènes que je voulais étudier. En effet, ils m'ont démontré, d'une manière absolument indiscutable, les propositions que nous avions déjà établies sur les mouvements des *valvules* artérielles à l'aide de nos anciennes expériences, à savoir que :

1° Les *valvules* sigmoïdes se relèvent et l'orifice aortique s'ouvre, non pas au moment où débute la contraction ventriculaire, mais quand cette contraction a atteint la force nécessaire pour communiquer au sang intra-cardiaque une pression supérieure à celle du sang intra-aortique ;

2° Les *valvules* sigmoïdes s'abaissent et l'orifice aortique se ferme au moment même où s'opère le relâchement ventriculaire.

Il ne saurait donc subsister aucun doute sur la place qu'occupe, dans la révolution complète du cœur, le deuxième bruit cardiaque dû à l'abaissement et à la tension des *valvules* sigmoïdes.

— L'*antisepsie* physiologique, par M. A. Tripier. En 1856, dans une thèse sur le mode d'action des diurétiques, j'ai essayé à l'occasion de la digitale, d'expliquer l'obstacle apporté à l'absorption par un mécanisme physiologique. D'autre part, dans ses études sur les substances toxiques et médicamenteuses, Claude Bernard a montré la digitale, poison musculaire, paralysant la fibre cardiaque en systole. J'admettais que l'action portait autant, sinon plus, sur la fibre lisse que sur la fibre striée, qu'elle déterminait surtout une contracture des artérioles et apportait par là un obstacle à l'absorption ; aussi l'avais-je essayée contre la septicémie avec un résultat encourageant. Depuis lors son action m'a paru pouvoir être étendue aux congestions locales de tout ordre.

Si je reviens aujourd'hui sur cette question, c'est dans la crainte que la justice rendue aux bienfaits de l'*antisepsie* chimique ait trop détourné l'attention des voies et moyens de l'*antisepsie* physiologique.

VARIÉTÉS

— L'abondance des matières nous oblige à remettre à une date ultérieure le compte rendu du Congrès de Rome.

Congrès international de bains de mer et d'hydrothérapie marine.

La Société médicale de Boulogne-sur-Mer a pris l'initiative de réunir, du 25 au 29 juillet prochain, un Congrès international de bains de mer et d'hydrothérapie marine, sous les auspices du professeur Verneuil, membre de l'Institut, et du Dr Bergeron, secrétaire perpétuel de l'Académie de médecine, président de l'œuvre des hôpitaux marins, qui ont bien voulu en accepter la présidence d'honneur.

Ce Congrès, qui promet d'être des plus instructifs et des plus brillants, si nous en jugeons par les adhésions nombreuses venues spontanément des médecins les plus en vue de France, d'Angleterre, de Belgique et de Suisse, viendra compléter d'une manière utile, la croisade entreprise par les travailleurs de tous les pays contre la tuberculose.

Toutes les questions d'hygiène et de thérapeutique marines y seront traitées. Personne n'ignore le rôle curatif et reconstituant que la mer exerce sur les constitutions débilitées en péril de tuberculose ou en proie à ses multiples manifestations; l'action toute-puissante que le climat marin possède dans les convalescences difficiles; son rôle salutaire pour préparer les grandes opérations chirurgicales et pour en assurer la guérison. Aussi sommes-nous persuadés qu'une grande somme de travaux utiles résultera de ce congrès, et qu'en mettant en lumière les vertus curatives de la mer, la Société médicale de Boulogne-sur-Mer aura rendu service aux praticiens et aux malades de tous les pays.

Le lieu et l'occasion sont d'ailleurs, admirablement choisis.

Boulogne-sur-Mer est une des plus agréables stations balnéaires du littoral de la Manche, tout près de Paris, à deux pas de Bruxelles à la porte de l'Angleterre. Elle est on ne peut mieux située pour une réunion internationale et possède toutes les ressources nécessaires pour mener à bien pareille entreprise.

On vient d'y achever la construction et l'aménagement d'un établissement hydrothérapique placé au bord même de la mer, conçu avec beaucoup d'intelligence et réunissant tous les perfectionnements les plus récents.

Pour rehausser l'attrait de ce congrès, nos confrères boulonnais ont eu l'heureuse idée d'y adjoindre une Exposition internationale comprenant les objets utiles aux bains de mer et à l'hydrothérapie marine et en même temps tous les produits de la mer se rapportant à l'hygiène ou la thérapeutique.

Ajoutez à cela que les fêtes, déjà si nombreuses à Boulogne pendant la saison, s'annoncent comme devant être particulièrement brillantes en raison de la circonstance et vous aurez réuni toutes les conditions d'un succès certain.

— Un concours pour la nomination à trois places de médecin des hôpitaux et hospices de Paris s'ouvrira le 18 mai prochain.

— Le huitième Congrès international d'ophtalmologie se tiendra à Edimbourg du 7 au 10 août prochain.

La session annuelle de la société française d'ophtalmologie aura lieu à Paris le 7 mai prochain.

Voici la question qui sera l'objet d'un rapport : *Traitement de la cataracte traumatique.* — Rapporteur : M. Haltenhoff (de Genève).

— Le secrétaire perpétuel de l'Académie de médecine est autorisé à accepter, au nom de la dite Académie, aux clauses et conditions imposées par le testateur, le legs que lui a fait le sieur Chevalier d'une rente de 2.000 francs en 3 0/0, pour décerner, tous les trois ans, un prix de 6.000 francs à l'auteur français du meilleur travail publié dans chaque période triennale, sur les origines, le développement ou le traitement, soit de la phtisie pulmonaire, soit des autres tuberculoses.

— Une proposition de loi émanant de l'initiative parlementaire et tendant à dégrever de la patente les médecins pour les locaux où ils donnent des consultations gratuite, a été déposée hier sur le bureau de la Chambre des députés.

— La Conférence des avocats à la cour de Paris a discuté lundi dernier la question suivante :

Le médecin qui, en voulant expérimenter une nouvelle méthode curative à l'insu de son malade, a occasionné sa mort, peut-il être poursuivi pour homicide par imprudence ?

La Conférence a adopté la négative.

BIBLIOGRAPHIE

NOUVEAUX ÉLÉMENTS DE PATHOLOGIE MÉDICALE, par les Drs LAVERAN ET J. TEISSIER (2° vol. 4° édition revue et corrigée). (Librairie J.-B. Baillière, 1894.)

Nous ne voulons pas entreprendre d'analyser les deux volumes, devenus classiques, de MM. Laveran et J. Teissier. En quelques années « les nouveaux éléments de pathologie médicale » sont arrivés à leur quatrième édition; n'est-ce pas dire que non seulement les commençants mais encore les médecins ont trouvé dans cet ouvrage les acquisitions récentes réunies et condensées.

Néanmoins nous devons signaler les modifications nombreuses apportées à cette nouvelle édition, pour montrer aux lecteurs quel sérieux effort a été fait pour tenir ces éléments de pathologie au courant de la science.

C'est ainsi que de nouveaux chapitres ont été consacrés à la syringomyélie, à la neurasthénie, à l'acromégalie, à la maladie de Thomsen au paramyoclonus multiplex.

Dans un ordre général, l'étude des parasites et des microbes a pris une place plus grande que dans les précédentes éditions.

Dans les maladies cardiaques : deux articles nouveaux sur la tachycardie, le pouls lent permanent, et de plus les recherches les plus récentes sur les souffles extra-cardiaques, les myocardites.

La pathogénie et la prophylaxie de la phtisie pulmonaire, qui ont profité des nouvelles découvertes microbiologiques, sont étudiées avec tous les développements qu'elles méritent.

Les maladies du tube digestif ont dû subir un remaniement complet nécessité par les travaux de Ch. Bouchard, Reichmann, Boas, Hayem, Winter, etc.

Enfin, MM. Laveran et Teissier ont apporté le plus grand soin à la revision des articles thérapeutiques et se sont appliqués à leur donner un caractère particulièrement pratique.

Intermédiaire entre les rudimentaires manuels et les volumineux traités, les éléments de pathologie interne ont leur place marquée dans la bibliothèque de tous les praticiens, de tous les étudiants.

CATRIN.

Le rédacteur en chef, gerant,
S. DUPLAY.

Paris. — Typ. A. DAVY, 52, rue Madame. — Téléphone.

ARCHIVES GÉNÉRALES
DE MÉDECINE

JUIN 1894

MEMOIRES ORIGINAUX

ÉTUDES CLINIQUES SUR LA NUTRITION DANS LA PHTISIE PULMONAIRE CHRONIQUE,

Par ALBERT ROBIN,
Membre de l'Académie de médecine.

PREMIÈRE PARTIE.

Des variations de la quantité d'urine.

(Suite et Fin).

VI

Parmi les diverses variétés de polyurie que je viens d'envisager, les unes accompagnent plutôt la phtisie pulmonaire à son début, ce sont les *polyuries phosphaturiques;* les autres surviennent d'une manière plus ou moins inopinée à une époque généralement avancée de son évolution, ce sont les *polyuries rénales.* Aussi la chronologie de l'apparition de la polyurie est-elle un des éléments sérieux de sa valeur diagnostique et pronostique.

Mais, en dehors des polyuries qui se développent au cours de la tuberculose, soit à son début, soit dans ses périodes avancées, il en existe encore d'autres dont l'une , au moins, mérite d'être individualisée, puisqu'elle apparaît avant tout soupçon de localisation tuberculeuse sur le poumon et qu'elle mérite vraiment le nom de *polyurie prétuberculeuse.* En voici un exemple très significatif :

Un cocher de 19 ans, sans antécédents héréditaires, mais

sujet depuis l'enfance aux bronchites hivernales, est pris de
fièvre avec diarrhée , état subtyphique et éruption d'urti-
caire, température oscillant de 37 à 38,8. La fièvre tombe au
bout de trois jours, et cette chute de la température s'accompagne d'une certaine polyurie (2.500 cc. en vingt-quatre
heures). Cette polyurie augmente graduellement et atteint
11 litres 250 le huitième jour. Ce jour-là, le pouls est à 60, la
température matinale à 36,6. L'analyse de l'urine donne
les résultats suivants :

Quantité...........................	11.250
Densité...........................	1.002
Matériaux solides...................	76.823
— organiques..............	37.448
— inorganiques	39.375
Azote total.......................	15.348
Azote de l'urée....................	10.132
Urée.............................	21.80
Matières extractives azotées..........	15.648
Chlorure de sodium.................	25.875
Acide phosphorique.................	2.587
Ph² O⁵ : Azote total.................	16,8 0/0
NaCl : Azote total...................	168 0/0
Coefficient de déminéralisation.......	51,1 0/0

Pendant les jours suivants, l'urine oscilla de 9 à 12 litres,
sans que l'on put constater ni azoturie, ni phosphaturie, ni
présence d'albumine ou de sucre. Puis, sous l'influence d'un
traitement alternant entre l'antipyrine à la dose de 4 grammes
et l'ergotine associée à l'extrait de valériane, la polyurie
s'abaisse entre 3.000 cc. et 5.500 cc. Trente jours après le
début de la maladie, le malade se met à tousser et, pour la
première fois, on constate un peu d'obscurité du son au
sommet du poumon gauche, avec quelques râles très secs, à
la fin de l'inspiration et à la suite de la toux. — Le mois suivant, il y eut une légère hémoptysie. La polyurie oscillait
toujours de 2.000 à 4.000 cc. A ce moment, un examen des crachats révèle la présence des bacilles de Koch. Quand le malade sortit, trois mois après son entrée, les signes d'auscul-

tation n'avaient pas changé, la polyurie se maintenait à 3.000 cc.

Je possède actuellement six observations analogues.

Dans l'une d'elles, la polyurie atteignit 20 litres en vingt-quatre heures, sans qu'avec cette énorme quantité, l'acide phosphorique s'élevât à plus de 1,50. Il n'y avait donc pas de phosphaturie. Mais l'urine présenta, au début de cette crise colossale de polyurie, des caractères extrêmement curieux. Elle était opaline et rosée. La teinte rose était due à une petite quantité d'hémoglobine ; l'opalescence provenait de fines gouttelettes de graisse en suspension. Dans le léger sédiment formé après vingt-quatre heures de repos dans un verre conique, se trouvaient des débris de globules rouges, d'innombrables gouttelettes de graisse, des cristaux d'acides gras, des fragments d'épithélium rénal teintés de brun, divers épithéliums provenant des voies urinaires et des amas de pigment noir.

Sous l'action de cette intense polyurie, il y avait donc eu une *congestion rénale très active* ce qui n'a rien de bien étonnant. Ce qui l'est davantage, c'est l'aspect presque chyleux de l'urine, car, je ne sache pas que la pimélurie ait été constatée jusqu'ici, ni dans la polyurie, ni dans la première période de la tuberculose pulmonaire. Lœbisch déclare bien avoir constaté quelquefois de la graisse dans l'urine des tuberculeux, et Dumas dit que, dans la phtisie, la proportion de graisse peut augmenter dans l'urine ; mais j'ai examiné au microscope le sédiment de 178 urines de phtisiques, sans y trouver la moindre petite gouttelette graisseuse, si ce n'est dans trois cas où l'huile de foie de morue avait été administrée à des doses considérables, dépassant 200 grammes par jour.

Une autre particularité vraiment singulière, consiste dans des élévations thermiques considérables, survenant par périodes de cinq à six jours et suivies de périodes d'hypothermie. Le maximum constaté dépassa 40°, et le minimum s'abaissa à 35°.

Quand le malade quitta l'hôpital, après trois mois de séjour,

il urinait encore 4.000 à 5.000 cc. par jour. Il avait eu des
hémoptysies légères, et les signes de tuberculose au sommet
droit étaient indéniables.

M. Teissier avait déjà soupçonné l'existence de la polyurie
phosphaturique prétuberculeuse, ou tout au moins coïncidant
avec le début de la tuberculose. Dans les six cas que j'ai
observés, la polyurie a été nettement prétuberculeuse,
puisque aucun des malades ne présentait de signes physiques ou rationnels de tuberculose, au moment où commença la polyurie, et que nous avons vu les lésions pulmonaires se former, en quelque sorte, sous notre oreille ; mais
ce qu'il y a de remarquable, c'est qu'il s'agissait d'une polyurie simple, d'une pure hydrurie, et que, dans ces cas, l'hypothèse de la dénutrition azotée venant faire un terrain propice
au développement du bacille de Koch ne peut être soutenue.

Aussi m'abstiendrai-je de toute théorie, me bornant à enre-
gistrer le fait clinique que l'on peut formuler ainsi :

*Il existe une polyurie prétuberculeuse qui peut être phospha-
turique, mais qui est le plus souvent simplement hydrurique. La
polyurie hydrurique peut atteindre des chiffres énormes et provoquer des accès de congestion rénale, sans autre albuminurie que
celle qui résulte du passage dans l'urine d'une petite quantité
de sang. L'une ou l'autre de ces polyuries doit attirer l'attention
du médecin sur la survenance possible d'une tuberculose pulmonaire, surtout s'il s'agit de sujets prédisposés.*

VII

La polyurie prétuberculeuse, dont je viens de parler, doit
être fermement séparée des cas rares où la tuberculose vient
terminer une polyurie de vieille date, dont l'abondance a fini
par épuiser le patient, en le déminéralisant. Grisolle connaissait déjà cette manière de finir de la polyurie simple, mais il
avait remarqué, avec son grand sens clinique, que cette terminaison était, en somme, exceptionnelle. Vogel, puis Trousseau, étaient allés plus loin, et déclaraient que la phthisie
était plus commune chez les polyuriques simples que chez
les diabétiques. L'opinion de Vogel et de Trousseau est cer-

tainement exagérée, mais le fait de la polyurie simple, aboutissant quelquefois à la phtisie, n'en demeure pas moins vrai dans sa teneur générale. Dans les cas de ce genre, la polyurie a précédé de longtemps la phtisie; celle-ci n'en a été qu'une conséquence lointaine : elle est survenue à une période pour ainsi dire ultime, à titre de simple complication terminale, sans rapport direct avec la maladie primitive qui ne fait que préparer le terrain à l'évolution tuberculeuse.

Au contraire, dans les cas rapportés plus haut, et auxquels je voudrais voir réservée la dénomination de *polyurie prétuberculeuse*, la polyurie m'apparaît comme le premier acte de l'atteinte portée à la vie cellulaire par l'invasion bacillaire, ou plutôt comme la première manifestation réactionnelle de l'organisme vivant. Quoique la plus fine auscultation ne révèle alors rien dans les poumons, quoique aucun symptôme ne dirige les investigations du côté de la recherche du bacille de Koch, quoique cette polyurie ait, au premier chef, l'allure d'une simple polyurie dont on cherche la cause originelle dans le système nerveux, malgré tout cela, je la considère déjà comme une polyurie tuberculeuse, et si je l'appelle prétuberculeuse, c'est simplement pour spécifier qu'elle apparaît avant toute lésion perceptible au sommet des poumons, et même avant tout autre symptôme sensible ou rationnel de la tuberculose.

On aurait ici libre carrière pour édifier des théories. On pourrait invoquer, à l'exemple des classiques d'aujourd'hui, les toxines sécrétées par le bacille de Koch, et déclarer que l'organisme essaie de s'en débarrasser et s'en débarrasse pour un temps, par le procédé d'une sécrétion rénale surabondante, activée soit directement par lesdites toxines, soit par le système nerveux qu'elles ont impressionné. Et, en fait, cette explication n'est pas sans présenter une certaine apparence de réalité. Cependant, je ne l'invoquerai pas, et ne chercherai même pas à lui en substituer une autre. Ce qui nous importe, c'est de connaître le fait, d'avoir l'esprit en éveil quand on le rencontre, d'y voir un symptôme utile pour le pronostic, et d'en tirer cette conclusion : c'est qu'entre le moment où le bacille de Koch attaque le poumon, et le moment où apparaissent dans celui-ci les premiers linéaments d'une lésion, il y a une période où la vie se défend sans que soit modifiée la morphologie de l'organe vivant, où la fonction seule est troublée, où l'organisme humain nous enseigne peut-être, par la manière dont il résiste, l'orientation que devraient prendre nos actions thérapeutiques, où, enfin, puisqu'il n'y a pas encore de lésion constituée, il doit suffire d'un renfort à l'activité cellulaire pour triompher du mal.

Cette polyurie prétuberculeuse nous apprend quelque chose de plus. Je disais tout à l'heure, qu'à côté des polyuries phosphaturiques et rénales, il y avait, au début de la phtisie, des polyuries dites simples, en ce sens qu'elles ne relevaient d'aucune des causes qui servaient à caractériser les autres. Or, ces polyuries dites simples ne seraient-elles pas justiciables de la même explication que les polyuries prétuberculeuses et la différence qui les sépare ne serait-elle pas uniquement dans l'époque de leur apparition, les unes précoces, devançant les lésions, les autres, plus tardives, contemporaines des premiers actes matériels de la phtisie qui éclate, mais toutes deux liées à cet acte vital de défense qu'amoindrit mais que n'anéantit pas la lésion commençante?

Quoi qu'il en soit, il suffit de poser ce point d'interrogation pour montrer toute l'importance d'un facteur trop oublié dans les choses de la médecine. Ce facteur, c'est la VIE, si mystérieuse dans son essence, si éclatante dans ses manifestations, à laquelle je m'efforce de rendre la haute place qui lui est due, et dont la médecine de notre siècle l'a peu à peu dépossédée.

VIII

Jusqu'ici, je me suis occupé de polyuries à caractère plus ou moins permanent, mais ce ne sont pas les seules que l'on puisse rencontrer dans le cours de la phtisie pulmonaire. Et il n'est pas rare de constater des *polyuries transitoires* dont il est fort difficile de fixer la valeur.

D'abord, ce qui caractérise ces polyuries transitoires, c'est leur irrégularité. Elles paraissent survenir sans cause, persistent pendant un temps qui varie de deux à dix jours environ, puis disparaissent, sans qu'on puisse saisir davantage les raisons de leur venue que celles de leur cessation. La quantité d'urine s'élève relativement peu ; elle ne dépasse guère 2.000 à 2.500 cc. au maximum. Il y a là comme une sorte de crise plus ou moins durable, et qui, dans la majorité des cas, paraît suivie d'une amélioration passagère.

Il est évident que certaines de ces polyuries passagères coïncident avec une diminution de la diarrhée, des sueurs ou de l'expectoration, mais ce n'est pas à celles-là que je fais allusion. Celles dont je m'occupe ne viennent pas compenser la diminution de l'élimination aqueuse par une autre voie ; elles ne semblent pas liées, non plus, à des crises passagères de phosphaturie, et il est exceptionnel que j'aie constaté la présence d'albuminurie temporaire.

Cette absence de cause directe et relevant de l'observation vulgaire, tendrait à la faire rapprocher des polyuries étudiées dans le paragraphe précédent. Et il semble qu'on pourrait les réunir toutes sous le vocable de *polyuries réactionnelles*, classifiées en *permanentes et transitoires*, en *pré-tuberculeuses et en para-tuberculeuses*, suivant leur durée et le moment de leur apparition.

Les polyuries de cette catégorie se distinguent essentiellement des phosphatiques et des rénales en ce sens que ces dernières constituent de vraies complications, ou plutôt sont l'expression de vraies complications qui viennent accroître d'autant la gravité de la maladie primitive, tandis que les polyuries réactionnelles, exprimant un acte vital qui dépend jusqu'à un certain point du degré de résistance de l'organisme, rentrent dans la catégorie des symptômes d'ordre plutôt favorable et encouragent le médecin à insister sur une thérapeutique plus active.

IX

Parmi les polyuries des tuberculeux, il en est donc qu'on doit traiter et d'autres, au contraire, qu'il convient de respecter. De plus, il n'y a pas, à proprement parler, de *traitement* direct de la polyurie. Ce qu'il faut traiter, c'est la cause ou, tout au moins, l'une des conditions causales du symptôme.

Aussi traitera-t-on les polyuries phosphaturiques et rénales ; mais celles-ci ne reconnaissent aucune thérapeutique qui leur soit propre : elles relèvent du traitement de la phosphaturie et des affections rénales en cause.

Quant aux polyuries réactionnelles, à quelque période qu'elles se présentent, on les respectera, à moins qu'elles n'atteignent des proportions assez considérables pour provoquer des accès de congestion rénale par excès de fonctionnement du rein. On devra les traiter aussi quand, toute question de phosphaturie mise à part, elles s'accompagnent d'une élimination de matériaux inorganiques assez abondante pour que l'on soit en droit de redouter la déminéralisation de l'organisme. Je me borne, d'ailleurs, à signaler ce point d'une manière générale, me proposant d'y revenir avec plus de détails dans la seconde partie de cette étude qui sera consacrée aux variations des matériaux solides dans l'urine des phtisiques.

Disons seulement que les médicaments qui m'ont paru avoir la meilleure influence sont l'antipyrine, l'acide gallique et l'ergotine.

L'antipyrine sera donnée à la dose de 3 grammes par jour au maximum, en trois prises de 1 gramme, à huit heures d'intervalle. Sous aucun prétexte, on ne continuera l'administration de l'antipyrine pendant plus de quatre à cinq jours. Passé ce temps, ses effets sont à peu près nuls, et tout le secret de son succès consiste dans l'alternance de son emploi. Quand on la cessera, on devra la remplacer par l'acide gallique, en la formule suivante :

Acide gallique...................... 0,15
Sulfate de quinine................ 0,05
Camphre......................... 0,01
Poudre d'opium brut.............. 0,01
Extrait de feuilles de noyer........ Q. S.

Pour une pilule. Donner de 2 à 5 par vingt-quatre heures.

On peut employer aussi l'ergotine associée à l'extrait de valériane, par parties égales, aux doses de 1 à 3 grammes par jour.

Puis l'on reviendra à l'antipyrine et ainsi de suite, jusqu'à ce que la polyurie soit réduite à un taux dépourvu d'inconvénients.

B. — DE L'OLIGURIE DANS LA PHTISIE PULMONAIRE CHRONIQUE.

I

En regard des polyuries, il est utile de rechercher la signification des diminutions de la quantité d'urine dans la phtisie pulmonaire chronique.

D'après mes tableaux statistiques, la quantité d'urine n'est jamais ou presque jamais diminuée à la première période; elle l'est 14 fois 0/0 dans la seconde, et environ 36 0/0 dans la troisième.

Ces cas tiennent pour la plupart à des *conditions accidentelles*, telles que : intolérance gastrique pour les aliments, pertes liquides par la diarrhée, par les sueurs, par l'expectoration et, en général, *déperditions de tout ordre.*

Chez les malades où la *fièvre* prend la première place, soit comme continuité, soit comme intensité, l'oligurie est parfois remarquable, puisque la quantité de l'urine peut s'abaisser aux moyennes de 300 grammes, 357 grammes, 420 grammes, 520 grammes dans les vingt-quatre heures.

Cette diminution de la quantité est compensée pendant un certain temps par une augmentation de la densité, mais bientôt cette dernière subit, elle aussi, une graduelle décroissance jusqu'à la mort, et si des augmentations surviennent, elles sont toujours passagères. On observe aussi de semblables diminutions de la densité dans des cas qui marchent vers l'amélioration, mais alors elles sont compensées par l'élévation de la quantité de l'urine, si bien que dans les deux cas. on peut tirer de cette opposition entre la quantité et la densité d'utiles indications pronostiques (1).

Quand la quantité d'urine s'abaisse sans être compensée par

---

(1) Obs. XI. — Phtisie pulmonaire au 2º degré. Amélioration graduelle et augmentation du poids sous l'influence du régime et du repos. Diminutions de quantité compensées par l'augmentation de la densité.

	Quantité	Densité	Matériaux solides
1ᵉʳ avril.................	700	1.029	47,50
2 —	800	1.028	52,51
3 —	1.250	1.028	81,89
4 —	800	1.025	46,70
5 —	1.900	1.024	106,70
9 —	1.100	1.023	59,20
12 —	1.550	1.023	83,82
20 —	1.400	1.022	72,07
Moyennes.................	1.188	1.025,2	68,78

Obs. XII. — Phtisie pulmonaire au 3º degré. Fièvre et dyspnée. Diarrhée, vomissements, expectoration considérable. Mort. Oligurie avec diminution graduelle de la densité.

	Quantité	Densité	Matériaux solides
19 mars.................	350	1.030	24,57
20 —	500	1.029	33,96
21 —	500	1.029	33,80
22 —	400	1.029	27,11
23 —	300	1.029	20,35
24 —	300	1.027	18,95
25 —	350	1.023	18,83
26 —	450	1.023	24,21
27 —	400	1.020	18,72
31 —	250	1.030	18,12
2 avril.................	300	1.022	15,44
4 —	300	1.024	16,84
Moyennes.................	367	1.026,3	22,59

une augmentation proportionnelle de la densité, le pronostic s'aggrave.

Si l'abaissement de la densité est compensé par une augmentation parallèle de la quantité, sans que cette augmentation tienne à une cause rénale ou phosphaturique et sans que la densité, cependant, descende à des chiffres trop abaissés, le pronostic s'améliore.

II

L'oligurie est encore la règle dans la *phtisie compliquée de tuberculose intestinale ou mésentérique* (1). Chez un de nos malades, la quantité moyenne n'était que de 250 cc. avec une densité de 1.027,2, de sorte qu'en résumé la somme des matériaux solides n'était que faiblement influencée.

Une *complication inflammatoire*, comme la *pneumonie* ou la *méningite*, une *généralisation de la tuberculose,* diminuent brusquement et d'une manière souvent considérable la quantité de l'urine. Il en est de même des *hémoptysies* quand elles sont notables et répétées : le fait a été très évident dans plusieurs de mes cas ; dans l'un, entre autres, l'urine tomba de 1.750 à 1.250 et 1.100 cc. et ce fait est d'autant plus significatif que le malade n'avait ni fièvre, ni sueurs, ni diarrhée, et qu'il avait bu la même quantité de liquide qu'avant ses hémoptysies ;

---

(1) Obs. XIII. — Phtisie pulmonaire au 3ᵉ degré. Caséification des ganglions bronchiques. Phtisie des ganglions mésentériques. Entérite et péritonite tuberculeuses. Reins normaux.

12 mai...	500	1.032	37,44	Diarrhée abondante.
13 —	260	1.035	20,50	moins
14 —	600	1.024	33,69	Pas de diarrhée
15 —	800	1.016	24,33	Id.
16 —	500	1.022	25,74	
17 —	200	1.035	16,38	
19 —	500	1.023	»	Reprise de la diarrhée.
20 —	650	1.032	48,30	Diarrhée peu marquée.
21 —	600	1.028	39,31	
23 —	700	1.030	49,14	
24 —	500	1.022	25,70	

Mort le 11 juin.

seule, la quantité des aliments avait assez notablement diminué (1).

III

L'*anurie totale* est fort rare ; je n'en ai vu qu'un seul cas.
Elle dura trois jours pleins ; le malade fut sondé et l'on ne
trouva pas trace d'urine dans sa vessie. C'était à la dernière
période de la maladie ; le patient ne prenait aucun aliment ;
à peine buvait-il un peu de lait. L'anurie ne parut point
aggraver son état : peu à peu la sécrétion se rétablit, l'urine
ne présentant rien d'anormal. La mort arriva en plein marasme sept jours après la réapparition de l'urine : l'autopsie
ne révéla aucune altération dans les voies urinaires.

IV

Les oliguries de la phthisie pulmonaire, quand elles sont
accidentelles, ne réclament pas de *traitement* propre. Si elles
sont accidentelles et provoquées par des déperditions aqueuses
quelconques, elles cesseront lorsque celles-ci prendront fin
soit spontanément, soit sous l'influence d'un traitement approprié à la cause de la déperdition.

On peut dire seulement que les oliguries permanentes ou
simplement prolongées, indiquent aussitôt l'usage du lait, sous
forme de régime lacté mixte ou absolu. L'indication du régime

---

(1) Obs. XIV. — M... 27 ans. Respiration soufflante et craquements
humides au sommet droit. Craquements et frottements au sommet gauche.
Ni sueurs, ni diarrhée. Nombreuses hémoptysies antérieures.

18 janvier. T. M. 38,2. Hémoptysie énorme après la visite ; rend une
cuvette de sang. Le soir, le malade est exsangue ; angoisse respiratoire,
soif très vive ; pouls incomptable. T. S. 37,4.

	Urine du 17 au 18...	1.750	1.015,5	63,40		
—	18 au 19...	1.250	1.011,5	33,50	T. M. 37,5	T. S. 38
—	19 au 20...	1.100	1.012	30,80	T. M. 37	T. S. 37,6

Obs. XV. — H. 36 ans. 2e degré. Hémoptysies répétées.

	Quant.	Dens.	M. S.
Avant les hémoptysies. Moyenne de quatre jours	1.150	1.018	48,50
Pendant —	890	1.021	44,52
Après —	970	1.020	44,46

lacté absolu est exceptionnelle, car il faut toujours compter sur l'affaiblissement qu'il provoque ou entretient trop souvent, à moins que les malades ne puissent ingérer au moins trois litres de lait par jour. En tout cas, on reviendrait au régime mixte dès que l'urine remontera à la quantité normale.

Il est un autre mode de traitement des oliguries qui n'a point encore été signalé et dont j'ai été, maintes fois, à même de constater les heureux effets, sans compter que ce mode de traitement n'est pas à dédaigner contre la phthisie elle-même. Ce sont les lavements d'hydrogène sulfuré. Quand on injecte dans le rectum, sans addition d'acide carbonique, 50 à 100 grammes d'eau distillée contenant en dissolution 5 à 10 centigrammes d'hydrogène sulfuré, on voit quelquefois la quantité des urines augmenter et atteindre 2.000 et 2.500 cc. dans les vingt-quatre heures. Et cet effet n'est pas fugace ; il paraît durer pendant plusieurs jours, surtout si l'on continue les lavements.

Je n'insiste pas sur cette propriété diurétique de l'hydrogène sulfuré introduit par la voie rectale : j'aurai l'occasion de revenir plus tard sur l'emploi éventuel de ce traitement.

C. — CONCLUSIONS

1° En général, la quantité de l'urine est légèrement augmentée dans la première période de la phthisie pulmonaire ; elle est normale dans la seconde et le plus souvent diminuée dans la troisième période.

2° A chacune de ces périodes, il est un certain nombre de malades qui s'écartent de la règle et émettent des quantités d'urine supérieure à la normale. — Vingt fois sur cent, il s'agit d'une polyurie plus ou moins accentuée.

3° La polyurie est relativement plus fréquente dans la phtisie de l'adulte que dans celle du vieillard.

4° La polyurie du premier stade de la phtisie pulmonaire est liée à la phosphaturie ou prend les caractères de la polyurie dite simple, c'est-à-dire, sans élimination particulièrement exagérée d'un des constituants normaux de l'urine.

5° La polyurie azoturique vraie, c'est-à-dire liée à une dénutrition azotée exagérée et non compensée par une alimentation équivalente, paraît être d'une extrême rareté.

6° Les polyuries des périodes plus avancées relèvent ordinairement de la néphrite mixte, de la néphrite tuberculeuse
ou de la dégénérescence amyloïde des reins.

7° Les polyuries phosphaturiques et les polyuries dites
essentielles peuvent, à la longue, préparer le terrain de la
tuberculose et se terminer par la phtisie pulmonaire.

8° Mais il existe une véritable polyurie prétuberculeuse,
quelquefois phosphaturique, le plus souvent simple, qui
peut atteindre des chiffres considérables et provoquer des
accès de congestion rénale. Elle se distingue des précédentes
par la rapide survenance de la phtisie et paraît être la *première manifestation fonctionnelle* de la réaction vitale à l'encontre du bacille et de ses produits de sécrétion.

9° Il paraît permis d'en rapprocher les polyuries dites
simples de la première période de la phtisie, et de considérer
ces dernières comme relevant d'une fonction morbide de
même ordre.

10° A côté des polyuries permanentes, il convient de placer
les *polyuries transitoires* qui sont assez irrégulières, surviennent par crise, et se rapprochent, au point de vue de
leurs conditions, de celles signalées dans les deux paragraphes
précédents.

11° Aussi, paraît-il légitime d'individualiser ces trois derniers groupes sous le nom de *polyuries réactionnelles* que l'on
classera ensuite *en permanentes et transitoires, en prétuberculeuses et en para-tuberculeuses* suivant leur durée et le moment de leur apparition.

12° Tandis que les polyuries phosphaturiques et rénales
constituent de vraies complications, accroissant d'autant, la
gravité de la maladie primitive, les polyuries réactionnelles
comportent un pronostic relativement plus favorable.

13° L'oligurie des phtisiques dépend souvent de conditions
accidentelles comme la diarrhée, les sueurs, les vomissements, l'abondance de l'expectoration, etc.

14° La fièvre, les complications inflammatoires, la pneumonie, la méningite, la généralisation de la tuberculose, les hémoptysies, sont des causes habituelles d'oligurie.

15° Quand la quantité d'urine s'abaisse sans être compensée par une augmentation proportionnelle de la densité, le pronostic s'aggrave.

16° Si l'abaissement de la densité est compensé par une augmentation parallèle de la quantité d'urine, sans que cette augmentation de quantité tienne à une cause rénale ou phosphaturique, et sans que la densité descende cependant à des chiffres trop abaissés, le pronostic s'améliore.

17° L'anurie totale est exceptionnelle. Je n'en connais qu'un seul cas dont la cause réelle demeura tout à fait inconnue.

18° Les polyuries phosphaturiques et rénales relèvent du traitement de leur cause et ne reconnaissent aucune thérapeutique personnelle. Les polyuries dites simples et les polyuries prétuberculeuses ne doivent être traitées que lorsqu'elles atteignent des proportions assez considérables pour déminéraliser l'organisme ou provoquer des accès de congestion rénale, par excès du fonctionnement du rein. Les médicaments qui paraissent avoir la meilleure influence, sont l'antipyrine ou l'ergotine associée à l'acide gallique.

19° Les oliguries réclament presque toutes l'emploi du régime lacté mixte ou absolu. Il est parfois utile d'employer les lavements d'hydrogène sulfuré qui paraissent, dans ces cas, exercer sur la fonction urinaire une action accélératrice.

Erratum. — Plusieurs erreurs s'étant glissées dans la première partie de ce mémoire, publiée au numéro de Mai des *Archives*, nous prions nos lecteurs de vouloir bien faire les corrections suivantes :

Page 518 à la note au lieu de   24 —   1,600 lisez 24 —   1,900
  » 519 à la note au lieu de 1.370 1.011   33,89 lisez 1.370 1.011,5 33,89
  »   »   »   »   } 25 — 1.500   1.102   32,12 lisez:
                         } 25 — 1.500   1.102   42,12.
  »   »   »   »   au lieu de Obs. VI lisez Obs. V.
  »   »   »   »   au lieu de Veille   3,545 c.c. lisez
                                  Veille   2,545 »
  » 520   »   »   au lieu de Obs. VII lisez Obs. VI.
  »   »   »   »   au lieu de Obs. V lisez Obs. VII.
  »   »   »   »   au lieu de Moyennes 932 — 1.015,5 — 34,55
                         lisez Moyennes 923 — 1.015,5 — 33,55.

DU GRATTAGE ET DE LA RÉUNION IMMÉDIATE
DES BUBONS ULCÉRÉS,

Par P. MERMET,
Interne des hôpitaux.

HISTORIQUE. — Parmi les affections vénériennes, il n'y en a peut-être point qui ait un répertoire thérapeutique aussi chargé que le bubon; les méthodes et les procédés préconisés jusqu'ici dans cette affection sont innombrables et chaque jour en voit éclore un nouveau.

Ces méthodes et ces procédés ont en vue la guérison du bubon à ses diverses étapes, soit à la période inflammatoire (traitement abortif), soit à la phase de suppuration (traitement curatif). Cette dénomination de traitement curatif du bubon est à coup sûr mauvaise ou incomplète ; tout n'est en effet pas fini lorsqu'un bubon a été incisé et pansé antiseptiquement : il reste le plus souvent à la suite une cavité longue à se combler, souvent fistuleuse, un véritable ulcère ganglionnaire sans tendance à la cicatrisation, contre lequel tout traitement échoue ou n'agit qu'avec une extrême lenteur.

Deux méthodes, entre autres, ont été employées contre ces cas si fréquents en clinique : l'une est le grattage du bubon, l'autre la réunion immédiate. Il nous semble qu'on peut les réunir avantageusement, l'une complétant l'autre; c'est cette méthode mixte que nous nous proposons de décrire et que nous avons employée systématiquement dans un certain nombre de bubons ulcérés que nous avons eu à soigner à l'hôpital du Midi, dans le service de notre maître, M. Balzer.

Disons auparavant deux mots de ces deux procédés thérapeutiques.

α. *Grattage du bubon ulcéré*. — Les chirurgiens ont tout d'abord eu l'idée de détruire ces fongosités, ces callosités des adénites ulcérées de l'aine. Boyer (1) songea le premier dans ces cas à « inciser les callosités pour obtenir une nouvelle sur-

---

(1) Boyer. Traité des maladies chirurgicales, 8e édition. T. II, p. 519.

face et pour déterminer un certain degré d'inflammation qui favorise le travail de la nature ». Plus près de nous, Diday (1) indique un procédé opératoire analogue, le curage des bubons strumeux consécutifs au chancre simple. Cette méthode a été depuis conseillée par Wolkmann, Aubert, Trélat, qui, tout en précisant ses indications, ont insisté surtout sur le manuel opératoire du grattage de l'aine.

β *Réunion immédiate.* — A la suite du curage du bubon on obtenait une cicatrice par seconde intention, cicatrice lente à s'effectuer, désagréable à voir. Dans le but de rendre la guérison plus rapide, la cicatrice plus petite et même linéaire, V. Legros (2) s'est proposé, « en rapprochant par la suture les lèvres de la solution de continuité, de combler la perte de substance par une sorte d'autoplastie ». Ce procédé offre un double avantage : par la suture on maintient en contact les lèvres de la plaie, et par une compression modérée on favorise le recollement avec les parties sous-jacentes.

INDICATIONS ET CONTRE-INDICATIONS. — Combinées et se complétant, ces deux méthodes ont des indications et des contre-indications assez précises.

α *Contre-indications.* — Le bubon chancrelleux ne rentre pas, il va de soi, dans les indications de cette méthode mixte. Il est évident qu'on ne peut sous peine d'insuccès s'attaquer à un chancre ganglionnaire : la contamination des parties encore non atteintes, de la surface saignante produite, en un mot un chancre d'inoculation encore plus étendu en serait la conséquence fatale.

β *Indications.* — Le bubon inflammatoire, quelle qu'en soit la cause (blennorrhagie, chancre simple ou chancre syphilitique) est seul justiciable de cette méthode ; là où elle est surtout indiquée c'est dans le cas de ces vastes ulcères ganglionnaires, ceux des bubons vénéreo-strumeux, à fond de mauvaise nature, couvert de bourgeons charnus amorphes,

---

(1) Diday. Thérapeutique des maladies vénériennes. Paris, 1876, p. 215.
(2) V. Legros. Du traitement des adénites. Mémoire couronné par l'Académie de médecine, 1864.

blanchâtres ou décolorés, donnant lieu à une suppuration interminable et séro-purulente, à bords décollés, amincis, rougeâtres, formés par une peau d'une vitalité douteuse et ne demandant qu'à se recroqueviller à l'intérieur de l'ulcère, à trajets fistuleux étendus, se prolongeant dans le sens du pli de l'aine, et sans tendance à s'oblitérer. Soit que le bubon se soit ouvert spontanément, soit qu'il ait été incisé par le chirurgien au moment le plus propice, c'est à ce résultat qu'aboutissent nombre de bubons inguinaux, et, dans ces circonstances, la cicatrisation est longue, très longue à se faire. Nous avons vu dans le service de M. Balzer des bubons ainsi ulcérés persister malgré les traitements les plus variés des semaines et même un ou deux mois sans changements. C'est ce qui nous a décidé à employer le procédé plus radical et plus expéditif suivant :

MANUEL OPÉRATOIRE. — Le manuel opératoire est des plus simples ; il n'est pas nécessaire d'être habile chirurgien pour mener à bien cette opération qui rentre pour ainsi dire dans la petite chirurgie.

α *Préparatifs.* — L'anesthésie chloroformique est le plus souvent inutile ; la cocaïne suffit généralement. Nous nous sommes mieux trouvés de l'emploi des chlorures d'éthyle ou de méthyle plus faciles à appliquer que la cocaïne au niveau d'une peau amincie, décollée et offrant sans danger une surface anesthésique plus étendue.

La surface avoisinante, tout le champ opératoire sont rasés, lavés au savon puis au sublimé. L'intérieur du bubon est largement irrigué avec une solution phéniquée faible : antisepsie également des aides et de l'opérateur.

Comme instrumentation, il suffit d'une paire de ciseaux. d'un bistouri, d'une curette tranchante, d'une sonde cannelée et de quelques pinces.

β *Opérations.* — Les trajets fistuleux du bubon sont d'abord incisés au bistouri sur la sonde cannelée, de façon à mettre à nu toute l'étendue de la surface suppurante.

Avec la curette de Wolkmann on enlève ensuite tous les bourgeons charnus et les tissus de mauvaise nature du fond de la cavité ganglionnaire jusqu'à ce qu'on arrive sur un tissu paraissant sain. Ce grattage doit être énergique ; on ne doit pas avoir peur de faire saigner la région, sans crainte d'ouvrir des portes d'absorption et de faire pénétrer des microbes pyogènes dans le torrent circulatoire.

Une fois ce nettoyage opéré, on abrase les lèvres de l'ulcération soit avec des ciseaux, soit mieux avec le bistouri et l'on cherche ainsi à les transformer en deux surfaces saignantes qui viennent bien s'appliquer l'une à l'autre ; on doit avoir soin d'enlever une certaine étendue de cette peau recroquevillée et amincie des bords du bubon ulcéré et chercher à obtenir une plaie elliptique ou ovalaire dont le vrai diamètre soit perpendiculaire ou parallèle à l'axe du membre ; la bonne forme et la bonne direction de la plaie sont un point important en pratique, car ce n'est qu'à ce prix qu'on pourra obtenir un affrontement exact des deux lèvres cutanées et partant une belle cicatrice.

L'opération est alors aux trois quarts faite. On procède à un attouchement de la cavité ganglionnaire ainsi transformée avec une solution phéniquée à 5 0/0, ou avec une solution de chlorure de zinc au 1/10 que l'on fait pénétrer dans tous les culs-de-sac pouvant subsister de l'ulcère ; sous l'influence de la solution antiseptique on observe alors un changement de coloration très-net des parties saines destinées à s'affronter ; contrairement aux autres elles prennent aussitôt une coloration blanchâtre caractéristique.

Immédiatement après cet attouchement et le lavage de la plaie, on procède à la suture. Celle-ci est faite de préférence avec des crins de Florence. Les fils sont passés dans les deux lèvres cutanées qu'ils doivent réunir, en cherchant de préférence à saisir dans la profondeur de la plaie un point assez solide intermédiaire, le plus souvent constitué par la zone inflammatoire ou scléreuse périganglionnaire, parfois par l'aponévrose d'enveloppe du membre inférieur ; cette prise dans l'anse du fil de réunion d'un point profond de la plaie aide ainsi beaucoup à l'oblitération de la cavité existante. Les crins espacés de 8 à 10 millimètres sont ensuite liés.

γ *Soins consécutifs.* — Le malade est pansé à la gaze iodoformée. On applique un pansement occlusif et légèrement
compressif. Repos complet au lit et le membre inférieur dans
l'extension pendant les jours qui suivent. Le cinquième ou le
sixième jour, ablation des fils et nouveau pansement compressif.

RÉSULTATS. — Quels sont les résultats de cette méthode ?
Ici nous avons à considérer des résultats immédiats et des
résultats ultérieurs.

α *Résultats immédiats.* — Ils sont généralement bons ainsi
qu'on peut le voir par la lecture de nos observations. A l'ablation des fils la suture tient le plus souvent dans toute son
étendue; nous n'avons eu sur nos 10 cas que 2 échecs complets qui doivent être imputables sans aucun doute à des
bubons chancreux méconnus. Rarement on constate une
absence de réunion partielle; dans 2 cas nous avons vu un
des fils céder et le plus souvent cela tient à la mauvaise incision ou direction de la suture.

Contrairement à ce qu'on pourrait penser on n'observe pas
de réaction péri-ganglionnaire consécutive au grattage énergique opéré, et la zône de tissus inflammatoires qu'on aurait
pu laisser ou qu'on n'aurait pu enlever par le curettage diminue au contraire; tous ces produits inflammatoires se résorbent
après l'opération et aboutissent rapidement à une sclérose
ganglionnaire ou périganglionnaire avoisinante.

La suture tient donc également et cela sans complications
dans toute son étendue; on obtient ainsi une réunion immédiate d'un bubon ulcéré, et cela en une huitaine de jours. C'est
là au point de vue des résultats immédiats une économie de
temps qui n'est point à dédaigner; tous nos malades, sauf 2,
sont sortis de l'hôpital complètement guéris dans les dix
jours qui suivirent l'opération et nous ne doutons point que
quelques-uns d'entre eux seraient sans elle restés encore plus
d'un mois immobilisés dans leur lit.

β *Résultats ultérieurs.* — Ils ne sont pas moins bons et intéressants à considérer que les précédents. Les malades et
surtout les femmes qui se préoccupent tant d'une cicatrice

dans la région inguinale, les médecins qui ont tout inventé jusqu'ici dans l'espoir d'éviter à leurs clients la suppuration du bubon, et partant son ouverture et sa cicatrisation sont en droit d'être satisfaits. On obtient par le curettage du bubon et la réunion immédiate une cicatrice linéaire, régulière, idéale, si tant est qu'on puisse parler d'idéal en fait de cicatrice, et qui, si on a eu soin de faire la suture dans la direction du pli de l'aine, est totalement dissimulée par celui-ci ; on n'a plus ainsi les cicatrices difformes et rétractiles qui résultent de la guérison spontanée du bubon et que nous avons eu si souvent l'occasion de constater chez les malades de la consultation de l'hôpital Ricord.

Au point de vue des résultats ultérieurs, l'avantage de cette opération est donc un avantage esthétique, qui n'est souvent pas le moindre en pareil cas.

OBJECTIONS ET VALEUR DE LA MÉTHODE. — α *Objections.* — Nous ne voyons guère les objections qu'on pourrait faire à cette méthode?

Tout ce qu'on pourrait dire d'elle, c'est qu'elle arrive un peu tard qu'elle n'est applicable qu'à une certaine période du bubon, à la période d'ulcération, et que, par conséquent, son emploi doit être restreint. C'est là une erreur profonde et il suffit d'avoir passé quelque temps dans un hôpital de vénériens pour s'apercevoir du nombre considérable de malades qui, avec des bubons ulcérés et décollés, encombrent les lits des hôpitaux spéciaux.

Et puis on pourra peut-être dire de nos 10 observations comme des 2 cas rapportés par Legros qu'il s'agit là d'une série heureuse. Nous ne saurions mieux faire, en guise de réponse que de rapporter les conclusions de cet auteur : « Soit, il s'agit de série heureuse. Mais n'exagérons rien cependant et convenons que les tentatives dans le sens de cette méthode ne peuvent que servir les intérêts du malade. Celui-ci, en cas d'insuccès de la suture, ne perdra rien : la brèche qui restera n'aura point d'aussi grandes dimensions que la plaie primitive ; par conséquent elle sera plus prompte-

cicatrice meilleure. »

β *Valeur*. — En considérant donc ces deux seuls points de
vue : rapidité de la guérison et bon aspect de la cicatrice, il
nous semble que cette méthode mérite d'être employée plus
qu'on ne le fait aujourd'hui dans les cas de bubons ulcérés.
Elle est appliquée journellement dans les adénites tuberculeuses du cou; pourquoi ne l'appliquerait-on pas aussi souvent aux adénites vénériennes de l'aine? Ces deux sortes
d'adénites se ressemblent d'ailleurs fréquemment par plus
d'un point : au début, phase inflammatoire généralement de
courte durée qui se termine par l'ouverture au dehors du
ganglion suppuré ; plus tard, phase d'ulcération qui, même
dans les cas de bubons les plus aigus comme apparence, a
toujours une durée d'une longueur désespérante. Ces deux
affections, si proches voisines au point de vue clinique, méritent donc au point de vue thérapeutique le même traitement ; on aurait tort de le refuser à l'une plutôt qu'à l'autre.

OBSERVATIONS. — Nous donnons à titre de vérification, le
résumé des observations des malades que nous avons traités
par cette méthode.

OBS I. — C... (Henri), 38 ans, employé des Postes. Entré le 25 oct.
1893, à l'hôpital Ricord, salle VIII, lit 33.

Antécédents. — Blennorrhagie en 1889. Chancre syphilitique il y
a huit mois.

Etat actuel. — Chancre mou du frein. Bubon gauche superficiel
très volumineux. Incision le 26 octobre.

Marche. — Large bubon ulcéré, à suppuration abondante, à bords
recroquevillés surtout au niveau de la lèvre supérieure de l'ulcère,
sans tendance à cicatrisation.

Opération et suites. — Grattage et suture le 15 janvier 1894. Ablation des fils le 19. Sorti guéri le 26.

OBS. II. — C... (Ferdinand), 54 ans, cordonnier. Entré le 2 décembre 1893, à l'hôpital Ricord, salle VIII, lit 40.

Antécédents. — Plusieurs bronchites suspectes de tuberculose,
état général mauvais.

Etat actuel. — Balano-posthite érosive circinée. Bubon droit
suppuré. Incision le 3 décembre.

Marche. — Nouveau bubon à gauche, suppuré le 29 décembre.
Incision. Le bubon droit tend à se cicatriser. Le bubon gauche
s'ulcère dans la suite et donne lieu à une suppuration interminable,
prend les allures du bubon strumeux.

Opération. — Grattage et suture le 10 février 1894. Ablation des
fils le 16. Sortie, guérison le 20.

Obs. III. — P... (René), 21 ans, typographe. Entré le 13 décembre 1893
salle VIII, n° 35.

Antécédents. — Chancre mou de la rainure balano-préputiale en
avril 1893.

Etat actuel. — Large bubon ulcéré du côté gauche.

Marche. — Traité par les pansements ordinaires, n'a pas tendance
à guérison.

Opération. — Grattage et suture le 21 janvier 1894. Ablation des
fils le 1er février. Sorti guéri le 7 février.

Obs. IV. — V... (Jules), 30 ans, photographe. Entré le 27 décembre
1893, salle VIII, n° 29.

Antécédents. — Nuls.

Etat actuel. — Chancres mous du scrotum. Bubon gauche suppuré,
incisé le 31 décembre.

Marche. — Ulcération progresse; bubon d'apparence chancreuse.

Opération. — Grattage et suture le 24 janvier 1894. Ablation des
fils le 29. Absence partielle de réunion; deux fils ont lâché. Sorti
guéri le 19 février.

Obs. V. — F... (Georges), 34 ans, employé. Entré à l'hôpital Ricord
le 23 décembre 1893, salle VII, lit. 2.

Antécédents. — Nuls.

Etat actuel. — Chancre syphilitique de la rainure aux trois quarts
guéri. Bubon droit suppuré, incisé le 24 décembre.

Marche. — Pas de tendance à cicatrisation du bubon. Grattage et
suture le 22 janvier 1894. Ablation des fils le 27; sorti guéri le 31.

Obs. VI. — L... (Auguste), 42 ans, apprêteur. Entré le 30 décembre
1893, salle VIII, lit 16.

Antécédents. — Rien à signaler.

Etat actuel. — Bubon double suppuré de cause inconnue, probablement chancres mous. Incision des deux bubons le 31 décembre 1893.

Marche. — Les deux bubons ouverts restent stationnaires. Un
mois après il se fait une fusée pubienne du bubon droit; contre-
ouverture dans cette région.

Opération. — Grattage et suture du bubon gauche le 21 janvier 1894, ablation des fils le 1ᵉʳ février, la suture a très bien tenu.

Obs. VII. — V... (François), 21 ans, journalier. Entré le 17 février, salle VIII, lit 22.

Antécédents, — Nuls.

Etat actuel. — Chancre mou du prépuce en voie de cicatrisation. Bubon gauche suppuré et ulcéré en deux points.

Marche. — Stationnaire des deux ulcérations.

Opération. — Grattage et suture du bubon supérieur de l'aine gauche, siégeant au niveau d'une cicatrice récente de plaie de l'abdomen. Opération le 22 février. Ablation des fils et guérison le 29.

Obs. VIII. — L...(François), 38 ans, domestique. Entré le 7 février 1894, salle VII, lit 7.

Antécédents. — Nuls.

Etat actuel. — Chancre mou de la rainure. Bubon gauche suppuré incisé le 8.

Marche. — Large ulcération ganglionnaire d'aspect chancreux.

Opération. — Curettage, large excision des lèvres de l'ulcère, suture le 12. Ablation des fils le 22. Aucun des fils n'a tenu, mais les lèvres de la plaie sont au contact et n'ont pas l'aspect chancreux.

Obs. IX. — T... (Alfred), 26 ans, boulanger. Entré le 22 nov. 1893, salle VIII, n° 4.

Etat actuel. — Blennorrhagie de un mois. Erosions du prépuce et du frein. Bubon inguinal double en voie de suppuration.

Marche. — Bubon droit suppuré et ouvert le 24 novembre. Bubon gauche ouvert le 29 novembre. Grattage et cautérisation au thermocautère des ulcères ganglionnaires les 11 décembre 1893 et 11 janvier 1894. Ulcération du côté gauche en voie de cicatrisation le 15 février.

Opération. — L'ulcère ganglionnaire du côté droit n'a pas tendance à se fermer ; opération le 22 février. Ablation des fils et guérison le 27.

Obs. X. — R... (Victor), 18 ans, commis-épicier. Entré le 7 février 1894, salle VII, lit 1.

Antécédents. — Chancre syphilitique il y a huit mois. Testicule tuberculeux droit ulcéré et fistuleux, curetté il y a quatre mois.

Etat actuel. — Syphilides papulo-érosives du prépuce et du gland. Bubon droit ulcéré, type du bubon syphilitico-strumeux.

Marche. — Pas d'amélioration du bubon par les pansements.

Opération. — Curettage et réunion le 26 février. Guérison le 2 mars.

DE LA CONFUSION MENTALE PRIMITIVE

Par le Dʳ J. SÉGLAS (1).

(Suite et fin.)

Parfois toute la symptomatologie se réduit là. Mais dans dans d'autres cas il peut s'y ajouter de nouveaux symptômes ; ce sont ceux que nous appelons les symptômes secondaires, accessoires.

Ce sont d'abord des *idées délirantes*. En général elles sont de caractère triste, affectant une teinte mélancolique. Ce sont des idées de ruine, de damnation, de persécution vagues, des idées de culpabilité, assez souvent des idées de négation, de mort, de décomposition cadavérique. Parfois, dans les moments d'excitation, on peut noter des idées érotiques, des idées de grandeur en général très passagères.

Ces idées diverses ne sont nullement systématisées, sont sans consistance, mobiles, changeantes, parfois contradictoires. Elles se succèdent dans l'esprit du malade comme les différents tableaux d'un rêve, disparaissant pour reparaître l'instant d'après, parfois sous la même forme, d'autres fois sous une forme différente.

Quand on interroge un malade sur les propos qu'il tenait une heure auparavant, bien souvent il ignore ce qu'on lui demande et ne se rappelle rien des pensées qu'il avait à ce moment ou s'il s'en souvient, il ne peut les expliquer. C'est là un caractère diagnostique d'une certaine valeur et qu'il ne faut jamais négliger de rechercher.

D'ailleurs ces idées peuvent se traduire spontanément chez les sujets par une loquacité toute spéciale, une sorte d'*automatisme* de la parole correspondant à l'automatisme de la pensée et qui les montre, passant en l'espace de quelques

(1) Extrait des conférences faites à l'hospice de la Salpêtrière, les 4 et 11 février 1894 et recueillies par le Dʳ Henry Meige. — Les observations des malades, présentées au cours de ces conférences, seront publiées en détail dans un travail ultérieur.|

minutes, d'une idée à une autre avec la plus complète incohérence. Parfois, ils marmottent des paroles à voix basse sur un ton de litanie, et, de même que l'on peut comparer ceux qui n'ont que les symptômes fondamentaux examinés tout à l'heure à des individus réveillés brusquement d'un profond sommeil, ceux-ci ressemblent à un rêveur qui parlerait son rêve. Dans certains cas même le malade ne se contente pas de marmotter, mais prononce à voix haute des paroles décousues, se reliant par assonance, et donnant encore au langage un cachet de paraphasie spéciale. Tel l'exemple rapporté par M. Chaslin. « Zéro... estropié... Salut bon... Ah! je suis rasé. Oui, oui, c'est çà. Nous avons l'honneur. Veux-tu le savoir, il est bon le parapluie... Là, ou demain matin après l'aiguille pas de piqûre, attends...cassez le bout...battu, content, ficelle, épatant la mère Durand c'quelle l'avait grand... Turlututu chapeau pointu, coton écru... Henri quatre, etc... »

Dans certains cas, à côté de ces idées délirantes, et leur servant en quelque sorte d'aliment, on note des hallucinations sensorielles. Elles peuvent intéresser tous les sens, mais plus particulièrement ceux de la vue et de l'ouïe. Elles sont également pénibles, parfois terrifiantes, mobiles, variables comme les images d'un kaléidoscope. Ces erreurs des sens doivent être bien distinguées des troubles de la perception extérieure que nous avons signalés tout à l'heure.

Notons aussi les impulsions subites, irréfléchies et irrésistibles, sous forme de raptus, auxquelles peuvent s'abandonner ces malades, impulsions parfois inoffensives (rires explosifs) mais qui peuvent être aussi l'origine d'actes dangereux pour eux-mêmes ou pour les autres (violences, suicide). Mais il ne faut pas pour cela s'exagérer leur danger; car il arrive souvent qu'entre le moment où survient l'idée d'un acte impulsif et l'accomplissement de cet acte, le malade oublie cette idée, et, partant, ne la met pas à exécution. Ainsi que le dit fort justement Delasiauve : « Ces impulsions fortuitement écloses au milieu du désordre fébrile, du conflit d'hallucinations incohérentes, n'ont aucun des caractères qui constituent les déterminations volontaires. » Une de mes

malades qui avait ainsi des impulsions de suicide se diri-
geait parfois subitement vers la fenêtre comme pour s'y
précipiter. Mais il suffisait, sans déployer de contrainte, de
la retenir un peu, de lui parler un moment pour faire avor-
ter l'impulsion.

A côté de ces impulsions subites, il n'est pas rare de constater des *mouvements automatiques*, pouvant s'installer d'une
façon stéréotypée comme des sortes de tics qui persistent avec
une certaine ténacité, ne répondant d'ailleurs à aucune idée
spéciale. Une de mes malades se grattait continuellement la
cuisse, une autre remue le pied toute la journée comme
battant la mesure.

A un point de vue plus général on peut noter soit de l'agitation, soit de la dépression motrice à tous les degrés, se présentant sous une forme régulière ou alternante et c'est ainsi
qu'on a distingué un type maniaque, mélancolique, ou alternant
(Greidenberg); mais il est à remarquer que ce sont là de purs
phénomènes d'automatisme qui ne sont nullement en rapport
avec un trouble émotionnel déterminé.

Au contraire, le ton émotionnel est la plupart du temps
indifférent, sauf quelques moments d'anxiété, simples épisodes réactionnels provoqués par le désordre des idées ou les
hallucinations.

Un dernier fait clinique à retenir, c'est la docilité presque
constante de ces malades, car elle contraste étrangement avec
l'opposition et la résistance systématiques qu'on rencontre
chez les mélancoliques. L'importance de ce fait pour le diagnostic n'av ait pas échappé à Delasiauve, lorsqu'il disait: « Le stupide se laisse volontiers déplacer et conduire. Il faut souvent se
gourmer vigoureusement avec les lypémaniaques pour les
réduire à l'obéissance. »

A ce point de vue, certains malades se conduisent même
comme de véritables enfants, s'attachant à une personne déterminée dont ils ne peuvent se séparer un instant. J'ai
vu une femme qui ne pouvait se séparer de son mari, pour
si peu de temps que ce fût. Un jeune homme de 30 ans
qui ne pouvait se passer de son père, le suivait pas à pas, et

même n'avait de repos la nuit que lorsqu'il couchait dans le
même lit que lui.

Les personnes qui sont ainsi l'objet de cette préférence
excessive peuvent rendre parfois de grands services pour l'organisation du traitement, car les malades leur obéissent avec
une aveugle confiance.

Tels sont les symptômes psychiques envisagés dans leur
ensemble. Ce qu'il importe de retenir, c'est qu'ils n'ont pas
tous la même importance. Il est des cas où les symptômes
secondaires semblent se placer au premier plan : mais ce n'est
là qu'une apparence, et ils portent toujours l'empreinte du
fonds primitif de confusion mentale sur lequel ils reposent.

Aussi est-ce à tort que Baillarger avait voulu voir dans le
délire généralement triste une activité réelle de l'esprit, con-
fondant ainsi tous ces faits dans le cadre de la mélancolie.

Or, les phénomènes délirants, remarque Delasiauve, développant ainsi l'opinion déjà émise par Ferrus, ne sont ni
constants, ni continus, et leur persistance même, fût-elle établie, n'est pas une preuve péremptoire d'activité mentale.
« Dans les phénomènes d'imagination, il faut distinguer ceux
auxquels le moi s'associe par une volonté libre ou instinctive,
et ceux qui résultent exclusivement du pur *automatisme cérébral*. A cette dernière catégorie appartiennent notoirement
les symptômes sur lesquels porte la controverse. Leur caractère passif est tout en faveur de l'inertie stupide. »

Les idées délirantes, les hallucinations, les actes du malade
ne sont donc ainsi que la manifestation d'un état d'automatisme psychique résultant de l'affaiblissement de l'activité
mentale volontaire.

« Tandis que les phénomènes mélancoliques et hallucinatoires n'accusent de la condition morbide que des modifications sinon toujours instables, au moins éventuelles, la confusion mentale en constitue l'expression directe et nécessaire. » (Delasiauve.)

Mais les troubles psychiques quel qu'ils soient ne constituent pas à eux seuls la symptomatologie de la confusion
mentale primitive et ici, comme je vous le disais, à l'inverse

de ce qui s'observe dans bien des maladies mentales, on rencontre généralement des signes somatiques qui même prennent parfois la place prépondérante.

Ils revêtent, dans leur ensemble, les caractères de l'*affaiblissement* général, de l'*épuisement*, de la *dénutrition*.

Parfois au début, ou par intervalles au cours de l'affection, on peut noter de la *fièvre*, fait bien rare chez les aliénés. D'ailleurs, rien de caractéristique dans sa marche, elle procède par poussées irrégulières, sans lois aucunes.

L'asthénie générale, le manque des forces est le symptôme qui attire surtout l'attention. Les malades ne marchent qu'avec peine, en chancelant, leurs jambes ploient sous eux.

Il y a toujours un certain amaigrissement; parfois même excessif et très rapide. Il semble alors vraiment que les maladies se cachectisent.

Le *pouls* et le *cœur* battent faiblement et les *troubles vasomoteurs* ne sont pas rares ; on peut noter aussi des troubles trophiques, éruptions diverses, ulcérations, eschares, gangrène symétrique des extrémités.

En même temps existent des *troubles digestifs*: haleine fétide, muqueuses de la langue et de la bouche en mauvais état, état saburral des voies digestives, alternatives de diarrhée et de constipation ; voracité ou refus d'aliments, *gâtisme*, sinon constamment du moins par intermittences.

L'examen des *urines* révèle souvent des variations dans la quantité des éléments normaux ou même la présence d'éléments anormaux tels qu'albumine, sucre, urobiline, etc.

Chez les femmes les *règles* surviennent irrégulièrement, ou sont même tout à fait suspendues.

En outre des mouvements automatiques dont je parlais tout à l'heure, les confus éprouvent souvent des *crampes*, des *secousses* spontanées dans les muscles des membres et surtout de la face. Ils ont de même des *tremblements* dans les lèvres et dans la langue ou les membres, soit au repos, soit à l'occasion des mouvements volontaires qui deviennent ainsi mal coordonnés, et le fait est d'une grande importance à noter au point de vue du diagnostic.

Souvent on observe des troubles oculo-moteurs, et de l'*iné-galité pupillaire*, mais celle-ci est généralement mobile, variable d'aspect, transitoire, intermittente, ou de courte durée.

Enfin on peut remarquer quelquefois, et à de certaines pé-riodes, une sorte d'*état cataleptiforme*, de la *catatonie*, ou encore un état de raideur musculaire qui peut être très ac-centué et généralisé, les membres semblant comme en con-tracture. C'est le phénomène que l'on désigne souvent sous le nom de *status attonitus*.

J'ai pu rencontrer aussi une exagération des réflexes ten-dineux. L'examen objectif de la sensibilité est des plus dif-ficiles, parfois impossible et de ce côté ce sont les troubles de la perception, examinés précédemment, qui priment tout.

Au point de vue subjectif les malades se plaignent de *douleurs* pénibles dans tout le corps, surtout la tête. Ils ont la *céphalée en casque* des neurasthéniques, la plaque sacrée et des sensations douloureuses dans la colonne vertébrale et les jambes. Déjà, en 1852, Delasiauve parlait de cette *calotte de plomb* qui causait tant de souffrances aux malades. Le fait est à noter tant au point de vue clinique qu'en raison de son intérêt historique.

Quant au sommeil, il peut être irrégulier, entrecoupé de cauchemars ; mais le plus souvent on ne note qu'un état de somnolence continuelle, ou bien une insomnie rebelle.

Tel est le tableau clinique complet de la confusion mentale primitive dans un cas moyen, à la période où la maladie est la mieux caractérisée. Ce que je viens de décrire n'est pas un schéma, et l'on peut rencontrer des exemples de ce genre.

Mais à côté de ce type, il existe différentes variétés que je vais maintenant passer rapidement en revue. Les distinctions, il faut l'avouer, ne sont jamais, dans la pratique, aussi tran-chées que je vous les exposerai, et les variétés correspondent simplement à des formes de confusion mentale où prédo-mine tel ou tel ordre de symptômes.

Ce sont là des particularités qui n'avaient pas échappé à Delasiauve, qui fait plusieurs catégories, suivant l'intensité, et décrit, dans chaque cas, les différentes variations de l'aspect symptomatique. Tout en reconnaissant ce qu'une pareille division peut avoir d'artificiel, je tiens cependant à la conserver ; elle a, je crois, l'avantage de bien faire ressortir la valeur de certains signes, et ainsi de mieux les graver dans l'esprit.

Tout d'abord, en envisageant les différences qui peuvent se présenter dans les symptômes intellectuels, on conçoit que la présence des deux éléments constituants de l'affection puisse rendre très variables les différentes formes qu'elle peut revêtir suivant leur degré d'intensité, leur prédominance respective par intervalles ou pendant toute la durée du processus morbide.

Ces variations, tenant surtout à l'absence ou au développement plus ou moins accentué du délire, des hallucinations, on peut déjà admettre, avec la plupart des auteurs, deux grandes variétés, la variété *asthénique* (Asthenische Verwirktheit) caractérisée au point de vue psychique par la prédominance des symptômes essentiels, fondamentaux et la variété *hallucinatoire* ou délirante (Hallucinatorische Verwirhtheit) dans laquelle les symptômes psychiques accessoires, très développés, occupent, en apparence du moins, le premier rang. Suivant le développement de tels ou tels d'entre eux, suivant leur persistance, ou leur succession, cette dernière variété peut être ainsi dite agitée, dépressive ou alternante.

D'autre part, la confusion mentale, élément fondamental de l'affection, pouvant être plus ou moins accentuée, on peut, sans tenir compte des degrés intermédiaires, distinguer, à ce point de vue, trois degrés d'intensité de l'affection. C'est la confusion mentale primitive proprement dite, qui représente le degré d'intensité moyen de l'affection. Si les phénomènes sont plus accentués, on aura ce que l'on appelle la démence primitive aiguë, caractérisée, non plus par la gêne, mais par l'abolition de l'exercice intellectuel, et comprenant deux variétés correspondantes à celles distinguées tout à l'heure dans le degré moyen de confusion mentale, et qui seraient la démence aiguë apathique (stupidité proprement dite) et l'agitée. Au degré le plus léger, nous aurons au contraire ce que Delasiauve appelait

la stupidité légère ou apathie intellectuelle, la torpeur cérébrale de Ball, dans laquelle, à côté de symptômes essentiels
de difficulté, de paresse des opérations mentales, d'aboulie
intellectuelle et motrice, peuvent exister ou non des phénomènes secondaires d'automatisme intellectuel atténués, repré-
sentés surtout par le mentisme ; du côté physique, le malade
accuse alors des symptômes neurasthéniques, signalés déjà
par Delasiauve.

Pour ce même auteur, la caractéristique de ces cas atténués est que le malade a conscience de son état comme au
travers d'un nuage. La confusion n'est pas assez accentuée
pour qu'il ait perdu complètement la notion du trouble dont
il est atteint.

Nous venons de passer en revue les distinctions basées sur
la prédominance de tel ou tel ordre des symptômes psychiques et sur leur intensité en général.

Mais cela ne suffit pas, à mon sens, et je pense qu'il est
encore nécessaire de distinguer une autre catégorie de faits
dans lesquels ce sont les symptômes somatiques qui occupent
la première place.

J'ai énuméré tout à l'heure les symptômes somatiques de
la confusion mentale. Parfois, ils peuvent s'exagérer au
cours de la maladie, et l'on est souvent alors embarrassé au
point de vue du diagnostic d'une affection intercurrente
possible. Cette recrudescence peut n'être que passagère, et
au bout de quelque temps, tout rentre à peu près dans l'état
antérieur.

J'ai rapporté un fait de ce genre au Congrès de la
Rochelle (1). Mais l'issue n'est pas toujours aussi favorable et
la mort peut survenir dans ces conditions, comme chez une
malade que nous avons observée l'an dernier dans le service (2).

D'autres fois enfin, les symptômes physiques prédominent
presque dès le début et durent ainsi tout le temps de la mala-

---

(1) J. Séglas. Des auto-intoxications dans les maladies mentales. (*Arch.
gén. de méd.*, novembre 1893. — Observation IV.)

(2) J. Séglas. *Ibid.* Observation XIV résumée.

die qui revêt alors une physionomie spéciale. Ce sont ces derniers cas, d'un pronostic très grave, presque fatal, que je proposerai de réunir, provisoirement et faute de mieux, sous le nom de *variétés cachectique, typhoïde, méningitique* suivant l'aspect général imprimé à la maladie par l'ensemble des symptômes physiques.

Ceux-ci se manifestent alors, dès le début, par un ensemble d'accidents plus ou moins bruyants. Ce début subit s'accompagne généralement de fièvre. Après une courte période d'agitation avec confusion dans les idées, hallucinations, le malade tombe dans un collapsus stupide, pouvant s'accompagner de rêvasseries qui ressemblent à celles des typhiques. La fièvre persiste, irrégulière avec des intermittences : la langue est sèche, fuligineuse, les lèvres et les narines pulvérulentes, l'haleine fétide, le ventre ballonné ou rétracté ; il y a du refus des aliments, de la constipation rebelle ou de la diarrhée incoercible ; l'amaigrissement s'accentue avec une rapidité effrayante ; puis apparaissent des troubles vaso-moteurs, la raie méningitique, des troubles trophiques, des eschares. Et la mort ne tarde pas à survenir au milieu de ces accidents d'aspect typhoïde qu'on ne peut rapporter à aucune infection connue et déterminée, ou simplement dans un état de cachexie rapide.

Dans d'autres cas, on aura pu noter aussi dès soubresauts des tendons, de la carphologie, des raideurs musculaires parfois généralisées, des tremblements de toutes espèces, de l'incoordination motrice, de la trépidation spinale, des convulsions épileptiformes, du strabisme, du nystagmus, de l'inégalité pupillaire persistante qui peuvent faire penser alors à une paralysie générale à marche rapide, à une forme anormale de méningite tuberculeuse par exemple.

Telles sont ces formes qui évoluent avec l'allure d'une maladie infectieuse et je suis convaincu que, parmi elles, on doit faire rentrer un certain nombre des cas disparates décrits autrefois sous le nom de *délire aigu*.

Quelle est la *marche* de la confusion mentale ?

Il peut exister un stade prémonitoire de quelques jours à

quelques semaines, caractérisé par un changement de caractère, de l'irritabilité, de l'insomnie, de l'anxiété, une grande
difficulté à coordonner les idées, la conscience qu'a le sujet
d'une maladie qui se prépare.

Très souvent le *début* est rapide, soudain, masqué par de la
stupeur ou encore par un accès d'agitation avec idées délirantes et hallucinations d'une durée de quelques jours et la
maladie s'établit ensuite suivant une des formes déjà décrites.

Elle prend alors une marche continue, entrecoupée de
rémittences et de paroxysmes, au cours de laquelle on observe
un mélange déréglé de stades d'agitation, de calme et de stupeur, de durée variable, pouvant même être traversés par
des intervalles de lucidité relative, ce qui rend la distinction
de la forme très difficile à faire, surtout lorsqu'on ne voit le
malade qu'en passant.

La *durée* varie le plus ordinairement de quelques semaines
à plusieurs mois. En moyenne, la maladie dure de quatre à
six mois, et je crois que les formes qui ne durent que quelques semaines sont des formes abortives ; il en est, d'autre part,
qui se prolongent pendant un an et plus.

Les modes de *terminaison* sont d'ailleurs très variables.
C'est d'abord la *guérison* : il est bon de noter à ce propos que la
convalescence peut être progressive ou oscillante avec des rechutes, après lesquelles elle reprend son cours. Elle est en général
très lente et marquée par la persistance de signes physiques
accentués d'épuisement nerveux. De plus, fait capital, les
malades ne se souviennent que très vaguement ou même pas
du tout de leur maladie, et n'ont aucune conscience de sa
durée.

Lorsqu'ils peuvent, dans la convalescence, fournir quelques
renseignements sur leur état de maladie, on voit combien ils
diffèrent des mélancoliques avec stupeur de Baillarger. Tandis
que ces derniers accusent ainsi avoir passé par un délire intérieur très actif, les confus se borne à répondre, comme le faisait justement remarquer Delasiauve : « Je ne puis rien dire,
je ne sais pourquoi je restais immobile et silencieux : je ne
sentais rien, je ne pouvais répondre..... les idées ne m'arri-

vaient pas, je ne pensais à rien, j'étais comme un morceau
de bois, etc. »

Si, dans certains cas, la confusion mentale guérit tout à fait,
plus complètement même alors que toute autre maladie mentale, il arrive aussi que la santé intellectuelle ne subit pas la
restitutio ad integrum. L'exercice intellectuel reste difficile et
même il peut y avoir un léger affaiblissement des facultés.
Ou bien on note pendant un temps , quelquefois très long, la
persistance d'un symptôme, le plus généralement la faiblesse
de l'attention (aprosexie) ou de la mémoire, sous la forme
appelée amnésie rétro-antérograde ou amnésie continue.
J'en ai observé un exemple très remarquable dans un cas de
confusion mentale primitive survenue dans la convalescence
d'une fièvre typhoïde.

D'autres fois la confusion mentale, en disparaissant, laisse
derrière elle persister des idées délirantes, tantôt sous la forme
d'obsessions conscientes, tantôt sous celles d'idées fixes
inconscientes qui peuvent être l'origine d'un délire systématisé.

Delasiauve avait fort justement comparé ce qui se passe
alors à ce qu'on observe chez les alcooliques, qui restent délirants, une fois les accidents toxiques disparus.

La confusion mentale primitive peut aussi aboutir à un état
de *démence* secondaire chronique.

Enfin, une dernière terminaison est la *mort*.

La confusion mentale, en effet, est une affection dont on peut
mourir. Avec la paralysie générale, c'est même la seule
maladie mentale qui puisse causer la mort. Et elle peut tuer
ainsi par elle-même, par elle seule, comme dans les dernières
variétés exposées tout à l'heure; dans d'autres cas, la mort
survient par le fait d'une maladie intercurrente, ce qui s'explique facilement par l'état d'épuisement où se trouvent les
malades. (pneumonie, phtisie, accidents méningitiques, état
de délire aigu secondaire...)

D'après cela on peut aisément comprendre que le *pronostic*
ne laisse pas d'être assez épineux.

Les données qu'on rencontre à ce propos dans les auteurs,

sont très variables et souvènt contradictoires. Delasiauve, Sauze, Ballet, Fritsch, regardent le pronostic comme favorable. Krafft-Ebing est déjà moins optimiste et ne donne que 70 0/0 de guérisons. D'autres statistiques sont loin d'être aussi consolantes. D'après Meynert, il y aurait plus de non guérisons que de guérisons, car il donne les chiffres suivants 46,9 0/0 de non-guérisons, 44,5 de guérisons et 8,6 de morts.

Wille confirme ces chiffres,et pour ma part,bien que je n'aie pas dressé la statistique précise des faits qui me sont personnels, je crois qu'elle viendrait à l'appui de l'opinion de ces deux auteurs.

Je crois donc qu'il ne faut pas être trop optimiste au point de vue du pronostic général de la confusion mentale. Il est toujours fort difficile à préciser, et sans donner ici des règles exactes,je crois que l'on pourra, avec quelqu'utilité, se servir des données suivantes.

Même quand elle guérit, la confusion mentale primitive est toujours une affection sérieuse. — Son pronostic est plus grave que celui de la manie ou de la mélancolie, comme nous l'apprend déjà le complexus symptomatique.

Le pronostic est d'autant plus difficile à fixer qu'il est impossible de savoir à l'avance si un cas sera aigu ou chronique, car on manque d'éléments précis à cet égard.

La guérison peut survenir au bout d'une ou plusieurs années, alors même qu'on croirait le malade en démence.

En général plus une forme est compliquée et changeante plus elle est grave; plus elle est simple, plus elle est favorable.

Il importe aussi de tenir grand compte de l'état mental antérieur, des symptômes physiques. Dans les formes où ils prédominent, la guérison est l'exception.

Ces données s'appliquent surtout aux deux degrés: démence aiguë et confusion mentale primitive.

Pour les cas légers, il faut retenir que lepronostic, bien que beaucoup plus favorable, est cependant encore sérieux. Car si la confusion mentale disparaît un moment,on ne peut pas être sûr qu'elle ne reparaîtra pas. La durée peut être ainsi fort longue et on ne peut jamais répondre que la maladie ne s'aggravera pas, d'une façon parfois très rapide. Enfin, si quelquefois la confusion mentale primitive laisse à sa suite un état d'épuisement du système nerveux, qui n'est pas sans assombrir le pronostic à une lointaine échéance, il est à remarquer que lorsque la guérison complète se produit, elle est généralement plus parfaite que dans les autres formes curables des maladies mentales.

Quant au *diagnostic*, il est presqu'impossible d'en formuler des règles précises. Il est toujours des plus difficiles, varie suivant le groupement et l'intensité des symptômes, déterminant les formes diverses que nous avons étudiées : et même alors, chaque cas comporte son diagnostic particulier. Je ne puis donc indiquer ici que des données très générales.

Dans les cas d'intensité maxima, ceux que nous avons rangés sous le qualificatif de *démence aiguë*, le diagnostic devra surtout être fait avec les états démentiels tels que, par exemple, la démence précoce, la démence paralytique, les démences vésaniques secondaires.

Dans les formes légères d'apathie, torpeur cérébrale, le diagnostic se posera surtout avec la mélancolie simple, sans délire.

Dans les cas d'intensité moyenne que nous avons envisagés de préférence, il varie suivant la forme symptomatique de la maladie. Dans les formes d'apparence typhoïde ou méningitique, il faudra songer au délire fébrile et, par suite, à une maladie infectieuse quelconque, à certaines formes de méningite tuberculeuse, à une paralysie générale à marche rapide, au délire aigu des aliénistes, etc... ; tandis que le diagnostic des formes asthénique ou délirante et hallucinatoire devra surtout être fait avec la manie, la mélancolie, la paralysie générale et ces formes diverses rangées souvent sous la dénomination de paranoia aiguë (délire systématisé aigu avec ou sans hallucinations, délire d'emblée et polymorphe).

A ce propos, et puisque ce sont ces derniers cas que nous examinons plus particulièrement aujourd'hui, je vous rappel-

lerai très sommairement que la manie aiguë n'offre pas ce
début aussi soudain que l'on remarque souvent dans la confusion mentale. L'expression de la physionomie est aussi
toute différente; elle n'exprime plus l'égarement, l'étonnement, mais le regard est expressif, vif, brillant, le facies
animé, coloré, très mobile. La parole n'est plus hésitante,
mais précise et rapide, la voix est forte, accentuée, rauque,
au bout de quelque temps. Il y a toujours aussi un certain
degré d'agitation motrice continue, parallèle à la loquacité
et à cette surexcitation générale des facultés intellectuelles
qui caractérise le maniaque. De plus, le ton émotionnel dans
la manie est toujours exalté, déterminant un sentiment de
bien-être, de puissance, de supériorité auquel viennent s'as-
socier des idées le plus souvent de caractère agréable, ne
s'accompagnant guère d'hallucinations.

La pensée d'un accès de mélancolie peut venir à l'esprit
par suite de la constatation, chez le malade, d'idées délirantes
assez semblables à celles qu'on rencontre d'ordinaire chez les
mélancoliques. Mais, outre que la mélancolie débute plus lentement que la confusion mentale primitive, elle en diffère
surtout par la présence des troubles émotionnels primordiaux
en quelque sorte, de cet état de douleur morale constituant un
des phénomènes fondamentaux caractéristiques de la maladie
chez le mélancolique et se réfléchissant dans son attitude, sa
mimique expressive, son langage et son délire. La mobilité,
l'incohérence même des idées et des actes du confus n'a rien
non plus de la concentration, de la fixité, de la ténacité du
délire du mélancolique, de son opposition et de sa résistance
systématiques.

Ce diagnostic avec la mélancolie peut-être parfois très difficile, car on peut rencontrer au cours de la mélancolie des
épisodes de véritable confusion mentale et, d'autre part, il
existe entre les deux formes, ainsi que l'a fait remaquer Delasiauve, des cas intermédiaires qu'on est fort embarrassé de
classer.

A propos du diagnostic avec ces états délirants désignés à
l'étranger sous le nom de délire systématisé aigu (Paranoia

aigüe, Wahnsinn aigu), hallucinatoire ou non, il faut remarquer d'abord qu'ils semblent devoir être divisés en deux catégories d'après les observations et descriptions différant suivant les auteurs. Les uns seraient simplement des cas de confusion mentale (Verwirhtheit) délirante, et rentreraient ainsi dans notre description ; les autres, constituant à proprement parler le cadre de la Paranoia aigüe, correspondraient assez bien à ce qu'on décrit en France sous le nom de délire d'emblée, polymorphe des dégénérés et sont par suite les seuls à examiner ici au point de vue du diagnostic.

Ce délire systématisé aigu (paranoia aiguë proprement dite, délire d'emblée) n'est alors que la simple exagération d'une déséquilibration mentale, latente jusque-là ; la cause occasionnelle n'a qu'une minime importance, ou, même, manque totalement. De plus, le malade n'éprouve pas, de par la maladie mentale même, de perturbation dans son état somatique ; il ne maigrit pas. » C'est un simple trouble fonctionnel, sans retentissement sur la santé du malade ;... les grandes fonctions s'accomplissent avec régularité au cours de l'accès. » (Legrain.) Enfin, quelque absurde que soit le délire, il y a toujours une certaine systématisation des idées délirantes avec actes coordonnés (Wille, Krœpelin) et le délire présente toujours un certain caractère *égocentrique* (Werner, Neisser) analogue à l'autophilie signalée de longue date dans les formes chroniques des délires systématisés.

Sans insister davantage, j'ajouterai cependant que ce délire systématisé aigu peut s'accompagner d'hallucinations parfois multiples et incessantes et provoquant à leur suite un état de confusion mentale secondaire qui ne laisse pas d'embrouiller singulièrement le diagnostic.

Un autre diagnostic souvent très difficile est celui de la paralysie générale au début. Dans cette maladie rappelons que le fond psychopathique est caractérisé par un état d'affaiblissement en masse des facultés, de démence progressive, mais qu'il n'y a pas, à moins de complication, de confusion mentale proprement dite. Le malade n'est pas désorienté, il sait où il est, perçoit les objets, reconnaît les personnes. Au point de vue physique, nous avons signalé chez les confus des signes qui peuvent prêter à erreur tels que l'inégalité pupillaire, les tremblements, les troubles de la parole. Il importe de se rappeler dans ces cas la mobilité des premiers, tandis que dans la paralysie générale, ils sont permanents et progressifs. D'autre part, les troubles de la parole n'ont pas le même caractère et la lenteur, l'hésitation de la parole résultant de la confusion des idées se distingue assez aisément de la scansion même peu accentuée et à plus forte raison des accrocs du paralytique. La présence des symptômes propres à la paralysie générale, la recherche des antécédents, la constatation de l'évolution de la maladie aideront à lever tous les doutes.

Enfin l'existence de la confusion mentale une fois constatée en temps que symptôme, il restera à en déterminer la nature primitive ou bien symptomatique, épisodique, secondaire. C'est à dire à faire en ces derniers cas le diagnostic avec un délire toxique ou relié à l'hystérie, à l'épilepsie, à un état diathésique ou infectieux, avec la mélancolie avec stupeur, les délires hallucinatoires, etc.

Je passerai très brièvement sur *l'étiologie* et la pathogénie encore très discutée de la confusion mentale primitive.

La plupart des auteurs, tout en admettant l'hérédité, lui attribuent un rôle moindre que pour d'autres maladies mentales, et l'on peut dire que parfois même la prédisposition semble réduite au minimum. Les causes occasionnelles ont donc une grande importance. Ces causes occasionnelles sont, le plus souvent, les traumatismes moraux ou physiques, accidentels ou chirurgicaux, et les maladies infectieuses (puerpéralité, fièvre typhoïde, choléra, grippe, etc.) et de la nutrition, les excès ou fatigues de toute sorte, l'inanition, la misère physiologique....

Tous les auteurs s'accordent à dire que cette affection est la conséquence d'un état d'épuisement général, qui amène un état de faiblesse irritable du système nerveux central et c'est ainsi que la confusion mentale primitive peut être rangée dans le cadre général de ce que Krœpelin appelle les psychoses asthéniques.

En outre les auteurs les plus récents attribuent cet état au résultat intime d'une infection ou auto-intoxication par les produits des microbes ou la résorption des poisons de l'économie.

Il est possible que cette hypothèse soit exacte, si l'on se reporte à l'étiologie d'une part et aussi au tableau clinique de la maladie qui ressemble assez exactement, ainsi que l'avait déjà fait remarquer Delasiauve, à celui des délires toxiques, alcoolique ou saturnin par exemple ; mais les données de l'expérimentation ne sont pas encore édifiantes à cet égard. Toutes les expériences qui ont été faites jusqu'ici pèchent par un côté ou par un autre et semblent même parfois contradictoires entre elles. Aucune d'elles, à mon avis, n'est capable de trancher définitivement la question à l'époque actuelle. De nouvelles études plus précises doivent être faites dans ce sens, aussi bien au point de vue chimique et physiologique, qu'au point de vue bactériologique même, dans les cas, par exemple, où l'affection semble revêtir toutes les allures d'une maladie infectieuse.

Des recherches analogues devront aussi être poursuivies dans le domaine de l'anatomie pathologique où l'on n'a guère signalé jusqu'ici que des états d'anémie, d'œdème cérébral, de congestion des méninges.

Pour terminer, je veux dire quelques mots du *traitement* qu'on peut appliquer aux malades atteints de confusion mentale primitive. Il doit être à la fois physique et moral.

Au point de vue physique, une première indication a pour objet de relever la nutrition générale au moyen de médicaments analeptiques, toniques et reconstituants, d'un régime alimentaire substantiel, et de facile digestion. On y adjoindra les frictions stimulantes, les bains sinapisées, sulfureux, térébenthinés, les pratiques hydro ou électrothérapiques.

D'autres agents thérapeutiques, regardés jadis comme s'adressant surtout à la gêne de la circulation cérébrale et produisant de bons effets, sont les purgatifs, les émissions sanguines, les exutoires, les médicaments diurétiques et diaphorétiques. En se plaçant au point de vue des auto-intoxications,

l'action reconnue] de ces moyens thérapeutiques résulterait
sans nul doute de ce qu'ils favoriseraient l'élimination des
substances toxiques contenues dans l'organisme. Les anciens
auteurs avaient d'ailleurs signalé que la guérison de la stupidité pouvait être précédée de phénomènes critiques, diaphorèse, sialorrhée, diarrhée abondantes, jugeant la maladie.

Enfin il est une série de procédés thérapeutiques que l'on
peut appliquer à ce genre de malades avec quelqu'avantage et
qui sont en rapport avec l'hypothèse d'une auto-intoxication :
ce sont ceux qui sont destinés à réaliser l'antisepsie gastro-
intestinale.

Lorsqu'il existe de l'insomnie ou des symptômes d'agitation,
on peut prescrire l'emploi des bains tièdes prolongés, avec ou
sans affusions froides sur la tête, et qui ont en même temps
l'avantage de rétablir les fonctions de la peau : ou bien l'emploi du sulfonal à petites doses, du valérianate d'ammoniaque.
Mais contrairement à ce que disent certains auteurs, je pense
que l'usage des bromures alcalins doit être *absolument proscrit*. Ces médicaments déterminent rapidement un état de
dépression intellectuelle et l'augmentation, par suite, de la confusion mentale : je les ai toujours vus produire un effet plutôt
défavorable.

Mais si le traitement physique est nécessaire à cause des
caractères de véritable maladie générale que revêt la confusion
mentale primitive, il ne faut pas non plus négliger le traitement moral.

Les règles en ont été nettement formulées jadis par le
Dr Sauze et on ne peut mieux faire que de les suivre à la lettre :

« Si, dans la période d'acuité, le traitement moral est impossible, il n'en est plus de même dans la période de déclin.
Quand l'intelligence recommence à fonctionner, quand arrivent les rémissions, il faut activer sans relâche les opérations
cérébrales, il faut interroger les malades, fixer leur attention,
insister quand leur réponse est ou trop lente ou peu précise.
On doit s'attacher à leur faire comprendre qu'ils sortent d'une
maladie grave : on les voit presque toujours être dans l'étonnement, ne pas se rendre compte des diverses circonstances

de leur maladie, ni du changement qui s'est opéré en eux, comme un individu qui, pendant son sommeil, transporté dans des lieux inconnus, mettrait un certain temps à reprendre ses sens. Quelques-uns nous ont dit qu'il leur semblait sortir d'un long sommeil. A ces malades qui se réveillent, il faut expliquer tous ces détails, les éclairer sur leur position, rappeler leur mémoire, leur poser des petits problèmes et leur en demander plus tard la solution. Cet exercice intellectuel, répété chaque jour, sans interruption, en procédant des choses simples aux questions plus difficiles, ramène peu à peu toutes les facultés à leur activité première : c'est comme un enfant dont l'intelligence se développe progressivement.

« En même temps que pour la conversation on force le malade à mettre en jeu ses diverses facultés, il faut encore le mettre au travail. Cet exercice salutaire achève de rétablir la santé physique, maintient l'appétit et le sommeil, et donne également à l'esprit une préoccupation qui produit le meilleur effet. C'est en suivant cette méthode, en ayant recours à ces divers moyens, qu'on verra chaque jour l'intelligence faire un progrès nouveau. Les réponses, d'abord lentes, deviennent plus faciles. Le malade s'occupe avec plus d'intérêt de ce qui l'entoure : son attention se fixe plus souvent sur les objets qui sont à sa portée. A mesure que l'attention est revenue, les autres facultés de l'entendement ne tardent pas à suivre la même voie de progrès. Après avoir observé ce qui se passe autour de lui, le malade compare entr'eux les divers objets qui ont fixé son attention, il saisit leurs rapports, raisonne, en un mot, comme il le faisait auparavant. La mémoire, d'abord obscure et infidèle, reprend toute sa puissance, la volonté suit dans sa marche les progrès de l'entendement, cette apathie, cette inertie si complète, finit peu à peu par disparaître. Les malades ne se laissent plus pousser ni conduire par le premier venu, ils ont repris la conscience de leur moi. »

Telles sont les règles du traitement moral qui se résume en une véritable reéducation au cours de laquelle on ne devra jamais oublier ce principe : que les malades ne doivent pas être fatigués sous peine d'une rechute ou d'un arrêt dans la convalescence.

Une question se pose encore dans ces conditions : celle de l'internement. Sans aller avec certains auteurs jusqu'à le proscrire absolument dans des cas analogues, je pense (et c'est un point sur lequel j'ai insisté dans un travail sur le sujet) (1), qu'on ne doit y recourir *qu'à la dernière extrémité*, lorsqu'il est impossible autrement d'entourer les malades des soins et de la surveillance nécessaires, et le faire cesser sitôt qu'il sera possible. L'internement, le changement de milieu, ne peuvent qu'augmenter la désorientation, la confusion mentale qui font le fonds de la maladie. Au début, l'isolement à domicile suffit pour donner à l'esprit le calme et le repos nécessaires et, lorsqu'il devient possible de pratiquer le traitement moral que nous considérons dans ces cas comme indispensable, il est beaucoup plus facile, dans ces conditions, lorsque le malade se trouve dans un milieu qui lui était familier autrefois, car il s'appuie sur des acquisitions intellectuelles anciennes. La part de nouveauté est toujours suffisante, car nous savons aujourd'hui par l'expérience que, dans ces cas où l'assimilation psychique se fait mal, où il y a un état de désagrégation mentale, c'est surtout la nouveauté des faits, des objets, qui intervient comme un des facteurs principaux de cette diffi-culté de synthèse mentale.

FRACTURES DE L'ASTRAGALE,
Par G. DESFOSSES,
Interne des Hôpitaux.

HISTORIQUE. — En septembre 1797 un individu, dans un accès de démence, se jette par une fenêtre du deuxième étage, ses pieds portent les premiers sur le sol. On propose l'amputation. Il existait une luxation compliquée du pied et l'astragale était divisée en plusieurs fragments. On enlève les fragments libres. Au bout de neuf mois le malade marche et retourne à ses occupations.

(1) *Ann. méd. psych.* Mai-juin 1893.

Cette observation, que nous lisons dans les œuvres chirurgicales de sir Asley Cooper (traduite par Chassaignac et Richelot, Paris, 1835, p. 14), est la première où l'on trouve prononcé le mot de fracture de l'astragale. Cette lésion avait sans doute été englobée jusqu'ici parmi ces obscures lésions traumatiques du cou-de-pied sur lesquelles on ne portait pas de diagnostic ferme.

La première description clinique des fractures de l'astragale se trouve dans la thèse de Monohan, (Buffalo 1858). Elle est basée sur une série de dix cas.

Malgaigne, dans son Traité des fractures consacre aux fractures de l'astragale quelques lignes seulement.

Tandis que les fractures du calcanéum étaient l'objet de nombreuses recherches, pour trouver des renseignements sur celles de l'astragale il faut aller jusqu'aux thèses de Dubreuil (Paris, 1864), de Barral (Montpellier 1868), de Dupeyron (Paris 1880).

Daniel Mollière, en 1880, publie un article dans le *Lyon médical* sur les symptômes des fractures de l'astragale.

Peu de temps après paraît la thèse de Ballenghien (*Fractures des os du Tarse*, Paris 1890). C'est le meilleur travail consacré jusqu'ici aux fractures de l'astragale.

Dans ces dernières années Ollier, l'illustre chirurgien lyonnais en publiant les résultats excelients de ses astragalectomies dans le traitement des tuberculoses du pied, a poussé les chirurgiens dans la voie de l'énucléation de l'astragale comme moyen de traitement des fractures de l'astragale.

Cette intervention chirurgicale avait du reste été déjà préconisée par Poinsot. (De *l'intervention dans les luxations compliquées du pied*. Thèse de Paris, 1877).

Etiologie et mécanisme. — Les fractures de l'astragale se rencontrent beaucoup plus souvent chez les hommes que chez les femmes.

Dans notre statistique, sur 28 cas où le sexe est mentionné nous trouvons 25 hommes pour 3 femmes.

L'âge moyen des hommes atteints de fracture du calcanéum est, d'après Polaillon, 44 ans,9 celui des femmes 54,5. Au contraire les fractures de l'astragale paraissent appartenir à la jeunesse. Leur maximum de fréquence s'observe de 20 à 30 ans chez l'homme.

De 3 femmes atteintes de fractures de l'astragale l'une avait 40 ans, l'autre 47, la troisième 55.

Certains auteurs cherchèrent à élucider le mécanisme des fractures de l'astragale pas des expériences sur des cadavres.

Rochet, de Lyon, faisait tomber dans un appareil disposé à cet effet une masse de fonte d'une hauteur plus ou moins grande sur le plateau tibial d'une jambe amputée. Ballenghien fit deux séries d'expériences : dans les unes il précipitait des cadavres sur un sol dallé après avoir pris la précaution de leur mettre des chaussures pour se rapprocher davantage des conditions normales. La chute était verticale ; dans deux cas sur sept il obtint des fractures de l'astragale. Dans l'autre série d'expériences il serrait dans un étau des pieds entièrement revêtus de leurs parties molles.

Quel qu'ingénieuses que soient ces expériences, elles ne peuvent fournir d'utiles renseignements. Trop de facteurs interviennent dans la chute pour que l'on puisse conclure du cadavre où la tonicité musculaire a disparu, à l'individu vivant chez lequel les conditions sont complètement différentes.

La fracture de l'astragale paraît être le plus souvent une fracture par écrasement. Dans la majorité des cas elle est produite par une chute sur les pieds d'une hauteur plus ou moins grande. Monohan a observé cette étiologie dans les 9/10 des cas. En réunissant tous les faits où l'étiologie est mentionnée nous trouvons que la chute sur les pieds a été cause de la fracture dans 22 observations sur 27.

Chez le malade de Ernst Küster la fracture résultait d'une violente flexion de la jambe sur le bord interne du pied fixé au sol. Dans la première de nos observations il s'agit d'une flexion de la jambe sur le bord externe du pied.

La fracture de l'astragale peut être aussi le résultat d'une action directe. On l'a vue produite : par une balle de fusil

(Poinsot), par le passage d'une roue de voiture (Chaput) par le choc d'une masse de fonte (Dero).

Dans l'observation XVII nous voyons combinés deux facteurs la chute d'un lieu élevé et le choc d'une masse de pierre.

En recherchant les différentes modalités suivant lesquelles se produit cette fracture nous voyons que les cas les plus fréquents sont ceux où l'astragale a été broyé en nombreux fragments (11 faits de fracture comminutive).

Par ordre de fréquence viennent ensuite les fractures de l'astragale à l'union du col et du corps. Il en existe un bel exemple au musée Dupuytren (pièce 762).

L'os peut être divisé en 2 fragments superposés par un trait de fracture horizontal (obs. de Rumsey, de Poinsot, de Hemming, de Thompson (*Weekly M. Rev.* Chicago) 1884), ou en 2 fragments latéraux par un trait de fracture antéro-postérieur (obs. de Humphry).

Tavignot a signalé un cas où la solution de continuité s'étendait dans le sens antéro-postérieur du corps de l'astragale et coexistait avec une fracture du col transversale et incomplète : c'est la fracture en ⊣ dont nous trouvons un autre exemple dans la thèse de Barral.

Malgaigne possédait dans sa collection un astragale divisé transversalement en deux moitiés, l'une antérieure, l'autre postérieure. Cet aspect se retrouve dans notre observation (XX) la portion postérieure est plus petite que l'antérieure. Dans notre observation XIX , le trait de fracture est très obliquement dirigé en bas et en arrière et coïncide avec un broiement complet de la face postéro-interne divisée en nombreux fragments qui adhéraient fortement au ligament latéral interne de l'articulation tibio-tarsienne.

Lonsdale a vu l'astragale fendu en deux ou trois directions.

En 1882 dans une communication à la Montreal medicochirurgical Society le professeur Shepherd, de la Mac Gill University signalait 3 cas de fracture détachant la lèvre externe saillante de la gouttière du long fléchisseur propre du gros orteil. Ces 3 fractures avaient été rencontrées au cours de dissections. Plus tard il considéra que ces faits comme des exemples de décollement de l'épiphyse postérieure de l'astragale.

Cette opinion fut partagée par M. Jaboulay qui, dans le *Lyon médical* du 1er décembre 1889, regarde la saillie pyramidale de la face postérieure de l'astragale comme une véritable épiphyse qui se soude la plupart du temps d'une façon plus ou moins complète au corps de l'astragale. M. Albrech, de Bruxelles au XIV*Congrès de la Société allemande de chirurgie, Berlin 8-11 avril 1885 (in *Semaine médicale* 1885, p. 182) prétend que dans le cas de Shepherd il s'agit d'un os du tarse qui correspond à l'os pyramidal du carpe.

Les faits suivants semblent se rattacher à cette variété.

OBSERVATION I.

Ino Neill (*American Journal of medical sciences*, 1849.

Tout le bord postérieur de l'os était détaché emportant avec lui la gouttière du fléchisseur propre du gros orteil. La portion antérieure de l'astragale était luxée en avant et le tibia s'était insinué comme un coin entre les fragments qu'il maintenait écartés.

OBSERVATION II.

Broca. *Bulletin Société anatomique* 1888. *Fracture non consolidée ancienne de l'extrémité postérieure de l'astragale.*

Le petit fragment postérieur n'empiéte pas sur la surface cartilagineuse de la trochlée. Le trait divise la partie postérieure de la surface calcanéenne postérieure. L'aspect de la fracture éveille l'idée d'une fracture par arrachement où le ligament péronéo-astragalien postérieur qui s'insère au fragment aurait joué un rôle important.

Dans le cas de Reygnier (voir obs. XXVII) le bord inférieur de la face postérieure de l'os est totalement séparé du corps de l'os par un trait de fracture transversal.

Complications des fractures de l'astragale. — La complication la plus fréquente est la luxation de l'astragale.

Rarement la luxation est complète : ordinairement un ou plusieurs des fragments sont luxés, tandis que les autres restent en place.

Dans l'observation de Reygnier la poulie astragalienne est en bas et la face calcanéenne regarde la mortaise. Chassaignac a vu la tête de l'astragale chassée en dedans et renversée face pour face. Poinsot a signalé une luxation en avant et en dehors de la tête dont la portion trochléaire regardait en bas et en dedans.

Cette luxation de la partie antérieure de l'os en avant et en dehors a été observée 6 fois. Dans notre observation la portion antérieure de l'os luxé en avant et en dehors avait subi un mouvement de rotation suivant son axe longitudinal, de sorte que la face supérieure regardait en dehors, le fragment postérieur était à sa place.

D'autres fois, au contraire la tête et la portion antérieure de 'os restent en place et le fragment postérieur se porte en arrière.

OBSERVATIONS III.
(Thèse de Dero 1864).

Ch... est renversé à gauche par la chute d'un volant de machine à vapeur ; le pied et la jambe droite restent engagés sous ce volant du poids d'environ 4.000 kilogs. Après amputation l'examen de la pièce fait constater les lésions suivantes.

L'astragale est fracturé transversalement à l'union du col avec le corps, la surface de fracture nette du côté du fragment postérieur présente en avant plusieurs petites esquilles adhérentes à la tête astragalienne. Les rapports du fragment antérieur n'ont pas changé. Il est resté fixé par le ligament interosseux pendant que le *postérieur éprouvait un mouvement qui le portait en arrière et le faisait tourner en même temps autour d'un axe vertical.*

Erichsen (voir obs. XXX) a vu la partie supéro-postérieure de l'os déplacée en dehors et en arrière entre le péroné et le tendon d'Achille et faisant saillie à travers une déchirure de la peau.

Denonvilliers trouva le corps de l'astragale séparé de sa tête par une fracture du col. Il était dans une rotation telle qu'il croisait le calcanéum à angle droit et que *sa poulie se montrait à travers les téguments au-dessous et en arrière de la malléole interne* (1).

(1) Duplay et Reclus. *Traité de chirurgie, t. III.*

Dans le cas de Guérin, la tête est séparée du corps et le corps a subi un mouvement de rotation sur son axe transversal de sorte que la *surface caleanéenne de l'astragale est devenue postérieure et verticale et se trouve sur le même plan que la face postérieure du tibia.*

La fracture de l'astragale s'accompagne assez souvent de fracture des os de la jambe.

Observation IV.

Rondeau *Bulletin Société anatomique* 1864, fait voir une fracture du col de l'astragale par cause directe. Il s'était produit simultanément une fracture compliquée de jambe.

La malléole externe est presque toujours intacte.

La malléole interne a été quelquefois fracturée seule en même temps que l'astragale (obs. IX).

Plus souvent la fracture de l'astragale est accompagnée de fracture et de luxation de plusieurs autres os du tarse.

Au Musée Dupuytren existent plusieurs spécimens de fractures du calcanéum par écrasement coexistant avec des fissures articulaires de l'astragale et du cuboïde.

Au Musée du Val-de-Grâce on voit une pièce recueillie chez un sujet tombé de plusieurs étages et déposée par Parise. La tête de l'astragale est luxée en dedans, le calcanéum et le cuboïde broyés en plusieurs fragments.

Observation V.

Chassaignac. *Société de chirurgie*, 1860, Résumée.

Un homme atteint de délire furieux se précipite d'un cinquième étage sur le sol ; les deux pieds supportent toute la violence du choc.

Autopsie. — Le pied gauche présente une véritable luxation sous-scaphoïdienne de l'astragale. Le scaphoïde suivi des deux cunéiformes et des premiers métatarsiens a passé au-dessus de l'astragale et repose par le bord inférieur de sa face articulaire sur le col de l'astragale.

Observation VI.

Marmy. *Bulletin de la Société anatomique*, 1848.

Un garde mobile était tombé sur le talon d'une hauteur de 10 à

15 mètres. Outre des fractures siégeant au crâne, à l'avant-bras, on trouve à l'autopsie une fracture de l'astragale au niveau de sa facette qui s'articule avec le calcanéum. Cette fracture coïncidait avec le broiement de la partie antérieure du calcanéum.

OBSERVATION VII.

Bauchet. *Bulletin de la Société anatomique.*

Un homme s'était précipité du 3ᵉ étage. A l'autopsie on trouva une fracture du fémur droit et sur le pied droit on constate que la malléole externe est brisée. *La partie postérieure de l'astragale est légèrement écornée.* Le scaphoïde, les 4ᵉ et 5ᵉ métatarsiens sont également ment fracturés.

OBSERVATION VIII.

Fracture par écrasement du calcanéum droit. Eraillure de l'astragale.

Une femme âgée de 55 ans tombe du premier étage, elle présente une fracture du fémur droit et une fracture du calcanéum droi avec plaie. Après amputation on constate une fracture comminutive du calcanéum et un *broiement de pourtour de la facette postérieure de l'astragale* en arrière de la gouttière du long fléchisseur propre du gros orteil. *Ceppi. Bulletin Société anatomique* 1875.

OBSERVATION IX *Bulletin. Société anatomique,* 1849.

M. Empis publie une observation où l'on trouve à l'autopsie chez une femme de 43 ans tombée du troisième étage sur le pavé : une fracture du crâne une fracture extrêmement comminutive du calcanéum et de l'astragale avec rupture des ligaments de l'articulation tibio-tarsienne gauche.

La malléole externe est intacte au-dessous et un peu au devant d'elle existe une plaie dont les bords sont écartés. Cette plaie mesure de 6 à 7 centimètres; elle laisse voir les tendons des péroniers latéraux luxés en avant. La plante du pied se trouve plus rapprochée du sol du côté gauche que du côté droit. La malléole interne est fracturée au niveau de l'angle supérieur et interne de la mortaise tibio-tarsienne.

Outre ces complications résultant de fracas osseux tels qu'ils laissent la fracture de l'astragale au second plan, nous voyons, dans les faits que nous avons pu réunir, que 7 fois il y eut plaie des téguments par où faisaient saillie soit des fragments osseux, soit la malléole externe. Dans l'observation XX la peau était littéralement embrochée par la malléole externe qui était venue transpercer les téguments de dedans en dehors.

Cinq fois il y eut arthrite purulente sans plaie des téguments.

Symptômes des fractures de l'astragale. — A la suite d'une fracture de l'astragale, la marche et la station debout sont impossibles. Le pied est placé dans l'extension. Il présente une tuméfaction très prononcée au niveau du cou-de-pied. Ce gonflement fait disparaître les dépressions qui existent de chaque côté du tendon d'Achille et masque les saillies malléolaires.

Le gonflement coïncide le plus souvent avec une teinte ecchymotique qui apparaît au niveau des malléoles, descend sur la face dorsale du pied jusqu'à la racine des orteils et remonte sur le 1/3 inférieur de la jambe. La douleur est d'une grande acuité au moment de l'accident. Elle persiste vive et mal localisée. La douleur spontanée varie du reste suivant les susceptibilités individuelles. Elle est réveillée par une pression exercée soit en avant du cou-de-pied, soit au-dessous des malléoles. Ces caractères de la douleur ne diffèrent donc pas essentiellement de ceux qui accompagnent l'entorse tibio-tarsienne compliquée de diastasis de l'articulation tibio-péronière.

Beaucoup d'auteurs signalent l'élargissement du cou-de-pied. Cet élargissement dépend sans doute de l'écartement des fragments de l'astragale et alors son maximum siège à un niveau inférieur aux malléoles. S'il siégeait sur le même plan que ces saillies osseuses il pourrait dépendre de la simple rupture des ligaments tibio-péroniers.

Rognetta, dans les *Archives générales de médecine,* a signalé comme symptôme de la fracture de l'astragale une sensation spéciale perçue en pressant à l'endroit même de la fracture. Cette sensation ressemblerait à celle que fournirait la palpation d'un sac de noix. Ce signe est mentionné dans tous les travaux qui traitent des fractures de l'astragale, il n'est noté dans aucune observation.

Dans quelques faits le diagnostic est basé sur la crépitation perçue au niveau du cou-de-pied. Cette crépitation sera obtenue par des mouvements d'extension et de flexion du pied sur la jambe. Pour qu'elle ait une valeur diagnostique il faut que le point où elle est perçue soit nettement localisé au niveau de l'astragale.

Généralement la violence qui a brisé l'astragale a déterminé en même temps sinon primitivement la luxation d'un ou de plusieurs fragments. On pourra donc, par la vue et la palpation, constater des déformations.

Si l'os est broyé il se tasse sur lui-même ; par comparaison entre le côté blessé et le côté sain, la jambe atteinte paraît enfoncée dans le pied. Les malléoles se rapprochent du sol, cet abaissement porte surtout sur la malléole interne.

Cette déformation est bien plus considérable quand le calcanéum est également broyé (obs. IX).

Très souvent les observateurs ont remarqué le raccourcissement du pied coïncidant avec une exagération du creux plantaire, le pied paraît tassé sur lui-même. Nous verrons que cette déformation se manifeste après l'ablation de l'astragale ; quand elle existe sur le vivant, elle indique, croyons-nous, une fracture comminutive.

Dans la plupart des cas on note la déviation du pied en dedans, l'axe de la jambe tombe sur le bord externe ou même complètement en dehors du pied. La plante du pied regarde en dedans, le pied, dans la station debout, appuierait sur son bord externe. La malléole externe fait fortement saillie.

Ces signes sont d'une grande valeur. Une saillie osseuse, irrégulière, formée par un fragment déplacé, sera encore d'un plus précieux secours.

Ernst Küster a constaté au-dessous de la malléole externe une éminence osseuse anormale au niveau de laquelle la peau distendue et amincie paraissait prête à se mortifier.

Dans le fait suivant la saillie osseuse était antérieure.

OBSERVATION X.

Dislocation of the astragalus, and fracture of the neck of the bone.
(Luxation de l'astragale et fracture de son col.) Hird. The Lancet,
1878. (Résumée par Campenon in *Revue des sciences médicales*.)
Homme, 42 ans. Chute d'un lieu élevé. Le pied est dans l'extension. Le bord interne est relevé. *Au côté externe existe une saillie*
osseuse qui soulève les téguments, elle siège à 3 cent. en avant de la
malléole externe et n'est autre que la tête de l'astragale chevauchant
sur le cuboïde ; on sentit quelques fragments osseux au voisinage
du col de l'astragale en avant et en dehors avec fracture comminutive partielle du col de l'os.

La *position* du fragment osseux indique à quel os il appartient, dans les fractures de l'astragale les saillies osseuses
anormales siégeaient presque toujours sur le côté externe du
pied, tantôt en avant de la malléole, tantôt au-dessous, plus
rarement en arrière.

Dans notre observation XIX nous avons perçu très nettement qu'une des saillies osseuses était mobile. Cette mobilité
anormale est très utile à percevoir pour différencier la fracture
de la luxation de l'astragale. Il n'est pas rare de voir le fragment osseux faire saillie à travers une déchirure de la peau.

Du reste, dans la plupart des cas, il était tellement superficiel que le doute n'était pas permis.

Diagnostic des fractures de l'astragale. — En résumé : *Rac-*
courcissement du bord interne du pied, exagération de la voûte
plantaire. déviation du pied en varus equin, saillies osseuses ir-
régulières, mobiles siégeant sur le côté externe ou interne du cou
de pied, parfois rapprochement des malléoles du sol, tels sont
les symptômes sur lesquels ont été basés la plupart des diagnostics.

En l'absence de ces signes, affirmer une fracture de l'astragale est chose délicate. On croira plus volontiers à une entorse
du cou-de-pied. Les fractures de l'apophyse postérieure (décollement épiphysaire pour Shepherd) n'ont été reconnues qu'à
l'autopsie. La crépitation osseuse permettrait seule de penser
à une lésion osseuse ; s'il y a déplacement des fragments, par
la palpation on jugera de leur situation, de leur forme, ainsi

on pourra éliminer les fractures des malléoles, les fractures
du calcanéum.

Les luxations : luxations sous-astragaliennes et luxations
de l'astragale proprement dite se distingueront par l'absence
de crépitation, la forme des saillies osseuses sans arêtes vives.
Le diagnostic a du reste peu d'importance car dans les deux
cas l'intervention chirurgicale est la même.

Traitement des fractures de l'astragale. — Nous avons
rencontré dans la littérature médicale un assez grand nombre
d'observations où le chirurgien avait porté le diagnostic de
fractures de l'astragale et obtenu d'excellents résultats par
l'immobilisation du pied en bonne position.

Tisné, de Bordeaux; Robson, *Lancet*, 1885; Dupeyron en
rapportent des cas analogues et il est bien probable qu'un
plus grand nombre encore sont restés ignorés, traités comme
des entorses tibio-tarsiennes.

Néanmoins la fracture de l'astragale est d'un diagnostic si
difficile en l'absence de déplacement que le doute peut toujours
planer sur des diagnostics basés simplement sur le siège de
la douleur et la constatation plus ou moins nette de la crépitation.

Quand on ne constate aucun déplacement des fragments,
que le pied peut facilement être immobilisé en bonne position, on se contente généralement d'appliquer un appareil
plâtré. Il faudra surveiller le blessé avec une attention minutieuse pour être prêt à intervenir à la moindre menace d'arthrite, qui peut survenir en l'absence de plaie.

OBSERVATION XI.

*Décapitation de l'astragale, attrition de la moitié supérieure et
luxation en bas et en dedans de la moitié supérieure du corps de
l'os. Diagnostic méconnu. Autopsie.* (Thèse de Barral, Montpellier, 1868.) (*Résumée.*)

Le 28 janvier 1868 M... fut projeté de cheval et tomba dans la
station debout.

A l'hôpital on constate que le pied était dans une forte adduction,
a plante regardant en dehors. Il existait un élargissement de l'espace

intermalléolaire et au-dessous de la malléole interne une saillie
dure que l'on prit pour la poulie de l'astragale.

Le 29 janvier le pied est ramené dans sa position normale.

Le 2 février survint un frisson violent et très prolongé qui fut
suivi immédiatement de délire avec agitation.

Le 3 février on constata une gangrène de l'extrémité inférieure du
membre.

Le 4 février le malade mourut.

Autopsie. — Le col de l'astragale était séparé du reste de l'os et
maintenu dans ses rapports avec le calcanéum et le scaphoïde. Le
corps de l'astragale était littéralement broyé. La partie supérieure
articulée avec le tibia avait seule résisté, mais avait glissé en
dedans pour se loger sous la malléole interne là où on l'avait senti
pendant la vie.

OBSERVATION XII

(Thèse de Ballenghien, Paris, 1890.)

Lonsdale a rapporté un cas où un individu était tombé sur les
pieds en sautant d'une certaine hauteur. On pensa à une entorse
grave tibio-tarsienne. Il survint de l'arthrite et le malade succomba
le douzième jour.

A l'autopsie on trouva l'astragale fendu en deux ou trois directions.

OBSERVATION XIII.

(In *System of surgery theorical and pratical*. London, 1883.)

(Thèse de Ballenghien, Paris, 1890.)

Au musée de l'hôpital de Middlesex existe une pièce montrant le
coin postéro-interne·de l'astragale, détaché par un trait de fracture
intéressant à la fois les articulations tibio-tarsienne et calcanéo-
astragalienne. On avait cru à une simple entorse et le malade était
mort des suites d'une arthrite purulente consécutive.

OBSERVATION XIV.

(Tavignot. *Bulletin Société anat.*, 1843.)

Un malade avait fait une chute élevée et mourut de résorption
purulente. A l'autopsie on rencontra une fracture qui s'étendait dans
le sens antéro-postérieur du corps de l'os et coïncidait avec une
fracture transversale incomplète du col.

OBSERVATION XV.

Fracture de l'astragale par coup de feu. Diagnostic méconnu.
Arthrite purulente consécutive. Amputation.

R. P..., 39 ans, blessé, 8 décembre 1870, au combat de Jaumes par
une balle qui lui a frappé le pied gauche, entre le 13 décembre à
l'hôpital Saint-André. Il présente en avant et un peu au-dessous de
la malléole externe une plaie contuse de la dimension d'une pièce de
2 francs. On ne constate pas de fracture.

Dans la suite il se fait un phlegmon de la partie inférieure de la
jambe puis une arthrite purulente. L'état général devient très
mauvais.

Le 8 janvier on pratique l'amputation de la jambe. '

Le 10 février le malade sort guéri.

L'astragale était divisé horizontalement en deux fragments superposés.

A part la dernière observation où l'amputation sauva la vie du
malade, dans quatre cas où la fracture fut suivie d'une
arthrite purulente et de mort. C'est qu'en effet, tout foyer de
fracture de l'astragale communique avec une au moins des
articulations voisines, que les fragments osseux privés de
toute connexion vasculaire et voués à la nécrose, séparés les
uns des autres par des caillots sanguins, constituent un merveilleux terrain pour la pullulation des microorganismes
pathogènes, pour peu qu'une excoriation de la peau leur
ouvre une entrée. Quand bien même des pansements bien faits
éloigneraient ce danger, les fragments osseux peuvent ne pas
se consolider et rester à l'état de corps étrangers plus ou
moins mobiles, source de douleur et d'impotence fonctionnelle (v. Obs. XVI). Si la consolidation se produit, elle dé-
terminera une ankylose tibio-tarsienne, sinon une déforma·
tion du pied encore plus gênante.

OBSERVATION XVI (Résumée).

M. Chaput (Bulletin de la Société anatomique 1889) a relaté l'observation d'un malade chez lequel il a pratiqué avec succès l'opération de Mickuliez en avril 1889. Ce malade avait eu le pied broyé un
an auparavant par le passage d'une voiture pesante. Il y avait eu

fractures des deux apophyses du calcanéum et fracture de l'astragale.
A l'examen du pied enlevé, on constate que des débris de l'astragale,
les uns se sont résorbés, d'autres soudés, *d'autres enfin sont restés
indépendants, un surtout faisait saillie anormale très proéminente
en dedans du pied.*

Daniel Mollière (*Lyon médical*, 1880) fut obligé d'intervenir
chez deux blessés qui avaient présenté une fracture de l'astragale et chez lesquels la consolidation avait amené un pied bot
varus équin et creux.

OBSERVATION XVII. (Résumée.)

Fracture de l'astragale. Luxation de la tête en avant.
Daniel Mollière. *Lyon médical*, 1888.

Le 24 mars 1877, un robuste manœuvre montait sur un pan de
mur. Ce mur, haut d'une trentaine de mètres, s'effondra sous lui, et
quand on le releva, il avait la jambe gauche broyée : fracture comminutive de l'extrémité supérieure du tibia, fracture du péroné,
large destruction des téguments.

Le blessé refusant l'amputation on tenta la conservation.

Le pied droit était fortement gonflé, le calcanéum très proéminent
en arrière; en avant du cou-de-pied on trouvait une saillie osseuse.
Le pied était raccourci du calcanéum aux orteils, le bord externe
regardait presque directement en bas.

On reconnaît que la saillie observée au-devant de l'articulation
tibio-tarsienne était formée par la tête de l'astragale séparée au
niveau de son col. Ce fragment facilement reconnaissable par sa
forme, son siège et sa direction était assez mobile sous la peau. On
réduisit assez facilement cette fracture. Le membre fut placé dans
un appareil silicaté.

Le 25 juillet le blessé quitta l'hôpital, au bout de cinq mois il s'appuyait librement sur son pied ; du côté de l'astragale droit tout
semblait être rentré dans l'état normal.

Deux ans après, cet homme se représenta à Mollière, il était incapable de marcher. Il s'appuyait, en effet, sur le bord externe du pied,
surtout au niveau de l'articulation métatarso-phalangienne du cinquième orteil. La voûte plantaire était exagérée. On notait aussi une
flexion exagérée des orteils, la saillie du calcanéum en arrière et
enfin la rétraction du tendon d'Achille et des extenseurs.

Il existait un pied bot varus équin et creux.

Mollière eut recours à la ténotomie du tendon d'Achille et au massage forcé. Grâce à cette opération suivie d'un séjour de plusieurs semaines dans un appareil inamovible, il put faire supporter à ce malade un soulier spécial à attelle externe rigide, analogue à ceux que l'on construit pour les pieds bots ordinaires.

OBSERVATION XVI. (Résumée.)

Fracture de l'astragale ; pied bot varus équin traumatique.

D. Mollière. *Lyon médical*, 1880.

Un jeune homme tombe d'une hauteur de 3 mètres. La pointe du pied gauche vient rencontrer le sol. Il fut soigné pendant deux ans par des rebouteurs au moyen de massages violents. Il se décide à entrer dans le service de Mollière en 1875, il était dans l'impossibilité de marcher.

On constate un gonflement notable du cou-de-pied, un léger écartement des malléoles. En avant de la ligne articulaire du cou-de-pied on découvre une saillie soulevant les tendons de la région interne du dos du pied. Cette saillie irrégulière est située immédiatement en arrière du scaphoïde : c'est un fragment de l'astragale.

Le pied se trouve en équinisme ; dans la marche, c'est son bord externe qui appuie sur le sol, le bord interne du pied est raccourci. On pratique du massage après section sous-cutanée du tendon d'Achille. Pendant un an il marche avec une botte construite sur moulage.

Cinq ans après l'accident le blessé marchait sans boiter et avec des souliers ordinaires.

(*A suivre.*)

REVUE CRITIQUE

QUELQUES POINTS DE THÉRAPEUTIQUE INFANTILE

(*D'après MM. Legendre et Broca*).

Par le Dr Charles LUZET
Ancien interne lauréat des hôpitaux.

La thérapeutique infantile, comme celle de l'adulte a subi dans ces dernières années, et sous l'influence des nouvelles connaissances acquises en pathologie, en physiologie patho-

logique et en étiologie, des modifications importantes. Pour
le médecin d'enfants, aux prises, plus encore que celui
d'adultes, avec les préjugés du public, ayant d'ailleurs affaire
à des malades à réactions plus vives, à sensibilité plus grande
vis-à-vis des agents thérapeutiques, un guide sûr était nécessaire et c'est ce guide, qu'ont tenté d'établir MM. [Legendre et
Broca, dans leur *Traité de thérapeutique infantile.* (1)

Le médecin d'enfants ne doit pas seulement s'occuper de
l'enfant malade, il doit encore être le guide qui veillera au
développement normal de ce petit être, et il devra aussi faire
respecter les lois d'hygiène, dont l'application continue, sera
seule capable, chez l'enfant de souche saine, d'obtenir le
maximum de résistance aux agents pathogènes, chez l'enfant
de souche tarée de modifier assez favorablement la nutrition
pour atténuer, sinon pour les faire disparaître, les maladies
de la nutrition qu'il hérite de ses parents.

Trois groupes de circonstances sont l'origine de problèmes
spéciaux pour [le médecin d'enfants :

1° Les phases particulières du développement de l'enfant :
naissance prématurée ou débilité congénitale, allaitement,
dentition, sevrage, croissance, puberté;

2° L'allure spéciale des maladies chez l'enfant, où elles
marchent vite, soit vers l'aggravation, soit vers la guérison ;

3° Les particularités physiologiques de son organisme :
échanges moléculaires plus actifs, circulation et absorption
plus rapides, émonctoires ordinairement intègres, système
nerveux plus impressionable ;

Le mode d'administration et le dosage des médicaments
sont les conséquences des différences signalées plus haut.

Ou peut dire qu'actuellement la thérapeutique infantile,
doit réduire au minimum l'emploi des drogues, et utiliser le
plus possible les moyens hygiéniques, qui ont chez l'enfant
une vigueur d'action bien plus considérable que chez l'adulte.
Et de toutes les règles de l'hygiène, celles qui ont trait à l'ali-

(1) Paris, 1894.

mentation priment de beaucoup toutes les autres, chez l'enfant sain, comme chez le malade.

ALIMENTATION. — Jusqu'au sevrage, le lait de femme est l'aliment naturel du *nourrisson* ; mais encore faut-il que ce lait remplisse certaines conditions, et que la santé de la mère ou de la nourrice ne puisse pas lui faire subir les modifications, qui retentiraient défecteusement sur la santé de l'enfant.

Nous n'insisterons pas ici sur les qualités que l'on doit rechercher chez la nourrice, ni sur les avantages qu'il peut y avoir à s'assurer par les différents lactoscopes de la qualité de lait. On sait qu'en outre de la quantité de lait fourni par la nourrice, il faut s'inquiéter aussi de l'âge de son lait et se fier surtout à *l'augmentation régulière du poids* du nourrisson. Une des maladies, qui a provoqué le plus de discussion, quant à sa transmissibilité par le lait, est la tuberculose. Une nourrice tuberculeuse doit toujours être rejetée, car « s'il est vrai que les bacilles ne passent en général dans le lait qu'en cas de lésions tuberculeuses, les toxines peuvent passer ». D'ailleurs ce lait de femme tuberculeuse est moins sucré, moins riche en graisse et en caséine, comme le fait remarquer West.

La nourrice ou la mère qui allaite doivent être soumises à une hygiène alimentaire rigoureuse; mais, fait remarquer fort justement Legendre, cette hygiène ne peut-être une pour toutes les nourrices. Suralimenter la nourrice augmente la quantité de son lait, ainsi que les principes alimentaires qu'il convient ; mais « cela l'expose aussi à éprouver promptement des troubles dyspeptiques et le résultat de la suralimentation est inverse de celui que l'on cherchait : la santé de la nourrice devient moins bonne, elle maigrit tout en mangeant beaucoup, son lait cesse d'être aussi abondant et, en outre, il devient nuisible à l'enfant. »

Il faut donc mettre l'alimentation de la nourrice en harmonie avec son passé et son genre de vie présent. Une paysanne venue à la ville, est privée du grand air, privée de l'exercice et des travaux physiques, et si alors elle pouvait ingérer impunément des hydrates de carbone qu'elle consumait, elle ne le pourra plus sans inconvénient à la ville, où elle reste enfermée ou bien ne fait que de courtes promenades ; la viande et les légumes verts devront donc remplacer les graisses et les féculents.

Il est des aliments dont l'usage ou du moins l'abus doit être interdit, nous voulons parler des épices, et des condiments irritants et des boissons riches en alcool. L'enfant dont la nourrice abuse d'alcool a souvent des insomnies, de l'agitation.

On sait également que certaines substances chimiques passent dans le lait ; et qu'il y a lieu de s'inquiéter de leur absorption par l'enfant.

Il n'y a pas de règles fixes sur la conduite à tenir dans le cas de gestation ou de retour de règles de la nourrice. Ici encore c'est le graphique des pesées qui décidera. L'allaitement par la mère bien portante, ou par une très bonne nourrice, a tellement d'avantages qu'un arrêt passager de la croissance au moment des règles, ne peut être mis en balance avec les inconvénients d'un changement de nourrice ou d'une alimentation au biberon. S'il s'agit d'une nourrice médiocre mieux vaut alors la changer.

Les maladies infectieuses à fièvre élevée et durable, tarissent généralement le lait de la nourrice ; mais ne le feraient-elle pas qu'on lui devrait enlever l'enfant sauf pour certaines affections légères et passagères ; herpès labial ou guttural, embarras gastrique passager. Il va sans dire que la syphilis de la nourrice lui interdit d'alimenter un enfant sain, bien que **Tarnier** ait vu une mère infectée, par un nourrisson syphilitique, continuer à allaiter son propre enfant du sein non malade, sans lui communiquer la syphilis.

L'allaitement artificiel est un allaitement de nécessité. Le plus généralement, il peut être fait au lait de vache, que l'on coupe d'eau. Ce coupage a une valeur actuellement contestée, s'il rend le caillot moins dense, plus friable, il a l'inconvénient de surdistendre l'estomac par une quantité de liquide beaucoup trop grande (Budin et Chavane).

. Dans tous les cas il est un fait incontestable, c'est que le lait doit être donné stérilisé. Le lait de vache contient un nombre plus ou moins grand de microbes généralement saprophytes, quelques-uns pathogènes, le lait de femme lui-même, pris à la sortie du mamelon n'en est pas exempt. De plus on a trouvé, dans certains cas, dans le lait, les microbes de la tuberculose, de la diphthérie, des diarrhées infantiles, de la scarlatine de la fièvre aphteuse, de la fièvre typhoïde. En voilà suffisamment pour montrer théoriquement, les avantages de la stérilisation du lait. Pratiquement cette stérilisation s'est montrée d'une utilité incontestable.

Rejetant l'addition d'antiseptiques, la congélation, l'ébullition à l'air libre, la pasteurisation en grand, la stérilisation par la vapeur sous pression, Legendre préfère de beaucoup la stérilisation par le consommateur, dans de petits récipients, sur lesquels on pourra adapter directement la téterelle. Tels sont les appareils de Soxhlet, de Gentil, de Budin.

Dans certains cas de débilité où l'enfant ne peut téter, on devra employer l'allaitement par le nez (procédé de Henriette de Bruxelle) ou le gavage pratiqué à l'aide d'une sonde en caoutchouc rouge, munie d'un petit entonnoir.

Le *contrôle de l'alimentation*, avons nous dit, est dans le *pesage*, qui peut d'ailleurs être pratiqué avec toute espèce d'instrument; le pèse-bébé de Sutils a cependant des avantages incontestables, si les pesées doivent être nombreuses, en faisant gagner notablement de temps.

SEVRAGE. — Jamais on ne doit au moment du sevrage, supprimer tout d'un coup le lait; mais on donnera à partir du douzième mois et, par exception, du dixième, un aliment féculent, ou un potage dont on augmentera la quantité peu à peu. Vers le treizième ou quatorzième mois, on pourra commencer l'œuf cru où à la coque. Ce n'est que vers le quinzième mois que l'on commence à donner de la purée de pommes de terre, et enfin on peut essayer un peu de poisson blanc bien écrasé. Ce n'est que lorsque l'enfant est pourvu de ses vingt dents que l'on pourra donner la viande hachée finement (poulet ou veau), les légumes verts finement divisés et quelques friandises. Le vin ou plutôt l'eau rougie ne doit être donné que dans le troisième année. Les repas doivent être toujours donnés à heure fixe.

De cinq à dix ans l'alimentation doit comprendre deux repas fondamentaux par jour, (le plus important à midi) et deux repas peu copieux, le premier déjeuner et le goûter. A partir de 10 ans, on doit supprimer le goûter.

« Il faut, dit Legendre, créer dès l'enfance des habitudes alimentaires convenables, fixer la quantité des aliments, leur proportion, régler la fréquence des repas, leur durée, et faire respecter le repos nécessaire pour l'accomplissement de la digestion. Les condiments et la bonne préparation culinaire sont des adjuvants utiles à la digestion. Celle-ci s'accomplit mieux quand, après le repas, le travail cérébral est suspendu et remplacé par un exercice modéré. »

Pendant la maladie l'alimentation de l'enfant diffère un peu de ce que doit être la diète chez l'adulte. Il faut ne pas oublier que la croissance a des nécessités. Il faudra donc restreindre aussi peu que possible l'apport alimentaire chez l'enfant malade.

L'alimentation convenablement dirigée peut être employée à transformer la constitution de l'enfant, à instituer le traitement des diathèses.

S'il s'agit d'obtenir un changement de nutrition la *cure de réduction* pourra être instituée : Chez l'enfant elle ne devra jamais être absolue et sera réalisée par le régime lacté par exemple; puis, quand la nutrition aura été accélérée dans sa phase destructive, on reviendra à l'alimentation normale en augmentant légèrement la viande, pour accroître la tendance à la plasticité et en donnant abondamment les légumes, pour obtenir une pénétration plus abondante des minéraux dans les cellules.

Le *régime de reconstitution* est celui des convalescences.

Le *régime d'entretien définitif* doit varier avec le genre de vie de l'enfant, avec sa constitution et avec ses tendances pathologiques. Il est évident que le régime de la vie en plein air, doit différer de celui des lycéens sédentaires et fournissant un travail intellectuel : aux premiers les hydrates de carbone, aux seconds les albumines, mais en corrigeant leur action par l'ingestion des légumes verts.

Le *régime de l'arthritique* c'est le régime normal avec une diminution légère des matières azotées, une augmentation de l'eau.

Le *régime du scrofuleux* consiste en une augmentation de la viande et les albumines sous toutes les formes. On fera bien de diminuer les graisses.

EMPLOI DES MOYENS EXTERNES. — Nous ne pouvons dans ce rapide exposé nous étendre sur l'usage que l'on peut faire et sur les résultats que l'on peut tirer de l'emploi de l'obscurité et de la lumière, de l'aération, du silence, des odeurs, des frictions, etc.; nous croyons par contre devoir insister un peu sur les bains et sur leur administration à l'enfant.

Chez le nouveau-né le bain a été utilisé sous deux formes :

1° Le bain très chaud pour ranimer la vitalité de prématurés (38° en élevant la température), ou l'immersion rapide dans l'eau à 45° qui constitue une vaste et puissante révulsion ;

2° Le bain chaud (36° à 38°) prolongé pendant plusieurs jours de suite pour les débiles, les anémiques par hémorrhagie du cordon, pour certaines maladies de peau, pour le sclérème (Winckel).

Les bains hygiéniques sont utiles et doivent être employés de la façon suivante :

Le premier bain est un bain de nettoyage; on lavera pendant 5 minutes à l'éponge l'enfant dans l'eau tiède (35°) puis on l'essuiera avec des serviettes fines; sans chercher à enlever tout l'enduit sébacé de la peau, ce qui est inutile.

Il vaut mieux pendant les 3 ou 4 semaines qui suivent s'abstenir de bain et faire seulement des lavages à l'éponge. S'il existe de l'intertrigo, Simon emploie l'eau de feuilles de noyer, Legendre préfère l'eau boriquée ou naphtolée. Il repousse toujours l'eau de son, comme favorisant la culture des germes.

On donnera le bain d'abord à 35, puis à 32° (hiver), 30° (été) et en diminuant progressivement on arrivera à les donner à 27° ou 25° vers le 3° ou 4° mois. La température du bain sera bien entendu toujours relevée au thermomètre.

Le bain donné le soir est utile pour provoquer le sommeil chez les enfants des villes : malheureusement notre genre d'existence se prête mal à une telle habitude, mieux vaut donc réserver le bain du soir pour les cas d'insomnie et de surexcitation (32° pendant 5 mois), prescrire d'ordinaire le bain le matin. On sortira l'enfant immédiatement après.

Les bains thérapeutiques agissent surtout par leur *température*.

Le bain graduellement refroidi est un bon moyen à employer dans la fièvre typhoïde, la scarlatine maligne et le rhumatisme cérébral : Legendre, comme Bouchard, débute avec l'eau à 2° au-dessous de la température centrale de l'enfant et refroidie progressivement jusqu'à 30°. L'enfant est ensuite enveloppé dans une couverture de laine et frictionné. Cette méthode donne un refroidissement de 1°, 2° et quelquefois 3°.

Les bains à température croissante sont utilisables dans les cas de collapsus algide, par exemple dans l'entérite choériforme.

Enfin le bain peut-être le *véhicule de certains médicaments*, ce sont les bains médicamenteux, que nous ne pouvons énumérer ici.

LES GRANDES INDICATIONS THÉRAPEUTIQUES. — Le rôle le plus ordinaire du médecin d'enfants est de fournir aux indications suivantes :

Evacuer le contenu du tube digestif ;

Assurer les excrétions ;

Procurer le sommeil et en outre dans les maladies infectieuses :

Modérer la fièvre ;

Soutenir les forces ;

Prévenir les infections secondaires.

1° *Médication évacuante.* Elle peut-être faite, soit par la *sonde* stomacale servant au lavage de cette cavité : c'est là un moyen fort utile chez le nourrisson ;

Soit par les lavements et les irrigations intestinales : les lavements agissent par leur température, par les médicaments qu'ils contiennent ;

Soit par les vomitifs, dont le plus usité est l'ipéca (sirop et poudre), Legendre rejette l'apomorphine comme dangereuse et infidèle ;

Soit par les purgatifs : huile d'amandes douces chez les nouveau-nés, calomel, huile de ricin, manne et mannite, magnésie calcinée, citrate de magnésie, tartrate de soude, sulfate de soude, etc.

2° On assurera la *régularité des excrétions* et principalement de l'urine par les boissons. Le premier diurétique est l'eau. Il sera bon de l'additionner de sucre, qui augmente la propriété anti-toxique du foie (Roger). Quelquefois on ajoutera à l'eau certaines substances destinées à augmenter son pouvoir diurétique (nitrates, acétates, chiendent, queues de cerises, lactose).

Les grands lavements froids sont un bon moyen de diurèse : en chassant par contraction réflexe la masse du sang, qui stagnait dans la circulation forte et en augmentant la tension vasculaire par absorption. Dans l'urémie, l'ictère et toutes les intoxications, les irrigations intestinales rendent de grands services pour provoquer la diurèse.

Les bains froids sont aussi un bon moyen de provoquer l'hypersécrétion rénale.

La digitale est bien supportée par les enfants.

La sécrétion sudorale sera de préférence excitée chez l'enfant par les moyens physiques (chaleur, drap mouillé, boissons chaudes). Mais la diurèse est toujours préférable à rechercher dans le but de débarrasser l'organisme de ses poisons ; car l'urine en entraîne une plus grande quantité que la sueur (sauf peut-être pour les venins) ; or on ne doit pas oublier que toute diaphorèse abondante restreint d'autant la diurèse et réciproquement.

3° Le *sommeil* de l'enfant doit, en général, être respecté, sauf quand il s'agit de certains soins d'antisepsie qui exigent une grande régularité (diphthérie). On doit autant que possible rassembler les prises d'aliments, de médicaments et les nettoyages, de façon qu'il reste un intervalle assez long pour le sommeil. Quelquefois on est obligé de le provoquer : tantôt il suffit de faire disparaître un symptôme gênant (hyperthermie, dyspnée, douleur), tantôt on doit lutter directement contre l'insomnie : ici encore les moyens physiques sont préférables (bains tièdes, lotions, maillot humide, aération de la chambre, révulsif, embrocation, cataplasme). Quelquefois on peut exercer une sorte de suggestion du sommeil (infusion de tilleul ou de fleurs d'oranger). Quand il sera nécessaire d'avoir recours aux narcotiques, le médecin pourra employer divers médicaments.

L'opium réclame une grande prudence, mais on est loin d'être d'accord sur l'âge auquel on y peut recourir. Le laudanum et l'élixir parégorique sont les préparations de choix.

Le chloral est fort utile. On doit aussi noter la grande tolérance de l'enfance vis-à-vis de la belladone. Enfin le bromure, l'antipyrine peuvent trouver leur indication.

4° La *fièvre* doit de préférence être combattue par les moyens externes. Après avoir mentionné tout d'abord les corps gras, nous devons insister spécialement sur les bains, les enveloppements humides, les lotions. La quinine, l'antipyrine, l'acide salicylique sont également des adjuvants utiles.

5° Le meilleur de tous les *toniques* est l'aliment : cependant il est des cas nombreux où il faut agir vite, stimuler plutôt l'organisme et ne pas compter sur l'alimentation. L'alcool est de tous les stimulants le plus précieux chez l'enfant, où il agit avec une vigueur en rapport avec la non-accoutumance de ces malades à ces boissons alcooliques.

6° « La *médication antiseptique*, dit Legendre, joue un rôle capital dans la thérapeutique infantile. L'organisme de l'enfant n'a pas encore subi les immunisations que procurent peu à peu les infections bénignes. Il offre à tous les agents infectieux bien des portes d'entrée : des épithéliums minces et en rénovation incessante, un système lymphatique proportionnellement beaucoup plus développé que chez l'adulte, créent chez lui une prédisposition au parasitisme. »

Les antiseptiques faibles doivent être préférés. Il faut cependant dans la première enfance proscrire absolument l'acide phénique, qui, même en applications externes, peut produire des accidents d'intoxication (J. Simon).

La bouche doit être dans les fièvres l'objet de soins antiseptiques considérables. Lavages fréquents avec des eaux alcalines ou avec des collutoires, dont le véhicule sera de préférence la glycérine, corps non fermentescible.

Mais bien souvent il s'agit d'antiseptiser le tube digestif. S'il ne s'agit que des premières voies, on recherchera chez les enfants jeunes les corps de toxicité insigniflante. Acide borique, biborate de soude, chlorate de soude ou de potasse (stomatites de dentition), ou le salicylate de soude (stomatite aphtheuse).

Dans les angines il faut déjà des antiseptiques plus puissants (acide phénique, teinture d'iode, bichlorure de mercure, naphtol camphré).

L'antisepsie de l'estomac peut-être réalisée rapidement par le lavage, sinon on la produit en même temps que celle de l'intestin par le salol, le salicylate de bismuth ou de magnésie; le bétol ou salicylate de naphtol β, et le benzoate de naphtol β peuvent aussi être employés.

Le calomel est un antiseptique intestinal puissant; surtout indiqué dans les congestions hépatiques.

L'antisepsie du gros intestin se réalise au moyen des irrigations naphtolées, ou boriquées ou encore par les benzoates et la teinture de benjoin. Elle est indiquée dans les typhlites et appendicites, dans les colites membraneuses, et peut être utile dans certains cas d'eczéma et de bronchorrhée.

Nous nous bornerons là dans cette analyse de l'ouvrage de MM. Legendre et Broca, nous contentant de signaler ces points généraux de thérapeutique infantile et dans l'impossibilité de signaler à propos de chaque chapitre les points intéressants de cette publication.

Qu'il nous soit permis de résumer en quelques mots la tendance pratique de la thérapeutique infantile actuelle ; compter
beaucoup sur les réactions de ces organismes encore neufs,
ménager leur tolérance vis-à-vis des médicaments, et remplacer les drogues par les moyens externes toutes les fois que
cela est possible, telle doit être actuellement la tendance du
médecin d'enfants. Qu'il ne pense pas non plus que, la
maladie écartée, son rôle doit disparaître ; il doit être hygié-
niste et surtout s'inquiéter du mode d'alimentation ; car, en
agissant ainsi, il pourra encore prévenir la maladie et souvent modifier tellement l'organisme de l'enfant que celui-ci,
devenu homme, aura de grandes chances d'éviter les tares
héréditaires, ou tout au moins de les voir s'atténuer chez lui.

REVUE CLINIQUE

REVUE CLINIQUE CHIRURGICALE
Hôtel-Dieu, service de M. le prof. Duplay.

**PERFORATION DE L'APPENDICE ILÉO-CÆCAL PAR CORPS ÉTRAN-
GER (COPROLITHE). — PÉRITONITE AIGUE GÉNÉRALISÉE. —
LAPAROTOMIE. — GUÉRISON,**

Par A. DEMOULIN,
Chef de clinique chirurgicale à l'Hôtel-Dieu.

F... (Léon), 17 ans, fleuriste, est entré à l'Hôtel-Dieu, service de
M. le Dr Bucquoy, salle Saint-Augustin, lit n° 3, le 26 mars 1894.

F..., sans antécédents héréditaires dignes d'être notés, est un être
petit, chétif, qui, entre l'âge de 7 et 8 ans, a eu successivement la
variole, la rougeole, enfin la fièvre typhoïde. A la suite de cette
dernière maladie, il a été atteint d'une surdité bilatérale, sans écoulement d'oreilles, puis d'engorgements ganglionnaires cervicaux. La
surdité a disparu au bout de six mois, sans laisser de traces, mais
les engorgements ganglionnaires ont persisté jusque vers l'âge de
12 ans, ils n'ont jamais suppuré.

F..., depuis quelques mois, a vécu de privations. Bien portant
malgré tout, il a ressenti pour la première fois, à la fin du mois de

février dernier, les atteintes du mal qui l'amène à l'hôpital. A cette époque, sans cause appréciable, sans avoir jamais eu antérieurement de troubles des fonctions digestives, il fut pris de violentes coliques, surtout accusées au niveau de la fosse iliaque droite, accompagnées de vomissements alimentaires d'abord, bilieux ensuite. Il ne reçut pas de soins médicaux à ce moment, garda le repos au lit, but un peu de thé, appliqua quelques cataplasmes sur l'abdomen. Au bout de quarante-huit heures, tous les symptômes morbides avaient disparu.

Le 24 mars, des accidents analogues se montrèrent, mais cette fois ne rétrocédèrent pas et le malade entra à l'Hôtel-Dieu le 26 au matin. M. Dutournier, interne de M. Bucquoy, constata que l'état général était bon, nota la présence d'un point très douloureux siégeant immédiatement au-dessous et à droite de l'ombilic ; la température était normale, pas de vomissements, émission facile de gaz et de matières par l'anus.

Quarante-huit heures après l'entrée du malade à l'hôpital, les symptômes d'une péritonite aiguë généralisée se manifestèrent.

Je fus appelé auprès du malade, par M. Dutournier, le 31 mars, à midi.

Le malade présentait un faciès péritonéal des plus nets, avait des envies continuelles de vomir, rendait fréquemment, par la bouche, un liquide vert porracé. Les intestins ne fonctionnaient plus depuis quarante-huit heures, le ventre était très ballonné, d'une sensibilité extrêmement vive à la palpation superficielle, à tel point que le malade se défendait quand on voulait en faire l'exploration et poussait des cris à la moindre percussion qui révélait partout une sonorité exagérée. Je ne pus constater de matité dans l'hypogastre et dans les flancs. Le pouls était petit, 120 à la minute, dépressible, mais la température, prise avant l'intervention, était basse : 37°. (J'appelle l'attention sur ce dernier point, les chirurgiens américains n'ont-ils pas insisté sur le peu de valeur de l'élévation de température, comme signe pronostique et comme point de départ d'une intervention dans la période péritonitique de l'appendicite ?)

En présence des commémoratifs (1re attaque d'appendicite à la fin du mois de février), le diagnostic de péritonite généralisée due à une perforation de l'appendice s'imposait, M. Dutournier portait un pronostic fatal à brève échéance. D'un commun accord, nous décidâmes d'intervenir.

Le malade fut transporté dans le service de M. le prof. Duplay et le 31 mars à 1 heure 1/2 de l'après-midi je pratiquai la laparotomie.

— Incision sur la ligne médiane s'étendant de l'ombilic au pubis. A peine le péritoine est-il incisé que les anses intestinales grêles, énormément distendues, sortent de l'abdomen en grand nombre. Je les laisse au dehors enveloppées dans des compresses chaudes aseptiques. Je vais à la recherche du cæcum.

Je le trouve facilement et puis, sans trop de peine, amener son extrémité inférieure jusqu'au niveau de l'incision abdominale. Il ne présente pas d'adhérences avec les parties voisines, je rencontre l'appendice à sa partie inférieure et interne. A peine est-il saisi que je constate dans sa cavité la présence d'un corps étranger mobile.

Le cæcum est rouge vineux, recouvert d'exsudats pseudo-membraneux grisâtres. J'examine l'appendice, il n'est ni gros, ni long, mais épais, je reconnais à 1 centimètre environ au-dessus de son sommet un point noirâtre, je le lie à la soie à 1 centimètre environ au-dessous de son insertion sur le cæcum et passe également un second fil de soie autour du méso-appendice. Je les résèque avec des ciseaux à 2 ou 3 millimètres au-dessous des ligatures.

Je m'occupe alors de la cavité abdominale et de son contenu.

Les anses intestinales sont rouges, violacées presque, le péritoine pariétal est très hyperhémié, partout sur l'intestin je trouve des pseudo-membranes, mais elles sont surtout abondantes au niveau de la fosse iliaque droite.

Toilette avec des éponges aseptiques des fosses iliaques, des flancs, de la face inférieure du diaphragme, je retire de nombreux exsudats grisâtres de la cavité du petit bassin. Il n'y a pas de pus bien lié, ni de liquide louche collecté.

Les anses intestinales sont rentrées avec peine, je songe un moment à les ponctionner, j'y renonce, désirant aller vite.

Je suture à la soie et en un seul plan les différentes couches de la paroi, je laisse ouverte, dans une étendue de 2 centimètres environ, la plaie abdominale à sa partie inférieure, et j'introduis dans le cul-de-sac recto-vésical, deux gros drains de caoutchouc rouge du volume du petit doigt.

Les suites opératoires ont été des plus simples, dès le soir de l'intervention, le malade rendait quelques gaz par l'anus. T. 37°2. P. à 120. Rétention d'urine, malade sondé.

Le lendemain, bonne journée, quelques envies de vomir. Emission de gaz par l'anus, ballonnement du ventre diminue, miction spontanée. T. M. 37°2, S. 37°8.

— Rien à signaler dans les jours suivants. Le 5 avril, 6ᵉ jour après

l'intervention, lavement, une selle peu abondante. Drains raccourcis.
Rougeur de la paroi abdominale au niveau des sutures.

Le 6 avril, une goutte de pus au niveau des points d'entrée et de
sortie des fils.

Le 7 avril, ablation de la moitié des fils, purgatif, selles abondantes.

Le 8 avril, enlèvement des derniers fils ; ils ont laissé dans la paroi
abdominale de petits trajets infectés et suppurants qui sont lavés avec
soin et se cicatrisent vite.

Le 11 avril, suppression des drains qui, depuis l'opération, ont
servi à laver avec de l'eau boriquée (3 0/0) le petit bassin, mais
n'ont donné que pendant les deux ou trois premiers jours un liquide
louche.

— Le 12 avril la température monte le soir à 38°2, lavage du trajet antérieurement occupé par les drains. A partir de ce moment le
trajet bourgeonne franchement et se comble petit à petit.

La guérison s'est faite d'une façon régulière, dans d'excellentes
conditions ; il faut signaler cependant quelques douleurs abdominales siégeant surtout au niveau des fosses iliaques, se montrant un
peu avant les selles et pendant leur durée, quelques troubles dans
les fonctions intestinales se traduisant tantôt par un peu de diarrhée, tantôt par de la constipation.

Depuis le 1er mai le malade est très bien, a grand appétit, engraisse
et va régulièrement à la selle.

— L'appendice examiné après l'opération, est long de 5 centimètres, un peu incurvé sur lui-même, sa paroi est épaisse de 3 à
4 millimètres, sa lumière au niveau du point où la section a porté
présente à peu près les mêmes dimensions.

La muqueuse est épaissie, tomenteuse, présentant de petits replis
séparés par des sillons où se trouve un grand nombre de petites
concrétions, dures au toucher, friables, et un coprolithe du volume
d'une grosse lentille.

La perforation siège environ à 1 centimètre au-dessus du sommet
de l'appendice, elle a le diamètre d'une tête d'épingle, est arrondie,
à bords noirâtres, comme taillés à l'emporte-pièce.

Le corps étranger a glissé sous la pression des doigts pendant la
résection de l'appendice, il est cependant possible d'affirmer qu'il
siégeait au-dessus du point perforé, car immédiatement au-dessus
de ce point on trouve la muqueuse plus épaisse que dans les autres
parties, montrant de petits caillots adhérents sous lesquels elle est
d'une couleur plus rouge, plus sombre qu'ailleurs.

Quant au corps étranger principal, il était du volume d'une grosse lentille, de couleur brunâtre, de consistance friable, donnant après l'écrasement sous le doigt l'idée d'une agglomération de petits grains calcaires réunis par une substance molle. Il n'y avait point à son centre de noyau formé soit par un poil, soit par un pépin de fruit.

J'insiste sur ce fait, qu'à part les exsudats pseudo-membraneux qui se trouvaient autour du cæcum, il n'y avait pas de lésions anciennes de péritonite péri-appendiculaire, pas d'adhérences. Ceci s'explique, semble-t-il, par l'apparition récente des premiers accidents.

Tous les détails anatomiques relatés ici, ne présentent pas de particularité digne de remarque.

— L'intérêt de l'observation que nous venons de rapporter, réside dans le succès d'une laparotomie faite tardivement, pour une péritonite aiguë généralisée, consécutive à une perforation de l'appendice.

M. Jalaguier écrit dans le *Traité de chirurgie* de Duplay et Reclus (t. VI, p. 525) que dans la péritonite généralisée, résultant d'une appendicite : « La seule chance de salut réside dans une laparotomie médiane suivie du lavage aseptique et de la toilette aussi complète que possible de la cavité péritonéale. » Il ajoute que si l'appendice perforé est facilement accessible on en pratiquera la résection, que s'il ne se présente pas il vaut mieux l'abandonner, que dans les deux cas on devra drainer, et dit enfin que plus l'opération sera précoce et de courte durée, plus elle aura de chances de réussir.

— Richardson dans un mémoire publié récemment (*American Journal of medical sciences*, janvier 1894) et intitulé : Remarques sur l'appendicite basées sur une expérience personnelle comprenant 181 cas, s'exprime ainsi : « Dans quelques cas de péritonite généralisée l'état du malade est trop mauvais pour faire autre chose qu'une incision avec drainage. La recherche de l'appendice ne peut être faite sans aggraver à ce point le choc que la mort n'arrive sur la table d'opération. Aussi doit-on se demander si, dans les cas de cette espèce, l'intervention opératoire ne doit pas être condamnée. Le patient est à l'article de la mort et la plus petite intervention ne saurait être que fatale. Le moindre choc du fait de l'anesthésie peut même suffire pour entraîner la mort avant que l'intervention soit achevée. La seule chance de guérison dans les cas de cette espèce est d'abandonner le malade aux efforts de la nature. Je n'ai jamais vu une guérison dans de pareilles circonstances, *mais j'ai le souvenir d'un malade rétabli, bien que moribond au moment où l'intervention fut faite pour un commencement d'infection générale.* »

J'ai tenu à rapporter ces deux opinions, car, malgré les réserves de Richardson elles concordent et mettent en lumière un premier point : intervenir toujours en présence d'une péritonite généralisée suite d'appendicite.

Voyons maintenant les résultats de l'intervention. Tuffier et Hallion, dans un mémoire paru dans les *Arch. gén. de médecine* en 1890, avaient pu réunir 19 cas de péritonite généralisée, consécutifs à l'appendicite, traités chirurgicalement. « Sur ces 19 cas on avait fait la laparotomie médiane 13 fois avec 8 guérisons et 5 morts, et 6 fois on avait incisé sur la région cæcale, le résultat fut 1 guérison et 5 morts. »

J'ai pu réunir d'autres faits.

Dans la thèse de Guérin intitulée : Contribution à l'étude de l'appendicite par corps étrangers, et soutenu, le 10 mai 1893 à la Faculté de Paris, thèse très consciencieuse, je trouve les résultats suivants :

Appendicites suivies de péritonite généralisée et opérées, 31 cas, opérées avec succès, 10, sans succès, 21, soit une mortalité opératoire de 66 0/0 environ.

Le 24 juillet 1893, M. Jacob soutenait à son tour, devant la Faculté de Paris, sa thèse ayant pour titre : Contribution à l'étude de l'appendicite. Elle a le grand mérite d'avoir été faite avec des observations personnelles ou du moins de s'appuyer sur des faits que l'auteur a pu observer, suivre dans leur évolution.

Or nous y trouvons 8 cas de péritonite généralisée consécutive à l'appendicite, où l'intervention a eu lieu. Sur ces 8 cas : 6 morts, 2 guérisons. Mais l'un de ces 8 cas, celui de notre maître et ami, M. G. Marchant, est déjà rapporté dans la thèse de Guérin, il reste en somme 7 cas avec 6 morts, 1 guérison, soit 86 0/0 d'insuccès.

Dans le mémoire de Richardson précédemment indiqué, on trouve 32 interventions pour péritonite généralisée plus ou moins développée ; 9 succès, 23 morts, soit 75 0/0 de mortalité.

Si nous réunissons les différentes statistiques opératoires ci-dessus analysées, nous arrivons au résultat suivant :

Tuffier et Hallion......	19 cas	9 guérisons	10 morts.
Guérin................	31 —	10 —	21 —
Jacob.................	7 —	1 —	6 -
Richardson...........	32 —	9 —	23 —
Au total..........	89 cas	29 guérisons	60 morts.

Soit une proportion de 33 0/0 de guérison
de 66 0/0 de mortalité.

— Quant à la technique de l'opération nous voyons que, dans la plupart des cas, on a pratiqué la laparotomie médiane, que dans quelques circonstances seulement on a incisé la paroi antérieure de la fosse iliaque. Tuffier et Hallion nous disent que dans 13 cas où la laparotomie médiane a été faite, il y a eu 8 guérisons et 5 morts et que dans 6 cas où on a incisé sur la région cæcale, il y a eu 1 guérison et 5 morts. D'où il semblerait découler que la laparotomie médiane doive toujours être préférée.

Le lavage du péritoine, si nous en jugeons par les observations que nous avons pu lire, n'a été qu'assez rarement fait, la simple toilette avec les éponges semble avoir été pratiquée par la plupart des opérateurs. Elle n'est certainement, quelques précautions qu'on prenne, surtout avec la préoccupation qu'on a de terminer l'opération rapidement, jamais complète ; qu'importe, puisqu'elle suffit, pourvu qu'on y joigne un drainage bien fait.

La question du drainage est en effet de la plus haute importance, il nous semble indispensable, nous n'en voulons pour preuve que l'observation de M. G. Marchant où il est dit que, le cinquième jour après l'opération, qui n'avait pas été suivie de drainage, il y eut une élévation de température qui disparut après qu'une certaine quantité de pus se fût écoulée par le point de suture le plus inférieur ; non seulement le drainage est indispensable, mais il doit être, dans quelques circonstances, longtemps maintenu ; notre malade n'a-t-il pas eu un peu de fièvre le douzième jour après l'opération, époque de la suppression des tubes qui n'avaient cependant donné qu'un peu de liquide louche pendant deux ou trois jours.

En résumé, ce que j'ai écrit en commençant ces réflexions, je n'ai qu'à le répéter après avoir fait un essai de statistique.

En présence d'une péritonite généralisée, suite d'appendicite, il faut :

— Intervenir le plus tôt possible.

— Intervenir même, si comme dans notre cas, la situation semble désespérée.

— Faire la laparotomie médiane.

— Autant que possible réséquer l'appendice, la résection faite, obturer la lumière du moignon cæcal par une ou plusieurs ligatures à la soie, moyen préférable aux sutures à cause de la rapidité de son exécution.

— Si l'appendice ne se présente pas facilement et rapidement, ne pas s'acharner à sa découverte.

— Faire la toilette du péritoine avec des éponges aseptiques aussi minutieusement que possible.

— Tout cela rapidement, car moins l'opération sera longue, plus grandes seront les chances de succès.

Drainer la cavité péritonéale, et laisser le drain en place (mèche de gaze iodoformée de préférence) aussi longtemps qu'il sera nécessaire.

Il peut arriver que des malades opérés *in extremis* meurent sur la table d'opération après quelques inhalations anesthésiques, du fait de ces inhalations ou de celui du choc opératoire ; qu'importe! malgré les insuccès qui menacent le chirurgien, n'a-t-il pas assez d'encouragement dans cette proportion d'un 1/3 de guérisons qui résulte de nos calculs. Cette proportion est certainement trop élevée, car beaucoup de cas de mort après l'intervention ne sont pas publiés, mais les chiffres sont les chiffres, serait-elle moitié moindre, dix fois plus petite, que le devoir du chirurgien est d'intervenir, puisque la mort est certaine, si on abandonne le malade à lui-même.

REVUE GENERALE

PATHOLOGIE MÉDICALE.

De la nature du rachitisme, par le Dr E. CHAUMIER (de Tours) (La *Médecine Infantile* — 15 mai 1894.) — Peu satisfait des causes banales invoquées par la presque unanimité des auteurs pour expliquer le rachitisme, repoussant d'autre part l'origine syphilitique soutenue avec ardeur et talent par le regretté Parrot, M. Chaumier, après mûres réflexions et enquêtes multipliées, en France et à l'étranger, particulièrement en Italie, en arrive à partager l'opinion de Mircoli sur la nature microbienne du rachitisme. Le rachitisme serait plus fréquent certaines années, c'est une maladie cyclique (entre parenthèses. cela est un peu discutable) ; si le rachitisme frappe surtout les enfants nourris au biberon, élevés dans les hospices, dans les crèches, c'est à l'encombrement favorisant la contagion, et non à la nourriture, qu'il faut l'attribuer. La mauvaise alimentation produirait l'athrepsie et non le rachitisme. Si plusieurs enfants d'une même famille sont atteints de rachitisme, si leurs parents sont également rachitiques, c'est qu'ils habitent des maisons où le germe de la maladie subsiste et se transmet. M. Mircoli, de son côté, affirme l'origine microbienne et le caractère contagieux du rachitisme, et il incrimine le staphylocoque doré, c'est-à-dire l'agent infectieux de l'impétigo, des furoncles, des anthrax, du panaris, de l'ostéomyélite, etc.

M. Chaumier ne croit pas que le staphylocoque doré soit le microbe du rachitisme ; il pense que le rachitisme est le produit d'un microbe spécial, ne produisant que cette maladie et n'offrant pas la banalité du staphylocoque doré.

A l'appui de la nature infectieuse du rachitisme humain, M. Chaumier cite le rachitisme spontané des porcs qu'il a eu l'occasion d'observer en Touraine. Il a vu deux cochons qui avaient survécu à la maladie, qui présentaient une déformation de la colonne vertébrale, et il en fait une photographie reproduite dans *La Médecine infantile*. M. Dubar a examiné histologiquement les os de ces porcs rachitiques, et il a trouvé les lésions caractéristiques de la maladie. Ces épidémies de rachitisme survenant chez les animaux domestiques semblent plaider en faveur de la contagion et par suite de l'infectiosité.

Et M. Chaumier conclut : Le rachitisme est une maladie spécifique, produite par un microbe inconnu. Elle est contagieuse, endémique dans les villes, parfois épidémique. Cette maladie existe à l'état spontané et épidémique chez les jeunes porcs. L'examen histologique des os prouve l'identité de la maladie chez le porc et chez l'enfant. Les germes de la maladie semblent se conserver dans les habitations ; c'est très probablement cette conservation des germes qui explique les cas dits héréditaires. On voit que M. Chaumier prend nettement parti, dans une question qui paraissait résolue, en faveur de l'opinion la plus radicale et la plus neuve. Mais a-t-il raison ? Il est permis d'en douter.

Rapports entre le rachitisme et les accidents convulsifs chez les enfants, par le Dr J. COMBY. (*La Médecine infantile*, 15 avril 1894.) — L'auteur, qui a vu, depuis onze ans, au dispensaire dont il est chargé, un très grand nombre de rachitiques, ne croit pas du tout à la nature infectieuse et contagieuse de la maladie. Toutes les observations qu'il a pu faire, tous les renseignements qu'il a pris le confirment dans l'idée que le rachitisme est une maladie de la nutrition générale, et que l'alimentation vicieuse des nourrissons est à l'origine de la plupart des cas. Les convulsions générales et locales (éclampsie, spasme de la glotte) ne sont pas très rares chez les rachitiques, et depuis longtemps on a cherché à établir un rapport

étroit entre les manifestations nerveuses et le rachitisme. Pour
Hénoch (de Berlin) les 2/3 des enfants atteints de spasme de la
glotte seraient rachitiques; en Autriche, Kassowitz a vu de très
nombreux cas de spasme glottique chez les rachitiques; à Graz,
Escherich déclare que le spasme de la glotte et la tétanie, qui pour
lui sont une même chose, seraient très communs chez les rachitiques.
On a invoqué la dentition pour expliquer les accidents convulsifs,
et l'on sait que le rachitisme trouble profondément la dentition; ne
pourrait-il agir sur le système nerveux par le trouble apporté à l'évolution dentaire? Or M. Comby, pas plus que M. Kassowitz d'ailleurs,
ne croit à l'influence pathogénique de la dentition. Serait-ce alors
par le ramollissement des os du crâne, par le craniotabes, que le
rachitisme agirait sur le système nerveux? Elsässer avait cru à la
valeur pathogénique du craniotabes et fait partager cette opinion à
un certain nombre de médecins. Mais aujourd'hui la plupart des
médecins d'enfants (y compris l'auteur) s'accordent à reconnaître
la banalité du craniotabes et lui dénient toute influence pathogénique.

D'où vient donc que les convulsions soient si fréquents chez les
rachitiques, et quelle est la nature des relations qui unissent le rachitisme au spasme de la glotte et à l'éclampsie?

Sans doute il faut, chez les enfants atteints d'éclampsie, une prédisposition nerveuse héréditaire, innée ou acquise. De plus on re-
marquera que les troubles digestifs sont très fréquentes aussi bien
chez les enfants atteints de convulsions que chez les rachitiques. La
grande cause des convulsions doit être cherchée dans le tube digestif; c'est là aussi qu'il faut chercher la grande cause du rachitisme.
Voilà donc le lien que nous cherchions. La dyspepsie, avec le trouble
nutritif, qui en résulte, avec les auto-intoxications auxquelles elle
expose, explique les rapports qui existent entre le rachitisme et les
convulsions chez les enfants. Les deux maladies, rachitisme et
éclampsie, relèveraient d'une auto-intoxication d'origine gastro-
intestinale.

PATHOLOGIE CHIRURGICALE.

**Utriculite; contribution à l'étude de la pathologie de l'utricule
prostatique**, par BELFIELD. (*Journal of the American medical Association*, 21 avril 1894.) — Il est actuellement démontré que les
organes génitaux des vertébrés adultes proviennent de deux organes
primitifs de l'embryon, les corps de Wolff et de Müller, et que le

sexe de l'individu varie suivant le développement relatif atteint par
l'un ou l'autre de ces corps. C'est ainsi que chez le futur mâle, le
corps de Wolff fournit l'épididyme et le vas deferens, le corps de
Muller subissant une atrophie plus ou moins marquée et que chez la
future femelle le corps de Muller donne naissance aux trompes de
Fallope, à l'utérus et au vagin, y compris l'hymen, le corps de Wolff
s'atrophiant.

Chez l'homme mâle, il ne persiste régulièrement du corps de Muller que les deux extrémités rudimentaires qui forment l'hydatide de
Morgagni et l'utricule prostatique dénommé aussi utérus masculinus,
et cela bien à tort, car l'anatomie comparée nous montre ce canal représentant plutôt un rudiment de vagin qu'un utérus.

A l'état normal chez l'homme, l'utricule prostatique est un cul-de-
sac un peu élargi vers son fond, qui s'étend en haut et en arrière de
la prostate entre les deux canaux éjaculateurs ; ses parois sont formées d'une membrane propre épithéliale dans laquelle se trouvent de
nombreuses glandes en grappe ; son extrémité effilée s'ouvre dans
l'urèthre par un orifice étroit situé dans le veru montanum ; il est
délimité grossièrement en avant par la vessie et en arrière par le
rectum.

La pathologie de l'utricule prostatique est, comme l'organe lui-
même, fort rudimentaire. On conçoit toutefois qu'il puisse présenter
les deux conditions morbides suivantes : distension par sa propre
sécrétion à la suite de l'occlusion de son étroit orifice uréthral ; suppuration par extension d'une inflammation de l'urèthre postérieur,
l'infection septique pouvant alors gagner le tissu connectif recto-
vésical enveloppant l'extrémité en cul-de-sac de l'utricule. Le premier
de ces états morbides, distension de l'utricule par ses sécrétions physiologiques, a été observé il y a déjà plus de vingt ans par Englisch ;
d'autres rares auteurs l'ont également mentionné. Quant à la suppuration de l'utricule et des régions circonvoisines, elle donne parfois
l'explication *post mortem* de faits tenus pour des cas de prostatites
chroniques ou d'abcès péri prostatiques ainsi qu'il paraît évident,
par exemple, dans les deux cas suivants observés par Cook :

Homme de 40 ans, douleurs vésicales et expulsion de pus par
l'urèthre, à répétition ; on diagnostique : abcès de la prostate se
vidant de temps en temps. A l'autopsie, on trouve un polype fibreux
du fond de la vessie ; l'utricule profond de 0,25 centimètres distendu
par du pus ; le tissu connectif recto-vésical ambiant est dur, les vésicules séminales quelque peu distendues mais non enflammées.

Homme de 62 ans ; cystotomie sus-pubienne par calculs. Autopsie : pyélo-cystite chronique ; l'utricule est très distendu et présente l'aspect d'un abcès vidé ; le tissu connectif recto-vésical ambiant contient un petit abcès contigu à l'utricule mais non communiquant.

Quoi qu'il en soit, il demeure certain que le diagnostic clinique de l'utriculite, manquant de critérium anatomique, est des plus obscurs. Voici un fait que Belfield put toutefois diagnostiquer :

Un homme de 40 ans, ayant eu une blennorrhagie dix-huit ans auparavant, souffre depuis quelques années de prostatite chronique et d'une grande irritation du rectum sans que l'examen de cette région donne une explication de cet état morbide. Les douleurs augmentent ; rétention complète d'urine, expulsion par l'urèthre d'une certaine quantité de pus suivie d'un retour immédiat de la miction.

Au toucher on trouve la prostate symétriquement gonflée et molle l'espace entre les vésicules séminales distendu, rénitent, les vésicules elles-mêmes pas particulièrement douloureuses. En dépit du traitement, irrigations, injections, instillations, uréthrotomie périnéale, la cavité de l'abcès reste remplie se déchargeant par intervalles, lors des mictions, d'un pus extrêmement fétide. Belfield fait alors le diagnostic d'utriculité suppurée, ponctionne l'utricule par voie périnéale au moyen d'un étroit couteau, draine, irrigue avec du peroxyde d'hydrogène et guérit radicalement son malade.

Ce fait ajouté à d'autres moins nets du reste, donne toutefois à croire à Belfield que l'utriculite peut être fréquemment le corps du délit dans la production de symptômes vésicaux et prostatiques attribués à de la prostatite.

Les conclusions de son intéressant travail sont les suivantes :

L'extrémité rudimentaire du corps de Müller, chez l'homme mâle, communément dénommée l'utricule prostatique, n'est pas complètement enveloppée par la prostate mais se trouve partiellement délimitée par du tissu connectif pelvien.

L'utricule prostatique peut présenter deux états morbides : distension par les sécrétions physiologiques de ses propres glandes ; inflammation suppurative, cette dernière pouvant provoquer par contiguïté l'infection du tissu connectif recto-vésical circonvoisin.

Du fait de l'enveloppement presque complet de l'utricule prostatique par la prostate résulte une communauté de processus morbides et de symptômes cliniques entre diverses affections de ces régions.

Dans des cas de prostato-cystites de causes quelconques, d'abcès prostatiques et péri-prostatiques, la possibilité d'un rôle important joué par l'utricule doit attirer l'attention.

A cause de l'étroitesse extrême de l'orifice uréthral de l'utricule et de la possibilité de son occlusion, les méthodes usuelles de médication de l'urèthre postérieur ne peuvent être d'aucune utilité de la cure du processus morbide de l'utricule lui-même.

La cavité de l'utricule peut être atteinte (l'endoscopie étant mise de côté) par trois voies : par une aiguille aspiratrice passant du périnée dans l'espace triangulaire entre les extrémités supérieures des lobes prostatiques latéraux ; par une ponction pratiquée au moyen d'un étroit couteau passant du périnée à la vessie par l'espace triangulaire, suivi d'un drainage approprié; par une incision dans la fosse ischio-rectale et la séparation du rectum de la prostate.

Des affections de l'utricule semblent avoir été attribuées à tort aux vésicules séminales.

Carr.

Troubles trophiques du pied consécutifs à une section du nerf sciatique, par HANSEMANN (*Berlin. Klin. Woch.*, n° 8, 1894). — Chez un individu de 70 ans, mort de broncho-pneumonie, on remarqua, en l'examinant à l'institut pathologique de la Charité (Berlin), qu'il présentait à la cuisse droite, près du genou, une cicatrice pénétrant jusqu'à l'os. Il y avait en là section du nerf sciatique; celui-ci se terminait dans la cicatrice sous forme d'un énorme névrome. Le bout inférieur, qu'on pouvait retrouver plus bas, était de la minceur d'un fil. L'articulation du genou, presque complètement ankylosée en légère flexion, avait sa capsule ratatinée et les surfaces articulaires couvertes de rugosités et d'excroissances cartilagineuses et conjonctives entremêlées. La peau de la jambe et du pied était mince, sèche, exfoliée. Les muscles semblaient du tissu graisseux épais et on ne pouvait les distinguer macroscopiquement que parce qu'on y apercevait une striation. Le gros orteil était rapetissé, l'ongle rudimentaire, mou, feuilleté. A côté se trouvaient les restes des deux autres orteils en forme de courts moignons et sur lesquels on voyait aussi des traces d'ongle à côté de petites élevures eczémateuses. Pas de cicatrices particulières. Sur la malléole externe, un petit abcès superficiel presque cicatrisé. Le pied droit était de 7 centimètres moins long que le gauche.

On pourrait songer, à première vue, à certaines formes de plaie nerveuse mutilante. Mais l'absence de mêmes lésions ailleurs, l'existence de la section du nerf sciatique, puis l'absence de malformations congénitales ou d'affections osseuses antérieures, permettent d'admettre l'explication suivante : le sujet, qui était de famille tuberculeuse, aura eu une arthrite du genou ayant abouti à l'ouverture spontanée et produit la section du sciatique. L'inactivité du sujet que démontre l'état de ses muscles, jointe à la division du sciatique, auront alors produit les troubles trophiques précédents.

CORONAT.

Albinisme acquis, par M. FLATAU (*Berlin. Klin. Woch.*, n° 8, 1894). — Chez une fillette de 12 ans, l'auteur a pu observer un remarquable albinisme acquis. La tête, bien fournie en cheveux, est dépourvue en plusieurs points de pigmentation. Les cheveux sont presque entièrement gris. La dépigmentation s'étend en arrière sur la nuque et la ligne médiane du dos pour se détacher de cette ligne droite en divers endroits et recouvrir avec une certaine symétrie, les régions latérales, rénales en particulier. Les bras sont presque indemnes, mais à mesure qu'on descend on s'aperçoit que le tronc devient de plus en plus clair, pâle.

En examinant la partie antérieure du corps, on voit le visage encore intact, mais sur le tronc la ligne médiane offre, comme au dos, des poils grisonnants avec des rayonnements latéraux de dépigmentation presque symétriques.

C'est, en somme, cette ordonnance de l'albinisme et l'âge du sujet qui rendent ici le cas intéressant. Quant à la cause, elle est complètement inconnue. L'auteur semble vouloir la rapporter à de vifs chagrins de famille, dont cette fillette, très intelligente, aurait beaucoup souffert.

CORONAT.

Un nouveau signe de lésion profonde de l'apophyse mastoïde dans les inflammations purulentes de l'oreille moyenne ainsi que dans celles des os en général, par V. N. OKOUNEFF (*Vratch*, 1893, n°s 48 et 49, p. 1325 et 1353). (Communication préalable.) — Les indications de trépanation de l'apophyse mastoïde dans les otites purulentes ne sont pas toujours faciles à poser, surtout dans les cas ne présentant aucunes modifications dans la topographie de cet os, sans tuméfaction considérable de la peau ; en même temps que le malade est en proie à une fièvre intense, dont la cause est à rechercher dans la rétention et l'introduction du pus dans la circulation. Pour faciliter le diagnostic de la lésion osseuse on a proposé la percussion de

l'apophyse mastoïde. Mais ce procédé, sans parler de la douleur
qu'il provoque, ne donne pas de résultats toujours fidèles. Vu toutes
les difficultés pour établir le diagnostic et poser les indications de
trépanation dans les cas de lésions en question, l'auteur eut l'idée
de rechercher la conductibilité du son de l'os dans les cas d'affections de celui-ci. Il lui semblait que la conductibilité du son osseux
doive se modifier avec l'accroissement du tissu granuleux dans le
cas de l'existence dans l'os d'un foyer purulent ou nécrosé. Les observations ont confirmé cette hypothèse.

Okouneff procédait de la façon suivante pour la recherche de
la conductibilité du son des os du crâne, et en particulier de l'apophyse mastoïde du temporal : il se servait d'un otoscope ordinaire
en caoutchouc noir, muni à l'une de ses extrémités d'un embout en
os, et à l'autre d'un entonnoir de Politzer du plus petit calibre, également en caoutchouc. L'embout en os est introduit dans le conduit
auditif externe de l'explorateur, tandis que l'entonnoir de Politzer
est appliqué sur n'importe quel point de la tête, — dans le cas présent, — sur les divers départements de l'apophyse mastoïde et les
parties adjacentes que l'on veut ausculter. Puis, une fois cette communication entre lui (l'auteur) et le malade établie, celui-ci prend
un diapason et après l'avoir frappé contre un objet quelconque, de
préférence en bois, on pose le pédicule (du diapason) sur le milieu
du pariétal du malade ou un peu en avant et en bas du tubercule
pariétal du côté correspondant. L'examen des malades d'après ce
procédé, a donné les résultats suivants : lorsque les os du crâne
sont intacts, le tube otoscopique laisse entendre partout le son
clair du diapason ; tandis que dans les cas d'altérations osseuses
— à l'endroit supposé de l'abcès ou du foyer de nécrose — le son
du diapason est inintelligible, sourd; sur une apophyse mastoïde
saine le son du diapason est entendu partout nettement aussi bien
que sur les parties voisines du crâne. L'auteur rapporte deux observations très détaillées à l'appui de ses recherches, dans lesquelles il s'a-
gissait de deux cas de lésions profondes de l'apophyse mastoïde diag-
nostiquées par l'auteur, grâce au procédé imaginé par lui, et dont il
a pratiqué la trépanation, parfaitement réussie et ayant permis de
découvrir un foyer purulent profond dans le cas 1 et celui de nécrose
dans le cas II, correspondant exactement à la conductibilité modifiée
du son osseux.

En terminant l'auteur incline à tirer les conclusions suivantes :

1° Pour résoudre la question de la trépanation de l'apophyse mastoïde il faut toujours rechercher la conductibilité du son osseux ;

2° La modification de l'intensité du son du diapason, transmis par les os, au point de vue de l'affaiblissement ou de l'assourdissement de celui-ci, est à considérer comme un signe indubitable de lésions profonde de l'os (foyer purulent, nécrose, néoplasme, etc.).

3° Des modifications analogues de la conductibilité du son osseux doivent s'observer dans les lésions profondes de tous les autres os du corps humain (hypothèse non encore vérifiée).

4° Le signe indiqué de la modification de la conductibilité du son osseux autorise de trépaner de meilleure heure, surtout dans les cas douteux, à évolution lente et chronique de la maladie. C'est pourquoi il (le signe) doit contribuer à une issue plus favorable après les trépanations, puisqu'il permet de déterminer les affections des os même lorsque ceux-ci ne présentent pas encore d'altérations appréciables.

B. Balaban.

Un cas de dégénérescence graisseuse de la cornée avec phénomènes irritatifs intermittents, par le Dr V. Kamocki. (*Przeglad Chirurgiczny*, 1893, t. I, p. 14.) — Il s'agit d'une femme âgée de 42 ans bien portante, en général. Cependant dès son enfance, elle était sujette aux céphalalgies fréquentes, et il y a quatre ans il s'était manifesté chez elle des phénomènes irritatifs du côté des yeux, consistant en des douleurs avec sensation de cuisson revenant sous forme d'attaques paroxystiques (de quelques jours d'intervalle), et accompagnés de photophobie, de larmoiement, d'injection de la conjonctive et de céphalalgies très intenses. Ces attaques ne duraient pas plus de un à deux jours et disparaissaient complètement, en dispensant la malade des souffrances pendant quelques jours. Il y a quelques mois la malade s'est aperçue d'une diminution de l'acuité visuelle, ainsi que d'un état tout particulier des deux cornées. Celles-ci étaient parsemées à leur périphérie de petites taches blanches, superficielles, rappelant par leur aspect les incrustations métalliques de la cornée. Ces taches étaient groupées sous forme d'anneaux irréguliers, interrompus par places, concentriques au bord cornéen et situés à une distance de 1 1/2 a 2 millimètres de celui-ci.

L'examen à la loupe binoculaire de Zehender-Westien permit de constater que les dépôts plus volumineux se décomposaient en petites taches isolées, arrondies, très serrées les unes contre les autres, au voisinage desquelles la cornée avait un aspect laiteux et se présentait comme couverte de poussière.

Toute la périphérie de la cornée était vascularisée et offrait une nébulosité très fine, à peine perceptible à l'œil nu et effaçant légèrement la coloration de l'iris. La partie centrale de la cornée au niveau de la pupille, légèrement dilatée, ne présentait aucune altération, aussi l'acuité visuelle avait-elle peu diminué (V O D = 1/3, V O G = 1/2, asm 1/30). On ne trouva pas d'autres anomalies dans les yeux. Les organes internes étaient indemnes. L'auteur procéda alors à l'enlèvement de trois lamelles superficielles du tissu cornéen contenant les dépôts blancs en question. L'examen à un faible grossissement des parcelles excisées releva au niveau des points correspondant aux taches blanches, l'existence d'une accumulation de grains assez volumineux, réfractant fortement la lumière et noircissant manifestement sous l'influence de l'acide osmique de la liqueur de Flemming. Les préparations montées dans la paraffine, le xylol dissolvait ces graines qui furent ainsi extraites des préparations.

A l'examen microscopique on trouva l'épithélium cornéen partout normal, seulement, par places, celui de la conjonctive semblait s'étendre sur la partie transparente de la cornée.

La membrane de Bowmann faisait défaut dans toute l'étendue de l'opacité cornéenne, celle-là se fendait au niveau de son bord et se divisait en fibrilles, se réunissant en faisceaux qui s'entrelaçaient sous un angle aigu. Entre les faisceaux fibrillaires, par places même, entre l'épithélium et les restes de la membrane de Bowmann, on apercevait de nombreux noyaux ovales pauvres en chromatine et très faiblement colorés (par la safranine et le carmin aluné).

Les parties de la cornée dépourvue de membrane basilaire, étaient le siège d'un gonflement considérable au niveau des couches les plus superficielles; ainsi que la membrane basilaire elle-même, les lamelles cornéennes se dressaient en fibres, passant en un tissu lâche trabéculaire. Entre les faisceaux on remarquait les noyaux susindiqués très pâles, contenant chacun un seul nucléole brillant, et presque complètement privés de chromatine et différant tout à fait des leucocytes à noyaux multiples, contenus dans les mêmes préparations, de même que des cellules cornéennes fixes, dont on apercevait çà et là des noyaux peu nombreux, fusiformes ou ovales, nettement colorés.

Dans les parties, plus rapprochées du bord cornéen, la structure des couches situées immédiatement au-dessous de l'épithélium était encore plus lâche et rappelait complètement la conjonctive; les faisceaux fibrillaires, beaucoup plus minces, se distinguaient par leur forme sinueuse; les éléments cellulaires étaient nettement colorés et correspondaient aux corpuscules du tissu conjonctif ou aux cellules migratrices.

Les foyers de dégénérescence proprement dits se présentaient sous l'aspect d'espaces lymphatiques, très dilatés, remplis de très grandes cellules vésiculaires. Sur les préparations montées dans le baume de Canada, le contenu de ces cellules paraissait très net et avait une structure réticulaire, rappelant celle du protoplasma de l'épithélium des glandes sébacées. Pour la plupart, les noyaux étaient bien colorés et conservés. Ce sont justement ces cellules qui renfermaient des masses granuleuses, se colorant en noir par l'acide osmique et se dissolvant par le xylol; il est donc incontestable que les cellules en question aient subi la dégénérescence graisseuse. D'après leur situation, les cellules dégénérées semblaient correspondre aux cellules cornéennes fixes.

L'auteur n'est pas de l'avis de Cuignet qui affirme que les incrustations métalliques de la cornée sont sous la dépendance de la dégénérescence graisseuse de celle-ci. Quant au cas unique de Kelsch, Kamocki incline à considérer les prétendues « vésicules » infiltrant la cicatrice récente de la cornée, plutôt comme des gouttes colloïdes ou hyalines que l'on avait observées plusieurs fois dans ces cas, puisque Kelsch ne dit point comment elles se comportent en présence de l'acide osmique, de l'éther, du chloroforme, etc.

D'autre part, abstraction faite de quelques différences cliniques de peu de valeur, l'auteur trouve une analogie entre son observation et celle de Mans, dans laquelle on a également observé une accumulation de gouttelettes graisseuses très fines dans le tissu de la cornée, de même que l'observation ancienne de Mackenzie, quoique dépourvue d'examen microscopique, n'en présente pas moins des analogies avec le cas de l'auteur.

Pour ce qui est le traitement, Kamocki s'est borné à faire des excisions du tissu cornéen dégénéré à l'œil gauche, et une périkératotomie à l'aide du galvanocautère à l'œil droit.

L'amélioration s'en est suivie très rapidement. Les accès d'irritation ont disparu sous l'influence de l'application locale de la cocaïne et de l'administration de l'antipyrine à l'intérieur.

B. BALABAN.

Contribution à l'histologie pathologique du foie dans le choléra, par Th. U. Romanow, de Tomsk. (*Vratch*, 1893, 34, p. 939). — Dans ce travail l'auteur présente les résultats de l'examen histologique

des fragments de foies de trois malades, morts de choléra pendant
l'épidémie de 1892.

Chez le premier malade, âgé de 57 ans, de forte constitution, mort
de choléra à la fin de la première journée de maladie, le foie ne
présentait aucune particularité, sauf une légère tuméfaction à l'examen superficiel.

Pour l'étude microscopique Romanoff s'était servi d'un fragment
de la couche superficielle du foie, conservé dans l'alcool et coupé
perpendiculairement à la surface.

A l'examen : les cellules hépatiques se présentent bien conservées
sur la coupe ; à la surface de celles-ci les capillaires et les veinules
apparaissent vides, et les cellules hépatiques chargées de nombreuses granulations pigmentaires qui y disparaissent presque complètement vers la profondeur ; en même temps que les capillaires
dilatés et en partie les veinules contiennent, à côté des globules
rouges et blancs, un grand nombre de corpuscules tout particuliers. Ceux-ci restent le plus souvent isolés, plus rarement sous
forme de grappes de raisin, mais parfois, constituant même une
seule masse, obstruant comme un bouchon, la lumière du capillaire.
Les corpuscules isolés ont, en moyenne, les dimensions des globules
rouges, sont ronds, un peu brillants, incolores ou avec une nuance
jaunâtre, à peine visible ; en somme, rappellent beaucoup, par leur
aspect, les gouttes graisseuses, tandis que les masses compactes,
résultant de la fusion des corpuscules isolés, offrent déjà une couleur jaunâtre bien nette. Les corpuscules isolés , aussi bien
que ceux confondus les uns avec les autres, ne se colorent pas :
par l'éosine, l'hématoxyline, le carmin boraté et aluné et ne se dissolvent pas dans l'alcool à 95 0/0, ni dans l'éther ; ils deviennent
clairs dans la créosote et semblent s'y dissoudre un peu ; lorsqu'on
monte les coupes dans le baume de Canada, les corpuscules isolés,
non colorées par une des méthodes sous-indiquées, disparaissent à
l'investigation de l'œil ; tandis que les masses compactes laissent, à
leur place, des gouttes jaunâtres, diffuses, analogues à celles de la
graisse. L'acide osmique noircit tous les corpuscules qu'il est alors
absolument impossible de distinguer des gouttes graisseuses;
d'après la méthode Russel, ceux-ci se colorent par la fuschine jusqu'à saturation, en même temps que tout le reste de la préparation
se colore par le vert d'iode ; le ferro-cyanure de potassium (2 0/0)
et l'acide chlorhydrique les colorent fortement en bleu et le sulfite
d'ammonium en noir. Presque tout le pigment des cellules hépatiques donne également une réaction avec *le fer*.

Vu leurs dimensions, leur siège et la présence du fer dans les susdits corpuscules, il est à peine admissible qu'il s'y agisse de gouttes graisseuses ordinaires imbibées d'hémoglobine dissoute et modifiée.

Or, l'auteur arrive à conclure *que les corpuscules décrits sont la conséquence d'une altération profonde* (s'étant opérée pendant la vie) des *globules rouges.* Selon toute probabilité, cette altération se serait produite, d'une façon si marquée, peu de temps avant la mort et aurait continué de se développer pendant quelque temps, sur le cadavre même (l'autopsie ayant été faite au bout de cinq heures et demie après la mort), cependant celle-ci (l'altération) a été assurément précédée de modifications chimiques profondes, quoique imperceptibles au microscope, pendant un délai plus ou moins long.

En effet, il résulte des recherches de U. G. SAVTCHENKO (*Vratch*, 1893, 20 et 21) que les globules rouges sont toujours altérés dans le choléra. Cet auteur trouvait constamment et en assez grand nombre, dans les cellules hépatiques, du pigment brun, d'origine sanguine ; en outre, celui-ci présentait des particularités en faveur d'une certaine parenté avec les corpuscules décrits par Romanoff, à savoir: il prenait la coloration noire-brune sous l'influence de l'acide osmique et se colorait bien (quoique non en entier), en conservant la teinte des principales couleur d'aniline.

L'auteur n'a pas rencontré les mêmes corpuscules à l'examen des deux autres foies (si l'on fait abstraction de deux ou trois corpuscules sur toute l'étendue de la coupe), mais il n'y en avait pas moins observé des signes de forte destruction des globules rouges; les cellules hépatiques renfermaient un pigment donnant une réaction avec le fer, tantôt vive, tantôt faible ; dans les capillaires d'un de ces foies on rencontrait souvent, en outre des globules rouges fortement altérés, de grosses cellules épithélioïdes, prenant par le ferro-cyanure de potassium et l'acide chlorhydrique une coloration bleuâtre diffuse et contenant souvent dans leur protoplasma de petits cercles, rappelant les vestiges de globules rouges. Tenant compte de signes de ces cellules, on pouvait reconnaître qu'il s'agissait tantôt de cellules endothéliales tuméfiées, tantôt de globules rouges, augmenté de volume.

Dans les vésicules hépatiques on rencontrait, de temps à autre, des bouchons hyalins.

B. BALABAN.

Six cas d'opération de Wladimiroff-Mikulicz, par le Dr KOAZE-
NIOWSKI. (*Przeglad Chirurgiczny*, 1893, t. I, p. XIII.) — L'auteur
relate six cas de résection du pied, par la méthode Wladimiroff-Mikulicz, pratiquée pour affections tuberculeuses dans le service du
Dr Krajewski à l'hôpital de l'Enfant-Jésus à Varsovie. Il dit que cette
résection doit trouver une application plus généralisée, comme opération radicale d'abord et, à cause des bonnes qualités orthopédiques
du moignon, ainsi obtenu, ensuite.

Trois des six cas rapportés par l'auteur, ont eu des suites des plus
satisfaisantes; dans le 4e cas la consolidation osseuse n'a pas eu lieu
quoique la malade pût très bien marcher avec l'aide d'une chaus-
sure appropriée. Les deux autres cas furent mortels : l'un succomba
des suites de tuberculose pulmonaire, l'autre d'une affection cardiaque.

L'opération n'a pas été faite dans tous les cas d'après le type classique. Deux fois on avait pratiqué la section des os au-delà de l'articulation de Lisfranc; dans un cas le lambeau, réunissant le pied au
mollet, fut taillé aux dépens des parties molles de la face interne
et de la plante du pied et renfermait l'artère tibiale postérieure.
Cette dernière modification mérite d'être signalée en raison de la
multiplication des indications de la résection de Wladimiroff-Mikulicz (1). En terminant, l'auteur décrit le traitement post-opératoire de la plaie. En s'appuyant sur des données statistiques concernant les résultats définitifs de l'opération Wladimiroff-Mikulicz,
Korzeniowski incline à croire que, pour éviter la récidive locale,
après l'opération, il ne faudrait la pratiquer que dans les cas où le
processus tuberculeux atteigne principalement les os du pied;
lorsque celui-ci a frappé largement les parties molles, on n'est plus
certain d'enlever complètement les tissus envahis, surtout lorsque
ceux-ci se trouvent en rapport plus ou moins intime avec les vaisseaux, parcourant les lambeaux.

La consolidation osseuse faisant souvent défaut, l'auteur admet la
nécessité de la suture osseuse.

B. BALABAN.

---

(1) Le texte polonais renferme la description détaillée des incisions
faites dans les parties molles, ainsi que des dessins correspondants
(fig. 2 et 5).

BULLETIN

SOCIÉTÉS SAVANTES

ACADÉMIE DE MÉDECINE

Hypertrophie de la rate dans la chlorose. — Étiologie de la fièvre typhoïde au Havre, à Valenciennes, à Paris et à Sens. — Dosage de l'exalgine. — Emploi thérapeutique des glycérophosphates. — Bacilles dans la dysentérie. — Thyroïdectomie suivie de la réfection du cartilage cricoïde et des cinq premiers anneaux de la trachée. — Virulence du vaccin animal.

Séance du 17 avril. — M. Bergeron offre à l'Académie, de la part de M. le Dr Clément, médecin de l'Hôtel-Dieu de Lyon, une brochure dans laquelle il signale un fait clinique qui semble avoir passé jusqu'ici inaperçu, à savoir : l'hypertrophie de la rate dans la chlorose, hypertrophie qui serait aussi marquée que dans la dothiénentérie, qui diminue à mesure que l'état des malades s'améliore et disparaît à la guérison. Cette hypertrophie n'a manqué dans aucun des cas de chlorose observés par l'auteur, depuis qu'il a été conduit à la recherche, par suite de cette vue, *a priori*, d'une analogie entre la chlorose et quelques états infectieux, et c'est à démontrer cette analogie qu'est consacré le travail de M. Clément. Quelle que puisse être la valeur de cette hypothèse, le fait même de l'hypertrophie splénique dans la chlorose mérite d'appeler l'attention, et on ne tardera pas sans doute à être fixé sur la question de fait, ainsi que sur le trouble que cette hypertrophie peut apporter dans la fonction hématopoïétique de la rate.

— Élection de M. Malassez dans la VIe section (anatomie pathologique), en remplacement de M. Charcot.

— Communication de M. Brouardel relative à l'étiologie de la fièvre typhoïde au Havre. Dans la séance précédente, M. Gibert (du Havre) avait soutenu que la cause unique de l'état sanitaire du Havre au point de vue épidémique était la souillure du sous-sol, les maisons n'étant pas drainées et les matières usées séjournant dans les demeures, et qu'il n'y avait pas lieu d'incriminer l'eau d'alimentation qui était absolument pure et dans laquelle on n'avait pas trouvé, d'ailleurs, le bacille d'Eberth.

M. Brouardel, au contraire, tout en faisant la part de l'encombrement, d'un assainissement défectueux dans la propagation de la maladie, soutient que l'encombrement seul ne saurait la créer, mais qu'il faut que le germe soit au préalable apporté dans les appartements encombrés, que l'eau en est le véhicule et qu'au Havre les eaux de Saint-Laurent, pures il est vrai à leur source, se trouvent contaminées au moment où elles arrivent dans la ville. Il serait trop long d'entrer dans les documents topographiques qui ont servi d'arguments aux deux contradicteurs. La doctrine de la contamination par l'eau semble pourtant triompher partout, et les recherches de M. le Dᵣ Manouvrier, sur les conditions hygiéniques de la ville de Valenciennes, dans leurs rapports avec la fièvre typhoïde sont de nature à l'appuyer.

— M. Bertrand, médecin de la marine, lit un mémoire sur l'hépatite.

Séance du 24 avril. — Election de M. Bouchacourt (de Lyon) à titre d'associé national.

— Rapport de M. Dujardin-Beaumetz sur une note de M. Bougon concernant le dosage de l'exalgine, et signalant les dangers de l'administration de ce médicament sous forme de cachets de 50 centigr. à la fois. Ces doses doivent être proscrites ; et on ne doit pas dépasser 25 centigr. à la fois.

— Communication de M. Albert Robin sur les glycérophosphates et leur emploi en thérapeutique. Au cours de travaux sur la neurasthénie, l'auteur avait constaté que certains malades éliminaient par l'urine des quantités relativement considérables de phosphore incomplètement oxydé, qui, toutes choses étant égales d'ailleurs du côté de l'alimentation, semblait provenir d'une dénutrition exagérée de la lécithine nerveuse. On sait, en effet, que la plus grande partie de phosphore incomplètement oxydé de l'urine se trouve sous forme d'acide phosphoglycérique, et que ce corps est l'un des constituants de la licithine, laquelle entre pour une si grande part dans la composition du système nerveux.

Comme, d'autre part, l'assimilation des phosphates médicamentaux ne s'effectue qu'avec une grande difficulté, il y avait lieu de supposer qu'en fournissant à l'organisme du phosphore en une combinaison organique aussi rapprochée que possible de celle qu'il affecte dans la substance nerveuse, on obtiendrait des effets plus marqués, avec une élection possible sur l'appareil d'innervation.

En attendant qu'il expose le résultat de ses recherches, l'auteur en résume ainsi les points principaux :

Les glycérophosphates de chaux, de soude et de potasse, soit isolés, soit associés, par la voie stomacale et par la voie sous-cutanée, ont des effets de même ordre, mais avec des accentuations beaucoup plus restreintes par la voie stomacale ; 2° ce sont des agents thérapeutiques puissants, qui accélèrent la nutrition générale par l'intermédiaire de leur action sur le système nerveux ; 3° ils reconnaissent la dépression nerveuse comme indication essentielle ; 4° en injection sous-cutanée, ils produisent des effets au moins aussi énergiques que le liquide testiculaire, qui n'agit vraisemblablement qu'en vertu du phosphore organique qu'il contient.Il pourrait donc y avoir avantage à les employer à la place de ce liquide, puisque l'on substituerait ainsi un produit défini, dosable, à une préparation incertaine, variable et éminemment altérable ; 5° il y a lieu d'espérer que ces injections seront probablement utilisées dans le traitement des asthénies nerveuses de causes diverses, des albuminuries phosphaturiques, des phosphaturies, de la maladie d'Addison, de quelques sciatiques et du tic douloureux de la face. Dans l'ataxie locomotrice, les résultats sont plus incertains et tout paraît se borner à une diminution des douleurs fulgurantes.

— M. le D' Mouchet (de Sens) lit une note sur deux arthrotomies du genou chez une hystérique, pour extraire neuf aiguilles introduites volontairement par elle-même.

Séance du 1er mai. — M. Kelsch présente de la part de M. Courtet, médecin aide-major au laboratoire de bactériologie de l'hôpital de Belvédère, et de M. le D' Loir, directeur du Laboratoire de Tunis, un travail relatif à l'examen bactériologique des selles et du sang de dysentériques. Ils y ont trouvé d'une manière à peu près constante un bacille voisin du B. coli commune et ne différant de celui-ci que par sa virulence et certains caractères de détail. Le plus souvent ils ont rencontré, à côté de ce bacille, des corps cellulaires multinucléés, renfermant des bacilles ou des débris de bacilles, véritables corps phagocytaires par rapport à ces derniers. Les bacilles ont été également trouvés dans le sang du foie congestionné par le processus dysentérique et dans le pus d'un abcès du foie.

MM. Courter et Loir pensent que le bacille observé par eux dans le mucus intestinal, le foie et le sang des sujets atteints de dysentérie, est l'organe pathogène de cette maladie, ainsi que l'abcès du foie qui s'y trouve si souvent associé. Cet élément se rapproche beaucoup, par les caractères morphologiques, de l'un des hôtes habituels de l'intestin. Il semble vivre normalement en nous en saprophyte, pour s'élever à l'activité pathogène dans certaines circonstances déterminées. En outre, la notion infectieuse de la dysentérie et l'unité étiologique entre celle-ci et les abcès du foie, qui coïncident ou alternent avec elle, seraient ainsi confirmées.

— Rapport de M. A. Robin sur les eaux minérales.

— Thyroïdectomie suivie de la réduction du cartilage cricoïde et des cinq premiers anneaux de la trachée; nouvel appareil pour rétablir la phonation. Tel est le titre de la communication de M. Péan d'une observation intéressante, d'où il résulte : 1° que les tumeurs bénignes de la thyroïde, hypertrophiques ou kystiques, sont susceptibles de subir la dégénérescence maligne à des époques plus ou moins éloignées ; 2° que les divers modes de traitement médicaux et chirurgicaux et même l'ablation totale, ne suffisent pas toujours pour mettre les malades à l'abri de cette dégénérescence ; 3° qu'il faut les enlever avant qu'elles soient volumineuses toutes les fois qu'elles exercent une compression fâcheuse sur le larynx et la trachée ; 4° que les tumeurs malignes de la thyroïde doivent être enlevées plus largement encore ; 5° qu'il ne faut pas craindre, si elles ont envahi le larynx ou la trachée, d'enlever une partie importante de ces organes ; 6° que ces sortes d'opérations sont devenues faciles grâce au pincement des vaisseaux et au morcellement ; 7° que l'ablation d'une portion importante de la trachée n'empêche pas le malade de respirer avec facilité, grâce à la canule ordinaire, mais que, pour retrouver la voix, il est nécessaire de recourir à des moyens prothétiques dont celui construit par Kraus paraît préférable à tous les précédents.

— Communication de M. Bucquoy sur l'origine de l'épidémie de fièvre typhoïde des villes de Paris et de Sens, en février 1894. Cette origine paraît aujourd'hui parfaitement démontrée. Il était déjà hors de doute que la contamination venait de la Vanne, au-dessus de Sens. Or on a su que Rigny-le-Ferron, situé auprès de l'aqueduc de la Vanne et dont les eaux sont portées, après drainage, dans l'aqueduc, par l'usine de Flacy, avait eu, en 1893, plusieurs cas de fièvre typhoïde qui avaient pu en altérer les eaux. *Ab hinc prima mali labes.* Reste à trouver le meilleur moyen de s'opposer au retour du même fait là ou ailleurs.

— M. le Dr Boeckel (de Strasbourg) lit un mémoire sur 15 opérations de cure radicale des hernies ombilicales.

Séance du 8 mai. — Election de M. le Dr Zambaco (de Constantinople), associé national.

— Nouvelle contribution à l'application des tractions rythmées de la langue spécialement à l'asphyxie par pendaison, par M. Laborde.

— Etude comparative des épidémies de fièvre typhoïde observées dans Paris depuis l'année 1876, par M. Lancereaux, de laquelle il résulte que les épidémies sont toutes en rapport avec la distribution des eaux de boisson.

— M. le Dr Suarez de Mendoza (d'Angers) lit un travail sur un cas de mort par le bromure d'éthyle.

Séance du 15 mai. — Rapport de M. Planchon sur des médicaments chinois réputés utiles contre le choléra.

— Communication de M. Hervieu sur la virulence du vaccin animal. L'étude approfondie de la question l'ont amené aux conclusions suivantes : 1° la virulence du vaccin animal se manifeste par des phénomènes réactionnels généraux et locaux dont l'intensité peut être modifiée par l'âge de l'animal, son développement, son état de santé, le siège et le nombre de scarifications ; 2° la lymphe fraîche est, malgré sa faible virulence ou plutôt en raison même de sa faible virulence, une des meilleures préparations vaccinales qu'on puisse mettre en usage pour l'inoculation des jeunes bovidés ; 3° la lymphe fraîche est préférable, pour cette inoculation, au mélange de la lymphe avec la pulpe, malgré la supériorité de ce mélange au point de vue de la virulence ; 4° la lymphe défibrinée ancienne doit être abandonnée en raison de l'atténuation progressive de sa virulence et des accidents de suppuration auxquels elle peut donner lieu ; 5° la pulpe glycérinée, que l'intensité de sa virulence rendait peu propre à la vaccination des jeunes bovidés, peut, une fois purifiée par le vieillissement, être employée pour ces animaux, mais il n'est pas exact de dire qu'elle produit invariablement la plus pure vaccine ; 6° la pulpe desséchée est abandonnée aujourd'hui en raison de la dépense de matière pulpeuse qu'exige sa préparation et des dangers auxquels elle expose ; 7° les vaccinations humaines sont habituellement pratiquées soit avec la lymphe puisée de pis à bras, soit avec la pulpe glycérinée. Les divergences qui existent entre les auteurs sur la valeur comparative de ces deux procédés, s'expliquent par les conditions différentes dans lesquelles l'un ou l'autre de ces procédés peut être effectué ; 8° l'utilité des microorganismes rencontrés dans le vaccin animal paraît douteuse, puisque la virulence persiste après leur disparition.

Venin. — Glycosurie. — Sensibilité. — Microbes. — Cartilage. — Lait.

Séance du 23 avril 1894. — A propos de l'immunisation artificielle des animaux contre le *venin* des serpents, par MM. C. Phisalix et G. Bertrand. Dans une communication présentée à l'Académie, le 4 février dernier, nous avons établi que le *venin* récent de la vipère (Vipera aspis), extrait des glandes, perd rapidement sa virulence, par un chauffage à 75-80°, et que sa solution aqueuse ainsi traitée, jouit de propriétés vaccinantes énergiques contre le *venin* entier. Nous avons démontré ensuite que le sang des animaux immunisés par cet échidno-vaccin était devenu antitoxique, l'injection de ce sang défibriné ou de son sérum dans la cavité péritonéale de cobayes neufs neutralisant les effets du *venin*. Nous ajoutions que le sang des cobayes immunisés par accoutumance, c'est-à-dire par des injections croissantes et convenablement espacées de *venin* entier, est aussi antitoxique, mais à un degré moindre que celui des animaux immunisés par notre procédé de vaccination, et que les animaux immunisés avec du sérum antitoxique conservent assez longtemps leur immunité.

Ce sont ces observations qui nous faisaient espérer l'emploi du sérum antitoxique comme agent thérapeutique, d'autant mieux que des résultats favorables nous encourageaient déjà dans cette voie. Depuis lors, M. Calmette, qui, dans la séance du 27 mars, avait nié l'exactitude de nos résultats, concernant la vaccination antivipérique, mais qui avait dû revenir ensuite sur son assertion, a présenté une note dans laquelle il annonce « qu'on peut immuniser les animaux contre le *venin* des serpents... au moyen d'injections répétées de doses d'abord faibles, puis progressives de *venin*..... et que le sérum des animaux ainsi traités, est à la fois préventif, antitoxique et thérapeutique». C'est exactement ce que nous avons démontré, mais M. Calmette ayant omis de citer nos recherches, nous sommes dans l'obligation d'en rappeler l'antériorité, car nous pensons que des conséquences théoriques et pratiques importantes découleront logiquement des faits que nous avons établis.

A propos de cette communication, M. Chauveau fait remarquer que l'immunisation par accoutumance, c'est-à-dire par l'effet d'injections répétées de petites quantités de *venin* entier, avait été signalée déjà par M. Kaufmann, dans diverses publications, particulièrement dans un travail de 1888, couronné par l'Académie de médecine et inséré dans les mémoires de cette Académie.

— Production de la *glycosurie* chez les animaux, au moyen d'excitations psychiques, par M. P. Gibier. On sait que si la *glycosurie* peut apparaître chez l'homme et chez les animaux, sous l'influence d'un certain nombre de causes (lésions nerveuses, traumatismes, intoxications, maladies du foie, etc.); il est également établi que la présence du sucre se rencontre dans l'urine de l'homme, après certains ébranlements nerveux, par exemple sous l'empire de la crainte ressentie la veille d'une opération chirurgicale, après de grands chagrins, etc. Bref, sous l'influence d'une commotion morale violente et de durée plus ou moins longue, sans prodrome appréciable, la maladie sucrée s'installe et achève souvent l'œuvre commencée par le chagrin. Mais en peut-il être de même chez les animaux? Aucune observation de ce genre ne paraissant avoir été relevée chez eux, je crois intéressant de communiquer le fait suivant : il s'agit d'une chienne âgée de 4 ans, de nature affectueuse. craintive et jalouse, chez laquelle la *glycosurie* se produisit à plusieurs reprises, chaque fois à la suite d'une claustration dans une cage.

L'expérience a été répétée six fois sur cette chienne avec le même résultat, c'est-à-dire que, au bout de quatre, trois et même deux jours d'isolement dans la cage, le sucre s'est montré dans les urines, pour disparaître bientôt, quand on rendait à l'animal prisonnier sa liberté et la société de ses compagnons habituels. On voit donc que, ainsi qu'il arrive pour l'homme, certains animaux sont susceptibles, sous l'influence d'excitations psychiques, de présenter de la *glycosurie*.

— Sur une nouvelle forme particulière de la *sensibilité*, par M. Danion. La sensation *sui generis* que produit la faradisation sur les points du corps où elle est appliquée, est bien connue. Elle peut aller d'un simple fourmillement absolument indolore, jusqu'aux douleurs les plus vives, surtout lorsqu'on emploie la forme dite révulsive. Or, cette sensation peut être absolument abolie, et il devient alors impossible de provoquer la moindre sensation, qu'il s'agisse de la forme révulsive ou de la forme humide, pendant que les *sensibilités* au toucher, au froid, au chaud ou à la douleur, restent si bien intactes que le plus faible attouchement, un simple souffle, la plus légère piqûre, continuent à être perçus.

Nous n'avons trouvé jusqu'ici ce genre d'anesthésie que sur des points du corps isolés plus ou moins étendus. Sur les autres régions du corps, *la sensibilité* à la faradisation était normale et les sujets ne pouvaient supporter même deux secondes l'application électrique qui, sur le territoire anesthésié, ne produisait aucune espèce de sensation.

Nous avons remarqué assez fréquemment l'anesthésie électrofaradique dans des cas d'arthrites rhumatismales aiguës, subaiguës ou chroniques, mais surtout dans les cas aigus, au niveau et au pourtour des articulations atteintes.

Séance du 30 avril 1894. — Sur l'influence des associations bactériennes : exaltation de la virulence de certains *microbes* ; accroissement de la réceptivité, par M. V. Galtier. J'ai démontré autrefois que l'association des *microbes* des deux charbons a pour résultat de favoriser l'action pathogène de chacun d'eux, que le bacillus anthracis et le streptococcus pneumo-enteritis equi, d'une part, que la bactérie du choléra aviaire ou de la pneumo-entérite infectieuse du porc et la bactéridie charbonneuse, d'autre part, peuvent pareillement se prêter un mutuel appui, que l'association de ces *microbes*, deux à deux, peut favoriser leur reviviscence et créer ou accroître la réceptivité des sujets plus ou moins réfractaires.

Depuis lors, j'ai continué mes recherches en me servant encore du bacillus anthracis, du streptococcus pneumo-enteritis equi et de microbe du choléra aviaire, préalablement atténués. En employant des cultures de charbon qui ne tuaient plus le lapin à la dose de 4 cc., ni le cobaye adulte à la dose de 5 cc., et en les associant avec des cultures de pneumo-entérite inoffensives pour le lapin à la dose de 2 cc. ou avec des cultures de choléra aviaire non pathogènes pour cet animal à la dose de 1 cc., j'ai obtenu des résultats qui me conduisent à émettre dès maintenant les conclusions suivantes :

1° *Des microbes*, atténués au point de ne plus produire à eux seuls une maladie mortelle, peuvent s'exalter, se revivifier et redevenir virulents, lorsque deux espèces sont introduites dans un organisme ;

2° Les deux *microbes* peuvent pulluler côte à côte, mais ordinairement l'un d'eux disparaît ou tend à disparaître pendant que son compagnon redevient pathogène.

3° Quand deux espèces *microbiennes* se trouvent associées, c'est tantôt l'une et l'autre qui récupère sa virulence, suivant le mode adopté pour les introduire dans l'organisme et suivant les espèces animales.

4° Les associations bactériennes peuvent être utilisées dans les laboratoires pour le retour à la virulence des *microbes* atténués ;

5° Non seulement elles peuvent expliquer le réveil de certaines épidémies, mais elles peuvent aggraver les effets des vaccinations faites avec des virus bénins ;

6° On peut prévoir, enfin, que le passage d'un *microbe* qui confère l'immunité contre une maladie donnée peut accroître la réceptivité pour une autre.

— Propriétés du sérum des animaux immunisés contre les *venins* de diverses espèces de serpents, par M. A. Calmette. En poursuivant mes recherches sur ce sujet, j'ai vu que le sérum immunisé contre le *venin* du serpent-tigre d'Australie (hoplocephalus curtis) est préventif et thérapeutique à l'égard du *venin* de naja haye d'Egypte ou de vipère à cornes d'Afrique, comme à l'égard de celui de naja tripudians, de l'Inde.

En outre, j'ai observé que si l'on inocule à un animal une dose non mortelle de sérum frais de naja haye, par exemple, au bout de quatre jours, cet animal supporte sans accident une dose mortelle de *venin*.

Pour ce qui concerne la réclamation de priorité présentée à la dernière séance par MM. Phisalix et Bertrand, je ferai remarquer que ces expérimentateurs ont étudié seulement l'action de la chaleur sur le *venin* de vipère et la vaccination du cobaye contre ce *venin*. Leur première note du 5 février ne mentionnait nullement les propriétés du sérum des animaux vaccinés. Ils n'en ont fait mention à l'Académie des sciences que le 12 février, en annonçant « qu'ils espéraient obtenir des modifications du sang suffisamment intenses pour qu'il puisse être utilisé comme agent thérapeutique, et que quelques résultats favorables les encourageaient dans cette voie ».

Or, dès le 10 février, j'avais communiqué à la Société de biologie des résultats parfaitement positifs de prévention et de thérapeutique de l'envenimation par les sérums immunisés : la priorité en ce qui concerne la détermination exacte de ces propriétés du sang m'appartient donc incontestablement.

Séance du 7 mai 1894. — Transformations chimiques de la substance fondamentale du *cartilage* pendant l'ossification normale, par M. C. Chabrié. Les réactions qui peuvent transformer la chondrine en gélatine consistent, d'après l'étude que j'en ai faite, en : 1° une substitution d'un reste d'ammoniaque à un oxhydryle ; 2° la disparition d'un composé sulfoné ; 3° une oxydation ; 4° enfin une condensation possible, quoique pouvant n'être qu'apparente, à cause des substitutions précédentes.

De plus, on ne peut pas transformer la chondrine en gélatine par simple oxydation, au moyen de l'oxyde de plomb, comme Brame l'a prétendu ; mais il faut encore lui ajouter de l'azote, ce qu'on peut faire en la chauffant à 130° avec de l'ammoniaque. Dans cette dernière opération, l'azote est bien fixé par substitution, les éléments de l'ammoniaque ne se combinant pas à la chondrine par simple addition. Je crois devoir insister aussi sur le départ nécessaire d'une certaine quantité d'atomes d'hydrogène dans le phénomène de la gélatinisation. Comme ce départ peut se produire par des déshydratations et que celles-ci sont rendues plus faciles par la présence des sels, on est conduit à penser qu'une mauvaise calcification du cartilage prépare une mauvaise ossification. Or on sait que dans certaines maladies dues à un ralentissement de la nutrition, l'acide lactique s'accumule dans l'organisme. Dans le rachitisme et l'ostéomalacie, la partie minérale de l'os est vraisemblablement dissoute par cet acide et l'on sait que la gélatine peut y faire défaut. J'ai constaté, en effet, la faible teneur en gélatine du fémur d'un enfant rachitique mort à l'âge de cinq mois ; j'ai observé, de plus, que la chondrine y manquait presque totalement, ce qui pourrait permettre de penser que le tissu cartilagineux ne prendrait pas toujours, dans le rachitisme, le développement que l'on croit.

Etant donnés ces faits, j'ai pensé que la substitution se ferait dans la chondrine plus facilement en milieu alcalin qu'en milieu acide, et j'ai réussi à obtenir, en partant de la chondrine chauffée avec de l'ammoniaque et de la soude, des corps possédant jusqu'à 22,80 0/0 d'azote, tandis qu'en remplaçant la soude par l'acide lactique, la proportion d'azote de la chondrine restait de 13 0/0 environ.

Enfin, si l'on considère non seulement la chondrine, mais les principes décrits par Mösner comme caractéristiques du *cartilage*, ces conclusions restent intactes. Il en est de même si l'on suppose la chondrine formée de mucine et de gélatine. Dans ce dernier cas, il faut faire intervenir l'acide chondroïtique, auquel Krukenberg attribue un rôle important dans la calcification.

— Essai pratique de la qualité des *laits* au moyen de la présure, par MM. R. Lezé et E. Hilsont. Nous avons constaté qu'un *lait* de richesse moye nne, sain et frais, se coagule à la température de 55 en des temps variant de trois minutes et demie à quatre minutes, sous l'action de 1/1000° de présure du commerce diluée dans l'eau. Par suite, tout *lait* qui se coagule par la présure en des temps différents de quatre minutes doit être examiné attentivement, car un grand nombre de causes peuvent accélérer la prise. Ainsi, les matières étrangères inertes, les matières grasses, abrègent le temps nécessaire à la coagulation, tandis que l'addition d'eau ou d'un antiseptique, le chauffage et surtout l'ébullition retardent le phénomène. Enfin tout *lait* qui se prend en moins de deux minutes est altéré et doit être rejeté de l'alimentation ou des usages industriels.

VARIÉTÉS

Nous recevons la communication suivante :

Le deuxième dîner statutaire pour l'année 1894 de l'*Association de la Presse médicale française* a eu lieu le 11 mai 1894 au restaurant Marguery, sous la présidence de M. de Ranse, syndic. Dix-sept membres assistaient à cette séance.

Le secrétaire général a fait part de ce qui s'est passé depuis la dernière réunion et des démarches qu'a nécessitées l'envoi en Russie de la brochure imprimée pour perpétuer le souvenir du Banquet offert sous l'initiative de l'Association par le corps médical français aux médecins de l'Escadre russe. Il a donné ensuite communication de la lettre de remerciements du Czar, reçue par l'intermédiaire de l'ambassade de Russie.

Sur la proposition de M. Rollet, l'assemblée a décidé de souscrire la somme de 50 francs pour le monument Diday à Lyon. M. Gouguenheim a fait son rapport sur la candidature de M. le D⁰ Natier, rédacteur en chef de la *Rev. intern. de Laryngologie et d'Otologie*, et, à l'unanimité, M. Natier a été admis comme membre de l'Association. Des rapporteurs ont été nommés à l'occasion de diverses candidatures. Puis M. Cézilly, syndic sortant, a été réélu à l'unanimité et félicité pour le dévouement qu'il apporte à la bonne gestion des fonds de l'Association.

Puis il a été voté que les secrétaires généraux ne pouvaient, dans aucun cas, être assimilés à des directeurs de journaux.

Au cours de cette réunion, MM. Laborde et M. Baudouin ont raconté de quelle cordiale façon les représentants de l'Association avaient été accueillis à Rome à l'occasion du dernier congrès par les journalistes médicaux italiens et signale l'organisation d'un *comité provisoire international* chargé d'étudier les voies et moyens d'assurer le service de la Presse dans les prochains congrès internationaux.

Une sous-commission, composée des membres français de ce comité international, MM. Laborde et Baudouin et de MM. Janicot, Meyer et Bilhau, a reçu la mission d'élaborer un projet qui sera présenté et discuté au prochain dîner.

————

M. le Dr F. Raymond, agrégé, est nommé professeur de clinique des maladies du système nerveux.

— Une chaire de clinique chirurgicale est déclarée vacante.

— Le concours pour la nomination à trois places de médecin des hôpitaux et hospices de Paris s'est terminé par la nomination de MM. J. Darier, Thoinot et Girode.

Un nouveau concours pour trois autres places s'est ouvert le 18 mai.

— Un concours pour les emplois vacants de trois chefs de clinique médicale titulaires et de quatre chefs de clinique adjoints, d'un chef de clinique titulaire et d'un chef de clinique adjoint des maladies mentales, d'un chef de clinique titulaire et d'un chef de clinique adjoint des maladies des enfants, s'ouvrira le 25 juin prochain.

— Un Congrès international de bains de mer et d'hydrothérapie marine se tiendra à Boulogne-sur-Mer du 25 au 29 juillet prochain.

Voici les questions mises à l'ordre du jour :

1° De l'influence du traitement marin dans les tuberculoses ;

2° Indications et contre-indications du traitement marin.

— Par arrêté du ministre de l'intérieur en date du 14 avril 1894, le tableau déterminant la circonscription des régions où doit avoir lieu, conformément à l'arrêté ministériel du 18 juillet 1888, un concours pour l'admissibilité aux emplois de médecins adjoints des asiles publics d'aliénés de France, a été modifié ainsi qu'il suit :

1° Faculté de médecine de Paris : Paris, Ecoles préparatoires de Caen, Rouen, Rennes, Nantes, Angers, Tours ;

2° Faculté de médecine de Lille : Lille, Ecole d'Amiens ;

3° Faculté de médecine de Nancy : Nancy, Ecole de Besançon, Reims ;

4° Faculté de médecine de Lyon : Lyon, Ecoles de Dijon, Grenoble ;

5° Faculté de médecine de Bordeaux : Bordeaux, Ecoles de Limoges, Poitiers ;

6° Faculté de médecine de Toulouse : Toulouse, Ecole de Clermont :

7° Faculté de médecine de Montpellier : Montpellier, Ecoles d'Alger, Marseille.

Pour la répartition des départements entre chaque région, le ministre s'est guidé sur l'arrêté du 31 juillet 1891, relatif aux circonscriptions médicales.

Un concours aura lieu à Lyon, Lille et Bordeaux le 1er juin prochain ; à Paris, Nancy et Toulouse le 4, et à Montpellier le 7 du même mois.

Le nombre de ceux des candidats ayant subi l'examen avec succès qui pourront être déclarés admissibles est fixé à six pour la région de Paris, à cinq pour celle de Lille et à trois pour chacune des régions de Lyon, Bordeaux, Nancy, Montpellier et Toulouse.

ONZIÈME CONGRÈS INTERNATIONAL DES SCIENCES MÉDICALES, *tenu à Rome du 29 mars au 5 avril 1894.*

La séance d'inauguration a eu lieu le 29 mars au théâtre Costanzi, en présence du roi, de la reine, des ministres du royaume, des représentants du corps diplomatique et de la municipalité de Rome.

Après le discours de M. Crispi, président du Conseil, de MM. Virchow, Maragliano et des délégués étrangers, parmi lesquels M. Bouchard, chef de la délégation française, s'est fait remarquer par sa brillante allocution, on a procédé à la constitution du bureau et, par acclamation, on a voté le maintien du bureau provisoire.

Ont été élus présidents d'honneur : MM. Jacobi (États-Unis), Nothnagel et Vogl (Autriche), Crocq (Belgique), Lange (Danemark), Hassan pacha (Egypte), Cornil et Bouchard (France), Virchow et Köhler (Allemagne), Sir William Mac Cormac (Angleterre), Sir William Stokes (Irlande), Lavista (Mexique), Laache (Norvège), Stokvia (Hollande), Salim bey (Turquie), Csatary (Hongrie).

Les travaux des différences sections ont commencé dès le lendemain, 30 mars.

Le peu de place dont nous disposons ne nous permet pas de donner une analyse, même très succincte, de toutes les communications faites dans ces différentes sections et nous ne pouvons que citer les plus importantes. Pourtant, parmi les sujets traités par les maîtres de l'Ecole française, nous en reproduisons quelques-uns *in extenso*, d'après le compte rendu de la *Semaine médicale*.

Section de pathologie générale et d'anatomie pathologique.

Du rôle de la débilité nerveuse dans la production de la fièvre. — M. *Bouchard*, de Paris.

Cause de l'innocuité de certains parasites. — MM. *Bouchard* et *Charrin*.

Les parasites que l'on rencontre dans nos tissus appartiennent à de nombreuses espèces : les uns sont nuisibles, quelques-uns rendent des services, d'autrnt a sioendifférents.

Il en est qui constituent pour une série d'êtres vivants, des hôtes incommodes, dangereux, alors qu'ils sont inoffensifs pour d'autres sujets. Chez l'homme, par exemple, on rencontre certains champignons qui, dans d'autres organismes, déterminent les lésions, des maladies, tandis que chez lui ils vivent à l'état de simples saprophytes. Pourtant, on les décèle dans l'air, on les retrouve à la surface de nos muqueuses : la possibilité de la contamination ne fait donc pas défaut.

Il est vrai que si on inocule ces parasites, on constate qu'ils sont doués d'une virulence à peu près nulle. Mais cette constatation ne fait que reculer la solution du problème, car on se demande alors pourquoi cette virulence est si atténuée. C'est à cette question que nous avons cherché à répondre à propos l'*oospora Guignardi*, agent qui habite l'atmosphère, et qui pénètre dans nos bronches sans provoquer d'altérations, du moins ordinairement.

Cet oospora se cultive aisément sur gélatine, agar, pomme de terre, ou dans du bouillon, du lait, etc. ; aussi se prête-t-il aisément à ce genre d'études.

Plusieurs de ces cultures, surtout dans les liquides, rappellent d'assez loin celles de la bactéridie charbonneuse; on aperçoit de gros flocons blanchâtres, laissant entre eux des espaces clairs ; si on colore, le violet, le bleu de méthylène se fixent sur d'abondants filaments. Les spores se forment en assez grande quantité, spécialement sur la pomme de terre, à la surface de laquelle se montre une couche saillante, sèche, blanche, pulvérulente.

Les inoculations de ces cultures tentées par diverses portes d'entrée (vaisseaux, trachée, plèvre, péritoine, tube digestif, tissu sous-cutané, méninges, œil, séreuses, sacs aériens des pigeons) chez le lapin, le cobaye, l'oiseau, etc., n'ont pas donné de résultats — sauf dans 2 cas sur 27 — à moins que le volume du liquide inoculé soit de 10 à 14 c.c. ; l'animal succombe, après avoir présenté une diarrhée légère. Une fois, dans un sac aérien de pigeon, un commencement de développement a eu lieu.

Si, par exemple, la mort survient, l'autopsie ne révèle qu'une congestion diffuse généralisée, une albuminurie moyenne constatée durant la vie.

Si on sème les organes, on n'a de cultures positives que dans les deux à cinq jours qui suivent l'inoculation. Le foie est le tissu qui, à cet égard, fournit les meilleurs résultats.

D'autre part, remarquons que si, par comparaison avec une bactérie nettement pathogène, on essaie les antiseptiques : acide borique, bichlorure de mercure, naphtol, on reconnaît que 7 grammes du premier, 0 gr. 40 centigr. du second ou du troisième s'opposent au développement de l'oospora qui apparaît de la sorte plus sensible que le germe de la suppuration bleue.

Les observations sont de même sens lorsqu'on s'adresse à la pression, à la chaleur, au froid, à l'ozone, à l'oxygène, au mouvement, à la ventilation, à l'électricité, à la lumière ; pour la sécheresse, il y a à peu près égalité ; l'oospora supporte aisément l'humidité.

En somme, ces données prouvent que les agents qui nous environnent actionnent plus énergiquement ce parasite que le bacille pyocyanogène. Si donc il pénètre en nous, il entrera, ou, du moins, il aura chance d'entrer à l'état atténué.

Supposons qu'il soit inoculé à un moment d'assez grande virulence. Si l'on compare les cultures variées de ce champignon et du germe pyocyanique, on voit que le premier préfère les milieux sucrés, les hydrates de carbone, alors que le second recherche de préférence les peptones, les tissus animaux. Donc, chez l'homme, le lapin ou tout autre sujet, ce germe pyocyanique aura à sa disposition des conditions d'activité bien supérieures à celles dont jouit l'oospora.

Dans le sérum, cet oospora évolue, mais lentement, faiblement.

Il est bon de remarquer que si c'est dans le foie que l'oospora se

trouve et le plus longtemps et le plus abondamment — tandis que
le rein est l'organe qui remplit le même rôle vis-à-vis de l'agent du
pus bleu, — c'est vraisemblement, en se basant sur les cultures, à
cause du glycogène ; il y a accord entre ce qui se passe *in vitro* et
ce qui se déroule dans l'organisme, où chaque viscère, chaque
tissu constitue un milieu de culture spécial.

D'ailleurs, associé au germe pyocyanique, l'oospora Guignardi
succombe dans la concurrence vitale ; cependant, si on les inocule
en même temps, à dose telle que le parasite pyocyanogène soit sans
effet, l'autre peut être un peu exalté.

Même en supposant l'oospora actif, même en admettant qu'il se
trouve dans un excellent milieu, même en écartant de lui tout obstacle, une autre raison met empêchement à son action.

Si on injecte les cultures où a vécu ce champignon après les avoir
stérilisées, on n'obtient que des accidents sans importance. Toutefois, si ces cultures ont de deux à trois mois, elles sont nettement
hypothermisantes.

Ainsi ce champignon sécrète des principes offensifs, mais il les
sécrète avec une grande lenteur ; de même il pullule lentement ; or,
le nombre importe, en fait de virulence.

On peut donc dire que si certains parasites, qui, en raison des
circonstances, peuvent être inoculés à l'homme, ne se montrent pas
dangereux, c'est par un certain nombre de causes que l'on peut
grouper en trois catégories :

En premier lieu, les agents physiques et chimiques les atténuent
plus fortement qu'ils n'affaiblissent les microbes ; ces microbes eux-
mêmes nuisent à ces parasites,

En second lieu, ces parasites trouvent dans l'organisme des conditions de développement fort médiocres.

En troisième lieu, ils sécrètent très lentement les produits nocifs ;
ils se multiplient également plus lentement que les bactéries ; or,
les doses comme le nombre, avons-nous dit, importent en matière
de virulence.

Le parasitisme dans le cancer. — M. *Fia-Foa* (Turin), rapporteur.
La conclusion de son travail est que, parmi les différentes hypothèses émises sur les causes du cancer, celle de son origine parasitaire est jusqu'ici la plus vraisemblable, bien qu'elle ne puisse avoir
la prétention d'expliquer d'ores et déjà tous les faits cliniques et anatomiques relatifs aux néoplasmes cancéreux.

M. *Cornil* (de Paris) fait sur le parasitisme du cancer la communication suivante :

On trouve dans le cancer un grand nombre de modifications de la
forme des cellules et des noyaux qui peuvent en imposer pour des
parasites. Les noyaux des cellules cancéreuses se divisent tantôt en
deux, tantôt en trois, quatre, cinq, six ou sept noyaux secondaires,
et ces divisions aboutissent à la production de deux ou plusieurs
cellules contenant chacune un noyau, ou à la production de plusieurs
noyaux siégeant dans le protoplasma de plusieurs cellules.

Les noyaux des cellules qui viennent de se diviser sont petits,
riches en matière chromatique, mais ils deviennent bientôt frangés
sur leur bord, bosselés, avec prédominance de liquide dans leur intérieur et diminution de la matière chromatique. Ils peuvent présenter
alors les formes les plus variées, en bissac, en couronnes, en amas
de bosselures ou de noyaux secondaires sphériques, contenant peu de
substance chromatique ; quelquefois ces petits noyaux œdémateux ou

hydropiques sont isolés en nombre variable dans le protoplasma des
cellules. Or, tous ces noyaux, quelles que soient leur forme et leur
apparence, contiennent les mêmes substances que les noyaux ovoïdes
du cancer à l'état de repos ou à l'état de division indirecte.

Nous avons pu faire cette démonstration en colorant des coupes de
cancers par le procédé de M. Moïse Frenkel, qui permet de colorer
dans les noyaux deux substances solides, l'une, la nucléine, en bleu,
sous forme de filaments et de grains, l'autre, la paranucléine, en
rouge.

Lorsque le noyau des cellules cancéreuses montre les premiers
phénomènes de l'accroissement, avant la formation de la plaque
équatoriale, on voit la nucléine se présenter sous la forme de gouttelettes bleues, en même temps que la paranucléine, d'un rouge
intense, s'accroît dans le noyau et se fragmente en granulations. Une
zone claire apparaît entre le noyau, dont l'enveloppe disparaît bientôt,
et le protoplasma cellulaire qui montre aussi des granulations
rouges à sa limite interne. En même temps que la nucléine se dispose en grains ou en filaments constituant la plaque équatoriale, on
voit aux deux pôles du noyau les fuseaux radiés, formés de filaments
et de granulations colorés en rouge. A chacune des figures de division par trois, quatre, cinq ou six, correspond une étoile de nucléine
et un cône de paranucléine. On observe, au stade de la séparation
des étoiles filles, de nombreuses irrégularités, et souvent, au lieu de
se séparer en cellules distinctes, les noyaux secondaires constitués
par ces étoiles restent inclus dans la même cellule.

A côté des grandes cellules en division pluripolaire, on trouve
presque constamment des cellules de même dimension avec un ou
plusieurs noyaux en forme de bissac, frangés, arborescents, à bourgeons multiples ou en grappes, présentant les apparences les plus
bizarres. Ces noyaux, quelle que soit leur disposition, possèdent,
comme ceux dont ils émanent, de la nucléine bleue constituant leur
paroi, des filaments et des grains, et de la paranucléine formant une
ou plusieurs granulations au centre du noyau et de chacun de ses
bourgeons.

Nous sommes donc persuadé qu'il s'agit là de modifications du
noyau dont on peut suivre toutes les phases. Comme on trouve ces
grands noyaux arborescents et lobulés surtout à côté des mitoses
pluripolaires, dont les étoiles filles sont en état plus ou moins avancé
de développement dans la même cellule mère, nous pensons que ces
grands noyaux succèdent à des divisions nucléaires qui n'ont pas
abouti à la séparation du protoplasma.

Ces apparences des noyaux ont été décrites comme des parasites du
cancer et comme des corps inclus parasitaires par MM. Foà, Souda-
kévitch, Ruffer, Podwissotzky, etc., et les descriptions et les dessins
de ces auteurs ressemblent absolument à ceux que j'ai publiés en
1891, dans un travail sur les divisions indirectes des cellules cancéreuses.

Les figures de karyokinèse sont loin de présenter, dans les tumeurs
épithéliales, la même régularité que dans les tissus normaux, et souvent elles sont irrégulières ou tout à fait anormales. Une des formes
les plus curieuses est donnée par le développement d'un noyau né
d'une grande mitose et s'isolant de façon à arriver à complète matu-
rité, tandis que le reste du filament nucléaire évolue plus lentement.
Il en résulte une séparation d'un noyau et même parfois une inclu-
ion cellulaire dans le protoplasma d'une cellule dont le noyau

principal peut devenir hydropique ou arborescent, ou se présenter sous la forme de grappes ou de petits noyaux isolés, ce qui donne lieu à des apparences qui ont pu être également considérées comme résultant de la présence de parasites.

On rencontre aussi dans le cancer des cellules dégénérées, dont le protoplasma se colore plus fortement en rouge et qui renferment, en place de noyau, des grains, filaments ou masses de nucléine représentant les diverses formes de la division indirecte, sans qu'il y ait de filaments achromatiques ni d'espace clair autour de la nucléine divisée. Ce sont des dégénérescences cellulaires arrêtées dans l'une des places de la division indirecte des noyaux.

On a décrit aussi comme parasites des globules blancs migrateurs interposés entre les cellules du cancer. Ces globules subissent entre les cellules les mêmes modifications de forme et les mêmes régressions que dans leurs migrations à travers l'épiderme et les cellules épithéliales des muqueuses dans les inflammations. Ils pénètrent dans le protoplasma des cellules en dégénérescence; ils s'accumulent parfois dans le centre des globes épithéliaux à la place de cellules épithéliales dégénérées et se réduisent alors eux-mêmes en fragments de nucléine.

En résumé, loin d'être hostile au parasitisme du cancer, j'en accepterais volontiers la démonstration, mais jusqu'ici les partisans de la théorie parasitaire du cancer se sont uniquement basés sur la morphologie, et les corps décrits par eux comme étant des parasites ne me paraissent pas être autre chose que des modifications des noyaux et des cellules, résultant des mouvements de la nucléine et de la paranucléine, en rapport avec leur croissance extrême et avec leurs dégénérescences variées.

MM. *S. Duplay* et *Cazin* (de Paris), puis M. *Rufer* (de Londres) et M. *Morpurgo* (de Turin) prennent aussi la parole sur le même sujet.

De la transmissibilité du cancer : tumeurs expérimentales obtenues chez les animaux. — MM. *Duplay* et *Cazin*. Ainsi que nous l'avons montré dans des travaux antérieurs, les tumeurs malignes ne paraissent pas être transmissibles par inoculation ou par greffe des animaux d'une espèce à des animaux d'une autre espèce, et tous les expérimentateurs sont d'accord sur ce point.

Pour ce qui est de la transmissibilité des tumeurs malignes dans une même espèce animale, il existe au contraire des faits qui tendent à montrer que cette transmissibilité est possible, et il nous suffit de rappeler à ce sujet les résultats obtenus par M. Hanau (de Saint-Gall).

Dans les expériences que nous avons faites sur les origines et la nature des néoplasmes, nous nous sommes donc surtout efforcés de multiplier les tentatives de transmission des néoplasmes dans une même espèce animale, et principalement chez le chien et le rat. Nos expériences de greffes et d'inoculations de tissus néoplasiques sont aujourd'hui au nombre de 120 environ, et sur ce nombre il en est plus de 60 dans lesquelles nous avons cherché, par les procédés les plus variés, à obtenir expérimentalement chez le chien la reproduction de tumeurs développées spontanément chez des animaux de même espèce. Toutes ces expériences ont eu des résultats négatifs chaque fois qu'il s'agissait de néoplasmes malins, et les seuls résultats positifs que nous ayons obtenus sont relatifs à une forme de néoplasie dont la structure se rapprocha beaucoup de celle des tissus inflammatoires.

Cette série heureuse, qui se compose de cas successifs dans lesquels l'affection néoplasique s'est régulièrement transmise par greffe, a eu comme point de départ des tumeurs multiples, développées aux dépens des parois du vagin d'une vieille chienne; ces tumeurs, au nombre de trois, et dont la plus volumineuse avait les dimensions d'une très grosse noix, présentaient nettement ce caractère de tendance à persister et à s'accroître, qui, d'après la définition de MM. Cornil et Ranvier, appartient en propre aux tumeurs véritables.

Le premier chien inoculé a reçu dans le fourreau de la verge, après grattage à la curette de la muqueuse du fourreau et de la verge elle-même, des fragments des tumeurs de la chienne dont il vient d'être question, et cette inoculation a été suivie de succès, attendu que nous avons pu assister, pour ainsi dire, jour par jour, au développement de tumeurs végétantes, dont la plus volumineuse n'a jamais dépassé les dimensions d'une noisette, et dont la structure était en tout semblable à celle de la tumeur originelle. Dix mois après le début de l'expérience, nous avons trouvé en outre, à l'autopsie, dans les deux testicules, des noyaux présentant une structure nettement épithéliale. Mais les trois autres chiens, qui nous ont donné, au niveau du point d'inoculation, des résultats positifs en tout comparables aux précédents, ne présentaient pas la moindre manifestation néoplasique dans les organes éloignés, et nous ne pouvons pas, par conséquent, avant d'avoir obtenu des faits confirmatifs, affirmer que l'existence des noyaux testiculaires du premier chien soit en rapport avec les tumeurs végétantes que nous avons obtenues expérimentalement au niveau du point d'inoculation.

Dans une autre série d'expériences, faites chez le rat, nous avons obtenu, par greffe sous-cutanée au niveau des mamelles, le développement d'un énorme fibrome mammaire, en tout semblable à la tumeur spontanée du rat qui avait servi de point de départ à nos expériences. Il s'agissait bien là d'un véritable néoplasme, qui n'a pas cessé de s'accroître régulièrement et qui, lorsque l'animal a succombé, neuf mois après la greffe, ne pesait pas moins du tiers du poids total.

En résumé, le cancer ne nous paraît pas être transmissible d'un individu à un autre, dans une même espèce, que dans des conditions qui se trouvent réalisées seulement dans un très petit nombre de cas, et, par conséquent, contrairement à une opinion, à notre avis, tout au moins prématurée, nous devons penser que, si la contagion du cancer est possible, elle ne s'effectue en réalité que très exceptionnellement.

M. *Trasbot* (d'Alfort) présente quelques observations relatives à l'étude comparative de certaines maladies communes a l'homme et aux animaux, notamment en ce qui concerne le cancer.

Sur l'anthracose pulmonaire. — M. *Tripier* (de Lyon).

Les agents atmosphériques et les bactéries. — M. *Charrin* (de Paris).

Structure de l'écorce cérébrale à l'état normal et dans la paralysie générale. — M. *Luys* (de Paris).

Valeur pronostique et thérapeutique des produits du bacille de la morve. — M. *Bonome* (de Padoue).

Du bacterium coli : essais de sérothérapie. — MM. *Césaris-Demel* et *Orlandi* (de Turin).

Bactériologie et étiologie du typhus exanthématique de Bretagne. — M. *Calmette*.

Des entozoaires de l'homme en Tunisie. — M. *Sonsino* (de Pise).

SECTION DE MÉDECINE

Sur une forme de cirrhose non alcoolique du foie par auto-intoxi-cation d'origine gastro-intestinale.

MM. *Hanot* et *Boix* (de Paris). — L'alcool est loin de constituer aujourd'hui la raison pathogénique exclusive des cirrhoses du foie. A côté de lui doivent prendre place désormais les infections et les intoxications d'origine microbienne.

Le plus habituellement les types cliniques et anatomiques sont suffisamment nets pour nous permettre de remonter à la cause. Dans certaines conditions, à vrai dire, on ne peut trouver à l'origine de la maladie une cause jusqu'ici reconnue comme efficiente.

Chez certains malades que nous avons pu suivre et qui étaient indemnes de tout alcoolisme et de toute maladie infectieuse, nous avons pu noter une dyspepsie ancienne, avec ou sans dilatation de l'estomac. Or, chez ceux que nous avons observés dès le début, nous avons pu voir le foie augmenter lentement de volume et acquérir assez rapidement une *dureté ligneuse* des plus nettes.

L'hypertrophie est en général modérée.

Les symptômes fonctionnels sont très peu accentués et, en dehors d'une certaine lassitude et d'une sensation de pesanteur dans l'hypo-condre droit, on ne trouve presque rien. Dans certains cas, cepen-dant, surviennent des accidents aigus, sous forme d'embarras gas-trique, avec poussée congestive du côté du foie, ou bien il existe de la périhépatite susceptible de simuler la colique hépatique fruste.

Au point de vue histologique, nous avons pu constater une sclé-rose périportale avec intégrité de la veine centrale du lobule. Le tissu conjonctif pénètre plus ou moins loin dans l'intérieur des lobules (cirrhose monolobulaire et intralobulaire).

La dyspepsie prolongée nous a paru la seule cause rationnelle de cette cirrhose. Chez trois de nos malades nous avons pu constater une hypochlorhydrie très nette.

Toutes les substances toxiques résultant de fermentations gastro-intestinales, apportées directement au foie par la veine porte, peu-vent sans doute déterminer à la longue des lésions irritatives sur les vaisseaux de cet organe.

Le pronostic d'une pareille affection est bénin ; mais un foie ainsi lésé sera assurément plus accessible aux infections intercurrentes. Quant au traitement il devra surtout viser la dyspepsie préexistante (régime diététique, antisepsie intestinale, etc.).

Cette cirrhose peut être considérée comme une variété de l'hyper-trophie hépatique décrite par M. le professeur Bouchard dans la dilatation de l'estomac.

Etude expérimentale sur la localisation des liquides colorants injectés par la voie trachéale et à travers la paroi thoracique dans les poumons des animaux et dans les cavernes des tuberculeux. — M. *Heryny* (de Varsovie).

Du diabète pancréatique expérimental. — M. *De Dominicis* (de Naples).

Sur l'anasarque par rétention d'urine sans albuminurie. — M. R. *Lépine* (de Lyon).

Un cas de syringomyélie relevant de la lèpre. — M. *Souza Martins* (de Lisbonne).

Du traitement du typhus exanthématique par la fuchsine.—M. S. L. waschwer (de Kazan).

De quelques phénomènes survenant dans la pleurésie avec épanchement par suite de l'augmentation de la pression intrathoracique. — M. *Borgherini* (de Padoue).

Pathogénie et traitement du paludisme. — M. *Bacelli* (de Rome).

Sur la grippe. — M. *Mendizobal* (d'Orizaba).

Sur la plessimétrie cardiaque. — M. G. *Runinio* (de Naples).

Des adhérences intestinales chroniques chez les femmes. — M. A. *Janicke* (de Breslau).

Sur le rôle du foie dans les intoxications intestinales. — M. *Querolo* (de Pise).

Des troubles moteurs observés dans l'impaludisme. — M. *Boinet* (de Marseille).

Pathogénie et thérapeutique du délire pneumonique. — M. B. *Rebert* (de Barcelone).

Traitement des maladies infectieuses et spécialement de la fièvre typhoïde par le lysol. — M. *Tison* (de Paris).

Origine syphilitique de l'érythromélalgie. — M. S. *Personali* (de Gênes).

Sur l'état de la nutrition dans le diabète sucré. — M. *Frémont* (de Vichy).

Sur le traitement de l'anémie progressive, de la leucémie et de la pseudo-leucémie par l'arsenic. — M. *Warfwinge* (de Stockholm).

Etiologie vraie de l'œdème aigu pulmonaire dans la pneumonie croupale. — M. *Rivolta* (de Rome).

Des diverses formes de la tuberculose en rapport avec les altitudes au Mexique. — M. D. *Mejia* (de Mexico).

Des bruits de souffle cardiaque dans quelques affections de l'estomac. — M. *Borgherini* (de Padoue).

Sur quelques formes cliniques encore mal connues des névroses des extrémités. — M. *Cardarelli* (de Naples).

Propriétés thérapeutiques de l'aconitine cristallisée. — M. *Tison*.

Pathogénie de la chlorose : Action du froid chez les chlorotiques. — M. *Murri* (de Bologne).

De l'injection de lymphe de chien dans le traitement de la tuberculose. — M. *Carrieu* (de Montpellier).

De la transfusion. — M. *Von Ziemssen* (de Munich).

Toxicité du sérum sanguin et de l'urine dans la pneumonie. — MM. *L. Picolini et A. Conti* (de Crémone).

Des phénomènes nerveux qui s'observent au cours des méningites infectieuses. — M. C. *Boziolo* (de Turin).

Des modifications du nombre et de la forme des globules blancs dans la fièvre typhoïde. — MM. *Aporti et Radaelli* (de Crémone).

Sur un nouveau traitement de la pleurésie tuberculeuse par la sérothérapie. — M. *Gilbert* (de Genève).

·Section de chirurgie.

Nouvelle méthode de traitement chirurgical de l'exstrophie de la vessie. — M. *Maydl* (de Prague)

De la néphrotomie systématique dans l'anurie calculeuse. — M. *Pousson*.

Traitement du pied bot congénital. — M. *Ch. Willems* (de Gand).

Chirurgie de l'estomac, pylorectomie; gastro-entérostomie et gastrostomie. — M. *Peugniez* (d'Amiens).

De la néphrotomie par incision transversale.—M. *Péan* (de Paris).

Réparation des pertes de substance de l'urèthre par transplantation de muqueuse.— M. *Lapeschko* (de Kiew).

Hernie de la vessie à travers l'urèthre.— M. *Pousson* (de Bordeaux).

De la symptomatologie des fractures du rachis.— M. *Th. Manley* de New-York).

Des indications de la cholécystotomie.— M. *Vautrin* (de Nancy).

Du cathéterisme des artères dans la gangrène des membres.— M. *Severeanu* (de Bucharest).

Des opérations palliatives chez les prostatiques.—M. *Desnos* (de Paris).

Sur la technique des réparations craniennes.— M. *E. Sacchi* (de Gênes).

Cure radicale des hernies, même chez les vieillards, par la méthode à lambeau fibro-périostique.— M. *Poullet* (de Lyon).

Traitement des kystes hydatiques par le nitrate d'argent en solution.— M. *J. Berrueco* (de Madrid).

Six cas de laparotomie exploratrice.— M. *F. Villar* (de Bordeaux).

Traitement de quelques variétés de calculs vésicaux par la lithotritie périnéale.—M. *Regmald Harrison* (de Londres).

De l'ouverture directe du foyer tuberculeux dans la paraplégie du mal de Pott dorsal.— M. *Ménard* (de Berck-sur-Mer).

De la suture totale de la vessie après la taille hypogastrique.— M. *R. Sorel* (du Havre).

Morphologie de l'hypospadias balanique.— M. *Loumeau* (de Bordeaux).

De la trépanation du crâne.—M. *Lucas-Championnière* (de Paris).

Sur la cure du torticolis spasmodique par la résection du nerf spinal et des troisième, quatrième, cinquième paires cervicales.— M. *Noble Smith* (de Londres).

Sur la topographie cranio-encéphalique.— M. *E. Ma e* (de Bordeaux).

Traitement chirurgical de la luxation congénitale de la hanche.— M. *A. Lorenz* (de Vienne).

Traitement des tumeurs cérébrales.— M. *Lavista* (de Mexico).

Section de gynécologie et d'obstétrique.

De l'agrandissement momentané du bassin.—M. *Pinard* (de Paris), rapporteur.

M. Pinard conclut, relativement à la symphyséotomie, de la façon suivante :

1° La symphyséotomie ou pubiotomie aseptique est une opération non dangereuse ;

2° Pour être utile, elle doit être complète et l'écartement préalable du pubis doit être en rapport avec le rétrécissement du bassin ;

3° Cette opération ne doit être tentée que dans le cas où le calcul a démontré qu'un écartement de 7 centimètres permettra le passage d'une tête de fœtus à terme ;

4° L'écartement du pubis dépassant 7 centimètres, pouvant déterminer des lésions des parties molles, doit être proscrit;

5° Dans les rétrécissements où l'écartement du pubis, poussé à 7 centimètres, ne donnerait pas une étendue suffisante pour permettre le passage de la tête du fœtus, il faut recourir à la section césarienne suivie de l'amputation utéro-ovarique ;

6° Dans les cas de bassin oblique ovalaire avec synostose d'une des articulations sacro-iliaques, lorsque le rétrécissement ne permet pas l'accouchement spontané, il faut pratiquer l'ischio-pubiotomie (opération de Farabeuf) ;

7° Dans les cas d'ankylose du coccyx, empêchant l'accouchement spontané, il faut pratiquer la coccygotomie.

Comme conclusions générales, nous pouvons dire que l'embryotomie sur l'enfant vivant doit être à jamais proscrite, et que l'agrandissement momentané du bassin, pratiqué dans les limites et les conditions ci-dessus indiquées, doit faire abandonner : 1° l'accouchement prématuré artificiel ; 2° toute opération ayant pour but de faire lutter la tête fœtale contre une résistance du bassin non vaincue par les contractions utérines.

La symphyséotomie. — M. *Moridan* (de Naples), rapporteur.

M. Léopold (de Dresde), co-rapporteur.

Des résultats éloignés de l'hystérectomie vaginale dans les lésions annexielles, comparés aux résultats éloignés de l'ovario-salpingectomie bilatérale abdominale. — M. *Jacobs* (de Bruxelles).

De l'éclampsie. — M. *Tibone* (de Turin), rapporteur.

Présentation de deux nouvelles coupes de bassin de femme, obtenues par congélation. — M. *Zweifel.*

Du traitement de la rétroflexion, par la vagino-fixation. — M. *Pestalozza.*

Une variété d'embryotomie. — M. *Zarraga* (de Mexico).

Traitement chirurgical du vaginisme. — M. *S. Pozzi* (de Paris).

De la réunion immédiate secondaire, par des fils d'attente, de l'ouverture du drainage abdominal après une laparatomie, M. *Laroyenne* (de Lyon).

Du traitement du pédicule après la myomectomie, M. *Mangiagalli* (de Milan).

De l'ablation des gros fibromyômes interstitiels du corps de l'utérus par la voie périnéo-vagino-rectale. — M. *Péan* (de Paris).

Section de dermatologie et de Syphiligraphie.

Du gonocoque et de ses rapports avec le processus blennorrhagique. — M. *Toulon* (de Wiesbaden), rapporteur.

Traitement de l'uréthrite blennorrhagique chez la femme par l'ichtyol. — M. *Jullien* (de Paris).

De l'emploi de l'alumnol dans le traitement de la blennorrhagie. — M. *Schwimmer* (de Budapesth).

Guérison radicale du cancer épithélial. — M. *Gavino.*

Sur les caractères cliniques du mycosis fongoïde. — M. *Hallopeau* (de Paris).

Sarcoma idiopathicum multiplex hémorrhagicum. — M. *Kaposi* (de Vienne).

Un cas de syphilome cérébral compliqué de glycosurie chez un arthritique. — M. *Ozenne* (de Paris).

Sur la nature du chancre mou. — M. *Ducrey* (de Naples).

Des effets abortifs du traitement mercuriel intensif et précoce sur l'évolution de la syphilis. — M. *Jullien* (de Paris).

De l'état actuel de la question du lichen. — M. *Neisser* (de Breslau), rapporteur.

De la psorospermie cutanée. — M. *Ravogli* (de Cincinnati).

Contribution à l'étude des suppurations associées aux syphilomes tertiaires des fosses nasales. — MM. *Hallopeau* et *Jeanselme* (de Paris).

Imprégnation syphilitique ; syphilis d'emblée. — M. *Verchère* (de Paris).

Section de neurologie.

Faits nouveaux relatifs à la nature de l'hystérie. — M. *Sollie*, (de Paris).

Phrénopathies sensorielles. — M. *Bianchi*.

Section de physiologie.

Infection purulente chirurgicale : Variations morphologiques et pathogènes de son agent. — MM. *S. Arloing et Ed. Chantre* (de Lyon).

Actions vaso-motrices, circulatoires, etc., des toxines. — MM. *Gleñ et Charrin* (de Paris).

Des rapports de la fatigue avec les fonctions des capsules surrénales. — M. *J. E. Abelous* (de Toulouse).

Sections de laryngologie, otologie, ophtalmologie.

La pachydermie du larynx et son traitement. — M. *O. Chiari* (de Vienne), rapporteur.

Indications et limites du traitement topique dans la phtisie laryngée. — M. *Lennox Browne* (de Londres), rapporteur.

Traitement des déviations de la cloison par l'électrolyse. — M. *Moure* (de Bordeaux), rapporteur.

Traitement chirurgical de la phtisie laryngée. — M. *Heryng*, (rapporteur).

Intubation du larynx chez les adultes. — M. *Schmiegelow* (de Copenhague), rapporteur.

Trois cas d'extraction de l'étrier. — M. *Garnault* (de Paris).

Valeur de l'électrolyse en laryngologie. — M. *de Timowski* (de Nice).

De l'abcès de fixation en otologie. — M *Colladon* (de Genève).

Les affections auriculaires dans la syphilis héréditaire. — M. *Gradenigo* (de Turin).

Des avantages et des inconvénients de l'électrolyse dans le traitement des rétrécissements des voies lacrymales. — M. *Lagrange* (de Bordeaux).

A propos de la théorie de vision des couleurs. — M. *Dufour* (de Lausanne).

Contribution à la pathologie de la rétinite proliférante. — M. *Goldzicher* (de Bordeaux).

Coup de feu dans l'orbite : anévrysmes : ligature de la carotide : guérison. — M. *Power* (de Londres).

De l'emploi de l'électro-aimant pour l'extraction des parcelles métalliques ayant pénétré à l'intérieur de l'œil. — M. *Sulzer* (de Genève).

De l'iritis tuberculeuse. — M. *Vignes* (de Paris).

Déterminations oculaires au cours d'affections cardiaques. — M. *Gayet.*

Section de pédiatrie.

Contribution à l'étude des convulsions infantiles. — Mlle *Cornélie Chernbach* (de Bucharest).

Myxœdème infantile avec lipomatose de la peau. — M. *Imerwol* (de Jassy).

De l'ictère des nouveau-nés, M. *Bonzon*) de Chalon-sur-Saône.

Section de médecine et chirurgie militaires.

De la prophylaxie de la tuberculose. — M. *Antony* (de Paris' rapporteur.

Du rôle des tuberculoses dans les armées. — M. *Kelsch* (de Lyon).

Des effets des nouvelles armes à feu portatives. — MM. *Von Coler* et *Schjerning* (de Berlin).

Section de thérapeutique.

De l'antisepsie intestinale dans l'anémie. — M. *Bourget* (de Lausanne).

Des injections sous-cutanées de solutions concentrées de chlorure de sodium dans les cas d'anémie aiguë. — M. *G. Vigneri* (de Lecce).

Séances générales.

De l'hypertrophie idiopathique du cœur et de la dégénérescence du muscle cardiaque. — M. *S. Laache* (de Christiania).

L'adaptation de l'organisme aux altérations pathologiques. — M. *Nothnagel* (de Vienne).

Accroissement et régénération dans l'organisme. — M. *Bizozero* (de Turin).

T. L.

BIBLIOGRAPHIE

LEÇONS DE THÉRAPEUTIQUE par M. LE professeur HAYEM : *Les agents physiques et naturels* (Masson, éditeur). — On sait que le *Cours de thérapeutique* professé à la Faculté par M. Hayem, comprend dans son ensemble, deux parties essentielles : les *médications* et les *traitements*. Nous avons ici même signalé l'apparition des quatre volumes sur les *médications*, et la seconde partie ne tardera pas à être livrée à l'impression. Mais auparavant M. Hayem publie, à la demande de nombreux élèves, ses leçons sur les *agents physiques et naturels*, qui ont fait l'objet de son cours du semestre 1892-93 et qui forment le complément indispensable des *médications* et des *traitements*. Ce sera la troisième partie de l'ouvrage de *thérapeutique* que tout médecin devra posséder au complet dans sa bibliothèque.

Dans ce volume, M. Hayem a étudié *les agents thermiques, l'électricité et l'électrisation, la pression atmosphérique, les climats, les eaux minérales.*

Les huit premières leçons sont consacrées aux agents thermiques. Après quelques considérations générales bien propres à faire rapidement saisir l'intérêt et la valeur scientifique des questions qu'il va traiter, M. Hayem commence l'examen des *agents thermiques* et décrit successivement les *effets locaux des applications froides et des applications chaudes*, ainsi que leurs *effets à distance*, puis leurs *effets secondaires* et enfin leurs *effets tardifs*.

Cette étude physiologique terminée, le professeur indique les précautions que l'on doit prendre pour favoriser l'évolution convenable des phénomènes consécutifs ou post-opératoires constituant la *réaction*, et s'occupe ensuite longuement des divers procédés hydrothérapiques mis en usage. Pour les applications froides, il passe en revue les *procédés avec percussion* (douches froides, générales, locales), les *procédés sans percussion* (affusions, lotions, épongement, drap mouillé), et les *applications partielles* (bain de jambe, bain de siège à eau dormante, enveloppements humides ou froids partiels).

L'exposé des *applications chaudes* est également divisé en *procédés avec percussion* (douches chaudes générales, locales) et *procédés sans percussion* (maillot sec, maillot humide, bains de baignoire... etc.). Enfin les *procédés mixtes ou combinés* sont aussi décrits avec tous les détails qu'ils comportent, et suivis d'un important chapitre d'ordre général sur les préceptes concernant la *cure hydrothérapique* avec les *indications* et *contre-indications*.

Le même soin, le même souci de ne laisser dans l'ombre aucune des multiples particularités relatives à chacune des questions abordées se retrouve constamment dans la suite du livre. Nous n'en pouvons malheureusement que résumer le sommaire.

Electricité. Electrisation (19 leçons). — Notions générales, résistance, électricité statique, machines, piles, accumulateurs, bains électriques, galvanothermie.

Pression atmosphérique (2 leçons). — Aérothéraphie, bains d'air comprimé, appareils, effets physiologiques.

Climats (5 leçons). — Qualités de l'air atmosphérique, climats maritimes, climats de montagnes, climats de plaines.

Eaux minérales (11 leçons). — Effets physiologiques. Traitement externe. Traitement mixte. Traitement interne. Classement des eaux minérales.

Ajoutons que 130 figures disséminées dans le texte permettent de se rendre compte, à l'aide d'un simple coup d'œil, de nombreux appareils dont on peut du reste approfondir le fonctionnement par la lecture de leur description toujours très méthodiquement présentée. Une très belle carte des eaux minérales et des stations climatériques termine ce livre.

Nous n'avons pas à répéter ce que nous avons dit maintes fois du
véritable talent d'exposition de M.Hayem et de son langage si clair,
si précis. Ces qualités maîtresses n'ont pas failli un instant, pas
même dans certaines leçons sur l'électricité, où pourtant la tâche
était particulièrement ardue.

Mais ce qu'il faut dire, c'est que ce volume n'est pas seulement
une œuvre d'érudition profonde où M. Hayem a su merveilleusement
condenser, et sous une forme attachante, l'état de nos connaissances actuelles sur des sujets si divers. Il est cela, mais il est
encore autre chose. C'est aussi un livre d'actualité, puisque l'utili-
sation des agents physiques (hydrothérapie, électricité, climats maritimes et de montagnes, eaux minérales) comme moyens thérapeutiques jouit plus que jamais d'une faveur d'ailleurs légitime. C'était
enfin un livre nécessaire, car il n'existait sur ces matières que des
traités spéciaux, d'une longueur de prime abord décourageante, et
'on négligeait trop souvent ou l'on appliquait fort mal, faute de les
connaître, ces modes de traitement qui offrent sans conteste des ressources de la plus haute importance.

Une publication de ce genre, signée du nom de M. Hayem, devait
trouver, et a trouvé en effet, un égal succès auprès du savant, du praticien et de l'étudiant.

                                            T. LEGRY.

LA FAMILLE NÉVROPATHIQUE, par Ch. Féré. Alcan, 1874. — Du nouveau livre de M. Féré, nous voulons dégager certains points nouveaux pleins d'intérêt.

Ce livre porte comme sous-titre : « *Théorie tératologique de l'hérédité et de la prédisposition morbide, et de la dégénérescence.* »
L'auteur, après avoir montré les lois de l'hérédité normale qui maintient les espèces et les races dans la normale, en accumulant des
caractères avantageux pour la lutte pour l'existence, s'attache à montrer les lois de l'hérédité pathologique et à en donner une interprétation.

Les affections du système nerveux, qui forment la grande classe
des névropathies, sont nettement transmissibles héréditairement et
se rencontrent généralement chez les individus d'une même famille.
Mais ce qui frappe dans l'étude des affections nerveuses, c'est la dis-
semblance, la loi de l'hérédité similaire est le plus généralement en
défaut. Il y a des relations de parenté étroites, entre les vésanes,
l'épilepsie, l'hystérie, entre les psychopathies et les maladies organiques du système nerveux ; plus encore, les rapports entre ces affec

tions et les maladies de la nutrition, la scrofule, la tuberculose, l'arthritisme sont indubitables, tant il est vrai que le système nerveux domine les phénomènes de la vie de nutrition, aussi bien que ceux de la vie de relation. Ces états de souffrance se rencontrent chez les individus d'une même famille avec une régularité frappante : On n'hérite pas d'une maladie nerveuse déterminée, mais d'un état spécial de névropathie, ou d'un trouble de nutrition qui s'objective différemment chez les divers membres d'une même famille. Les rapports de parenté de ces divers états patholigiques s'affirment dans l'existence chez tous ces individus de malformations physiques, de stigmates de dégénérescence, qui eux-mêmes, témoignent d'un vice de développement de l'organisme.

Prendre ces points en consideration, leur donner l'importance qu'ils méritent, c'est expliquer l'hérédité des maladies nerveuses par la dégénérescence ; c'est donner de celle-ci une explication tératologique ; c'est envisager enfin tous ceux qui font partie de la grande famille des névropathes comme des dégénérés présentant des anomalies de la constitution, des vices de développement ; ces sujets sont des anormaux tant au point de vue de leur fonctionnement physique qu'au point de vue de leur état mental. L'hérédité morbide a donc une origine tératologique : c'est la seule origine qui permette d'expliquer les conditions anormales de la génération.

Nous voulons spécialement signaler un chapitre « dissolution de l'hérédité et dégénérescence » d'un intérêt tout particulier, où l'auteur montre que la dégénérescence est l'opposé de l'hérédité, en tant que transmission des caractères normaux et acquis. L'hérédité ne peut, ne se fait plus sentir, elle est impuissante à maintenir la race qu'elle disloque : cette force ne préside plus au développement régulier des organismes ; seules agissent les influences néfastes, les conditions vicieuses de l'existence. Les individus et les produits de la génération en subissent l'action nocive, et dévient du type original ; la dégénérescence aboutit à la formation d'individus anormaux, défectueux, imparfaits au point de vue de l'adaptation aux milieux où ils naissent, voués au dépérissement et à la stérilité.

C'est là, croyons-nous, un des côtés vraiment original de ce nouveau livre. A tout dire on y trouve une théorie de la criminalité basée sur une observation attentive des faits tant cliniques qu'expérimentaux, et dont les derniers se trouvent déjà consignés dans les comptes rendus de la Société de biologie. Il ressort des faits consignés par M. Féré qu'il y a erreur à confondre *atavisme* avec dégéné-

rescence, que les caractères de dégénérescence ne sont nullement
la réapparition des *caractères* ataviques, des retours à des caractères ancestraux ; que par conséquent la théorie atavique du crime
est une inconséquence, qu'elle est contraire à l'observation, qu'il n'est
pas davantage de *type criminel*. Le criminel est un dégénéré, il en a
tous les stigmates physiques, il est l'aboutissement des conditions
défectueuses, agissant sur le développement des individus et en troublant l'évolution régulière.

Si le crime et le vice semblent être l'apanage exclusif dans la
société d'un groupe déterminé d'individus, c'est que ces individus
se recherchent comme tous les névropathes, que le vice devient la
base d'une sélection spéciale, que la promiscuité prolongée agit bientôt comme la consanguinité, en accumulant ici les caractères défectueux. Aussi ces divers *individus* réalisés semblent aboutir à une
entité morbide définie, mais c'est sortir de la rigoureuse interprétation des faits que de vouloir créer un type.

Interprétée de la sorte, la question de l'hérédité pathologique cesse
d'être du domaine de la théorie pure, elle trouve une interprétation
dans les faits, et plus encore dans les faits expérimentaux, c'est dire
qu'il y a un remède au mal. De là à une hygiène de la génération, il
n'y a qu'un pas.

Telle est la portée du livre de M. le Dr Féré, plein d'actualité par
conséquent à une époque où la classe des anormaux et des antiso-
ciaux semble grandir et s'étendre dans des proportions alarmantes ;
à ce titre, il mérite d'être pris en considération sérieuse, non seulement par les médecins, mais encore par les légistes et tous ceux que
les graves problèmes du moment intéressent et préoccupent.

CH. DU PASQUIER.

LA MÉDICATION PAR L'EXERCICE, par le Dr FERNAND LAGRANGE. (1 vol.
gr. in-8º, Paris, Alcan, 1894.) — C'est avec satisfaction que nous
voyons se publier en France un ouvrage rassemblant, sous une forme
précise et claire, les moyens thérapeutiques si importants, si actifs,
que constitue l'exercice. Ce n'est pas tout que de savoir qu'il est
utile de prescrire l'exercice à un malade: la prescription du médecin
doit viser à plus de précision, il doit savoir ce qu'il ordonne, quelles
seront scientifiquement les conséquences de sa prescription, et surtout
comment elle sera remplie, ce qui malheureusement n'est pas toujours le cas. Le praticien aura donc grand avantage à lire le traité
de M. Lagrange, écrit sous une forme didactique, condensant un
grand nombre de matériaux épars et surtout dû à un homme qui

connaît bien la question qu'il traite et qui, par conséquent, est apte
à critiquer les procédés, à en juger les indications et à en apprécier
la valeur.

Le traité de M. Lagrange est divisé en trois parties : 1° les effets
thérapeutiques de l'exercice, 2° les moyens d'exercice, 3° l'application
du traitement.

L'exercice peut être actif ou passif : dans le premier cas, son élément fondamental c'est la contraction musculaire, capable de provoquer localement une augmentation de volume et de force du muscle
exercé, de produire à distance des effets de circulation, faisant cesser des
congestions passives et des effets de massage, utiles aux organes creux
que les muscles recouvrent, et enfin utiles pour tout l'organisme, en
élevant la température, en exagérant le fonctionnement des organes,
y compris les glandes, en activant les échanges et les combustions,
parce qu'il accélère la nutrition, quand elle est insuffisante ou incomplète. L'exercice peut être passif, c'est-à-dire provoqué, il n'en a pas
moins d'action soit en provoquant des réactions dans les antago-
nistes, soit en augmentant le tonus des muscles mis en œuvre, soit
en accélérant la circulation sanguine ou lymphatique. L'un des exercices passifs les plus connus est le massage. Les résultats de l'exercice passent toujours par deux phases distinctes : l'une passagère,
ordinairement courte, mais qu'il faut connaître, car elle peut causer
des mécomptes, c'est la fatigue ; l'autre durable, réellement salutaire,
et qui doit être le but de l'exercice, c'est l'entraînement. Le dosage
de l'exercice résume donc toute la pratique de l'entraînement thérapeutique, général ou local. On le réalise par la graduation lente et
méthodique de l'exercice.

L'exercice est indiqué dans les maladies par troubles mécaniques,
par troubles physiologiques, par troubles chimiques ; c'est dire que
son indication est extrêmement vaste ; il y a plutôt à établir ses
contre-indications que ses indications. La fatigue peut être une
contre-indication à l'exercice, mais il s'en faut qu'elle soit absolue :
le massage est en effet un excellent moyen de traiter les douleurs
musculaires de la courbature ; la fatigue du neurasthénique ne doit
point indiquer le repos. La fièvre est, par contre, une contre-indication absolue aux exercices actifs. Dans les hémorrhagies, la contre-
indication peut être absolue (plaie des gros vaisseaux), relative
(immobilisation dans les plaies des membres, hémoptysies peu
abondantes arrêtées par les grands mouvements de circumduction
du bras.) L'inflammation est très souvent une contre-indication du

mouvement, surtout celle des os dans la période de formation du squelette. La douleur souvent exagérée par l'exercice peut, dans nombre de cas, être soulagée par lui.

Les moyens d'exercice sont extrêmement nombreux : tantôt ils doivent être méthodiques (déviation de la taille), tantôt ils peuvent être libres, récréatifs ; quelquefois même on peut utiliser tel ou tel acte de la vie domestique. Nous ne pouvons nous appesantir sur ces différents moyens , qui sont décrits ici sous les titres de gymnastique suédoise (système de Ling, exercices pédago-giques, sport d'hiver en Suède, gymnastique à deux, gymnastique manuelle, gymnastique mécanique), laquelle employant des moyens simples, accessibles à tous les individus, quelle que soit leur vigueur, est d'une application très fréquente et très utile, — gymnastique allemande, modification de la gymnastique suédoise avec interven-tion fréquente d'appareils (appareils de Nycander, chaise abdominale, massage mécanique) ; — gymnastique française à tendances athlé-tiques, peu perfectionnée dans ses moyens, peu applicable comme moyen thérapeutique. Enfin M. Lagrange consacre un important chapitre à la description de la cure de terrain et spécialement au système d'OErtel et à sa réglementation si minutieuse, peut-être trop minutieuse pour être applicable sans mitigation à nos mœurs fran-çaises.

L'application du traitement par l'exercice comprend la majeure partie de l'ouvrage de Lagrange : il ne nous est pas possible de le suivre pas à pas dans cet exposé, dont nous devons nous contenter de retracer les jalons.

L'exercice peut être employé dans les maladies de la nutrition, qu'elles soient dues à un excès d'épargne (obésité, goutte, gravelle, diabète) ou bien à la misère physiologique, et dans ces deux cas presque opposés, c'est par le dosage que l'on arrivera à des résultats thérapeutiques. Dans les maladies de l'appareil digestif, et spéciale-ment la dyspepsie, on en peut attendre des effets généraux, de stimu-lation des grandes fonctions vitales, dont la digestion est solidaire, et des effets locaux de désobstruction des intestins (coprostase, dila-tation) et des canaux-porte, et des effets locaux sédatifs de la douleur, ou stimulants dans les atonies des muscles lisses du tube gastro-intestinal. Dans les maladies des os et des articulations, les indica-tions de l'exercice (massage, quelquefois mouvements actifs ou pas-sifs) sont fréquents ; elles atteignent leur maximum de fréquence et d'utilité dans les déviations de la taille : s'agit-il de prévenir une scoliose, la gymnastique orthopédique pourra être appliquée dans la famille ; s'agit-il de la guérir, la gymnastique pourra seule en venir à bout ; mais ici les procédés se compliquent, se multiplient, et la surveillance d'un médecin exercé devient nécessaire.

M. Lagrange passe ensuite en revue les applications de l'exercice dans les maladies du système nerveux (névralgies, paralysies, chorée, ataxie locomotrice, neurasthénie), dans les maladies des femmes (méthode de Thure-Brandt), dans les maladies de l'appareil respiratoire et enfin dans celles de l'appareil circulatoire.

A ce propos, l'auteur montre le rôle actif des muscles dans la circulation, qui en fait de véritables auxiliaires du cœur et l'influence de l'effort sur le cœur, et étudie la fatigue du cœur dans l'exercice, ainsi que l'essoufflement qui en est la conséquence immédiate. Tout le secret de l'application de l'exercice dans les cardiopathies est de ne pas le supprimer, mais le doser : chercher à produire des effets d'entraînement et des effets de régularisation sur la circulation, en utilisant le rôle des muscles dans la circulation périphérique. La seule contre-indication est l'asystolie ; mais ordinairement elle n'est que passagère, et même relative, car on obtiendra de bons effets d'abord de mouvements passifs très limités (circumduction du bras) qui aidera à faire disparaître les œdèmes et *diminuera le travail du cœur*. Dans l'hyposystolie déjà, on pourra utiliser la marche et produire l'entraînement, enfin dans les cardiopathies compensées, la méthode d'OErtel a donné de fort bons résultats.

A la fin de son travail, M. Lagrange indique comment, par l'examen méthodique de l'urine, on peut juger des effets de fatigue ou d'entraînement, produits par l'exercice.

C. Luzet.

Actinomycose, par Guermonprez et Bécue. (Bibliothèque médicale Charcot-Debove, Rueff et Cie, éditeurs, Paris, 1894.)

Si l'on parcourt la bibliographie de l'actinomycose, on voit que cette maladie, qui a fait le sujet de plusieurs centaines de thèses, de comptes rendus, de communications d'observations et qui est vieille déjà de près de cinquante ans (il est vrai qu'elle n'est bien étudiée que depuis une vingtaine d'années), n'a cependant point encore eu jusqu'ici les honneurs du « livre » L'élégant nouveau venu de chez Rueff et Cie (il est né en avril) comble cette lacune.

Après avoir, ainsi qu'il convient écrit l'historique de l'actinomycose et résumé ce que l'on sait de la morphologie, des procédés de coloration et de culture, des inoculations, du polymorphisme de

l'actinomycèse et conclu avec Domec que ce parasite doit être définitivement retiré de la classe des bactéries et placé parmi les mucédinées. Guermonprez et Bécue, étudient mieux les faits, en tirant
des déductions et des conclusions mieux coordonnées que cela n'avait
pu être fait précédemment, aidés pour ce faire par les travaux de
leurs prédécesseurs et par leur connaissance personnelle de la question, consacrent la plus grande partie de leur travail à l'étude très
minutieuse des formes cliniques de l'actinomycose, adoptant du
reste les divisions classiques de la maladie en forme buccale,
et cervicale, cutanée, thoracique, abdominale, osseuse, secondaires
et exceptionnelles. Ces divers chapitres seront lus avec intérêt et
profit par ceux qui ne sont point encore familiers avec l'actinomicose; ils les renseignent parfaitement.

Les chapitres se rapportant au diagnostic et au pronostic ne nous
retiendront pas longtemps. On sait que ce dernier, considéré comme
presque fatal suivant la forme de l'affection, par exemple lorsque les
lésions étaient inaccessibles au bistouri, est devenu infiniment
moins sombre depuis que les médecins, écoutant la voix des vétérinaires qui dès 1885 (Thomassen) proclamaient l'iodure de potassium
spécifique dans l'actinomycose, ont franchement expérimenté ce
médicament et obtenu de son emploi des succès inespérés. Je n'insiste pas, tout le monde ayant encore présent à la mémoire le cas
récent de Netter que Guermonprez et Bécue n'ont du reste point
manqué de rappeler.

Le chapitre VI « Étiologie et Prophylaxie » constitue selon moi la
partie la plus originale et la plus importante de l'ouvrage dont j'esquisse ici une brève analyse. Après avoir nettement mis de côté le
traumatisme, notion étiologique vraiment par trop banale, et pensé
que l'idée de contagion par contact avec des bestiaux est plus séduisante que réelle, nos auteurs acceptent de préférence l'étiologie par
les plantes c'est-à-dire par l'ingestion ou la pénétration dans l'organisme de débris de quelque plante plus ou moins moisis, véhicules de l'actinomycose, les graminées devant être plus spécialement incriminées. Il semble en effet que les observations cliniques
soient en faveur de ces vues encore hypothétiques, tel par exemple
le cas classique d'Illich dont j'ai donné la traduction page 348 de ces
Archives (1894).

Les conceptions étiologiques de Guermonprez et Bécue devaient
naturellement les inciter à rechercher l'actinomycose en dehors de
l'organisme; aussi ont-ils, dans ce but, institué une série d'expé

riences qu'ils décrivent ici et qui, si elles n'ont point répondu absolument à leur attente, n'en indiquent pas moins clairement aux expérimentateurs et aux chercheurs futurs le but à atteindre : la découverte de l'actinomycose dans la nature. De là, découlera une utile prophylaxie.

Le volume «Actinomycose» écrit en un style clair et élégant, ornéde 21 gravures dans le texte, sera bien accueilli par le public médical ce qui sera pour Guermonprez et Bécue une juste récompense des soins dont ils l'ont entouré. CART.

INDEX BIBLIOGRAPHIQUE

LA BLENNORRHAGIE ET SES COMPLICATIONS, d'après les dernières données scientifiques et de nombreuses recherches personnelles, par le Dr ERNEST FINGER, Docent à l'Université de Vienne, traduit avec autorisation de l'auteur, d'après la 3e édition allemande (1893), par le Dr Albert Hogge, ancien chef de clinique chirurgicale à l'Université de Liège. (1 vol. in-8o avec 36 gravures dans le texte et 7 planches lithographiées hors texte, 12 fr. — Félix Alcan, éditeur.)

Chacun des chapitres composant cette importante monographie porte l'empreinte personnelle de son auteur ; celui qui a trait à l'anatomie pathologique mérite une mention spéciale ; le Dr Finger a considérablement élargi le cercle de nos connaissances relatives aux lésions de l'uréthrite chronique.

Etayé sur les données anatomopathologiques et bactériologiques actuellement acquises, le traitement des affections blennorrhagiques, tel qu'il est formulé dans ce livre, est éminemment rationnel ; l'auteur a établi la thérapeutique antiblennorrhagique sur une base vraiment scientifique.

La compétence de M. Finger en vénéréologie est d'ailleurs établie depuis longtemps par ses nombreuses recherches expérimentales, par ses travaux micrographiques et cliniques et par le succès de son enseignement; sa polyclinique, à l'hôpital général de Vienne, lui a fourni en outre un abondant matériel d'études.

M. le Dr LABORDE, membre de l'Académie de médecine, vient de publier, sous le titre : LE TRAITEMENT PHYSIOLOGIQUE DE LA MORT, un volume destiné à vulgariser sa méthode des Tractions rythmées de la langue, grâce à laquelle il est parvenu à amener le rappel de la respiration et de la vie et à opérer de véritables résurrections Cette méthode, dont le but est de provoquer la mise en mouvement du réflexe respiratoire, a déjà donné des résultats surprenants dans les cas les plus variés de toutes les espèces d'asphyxie et de mort apparente, depuis l'asphyxie par submersion et les asphyxies toxiques jusqu'à l'asphyxie par foudroiement électrique. L'asphyxie des nouveau-nés est également l'un des cas dans lesquels cette méthode nouvelle peut être le plus utilement et le plus fréquemment utilisée. L'auteur relate ainsi 63 observations typiques dans lesquelles les tractions rythmées de la langue ont produit le rappel à la vie. Enfin, après avoir reproduit, dans leurs parties essentielles, les excellentes instructions pour les secours aux noyés et aux asphyxiés, basées sur le procédé de la langue, du Dr MARESCHAL (d'Angers), instructions qui devraient être adoptées et répandues dans tous les postes de secours, M. Laborde donne dans des conclusions générales, en même temps que le résumé des résultats et de l'action de la méthode, la technique du procédé qu'il suffit d'énoncer, pour montrer — ce qui est un premier et inappréciable avantage — qu'il est à la portée de tout le monde. (1 vol. in-18 illustré, 3 fr. 50. — Félix Alcan, éditeur.)

Le rédacteur en chef, gérant,

S. DUPLAY.

TABLE ALPHABÉTIQUE

DES MATIÈRES DU TOME 173

(1894, vol. 1)